U0305824

临床疼痛治疗
与麻醉技术应用

邓婉欣　杨忠波　马翠红　主编

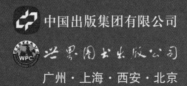

中国出版集团有限公司

世界图书出版公司

广州·上海·西安·北京

图书在版编目（CIP）数据

临床疼痛治疗与麻醉技术应用 / 邓婉欣, 杨忠波, 马翠红主编. -- 广州：世界图书出版广东有限公司, 2023.5

ISBN 978-7-5192-9337-6

Ⅰ. ①临… Ⅱ. ①邓… ②杨… ③马… Ⅲ. ①疼痛—治疗②麻醉学 Ⅳ. ①R441.1②R614

中国版本图书馆 CIP 数据核字（2022）第 002212 号

书　　名	临床疼痛治疗与麻醉技术应用
	LINCHUANG TENGTONG ZHILIAO YU MAZUI JISHU YINGYONG
主　　编	邓婉欣　杨忠波　马翠红
责任编辑	曹桔方
装帧设计	天顿设计
责任技编	刘上锦
出版发行	世界图书出版有限公司　世界图书出版广东有限公司
地　　址	广州市新港西路大江冲 25 号
邮　　编	510300
电　　话	020-84460408
网　　址	http://www.gdst.com.cn
邮　　箱	wpc_gdst@163.com
经　　销	各地新华书店
印　　刷	三河市天润建兴印务有限公司
开　　本	787mm × 1092mm　1/16
印　　张	30.5
字　　数	757 千字
版　　次	2023 年 5 月第 1 版　2023 年 5 月第 1 次印刷
国际书号	ISBN 978-7-5192-9337-6
定　　价	288.00 元

主编简介

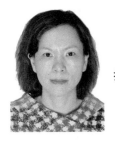

邓婉欣，成都市龙泉驿区第一人民医院副主任医师，成都市龙泉驿区麻醉专业质量控制中心执行主任。擅长急危重症患者临床麻醉及抢救、慢性疼痛病人的诊疗工作。

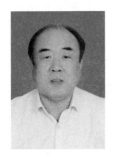

杨忠波，山东黄河河务局山东黄河医院麻醉科主任、疼痛科主任，副主任医师。在临床麻醉、急救复苏、疼痛诊疗、重症监护专业方面经验丰富。

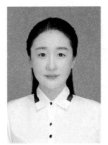

马翠红，青岛大学医疗集团慧康医院麻醉科主治医师。从事临床麻醉专业及管理工作10余年，对各类手术麻醉有丰富经验。

编 委 会

主　编

邓婉欣　杨忠波　马翠红

副 主 编

秦　琰　樊　鑫　宋代臣　刘　骥　韩　英
张永林　高　端　完玛龙主　罗　莹　夏　莹

编　者（以姓氏笔画为序）

马翠红　青岛大学医疗集团慧康医院
王秀珍　宁波市第六医院
邓婉欣　成都市龙泉驿区第一人民医院
冯　攀　解放军第三〇五医院
吕志峰　河南中医药大学第一附属医院
刘　骥　战略支援部队特色医学中心
杨　兴　贵航贵阳医院
杨忠波　山东黄河医院
余苑萍　阳春市人民医院
完玛龙主　西藏自治区人民政府驻成都办事处医院
宋代臣　长治医学院附属和济医院
张永林　包头市蒙医中医医院
罗　莹　第九六四医院
秦　琰　泰安市妇幼保健院（市儿童医院）
夏　莹　广州中医药大学附属中山中医院
殷　亮　中国人民解放军西部战区总医院
高　端　广州中医药大学附属中山中医院
韩　英　宁波市第六医院
管小红　长沙市第一医院
樊　鑫　山西医科大学第一附属医院盐湖分院
黎安华　贵航贵阳医院
霍　鹃　固原市妇幼保健院

前　言

　　我国麻醉工作取得重要进展,麻醉学科医师的执业范围在不断扩大,麻醉医师除了传统上主要工作于外科手术平台,现在还服务于手术室外的诊断检查和内科操作治疗,以及疼痛与重症监测治疗等领域。麻醉医师承担了整个围手术期为患者保驾护航的任务,这就需要麻醉医师既要掌握全面的医学理论,又要有娴熟的专业技术。鉴于此,特编写此书。

　　本书分为疼痛篇与麻醉篇。疼痛篇主要论述了疼痛临床基础、术后镇痛、分娩镇痛等相关内容;麻醉篇涵盖了麻醉期间监测技术、麻醉方法、神经外科手术麻醉、胸外科手术麻醉、心脏外科手术麻醉、妇产科麻醉等众多临床常见手术麻醉技术。全书观点清晰,文笔流畅,内容新颖扼要,概括全面,是一本优秀的临床参考用书。适合广大麻醉科医师、见习医师以及基层麻醉医师阅读。

　　本书在编写过程中,虽经过多次改稿,但可能仍存疏漏之处,衷心希望各位读者予以批评指正。

目　　录

疼痛篇

麻醉篇

疼痛篇

第一章　疼痛临床基础

第一节　疼痛概述

疼痛是临床上最常见的症状之一,是机体受到伤害性刺激时产生的感受性反应,是引起机体防御和保护的生理机制。人的一生或多或少都会经历疼痛的困扰,或轻微而短暂,或剧烈而持久。客观而言,疼痛可以为机体提供特殊的报警信号,引起机体一系列防御性保护反应;但另一方面,疼痛作为报警信号也有其局限性,如癌症等出现疼痛时,则为时已晚。而某些长期的剧烈疼痛,对机体已成为一种难以忍受的折磨。由于疼痛常造成躯体和精神的痛苦,甚至威胁人的生命,所以疼痛是基础医学与临床医学共同研究的重要课题。

近年来有关疼痛的基础和临床研究有了很大的进展。在形态、生理、生化、药理、病理生理、心理、伦理和社会等学科发展的基础上,在临床麻醉、外科、内科、神经科、风湿免疫科、皮肤科等多学科共同协作努力下,通过中医及现代医学医疗科研工作者的共同努力,疼痛治疗取得了很大成就。特别是疼痛的临床诊治工作,从诊断、鉴别诊断、治疗的适应证和应用范围、治疗的药物和方法、并发症的防治等各方面都积累了丰富的经验。

一、疼痛的概念

现代医学对疼痛的定义:疼痛是一种不愉快的感觉和情感体验,起源于实际或潜在的组织损伤。实际或潜在的组织损伤会导致疼痛,但不应忽视不愉快的感觉和情感体验。这就体现了疼痛的特异之处:它不是一种独立的感觉,而是与其他伤害性感觉混合在一起,并常常伴有自主神经活动、运动反应、心理和情绪反应等。

二、疼痛的分类

全身各部位、各器官、各系统均有可能发生疼痛,这些疼痛的原因是多方面的,包括创伤、炎症、神经病变等。不同部位的疼痛和不同疾病导致的疼痛,其疼痛性质也不相同。为了便于对疼痛的流行病学、病因、预后和治疗效果等各方面的研究和便于临床的正确诊断,我们对疼痛进行分类和建立统一、合理的分类方法是必要的。临床上所讲的疼痛的分类是要结合具体患者,根据患者病因及病情的主要特点,从解剖学及生理学的角度进行综合分类。

（一）按疼痛发生的部位分类

1.根据疼痛所在的躯体部位分类

可分为头痛、颌面部痛（或头、颜面及脑神经痛）、颈部痛、肩及上肢痛、胸痛、腹痛、腰及骶部痛、下肢痛、盆部痛、肛门及会阴痛等。每个部位的疼痛又包含各种疼痛性疾病或综合征。

2.根据疼痛部位的组织器官、系统分类

可分为躯体痛、牵涉痛和中枢痛。

（1）躯体痛：伤害性刺激使皮肤、骨骼肌、骨膜、关节等处的痛觉感受器兴奋，产生痛觉信号传入中枢而产生的疼痛，多为局部性，疼痛剧烈，又可分为浅表痛和深部痛。浅表痛是刺激皮肤而引起的；深部痛是刺激肌肉、肌腱、骨膜和关节而引起的，定位模糊，反应迟钝。

（2）牵涉痛：是内脏器官炎症或损伤时，常在邻近或远离该器官的某些特定的看起来毫无关联的体表区域产生疼痛，是临床上一种普遍而重要的现象，为深部痛。内脏痛的牵涉部位大多恒定，如阑尾炎会有牵涉性右下腹痛及麦氏点明显压痛。熟悉这些牵涉痛点的位置可有助于诊断内脏器官病变的位置。

（3）中枢痛：主要是指脊髓、脑干、丘脑和大脑皮质等神经中枢的病变所致的疼痛，如脑出血及脊髓空洞症等引起的疼痛。

（二）按疼痛的性质分类

1.刺痛

又称锐痛或快痛，痛觉产生迅速，消失也快，常伴有受刺激的肢体产生保护性反射，且无明显情绪反应。

2.灼痛

又称钝痛或慢痛，痛觉产生迟缓，消失也慢，多伴有心血管和呼吸系统的变化及带有强烈的感情色彩。

3.酸痛

其主观体验难以准确描述，定位差，很难确定疼痛发源部位，有明显的情绪反应和躯体反应。

（三）按疼痛的原因分类

1.创伤性疼痛

主要是指皮肤、肌肉、韧带、筋膜、骨骼的损伤引起的疼痛，如骨折等。

2.炎性疼痛

由于化学或生物源性的炎性介质所致的疼痛，如类风湿关节炎等。

3.神经病理性疼痛

由于神经末梢至中枢神经任何部位的神经病变或损害，出现痛觉过敏、异常，如带状疱疹后遗神经痛等。

4.癌性疼痛

由于肿瘤压迫、浸润周围器官、神经引起的疼痛，常见于肝癌、胰腺癌、骨转移癌等。

5.精神及心理障碍性疼痛

精神及心理障碍性疼痛是由于心理障碍引起的疼痛，大多无确切躯体病变和阳性体征，但仍旧诉说有周身或多处顽固痛,可伴有其他心理障碍表现,如失眠、多梦等。

(四)按疼痛持续时间分类

根据疼痛持续时间可分为急性痛和慢性痛。前者是指持续时间小于 1 个月,而后者持续时间大于 1 个月。

三、急性疼痛的病理生理变化

(一)组织损伤后的神经传入活动

各种伤害性刺激作用到机体,当达到一定强度时,可造成机体组织的损伤,引起局部各种炎性因子、细胞因子及代谢产物等释放,刺激和致敏神经末梢,引起疼痛反应。组织急性损伤时,可引起不同神经纤维发生变化:①静默状态下的传入神经纤维开始放电,并且在原发刺激去除后仍然持续放电;②高阈值传入纤维的激活阈值显著降低,表现为中等强度的刺激便可使其激活,这一现象称为外周敏化。当组织损伤或发生炎症时,这些静默状态下的传入神经纤维便会有自发放电和激活阈值的显著降低。

(二)持续性传入活动的机制

1.传入神经的离子通道变化

组织损伤累及了周围的感觉神经末梢,使其钠离子通道活动增强,导致自发放电增多。研究显示,钳夹和挤压皮肤时,可导致处于静默状态的传入神经纤维发生放电。当短暂钳夹刺激时,传入神经纤维产生相应的短暂放电;当用力挤压造成组织损伤时,传入神经纤维可产生长时间的持续放电。

2.组织损伤造成局部化学物质的释放

组织损伤引起局部多种化学物质的释放,这些化学物质导致传入神经纤维被激活和敏化,产生过多的动作电位并沿轴突向脊髓传导,引起脊髓背角神经元去极化;同时脊髓背角的激活又反过来通过轴突分支逆行传向外周,形成轴突反射,使远端神经末梢去极化,引起神经末梢释放一些肽类物质,如 P 物质(SP)、降钙素基因相关肽(CGRP)、血管活性肠肽等。这些化学因子能够激活炎症细胞,使之释放缓激肽、细胞因子以及 K^+/H^+ 等物质,以及炎症导致血浆外渗的炎症物质,共同导致游离神经末梢的激活和敏化。这些化学因子主要有:

(1)单胺类和氨基酸类:多种理化刺激可使肥大细胞、嗜碱性粒细胞和血小板释放组胺和5-羟色胺;还有机械性损伤、热刺激、病理性组织损伤的某些副产物,如凝血酶、胶原、肾上腺素、花生四烯酸、前列腺素、白三烯等。

(2)激肽类:躯体损伤时可导致多种激肽类物质的释放,尤其以缓激肽最为重要。缓激肽的激活涉及一系列的生化级联反应,该反应始于因子Ⅻ和胰蛋白酶被激活。缓激肽通过作用于游离神经末梢上的特异受体 B_1/B_2 而发挥作用。

(3)脂肪酸类:肥大细胞和嗜碱性粒细胞被激活后,其膜磷脂在磷脂酶 A_2 的作用下分解产生花生四烯酸,后者通过环氧化酶和脂氧化酶途径进一步代谢,分别形成前列腺素和白三烯。多种前列腺素类物质都能直接激活 C 纤维,如前列腺素 E_2(PGE_2)。另外一些物质,如前列环素(PGI_2)、血栓素 A_2(TXA_2)、白三烯等都能显著易化 C 纤维的兴奋性。这些效应都是通过特异的细胞膜受体介导的。

（4）细胞因子：在炎症反应中，巨噬细胞被激活，释放一些细胞因子如白介素，后者能够对C纤维产生强大的敏化作用。

（5）肽类：外周C纤维末梢能够释放CGRP和SP，导致局部血管扩张，血浆外渗，使感觉神经元敏化。

（6）H^+/K^+：组织损伤中H^+和K^+浓度升高，直接激活C纤维，易化其放电，使其对特定刺激的反应增强，产生痛觉过敏。

（7）蛋白激酶类：炎症细胞能够释放激肽释放酶和胰蛋白酶，使结合在传入纤维表面的蛋白质分解，分解产物作用于受体（PARs），使末梢去极化产生神经冲动，引起受伤组织中CGRP和SP的释放。

（三）脊髓在急性疼痛中的作用

1.传入神经纤维终止于脊髓背角

大直径、有髓鞘神经纤维主要终止于背角深层（RexedⅢ～Ⅵ层），小直径、有髓鞘神经纤维终止于边缘地带（RexedⅠ层、Ⅱ层腹侧部以及Ⅲ层全层），小的无髓鞘C纤维则终止于Ⅱ层、Ⅴ层以及中央管周围的Ⅹ层。

2.神经元释放的递质

兴奋性突出后电位向脊髓背角释放兴奋性神经递质，从而激活下一级神经元；另外，反复的传入兴奋可使脊髓背角邻近部位的神经元出现易化，导致神经元感受野扩大。这些递质包括SP、CGRP、兴奋性氨基酸如谷氨酸等。

3.内源性镇痛系统

脊髓在急性疼痛的传递和易化方面发挥重要作用，但同时也会产生镇痛反应，包括脊髓背角内的抑制性神经元、阿片类神经递质等，以及下行性抑制系统在脊髓内释放的5-羟色胺和去甲肾上腺素等物质，在一定程度上又可产生一定的镇痛效应。

（四）下行性抑制系统

急性疼痛经传入神经——脊髓背角——丘脑上行激动系统（脊髓丘脑束）传递，同时激活下行性抑制系统，以减轻痛反应。下行性抑制系统主要包括导水管周围灰质（释放内源性阿片类物质）、延髓的中缝核（释放5-羟色胺）和脑桥的蓝斑（释放去甲肾上腺素）等结构，这些结构发射纤维到脊髓背角，实现对痛觉的调制。

（五）急性疼痛的可塑性变化

1.外周敏化

致炎物质刺激神经元感受野可导致组织内炎症物质的释放，同时伴有伤害性感受器阈值的降低，称之为外周敏化。当痛觉纤维发生敏化后，其对正常情况下的非伤害性刺激也能产生反应，称之为痛觉超敏。

缓激肽能够使C和Aδ纤维发生敏化，使之对前列腺素、氢离子、5-羟色胺以及热和机械刺激的反应增强。缓激肽还能促进前列腺素的生成，从而又使缓激肽所作用的神经末梢发生敏化。

外周敏化的细胞内机制可能由腺苷酸环化酶和第二信使——环磷酸腺苷（cAMP）介导，

后者可活化蛋白激酶 A(PKA),催化钾离子通道发生磷酸化,从而使细胞膜钾电导减弱,膜兴奋性增加。

初级传入纤维末梢有许多 $5-HT_{2A}$ 受体,激活这些受体可使 G 蛋白耦联的钾离子流减弱,细胞膜兴奋性增加。

当炎症发生时,DRG 和其他一些细胞内的一氧化氮合酶(NOS)表达上调,使伤害性感受器末梢释放神经肽,引起痛敏。

2.中枢敏化

中枢敏化是中枢神经系统在痛觉形成过程中表现出来的一种可塑性变化。神经元能够在数分钟内发生功能上的改变,但若伤害性刺激持续存在,可使神经系统发生永久性改变。

中枢敏化与 Aβ 纤维有关。初级传入纤维受到伤害后,粗纤维和细纤维都会产生异常的点活动,其中 Aβ 纤维对交感支配的敏感性增加。高阈值的 C 和 Aδ 纤维似乎与触诱发痛关系不大,Aβ 纤维介导了机械性触诱发痛的形成。

还有证据表明,引起持续性痛的原因在于几种不同的传入轴突在脊髓背角发生汇聚投射,这种汇聚引起神经元敏化、抑制神经元活动减少以及下行传导通路的改变。

3.神经元敏化

高强度的电刺激或伤害性刺激激活 C 纤维后,导致背角广动力范围(WDR)神经元上的 N-甲基-D-天冬氨酸(NMDA)受体过度兴奋、细胞内钙离子水平增高以及蛋白激酶活化,从而引起敏化。敏化过程涉及两种性质上完全不同的突触变化:一是突触效能的增强;二是沉默突触的激活。

兴奋性氨基酸、缓激肽和降钙素基因相关肽(CGRP)能够通过直接增加细胞膜阳离子流、干扰细胞内的信号转导机制以及调节受体和递质的基因表达来影响背角神经元的活动。背角神经元的敏化过程还涉及 α 氨基羟甲基异噁唑(AMPA)、神经激肽(NK)1、代谢性谷氨酸受体(mGlu)和 CGRP 受体。AMPA 激活使细胞膜去极化,细胞内钙离子浓度升高。AMPA 受体在 10~15 分钟即可发生磷酸化,使其敏感性增加。

C 纤维受到刺激后,其末梢会释放 P 物质和神经肽 A(NKA),它们分别作用于各自的受体 NK-1 和 NK-2,促进背角神经元的敏化。

研究显示,细胞内钙浓度、钙离子流和蛋白激酶活化是背角神经元敏化的重要的细胞内机制。

4.神经元活动减弱

与急性疼痛的关系不密切,而与慢性疼痛的痛觉过敏和机械超敏有密切的关系。

5.通道的变化

神经损伤后初级传入神经元电特性会发生显著改变。有学者认为,钠通道介导了神经损伤所致的神经元超兴奋。实验证实,受损伤轴突有钠通道的异常聚集。最近的研究发现,神经轴切后 Nav1.8(SNS/PN3)和 Nav1.9(NaN)基因发生上调。研究显示,损伤后钾离子通道亚型也发生变化。在急性情况下 hIK I 型钾通道免疫活性减弱主要发生在大直径 DRG。

钙通道有许多亚型,根据 α 亚单位的结构不同将其分为 L-、P/Q-、N-、R 和 T-型。N-型钙通道介导觉神经元、交感神经元和中枢神经元的兴奋-分泌偶联反应。特异的钙通道阻滞剂能够在一定程度上治疗神经病理性疼痛,抑制 DRG 的异位活动。一些抗癫痫药物,如卡马西平和加巴喷丁能够有效缓解神经病理性疼痛,其作用机制与钙通道有关。

6.神经中枢的可塑性变化

急慢性痛可引起脊髓以上中枢结构的变化,如丘脑核躯体感觉皮层。一些研究显示,丘脑-皮层信号通路和皮层-丘脑信号通路在调节脊髓上疼痛信息处理中的重要性。

最近发现,当外周持续施加伤害性热刺激时,丘脑神经元的敏感程度远远高于皮层。一些皮层神经元通过改变其放电频率实现对刺激强度的编码。但还有一些研究报道,皮层神经元的敏化比丘脑神经元明显。

GABA、NMDA、兴奋性氨基酸以及谷氨酸能神经递质系统都参与脊髓上系统对疼痛的感知和调制。有资料显示,NMDA 系统参与维持炎症痛的痛觉超敏,该过程可能有 NO 的参与。研究者还提出,其他可能的介质,如神经肽、神经营养素、细胞因子等对高级痛觉中枢的功能起着一定的调节作用。

第二节　疼痛诊断

一、病史采集

病史采集是医师通过对患者的系统询问而获取临床资料的一种诊断过程。详细、真实的病史是正确诊断疾病的前提和基础。由于疼痛是一种主观感受,因而难免有不确切的描述,故疼痛病史的采集既要系统全面,又要重点突出,同时应排除医患双方的主观性和片面性干扰,力求病史资料的完整性和客观性,为正确的诊断提供依据。疼痛患者的病史采集主要包括以下内容。

(一)病史

病史包括现病史、既往史和家族史等。现病史应包括性别、年龄、职业、民族、婚育状况等人口学资料,一些疼痛病症与人口学特征相关,如强直性脊柱炎常见于青年男性,骨质疏松症多见于老年女性,长期伏案工作者易患颈椎病,未婚少女痛经的发生率较高等。主诉应明确本次就诊的疼痛部位、疼痛性质和病程时间。现病史应反映疼痛的特征和疼痛发生发展过程以及诊治经过和效果。既往史主要包括重要脏器疾病史、手术外伤史、药物过敏史等。另外还应询问有无烟酒嗜好和长期用药史,了解生活习惯以及家族成员中有无类似病史。

(二)疼痛原因或诱因

疼痛常由某些因素诱发或有明显的原因,如搬重物转身时突然引起腰腿痛,截肢术后可能导致残肢痛或幻肢痛,湿冷天气易诱发类风湿关节炎等。有些疼痛并没有明显的原因。夜间及晨起疼痛加重、起床活动一段时间后减轻常见于风湿性疾病引起的疼痛(即"晨僵"现象),坐位站起时疼痛加重可见于骨关节炎,卧床翻身时剧烈疼痛提示可能患有骶髂关节炎症,而行走一定距离后下肢疼痛麻木加重(即"间歇性跛行")往往提示腰椎管狭窄症。因此,应询问有无感染、外伤、过劳、情绪激动、体位性疲劳、饮食习惯等,这有助于对病因的判断,进而帮助诊断。

(三)疼痛特征

详细了解疼痛的特征是疼痛科医生进行诊断的重要内容之一,它明显地有别于其他专业对疼痛症状的认识,有些疼痛病通过详细的疼痛特征获取,即可得出初步诊断,并且对疼痛治疗方法的选择和定位也有很大帮助。疼痛的特征包括疼痛部位、疼痛性质、持续时间、伴随症状以及加重或缓解因素等。多数疼痛性疾病,其疼痛部位即为病变所在,而有些疼痛则远离病变部位,往往反映支配该区的神经病变或该神经走行径路上的病变。例如,同为大腿部痛,坐骨神经痛在后侧,股神经痛在前侧,股外侧皮神经痛在外侧,而闭孔神经病变引起内侧痛。不同的疾病可引起不同性质的疼痛,但相似的疼痛也可由不同的疾病所致。神经病理性疼痛多为电击样、烧灼样、冷痛、刺痛和痒感等;内脏痛多为钝痛、绞痛、胀痛等;骨骼肌性疼痛多为酸痛、跳痛、刺痛、撕裂样痛等;根性痛多为放射痛、麻木痛等。特别是放射痛,多为神经根受到激惹或损伤所致,如椎间盘突出症表现的上肢(臂丛神经)或下肢(坐骨神经)痛。疼痛沿受损神经向末梢放射,在受损神经支配区有较典型的感觉、运动、反射异常的体征。病程长者有肌萎缩及皮肤神经营养不良性表现。牵涉痛是指胸腹和盆腔脏器疾病损伤部位疼痛传递到脊神经后根或脊髓丘脑束神经元,通过"聚合-易化"或"聚合-投射"作用,使同一节段的神经元兴奋,在相应的支配区出现疼痛,其疼痛部位较模糊,没有明确的压痛点,也少有神经损害的客观体征,如腹主动脉瘤破裂患者的腰痛以及第三腰椎横突综合征患者的腹痛。另外还应注意疼痛持续时间、伴随症状以及疼痛加重或缓解的因素,这些特点均有助于疼痛的诊断与排除。

(四)病程及诊疗经过

病程是指从起病到就诊的时间。起病急骤,病史较短,多为急性疼痛或慢性疼痛急性发作;起病缓慢,病史较长,多见于一些退行性病变或代谢性疾病。详细了解并记录患者诊疗过程,包括本次就诊之前就医的诊疗机构名称及专业、接受过的检查项目及结果、诊断意见、治疗方法及治疗结果。其中药物治疗应包括药物名称、剂型、剂量、疗程、效果及不良反应,微创治疗尚需了解技术种类、操作过程、治疗反应及有无影像检查引导等。了解起病急缓和病程长短,以及诊疗经过,不但有助于诊断,而且与进一步治疗方法的选择密切相关。

二、一般检查

一般检查包括患者的意识状态、表情、发育、营养、体位、姿势、运动功能、皮肤、淋巴结、血压等。疼痛患者应重点注意表情、体位、姿势、肢体关节运动。头痛患者应注意血压。

三、神经系统检查

(一)脑神经检查

与疼痛性疾病关系密切的脑神经主要有:

1.动眼神经、滑车神经和展神经

检查时应注意两侧眼裂大小是否相等,有无眼睑下垂,两侧眼球有无突出、凹陷、斜视、震颤,观察瞳孔大小、形状、两侧是否相等。瞳孔的对光反射、集合和调节反射是否正常。

2.三叉神经

应注意检查触、痛、温度等感觉功能和咀嚼运动,角膜反射。三叉神经有病变时,可在其支配区出现疼痛或感觉障碍。在受损的眼支的眶上孔、上颌支的上颌孔和下颌支的颏孔可有压痛,并可由此诱发相应神经支分布区疼痛。三叉神经痛常突然发生,为一侧面部的剧痛,可无阳性体征。

3.面神经

观察眼裂、鼻唇沟及口角两侧是否对称。嘱患者皱眉、闭眼、鼓腮、吹口哨等,观察两侧运动功能。判断有无面神经瘫痪并鉴别中枢型和周围型面瘫。

4.舌咽神经、迷走神经

检查腭垂是否居中,两侧软腭的高度是否对称,声音有无嘶哑,吞咽时有无呛咳,咽反射是否敏感。上述检查发生障碍者见于炎症、息肉、肿瘤。

(二)感觉功能检查

检查感觉功能,必须取得患者合作,并充分暴露检查部位。为了避免患者的主观作用或受暗示,应让患者闭眼。要注意左右两侧及上、下对比。感觉功能检查主要包括:

1.浅感觉检查

包括痛觉、温度觉和触觉。

2.深感觉检查

包括振动觉、位置觉。

3.皮层感觉检查

包括皮肤定位觉、实体辨别觉、图形觉和两点辨别觉。

四、运动系统检查

许多疼痛性疾病与脊柱、关节、肌肉、肌腱及韧带受到损伤或病变有关,所以进行运动系统的检查在疼痛性疾病诊断上十分重要。

1.压顶试验

患者端坐,检查者立于其后方,在患者头取中位,后仰位时,分别按压其头顶,若出现患侧上肢串痛、发麻,则为阳性。

2.臂丛神经牵拉试验

此实验的目的是观察神经根受到牵拉后有无患侧上肢反射性串痛。方法是让患者颈部前屈,检查者一手放于头部患侧,另一手握住患侧腕部,呈反方向牵拉,若患肢出现疼痛、麻木则为阳性。若在牵拉的同时使患肢做内旋动作,称为 Eaten 加强试验。

3.引颈试验(颈部拔伸试验)

患者端坐,检查者用双手分别托住其下颌及枕部或检查者站于患者背后而使前胸紧贴于患者枕部,以双手托住其下颌,然后用力向上做颈部牵引,以使椎间孔增大,若患者感觉颈部及上肢疼痛减轻或耳鸣、眩晕等症状减轻,则为阳性,可作为颈部牵引治疗的指征之一。

4.椎间孔挤压试验

患者端坐,头微向患侧弯,检查者站在患者后方,用手按住患者顶部向下压,若患侧上肢串痛、发麻,则为阳性。

5.直腿抬高试验

患者仰卧位,两下肢伸直,检查者一手扶患者膝部使腿伸直,另一手握踝部徐徐上举,正常时可抬高 70°～90°;若达不到正常的高度,并出现腰痛和同侧下肢的放射痛,称之为直腿抬高试验阳性。记录阳性抬高时的度数,＜40°为明显阳性,60°为阳性,＞60°为轻阳性。倘若直腿抬高至 40°以前出现疼痛,则多与神经根周围的机械压迫因素有关,往往由后侧型椎间盘突出所引起。在直腿抬高到尚未引起疼痛的最大限度时,趁患者不注意,突然将足背屈,使坐骨神经突然受到牵拉,引起剧烈放射性疼痛,此称为直腿抬高加强试验阳性,亦称背屈踝试验或布喘嘎附加试验。此试验主要用来区别由于髂胫束,腘绳肌或膝关节囊紧张所造成的直腿抬高受限。

6.屈颈试验

患者仰卧位,主动或被动屈颈,直至下颏抵达胸壁,可使脊髓上升 1～2cm,同时向上牵拉神经根及硬膜。在腰骶神经有病变时,如腰椎间盘突出症,将因牵拉神经根而产生大腿后放射痛,严重者可引起患侧下肢屈起,此即为阳性。若椎间盘突出症的突出物在神经根内侧,该试验也可为阴性。

7.床旁试验

也称骶髂关节分离试验、分腿试验。患者仰卧位,患侧骶髂关节与床边相齐,两手紧抱健膝,使髋膝关节尽量屈曲,患侧下肢置于床下,检查者两手分别扶两膝,使其向相反方向分离,若骶髂关节痛为阳性,说明骶髂关节有病变。腰骶关节病变者,此试验为阴性。

8."4"字试验

患者仰卧位,健侧下肢伸直,患侧屈膝 90°,髋外展,患侧足放在健侧大腿上。检查者一手按压对侧髂骨,另一手下压膝部,若下压受限,髋关节痛为髋关节病变。若骶髂痛,则可能为骶髂关节病变;若耻骨联合部痛,可能为耻骨炎。

9.浮髌试验

患者取仰卧位,膝关节伸直,股四头肌松弛,检查者一手虎口在髌骨上极挤压髌上囊,并用手指挤压髌骨两侧,使液体流入关节腔,另一手的示指轻轻按压髌骨中央,若感到髌骨撞击股骨前面,即为阳性,表明关节腔内有积液。

10.骶髂关节压迫试验

患者侧卧,患侧向上,检查者两手重叠压迫大转子和髂骨处,如患者骶髂关节出现疼痛者为阳性,常用于检查骶髂关节的疾病。

五、影像学检查

影像学检查在疼痛临床诊断与鉴别诊断中占有非常重要的地位,合理选择影像学检查方法并独立阅片有利于做出正确诊断。临床常用的检查方法包括 X 线检查、CT 检查、MRI 检查、ECT 检查、超声检查和医用红外热像图等。

六、实验室检查

（一）血液检查

1.一般项目

（1）红细胞计数与血红蛋白

①正常值（表 1-2-1）：

表 1-2-1　红细胞计数与血红蛋白的测定正常值

参考值	红细胞	血红蛋白
成年男性	$(4.0\sim5.5)\times10^{12}/L$	$120\sim160g/L$
成年女性	$(3.5\sim5.0)\times10^{12}/L$	$110\sim150g/L$
新生儿	$(6.0\sim7.0)\times10^{12}/L$	$170\sim200g/L$

②临床意义：红细胞总数及血红蛋白减少，除失血性贫血、溶血性贫血、内因子缺乏症、骨髓纤维化、再生障碍性贫血、恶性肿瘤等疾病原因，以及妊娠中后期的妊娠妇女血液稀释、老年人造血功能低下等生理性原因外，在疼痛临床最多见于类风湿关节炎、强直性脊柱炎的患者。

（2）白细胞计数

①正常值：成人为 $(4\sim10)\times10^9/L$，儿童为 $(5\sim12)\times10^9/L$，新生儿为 $(15\sim20)\times10^9/L$。白细胞分类计数参考值。

②临床意义：白细胞总数和中性粒细胞增多，常提示感染，但老年人及机体反应不良者即使体内有感染灶，白细胞和中性粒细胞也可不升高或仅轻度升高。白细胞总数减少常见于病毒感染、抗肿瘤治疗后以及某些药物如糖皮质激素等长期应用者。

（3）红细胞沉降率（ESR）检查

①正常值［魏氏（Westergren）法］：男性 $0\sim15mm/h$；女性 $0\sim20mm/h$。

②临床意义：血沉增快见于：a.炎症性疾病，如风湿、结核活动期；b.恶性肿瘤；c.创伤及组织坏死，如心肌梗死；d.高球蛋白血症，如多发性骨髓瘤；e.贫血。另外，血沉动态监测可观察病情变化及鉴别良恶性肿瘤。

（4）C-反应蛋白（CRP）检查

①正常值：定性试验阴性；定量试验胶乳法 $<10\mu g/mL$。

②临床意义：CRP 增高常见于组织炎症、坏死等情况，如类风湿关节炎或风湿性关节炎、强直性脊柱炎、红斑狼疮、恶性肿瘤等。

（5）抗链球菌素"O"（ASO）试验

①正常值：$<400U$。

②临床意义：ASO 试验是检查近期有无溶血性链球菌感染的一种免疫学检查。如 ASO 大于 500U 且多次检查结果递增，有助于活动性风湿病的确诊。怀疑风湿活动但 ASO 多次正常，则可排除诊断。多发性骨髓瘤、肾炎等 ASO 亦可增高。

（6）类风湿因子（RF）检查

①正常值：定性试验阴性；定量试验 $0\sim15KU/L$。

②临床意义：

a.未经治疗的类风湿关节炎患者其阳性率为80％左右。

b.其他风湿性疾病、结核病。

c.1％～4％的正常人也可出现阳性。

(7)尿酸(UA)检查

①正常值(磷钨酸盐法)：男性268～488μmol/L；女性178～387μmol/L。

②临床意义：

a.痛风患者血尿酸增高。

b.核酸代谢增强的疾病,如白血病、多发性骨髓瘤、真性红细胞增多症等患者血尿酸常增高。

c.肾功能减退时,血尿酸可增高。

d.氯仿中毒、四氯化碳中毒及铅中毒、子痫、妊娠反应及食用富含核酸的食物等,均可引起血尿酸增高。

(8)降钙素原(PCT)检测

①正常值：<0.5μg/L

②临床意义：PCT是反映全身细菌感染的一个较为敏感的指标。降钙素原是一种蛋白质,当严重细菌、真菌、寄生虫感染以及脓毒症和多脏器功能衰竭时,它在血浆中的水平升高。自身免疫、过敏和病毒感染时PCT不会升高。

2.风湿病因子系列

(1)类风湿关节炎系列：血清蛋白电泳、免疫球蛋白、类风湿因子分类、抗环瓜氨酸肽抗体(CCP)、磷酸葡萄糖异构酶、抗Sa抗体、抗核抗体、抗RA33抗体、补体、抗ENA抗体、抗核周因子抗体、抗角蛋白抗体等。

(2)系统性红斑狼疮系列：抗Sm抗体、抗ds-DNA抗体、抗磷脂抗体等。

(3)血清阴性脊柱关节病系列：血清碱性磷酸酶、HIA-B27等。

(4)干燥综合征系列：肌酶、抗SSA、SSB抗体、氯化铵负荷试验、血尿β_2微球蛋白、抗中性粒细胞胞质抗体等。

(5)系统性硬化症系列：抗Scl-70抗体、抗磷脂抗体、抗着丝点抗体等。

3.代谢指标系列

(1)甲状腺激素：T3、T4、FT3、FT4、TSH、TH-Ab。

(2)糖代谢：血糖、糖化血清蛋白。

(3)骨代谢：离子钙、总钙、无机磷、镁、甲状旁腺素(PTH)、骨钙素、骨碱性磷酸酶、尿羟脯氨酸/肌酐、尿吡啶酚等。

(4)心功能指标：心肌酶、心肌蛋白、心肌梗死三项、凝血常规。

(5)肺栓塞指标：D-二聚体、凝血常规动态监测。

4.肿瘤标志物系列

(1)消化系统肿瘤标志物系列：CEA、CA199、CA125、CA724、CA242、CA50等。

(2)肺癌标志物系列：神经元特异性烯醇化酶(NSE)、细胞角蛋白19片段(CyFRA21-1)、鳞状细胞癌抗原(SCC)等。

（3）男性肿瘤标志物：前列腺特异型抗原(T-PSA)、游离前列腺特异型抗原(F-PSA)。

（4）女性肿瘤标志物：人绒毛膜促性腺激素（HCG）、甲胎蛋白（AFP）、鳞状细胞癌抗原(SCC)、癌抗原125、HE4等。

（二）神经电生理检查

神经电生理检查是神经系统检查的延伸，范围包含周围神经和中枢神经的检查，其方法包括肌电图(EMG)、神经传导测定、特殊检查、诱发电位(EP)检查，还包括低频电诊断，即直流-感应电诊断和强度-时间曲线检查等。神经电生理检查在诊断及评估神经和肌肉病变时，起着非常关键的作用，同时也是康复评定的重要内容和手段之一。与疼痛诊疗关系密切的是肌电图和诱发电位检查。

1.神经传导速度(NCS)测定和肌电图(EMG)检查

许多外周神经的损害可以通过电生理方法诊断。应用神经传导速度测定和肌电图检查的基本作用是评估"运动单位"的功能完整性。一个脊髓前角细胞和其轴突以及轴突所支配的所有肌纤维构成一个运动单位。NCS能够整合运动和感觉神经功能的信息，从而判定病变来源于轴突还是髓鞘。EMG可以直接辨别肌肉病变、神经病变、神经丛病变和根性病变，分辨轴突损伤的部位和程度。神经损伤后的细胞膜不稳定，在静息状态下释放电流，产生异常尖波和纤颤波，这表明轴突变性和疾病处于活动期。随着时间的延长，这种改变会减弱，同时这也可能预示着疾病的转归。但EMG对细感觉纤维病变不是很敏感。两种方法互相补充，多数情况下两种检查都要做。检查时与未受累区域对照更有利于诊断。

电生理检查对神经病变的定位非常重要，虽然不能明确病因，但是可以区分是轴突损伤还是脱髓鞘病变，同时能够发现病变是单侧还是双侧、是对称还是不对称、是感觉受累还是运动受累以及两者都有。随着受累神经的增多，电生理检查诊断作用会降低，当然最后的诊断还要结合临床表现。

EMG的禁忌证包括：①患者不合作；②有凝血功能障碍；③淋巴水肿；④全身严重水肿。这种情况需要皮肤或神经活检以明确诊断。

2.体感诱发电位

体感诱发电位(SEP)可以通过刺激末梢神经获得。刺激部位通常是在腕部刺激正中神经或尺神经或在踝部刺激胫神经或腓神经，记录四肢的近端区域、神经丛、脊髓或对侧头皮的电位。这些电位由末梢神经和背侧中央丘系的感觉纤维传导，因而理论上讲可用于诊断末梢神经系统、脊髓或脑内的远向或近向传导异常。应用最多的是与听觉诱发电位和视觉诱发电位一起辅助多发性硬化症的诊断，也用于脊髓手术中监测脊髓功能。

体感诱发电位一直用于丛性或根性神经病变的诊断，尤其是当病变只累及感觉纤维时。但迄今为止取得的成绩非常有限，而且对根性病变的诊断价值很有争议。

第三节　疼痛评估

一、疼痛的测量方法

疼痛量化评定的目的包括以下几个方面：①明确诊断，更准确地判定疼痛的特征，有助于确定控制疼痛最有效的治疗方案；②在疼痛诊疗过程中，结合患者主观感受变化，提供比较客观的依据，及时调整治疗方案，减少或避免单纯依赖患者做出回顾性比较而引起的偏差；③用定量的方法来估计治疗效果，针对不同的治疗方法（包括特效的和非特效的治疗，药物的、物理的和心理的治疗），比较和总结各种方法的疗效，进一步选择有效的治疗方法。根据疼痛的消失、减轻或缓解及其程度和无效，确定今后治疗方针；④疼痛研究工作中，对科研结果做出判断分析和对照比较。由于疼痛不仅与生理、病理有关，还受情绪、心理等因素的影响，因此迄今为止，虽然已经有不少的测痛方法，但还没有一种方法达到精确客观、简便易行，尚有待不断改进完善。本节仅就目前国内外较常采用的定量方法分别介绍如下。

（一）视觉模拟评分法

视觉模拟评分法（VAS）是一种简单、有效，疼痛强度最低限度地参与的测量方法。它已广泛地用于临床和研究工作中，可获得疼痛的快速指标，并设计了数量值。VAS 通常采用 10cm 长的直线，两端分别标有"无疼痛"（0）和"最严重的疼痛"（10）（或类似的词语描述语），患者根据自己所感受的疼痛程度，在直线上某一点做一记号，以表示疼痛的强度及心理上的冲击。从起点至记号处的距离长度也就是疼痛的量。

VAS 亦可用于评估疼痛的缓解情况。在线的一端标上"疼痛无缓解"，而另一端标上"疼痛完全缓解"，疼痛的缓解也就是初次疼痛评分减去治疗后的疼痛评分，此方法称为疼痛缓解的视觉模拟评分法（VAP）。

（二）口述描绘评分法

口述描绘评分法（VRS）是另一种评价疼痛强度和变化的方法，该方法是采用形容词来描述疼痛的强度。文献报道有许多不同的 VRS，包括 4 级评分、5 级评分、6 级评分、12 级评分和 15 级评分。这些词通常按从疼痛最轻到最强的顺序排列，最轻程度疼痛的描述常被评估为 0 分，以后每级增加 1 分，因此每个形容疼痛的形容词都有相应的评分，以便于定量分析疼痛。这样，患者的总疼痛程度评分就是最适合其疼痛水平有关的形容词所代表的数字。

VRS 也可用于疼痛缓解的评级法。在 Dunclee 提出的方法中，采用的词汇有优、良、中等、差、可疑、没有。在 Huskisson 提出的方法中采用的词汇为无、轻微、中等、完全缓解。

（三）数字评分法

数字评分法（NRS）常用于测定疼痛的强度。最早由 Budzynski 和 Melzack 等提出，目前临床应用广泛，是术后疼痛机构诊治大量患者时最易使用的方法。

1. 11 点数字评分法（NRS-11）

此方法要求患者用 0 到 10 这 11 个点来描述疼痛的强度。0 表示无疼痛，疼痛较强时增加点数,10 表示最剧烈的疼痛。此是临床上最简单、最常使用的测量主观疼痛的方法,容易被患者理解和接受,可以口述、也可以记录,结果较为可靠。

2.101 点数字评分法(NRS-101)

与 11 点数字评分法相似,在 1 根直尺上有从 0 至 100 共 101 个点,0 表示无痛,100 表示最剧烈的疼痛,由于可供选择的点增多,从而使疼痛的评分更加数据化。

(四)疼痛问卷表

疼痛问卷表是根据疼痛的生理感受、情感因素和认识成分等多方面因素设计而成,因此能较准确的评价疼痛的强度与性质。

1.McGill 疼痛问卷表(MPQ)

McGill 疼痛问卷表包括四类 20 组疼痛描述词,从感觉、情感、评价和其他相关类四个方面因素以及现时疼痛强度(PPI)对疼痛强度进行较全面的评价。每组词按疼痛程度递增的顺序排列,其中 1～10 组为感觉类,11～15 组为情感类,16 组为评价类,17～20 组为其他相关类。被测者在每一组词中选一个与自己痛觉程度相同的词(没有合适的可以不选)。从 MPQ 可以得到三个重要的指数:①疼痛评级指数(PRI),根据被测者所选出的词在组中的位置,可以得出一个数值(序号数),所有这些选出词的数值之和即 PRI。PRI 可以求四类的总数,也可以分类计算;②选择词的总数(NWC);③现时疼痛强度。它是将选择的词与词数目相结合,数和词的联合选择以代表总的疼痛强度,即 1～5 的疼痛强度。

2.简化的 McGill 疼痛问卷(SF-MPQ)

SF-MPQ 是由 MPQ 简化而来。SF-MPQ 仅由 11 个感觉类和 4 个情感类对疼痛的描述词以及 PPI 和 VAS 组成。所有描述词均用 0～3 分别表示"无""轻""中"和"重"的不同程度。由于可以分类求出 PRI 或总的 PRI,SF-MPQ 适用于检测时间有限而同时又要获得其他疼痛强度信息如 VAS 评分结果时,同典型的 MPQ 一样,SF-MPQ 也同样是一种敏感、可靠的疼痛评价方法。

3.简明疼痛问卷表(BPQ)

BPQ 又称简明疼痛调查表(BPI),是将感觉、情感和评价这三个因素分别量化。此表包括有关疼痛的原因、疼痛性质、对生活的影响、疼痛部位等描述词,以及采用 NRS(0～10 级)描述疼痛程度,从多方面进行评价。BPQ 是一种快速较准的测痛与评价方法。

(五)行为疼痛测定法(BRS)

1.六点行为评分法(BRS-6)

六点行为评分法是由 Budzynski 等人推出,目前临床上多用于测定头痛和其他疼痛,也用于对疼痛患者的对比性研究,该方法将疼痛分为 6 级:①无疼痛;②有疼痛,但易被忽视;③有疼痛,无法忽视,不干扰日常生活;④有疼痛,无法忽视,干扰注意力;⑤有疼痛,无法忽视,所有日常活动均受影响,但能完成基本生理需求,如进食和排便等;⑥存在剧烈疼痛,无法忽视,需休息或卧床休息。此方法的特点在于将行为改变列入评分范围。患者回答时以疼痛即时行为的影响来表达疼痛强度。患者的回答贴近个人的生活,有一定的客观性。每级定为 1 分,从 0 分(无疼痛)到 5 分(剧烈疼痛,无法从事正常工作和生活),都容易与患者的描述相关联,便于患者理解。此方法也用于患者出院后随访。患者将疼痛复发后的感受及影响以记日记的方式记录下来,便于医生分析病情。

2.疼痛日记评分法(PDS)

疼痛日记评分法(PDS)也是临床上常用的测定疼痛的方法。由患者、患者亲属或护士记录每天各时间段(每 4 小时或 2 小时或 1 小时或 0.5 小时)与疼痛有关的活动,其活动方式为坐位、行走、卧位。在疼痛日记表内注明某时间段内某种活动方式,使用的药物名称和剂量。疼痛强度用 0~10 的数字量级来表示,睡眠过程按无疼痛记分(0 分)。此方法具有以下特点:①比较真实可靠;②便于比较疗法,方法简单;③便于发现患者的行为与疼痛,疼痛与药物用量之间的关系等。

(六)痛或耐痛阈测定

利用机械、温热、电流等物理或药物等刺激方法,使被试者确认刺激强度逐步增加到感觉疼痛的那一点即是痛阈。如果将刺激的强度继续增加至患者无法忍耐的刺激强度为患者的耐痛阈。

1.机械刺激法

机械刺激法通常以压力作为刺激,常用弹簧压力计,所施的压力可以通过弹簧压力计上的刻度读数,此法精确度较差。

2.冷或热刺激试验

用温度作刺激,周围环境温度应恒定,以 20℃~25℃为宜,在冷刺激试验时,先嘱患者将一只手浸泡于温水中 2 分钟,然后置于冰水中(1℃左右)。而在热刺激试验时,常用辐射灯照射,分别记录引起疼痛时的时间和温度。在应用此方法时应注意避免发生烧伤或冻伤。

3.电刺激法

电刺激法是以电流作为致痛的刺激,形式有多种。通常应用电子刺激器输出的方波电脉冲。此种方波刺激能够确定脉宽、频率和峰值电压,记录疼痛时的阈值。电刺激测痛的优点包括重复性强,定量精确,简单易行,且极少损伤组织,因此是目前应用最为广泛的测痛方法,最常用于外周神经和中枢神经系统的刺激。

4.止血带法

止血带法又称缺血测痛法。其方法是把压力袖带绑在前臂加压,使肢体局部暂时丧失血液供应,嘱受试者以固定的速率松手或握手,从而产生一种潜在的缓慢加重的疼痛,记录出现与临床疼痛相一致的诱发性疼痛所需的时间,然后令患者继续活动手部,观察达到最高疼痛耐受限度所需时间。

5.药物刺激法

使用高渗盐水、酸碱性溶液、K^+、H^+、5-羟色胺(5-HT)、缓激肽、组胺等引起疼痛的测痛方法,由于引起疼痛的剂量不好掌握,目前临床上很少应用于测痛。

(七)生理、生化指标测定法

生理测定法是通过记录患者肌电图的变化或根据心率、血压、呼吸、肺活量、脑电图、诱发电位及局部皮肤温度对疼痛进行评定。生化测定法是通过测定神经内分泌的变化,如血浆儿茶酚胺浓度、皮质醇含量、血和脑脊液中 β-内啡肽变化等来作为疼痛评定的辅助方法。这些生理生化指标虽可以反映疼痛时的变化,但一般无特异性。生理、生化方法均属于间接评定法。

二、疼痛的心理学评估

慢性疼痛患者由于长时间的痛苦折磨,常常伴有焦虑和抑郁情绪,继而又加重疼痛,对慢性疼痛患者不能只治疗躯体疾病。鉴于人体对疼痛的感受是由生理、感觉、行为和认知等多因素构成,因此,就应从多方面对其进行认识和评估。这将有助于对那些合并严重心理障碍的疼痛患者进行有效治疗。

慢性疼痛患者常合并的精神心理障碍是焦虑和抑郁,并与疼痛程度呈明显的正相关。

1.焦虑

焦虑是没有明确客观对象和具体观念内容的提心吊胆和恐惧不安的心情,还伴有显著的自主神经症状和肌肉紧张,以及运动性不安。疼痛引起恐惧,恐惧导致焦虑,其具体机制目前还不清楚,但研究发现,当疼痛持续或短期内得不到缓解时,焦虑加重。常用的评估工具为焦虑自评量表(SAS)。

SAS 由 William W.K.Zung 于 1971 年编制,是含有 20 个项目、4 级评分的自评量表。SAS 的 20 条项目中有 15 项是正向评分题:①焦虑,②害怕,③惊恐,④发疯感,⑥手足颤动,⑦躯体疼痛,⑧乏力,⑩心悸,⑪头晕,⑫晕厥感,⑭手足刺痛,⑮胃痛、消化不良,⑯尿频,⑱面部潮红,⑳噩梦;5 项是反向评分题:⑤不幸预感,⑨静坐不能,⑬呼吸困难,⑰多汗,⑲睡眠障碍。

SAS 采用 4 级评分,按最近 1 星期项目所列症状出现的频度以 1~4 分评分:

1 分(反向题为 4 分)——表示没有或很少时间;

2 分(反向题为 3 分)——表示少部分时间;

3 分(反向题为 2 分)——表示相当多时间;

4 分(反向题为 1 分)——表示绝大部分或全部时间。

2.抑郁

常见症状为抑郁心境。90%以上的患者表现为抑郁;快感缺乏;疲劳感;说话、思维和运动迟滞;食欲改变;睡眠障碍;躯体不适;性欲低下;日常工作及娱乐活动兴趣降低;思维和注意力降低;无价值感;有自责感、罪恶感和羞耻感,这些是抑郁症的核心症状。常用的评估工具为抑郁自评量表(SDS)。

SDS 由 William W.K.Zung 编制于 1965 年,为具有 38 个项目的自评量表。38 条项目中有 19 项是正向评分题:①忧郁,③易哭,④睡眠障碍,⑦体重减轻,⑧便秘,⑨心悸,⑩易倦,⑬不安,⑮易激惹,⑲无价值感;19 项是反向评分题:②晨重晚轻,⑤食欲减退,⑥性兴趣减退,⑪思考困难,⑫能力减退,⑭绝望,⑯决断困难,⑰无用感,⑱生活空虚感,⑲兴趣丧失。

SDS 采用 4 级评分,按最近 1 星期内症状出现的频度以 1~4 分评分:

1 分(反向题为 4 分)——表示没有或很少时间;

2 分(反向题为 3 分)——表示少部分时间;

3 分(反向题为 2 分)——表示相当多时间;

4分(反向题为1分)——表示绝大部分或全部时间。

抑郁自评量表使用简便,能有效反映抑郁状态的有关症状及其严重程度和变化。特别适合于精神药理学研究中评定治疗前后的变化,以及在综合性医院中早期发现抑郁症患者。

第四节 疼痛常用治疗方法

一、药物治疗

药物在疼痛治疗中必不可少,几乎所有的疼痛患者都需要使用药物进行治疗,其中约70%的患者单纯依靠药物即可解除病痛,其余的患者在采用神经阻滞、微创治疗、理疗等过程中也常需联合应用疼痛治疗药物。因此,掌握疼痛相关的药物治疗知识是疼痛诊疗的基础。

(一)麻醉性镇痛药

麻醉性镇痛药是中枢性镇痛药,其药效强,使用广泛,常用药物如下。

1.可待因

可待因口服容易吸收,其镇痛作用为吗啡的1/12,镇痛持续时间与吗啡相似。镇咳作用较强,可用于剧烈、阵发性、痉挛性干咳。在镇咳剂量时,呼吸抑制作用轻微,是临床上常用的中枢性镇咳药。可待因的镇静作用不明显,呼吸抑制、呕吐、欣快感及成瘾性弱于吗啡,与吗啡具有交叉耐受性。临床上常用于中等程度的疼痛,与非甾体抗炎药(NSAIDs)联合应用可使镇痛作用增强。可待因口服常用量15~30mg,1日3次,极量:口服一次100mg,每日250mg。

2.羟考酮

羟考酮为强效阿片类镇痛药,镇痛效果和吗啡类似。

(1)氨酚羟考酮胶囊:氨酚羟考酮胶囊是羟考酮与对乙酰氨基酚的复方制剂,每粒胶囊含盐酸羟考酮5mg,对乙酰氨基酚500mg,具有麻醉性镇痛药和NSAIDs药物的双重作用。适用于各种原因引起的中、重度急、慢性疼痛。每次口服1~2粒,间隔4~6小时重复用药1次。常见不良反应有恶心、呕吐、头晕、嗜睡、便秘,但发生率低,症状不明显。

(2)盐酸羟考酮控释片:盐酸羟考酮控释片止痛强度是吗啡的两倍,口服后起效迅速,无封顶效应。药物中38%的羟考酮快速释放,62%持续缓慢释放,服药后1小时内迅速起效,持续稳定止痛12小时左右。主要用于癌性疼痛、带状疱疹后神经痛、术后疼痛、骨关节炎和脊髓疾病等中重度疼痛治疗。初始用药为10mg,每12小时1次,必须整片吞服。根据病情调整剂量,1~2天调整1次,按30%~50%剂量递增。药物不良反应包括便秘、恶心、头晕、口干、多汗、嗜睡和乏力等;对缺氧性呼吸抑制、颅脑损伤、急腹症、妊娠妇女或哺乳期妇女等禁用。

3.哌替啶

哌替啶为强效镇痛药,其镇痛强度为吗啡的1/10~1/8,肌内注射50mg,可使痛阈提高50%,注射后10分钟可产生镇痛、镇静作用,镇痛作用2小时内最明显,4小时作用消失。哌替啶适用于各种剧痛,如创伤性疼痛、手术后疼痛等。由于哌替啶作用时间短、毒性代谢产物易蓄积等缺点,慢性重度疼痛患者不宜长期使用。哌替啶静脉注射可治疗椎管内麻醉后寒战,椎管内单次给药 20mg 可较好地治疗术后疼痛。对于室上性心动过速、颅脑损伤、颅内占位性病变、慢性阻塞性肺疾患、支气管哮喘、严重肺功能不全等禁用。

4.曲马多

曲马多兼有弱阿片和非阿片两种性质,其镇痛强度约为吗啡的 1/10,镇静作用较哌替啶稍弱,镇咳作用约为可待因的 50%。主要用于中重度疼痛,对各种类型的慢性癌性疼痛和非癌性疼痛,包括神经源性疼痛均有效。曲马多剂型有胶囊、针剂、滴剂、栓剂以及缓释片剂,可静脉注射、肌内注射、皮下注射、口服及肛门给药。成人每次 50～100mg,每日 2～3 次。每日剂量最多不超过 400mg。盐酸曲马多缓释片(奇曼丁)口服每次 50～100mg,每日 2 次。曲马多不良反应偶见出汗、嗜睡、头晕、恶心、呕吐、食欲缺乏及排尿困难为多见。酒精、安眠药、镇痛剂或其他中枢神经系统作用药物急性中毒、严重脑损伤、意识模糊和呼吸抑制患者禁用。

5.吗啡

吗啡通过激动体内阿片受体而产生镇痛作用,对躯体和内脏疼痛均有镇痛效果,对持续性钝痛效果优于间断性锐痛。吗啡主要用于严重创伤、战伤、烧伤和术后等急性疼痛,以及晚期癌症和背部手术综合征等慢性顽固性疼痛。吗啡有多种制剂,包括片剂、胶囊、针剂、控释片、高浓度口服液、栓剂等,可经皮肤,口鼻黏膜、胃肠道、直肠、静脉、肌肉和椎管内给药。吗啡的个体耐受差异大,剂量应因人而异。通常口服吗啡 5～30 毫克/次,4～6 分钟一次;皮下或肌内注射 10 毫克/次,肌内注射后 15～30 分钟起效,45～90 分钟产生最大效应,镇痛作用持续 4～6 分钟,每 4～6 分钟给药一次。吗啡常见不良反应包括恶心、呕吐、嗜睡、眩晕、呼吸抑制、便秘、排尿困难、胆绞痛等。吗啡具有成瘾性和耐受性等,但对于晚期中重度癌痛和持续性顽固性疼痛患者少见依赖及成瘾现象。吗啡急性中毒的主要症状为昏迷、呼吸深度抑制、瞳孔极度缩小、两侧对称呈针尖样、血压下降、皮肤湿冷,可因严重缺氧致循环衰竭、休克死亡。急性中毒后应给氧、人工呼吸、维持循环稳定。同时静脉注射拮抗剂纳洛酮 0.005～0.01mg/kg,并根据病情静脉持续输注。婴儿、孕产妇、哺乳期妇女、肝功能严重不全者,以及呼吸抑制、支气管哮喘、肺源性心脏病代偿失调、颅内压增高、颅脑损伤、未确诊的急腹症等患者忌用吗啡。

吗啡控释片可使药物恒定释放,血药浓度波动较小,口服 1 小时起效,作用可持续 12 小时。常用于癌性疼痛和其他顽固性疼痛。成人每隔 12 小时服用 1 次,必须整片完整地吞服。一般由 10～20 毫克/次,2 次/日开始,根据效果调整,酌情增加或减少 25%～50%,逐步调整至合适为止。

6.芬太尼及其衍生物

芬太尼为 μ 型阿片受体激动剂,镇痛强度约为吗啡的 100～180 倍,起效快,静脉注射后立即生效,持续作用时间短约 30 分钟。注射剂型主要与局麻药联合应用于硬膜外持续镇痛或与丙泊酚等合用于无痛诊疗及静脉麻醉。一般不良反应为眩晕、视物模糊、恶心、呕吐、低血压、胆道括约肌痉挛等。对支气管哮喘、呼吸抑制、重症肌无力以及正在使用单胺氧化酶抑制剂(如苯乙肼、帕吉林等)的患者禁用。

芬太尼透皮贴剂主要用于治疗癌痛和慢性顽固性疼痛,首次使用后,芬太尼经皮肤持续释放进入血液循环,6～12 小时药物血浆浓度可产生镇痛效应,12～14 小时血药浓度达稳态,镇痛作用维持 72 小时。未曾使用阿片类药物者，一般从 $25\mu g/h$ 开始使用，72 小时更换 1 次，可参照 VAS 评分调整药物剂量，当用量达到 $300\mu g/h$ 仍不能控制疼痛时，应视为无效而改用其他镇痛药。而在芬太尼透皮贴剂撤除即刻，皮内的芬太尼还在持续进入血液，其血药浓度约 17 小时下降 50%。如同时应用其他替代药品，则应从小剂量开始，缓慢逐渐增加，避免药物作用叠加。

(二)非甾体抗炎药

非甾体抗炎药(NSAIDs)通过抑制环氧化酶(COX)来减少前列腺素(PG)合成，从而在中枢和外周发挥解热、镇痛、抗炎与抗风湿作用。NSAIDs 具有中等程度的镇痛效应，对各种疼痛都有一定的镇痛作用，该类药物均有封顶效应，但长期应用无耐受性和成瘾性。NSAIDs 分为非选性 COX 抑制药和选择性的 COX-2 抑制药。

1.布洛芬

布洛芬具有较强的解热、镇痛和抗炎作用，主要用于减轻、中度疼痛，如关节痛、肌肉痛、头痛、痛风、痛经等，可明显缓解症状，消除关节肿、痛。布洛芬口服易吸收，成人用量为每次 $200\sim400mg$，每日 $3\sim4$ 次，给药最大限量为每日 2.4g。不良反应主要表现为恶心、呕吐、胃烧灼感或轻度消化不良等，长期应用可能会出现胃肠道溃疡及出血。溃疡病和出血倾向者应慎用。对其他 NSAIDs 药过敏者、妊娠及哺乳期妇女禁用。

布洛芬缓释胶囊是布洛芬的缓释制剂，适用于成人及 12 岁以上儿童，服用后能维持 12 小时药效而无药物蓄积作用。成人每次服用 $300\sim600mg$，每 12 小时一次，必须整粒吞服；不可与其他 NSAIDs 药物同时服用；用药期间不要饮酒。

2.双氯芬酸钠

双氯芬酸钠主要用于类风湿关节炎、骨性关节炎和强直性脊柱炎等。药物不良反应较多但程度轻，主要为胃部不适、烧灼感、反酸、食欲缺乏、恶心、腹痛和便秘等。已知胃肠道溃疡或对阿司匹林等其他含有 COX 抑制剂的药物过敏、诱发哮喘、荨麻疹等患者禁用。奥湿克是双氯芬酸钠的肠溶片，能够避免双氯芬酸钠对胃肠道的损害作用。与其他 NSAIDs 药物相比，尤其适用于伴有胃肠道不适的疼痛患者。成人用量为口服 $100\sim150mg/d$，分 $2\sim3$ 次服用。由于米索前列醇可引起子宫平滑肌收缩，因此禁用于孕产妇。

双氯芬酸乳胶剂/双氯芬酸二乙胺乳，为白色或淡黄色乳脂样凝胶。外用后可迅速渗透皮肤到达患处，发挥镇痛抗炎作用，能够缓解运动损伤、腰酸背痛和风湿疼痛。全身不良反应少见，可偶发局部不良反应。使用时按疼痛面积确定剂量，通常每次使用 $3\sim5cm$，轻轻揉搓使药物渗透皮肤，每日 $3\sim4$ 次，药物使用一周疼痛未缓解者，应调整治疗方案。该药禁用于破损皮肤或感染性创口；禁止接触眼睛和黏膜；不可入口。

3.阿司匹林

阿司匹林是最古老的非甾体类口服镇痛药，具有解热、镇痛、抗炎、抗风湿和抗血小板聚集作用。适用于轻、中度疼痛，如头痛、关节痛、肌肉痛等，对急性风湿性关节炎疗效很好，用药后关节疼痛、红肿迅速缓解。常见不良反应有恶心、呕吐、上腹部不适或疼痛等胃肠道反应；少见不良反应有胃肠道出血、溃疡、支气管痉挛性和皮肤过敏等。成人口服阿司匹林 $0.3\sim1.0$ 克/次，1 次/$3\sim4$ 小时，每日总量不超过 3.6g。儿童 $10\sim20mg/kg$，1 次/6 小时，连续用药 2 周以上症状未见改善者,应改选其他药物。肝功严重损害、低凝血酶原血症、血友病患者、有出血史的溃疡患者等应禁用阿司匹林。

4.美洛昔康

美洛昔康呈剂量依赖性地选择性抑制 COX-2,具有消炎、镇痛和解热作用,主要用于类风湿关节炎和骨性关节炎的治疗。药物的不良反应轻而少,主要是消化不良、恶心、呕吐、腹痛、便秘、胀气、腹泻等胃肠道反应。对于类风湿关节炎,成人口服 15mg,每日 1 次,根据疗效剂量可减至每日 7.5mg;对于骨关节炎,每日 7.5mg,根据疗效剂量可增至每日 15mg。对于血管神经性水肿或荨麻疹的患者,以及有活动性消化性溃疡、严重肝肾功能不全、妊娠妇女或哺乳期妇女禁用美洛昔康。

5.塞来昔布

塞来昔布特异性抑制 COX-2,因而胃肠道不良反应少,安全性好。塞来昔布具有抗炎、镇痛及退热作用,适用于各种急慢性疼痛,如软组织疼痛、癌性疼痛和术后疼痛等,特别是骨性关节炎和类风湿关节炎。常见不良反应为头痛、眩晕、便秘、恶心、呕吐、腹痛和腹泻等。空腹口服吸收良好,骨性关节炎成人剂量为 100~200 毫克/次,每日 1~2 次。老年人、轻中度肝、肾功能不全的患者不必调整用药剂量。塞来昔布已知对其他 NSAIDs 药过敏和对磺胺类药过敏的患者应禁用塞来昔布。

6.氟比洛芬酯

氟比洛芬酯注射液是一种以脂肪油为软基质并被磷脂膜包封的新型药物,药物具有靶向治疗作用,减少胃黏膜的直接刺激,减轻了胃黏膜的损害。其镇痛作用与喷他佐辛相同,且持续时间更长。主要适用于术后镇痛、癌痛以及平衡镇痛。通常成人每次静脉给予氟比洛芬酯 50mg,尽可能缓慢给药(1 分钟以上),根据需要使用镇痛泵,必要时可重复应用。并根据年龄、症状适当增减用量。不良反应少见,包括注射部位疼痛、恶心、呕吐、头痛、倦怠、嗜睡等。对于消化道溃疡、严重肝、肾及血液系统功能障碍、严重的心衰、高血压、阿司匹林哮喘及正在使用依洛沙星、洛美沙星、诺氟沙星的患者禁用。

(三)抗抑郁、抗癫痫与抗焦虑药

抗抑郁、抗癫痫与抗焦虑药具有提高情绪、增强活力、减轻焦虑、抑制中枢及外周神经兴奋性的作用,可显著改善一些慢性疼痛的症状,临床上与其他药物联合应用于慢性顽固性疼痛。

1.阿米替林

阿米替林具有阻断多种离子通道,抑制 5-羟色胺和去甲肾上腺素的重吸收等作用,常用于偏头痛、糖尿病神经痛、带状疱疹后神经痛等慢性疼痛和神经病理性疼痛镇痛治疗的治疗。不良反应包括多汗、口干、排尿困难和便秘、嗜睡、震颤、眩晕等。成人口服开始一次 25mg,每日 2~3 次,然后根据病情和耐受情况逐渐增至每日 150~250mg,每日 3 次,最高剂量每日不超过 300mg,维持量每日 50~150mg。严重心脏病、近期有心肌梗死发作史、癫痫、青光眼、尿潴留、甲状腺功能亢进、肝功能损害及对三环类药物过敏者禁用。

2.丙米嗪

丙米嗪可干扰或阻止某些胺或多肽的再摄取,增加了突触间去甲肾上腺素和(或)5-羟色胺的含量发挥治疗作用。适用于迟钝型抑郁,不宜用于激越型抑郁或焦虑性抑郁。治疗初期可出现多汗、口干、震颤、眩晕、心动过速、排尿困难、便秘等不良反应,大剂量可发生心脏传导阻滞、心律失常。口服开始一次 25~50mg,每日 2 次,早上与中午服用,晚上服药易引起失眠。逐渐增加至每日总量 100~250mg,最高每日不超过 300mg。维持量每日 50~150mg。下列情况应慎用或禁用:①急性心肌梗死恢复期;②支气管哮喘;③癫痫;④青光眼;⑤甲亢;⑥前列腺肥大;⑦精神分裂症;⑧尿潴留。

3.氟西汀

氟西汀是选择性 5-羟色胺再摄取抑制剂。主要用于治疗抑郁症、强迫症、神经性贪食症。不良反应为恶心、口干、食欲缺乏、失眠、乏力、焦虑、头痛、短暂动作异常等少见。成人一般只需每天早上一次口服 20mg,必要时可加至每天 40mg。氟西汀不应与单胺氧化酶抑制剂合用,在终止单胺氧他酶抑制剂治疗 14 天之后方可使用。

4.帕罗西汀

帕罗西汀为强效高选择性 5-羟色胺再摄取抑制剂,对自主神经系统和心血管系统的影响较小。主要用于治疗抑郁症、强迫症、惊恐障碍和社交焦虑障碍。常见不良反应为食欲缺乏、嗜睡、眩晕、恶心、便秘、性功能障碍等。成人口服一般剂量为每日一次,20 毫克/次,服用 2~3 周后根据患者的反应,每周以 10mg 量递增,每日最大量可达 50mg。每日早餐时顿服,药片完整吞服。该药不能与单胺氧化酶抑制剂合用或在以单胺氧化酶抑制剂进行治疗结束后两周内使用。

5.路优泰

路优泰是纯天然植物抗抑郁药,具有抗焦虑、抗忧郁及镇静催眠作用,对中枢神经系统有松弛作用,可以改善抑郁症患者的情绪,改善睡眠。主要用于各种抑郁症。对于慢性疼痛的辅助治疗效果良好。主要不良反应表现为胃肠道反应、头晕、疲劳、镇静、过敏反应。成人和 12 岁以上儿童口服每次 300mg,2~3 次/日,每天剂量不超过 1800mg,维持剂量为 300~600mg,1 次/日,疗程为 3~6 个月。严重肝肾功能不全者减量或慎用。12 岁以下儿童禁用。

6.卡马西平

卡马西平能降低神经细胞膜对 Na^+ 和 Ca^{2+} 的通透性,降低细胞的兴奋性,主要用于三叉神经痛等外周神经病理性疼痛。常见不良反应有视力模糊、复视、头晕、共济失调、嗜睡、疲劳和恶心呕吐等。成人口服,开始一次 0.1g,每日 2 次;第二日后每隔每日增加 0.1~0.2g,直至疼痛缓解,维持量每日 0.4~0.8g,分次服用;最高量每日不超过 1.2g。青光眼、糖尿病、老年人等应慎用。

7.加巴喷丁

加巴喷丁是第二代抗惊厥药,目前已成为治疗神经病理性疼痛的一线药物,适用于糖尿病性神经痛、带状疱疹后神经痛。常见嗜睡、疲劳、眩晕、头痛、恶心、呕吐、共济失调等不良反应。12 岁以上患者,给药第一天睡前服 300mg;第二天每日两次,每次 300mg;第三天为每日三次,每次 300mg;之后维持此剂量服用。根据疗效增加剂量可至每日 1800~2400mg,最高达每天 3600mg。急性胰腺炎的患者禁用加巴喷丁。

8.普瑞巴林

普瑞巴林是新型 γ-氨基丁酸(GABA)受体激动剂,能阻断电压依赖性钙通道。主要用于治疗带状疱疹和糖尿病性神经病。常见不良反应有眩晕和嗜睡，但多为轻、中度，且呈剂量相关性。对糖尿病性周围神经病变，剂量从 50mg，一天 3 次开始，根据药效和患者耐受程度在 1 周内增加到 300mg/d，通常认为糖尿病性外周神经病变患者普瑞巴林用量不要超过 300mg/d。带状疱疹后神经痛的患者，普瑞巴林从 75mg，1 天 2 次，可在 1 周内增加到 300mg/d。普瑞巴林禁用于其药物成分过敏者。

（四）糖皮质激素类药

糖皮质激素是疼痛治疗中最常用的药物，其药理作用非常广泛，具有抗炎、免疫抑制、抗毒素、抗休克作用，并对机体代谢和各器官系统的功能产生明显的影响。

1.地塞米松

地塞米松为长效糖皮质激素，主要用于炎症性疼痛，如各种关节炎、软组织炎症、结缔组织炎、肌肉筋膜炎，以及扭伤、劳损、创伤性疼痛等。长期、大量使用可导致骨质疏松、肥胖、高血压、水钠潴留、精神异常，以及消化道溃疡。地塞米松可局部、静脉、关节腔、硬膜外间隙和骶管内注射给药。用于鞘内注射每次 5mg，间隔 1～3 周注射一次。关节腔内注射一般每次 0.8～4mg，按关节腔大小而定。

2.利美达松

利美达松是地塞米松的缓释剂，用于慢性腰腿痛、肌肉筋膜炎和各种关节炎等慢性疼痛性疾病。可局部、静脉、关节腔或硬膜外间隙注射给药，成人腱鞘内、关节腔或软组织损伤部位注射，一次 0.8～6mg，间隔两周 1 次。高血压、血栓症、胃与十二指肠溃疡、精神病、电解质代谢异常、心肌梗死、内脏手术、青光眼等患者慎用。

3.复方倍他米松

复方倍他米松是由高度溶解性的和低溶解性的倍他米松酯类构成的水溶液复合注射剂，成分为二丙酸酯倍他米松和倍他米松磷酸酯钠，每毫升复方倍他米松含 5mg 二丙酸酯倍他米松和 2mg 磷酸酯钠倍他米松。具有较强的抗炎、抗风湿和抗过敏作用，可用于各种急、慢性疼痛性。局部用药 0.25～0.5 毫升/次；关节内注射，大关节（膝、髋、肩）1～2 毫升/次；中等关节（肘、腕、踝）0.5～1 毫升/次；小关节（足、手、胸）0.25～0.5 毫升/次。一般间隔 1～2 周注射一次，次数通常不超过 5 次。需要注意的是复方倍他米松不可静脉或皮下注射。对甲状腺功能减退、肝硬化、眼部单纯疱疹、活动性结核及婴儿、儿童慎用。全身真菌感染者禁用。

4.曲安奈德

曲安奈德为超长效糖皮质激素，抗过敏和抗炎作用强而持久，药效约为可的松的 20～30 倍。主要适用于各种关节炎、腱鞘炎、滑膜炎、软组织炎性疼痛和急性扭伤等。关节、滑囊和腱鞘内注射起始剂量不完全相同，根据注射部位和病情确定剂量大小，通常小关节 2.5～5mg，大关节 5～15mg，剂量取决于病情。每 2～3 周注射 1 次。未控制的细菌性、真菌性和病毒性感染、痛风、进行性胃十二指肠溃疡、精神病等患者禁用。

（五）神经破坏药物

神经破坏性药物能够长久地阻滞与疼痛有关的神经传导，是治疗顽固性癌性疼痛及某些神经病理性疼痛的一种有效的神经损毁治疗方法。包括周围神经、蛛网膜下隙、硬膜外腔、腹腔神经丛、颈交感神经节、胸交感神经节和腰交感神经节化学性毁损术等。

1.乙醇

无水乙醇阻滞周围神经后,会产生神经变性坏死,常用于腹腔神经丛、脑垂体、肋间神经、蛛网膜下隙和交感神经等毁损。无水乙醇在组织中的溶解速度较快,注入时可引起短暂的剧痛,一般在注入后 12～24 小时判断其阻滞效果。末梢神经阻滞常采用 50％的乙醇;神经根阻滞常采用 30％～100％的乙醇;硬膜外间隙阻滞常采用 30％～50％的乙醇;腹腔丛神经阻滞及交感神经节阻滞常采用 50％～100％的乙醇。乙醇用量根据病情确定。无水乙醇神经毁损常见不良反应有注射部位疼痛、出血、水肿、阻滞部位麻木感或感觉异常、肌无力、运动功能受损和酒精性神经炎等。尿潴留和大便失禁少见,主要发生在腰骶部椎管内注射时,高位注射少见。

2.苯酚

苯酚易溶于苯等有机溶剂,1％～2％苯酚溶液具有局麻作用,5％苯酚溶液可使组织蛋白凝固。临床上把苯酚溶于甘油中而得到苯酚甘油。注入体内后苯酚再从甘油中缓慢释放出来,从而发挥神经阻滞作用。临床常用 5％～15％的苯酚甘油溶液进行治疗。蛛网膜下隙阻滞可用 5％～15％苯酚甘油溶液;硬膜外间隙阻滞可用 10％～15％苯酚甘油溶液或 7％苯酚水溶液;交感神经节阻滞可用 10％苯酚甘油溶液或 7％苯酚水溶液;神经根阻滞采用 7％苯酚水溶液或苯酚甘油溶液;末梢神经阻滞采用 5％苯酚甘油溶液或 3％～5％苯酚水溶液。每次用苯酚甘油 0.3～2mL。苯酚甘油除较少影响运动神经外,其余不良反应同无水乙醇。

3.多柔比星

多柔比星具有广泛的细胞毒性及神经毒性,近年已应用于三叉神经痛、带状疱疹后神经痛、脊神经后支综合征和顽固性癌痛的治疗,疗效肯定。多柔比星在中枢神经系统内注射浓度为 20％、10％、6％、5％或 4％时其逆行性神经毒性十分显著,而用 1％或 2％多柔比星时不呈现逆行性神经毒性。但在外周神经系统中仅用 1％浓度的多柔比星神经内注射都呈现显著的逆行性神经毒性,为临床使用的最佳浓度。多柔比星的累积用量不宜超过 450～550mg/m² (体表面积),否则会引起心肌毒性和全身毒性。

二、神经阻滞技术

神经阻滞源自麻醉学,意指对手术区域,通过神经阻滞,使该区域失去痛觉功能,完成手术治疗。现代"神经阻滞治疗"的含义,在原来的基础上增加了用该技术完成对急慢性疼痛患者的治疗,包括用药物或物理手段,暂时或长期解除患者的疼痛。

(一)眶上神经阻滞

1.适应证

适用于眶上神经痛、额部带状疱疹痛、带状疱疹后神经痛以及该范围癌性疼痛。

2.操作技术

患者平卧位,于患侧眶上缘内 1/3 处或在眉中间可触及眶上切迹。用手指尖可诱发出疼痛扳机点,常规消毒后,用 3.5cm 长、7 号短针沿着眶下孔或切迹刺入 0.5cm 深度即可注药 0.5～1.0mL。由于眶上孔变异较大,以往做眶上孔阻滞仅有 20％左右能刺进眶上孔内,改做框内阻滞操作可以提高成功率。操作方法：针尖沿眶顶部骨质进针 1.5～2cm 后，回吸无血即可注射 1% 利多卡因 1mL＋复方倍他米松 0.5mL。

3.并发症及其防治

避免消毒液造成结膜或角膜损伤。穿刺时术者左手示指始终保护患者眼球。穿刺不超过 2.0cm，进针 1.5cm 即可注药。治疗当天不要洗脸，避免针眼感染。如注射后出现局部肿胀可用冰袋冷敷。眶内阻滞不宜注射神经毁损药物。

（二）眶下神经阻滞

1.适应证

除用于眶下神经痛的治疗外，也用于该神经区域带状疱疹、带状疱疹后神经痛和癌性疼痛的治疗。

2.操作技术

患者取仰卧位，穿刺点体表定位是从直视瞳孔至同侧口外角做一垂直线，再从眼外侧联合（眼外眦）至上唇中点做一连线，两线交叉点即为穿刺点。参照上述方法，直接用手指于眶下嵴下偏内方可触及一凹陷处，即为眶下孔。常规消毒，用 3.5cm 长、7 号针，向外或向内上方进针，感觉针尖出现落空感，即表明针尖进入眶下孔，刺入 2～2.5cm 即可注射 1% 利多卡因 1.0～1.5mL。观察 2～3 分钟患者眶下区痛觉消失，注射皮质激素 0.5mL。拔针后轻压穿刺处 3～5 分钟，用创可贴贴敷。眶下孔方向变异较大，需耐心寻找。

3.并发症及其防治

避免消毒液损伤结膜或角膜。注药后轻压 3～5 分钟，避免局部血肿。此处不建议反复注射药物，避免局部肌肉萎缩。

（三）上颌神经阻滞

1.适应证

上颌神经痛、急性带状疱疹、带状疱疹后神经痛、术后疼痛、癌性疼痛、创伤疼痛、放疗后疼痛。

2.操作技术

侧入路法上颌神经阻滞术取患侧向上卧位。体表定位：患者微张口，确定颧弓中点和下颌切迹（或"乙"状切迹）中点。在两中点之间做一连线，连线前侧 0.5cm 作为穿刺点。常规消毒后，局麻下用带有深度标记的 10cm 长、7 号穿刺针垂直进针 3.5～4.4cm 到翼突外板，将针体标记置于距离皮肤 1cm 处。退穿刺针至皮下，调整穿刺针角度，对准瞳孔方向进针。重新进针，不超过设定的深度标记，如果患者未出现电击样反应，可用针尖做扇形寻找，直至上牙或上唇出现电击样反应，表明针尖到达上颌神经根。回吸无血，注射 1% 利多卡因 1～2mL。观察 3～5 分钟，患者疼痛减退，无其他不适，注射治疗药物。注药后轻压 3～5 分钟，用创可贴贴敷。如果患者翼突外板较长，应放弃侧入路法，改为旁正中入路穿刺法。为避免反复穿刺，用神经定位刺激器可以更准确地确定穿刺针到达神经干的部位。

3.并发症及其防治

不建议反复注射神经毁损药，避免局部组织萎缩。穿刺血肿影响患者治疗，损伤的血管是由上颌动脉发出的脑膜中动脉，经棘孔入颅。注射神经毁损药部分患者会出现面部肿胀。局部血肿严重者可用冰袋间断冷敷直至水肿消失。

(四)下颌神经阻滞

1.适应证

下颌神经各支分布区域疼痛、癌性疼痛、外伤性疼痛、放疗后疼痛、带状疱疹及带状疱疹后神经痛。

2.操作技术

取患侧向上卧位。体表定位:同上颌神经。当退针至皮下,改向外耳道方向或外后方重新进针达标记处,使针尖抵达翼突外侧板后侧的卵圆孔外口,患者出现下颌电击样感觉,提示针尖已触及下颌神经干。注药同上颌神经阻滞术。用神经刺激器可以准确地确定神经干的位置。

3.并发症及其防治

穿刺出血占 50%,多见于经卵圆孔出颅的蝶导静脉损伤,也见于卵圆孔后外侧出棘孔的脑膜中动脉损伤。注射药液前一定反复回吸,并发症防治同上颌神经阻滞技术。

(五)舌咽神经阻滞

1.适应证

舌咽神经痛、肿瘤转移性疼痛。

2.操作技术

患者取患侧向上侧卧。体表定位:确定乳突前缘,紧靠外耳道下部为穿刺点,常规消毒后,用 3.5cm 长,7 号短针垂直刺入约 2~2.5cm 可触到茎突,然后沿茎突后缘刺入 0.5~1cm。注气无阻力、回吸无血,注射 1%利多卡因 1~2mL。治疗癌性疼痛,注射神经毁损药 0.5~1mL。在 CT 三维成像引导下操作更为安全有效。

3.并发症及其防治

注射药物后可能同时阻滞副神经或迷走神经,偶有患者出现心动过速。注射局麻药剂量不宜过多。穿刺过深可能误伤颈内静脉。疼痛治疗建议用神经定位刺激器或影像引导穿刺。

(六)半月神经节阻滞

1.适应证

三叉神经痛、该区域癌性疼痛、面部带状疱疹、带状疱疹后神经痛、面部外伤痛、放疗后疼痛、伽马刀治疗或颅内血管减压术后顽固性疼痛。

2.操作技术

需在影像显示器或神经刺激器引导下穿刺。患者取仰卧位,头稍后仰。体表定位:经眶外缘的垂直线与口裂的水平线的交点,于同侧口角外侧 3~4cm 处的上颌白齿与下颌骨之间,术者用手指深压的间隙即为进针点。常规消毒后,局麻下用 7 号 10cm 长穿刺针。进针方向:正面观,针尖对准瞳孔稍内侧;侧面观,针尖对准颧弓中点。进针到 4~5cm 时,针尖触及骨性感觉,提示针尖抵达卵圆孔周围骨面,此时在影像显示器或神经刺激器引导下调整针尖进针方向,直至出现电击样或下颌肌肉收缩,说明针尖抵达卵圆孔附近的下颌神经。经影像显示器侧位显示针尖进入卵圆孔内缘,回吸无血或脑脊液,注射 1%利多卡因 1mL,数分钟后患者出现一侧三叉神经分布区感觉减退。再次检查患者视觉、眼球运动无异常,即可注射治疗药物

0.5～1mL。注药后轻压穿刺点 3～5 分钟,创可贴贴敷。

3.并发症及其防治

注射神经毁损药(甘油或酒精)不宜超过 0.5mL,注药过多可能损伤眼神经或使角膜感觉丧失,导致角膜溃疡,甚至失明。进针过深刺入硬脑膜或半月神经节,患者可出现剧烈头痛,注射局麻药可出现头晕、恶心、呕吐反应。穿刺针超过半月神经节进入后方的海绵窦会造成颅内血肿。大量局麻药误注入蛛网膜下间隙可造成心跳呼吸停止。

穿刺针误伤出卵圆孔伴随的蝶导静脉所致出血,是最常见的并发症。术前确认患者出凝血功能是否正常。注射神经毁损药浓度过高或剂量过大,会导致周围神经长期或永久性本体感觉减退或丧失。术后可用冰袋间断冷敷,避免肿胀。

半月神经节阻滞术要求技术十分精准,应限于有经验的医师操作,并要求患者签署知情同意书。

(七)星状神经节阻滞

1.适应证

头面、胸背部及上肢带状疱疹、幻肢痛、灼性神经痛、更年期综合征、偏头痛等。改善头面、胸和上肢血液循环,治疗雷诺病、硬皮病、慢性心绞痛、脑血管痉挛、反射性交感神经营养障碍症、过敏性鼻炎、突发性耳聋等。

2.操作技术

患者取仰卧位,双肩下面垫一薄枕。体表定位:先沿锁骨上缘向内侧触及气管外缘,再沿气管向上 2cm,平行于气管外缘触及动脉搏动。术者左手中指将胸锁乳突肌及颈动脉鞘拉向外侧,中指指尖下压触及骨性感觉,并尽量向内抵住气管外缘后稍向外移动中指,暴露穿刺部位。用 3.5cm 长,7 号短针沿术者中指指尖轻轻垂直进针,至针尖触及骨质,退针尖 1～2mm,回吸无血,注射 1％利多卡因 6～8mL。观察 2～3 分钟,出现同侧霍纳(Horner)征,表明阻滞成功。

3.并发症及其防治

向下穿刺过深误将局麻药注入椎动脉引起患者意识丧失。局麻药误注入蛛网膜下间隙,引起呼吸、心跳停止。进针过浅且注射局麻药剂量过大,浸润气管-食管间沟内的喉返神经导致声音嘶哑。穿刺部位过高和注射局麻药剂量过大,可能阻滞膈神经,出现腹式呼吸减弱。穿刺针过于朝向尾侧,可能刺伤胸膜顶或肺尖,引发气胸。严禁同时行双侧星状神经节阻滞。

(八)肋间神经阻滞

1.适应证

用于术后、胸壁外伤、肋骨骨折、肋间神经炎、肋骨软骨炎、带状疱疹及疱疹后神经痛的治疗。注射神经毁损药治疗胸壁癌痛。肋间神经沟留置导管可以连续镇痛。

2.操作技术

取患侧向上侧卧位,上臂抬高至头,使肩胛骨高举暴露腋前线或腋后线。在腋后线和肋角之间,术者用拇指、示指确定穿刺进针点。用 3.5cm 长,7 号短针于拇指、示指间,沿肋骨下缘向头侧约 20°角刺及肋骨,再将针尖向肋缘下移动,再进针 1～2mm,刺入肋骨下沟,出现阻力消失。回吸无气、无血,注入局麻药 3～5mL。

3.并发症及其防治

常见并发症有气胸,刺及胸膜会出现剧痛感。较大范围阻滞可导致局麻药中毒。

(九)椎旁神经阻滞

椎旁神经阻滞做疼痛治疗,以 Bonica 介绍的技术最为经典。下面以胸段椎旁阻滞为例介绍如下:

1.适应证

用于肋间神经痛、带状疱疹后神经痛、胸部外伤、胸壁癌痛和术后疼痛的治疗。注射神经毁损药物可以长时间解除上述神经痛。

2.操作技术

本操作必须在影像显示器引导下进行。患者取患侧向上卧位。因相邻肋间神经相互交通,需上下各扩展一阻滞间隙。体表定位:在胸椎棘突最高点旁开 2～3cm 做一标记,局麻下用 10cm 长、7 号穿刺针向内 5°～10°刺入,直至针尖触及小关节后缘,以后操作同颈椎椎旁神经阻滞。做神经阻滞,注射局麻药至少 6～8mL,做背根神经节毁损,仅用 0.5～1mL。

3.并发症及其防治

误刺入胸腔可发生气胸。将大量局麻药误注入硬膜下间隙可引起广泛阻滞,误入蛛网膜下间隙有生命危险。

(十)腹腔神经丛阻滞

1.适应证

治疗上腹部原发或转移性肿瘤引起的内脏痛、腹腔血管痉挛性疼痛、腹部手术后内脏痛以及不明原因的内脏痛。

2.操作技术

本操作须在 CT 引导下进行。术前开放静脉,术中监测生命体征。体表定位:患者取俯卧位,确定第 12 肋下缘和 L_1 棘突下缘连线,大约旁开 6～8cm,在 CT 扫描下确定穿刺部位和深度。局麻下用 14cm 长、7 号穿刺针,与棘突成 30°～45°角进针。在 CT 引导下将针尖针刺达 L_1 椎体外侧,继续将针尖滑过 L_1 椎体外侧缘或经 L_1～L_2 椎间盘做阻力消失法进针椎体前侧。注射造影剂 2～3mL,显示完全位于后腹膜与椎体前缘之间的腹主动脉和腔静脉周围,呼吸时不随腹腔脏器移动,证明穿刺成功。注入局麻药 20～30mL,患者随即感觉腹部疼痛减轻,之后注射同容积 75％或无水乙醇。本操作也可在侧卧位下进行,步骤同前。

3.并发症及其防治

注射药物剂量过多或患者身体条件较差可能出现体位性低血压,术前须补充血容量。注射神经毁损药扩散至腰神经丛可能引起神经痛或运动障碍,术后应取俯卧位 4～6 小时。选用细针穿刺避免损伤下腔血管引起后腹膜血肿。术中开放静脉,妥善准备各种并发症药品。

(十一)硬膜外神经阻滞

1.适应证

硬膜外间隙注射糖皮质激素用于治疗颈、胸和腰部根性神经痛、带状疱疹后神经痛、手术后疼痛和外周癌性疼痛。留置硬膜外导管连接 PCA 泵可以进行连续镇痛治疗。

2.硬膜外穿刺操作

硬膜外穿刺有三种方法,即注气阻力消失法、毛细管负压法和悬滴法。无论是正中入路或是旁正中入路均适用。

(1)注气阻力消失法:硬膜外针刺入黄韧带后,左手固定注射器,右手持续推注射器芯试压力变化,一旦阻力消失,可以判定穿刺针进入硬膜外间隙。

(2)毛细管负压法:穿刺针刺入黄韧带,操作与上面相同,此时接上毛细玻璃管后继续进针,术者双手进针,观察毛细管内的液体变化,如果管内的液体被"吸进"椎管内,可以判定穿刺针进入硬膜外间隙。

(3)悬滴法:穿刺针刺入黄韧带,操作与上面相同,此时在硬膜外针尾部注射局麻药悬液,术者双手进针,观察硬膜外针尾部的液体,如果被"吸进"硬膜外穿刺针内,可以判定穿刺针进入硬膜外间隙。

(4)硬膜外穿刺角度:T_{10}以下间隙的穿刺,矢状面夹角多为直角。T_{10}以上间隙的穿刺,矢状面夹角多成 $60°\sim70°$角。

3.并发症及其防治

避免误将局麻药注入蛛网膜下隙。硬膜外针顶在骨质上,多是上下关节附近的椎弓,这时完全退针,调整横断面夹角即可。老年人患有椎管狭窄或小关节肥大的患者做腰部硬膜外神经阻滞时会出现穿刺困难,甚至失败。

(十二)蛛网膜下隙神经阻滞

1.适应证

蛛网膜下隙间隙注射局麻药或阿片类药物,用于治疗手术后疼痛、带状疱疹后神经痛和外周癌性疼痛等。

2.蛛网膜下隙穿刺操作

蛛网膜下隙穿刺有两种入路,即正中法和旁正中法。由于本法多用于腰部穿刺麻醉,传统上称为"腰麻",目前也称为鞘内注射。

(1)正中法:穿刺针经棘突间隙刺入黄韧带,操作与上面相同,术者左手固定注射器,右手持续推注射器芯试压力变化,一旦阻力消失,可以判定穿刺针进入硬膜外间隙。如果做腰-硬联合麻醉,此时再用 5 号细针通过硬膜外,穿刺针抵达硬脊膜后缘继续进针,术者感觉到"破膜感"后,可见脑脊液缓慢流出,即可判定穿刺成功。

(2)旁正中法:穿刺针经棘突间隙旁 2cm 刺入黄韧带,后面操作与上面相同。

3.并发症及其防治

腰麻穿刺失败多与老年人椎管狭窄或小关节肥大有关,建议老年人尽量在 $L_2\sim L_3$ 部位穿刺。老年患者注射局麻药注意体位性低血压,多与血容量不足有关。注射阿片类药物注意监测呼吸功能。

三、射频疗法

射频镇痛技术是运用射频仪输出超高频无线电波,通过特定的穿刺针到达各种组织并产生局部高温,起到热凝固或切割作用。射频疗法可用于治疗各种神经组织、椎间盘组织和软组织病变导致的疼痛。

四、臭氧疗法

医用臭氧是以纯氧为原料,利用放电发生器产生的极高放电能量制备而成,临床使用的医用臭氧为臭氧和氧气的混合物。臭氧治疗疼痛的适应证包括椎间盘突出症、软组织痛、关节炎、神经病理性疼痛等。

五、经皮椎间盘等离子消融术

是利用低温射频电流消融突出髓核以达到椎间盘减压效果,同时以热凝作用使椎间盘变性固缩、解除神经压迫的一种治疗方法。

六、经皮椎间盘激光汽化减压术

是指在 C 形臂 X 线或 CT 的引导下,用穿刺针刺入病变的颈/腰椎间盘,通过穿刺针导入光纤,启动激光治疗系统发射激光,将椎间盘部分髓核汽化,从而降低椎间盘内压力,达到治疗椎间盘突出症的目的一种微创手术方法。

七、经皮旋切椎间盘减压术

是使用匙形钻切除髓核组织以降低盘内和神经根周围压力,来治疗椎间盘突出症引起的腰腿痛或颈肩痛的一种微创手术。

八、胶原酶溶解术

是将胶原酶注入病变的椎间盘内或突出物的周围,依靠胶原酶分解胶原纤维的药理作用来溶解胶原组织,使突出物减小或消失,以缓解或消除其对神经组织的压迫,从而使患者的临床症状得到改善。

九、脊髓刺激术

是指将脊髓刺激电极安放于椎管的硬膜外腔后部,通过电流刺激脊髓后柱的传导束和后角感觉神经元,从而治疗疼痛或其他疾病。

十、鞘内输注系统

对于慢性顽固性疼痛,特别是癌性疼痛和背部手术失败综合征等需要采用鞘内输注系统进行长期的疼痛治疗。

第二章 术后镇痛

第一节 术后疼痛机制及其对机体的影响

一、术后痛的机制

(一)神经末梢疼痛

1.组织损伤

组织和神经末梢损伤后,炎症使血小板和局部肥大细胞释放化学介质,刺激痛觉神经终末感受器而致痛。这些介质包括缓激肽、K^+、5-HT、组胺、前列腺素、白三烯等。

(1)组织损伤部位的变化

①缓激肽:激肽系统的激活最终产生缓激肽,后者可引起细动脉扩张、内皮细胞收缩、细静脉通透性增加,以及血管以外的平滑肌收缩。缓激肽可致痛,痛觉纤维的游离终末有缓激肽B2受体,缓激肽可激活此受体而兴奋痛觉纤维。缓激肽很快被血浆和组织内的激肽酶灭活,其作用主要局限在血管通透性增加的早期。

②K^+:组织损伤后,细胞内 K^+ 外流,局部 K^+ 浓度升高,使此处的神经纤维去极化、兴奋。

③5-HT:主要在哺乳动物消化道胃腺、肠腺上皮细胞之间的嗜银细胞内、血小板、中枢神经组织、受损伤的组织细胞。由于炎症引起局部循环障碍,促使血小板凝集,同时释放 5-HT。此系一种致痛物质,于神经纤维游离终末的 $5-HT_3$ 受体结合,兴奋痛觉神经纤维。

④组胺:组胺主要存在于肥大细胞和嗜碱性粒细胞的颗粒中,也存在于血小板中,具有极大地扩张血管、增加血管通透性及致痛作用,并能诱发瘙痒。作用时间短,容易被组胺酶灭活。

⑤前列腺素(PG)和白三烯(LT):伴随组织损伤的细胞内 Ca^{2+} 浓度升高可激活细胞内的信息传递链,Ca^{2+} 与细胞内的钙调蛋白结合而激活细胞上的磷脂酶 A_2,促使与细胞膜上的磷脂质结合,生成脂的花生四烯酸,花生四烯酸在环氧化酶作用下生成前列腺素,在脂质氧合酶作用下生成花生四烯酸。PG 有增强致痛、扩张血管及增加血管通透性的作用。

(2)化学介质:有炎性细胞释放的化学介质主要有细胞分裂素、PG、5-HT,刺激痛觉神经终末感受器而致痛。

(3)神经肽:轴索反射释放神经肽,痛觉神经纤维在末梢有分枝,多数游离终末作为痛觉感受器而起作用。若刺激其中一个,冲动可在向脊髓传导途中的末梢分枝处进入其他分支逆向传导而释放神经肽(P 物质、VIP、CGRP)即轴索反射。这些神经肽扩张血管及增加血管通透性,因而可加重炎性反应。

(4)去甲肾上腺素和 PG:交感神经终末释放去甲肾上腺素、PG,当末梢神经损伤或炎症时,交感神经纤维释放的去甲肾上腺素直接作用于一次性向心性神经元而致痛。

(5)神经生长因子:神经鞘细胞和纤维肉芽细胞释放神经生长因子,有促神经肽生成,调节受体和膜通道蛋白合成的作用。同时,能增强对外部刺激的敏感性而形成痛觉过敏。

2.神经损伤

手术操作引起的神经损伤可造成末梢神经的切断、压迫或牵拉。在靠近神经损伤部位的远端沿髓鞘发生变性(非特异性),一旦损伤血液-神经屏障,其细胞碎片被巨噬细胞吞噬。其后,在损伤神经一侧形成新芽。此时,开始形成手术瘢痕,由于痛觉神经感受器和轴索的过敏而产生异常兴奋。

3.外周敏化

外周敏化的机制可能主要和外周神经的下述改变有关:损伤神经持续异位放电;第二信使系统和钾、钠、氯、钙等相关的离子通道改变,尤其是 Nav1.1、Nav1.8、CL 和 Ca^{2+} $\alpha_2\delta$ 通道的改变;受损神经末梢出芽,交感神经轴突长入脊髓背根神经节;炎性介质大量释放,致敏伤害感受器。

(二)中枢性痛觉过敏机制

1.中枢性痛觉过敏

(1)组织损伤后,持续的自发痛、痛觉过敏、异常性疼痛等形成末梢神经过敏反应。最近,认为这与中枢神经系统过敏也有较大关系,即损伤和持续的伤害性刺激可以诱发脊髓后角和其他中枢性痛觉传导通路内的神经细胞发生过敏反应。其结果,使脊髓后角细胞的自发性冲动(放电)增加,痛阈降低,对向心性传入刺激的反应增大,末梢感觉过敏范围扩大。如果反复刺激向心性纤维,脊髓后角细胞的活动增加,自发性冲动也延长。

(2)手术引起的中枢性过敏反应是由手术操作造成的直接组织损伤与神经损伤和继发于组织损伤后炎症反应传入的结果。炎症引起的各种化学介质的释放及由此产生的高阈值性感觉神经过敏反应,将一直持续到伤愈。这些因素的共同作用形成中枢神经系统的过敏反应。

2.中枢敏化

(1)在组织损伤后,对正常的无伤害性刺激反应增强(触诱发痛),不仅对来自损伤区的机械和热刺激反应过强(原发性痛觉过敏),而且对来自损伤区周围的未损伤区的机械刺激发生过强反应(继发性痛觉过敏)。这些改变均是损伤后脊髓背角神经元兴奋性增强所致,亦即中枢敏化。

(2)由于手术造成的组织损伤、炎症反应和神经损伤形成伤害性传入刺激,引起脊髓后角细胞释放兴奋性氨基酸(EAA),EAA 反复刺激 AMPA/Kainate 受体,引起神经细胞膜的去极化而解除 Mg^{2+} 对 NMDA 受体的阻断,EAA 激活 NMDA 受体,提高神经元的兴奋性,使细胞内信息传递系统发生改变,从而产生中枢神经系统结构、功能的改变。

(3)中枢敏化可发生于脊髓及其以上中枢神经系统,如前扣带回和前腹侧区,它很大程度上是在外周敏化基础上形成的。持续外周刺激导致传入神经纤维不断释放谷氨酸和神经肽,激活脊髓背角 AMPA 及 NMDA 受体,使其参与激活第二信使系统,引起活性依赖的背角投射神经元对继发伤害性传入的兴奋性增加。上述反应称之为"上发条",是中枢敏化的触发机制。

二、术后疼痛对机体的影响

术后疼痛是机体受到手术创伤(组织损伤)后的一种反应,包括生理、心理和行为上的一系列反应。

(一)急性影响

伤害性刺激从外周向中枢的传递可引起神经内分泌应激反应,主要涉及下丘脑-垂体-肾上腺皮质系统与交感肾上腺系统的相互作用。疼痛引起交感神经张力增高、儿茶酚胺分泌增加,分解代谢性激素(如皮质激素、促肾上腺皮质激素、抗利尿激素、胰高血糖素、醛固酮、肾素、血管紧张素Ⅱ)分泌增加,而合成代谢性激素分泌减少,从而导致水钠潴留,血糖、游离脂肪酸、酮体和乳酸水平升高,代谢与氧耗增加,出现高代谢性分解代谢状态。神经内分泌应激反应与手术创伤程度呈正相关,它可以强化机体其他部位有害的生理效应,对各大系统有如下影响。

1.增加氧耗量

交感神经系统的兴奋增加全身氧耗,对缺血脏器有不良影响。

2.对心血管功能的影响

心率增快、血管收缩、心脏负荷增加、心肌耗氧量增加,冠心病患者心肌缺血及心肌梗死的危险性增加。

3.对呼吸功能的影响

手术损伤后伤害性感受器的激活能触发多条有害脊髓反射弧,使膈神经兴奋的脊髓反射弧抑制,引起术后肺功能降低,特别是上腹部和胸部手术后。疼痛导致呼吸浅快、呼吸辅助肌僵硬致通气量减少,无法有力地咳嗽、无法清除呼吸道分泌物,导致术后肺部并发症的发生。

4.对胃肠运动功能的影响

导致胃肠蠕动的减少和胃肠功能恢复的延迟。

5.对泌尿系统功能的影响

尿道及膀胱肌运动力减弱,引起尿潴留。

6.对骨骼肌肉系统的影响

肌肉张力增加、肌肉痉挛,限制机体活动并促进深静脉血栓形成,不利于患者早期下床活动,影响机体恢复,延长住院时间、增加费用。

7.对神经内分泌系统的影响

神经内分泌应激反应增强。引发术后高凝状态和免疫抑制;交感神经兴奋导致儿茶酚胺和分解代谢性激素的分泌增加,合成代谢性激素分泌降低。

8.对心理情绪的影响

可导致焦虑、恐惧、无助、忧郁、不满、过度敏感、挫折、沮丧;也可造成家属恐慌等。

9.对睡眠的影响

疼痛刺激可导致患者睡眠障碍,产生心情和行为上的不良影响。

(二)慢性影响

(1)术后急性疼痛控制不佳是发展为慢性疼痛(CPSP)的危险因素;慢性术后疼痛尚未引

起广泛重视,但越来越多的证据表明,急性疼痛转化为慢性疼痛非常迅速;术后早期疼痛就得到控制的患者,其术后近期和远期恢复质量均明显改善。

(2)术后长期疼痛持续1年以上,是行为改变的危险因素,也可能转变为神经病理性疼痛。

第二节　术后疼痛评估及管理

一、术后疼痛评估

疼痛的评估途径包括:①详细了解病史及手术情况,包括疼痛的部位、程度、时间、性质,以及与疼痛加剧和缓解有关的因素等。②细致的体检及生化检查,全面的体检在疼痛评估中同样重要,包括一般的物理检查以及对神经系统、肌肉骨骼和精神状态的评估等。③患者对疼痛的体验和描述,目前已有许多有关的疼痛测定方法,但应强调的是,如果只对疼痛强度或其他单一因素进行评价,往往会忽略疼痛的许多其他方面及体验。④疼痛对患者主要的影响等。

(一)患者对疼痛的主观感受

根据患者自己对疼痛体验的主观描述来评估疼痛的质与量,这是已沿用多年的较原始和简单的疼痛测定方法,缺点是较为粗糙,对疼痛程度和性质的评估不可避免地带有偏见。

1.口述描绘评分法

口述描绘评分法(VDS)采用形容词描述疼痛的强度,让患者从所提供的形容疼痛强度级别的词汇中,选择出适当词汇对自身疼痛强度进行描述。一般使用3～5个形容词,如Keele提出将疼痛强度分为无痛、轻度痛、中度痛和剧痛,Melzack和Torgerson的5级评分法包括轻微痛、不适痛、痛苦痛、严重痛和剧烈痛。这种评分法的缺点是测量的敏感性差,患者的选择受到限制。

2.数字分级评分法

数字分级评分法(NRS)为临床上更为简单和常用的评分方法。患者可选择0～10的任何一个数字来描述疼痛,0分为无痛,10分为想象的最严重的疼痛。这种方法的优点是简单易懂可以重复,可以反映较小的疼痛变化。缺点是不能反映某种疼痛特有的心理和生理改变。

以上两种评分方法常用来评估临床镇痛用药或治疗效果,可以对疗效及患者的满意度有一定了解,不足之处是测定较为粗糙,难以准确定量。

3.视觉模拟评分法

视觉模拟评分法(VAS)具有使用简单方便、敏感性高、可复制性强等特点,患者可以用数值表示疼痛强度。除了用于测量疼痛水平外,它还可以用于测量其他主观性指标,例如恶心程度、疼痛缓解程度、患者对治疗满意度等,其主要优缺点与数字分级评分相似。

VAS评分做法通常是用一条长度为10cm的直线(也可按100mm计算),直线的两端表示所测量的某种感觉或反应的两个极限。例如,短语"无痛"一般标记在直线的最左端,而"最剧之疼痛"标在最右边。让患者在此直线上选择能描述其某一特定时刻所感受疼痛水平的一点,以此点作标记,可以得到一个以厘米或毫米为单位的具体测量数据并进行分析。所用标尺有垂直的和水平的两种,一般通过前者得到的评分稍高于后者。

(二)疼痛引起的行为举止改变与生理变化及评估

1.疼痛引起的行为举止改变及行为评估

疼痛所伴随的行为举止改变虽然不是疼痛特有的表现,但对疼痛强度的评估具有很大价值。评估疼痛有关行为举止的出现频率、特点及细微变化,需仔细观察并贯穿疼痛治疗的始终。疼痛引起的反应性行为举止主要有以下几方面。

(1)应答反应或称为反射性痛行为,如惊恐、呻吟、叹气等。

(2)自发反应为了躲避或减轻疼痛而产生的主动行为,如跛行、抚摸疼痛部位、护卫身体某些部位或区域或将身体固定于某种特殊姿势等。

(3)功能限制和障碍,如静止不动、过多的躺卧等被动行为。

(4)患者服药的态度和频率。

(5)希望引起别人注意的举动。

(6)睡眠习惯的改变。

2.行为评估法

由医师根据患者的面部表情、语言反应、体位姿势等临床疼痛表现和行为,对疼痛程度进行客观评估,也是目前临床较为广泛使用的评估方法。最具有代表性的方法如下。

(1)机械刺激法:即骨面压迫法,由医师对患者的前额或小腿胫骨前的骨组织进行施压,借以判定疼痛的程度。当患者刚感到疼痛时的压力,即为阈值;当患者对压迫疼痛不能耐受时的压力,即为疼痛耐受阈值。压力以克(g)为单位表示。

(2)温热刺激法:用凸透镜将光聚焦于皮肤3s,借以测定疼痛感觉的方法。将聚焦热线从远逐渐移近皮肤,当患者开始从热感转变为痛感时,此时的热量即为疼痛阈值。这是临床较为简便实用的测痛方法。

(3)冷水刺激法:将被测试者的双上肢前臂浸入低于5℃的冷水中,记录疼痛出现的时间。

(4)电刺激法:用电气牙髓诊断仪进行疼痛测定。检查器电极与被检查者的牙髓接触,记录通电引发疼痛时的电流,即为疼痛阈值。

(5)化学刺激法(斑蝥素疱疹法):将直径为1.0cm的0.3%斑蝥素膏药贴在前臂,使局部表皮产生疱疹,然后揭去表皮,用致痛性物质(组胺、乙酰胆碱、5-羟色胺等)作用于疱疹底部(真皮表面),借以测定疼痛。本法只适用于实验室研究。

(6)驱血带疼痛测定法:在前臂用驱血带驱血,随着时间的延长而疼痛增强,以患者能耐受的时间为疼痛阈值。

在观察疼痛行为时,性别、性格、环境、以往经验等因素对评价疼痛程度都有影响,亦应受到重视。

3.疼痛的客观生理指标

疼痛虽然是主观的精神活动,临床上很少采用生理生化参数作为疼痛评估的手段,但因疼痛对自主神经有影响,所以可引起一系列生理变化,如心率、血压、呼吸的变化及出汗和 β 内啡肽含量变化等,尤其在急性疼痛较为明显。慢性疼痛或心因性疼痛对自主神经的影响通常并不明显,此类患者更易受到情绪的影响。在慢性疼痛患者,已发现皮质醇增多。血浆 α_1 酸性糖蛋白增多,血胆固醇和 β 脂蛋白减少,血浆及脑脊液中的 β 内啡肽减少。

4.观察者疼痛评分

评价疼痛治疗的效果时,对疼痛的准确测量格外重要。通过对患者的观察可以找出各种外科刺激的疼痛强度和镇痛需要的一般规律,这些规律可以为镇痛治疗初期提供一些治疗依据,在治疗过程中还须根据患者对治疗的反应不断调整治疗方案。

近来有人提出在疼痛强度评价上,患者自控镇痛可能比观察者评价更为准确,因为患者有能力根据自身感受的疼痛刺激的大小来决定镇痛药的用量。

二、术后镇痛的管理

(一)术后镇痛的原则

(1)术后疼痛较剧烈的患者,在麻醉药物作用未完全消失前,应主动预先给药,如手术结束后定时向硬膜外间隙注入小剂量长效局麻药或小剂量麻醉性镇痛药,目前称预防性镇痛。

(2)术后应首先采用非麻醉性镇痛药和镇静药联合应用,尽量避免或少用麻醉性镇痛药。

(3)镇痛的药物应从最小有效剂量开始。

(4)手术后应用镇痛药物前,应观察和检查手术局部情况,以明确疼痛的发生原因。

(5)镇痛药用药间隔时间应尽量延长,以减少用药次数;用药时间通常不应超过 48 小时。

(二)术后镇痛的目标

(1)最大限度的镇痛在保证患者安全的前提下实施持续有效镇痛,包括迅速和持续镇痛及制止突发痛,防止转为慢性疼痛。

(2)最小的不良反应无难以耐受的不良反应。

(3)最佳的躯体和心理功能不但安静时无痛,还应达到运动时镇痛。

(4)改善患者生活质量,利于患者术后康复。

(三)术后镇痛管理模式

有效的术后镇痛应由团队完成,成立以麻醉科为主,包括外科经治医师和护士参加的急性疼痛服务小组(APS),能有效地提高术后镇痛质量。APS 工作范围和目的包括:①治疗术后疼痛、创伤疼痛和分娩疼痛,评估和记录镇痛效应,处理不良反应和镇痛治疗中的问题;②推广术后镇痛必要的教育和疼痛评估方法,既包括团队人员的培养,也包括患者教育;③提高手术患者的舒适度和满意度;④减少术后并发症。

由于计算机和互联网技术的发展,目前已有远程调控术后疼痛的仪器,如用镇痛泵的患者,可随时了解患者的按压次数,同时监测 SpO_2、心率和血压变化等。可提高术后镇痛效果和安全性。

良好的术后疼痛管理是保证术后镇痛效果的重要环节,在实施时应强调个体化治疗。APS 小组不但要制定镇痛策略和方法,还要落实其执行,检查所有设备功能,评估治疗效果和不良反应,按需作适当调整,制作表格并记录术后镇痛方法、药物配方、给药情况、安静和运动(如咳嗽、翻身、肢体功能锻炼)时的疼痛评分、镇静评分及相关不良反应。

没有条件成立 APS 的中小医院应有随访制度,应委派专人每天访视患者 1~2 次,以便及时调整剂量和发现并发症。

第三节 术后镇痛常用药物及方法

一、术后镇痛常用药物

麻醉性镇痛药常用作静脉复合麻醉的组成药,常用药有吗啡、哌替啶、芬太尼、瑞芬太尼、舒芬太尼、阿芬太尼等。

(一)吗啡
吗啡是阿片受体激动药的代表。

1.药理特性
(1)中枢神经系统:①抑制大脑皮质痛觉中枢,痛阈提高 50%,产生躯体痛和内脏痛的镇痛,对持续性钝痛的效果优于间断性锐痛;在疼痛出现前用药的镇痛效果优于疼痛出现后。②在产生镇痛的同时,还作用于边缘系统影响情绪的区域阿片受体,可解除由疼痛引起的焦虑、紧张、恐惧等情绪反应,甚至产生欣快感和安静入睡。③缩瞳作用明显,针尖样瞳孔变化为吗啡急性中毒的特殊体征。④因呼吸抑制致 CO_2 蓄积,使脑血流量增加和颅内压增高。

(2)呼吸系统:①选择性抑制呼吸中枢,与剂量密切相关,一般剂量表现呼吸频率减慢;大剂量时呼吸减慢变浅,潮气量减小,直至呼吸停止,是吗啡急性中毒死亡的主要原因。②镇咳作用强,抑制咳嗽反射,可使患者在无痛苦下接受清醒气管内插管。③可引起组胺释放,产生支气管平滑肌收缩,用于支气管哮喘患者可诱发哮喘发作。

(3)心血管系统:①一般无明显影响,对心肌无抑制作用,适用于心脏直视手术的全凭静脉复合麻醉。②兴奋迷走神经,可致心率减慢。③释放组胺,间接作用于血管平滑肌,引起外周血管扩张、血压下降,在老年、低血容量或用药后取直立位的患者尤为显著。

(4)不良反应:常引起恶心、呕吐、便秘和尿潴留,还有血糖升高及体温降低。

2.临床应用
肌内注射后约 15~30min 起效,45~90min 达最大效应,持续约 4 小时;静脉注射后约 20min 产生最大效应。主要经肝脏生物转化,代谢物主要经尿排出,约 7%~10% 随胆汁排出。与血浆蛋白结合率为 30%。老年人清除速率减慢约一半,故用药量需适当减小。只有极小部分(静脉注射不到 0.1%)透过血脑屏障;容易透过小儿的血脑屏障,故小儿对吗啡的耐药量很小,也透过胎盘到达胎儿。

(1)急性疼痛患者用作麻醉前用药,成人常用剂量为 8~10mg 肌内注射;对休克患者宜采用静脉注射用药,剂量需减半。小儿以肌内注射为主,2~7 岁用 1~1.5mg;8~12 岁用 2~4mg。

(2)吗啡全凭静脉复合麻醉,用较大剂量(0.8~1mg/kg),因释放组胺易干扰血流动力,现已被大剂量芬太尼或其衍生物所替代。

(3)治疗左心衰竭急性肺水肿,成人剂量 5mg,稀释后静脉注射。

(4)术后镇痛。手术后患者硬膜外给予 2mg 吗啡,镇痛良好,可维持 8~12 小时,长者可达 24 小时;也可加入镇痛泵中静脉或硬膜外镇痛,效果良好。

3.禁忌证

(1)慢性呼吸道疾病患者,如支气管哮喘、上呼吸道梗阻、气管分泌物多、慢性肺疾病继发心衰、肺心病并呼吸功能不全等。

(2)75 岁以上老年人、1 岁以内婴儿和临产妇。

(3)严重肝功能障碍;肝昏迷前期。

4.急性中毒处理

首先气管内插管施行人工通气,补充血容量以维持循环稳定,同时应用拮抗药纳洛酮。

(二)哌替啶(杜冷丁)

1.药理特性

(1)镇痛强度约为吗啡的 1/10,肌内注射 50mg 使痛阈提高 50%。肌内注射 125mg 痛阈提高 75%,相当于吗啡 15mg 的效应;作用持续时间约为吗啡的 1/2~3/4。

(2)镇静作用较吗啡稍弱,仅产生轻度欣快感。

(3)呼吸抑制明显,与剂量大小相关,尤易见于老年、体弱及婴幼儿。

(4)降低心肌应激性,直接抑制心肌,代偿功能减弱的心脏更为明显。

(5)引起组组胺释放和外周血管扩张,使血压下降,甚至虚脱。

(6)具有类似阿托品样作用,使呼吸道分泌减少、支气管平滑肌松弛、心率增快、血管扩张、血压轻度下降。

(7)反复使用产生药物依赖。

(8)引起恶心、呕吐、脑脊液压力增高、尿潴留、抑制胃肠道蠕动、增加胆管内压力等不良反应,其机制与吗啡相似。

2.临床应用

哌替啶口服经肠道吸收,其生物利用度仅为肌内注射的一半。与血浆蛋白结合率为60%;消除半衰期 2.4 小时~4.4 小时。可透过胎盘。主要在肝脏生物转化,代谢物去甲哌替啶酸随尿排出。

(1)麻醉前用药:1mg/kg 术前 30min 肌内注射,15min 产生作用,60min 达高峰,持续 1.5小时~2 小时后逐渐减退。静脉注射 0.5~1mg/kg,5min 产生作用,20min 作用达高峰,维持1.5 小时~2 小时后逐渐减弱。2 岁以内者慎用,且剂量应偏小。

(2)硬膜外麻醉辅助药:将哌替啶 100mg 与异丙嗪 50mg 混合,配成"度非合剂";或哌替啶 100mg 与氟哌利多 5mg 混合,配成"度氟合剂"。每次静脉注射 1~2mL,总量不超过 4mL。

(3)静脉普鲁卡因复合麻醉的组成药:在 1% 普鲁卡因 500mL 内加哌替啶 100~200mg,静脉持续滴注。现已很少应用。

3.不良反应

(1)偶尔有低血压、恶心、呕吐、眩晕、出汗、口干及下肢震颤等不良反应。有时于患者入睡前出现短暂兴奋、烦躁,将哌替啶与异丙嗪合用可不致发生。

(2)用药过量可出现中枢神经系统兴奋,表现为谵妄、瞳孔散大、抽搐等,可能系其代谢产物去甲哌替啶酸蓄积所致。

(3)服用单胺氧化酶抑制剂治疗的患者,使用哌替啶可出现严重毒性反应,表现血压严重下降、呼吸抑制、抽搐、大汗和长时间昏迷,甚至致死。这可能与单胺氧化酶抑制剂抑制体内单胺氧化酶活力,使哌替啶及其代谢产物去甲哌替啶酸的降解受到抑制有关。

(三)芬太尼、舒芬太尼、瑞芬太尼

1.芬太尼

(1)药理特性:①芬太尼的镇痛强度为吗啡的 75～125 倍,为哌替啶的 350～500 倍;作用持续时间约为 30min,是目前临床麻醉中应用的最主要麻醉性镇痛药。对大脑皮质的抑制轻微,在镇痛的同时,患者的意识仍保持清醒,这与吗啡、哌替啶不同。②对呼吸中枢都有抑制作用,表现呼吸频率减慢,与剂量相关。芬太尼 0.05～0.08mg 静脉注射,不抑制呼吸;0.2～0.3mg,呼吸停止 15～30min;0.5～0.6mg,呼吸长时间停止,且具有与皮层功能呈分离的独特现象,即患者神志清楚而无呼吸,表现为"遗忘呼吸"(即嘱咐患者呼吸时,患者能够自主呼吸,但随即又处于呼吸停止状态)。③对心血管系统的影响都很轻,不抑制心肌收缩力,不影响血压。芬太尼和舒芬太尼可引起心动过缓,可用阿托品治疗。④可引起恶心、呕吐和尿潴留,但不引起组胺释放。

(2)临床应用:芬太尼的适应证与禁忌证,与吗啡基本相同。①全身麻醉诱导。对于成年患者,芬太尼与静脉全麻药、镇静药和肌松药复合,进行麻醉诱导后气管插管,是目前临床上最常用的全身麻醉诱导方法。常用剂量为 0.1～0.3mg,可有效抑制气管插管时的应激反应。如以芬太尼为主来抑制气管插管时的心血管反应,其剂量需达 $6\mu g/kg$ 左右。②全身麻醉维持。作为全凭静脉麻醉或静吸复合全身麻醉的主要成分,镇痛作用强大。一般在手术开始前及手术过程中每 30～60min 追加 0.05～0.1mg 或在进行刺激性较强的手术操作前根据具体情况追加,以抑制机体过高的应激反应。取其对心血管影响轻微的特点,可用大剂量芬太尼($30\sim100\mu g/kg$ 静脉注射)施行"全凭静脉复合麻醉",最适用于体外循环心脏内直视手术的麻醉,有利于术后患者循环功能恢复。为加强镇静作用,也可在麻醉诱导和维持时给予适量地西泮等中枢性镇静药。③用于时间短的门诊手术,如人工流产、脓肿切开引流术等。体重正常的成年人芬太尼用量为 0.1mg 左右,并复合应用异丙酚或咪达唑仑,以弥补其中枢镇静作用的不足,但应注意药物协同作用所致的呼吸、循环功能抑制。④与氟哌利多配制成"氟芬合剂",施行"神经安定镇痛麻醉"或用作椎管内麻醉的辅助药。

2.舒芬太尼

(1)舒芬太尼是镇痛效应最强的阿片类药物,其镇痛强度是芬太尼的 5～10 倍。与芬太尼相比,舒芬太尼的消除半衰期较短,但其镇痛作用持续时间却较长,为芬太尼的 2 倍。与等效剂量的芬太尼相比,舒芬太尼静脉麻醉时患者循环功能更为稳定,因此它更适合于心血管手术和老年患者的麻醉。舒芬太尼麻醉时对呼吸系统的影响呈剂量依赖性,抑制应激反应的效果优于芬太尼、恶心、呕吐和胸壁僵硬等作用也与芬太尼相似。

(2)根据使用剂量的不同,舒芬太尼静脉麻醉有大剂量、中剂量和低剂量三种方法。大剂

量(8～50μg/kg)用于心胸外科、神经外科等复杂大手术的麻醉;中等剂量(2～8μg/kg)用于较复杂普通外科手术麻醉;低剂量(0.1～2μg/kg)用于全身麻醉诱导或门诊小手术的麻醉。舒芬太尼麻醉时可采用三种给药方法:诱导期总量一次给予、一定剂量诱导后术中按需追加或一定剂量诱导后持续静脉滴注维持。

3.瑞芬太尼

(1)瑞芬太尼是新型超短时效阿片类镇痛药,消除半衰期约为9min。它是纯粹的 μ 型阿片受体激动剂,镇痛强度与芬太尼相当。瑞芬太尼的化学结构中含有酯键,可被血液和组织中的非特异性酯酶迅速水解为无药理活性的代谢产物.这种特殊的代谢方式是其作用时间短、恢复迅速、无蓄积的原因。瑞芬太尼还可使脑血管收缩,脑血流降低,颅内压亦明显降低,因而适合于颅脑手术的麻醉。瑞芬太尼的药效学和药动学特性使其用于临床具有下列优点:①可以精确调整剂量,麻醉平稳,并易于逆转。②不良反应较其他阿片类药物减少。③不依赖肝肾功能。④重复应用或持续输注无蓄积。

(2)瑞芬太尼可以用于全身麻醉的诱导和维持。麻醉诱导时,先给予异丙酚和维库溴铵,然后静脉注射瑞芬太尼2～4μg/kg行气管插管,可有效抑制插管反应。在全身麻醉的维持过程中,与静脉或吸入全麻药合用时剂量为每分钟 0.25～2μg/kg。由于瑞芬太尼作用时间短、术后苏醒迅速的特点,使其特别适合于门诊短小手术的麻醉。

(3)瑞芬太尼也可出现其他阿片类药物的不良反应,如呼吸抑制、恶心、呕吐和肌肉僵硬等,但持续时间较短。值得注意的是由于瑞芬太尼停药后作用消失很快,术后疼痛发生早,剧烈的疼痛可以引发心脑血管系统意外。因此,临床多采用术后持续给予亚麻醉剂量瑞芬太尼或术后即刻注射长效类阿片药物的方法进行术后镇痛。

(四)曲马朵

1.临床应用

曲马朵主要用于急性或慢性疼痛。因其不引起括约肌痉挛,可用于急性胰腺炎、胆绞痛等患者。口服制剂尤其适用于老年人、婴幼儿。一般每次 50mg 静脉注射、肌内注射或口服,半小时观察无效,可再追加给 50mg。严重疼痛者首次可给 100mg,每日总量不超过 400mg。此药对癌症患者可有效镇痛,长期服用很少产生耐受性。

2.不良反应

较少见,偶见口干、恶心、呕吐、多汗、头晕、疲劳。静脉注射过快可出现出汗、面红、一过性心动过速等征象。

(五)纳洛酮

1.药理特性

属纯粹的阿片受体拮抗药。

(1)拮抗强度是烯丙吗啡的 30 倍,不仅拮抗阿片受体激动药(如吗啡等),也拮抗阿片受体激动拮抗药(如喷他佐辛)。

(2)亲脂性很强,约为吗啡的 30 倍,易透过血脑屏障,静脉注射后脑内浓度可达血浆浓度的 4.6 倍,故起效迅速,拮抗作用强。

(3)血浆蛋白结合率为 46%,主要在肝内生物转化,随尿排出。消除半衰期为 30～78min,

药效维持时间短。

2.临床应用

(1)适应证:①解救麻醉性镇痛药急性中毒,拮抗这类药的呼吸抑制作用,使患者苏醒。②复合麻醉结束后,拮抗麻醉性镇痛药的残余作用。③拮抗因母体应用麻醉性镇痛药而产生的新生儿呼吸抑制。④鉴别麻醉性镇痛药的成瘾性,用本药可诱发戒断症状时即可确诊。⑤创伤应激可引起β内啡肽释放,休克期心血管功能障碍与β内啡肽作用有关。因此有人提出了应用纳洛酮治疗休克的可能性,但效果犹待进一步证实。

(2)静脉注射后 2～3min 即产生最大效应,作用持续时间约 45min。肌内注射后 10min 达最大效应,持续约 2.5～3 小时。本药的持续时间远较吗啡中毒的持续时间短许多,若仅用单次剂量拮抗,虽自主呼吸能有效恢复,但作用消失后患者将再度陷入昏睡和呼吸抑制。为维持疗效,宜先单次静脉注射 0.3～0.4mg,15min 后再肌内注射 0.6mg 或继以 5μg/kg 静脉滴注。

3.不良反应

本药拮抗麻醉性镇痛药的起效甚快,用药后痛觉可突然恢复,并出现交感兴奋,表现血压增高、心率增快、心律失常,甚至肺水肿和心室纤颤。因此,需慎重用药,及时处理。

二、术后镇痛的常用方法

(一)口服用药镇痛

适用于神志清醒患者的非胃肠手术或术后胃肠功能恢复较好患者的术后轻至中度疼痛的治疗;也可用于术后急性疼痛得到缓解,以口服给药作为其他镇痛方法(如静脉给药)的延续;或作为其他给药途径的补充(如预防性镇痛)而成为多模式镇痛的一部分。禁用于吞咽功能障碍和肠梗阻患者。无创、使用方便、患者可自行服用等是口服给药的优点,而缺点为起效较慢,调整药物剂量时既需考虑血药峰值时间,又要参照血浆蛋白结合率和组织分布容积,且生物利用度受"首过效应"以及有些药物可与胃肠道受体结合的影响。

常用口服镇痛药物包括对乙酰氨基酚、布洛芬、双氯芬酸、美洛昔康、氯诺昔康、塞来昔布、可待因、曲马多、羟考酮、氢吗啡酮、丁丙诺啡,以及对乙酰氨基酚与曲马多或羟考酮的口服复合制剂或上述药物的控释剂、缓释剂。

(二)皮下注射和肌内注射镇痛

适用于门诊手术和短小手术术后单次给药,连续使用不超过 3～5 天。肌内注射给药起效快于口服给药,但缺点为有注射痛、单次注射用药量大、血药浓度差异大、不良反应明显、重复给药易出现镇痛盲区等。皮下给药虽有注射痛的不便,但可通过植入导管持续给药的方法减少单次用药剂量,作为长期途径,应用较之肌内注射便捷。常用药物有酮洛酸、氯诺昔康、美洛昔康、帕瑞昔布、曲马多、哌替啶和吗啡的注射剂。

(三)静脉注射镇痛

1.单次或间断静脉注射给药

适用于门诊手术和短小手术,但药物血浆浓度峰谷比大,镇痛效应不稳定,对术后持续痛者需按时给药。对静脉有刺激的药物,静脉炎为常见并发症。常用药物有 NSAIDs、曲马多、阿片类药物(包括激动药和激动拮抗药)的注射剂。

2.持续静脉输注给药

一般先给负荷剂量,阿片类药物最好以小量分次注入的方式,滴定至合适剂量,达到镇痛效应后,以维持量持续输注维持镇痛作用。由于术后不同状态下疼痛阈值发生变化,药物恒量输注的效应不易预测,更主张使用患者自控镇痛方法以达到持续镇痛和迅速制止爆发痛。

(四)局部浸润镇痛

局部浸润简单易行,适用于浅表或小切口手术如阑尾切除术、疝修补术、膝关节镜检术等,在胸外、腹外、妇产科和泌尿外科手术后应用也有增多趋势。长效局麻药切口浸润或将导管埋于皮下、筋膜上或筋膜下,可达到局部长时间镇痛效果且减少全身镇痛药用量。局麻药中加入阿片类药物,可增强镇痛作用并延长镇痛时间。局部浸润推荐方案见表2-3-1。

表 2-3-1　局部浸润推荐方案

部位	局麻药	容量(mL)	辅助用药(mg)
关节内滴注			
膝关节镜	0.75%罗哌卡因	20	吗啡 1～2
肩关节镜	0.75%罗哌卡因	10～20	吗啡 1～2
腹腔内滴注			
妇科手术	0.75%罗哌卡因	20	
胆囊手术	0.25%罗哌卡因	40～60	
伤口浸润			
腹股沟疝	0.25%～0.5%罗哌卡因	30～40	
	0.25%～0.5%左旋布比卡因	10～20	
甲状腺手术	0.25%～0.5%罗哌卡因	10～20	
	0.25%～0.5%左旋布比卡因	10～20	
肛周手术	0.25%～0.5%罗哌卡因	30～40	
	0.25%～0.5%左旋布比卡因	20～30	

(五)外周神经阻滞镇痛

外周神经阻滞(PNB)技术可为术后患者提供安全有效的镇痛,通常适用于相应神经丛、神经干支配区域的术后镇痛。

1.肋间神经阻滞

胸腹部手术后的疼痛可以通过阻滞支配切口区域及其相邻的上下各一条肋间神经而达到有效的镇痛。但不能阻断来自内脏或腹膜的深部疼痛。为解除深部疼痛还需配合应用镇痛药。一般用0.25%布比卡因每天注射1次,持续2～4天。肋间神经阻滞后,患者能进行深呼吸,并能有效地咳嗽排痰。

2.臂丛神经阻滞

臂丛神经阻滞对上肢术后疼痛很有效,可置管分次或连续注射,尤其在断肢再植手术中应用,既可镇痛又可解除血管痉挛,效果满意。

3.下肢神经阻滞

对下肢术后疼痛很有效,可置管分次或连续输注,术后早期活动,如全膝置换术后关节活动,有利于恢复功能。

4.椎旁阻滞

除头部外,身体其他部位疼痛均可采用椎旁阻滞。此法可阻滞除迷走神经以外的所有(包括来自内脏的)疼痛感觉神经纤维。乳腺和胸腔手术后椎旁阻滞镇痛效果较好,不良反应少。

5.腹横肌平面阻滞

腹腔镜胆囊手术腹内创面小,术后疼痛来源主要是腹壁痛,术毕可采用0.375%罗哌卡因伤口局部浸润阻滞或采用腹横肌平面阻滞(TAPB)镇痛。TAPB能提供良好的前腹壁镇痛效果,较适合腹腔镜胆囊手术的术后镇痛,可单次阻滞,也可置管持续镇痛。对于有凝血功能障碍而不能行自控硬膜外镇痛(PCEA)的患者TAPB是较好的选择。

(六)椎管内用药镇痛

1.硬膜外间隙镇痛

优点为不影响意识和病情观察,镇痛完善,也可做到不影响运动和其他感觉功能,尤其适用于胸、腹部及下肢术后镇痛。腹部术后硬膜外镇痛可改善呼吸功能,尤其是老年患者减少低氧血症发生率,也有改善肠道血流、利于肠蠕动和肠功能恢复的优点。术后下肢硬膜外镇痛,深静脉血栓的发生率较低,但不应用于使用小分子肝素等抗凝剂的患者。

局麻药中加入高脂溶性阿片类药物(如舒芬太尼)不仅可达到镇痛的协同作用,还可减低这两类药物的不良反应,是目前最常用的配伍,多以患者自控方式给药。

2.骶管阻滞镇痛

儿童则较为常用。用药量和注药速度应适当。儿童用0.25%布比卡因0.75～1mg/kg,足以产生T_{10}水平以下的镇痛作用。

(七)患者自控镇痛

患者自控镇痛(PCA)是一种由患者根据自身疼痛的剧烈程度而自己控制给予(医师)预设剂量镇痛药液的镇痛方法。PCA是目前术后镇痛最常用和最理想的方法,适用于术后中到重度疼痛。与临床传统肌内注射给药方法相比,PCA给药的优点有:①给药及时起效快,患者疼痛时不需要等待医护人员的处方和药物准备;②用较少量的镇痛药(最低有效浓度)而获得较好的止痛效果,血药浓度保持相对稳定,减少了不良反应;③有效地减少药代动力学和药效动力学的个体间差异,防止药物过量,也可避免意识不清的患者用药过量;④使患者自主、积极参与到对自己的治疗之中,增强信心和增加依从性,有利于康复。

1.PCA的原理及技术参数

(1)PCA需设置负荷剂量:术后立即给予,药物起效快,阿片类药物最好以小量分次的方式给予,达到滴定剂量目的。手术后首次镇痛剂量应既能避免术后出现镇痛空白期,又不影响术后清醒和拔除气管导管。也可术前或术中使用作用时间长的镇痛药物,起预防性镇痛和覆盖手术后即刻痛的作用。

(2)持续剂量或背景剂量:保证术后达到稳定的、持续的镇痛效果。

（3）单次注射剂量：使用速效药物，迅速制止爆发痛。一般冲击剂量相当于日剂量的 1/10～1/15。

（4）锁定时间：保证在给予第一次冲击剂量达到最大作用后，才能给予第二次剂量，避免药物中毒。有的镇痛泵还设定 1 小时限量（如吗啡 10～12mg），4 小时限量等。

PCA 的镇痛效果是否良好，是否达到最大镇痛作用、最小不良反应来评定。包括：VAS 评分 0～1 分，镇静评分 0～1 分，无明显运动阻滞，不良反应轻微或缺如，PCA 泵有效按压数/总按压数比值接近 1，没有采用其他镇痛药物，患者评价满意度高。

2.PCA 的临床分类

（1）患者静脉自控镇痛（PCIA）：PCIA 一般以强效阿片类药物（吗啡、羟考酮、氢可酮、布托啡诺、芬太尼、舒芬太尼、阿芬太尼、地佐辛）和曲马多为主，辅以非甾体抗炎药、小剂量氯胺酮、止吐药等以增强疗效，减少阿片类用量，减轻不良反应。PCIA 优化了阿片类镇痛药的给药方式，将不同个体之间药代动力学和药效动力学差异的影响降至最小，因而是目前术后急性中重度疼痛最常用的镇痛方式，但其用药针对性差，对全身影响较大，并发症较多。目前常用 PCIA 药物的推荐方案（成人）见表 2-3-2。

表 2-3-2 PCIA 药物的推荐方案（成人）

药物（浓度）	单次给药量	锁定时间（min）	持续输注
吗啡（1mg/mL）	0.5～2.5mg	5～15	0～2mg/h
芬太尼（10μg/mL）	20～50μg	5～10	0～60μg/h
舒芬太尼（1μg/mL）	1～5μg	5～15	0～5μg/h
阿芬太尼（0.1mg/mL）	0.1～0.2mg	5～8	
氢吗啡酮（1mg/mL）	0.05～0.25mg	5～10	
羟吗啡酮（1mg/mL）	0.2～0.4mg	8～10	
美沙酮（1mg/mL）	0.5～2.5mg	8～20	
曲马多（1mg/mL）	10～30mg	6～10	0～20mg/h
布托啡诺（1mg/mL）	0.2～0.5mg	10～15	0.1～0.2mg/h
丁丙诺啡（0.03mg/mL）	0.03～0.1mg	8～20	
纳布啡（1mg/mL）	1～5mg	5～15	
喷他佐辛（10mg/mL）	5～30mg	5～15	

注意：患者对镇痛药物的需求个体差异很大，老年和危重患者应给予较小剂量。PCA 给药前如需建立初始镇痛作用，应该逐步给予静脉内负荷剂量。对从未用过阿片类药物的患者，不建议开始就应用持续输注

（2）患者硬膜外腔自控镇痛（PCEA）：PCEA 适用于术后中、重度疼痛。目前多选用 0.25％罗哌卡因或 0.125％～0.25％布比卡因与麻醉性镇痛药物联合使用，具有协同作用，可降低两药用量，减少药物的毒性和不良反应，更好地阻断伤害性刺激引起的不良代谢和内分泌反应。PCEA 用药量较 PCIA 明显减少，止痛效果可靠持续时间长久，且作用范围局限，对全身影响较小，可用胸腹部、下肢术后急性疼痛。但其操作较复杂，无菌要求较高，麻醉性镇痛药物，尤

其吗啡硬膜外腔注射有发生延迟性呼吸抑制的危险,故 PCEA 的应用具有较高的选择性。

(3)患者神经阻滞自控镇痛(PCNA):PCNA 是通过神经丛或神经干留置导管采用 PCA 持续给药,适用于自控注射局麻药进行外周神经阻滞治疗肢体术后疼痛,可将药液注入臂丛鞘、股神经鞘、腰丛或坐骨神经等处。

(4)患者皮下注射自控镇痛(PCSA):PCSA 适用于静脉穿刺困难的患者。药物在皮下可能有存留,如阿片类药物生物利用度约为静脉给药的 80%。起效慢于静脉给药,镇痛效果与 PCIA 相似。如采用留置管应注意可能发生导管堵塞或感染。常用药物为吗啡、曲马多、羟考酮、氯胺酮和丁丙诺啡等。

3.与 PCA 有关的不良反应及其防治

(1)呼吸抑制:使用麻醉性镇痛药最可怕的并发症是呼吸抑制。呼吸抑制(呼吸频率<8 次/分,和(或)吸氧时 $SpO_2<90\%$)的患者,应立即停止术后止痛。呼吸抑制与镇痛生效同时发生,而且脂溶性强的药物呼吸抑制出现较快,呼吸频率和镇静评分均可用于反映呼吸抑制的情况。麻醉性镇痛药导致的呼吸抑制以呼吸频率减慢为特点,镇静评分达 3 分以上提示可能存在呼吸抑制。老年患者由于呼吸系统存在退行性病变对麻醉性镇痛药的敏感性增加,更易发生过度镇静和呼吸抑制,一旦发生呼吸抑制需及时治疗,治疗包括:①给氧;②终止麻醉性镇痛药应用,必要时人工辅助通气;③给予纳洛酮 $5\sim10\mu g/kg$ 或 $0.1\sim0.2$ 毫克/次静脉注射,必要时 $3\sim5\mu g/(kg\cdot h)$ 静脉滴注。

(2)恶心呕吐:麻醉和手术后有一定的恶心呕吐发生率,麻醉性镇痛药也能引起恶心呕吐,其引起的恶心呕吐是通过直接刺激化学受体,触发并使前庭器对运动反应敏感化。因此恶心呕吐成为接受 PCA 治疗患者的最普遍的抱怨,发生率约为 10%。但术后恶心呕吐不一定是镇痛药引起的,也可能是同时给予的其他药物或手术本身所致。治疗最初可以用氟哌利多或甲泼尼龙,如果不起效,则可将 PCA 剂量减小,因为其不良反应是剂量依赖型。此外,还可以更换镇痛药,也可以静脉注射小剂量昂丹司琼,对于运动性恶心的患者,用东莨菪碱常有效。

(3)皮肤瘙痒:发生率约为 5%,其瘙痒发生率是剂量依赖性的,用药量越多,发生率越高。轻度瘙痒可用抗组胺药治疗,发生严重瘙痒时,可停用该镇痛药,也可换用其他类型药物,严重者丙泊酚 $10\sim20mg$ 静脉注射。

(八)多模式镇痛

术后多模式镇痛技术,就是联合应用不同作用机制的镇痛药物或不同的镇痛措施,通过多种机制产生镇痛作用,以获得更好的镇痛效果而使不良反应减少至最小,这是术后镇痛技术的主要发展方向。理论上讲,多模式镇痛是通过联合应用以减少阿片类药物的应用,主要选择外周神经阻滞和 NSAIDs 药物。

1.镇痛药物的联合应用

(1)阿片类药物或曲马多与对乙酰氨基酚联合应用:对乙酰氨基酚的每日量为 $1.5\sim2.0g$ 时,阿片类药可减少 20%~40%。

(2)对乙酰氨基酚和 NSAIDs 联合:两者各使用常规剂量的 1/2,可发挥镇痛协同作用。

(3)阿片类或曲马多与 NSAIDs 联合:常规剂量的 NSAIDs 使阿片类药物用量减少 20%~50%,使术后恶心呕吐、镇静发生率降低 20%~40%。术前开始使用在脑脊液中浓度较高的 COX-2 抑制剂(如帕瑞昔布),具有抗炎、抑制中枢和外周敏化的作用,并可能降低术后急性疼痛转变成慢性疼痛的发生率。

(4)阿片类与局麻药联合用于 PCEA。

(5)氯胺酮、可乐定等也可与阿片类药物联合应用;偶尔可使用三种作用机制不同的药物实施多靶点镇痛。

2.镇痛方法的联合应用

主要指局部麻醉药(切口浸润、区域阻滞或神经干阻滞)与全身性镇痛药(NSAIDs 或曲马多或阿片类)的联合应用。患者镇痛药的需要量明显降低,疼痛评分减低,药物的不良反应发生率降低。

3.多模式镇痛的实施

在多模式镇痛中,除阿片类药物的相关不良反应外,非阿片类镇痛药(如对乙酰氨基酚、非选择性及环氧合酶选择性 NSAIDs、氯胺酮、加巴喷丁类)也有不良反应,如肝肾毒性,凝血功能障碍,意识错乱,镇静,头晕等,用于术后多模式镇痛时这些不良反应也可能在一定条件下加重。不同的手术有其各自不同的术后疼痛特点和临床结局(如活动受限,麻痹性肠梗阻,尿潴留,肺功能受损)。比如,腹部大手术后,和其他镇痛方法相比,连续硬膜外镇痛对动态疼痛效果好,可减轻肠梗阻,降低恶心呕吐的发生率,但该方法并不适合用于其他一些腹部手术如腹腔镜结肠切除手术。因此,多模式镇痛的风险,效益比很大程度上与手术类型相关,如耳鼻喉科手术、髋关节和整形外科手术后用非选择性 NSAIDs 易导致出血,血管手术后用 NSAIDs 易发生肾衰竭,结肠手术后用阿片类药物易发生肠梗阻。故临床医生应根据手术特点,优化多模式镇痛,将手术分类镇痛和康复模式紧密结合,把术后镇痛治疗真正纳入到现代外科快通道手术康复模式中去。

(九)其他镇痛方法

1.经皮神经电刺激(TENS)

经皮神经电刺激(TENS)可以辅助用于某些术后患者的镇痛。将电极贴在疼痛部位(可以是切口的任意一边),施以低压电刺激达到镇痛目的。TENS 原理的基础是 Melzack 和 Wall 的疼痛门控理论。

2.心理和行为治疗

心理和行为治疗可为患者提供一种疼痛已被控制的感觉。所有患者都应做好面临手术及术后疼痛的准备,简单的方法如全身放松、听音乐、回忆美好事物等都有利于减轻焦虑并减少镇痛用药。

3.针刺治疗

针刺镇痛是当今痛觉调制研究中的重要课题。中枢神经系统内许多神经介质都参与了针刺镇痛。阿片肽(包括脑啡肽、内啡肽和强啡肽)可能是针刺镇痛中最主要的介质,其可能机制为:①针刺激活下丘脑弓状核的 β 内啡肽系统,通过中脑导水管周围灰质(PAG)下行冲动抑制脊髓后角痛觉信息的传递;②针刺传入直接激活脊髓后角的脑啡肽和强啡肽能神经元,抑制痛觉敏感神经元的活动;③和其他递质相互作用参与针刺镇痛。5-羟色胺(5-HT)是针刺镇痛中起重要作用的另一神经介质,针刺可增强中缝核内神经元的活动,使 5-HT 的释放增多。其他一些神经介质,如去甲肾上腺素、乙酰胆碱、γ-氨基丁酸、多巴胺、神经降压素等均参与了针刺镇痛。针刺及相关技术是术后疼痛治疗的有效辅助手段,可减轻术后疼痛评分和阿片类药物用量及其不良反应;而且针刺的不良反应非常小,可自然恢复,这是目前所有镇痛用药包括镇痛辅助用药无法相比的。但是,针刺镇痛的确切机制仍不清楚,术前和术后针刺对疼痛的影响有何差异也未知,针刺操作的适用性和普遍性仍期待解决。

第四节　术后镇痛并发症

一、病人自控镇痛术(PCA)用药导致的不良反应及处理

(一)恶心、呕吐

引起恶心、呕吐的主要因素有术前用药、麻醉操作、术中术后用药、手术种类和部位及空腹与否等,与 PCA 所用药物引起恶心、呕吐的不良反应相仿。对恶心、呕吐的处理十分重要,因为它和疼痛一样痛苦。只有有效地控制恶心、呕吐,才能使患者消除对 PCA 的疑虑。常用的减少恶心、呕吐倾向的方法包括避免长时间禁食、缺氧、容量过少及使用镇吐药物。

恶心、呕吐需及时对症治疗,只要患者接受 PCA 治疗,就应定时随访,当患者主诉有恶心时就应给予药物治疗,最好根据对患者的观察制定一个恶心评分的标准,不要轻视恶心、呕吐的症状和治疗的必要性。

常用的镇吐药有甲氧氯普胺、普鲁氯哌嗪、昂丹司琼等,主要作用于大脑中的化学受体触发中心,甲氧氯普胺还能加速胃的排空。在患者第 1 次有恶心感时应选用甲氧氯普胺 10mg 静脉单次注射。当恶心、呕吐发作时可肌内注射甲氧氯普胺,必要时每 6 小时 10mg。如果甲氧氯普胺效果不好,可以改用普鲁氯哌嗪,每小时肌内注射 12.5mg。普鲁氯哌嗪可能引起术后噩梦。当阿片类药加量时,可以单次静脉追加镇吐药的剂量。5-HT 受体拮抗剂昂丹司琼是较为理想的镇吐药,用于 PCA 术后镇痛患者,其镇吐效果较为理想。

(二)呼吸抑制

阿片类药能降低正常人的呼吸频率和幅度。对于疼痛患者,疼痛刺激会导致过度通气。然而,呼吸幅度的增加也会加重患者的疼痛。所以在胸科或腹部手术后,患者往往表现为呼吸频率加快,呼吸运动幅度降低,导致患者肺部感染率增加。新的镇静药、麻醉药、肌松药在术后短期内的残余作用已引起人们足够的关注,尤其是与阿片类药合用对呼吸的影响较为明显。另外,上呼吸道不同程度梗阻带来的后果也应引起关注,尤其是这种情况和呼吸中枢受抑制等因素叠加起来时,甚至轻度打鼾,在术后也可能造成严重后果。在接受大手术的高危人群,低氧血症通常在术后第 2、3 天晚上最为严重。呼吸频率作为观察呼吸抑制与否的常规指标不够灵敏,应采用脉搏血氧饱和度(SpO_2)监测。对术前或术中有呼吸问题的患者,可以使用 PCA 但需要严密监护。及时给予吸氧,保持呼吸道通畅。若呼吸困难未缓解,可用纳洛酮 0.2～0.4g＋5％葡萄糖氯化钠溶液 20mL 缓慢静脉注射或用静脉滴注维持 3～5mg/(kg・h),必要

时停止 PCA。就阿片类镇痛药对呼吸的抑制作用而言,PCA 比其他镇痛方法要小,可能是因为 PCA 能减少血药浓度的波动,并且能根据疼痛程度调控血药浓度水平。

(三)内脏运动

硬膜外自控镇痛(PCEA)、静脉自控镇痛(PCIA)中阿片类药能引起便秘和尿潴留,并可导致进一步的危险,如胃内容物的返流和误吸,甚至影响肠吻合伤口的愈合。使用哌替啶的患者吻合口裂开的发生率比较低,可能和其解痉作用有关。甲氧氯普胺能促进胃肠运动,所以恶心症状减轻的同时也可能减轻胃潴留。良好的护理能及时发现患者便秘等症状,从而能及时处理。

(四)血压下降

术后 PCIA 患者或 PCEA 患者测镇痛平面过高(T_4 以上),合并低血压,暂停 PCA,给予吸氧,密切观察,防止血压过低对患者心、脑功能造成影响。患者血压恢复正常后,缓慢恢复 PCIA 或 PCEA。

(五)尿潴留

多见于 PCEA 患者。吗啡可使输尿管平滑肌张力增加,膀胱括约肌收缩,并且由于 PCA 镇痛效果完善,患者对尿意感觉明显降低。术后耐心向患者解释,使患者在精神松弛情况下术后 3～5 小时内完成首次排尿。对排尿困难者可进行导尿术,尿管一般留置 2～3 天。膀胱壁受副交感神经控制,该神经对局麻药很敏感,低位硬膜外阻滞了骶副交感神经,术后尿潴留较常见,下肢骨科手术患者多见,一般术后约 5 小时出现。

(六)皮肤瘙痒

瘙痒是吗啡诱发组胺释放而引起的不良反应,主要表现为荨麻疹和痒疹。处理措施为停药或减量,并给予抗组胺药及局部涂搽炉甘石洗剂。

(七)硬膜外导管脱落

硬膜外镇痛效果确切,临床使用较多。有时因出汗或身体移动出现导管脱落,导致镇痛失败,根据具体情况终止或重新做硬膜外穿刺或更换静脉镇痛;导管与泵管连接脱落者,若使用时间较长时可终止镇痛,对于尚余大部分药液而接头无明显污染者,可消毒接头和导管继续使用。为了减少导管中途脱落,应指导患者活动及注意事项。

(八)压疮

PCEA 患者应用丁哌卡因阻断了痛觉,并使周围血管扩张,术后少翻身,骶尾部受压可引起局部软组织红肿,甚至溃烂造成压疮,报道剖宫产术患者术后 3 天出现骶尾部皮肤红肿和坏死,患者经过尽量减少平卧,25% 硫酸镁溶液湿敷后好转。另 1 例骶尾部皮肤坏死约直径 3cm 的圆形,表面干燥,处理用抗生素抗感染,多下床活动,红外线灯照射创面,13 天后坏死表皮逐渐脱落痊愈。骶尾部红肿、压疮多见于剖宫产术患者,主要与体重大、限制性体位造成局部受压,使骶尾及臀部浸渍在潮湿中过久等因素有关。

(九)腿麻

PCEA 患者局麻药浓度偏高、阻滞下肢运动神经所致,可往泵内注射生理盐水适当降低丁哌卡因浓度。对于极少数患者因胶布过敏出现红斑、痛痒,一般不需特殊处理,严密观察,镇痛结束自行好转,严重者可应用脱敏胶布。个别患者出现前胸和颜面部皮肤红斑,考虑为对镇痛药过敏,静脉注射地塞米松 5mg 后好转。1 例剖宫产术后用 0.2% 丁哌卡因硬膜外镇痛患者,诉自左大腿至小腿外侧条索状疼痛,检查镇痛平面 T_{10}~L_4,双腿能活动,左腿感觉除痛觉减退外无明显异常反应,考虑是硬膜外穿刺置管时机械刺激脊神经所致,镇痛结束后好转。

(十)锥体外系症状

出现该症状多为中青年患者,主要是镇痛药配方常含氟哌利多。氟哌利多属丁酰苯类抗精神病药。通过阻滞边缘系统、下丘脑和黑质系统等部位的多巴胺受体而产生安定和抗精神病作用以及镇吐作用,常被作为镇痛药配方之一,目的是减少阿片类药引起的恶心、呕吐反应。由于阻滞黑质系统的多巴胺受体,导致该部位兴奋性递质乙酰胆碱在功能上处于相对优势,从而产生肢体震颤、肌张力增高、运动减少、静坐不能等锥体外系症状。文献报道术后镇痛使用小剂量氟哌利多 5mg,锥体外系症状发生率分别是 0.4%、2%,且青少年发生率较成人高。术后镇痛治疗中,一旦发生锥体外系症状,应停止使用含有氟哌利多的镇痛处方,症状一般可自行缓解或消失,必要时可使用地西泮肌内注射或静脉注射,亦可用苯海拉明、氨茶碱等治疗。为了避免锥体外系反应给患者、家属对术后镇痛产生恐慌,镇痛药配方尽量不用氟哌利多。

(十一)中枢系统其他反应

睡眠能使患者保持良好的精神状态,加快其恢复,这对术后患者十分重要,但也是最容易被忽视的方面。大手术后的患者经常诉说他们术后通常要经历一段痛苦的时期:大约 24~48 小时左右常常是昏昏沉沉或难以入睡或因为药物作用而恍恍惚惚。阿片类药有影响正常睡眠模式的可能,使快相睡眠消失,患者如果在 48 小时内没有快相睡眠,就会变得疲劳、困倦,同时经常伴有呼吸紊乱,中枢性呼吸暂停的发作及一段时间的低氧血症。有报道术后第 3 天心肌梗死发生率的增加与此有关。临床上接受 PCA 治疗的患者能得到更好的睡眠模式,这可能和最佳用药量及减轻患者的焦虑有关。更有趣的是,一旦患者入睡,阿片类药的血药浓度稳定地下降(这一点曾经被引证为 PCA 理论上的缺点),将减少由阿片类药介导产生的睡眠结构紊乱。

众所周知,镇静是阿片类药的一个不良反应,在使用 PCA 以前,主要靠静脉或肌内注射进行术后患者镇痛,患者大多镇静过度却仍诉说疼痛,PCA 可以避免这个问题。这也说明减少血药浓度的波动可提高镇痛效果。芬太尼的镇静作用很弱,可以用在那些不易入睡的患者。

幻觉、欣快感、焦虑甚至惊厥、抽搐,在一定条件下可由许多阿片类药引起,当用部分激动药如喷他佐辛(镇痛新)时,常常可以见到这些表现。目前还没有发现因为使用 PCA 而出现这些反应的证据。显然,对某些较敏感的患者,这些现象也许是药物反应,在排除了其他因素之后,可以给患者镇静药,如小剂量地西泮。

二、PCA 装置有关的问题

除上面介绍的药物不良反应以外,PCA 泵由于机械问题或使用不当亦可出现问题,如虹吸现象。由于 PCA 系统泄漏,管道的裂缝会造成虹吸,从而导致药物持续进入患者体内过量。应用精密工艺制造的 PCA 泵几乎不存在这个问题。PCA 电子泵设有报警装置,当管道堵塞或有气泡时,警报会启动,输注会停止,待故障排除后会重新启动。在 PCA 使用中出现的问题多是由于使用不当、设置错误或操作错误引起的，因此，参与 PCA 镇痛的医务人员一定要设定、计算，反复核对药物和剂量，及时调整及排除故障，并对患者进行及时监测和随访。

　　综上所述，PCA 技术作为一种较新的、快速发展的临床镇痛技术，已经渐为成熟。只要按照 PCA 技术的规范化操作和管理，它的安全有效已得到越来越多的医师和患者的认可。随着各级医务人员了解和应用，越来越多的疼痛患者都会成为 PCA 技术的受益者。

第三章　慢性疼痛和癌痛治疗

第一节　慢性疼痛概述

一、慢性疼痛的概念

首次出现或再次出现的疼痛,持续时间达 1 个月者称作慢性疼痛。因此急性疾病或损伤在治愈后 1 个月仍存在疼痛,就考虑是慢性痛。这种时间标准在慢性疼痛的定义上不仅是语义,而且对开始有效地治疗有着重要的临床意义。例如单纯的腕关节骨折,其疼痛一般持续一周,最多 10 天,若在损伤后 4 周仍存在疼痛,很可能是发生了反射性交感神经萎缩症,现在叫作复杂性区域疼痛综合征,需要进行及时有效的治疗,若延迟疼痛的症状治疗,该过程将成为不可逆的病理过程。

慢性疼痛本身是一种疾病,其在病因学、病理解剖学、病理生理学、症状学、生物学、心理学等方面与急性疼痛之间有着显著的差异,两者的诊断和治疗也存在明显的区别。所以认识这些差异和区别,不仅有助于取得良好的治疗效果,而且可以减少医源性并发症的发生。

二、慢性疼痛的分类

根据人体系统解剖结构,将疼痛大致分为头面部疼痛、颈肩部及上肢痛、胸背部疼痛、腰臀部疼痛、下肢疼痛及全身性疾病疼痛等。

(一)头面部疼痛

头面部痛是指整个头面部的疼痛,包括额、颞、顶、枕部和颜面部,甚至牵涉颈部,也称之为广义的头痛,它是临床上最常见的疼痛之一。狭义的头痛是指头颅上半部及眉弓以上至枕部以上的疼痛。头面部痛可能是一过性症状或是其他疾病的伴随症状,但也可能是一种独立的疾病。

1.偏头痛

该病是一种发作性疾病,反复发作,间歇期无任何症状,多数患者有家族史。疼痛程度、发作频率及持续时间因人而异,疼痛一般为单侧,少数患者为两侧。典型发作有视觉异常及自主神经功能改变,如恶心、呕吐等先兆症状,称为"先兆性偏头痛",有人称其为"呕吐性头痛",有些患者则无先兆症状。

2.紧张型头痛

紧张型头痛系由多种精神因素所致的持久性头部肌肉收缩性头痛,又称肌收缩性头痛、应激性头痛、迟发性头痛及心因性头痛。许多流行病学调查结果显示紧张型头痛的发病率高于或近似于偏头痛。紧张型头痛发病无显著性别差异,一般以 30 岁左右发病较多,起病缓慢,患者记不清具体发病时间。

3.丛集性头痛

丛集性头痛以前被称为"周期性偏头痛性神经痛""组胺性头痛""偏头痛性睫状神经痛",它是一种偏头痛的变异,即血管性偏头痛。其特点是头痛发作有一个短暂的丛集发作期,伴有自主神经症状如结膜充血和流泪。该病总的发病率为 $0.04\% \sim 0.08\%$。男性发病多于女性,男女之比为 5∶1。丛集性头痛可于任何年龄发病但首次发病常在 $20 \sim 40$ 岁。

4.三叉神经痛

三叉神经痛又称痛性痉挛或痛性抽搐。是三叉神经一支或多支分布区的典型神经痛。其疼痛特点有发作性疼痛,每次发作持续时间为若干秒或数分钟,而间歇期无痛或仅有轻微钝痛,面部可有触发点或触发带,疼痛局限于一侧三叉神经区,不超过中线,一般无感觉减退或过敏。

临床习惯上把三叉神经痛分为原发性和继发性两类。原发性三叉神经痛或称特发性三叉神经痛,原来是指无明显病因的三叉神经痛。随着电子显微镜技术的发展及显微外科的进步,人们对该病因及发病机制有了进一步的了解。以往所谓"原发性"三叉神经痛,常常是三叉神经受血管压迫所致,也有三叉神经本身的损害。而继发性三叉神经痛主要由多发性硬化和脑肿瘤所致。

三叉神经痛是一种老年性疾病,青年人发病很少见。发病高峰在 $50 \sim 70$ 岁,男女发病率无明显差异,本病与遗传因素关系不大,与人类种族无关。

5.舌咽神经痛

舌咽神经痛是舌咽神经分布区的典型神经痛,由哈里斯于 1921 年首先提出并描述此病。因该病常有迷走神经参与,故有人也称其为迷走舌咽神经痛。舌咽神经痛的疼痛特点与三叉神经痛相似,两者偶可并发,但其发病率只有三叉神经痛的 1/100。中老年发病率高,男女发病无差别。左侧发病高于右侧,偶有两侧同时发病者。

(二)颈肩部及上肢疼痛

1.寰枢关节半脱位

寰枢关节半脱位又称寰枢椎半脱位,是指因外伤、劳损、受凉等原因引起的寰枢关节位置改变致侧齿间隙左右相差大于 3mm,出现头晕、头痛和枕部不适等寰枢关节紊乱综合征的表现。

2.颈椎病

又名颈椎综合征、颈肩综合征、颈肩手综合征。主要由于颈椎长期劳损、骨质增生或椎间盘脱出、韧带增厚,致使颈椎脊髓、神经根或椎动脉受压,出现一系列功能障碍的临床综合征,所以颈椎病是颈椎退行性脊柱病的简称。若颈椎仅有骨质增生和椎间隙变窄,而无神经、椎动脉等软组织受压的症状则不叫颈椎病,仅叫颈椎退行性关节炎或骨性关节炎。颈椎病是年龄较大者的常见病,40 岁以上者占 80%,男女之比为 3∶1。

根据受压部位及所表现的临床症状的不同,可将颈椎病分为以下六种类型:

(1)颈型颈椎病(肌肉韧带关节囊型):由于颈椎退变,使椎间盘纤维环、韧带、关节囊及骨膜等神经末梢受刺激而产生颈部疼痛及反射性颈部肌肉痉挛。疼痛多由于睡眠时头颈部的位置不当、受寒或体力活动时颈部突然扭转而诱发。故疼痛常在清晨睡眠后出现,一般呈持续性酸痛或钻痛,头颈部活动时加重。体格检查可见头向患侧倾斜,颈椎生理前凸变直,颈肌紧张及活动受限。患部常有明显的压痛点,如肌腱附着点、筋膜、韧带及颈椎棘突等。一般无神经功能障碍的表现。X线检查显示轻度或中度颈椎退变。

(2)神经根型颈椎病:突出的症状为颈部神经根性针钻痛或刀割样疼痛,可由颈神经根部呈电击样向肩、上臂及前臂乃至手部放射,咳嗽、打喷嚏、用力、上肢伸展、头颈过伸或过屈等活动常可诱发并加剧疼痛,其部位多局限于一侧的单根或少数几根的神经根分布区内。多数患者还有患侧上肢沉重无力,麻木或蚁行感等感觉异常。发作期常见患者颈部强直、活动受限,重者头部处于强迫位;病变棘间隙、棘旁及患侧锁骨上窝等部有明显的压痛点,但其中最有诊断意义的是相应颈椎横突尖部有放射性压痛。压顶试验、臂丛神经牵拉试验等常为阳性。部分患者也可有患侧上肢感觉、运动障碍,但一般较轻。病程较长者,除有上述体征外,可发生受累神经支配区的肌肉萎缩。X线检查显示颈椎生理前凸变浅、消失甚至反曲,病变椎间隙变窄,钩椎关节骨刺形成,椎间孔变小,偶有椎体滑脱等改变。

(3)脊髓型颈椎病:主要症状为缓慢进行性的双下肢麻木、发冷、疼痛、走路不稳、踩棉感、发抖及肌无力等。病变的好发部位为下颈段脊髓,相当于颈$_5$~颈$_6$($C_{5~6}$)和颈$_5$~颈$_7$($C_{6~7}$)椎间隙水平,约占90%,且主要损害脊髓腹侧的正中偏某一侧。颈椎活动受限,颈部棘间隙、棘旁及横突尖部常有压痛点,叩顶试验、椎间孔挤压试验、臂丛神经牵拉试验常阳性,可出现受累神经支配区的感觉、运动、肌力、肌张力的异常及病理反射。X线片:颈椎平片大多有颈椎病的特征性改变,尤其较常见椎体后缘唇样骨赘及椎管前后径缩小,下颈椎的最小前后径在12~14mm以下;CT或MRI可清楚显示颈髓受压的情况和部位。

(4)椎动脉型颈椎病:椎动脉型颈椎病又称椎动脉压迫综合征,是椎动脉及椎动脉交感神经丛受损而产生的一种综合征,最主要的原因是颈椎退行性变。呈发作性头痛,持续数分钟、数小时乃至更长,偶尔也可为持续性痛伴阵发性加剧,主要位于一侧的颈枕顶部;在头部过度旋转或伸屈时诱发或加重眩晕,发作的持续时间长短不一,可极为短暂,仅数秒钟消失,也可长达数小时或更久;在发作期间常有耳鸣和听力减退,某些长期发作的患者甚至可出现渐进性耳聋的现象,常被误认为梅尼埃病,但自发性眼球震颤及Romberg征罕见;还可出现发作性视力减弱及发作性意识障碍等。

(5)交感神经型颈椎病:是颈椎发生退变而使颈部交感神经受到直接或反射性刺激所致。其症状表现极为复杂,且累及的范围也特别广泛,可包括患侧的上半部躯干、头部及上肢,即交感神经分布的所谓"上象限"区。常见的症状有疼痛和感觉异常、腺体分泌改变和营养障碍,以及内脏功能紊乱等,并且这些症状往往彼此掺杂发作。

(6)混合型颈椎病:上述两型或两型以上症状体征并存者可诊断为混合型颈椎病。

3.肩关节周围炎

肩关节周围炎简称肩周炎,是由肩关节周围肌肉、肌腱、滑囊和关节囊等软组织的慢性炎症、粘连引起的以肩关节周围疼痛、活动障碍为主要症状的症候群。主要与肩关节退行性病变、肩部的慢性劳损、急性外伤、受凉、感染及活动减少有关。

4.肱骨外上髁炎

肱骨外上髁炎俗称"网球肘"，是肱骨外上髁部伸肌总腱处的慢性损伤性肌筋膜炎。发病缓慢，早期肘关节外侧酸困不适，以后发展为持续性钝痛，有时伴有烧灼感，举臂、持物、伸肘腕关节或旋转前臂，可诱发或加重疼痛，病情严重者疼痛可波及前臂，上臂甚至肩背部。

5.肱二头肌腱桡骨滑囊炎

肱二头肌腱桡骨滑囊炎是由于肱桡关节过度频繁地屈伸、旋转或外伤所引起的该关节滑囊的磨损、闭锁和肿胀，表现为肘下外侧的酸胀、疼痛。发病时肘关节外下侧酸软，肿胀，疼痛，夜间及休息时尤重，患者常自主或被动活动肘关节。

6.腕管综合征

腕管综合征是由于腕管内压力增高，正中神经在腕部受到压迫而造成鱼际肌无力和手部正中神经支配区的疼痛、麻木及进行性的鱼际肌萎缩的综合征。发病时桡侧三个半手指疼痛或麻木，感觉减退和鱼际肌萎缩三大症状中的一个或一个以上，且夜间痛明显。上述症状只限于腕部以下的正中神经分布区，腕以上虽有放射痛，但客观检查无阳性发现。

7.屈指肌腱狭窄性腱鞘炎

屈指肌腱狭窄性腱鞘炎，又称"扳机指"或"弹响指"。多见于手工劳动者的右手拇指、中指和环指。起病缓慢，初期掌指关节掌面酸痛，活动不灵，以后疼痛逐渐加重，产生摩擦音，再发展则出现弹响，严重者指间关节不能伸直，即所谓"交锁征"。

（三）胸背部疼痛

1.肋间神经痛

肋间神经痛是指各种原因引起的沿肋间神经分布区的神经性疼痛。可有一个或多个肋间神经受累，临床上分为原发性和继发性两类。疼痛多为持续性或阵发性加重，疼痛性质为刀割样、针刺样或烧灼样剧痛。咳嗽、喷嚏、深吸气时疼痛加重，患者有束带感，有时疼痛向肩背部放射。

2.肋软骨炎

肋软骨炎又称胸壁综合征，是前胸部疼痛最常见的原因。由于疼痛部位在前胸部，并可能放射到肩及上肢，故此很容易和心绞痛相混淆。发病时表现前胸部疼痛，多为酸胀痛，位置比较表浅，有时疼痛可向肩及上肢放射。起病急剧或缓慢，疼痛时轻时重，为持续性疼痛，病程一般较长，有反复发作的趋势。疼痛可因翻身、咳嗽、喷嚏、深呼吸及上肢活动加重，睡眠时可因体位改变而疼醒。

3.胸背肌筋膜疼痛综合征

胸背肌筋膜疼痛综合征是由于受凉、劳累等原因引起的胸背部对称性疼痛，一般有明显的压痛点，疼痛较局限、有扳机点、牵涉性疼痛、肌肉痉挛、僵硬、运动受限，偶尔有自主神经功能障碍，常受天气变化、情绪等的影响。

（四）腰臀部疼痛

1.第3腰椎横突综合征

它是附着在第3腰椎横突的肌肉、筋膜、韧带以及跨越其前后的神经发生炎症、粘连或肌疝等而产生的一系列临床症候群。症状轻者表现为一侧或两侧腰部酸胀、疼痛、乏力,休息后缓解,劳累及受凉、潮湿时症状加重;症状重者呈持续性疼痛,可向臀部、大腿后侧和内侧,个别患者可放射至小腿,腰部前屈和向健侧屈时症状加重。

2.腰椎间盘突出症

腰椎间盘突出症是引起腰腿痛的主要原因之一,发病率约占门诊就诊腰腿痛患者的15%,男性多于女性,约80%发生在青壮年期。常见于腰$_4$～腰$_5$($L_{4～5}$)椎间盘突出,腰$_3$～腰$_4$($L_{3～4}$)椎间盘、腰$_5$～骶$_1$(L_5～S_1)椎间盘次之。发病时出现腰痛、下肢疼痛、间歇性跛行及患肢发凉等症状。

3.梨状肌综合征

由于梨状肌本身及其与坐骨神经之间位置关系存在解剖变异,所以当受到某些因素的影响时可引起梨状肌水肿、肥厚、变性或挛缩等压迫坐骨神经而产生的一系列症状称为梨状肌综合征。发病时有下肢放射痛的臀部疼痛,疼痛向下肢后外侧放射,不易较长时间保持坐位,小腿的后外侧和足底部感觉异常或麻木(腓总神经支配区)。多存在腓总神经支配区的感觉障碍,既往常有臀部外伤史,跑步等特定运动时疼痛增强,且发病时间较长时出现臀大肌萎缩。

4.臀上皮神经痛

臀上皮神经痛多是因用力或姿势不当弯腰等动作时损伤臀上皮神经导致其充血、水肿或出血所致,慢性损伤导致神经轴突和髓鞘的变态反应也可引起臀上皮神经痛。发病时臀部突然出现针刺或撕裂样弥散性疼痛或为酸痛,疼痛有时向大腿后外侧放射,一般不过膝关节。腰部前屈、旋转时以及起立、下蹲时均可加重疼痛。在髂嵴中部入臀点有明显的压痛,向大腿后外侧放射,一般不过膝关节。病程长者可触及梭形硬条索,亦有压痛放射痛,有时症状累及窦椎神经,引起背痛和坐骨神经痛。

5.脊神经后支炎

脊神经后支炎又称为脊神经后支卡压综合征,是脊神经后支及其分出的内、外侧支走行于骨纤维孔、骨纤维管或穿胸腰筋膜裂隙时,因腰部活动度大而被拉伤;或因骨质增生、韧带骨化,使孔道变形变窄而压迫血管神经,出现腰骶部疼痛及不适,相应椎旁及小关节处压痛并向臀及股后侧放射,腰腿痛的范围不过膝关节,有部分患者的症状可达小腿,但直腿抬高试验阴性,可与腰椎间盘突出症鉴别。

(五)下肢疼痛

1.股神经痛

股神经痛主要以该神经支配区的放射性疼痛为特点,病因尚不明确,可能因寒、潮、劳累、感染等诱发,也可因外伤而引起,部分患者可继发于腰椎病变或髋部病变。发病时腹股沟区或股前区疼痛,疼痛多向会阴部、股前内侧、小腿内侧甚至足内侧放射,查体可见股动脉外侧压痛,直腿伸髋试验阳性,屈髋、屈膝无力。

2.股外侧皮神经痛

股外侧皮神经痛多发于中年以上男性,男性与女性之比为3:1,原因不清楚,可因受寒、潮、外伤而诱发,也可继发于腰部骨性疾病。

3.股骨头缺血性坏死

股骨头缺血性坏死(ANFH)是由于创伤、饮酒、长期应用糖皮质激素等病因破坏了股骨头的血运所造成的最终结果,是临床上常见的疼痛性疾病之一。

4.骨性膝关节炎

骨性膝关节炎系由于老年或其他原因引起的关节软骨的非炎症性退行性变,并伴有关节边缘骨赘形成的一种疾病。

5.跟痛症

跟痛症是指跟骨结节周围慢性劳损所引起的疼痛,常伴有跟骨结节部骨刺。本病发病年龄多在 40 岁以上。

(六)全身性疾病

1.类风湿关节炎

类风湿关节炎是一种病因未明、以关节组织慢性炎症性病变为主要表现的全身性疾病。病变主要累及关节的滑膜,常以手足小关节起病,多呈对称性,关节和关节外的表现广泛且多变,最终导致关节结构破坏,功能丧失。

2.风湿性多肌痛

风湿性多肌痛是以颈、肩胛部和骨盆肌肉的严重疼痛、僵硬为特点的综合征。发病年龄在50 岁以上,病因不清。

3.强直性脊柱炎

强直性脊柱炎(AS)是一种原因不明的全身性炎性疾病,主要侵犯中轴骨,尤其侵犯骶髂关节,椎旁小关节、肌肉、韧带的附着点。

4.不定陈述综合征

全身倦怠、以疲劳、出汗、头痛、肩痛、心悸、气短、胸痛、失眠、冷寒及胃肠道功能障碍等为主诉,无固定躯体症状,且又缺乏相一致的器质性病变的体征,称为不定陈诉。具有一系列不定陈诉为主诉的症状,称为不定陈诉综合征(UCS)。自主神经功能紊乱可作为不定陈诉综合征之一。

5.带状疱疹后遗神经痛

带状疱疹后遗神经痛(PHN)是指带状疱疹的皮损已完全治愈,但仍有持续性、剧烈的、非常顽固的和难治性疼痛。

6.中枢性疼痛综合征

中枢性疼痛综合征(CPS)指的是由于原发于神经系统的疾病所引起的疼痛,其主要损害或病理改变在脊髓、脑干及大脑半球。在 CPS 中,中枢神经系统可以在任何水平发生部分的或完全性的躯体感觉神经通路的中断,特别是脊髓丘脑束,由此产生的这种病理性变化便可导致疼痛。

第二节　慢性疼痛诊断

一、明确诊断的重要性

诊断是患者就诊过程中的重要内容,也是治疗的前提,治疗效果的好坏,往往取决于诊断的正确与否。因此,明确诊断就显得尤其重要。

二、明确诊断的内容

明确诊断,包括以下九个方面的内容:

(一)明确疼痛的原因及病变的性质

明确引起疼痛的病因,是来源于肿瘤、损伤、炎症,还是畸形;如果是肿瘤,要进一步辨别其性质是良性的还是恶性的;炎症要辨别是感染性的还是无菌性的;损伤要辨别是急性外伤还是慢性疲劳性损伤。

(二)明确病变的组织或器官

明确引起疼痛的病变是在肌肉、筋膜、韧带、滑囊、关节、骨骼、神经、血管、内脏的哪一处或几处。

(三)明确病变的部位和深浅

明确引起疼痛的部位在皮肤表面的投影,深浅是指病变的层次。具体到病变部位应做到"一片之中找一点,一点之中找深浅",只有对病变进行准确地平面定位和立体定位,才能使治疗真正在病变处或病变组织发挥作用,取得好的效果。

(四)明确病程的急缓

明确引起疼痛的急缓程度,病程急缓程度不同,治疗方法也不尽相同。对急性软组织病变,神经阻滞疗法、局部外用涂擦剂、贴敷剂效果较好,但小针刀疗法效果较差,故一般不选用;慢性软组织病变,尤其是粘连、瘢痕和钙化,神经阻滞配合小针刀疗法效果特别好。

(五)明确患者的一般情况以及是否合并其他影响治疗的疾病

明确患者的一般情况及基础病史,患者的自身条件是决定治疗方案的又一重要因素,治疗时应因人而异。如年老、体弱、合并生命器官功能障碍的患者,对阻滞和针刀治疗的耐受性差,应严格掌握适应证,减少麻醉药的用量,治疗时患者应取卧位,治疗后适当延长观察时间,严密观察各种生命体征。

(六)明确患者的精神状态、性格特点

明确患者的精神状态,观察疼痛患者是否合并的精神障碍,如焦虑或抑郁。在慢性疼痛患者中,临床上可诊断为抑郁症的发生率是 $30\% \sim 60\%$。一般急性疼痛常合并焦虑,慢性疼痛则在焦虑的基础上继发抑郁,甚至抑郁成为主要的精神障碍。据统计,抑郁症在慢性疼痛人群中发生率是普通人群的 3 倍以上,高于慢性内科疾病患者。

(七)明确疾病的病理生理改变

明确疼痛疾病的病理改变,如颈椎病椎体的倾斜偏转方向和移位程度,寰枢椎半脱位齿状

突的偏转方向,腰椎间盘突出的位置及方向、有无钙化等。

(八)明确是不是疼痛科治疗的适应证

明确诊断,全面查体,若不是疼痛科治疗的适应证,应建议患者到相应的科室就诊。

(九)估计治疗效果和预后

明确以上八个方面的问题后,可对治疗效果和预后做出较为准确的估计。好的效果和预后要告诉患者本人,使其建立信心;治疗后可能出现的不良反应也应让患者知道,以免出现疼痛加重等不良反应时患者紧张;不好的效果和预后,仅告诉家属,但对患者要做出合乎情理的解释,不要让患者失去信心。

第三节 常见慢性非癌性疼痛疾病的诊疗

一、偏头痛

(一)概述

偏头痛是原发性头痛中较为常见的一种,具有反复发作的特点,严重影响人们的生活及工作质量。其发病具有遗传因素。目前对偏头痛的发病机制仍未完全清楚,先后提出了血管源性学说、神经源性学说和三叉神经血管反射学说,但这些学说均需要进一步研究证实和完善。偏头痛常有一些诱发因素,常见的有激素作用,饮食因素,心理因素,行为和环境因素,睡眠相关因素,药物作用,其他头部外伤、用力、疲劳等。

(二)临床表现

偏头痛为一发作性疾病,发作间歇期可无任何不适,发作期可以分为四个阶段:前驱症状期、先兆期、头痛期(有伴随症状)和恢复期。

1.前驱症状和先兆期

先兆症状中以视觉先兆最常见。闪光幻觉(如点状、色斑、线形闪光幻觉)占感觉异常的75%,其他感觉异常多起自手部,向手臂发展,波及面部、口唇及舌。

2.头痛期

60%的偏头痛患者头痛位于一侧或以一侧为主。有时也可表现双侧头痛。头痛的性质多为搏动性头痛,也可表现为胀痛。偏头痛患者的头痛程度为中度至重度。增加颅内压的活动或姿势可加重头痛。持续时间一般4~72小时。头痛时常伴有恶心和(或)呕吐。其他伴随症状可能为感知觉增强、畏光、恐声及难闻的气味。有时可能表现为体位性低血压和头晕。发作期患者可能伴有易激、言语表达困难、记忆力降低、精神不能集中等。有时甚至被误诊为精神病。一般在睡眠后、呕吐后头痛缓解。

3.恢复期

头痛消失后疲劳;女性患者怀孕后偏头痛发作减少。

(三)体格检查

头痛时体格检查多无异常发现,应根据病史有目的地进行合理的检查,如眼底检查,头面、耳、鼻窦、口腔检查及有无神经系统定位体征等。学生及老年患者应注意检查视力。

(四)辅助检查

辅助检查多无异常发现。可行脑血流图或经颅多普勒超声检查、脑 CT 或 MRI 检查、内分泌检查、副鼻窦平片、脑电图检查,以排除相关疾患。

(五)诊断与鉴别诊断

1.无先兆偏头痛的诊断标准

(1)至少发作 5 次,并符合第 2～4 条。

(2)头痛未经治疗或治疗不成功,持续 4～72 小时。

(3)头痛特点至少符合以下两条:①偏侧。②搏动性。③中度或重度,影响日常活动。④爬楼梯或类似日常活动使头痛加重。

(4)头痛时至少具备以下之一:①恶心和(或)呕吐。②畏光和怕声。

(5)不能归因于其他疾病。

2.伴典型先兆的偏头痛诊断标准

(1)符合 2～4 特征的至少 2 次发作。

(2)先兆至少有下列中的 1 种表现,但没有运动无力症状:①完全可逆的视觉症状,包括阳性表现(如闪光、亮点或亮线)和(或)阴性表现(如视野缺损);②完全可逆的感觉异常,包括阳性表现(如针刺感)和(或)阴性表现(如麻木);③完全可逆的言语功能障碍。

(3)至少满足以下 2 项:①同向视觉症状和(或)单侧感觉症状;②至少 1 个先兆症状逐渐发展的过程≥5 分钟,和(或)不同的先兆症状接连发生,过程≥5 分钟;③每个先兆症状持续 5～60 分钟。

(4)在先兆症状同时或在先兆发生后 60 分钟内出现头痛,头痛符合无先兆偏头痛诊断标准中的 2～4 项。

(5)不能归因于其他疾病。

3.偏头痛应与下列疾病相鉴别

(1)紧张性头痛:紧张性头痛,主要是头部肌肉过度紧张而引起的头痛,患者的主要表现是双侧痛,一般是双侧额顶部或者颞部疼痛,疼痛持续时间较长,并且疼痛发作时有一种紧箍样的感觉。

(2)三叉神经痛:三叉神经痛是一种神经性头痛,是神经病理性疼痛,为剧烈发作的一种闪电样疼痛,所以患者服用卡马西平非常有效。

(3)颈源性疼痛:颈源性疼痛是由于颈部的问题造成的疼痛,往往与椎间盘或者颈椎的病变有一定的关系,并且疼痛往往从头的后枕部开始向前延伸或者是伴随颈部的僵硬、活动受限,甚至出现肩膀疼痛、胳膊酸麻等症状。

(六)治疗原则

偏头痛的治疗分为发作期的治疗和预防性治疗。

1.发作期治疗

(1)药物治疗:一般采用分级治疗的方法。偏头痛诊断成立,首先应用治疗一线用药,常用药物为普通止痛药物如去痛片、阿司匹林、对乙酰氨基酚和布洛芬等。如效果不满意,则给予二线药物,常为复合止痛药物如加合百服宁等。如二线药物也不起作用,可应用三线药物,即特异性抗偏头痛药物。特异性抗偏头痛药物主要为麦角制剂(麦角胺咖啡因和双氢麦角胺)或特异性 5-HT1B/1D 激动剂曲普坦类药物(如英明格及佐米格)等。如果仍然无效,就要选择进一步的治疗方法,如采用注射用曲普坦。此外,应尽量去除头痛的诱发因素。应避免长期大量应用止痛药物,以免引起止痛药物依赖性头痛。极重度头痛,尤其是急诊患者,可静脉注射双氢麦角胺同时静脉注射甲哌氯丙嗪(丙氯拉嗪)或胃复安(甲氧氯普胺)。

(2)疼痛科专科治疗:颈交感神经阻滞治疗偏头痛的疗效确切,可与药物配合使用于极重度偏头痛。

(3)其他治疗:主要是物理疗法可采用磁疗、氧疗、心理疏导,缓解压力,保持健康的生活方式,避免各种偏头痛诱因。

2.预防性治疗

预防性治疗的目标包括降低偏头痛发作的频率和严重程度,改善生活质量。适用于:①频繁发作,尤其是每周发作 1 次以上严重影响日常生活和工作的患者;②急性期治疗无效或因不良反应和禁忌证无法进行急性期治疗者;③可能导致永久性神经功能缺损的特殊变异型偏头痛,如偏瘫性偏头痛、基底型偏头痛或偏头痛性梗死等。预防性药物需每日服用,用药后至少 2 周才能见效。若有效应持续服用 6 个月,随后逐渐减量到停药。临床用于偏头痛预防的药物包括:①β肾上腺素能受体阻滞剂,如普萘洛尔、美托洛尔;②钙离子拮抗剂,如氟桂利嗪、维拉帕米;③抗癫痫药,如丙戊酸、托吡酯;④抗抑郁药,如阿米替林、氟西汀;⑤5-HT 受体拮抗剂,如苯噻啶。其中,普萘洛尔、阿米替林和丙戊酸三种在结构上无关的药物,是主要的预防性治疗药物,一种药物无效可选用另一种药物。

(七)康复和预后

大多数偏头痛患者的预后良好。偏头痛可随年龄的增长而症状逐渐缓解,部分患者可在60~70 岁时偏头痛不再发作。

二、三叉神经痛

(一)概述

三叉神经痛是指三叉神经分布区域内反复发作的阵发性、短暂性剧痛为特征的一种疾病。可分为原发性和继发性两种,后者常因桥小脑角肿瘤、三叉神经根或半月神经节部肿瘤、颅底肿瘤(包括转移瘤)、血管畸形、动脉瘤、颅底蛛网膜炎、多发性硬化、带状疱疹、神经根脱髓鞘病等引起。本节主要指前者,即原发三叉神经痛。

(二)临床表现

三叉神经分布区突发电击样、刀割样、撕裂样剧痛。突发突止,每次疼痛持续数秒至 1~2min,间歇期可完全不痛。病初间歇时间较长,发作随病程而变频,疼痛逐渐加重。任何一位患者,每次疼痛发作均具有相似的特点。临床以三叉神经第二支和第三支受累者居多,罕见第一支或双侧同时受累者。

(三)体格检查

有"扳机点"或"触发点"。疼痛常因洗面、刷牙、说话、咀嚼、吞咽等触及上唇、鼻翼、面颊部、口舌等处诱发,称为"扳机点"或"触发点",以致患者不敢梳洗、进食,而致消瘦、憔悴和蓬头垢面。

多无神经系统阳性体征。发作时可伴有面部潮红、流泪和流涎,也可伴同侧面肌抽搐,故又称痛性抽搐。疼痛发作时患者常用手揉搓患侧面部,久后面部皮肤变得粗糙、增厚、眉毛脱落。

(四)辅助检查

(1)部分患者,MRI 三叉神经节薄层扫描,可见微血管压迫三叉神经节或与三叉神经节关系密切,除此之外,影像学检查无阳性发现。

(2)脑脊液检查和鼻咽部软组织活检,以排除颅底蛛网膜炎、鼻咽癌颅内转移等颅内占位性病变等。

(3)神经电生理监测技术可协助病因鉴别诊断,若神经电生理检查正常,常提示为血管压迫因素,适合做微血管减压术;如神经传导速或诱发电位有异常改变,常提示神经组织内部有病变。

(4)卡马西平诊断性治疗有效。

(五)诊断与鉴别诊断

1.诊断

根据疼痛性质、疼痛部位及触发和缓解因素,原发性三叉神经痛不难诊断。主要是原发性与继发性三叉神经痛的相鉴别,继发性(症状性)三叉神经痛系指因各种病变侵及三叉神经根、半月神经节和(或)神经干所致之三叉神经分布区域的疼痛而言。与原发性三叉神经痛不同处为:疼痛发作持续时间较长,常可达数分至数十分钟或为持续性疼痛伴阵发性加重,间歇期仍然有疼痛;多伴有三叉神经受损的体征,如患侧三叉神经分布区域感觉障碍,角膜反射减弱或消失,咬肌无力、萎缩等。有时尚可有邻近神经结构损害的症状和体征,如面瘫、听力减退、眩晕、眼球震颤、共济失调、肌张力增高(锥体束损害体征)等。

2.鉴别诊断

(1)舌咽神经痛:舌咽神经痛是一种出现于舌咽神经分布区域的阵发性剧痛,疼痛部位易与三叉神经第三支疼痛相混淆。偶有舌咽神经痛和三叉神经痛合并存在者。

(2)牙源性头面部痛:其原因多为炎症所致,如下颌骨慢性骨髓炎、急性牙髓炎、牙周炎、根尖周围炎、龋齿病等,下颌骨、牙齿及牙周病变常可刺激、压迫三叉神经末梢,引起三叉神经第二、三支痛,称之为牙源性三叉神经痛。

(3)鼻窦炎或肿瘤:上颌窦、额窦、筛窦或蝶窦内炎症及肿瘤患者均可引起头面部剧痛。鉴别时应特别注意。上颌窦及额窦的透光检查、X 线检查可帮助确诊。蝶窦肿瘤可用头颅 CT 水平负相分层扫描或头颅 MRI 检查协助确诊。

(六)治疗原则

治疗三叉神经痛的目的是缓解疼痛,尽量减少不良反应,保证患者睡眠。如病因明确且能去除者,应先去除病因。现列出三叉神经痛临床治疗程序线图如下:确诊为三叉神经痛的患者→口服药物(无效或不可耐受者)→神经阻滞(无效或效果不佳者)→半月神经节射频热凝毁损术、球囊扩张等(无效者)→伽马刀(无效者)→开放手术。

1.药物治疗

卡马西平为首选药物,注意不良反应,有条件者可 HLA-B1502 基因监测,预测严重不良反应(史蒂文森-约翰逊综合征和中毒性表皮坏死溶解症)的发生。其他包括苯妥英钠、加巴喷丁、普瑞巴林等。

2.疼痛科专科治疗

包括外周神经阻滞、射频,三叉神经半月神经节射频热凝术或球囊扩张术。对于药物治疗无效的病例,可以给予三叉神经节外周支阻滞或射频。对于外周支阻滞或射频无效的病例,可以给予三叉神经半月神经节射频热凝术或球囊扩张术。

3.伽马刀治疗

也可用于药物治疗无效的患者。其有效率可达 80%～90%。其优点是无创伤、术后不良反应少,并能保留患侧面部的痛触觉。

4.手术治疗

三叉神经痛的外科治疗,主要为三叉神经根微血管减压术。

(七)康复和预后

三叉神经痛是否复发或何时复发是难以预料的。在疼痛发作间期,应尽可能避免做诱发疼痛的机械动作,用温水洗脸和刷牙、避免冷水刺激。原发性三叉神经痛一般预后良好,患者10 年生存率没有下降。药物治疗不能预防将来的发作或改变自然病程。继发性(症状性)三叉神经痛预后因病因不同而异。

三、舌咽神经痛

(一)概述

舌咽神经痛是发生在舌咽神经感觉支配区的一种发作性剧烈疼痛。其疼痛的发作、缓解方式与三叉神经痛十分相似。舌咽神经痛分为原发性和继发性两大类。原发性舌咽神经痛最为多见,其病因不明,有人认为可能与局部缺血有关,亦有人认为可能与某些原因造成舌咽神经及迷走神经脱髓鞘病变,从而导致舌咽神经的传入冲动与迷走神经之间发生"短路"有关。本节主要指前者,即原发性舌咽神经痛。

(二)临床表现

原发性舌咽神经痛为阵发性疼痛,常无发病先兆,疼痛常突然发作或突然停止。疼痛性质与三叉神经痛相似,为剧烈疼痛,呈电击样、针刺样、刀割样、烧灼样。每次发作短暂,仅持续数秒至数十秒钟,轻者每年发作数次,重者每天可发作数次。疼痛部位主要位于舌根部、咽部、扁桃体窝,可放射到耳、下颌角和上颈部。偶尔亦可波及耳颞部和颈枕部。

(三)体格检查

有疼痛扳机点(触发点或触发带)。大多在同侧的舌根、腭、扁桃体窝或咽后壁、耳部或外耳道,偶尔不慎触及该部位即可引起疼痛发作。诱因多于吞咽食物时诱发。

无神经系统局限体征。舌咽神经痛对心率和血压具有一定的影响,某些患者可出现晕厥、心律不齐、心动过缓、心脏停搏及癫痫发作。此外还可出现自主神经功能改变,如低血压、唾液分泌增加、出汗、流泪、局部充血、阵发性咳嗽以及喉部痉挛感等。

（四）辅助检查

（1）部分患者扫描，可见微血管压迫舌咽神经。除此之外，影像学检查无阳性发现。

（2）脑脊液检查和头面部软组织活检，以排除颅底蛛网膜炎、肿瘤颅内转移等颅内占位性病变等。

（3）神经电生理监测技术可协助病因鉴别诊断，若神经电生理检查正常，常提示为血管压迫因素，适合做微血管减压术；如神经传导速度或诱发电位有异常改变，常提示神经组织内部有病变。

（4）卡马西平诊断性治疗有效。

（五）诊断与鉴别诊断

根据疼痛性质、疼痛部位及触发因素，典型病例不难诊断。对于不典型病例可用 10％可卡因或 1％丁卡因溶液喷涂在患侧扁桃体及咽部，疼痛可缓解甚至停止，并维持 1～2 小时。舌咽神经痛患者此试验阳性率高达 90％。原发性舌咽神经痛一般无阳性体征，疼痛的部位主要位于一侧的舌根、扁桃体、咽后壁、耳道深部，呈短暂发作性剧烈疼痛，有明显的缓解期。继发性舌咽神经痛的部位与原发性相同，但疼痛的持续时间长，无明显缓解期，无扳机点，常伴有神经系统体征，X 线、CT 及 MRI 等检查可发现原发病的异常或病理改变。

舌咽神经痛应与以下疾病相鉴别：

1.三叉神经痛

两者的疼痛性质与发作情况相似。二者的鉴别点为：三叉神经痛位于三叉神经分布区、疼痛较浅表，"扳机点"在睑、唇或鼻翼，说话、洗脸、刮须可诱发疼痛发作；舌咽神经痛位于舌咽神经分布区，疼痛较深在，"扳机点"多在咽后、扁桃体窝、舌根，咀嚼、吞咽常诱发疼痛发作。

2.膝状神经节痛

膝状神经节神经痛为阵发性，但发作时痛在耳内深处，向其附近的眼、颊、鼻、唇等处放射，并多在外耳道后壁有个"扳机点"。这些患者多合并面神经麻痹或面肌抽搐，有时在软腭上、扁桃体窝内及外耳道耳前庭处发生疱疹，并有舌前 2/3 味觉丧失（Hunt 综合征）。

3.蝶腭神经痛

此病的临床表现主要是在鼻根、眶周、牙齿、颜面下部及颞部阵发性剧烈疼痛，其性质似刀割、烧灼及针刺样，并向颌、枕及耳部等放射。每天发作数次至数十次，每次持续数分钟至数小时不等。疼痛发作时多伴有流泪，流涕、畏光、眩晕和鼻阻等，有时舌前 1/3 味觉减退，上肢运动无力。疼痛发作无明显诱因，也无"扳机点"。用 1％丁卡因棉片麻醉中鼻甲后上蝶腭神经节处，5～10 分钟后疼痛即可消失。

（六）治疗原则

治疗舌咽神经痛的目的是缓解疼痛，尽量减少不良反应，保证患者睡眠。如病因明确且能去除者，应先去除病因。舌咽神经痛临床治疗程序线图如下：确诊患者→口服药物（无效或不可耐受者）→神经阻滞（无效或效果不佳者）→舌咽神经干射频热凝毁损术（无效者）→伽马刀（无效者）→手术。

1.药物治疗

舌咽神经痛的药物治疗和三叉神经痛相同。主要是苯妥英钠和卡马西平。卡马西平为首选治疗药物,注意不良反应。一般镇痛药物无效。

2.疼痛科专科治疗

包括神经阻滞和舌咽神经射频治疗。神经阻滞包括局部神经阻滞和舌咽神经阻滞,局部阻滞系用局麻药行咽喉部喷洒而缓解疼痛。舌咽神经干或周围支的阻滞一般应用长效局部麻醉药加适量糖皮质激素间断、反复进行。通常不行舌咽神经干的毁损性阻滞。

射频术包括脉冲射频治疗和经皮射频热凝毁损治疗,脉冲射频适用于舌咽神经阻滞有效但疗效不能巩固的患者,射频热凝毁损术适用于脉冲射频有效但疗效不能巩固的患者。该治疗方法存在的主要问题为疼痛复发率高和神经损伤导致的吞咽困难、饮水呛咳和声音嘶哑等。

3.手术治疗

舌咽神经痛的外科治疗,主要为舌咽神经微血管减压术和舌咽神经根切断术。

(七)康复和预后

舌咽神经痛如不给予治疗,一般不会自然好转,疼痛发作逐渐频繁,持续时间越来越长,严重影响患者的生活及工作。舌咽神经痛通过微创介入和手术治疗的效果还是可以明确的缓解的,还有一部分轻症的舌咽神经痛,通过饮食疗法,还有严格地按照医嘱用药,有一部分也能够明显缓解。

四、颈椎病

(一)概述

颈椎病是指颈椎间盘退行性变,及其继发性椎体、椎间关节、肌肉、韧带等退行性变,刺激或压迫了邻近的脊髓、神经根、血管、软组织等引起的一系列症状和体征,所以颈椎病是颈椎退行性脊柱病的简称。

(二)临床表现

根据病变部位和组织的不同及所表现的临床症状不同,可将颈椎病分以下六种类型。

1.颈型颈椎病

由于颈椎退变使椎间盘纤维环、韧带、关节囊及骨膜等组织的神经末梢受刺激而产生颈痛及反射性颈肌痉挛。

2.神经根型颈椎病

常见,其发生率仅次于颈型。症状为:①根性神经痛,颈肩部反复发作的针刺样或刀割样痛,可由颈根部呈电击样沿神经根支配区放射到上臂、前臂和手指。仰头、咳嗽、喷嚏往往可诱发或加重疼痛。②颈部活动受限。③有时可伴有头皮痛、耳鸣、头晕。④较重者手指麻木,活动不灵,精细动作困难。

3.椎动脉型颈椎病

椎动脉型颈椎病是由于颈椎退变、钩椎关节有向侧方增生的骨刺或后伸型椎体半脱位致使上关节突向前滑脱等原因直接压迫椎动脉,使其管腔狭窄或闭塞或刺激椎动脉周围的交感神经丛,使椎-基底动脉系统的血管痉挛或椎动脉畸形、粥样硬化而产生的椎-基底动脉供血不足而产生的一系列临床症状。椎动脉型颈椎病占颈椎病的1/4。

椎动脉型颈椎病的症状:①头痛:系由于椎-基底动脉供血不足致使侧支循环血管扩张而引起的一种血管性头痛。②眩晕及摔倒:为椎动脉型颈椎病的最常见症状,由耳及脑部缺血所致,患者有自觉周围景物沿一定方向旋转的幻觉或有身体摇晃,立行不稳或地面移动、倾斜、下陷等感觉。眩晕常呈发作性,往往在变换体位,头部突然过度旋转或伸屈时被诱发或加剧,重者可出现一过性意识障碍和摔倒,但多在摔倒后因颈部位置改变而立即清醒,并能自己爬起来继续活动。③视觉症状:主要由于大脑后动脉缺血所致。其表现为发作性视力减弱,眼前闪光、暗点,视野缺损,并偶有复视、幻视等。④听觉症状:在眩晕发作时,可伴有耳鸣和听力减退。

4.交感型颈椎病

由于增生性突出物在椎间孔或横突孔处刺激或压迫交感神经所引起的复杂的临床症状。该型颈椎病的主要临床表现有:①心脏症状:其主要表现为心前区疼痛(所以有人称之为颈性心绞痛),常呈持续时间较长的压迫痛或钻痛,亦可呈发作性特点而持续1~2小时。其最大特点是转动颈部,向上高举手臂或咳嗽、打喷嚏时疼痛可明显加剧。②血管运动与神经营养障碍:由于交感神经长期受刺激,可引起患侧上肢的血管运动及营养障碍。如表现为肢体发凉发绀、水肿、汗腺分泌改变、皮肤变薄等。

5.脊髓型颈椎病

本病较少见,占10~15%。是由于椎体后缘增生、椎间盘向后突出、后纵韧带或肥厚的黄韧带突出椎管内及反应性硬脊膜周围炎等使脊髓受压或因交感神经受刺激而引起的脊髓血管痉挛等原因造成的脊髓变性坏死,及以肢体功能障碍为特点的症候群。常有足下似踩棉花的感觉。

6.混合型颈椎病

临床上遇有上述两型或两型以上的症状体征者,即可视为混合型颈椎病,本型颈椎病临床上最为常见。

(三)体格检查

1.体位

颈项强直,活动受限,生理前凸减小,重者呈强迫体位。

2.压痛

颈肩背部肌肉起止点、棘突间、颈椎小关节体表投影处、枕大枕小神经及耳大神经体表投影处、颈椎横突常有明显的压痛点。

3.神经反射

神经根型颈椎病可出现患侧上肢腱反射的减弱或消失、肌力下降、肌肉萎缩以及相应神经分布区皮肤浅感觉的异常。

4.特殊检查

叩顶试验、引颈试验、椎间孔挤压试验、臂丛神经牵拉试验。

5.病理征

脊髓型颈椎病可出现四肢病理反射阳性。

(四)辅助检查

1.X 线平片

显示颈段脊柱生理前凸减小、消失或呈反曲,椎间隙变窄、钩状突骨刺、椎间孔缩小、颈椎不稳等改变。

2.CT 和 MRI

显示是否存在颈椎间盘突出以及突出的大小、方向,是否存在椎体、小关节的增生或突出物的钙化,是否存在后纵韧带和黄韧带的肥厚及骨化,以及脊髓受压的情况。

3.肌电图

根据波形改变可判定是属于周围神经性或中枢性损伤。此外尚可根据根性损害的范围推断是单纯根性或包括多节神经根的脊髓段性损害,前者波及范围多为单根,而后者则为多节段。

4.三维穿颅多普勒(TCD)

可显示椎动脉血流速度和波形改变。

(五)诊断与鉴别诊断

根据典型的症状、体征及辅助检查,颈椎病的诊断不难确定,但是,需与以下疾病鉴别。

(1)神经根型颈椎病需与颈肋、前斜角肌综合征、肺尖附近的肿瘤等鉴别。

(2)脊髓型颈椎病应与肌萎缩性侧索硬化、多发性硬化、椎管内肿瘤等疾病鉴别。

(3)椎动脉型颈椎病应与椎动脉粥样硬化和发育异常等疾病鉴别。

(4)交感神经型颈椎病应与冠状动脉供血不足、神经官能症等疾病鉴别。

(六)治疗原则

(1)颈椎病的治疗方法分三类:

①无创疗法:如吃药、贴膏药、理疗、牵引等;

②微创疗法:如神经阻滞疗法、针刀疗法、胶原酶溶盘术、经皮颈椎间盘等离子消融术、经皮颈椎间盘旋切减压术、颈皮内镜下颈椎间盘切除术;

③手术疗法。

(2)治疗方案:一般建议患者先采取保守治疗。保守治疗的期限为 3 个月,若经过 3 个月的保守治疗效果不好或在保守治疗过程中症状加重,建议接受微创疗法。若微创手术效果不好,再考虑开刀手术。脊髓型颈椎病建议首选手术。

(七)康复和预后

颈椎病的发生多是在颈椎退行性改变的基础上,由急性外伤、慢性劳损和受凉所诱发。因此,防治该病的关键是避免外伤和受凉,同时,长时间低头伏案时应每间隔 1 小时左右休息 10~15 分钟。

五、肩关节周围炎(肩关节撞击综合征)

(一)概述

肩关节周围炎,俗称五十肩、冻结肩、漏肩风、凝肩等。肩周炎不是独立的疾病,而是由肩关节周围肌肉、肌腱、滑囊和关节囊等软组织的慢性炎症、粘连引起的以肩关节周围疼痛、活动障碍为主要症状的常见病症。本病的好发年龄在 50 岁左右,女性发病率略高于男性,多见于体力劳动者。

(二)临床表现

1.肩部疼痛

起初肩部呈阵发性疼痛,多数为慢性发作,以后疼痛逐渐加剧或钝痛或刀割样痛,且呈持续性,气候变化或劳累后常使疼痛加重,疼痛可向颈项及上肢(特别是肘部)扩散。当肩部偶然受到碰撞或牵拉时,常可引起撕裂样剧痛,肩痛昼轻夜重为本病一大特点,若因受寒而致痛者,则对气候变化特别敏感。

2.肩关节活动受限

随着病情进展,由于长期废用可引起关节囊及肩周软组织的粘连,肌力逐渐下降,加上喙肱韧带固定于缩短的内旋位等因素,使肩关节各方向的主动和被动活动均受限,特别是梳头、穿衣、洗脸、叉腰等动作均难以完成。

3.怕冷

患者肩怕冷,不少患者终年用棉垫包肩,即使在暑天,肩部也不敢吹风。

(三)体格检查

1.压痛

多数患者在肩关节周围可触到明显的压痛点,压痛点多在大、小结节、肱二头肌长头腱结节间沟处、肩峰下滑囊、喙突、冈上肌、冈下肌、大圆肌、小圆肌、肩胛提肌止点附着点等处。

2.肩关节活动受限

肩关节向各方向活动均可受限,以外展、上举、后伸、内收、内旋更为明显。

3.肌肉痉挛与萎缩

三角肌、冈上肌等肩周围肌肉早期可出现痉挛,晚期可发生废用性肌萎缩,出现肩峰突起。

(四)辅助检查

本病主要采用 X 线检查和肩关节 MRI 检查:

1.X 线检查

肩部正位片可显示肱骨头骨质疏松、肌腱钙化或骨化影,肱骨头上移等。

2.肩关节 MRI 检查

肩关节 MRI 检查可以确定肩关节周围结构信号是否正常,是否存在炎症,可以作为确定病变部位和鉴别诊断的有效方法。

(五)诊断与鉴别诊断

根据病史和临床症状多可诊断。

需与肩周炎鉴别的疾病包括:颈椎病、肩关节脱位、肩关节结核、肩部肿瘤等。这些病症均可以表现为肩部疼痛和肩关节活动功能受限。

(六)治疗原则

肩周炎的治疗原则为药物治疗、物理治疗(如图 3-3-1)、功能锻炼、阻滞疗法、针刀疗法和手法矫治等相结合的综合疗法。

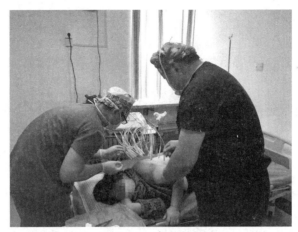

图 3-3-1　疼痛治疗

（七）康复和预后

康复训练无论对于本病的治疗还是肩关节松解后疗效的维持都至关重要，训练方法有各种主动和被动的增加肩关节活动范围的方法，如云手、爬墙等。本病预后良好。

六、肱骨外上髁炎

（一）概述

肱骨外上髁炎俗称网球肘，是肱骨外上髁部伸肌总腱起点处的慢性损伤性肌筋膜无菌性炎。网球肘是慢性劳损性疾病的典型例子。网球、羽毛球运动员较常见，家庭主妇、砖瓦工、木工等长期反复用力做肘部活动者，也易患此病。

（二）临床表现

本病多数缓慢起病。症状初期，患者只是感到肘关节外侧酸痛和活动痛，疼痛有时可向上或向下放射，因局部酸胀不适，不愿活动。手不能用力握物，提包、拧毛巾、打毛衣等运动可使疼痛加重。

（三）体格检查

在肱骨外上髁及其前下方有局限性敏感的压痛点，有时压痛可向远端放散，甚至在伸肌腱上也有轻度压痛及活动痛。局部无红肿，肘关节伸屈不受影响，但前臂旋转活动时可疼痛。严重者伸指、伸腕或执筷动作时即可引起疼痛。有少数患者在阴雨天时自觉疼痛加重。

（四）辅助检查

一般不需要拍 X 线片，必要时可通过 X 线片了解肘关节骨骼是否正常、伸肌腱近端处有否钙盐沉着。

（五）诊断与鉴别诊断

网球肘的诊断主要根据临床表现及查体，主要表现为肘关节外侧的疼痛和压痛，疼痛可沿前臂向手放射，前臂肌肉紧张，肘关节不能完全伸直，肘或腕关节僵硬或活动受限。做下列活动时疼痛加重：握手、旋转门把手、手掌朝下拾东西、网球反手击球、打高尔夫球挥杆、按压肘关节外侧。

(六)治疗原则

1.休息

早期发现,及时休息,避免患臂的伸腕动作。必要时,用小夹板固定前臂于屈肘伸腕位。

2.阻滞疗法

屈肘90°使桡侧腕伸肌前移,前臂置中立位,肱骨外上髁显露清楚,左手拇指找准压痛点后固定不动,沿拇指指甲快速进针,直达肱骨外上髁或其前下方,患者感到酸胀疼痛明显,并可放射到前臂外侧,注入镇痛液 3～5mL。每周1次,可行2～3次。

3.针刀疗法

经2次阻滞疗法效果不佳时可行针刀疗法。保持阻滞时医者拇指的位置,与进阻滞针一样进针刀,平行肌纤维,纵行疏通剥离数刀,再横行推移数次出针刀。

4.其他

如用消炎镇痛药、理疗等。

(七)康复和预后

该病预后良好。治疗后尽最大努力彻底休息患侧上肢(建议 15～30 天)是治愈本病和预防复发的关键。

七、骶髂关节炎

(一)概述

骶髂关节疼痛是一种临床常见病,发病率为 10％～60％,现阶段来说,临床上对于骶髂关节疼痛并没有建立一个明确的定义,但普遍被认为是下腰痛的主要病因。

骶髂关节属于非典型的滑膜,由前侧的滑膜关节向后方头侧移行为韧带联合性关节,其活动范围很小。骶髂关节既是承重关节,也是微动关节,是人体承受重力和化解重力,以及承受下肢反弹力的中心枢纽,因此用力不当时,骶髂关节极易发生相对位移、劳损或者创伤,而骶髂关节损伤一旦出现,则会造成关节炎症或者肿胀。

骶髂关节炎常见的发病因素包括:①急慢性损伤,长期坐位,外伤等;②骶髂关节本身疾病,如强直性脊柱炎侵犯导致的炎性反应,结核等疾病;③内分泌性疾病,如甲状腺功能异常,皮质醇增多症引起的骨质疏松症,糖尿病性关节病等;④转移性肿瘤;⑤骶髂关节退行性病变。

(二)临床表现

1.症状

骶髂关节炎病因不同,具体临床表现也会有差异,疼痛是骶髂关节炎最主要的临床表现之一。

(1)疼痛,主要表现为骶髂关节局部疼痛,也可向股骨大粗隆外侧及大腿上 1/3 方向传导,特点是隐匿发作,持续钝痛,久坐或者活动后加重,休息可缓解。专科查体时可见相应部位压痛和(或)者叩击痛明显;

(2)晨僵,一般为强直性脊柱炎的临床表现;

2.体征

骨盆分离挤压试验阳性,对应侧别的"4"字试验阳性。

（三）诊断

根据患者既往病史,疼痛部位及疼痛特点可考虑骶髂关节炎诊断的可能。

（1）血液学检验退行性骶髂关节炎多无特殊表现,化脓性骶髂关节炎可见血象异常,CRP/ESR 指标异常升高,同时患者可伴有体温升高等并发症状,强直性脊柱炎患者一般伴有 HLA-B27 阳性,CRP 及 ESR 升高;

（2）X 线检查早期 X 线诊断多无明显特异型,病史较长者可伴有关节面硬化,增厚和特征性虫噬样改变;

（3）骶髂关节 CT 和 MR 检查对于骶髂关节炎的诊断有决定性的指导意义,CT 可显示骶髂关节面硬化程度,骨破坏情况,MR 对于早期骶髂关节的炎性反应有明确的诊断意义,可清楚显示病灶范围。

（四）治疗原则

骶髂关节疼痛的治疗方案:保守治疗、微创治疗以及手术治疗。患者的实际病情,是选择治疗方案的主要依据,通常情况下临床首选保守治疗方案。

（1）保守治疗方法:保守治疗方法（化脓性骶髂关节炎治疗方法除外）主要包括制动休息,NSAIDS 药物治疗,必要时可辅助免疫抑制剂的使用,物理治疗等方法,患者症状控制后应调整生活习惯,增加康复治疗以减少骶髂关节炎复发的概率。

（2）微创治疗:经保守治疗效果不佳的患者,可进一步考虑骶髂关节微创治疗,目前常用的治疗方法包括超声引导或者 CT 引导下骶髂关节注射,骶髂关节周围阻滞治疗,针刀治疗,银质针导热治疗等方法,根据患者病变部位及疼痛程度选择不同治疗方法,微创治疗方法可定期重复治疗,以稳定患者治疗效果。

（3）手术治疗:手术治疗为最终治疗方法,目前使用较少,治疗效果欠佳,不做常规选择。

八、臀上皮神经卡压综合征

（一）概述

臀上皮神经卡压综合征是指臀上皮神经在其行径途中的骨纤维管、筋膜的出入点、神经本身因损伤、水肿、粘连而受到卡压,引起相应神经支配部位疼痛的综合征。

（二）临床表现

患者自觉腰臀部疼痛,尤其是臀部呈刺痛、酸痛或撕裂样疼痛,疼痛位置较深,区域模糊。急性期疼痛较剧烈,向大腿后外侧放射,一般不超过膝关节;慢性期可见臀部麻木,无下肢麻木;行走、站立均痛,起坐困难、疼痛加重、腰部使不上劲,需扶物或由人帮助,腰部功能活动受限。患者常诉起坐困难,由坐位改为直立位时或直立位下坐时,感到腰部无法用力,疼痛加剧。

（三）体格检查

一般在髂嵴中点及其下方有压痛或触及条索状物,直腿抬高试验大部分阴性,但 10% 的患者可出现直腿抬高试验阳性,反射正常,肌力、感觉正常。对侧肢体直腿抬高试验阴性,加强试验阴性,屈膝屈髋试验阳性,可在臀部查到明显的压痛点。

（四）辅助检查

腰椎、骨盆 X 线片无特异性表现。

(五)诊断与鉴别诊断

1.诊断

一般认为臀上皮神经来源于 $L_{1\sim3}$ 脊神经后支的外侧支,外侧支有肌支和皮支:肌支支配竖脊肌,皮支走行至髂嵴上方骶棘肌外缘处穿出腰背肌筋膜后层到皮下,然后跨越髂嵴到臀部为臀上皮神经,分布于臀部和股外侧皮肤,入臀以后继续在筋膜中下行,可达股后下部。臀上皮神经从起始到终止,大部分行走于软组织中。当臀上皮神经在其越过髂嵴及穿出臀部深筋膜处受嵌压时即产生疼痛。除了外力直接作用导致神经损伤外,躯干向健侧过度弯曲旋转时,臀上皮神经受牵拉,可发生神经的急慢性损伤或向外侧移位造成神经水肿粘连而出现症状。

臀上皮神经卡压综合征是引起腰腿痛的常见原因之一,也称作臀上皮神经损伤,主要表现为患侧腰臀部尤其是臀部的持续性疼痛,可向大腿后外放射,臀部可有麻木感。但如果疏于鉴别诊断,且过分依赖影像学资料,往往将其误诊为腰椎间盘突出症,从而进行不恰当的治疗。

2.鉴别诊断

(1)腰椎间盘突出症:为腰骶部疼痛伴患侧大腿后面向下放射至小腿外侧痛,甚至放射至足背外侧。疼痛为酸胀痛,麻木也以小腿外侧及足背外侧为主,休息后症状缓解,劳累及腹压增加(打喷嚏、用力排便、剧烈咳嗽)时疼痛加重;在棘突或棘突旁有压痛,按压时可向下肢放射,直腿抬高试验阳性,可出现患肢肌力及感觉减退。CT、MRI可明确鉴别。

(2)梨状肌综合征:在臀中部可找到横条状的病变,该部位有明显压痛,髋关节内收和内旋受限并加重疼痛。

(3)腰 3 横突综合征:该疾病的特征性压痛点在腰三横突尖部作鉴别。

(4)急性腰扭伤:搬重物时动作不协调或负重过大。伤后腰部剧痛。呈持续性,活动后加重。腹内压增加时加重症状,腰部呈僵硬状,竖脊肌痉挛。腰部活动明显受限。棘间棘上韧带损伤时,棘突间及上部明显压痛。

(六)治疗原则

(1)在腰臀部循臀上皮神经的行径路线查找明显的压痛点,选择确定治疗部位,然后针对治疗点进行点、按、揉、拨等手法治疗,力量大小以患者有酸胀痛感,但不抗拒为准,时间为30min,每天一次。

(2)中频电刺激治疗:每日两次。

(3)口服甲钴胺、维生素 B_1、维生素 B_6 等营养神经性药物。

(4)针灸治疗:常选用三焦俞、肾俞、气海俞、委中、环跳、阿是等穴进行针灸治疗,一天一次。

(5)局部封闭:用复方倍他米松 0.5mL 和 2% 利多卡因 3mL 混合液在髂嵴中点或髂嵴中下 2~3cm 压痛点处注射,5 天 1 次,3 次 1 疗程。

(七)康复和预后

周围神经卡压的治疗原则是:消除病因,及早消除炎症、水肿,减少神经损害。虽其近期疗效较好,但远期疗效并不满意,究其主要原因是没能解除卡压的根本原因。

九、膝部骨性关节炎

(一)概述

膝关节骨性关节炎是指由于膝关节软骨变性、骨质增生而引起的一种慢性骨关节疾患,临床表现为缓慢发展的关节疼痛、压痛、僵硬、关节肿胀、活动受限和关节畸形等。X线表现关节间隙变窄,软骨下骨质致密,骨小梁断裂,有硬化和囊性变。又称为膝关节增生性关节炎、退行性关节炎及骨性关节病等。

(二)临床表现

(1)发病缓慢,多见于中老年肥胖女性,往往有劳累史。

(2)关节疼痛初期为轻微钝痛,阵发性,逐渐加剧,后为持续性。活动及负重后疼痛加重,上下楼梯疼痛明显,休息后缓解。部分患者在静止、晨起时感到疼痛,稍微活动后减轻,称为"休息痛",也称胶滞现象,天气变化、情绪影响可使疼痛加重。

(3)关节肿胀伴有滑膜炎时,关节内有积液,浮滨试验阳性,主动或被动活动受限。

(4)关节活动障碍膝关节僵硬,活动时有弹响、磨擦音,甚则跛行,极少数患者可出现交锁现象。

(5)关节畸形膝内翻畸形多见,也可有小腿内旋、肌肉萎缩。

(三)体格检查

膝关节周围压痛,以内外侧压痛明显,膝关节屈曲活动受限,过伸试验(+),过屈试验(+),屈伸活动时关节内摩擦音明显,单膝半蹲试验(+),浮髌试验(+),半月板研磨试验(+),内翻试验(+),外翻试验(+),抽屉试验(-)。

(四)辅助检查

(1)实验室检查:关节液常为清晰、微黄黏稠度高,白细胞计数常在 $1.0\times10^9/L$ 以内,主要为单核细胞。黏蛋白凝块坚实。

(2)其他辅助检查:X线平片于早期并无明显异常,随着关节软骨变薄,关节间隙逐渐狭窄,间隙狭窄可呈不均匀改变。在标准X线片上,成人膝关节间隙为4mm,小于3mm为狭窄。60岁以上正常人,关节间隙3mm,小于2mm为狭窄。严重者关节间隙消失。进而软骨下骨板致密、硬化、如象牙质状。负重软骨下骨质可见囊性改变。这种改变常为多个,一般直径小于1cm,可为圆形、卵圆形或豆状。关节边缘(即软骨边缘)及软组织止点可有骨赘形成或见关节内游离体骨质疏松、骨端肥大、软组织肿胀阴影等。但关节间隙狭窄、软骨下骨板硬化和骨赘形成是骨性关节炎的基本特征。CT及MRI检查可在早期发现关节软骨及软骨下骨质的异常改变。

(五)诊断与鉴别诊断

1.诊断

根据慢性病史、临床表现和X线所见,诊断比较容易。必要时可做关节滑液检查,以证实诊断。应从病史中明确病损是原发性或继发性。

诊断依据包括:①反复劳损或创伤史。②膝关节疼痛和发僵,早晨起床时较明显,活动后

71

减轻,活动多时又加重,休息后症状缓解。③后期疼痛持续,关节活动明显受限,股四头肌萎缩,关节积液,甚至出现畸形和关节内游离体。④膝关节屈伸活动时可扣及摩擦音。⑤膝关节正侧位 X 线片,显示髌骨、股骨髁、胫骨平台关节缘呈唇样骨质增生,胫骨髁间隆突变尖,关节间隙变窄,软骨下骨质致密,有时可见关节内游离体。

2.鉴别诊断

(1)类风湿关节炎:多发在 20～50 岁。急性发作,全身症状较轻,持续时间长。受累关节多对称或多发,不侵犯远端指间关节。关节早期肿胀呈梭形,晚期功能障碍及强直畸形。X 线检查局部或全身骨质疏松关节面吸收骨性愈合强直畸形。实验室检查血沉增快,类风湿因子阳性。

(2)强直性脊柱炎:多发于 15～30 岁男性青壮年。发病缓慢,间歇疼痛,多关节受累。脊柱活动受限,关节畸形,有晨僵。X 线检查骶髂关节间隙狭窄模糊,脊柱韧带钙化,呈竹节状改变。实验室检查血沉增快或正常,HLA-B27 为阳性。类风湿因子多属阴性。

(六)治疗原则

本病主要的治疗方法是减少关节的负重和过度的大幅度活动,以延缓病变的进程。肥胖患者应减轻体重,减少关节的负荷。下肢关节有病变时可用拐杖或手杖,以求减轻关节的负担。理疗及适当的锻炼可保持关节的活动范围,必要时可使用夹板支具及手杖等,对控制急性期症状有所帮助。消炎镇痛药物可减轻或控制症状,但应在评估患者风险因素后慎重使用且不宜长期服用。软骨保护剂如硫酸氨基葡萄糖具有缓解症状和改善功能的作用,同时长期服用可以延迟疾病的结构性进展。对晚期病例,在全身情况能耐受手术的条件下,行人工关节置换术,目前是公认的消除疼痛、矫正畸形、改善功能的有效方法,可以大大提高患者的生活质量。

1.非药物治疗

包括患者的健康教育、自我训练、减肥、有氧操、关节活动度训练、肌力训练、助行工具的使用、膝内翻的楔形鞋垫、职业治疗及关节保护、日常生活的辅助设施等。

2.药物治疗

对于大多数骨关节炎患者,轻度至中度疼痛可以通过服用止痛药物控制。主要包括各种非类固醇类抗炎药(NSAIDs),如选择性 COX-2 抑制剂(萘丁美酮、依托度酸等)以及中枢性止痛药物如盐酸曲马多等。在药物治疗中必须注意的是,要警惕一些药物的消化道不良反应,如上消化道出血、溃疡、穿孔等,还有药物会引起血小板凝集抑制等不良反应。临床上还经常使用氨基葡萄糖和硫酸软骨素治疗骨关节炎,这两种药物可以增强关节软骨对营养的吸收,维持关节的韧性和弹性。

3.关节腔内注射疗法

这也是一种能够缓解关节症状的治疗方法,常用药物有透明质酸制剂和糖皮质激素,前者在国内已在临床使用了一段时间,有一定的疗效。糖皮质激素止痛效果快。值得注意的是,关节腔内注射治疗是一种侵袭性操作,要避免医源性关节内感染,对糖皮质激素的应用要慎重。

4.手术治疗

骨性关节炎症状十分严重、药物治疗无效的,且影响患者的日常生活的,就应该考虑手术干预。对膝关节骨关节炎,行关节镜下关节清扫术对有些患者,术后近期有一定的疗效,但远期效果则不能肯定。膝关节表面置换手术对于大多数骨关节炎、类风湿性关节炎患者,在缓解疼痛、恢复关节功能方面具有显著效果。

(七)康复和预后

(1)改变不合理的生活习惯:注意走路和劳动的姿势,不要扭着身体走路和干活。避免背、扛重物。避免长时间站立及行走,要经常变换姿势,间隙时间坐着休息,防止膝关节固定一种姿势而用力过大。大便时尽量坐马桶、少下蹲。

(2)膝关节遇到寒冷,血管收缩,血液循环变差,往往使疼痛加重,故在天气寒冷时应注意保暖,必要时戴上护膝,防止膝关节受凉。

(3)在饮食方面,应多吃含蛋白质、钙质、胶原蛋白、异黄酮的食物,如牛奶、奶制品、大豆、豆制品、鸡蛋、鱼虾、海带、黑木耳、鸡爪、猪蹄、羊腿、牛蹄筋等,这些既能补充蛋白质、钙质,防止骨质疏松,又能生长软骨及关节的润滑液,还能补充雌激素,使骨骼、关节更好地进行钙质的代谢,减轻关节炎的症状。

(4)减轻体重:肥胖人群患骨关节炎比其他人明显增多。减轻体重以减轻关节的压力和磨损,可以有效地预防骨关节炎的发生。

(5)避免关节受伤:注意运动场地及运动器械的安全,避免受伤。运动之前先热身,运动量由小逐渐加大,切忌开始就参加重负荷的运动。大量运动后及时放松。老年人行走时要避免跌倒。

(6)改变不合理的运动方式:太极拳等半蹲或下蹲运动对下肢关节压力很大,应尽量避免。爬山爬楼等对下肢关节压力加大,应尽量避免。随着年龄在增长,应该逐步调整运动方式,以游泳、骑车和散步为主,减少大运动量的运动方式。

(7)正确处理关节损伤:很多关节炎是由于关节内其他结构损伤后造成的,如膝关节半月板损伤等。早期正确处理半月板的损伤可以有效预防膝关节骨关节炎的发生。

(8)关节疼痛应及时诊治:关节疼痛是关节给人体发出的警报,表示应该引起重视。关节痛患者应及时就医,防止小问题变成大问题。

十、跟骨骨刺(跟痛症)

(一)概述

跟骨骨刺的形成多与足跟长时间的负重和磨损有关,当足跟关节出现磨损、破坏后,人体自身会进行自我的修复,硬化与增生,从而形成跟骨骨刺。跟骨骨刺即足跟骨质增生,其症状是足跟压痛,走路时足跟不敢用力,有石硌、针刺的感觉。活动开后,症状减轻。

(二)临床表现

(1)足跟向下用力时,里面有针刺感觉,用手摸有麻痹的感觉;

(2)长途步行引起劳累后疼痛又会加重,如走路时不慎踩在砖瓦块上或下楼梯时,足部着

地用力过猛,会引起剧烈疼痛;

　　(3)足跟外表皮红肿,用手碰触发热;

　　(4)足跟中央有一个压痛点,用手指触压疼痛剧烈;

　　(5)严重者无法踏地行走;

　　(6)足根压痛,脚底疼痛,早晨重,下午轻,起床下地第一步痛不可忍,时轻时重,走路时脚跟不敢用,有石硌、针刺的感觉,活动开后症状减轻。

（三）体格检查

牵拉骨膜上的足底筋膜引起的跟骨下区域的足跟痛。

（四）辅助检查

X线上发现有骨刺可做出诊断。早期跟骨骨刺X线检查可呈阴性结果。不常见的是,跟骨骨刺在X线上不典型,表现为绒毛状新骨形成影像。

（五）诊断与鉴别诊断

临床表现结合影像学检查,即可做出诊断。

类风湿性关节炎常有中度到重度的发热和肿胀,这点可与局部原因所致的跟骨骨刺综合征相区别。虽然此跟骨骨刺很小,甚至X线检查也不能发现。随着骨刺增大,疼痛常消失,这或许与足的适应性变化有关。因此X线上可见典型的骨刺可以没有症状。反过来,当经过一段无症状期以后或由于局部外伤损伤筋膜炎,见到此变化应考虑血清阴性或HLA-B27关节病(如:强直性脊柱炎,赖特尔综合征)。

（六）治疗原则

常用的方法是口服非类固醇抗炎药、针刀、中药、针灸、按摩、偏方等方法治疗。腓肠肌弹性伸缩练习和夜晚夹板,通常能有效去除疼痛,应被鼓励。贴橡皮膏(类似于矫正器)可减轻足底筋膜张力和骨膜牵拉性疼痛,口服非类固醇抗炎药为首选。足跟内注射局部麻醉药通常有效。当伴有炎症症状和体征,如轻度发热,肿胀,继往跳痛史(跟骨下滑囊炎)时,注射不溶性及可溶性固醇混合液能控制症状,注射针头由足跟内侧垂直刺入,然后再转向足跟中心部的痛点。

1.针刀治疗

患者俯卧,踝关节前垫一枕头,足跟朝上,将足放稳,常规消毒铺巾,在压痛点最明显处亦即骨刺的尖部进针刀,刀口线和纵轴平行,针体和足跟底的后平面呈60度角,按小针刀进针四步规程:定点、定向、加压分离、刺入,深度达骨刺尖部,做横行切开剥离,三四下即可出针。然后以确炎舒松A2.5mL、利多卡因2.5mL、生理盐水5mL混匀,在原针孔处封闭约2mL左右。切开剥离的位置一定要在骨刺尖部,并将尖锐的顶部削平,但不必将骨刺过多削掉,一般1次即痊愈,如未治愈,有余痛,5天后再做1次,最多不超过3次。

2.中医中药

中药内服中药和外敷膏药,内服的中药是胶囊,由多味中药组方,主要功能是调节人体骨骼功能代谢,恢复正常骨骼功能。外用的膏药亦多味中药组方,精选中药中的足跟痛安康/膏,主要功能是拔出阻碍骨代谢的血栓,贴在患病部位,药效直达。具体的比量需要了解病情才可以下方。采用此法治疗,一般4~15天会见效,四个月左右可以彻底治愈。

3.针灸

近部选穴,选用压痛点、昆仑、太溪、仆参、水泉、然谷为主,毫针针刺,中等刺激强度,留针30分钟,每日1次,10次为1疗程。

4.按摩

主要是通过手法和穴位的作用,以加强局部组织的血液循环,促进下肢血液和淋巴液的回流,从而提高了对因骨刺刺激而形成的炎性产物的吸收能力。同时改善了患部的营养状况,加快了受损组织的修复,由于在手法的作用力下,也逐渐提高了患部软组织对骨刺的适应力。

（七）康复和预后

(1)选择合适的鞋子:对年轻人来说应尽量少穿或不穿鞋跟过高的鞋子因为高跟鞋增加了足的负担使足底的跖腱膜趋于紧张张力升高容易诱发或促使骨刺的产生对于中老年人应选择软底宽松的鞋子减少足底与鞋子的摩擦。

(2)使用跟骨消/痛贴:贴于足跟肌表可刺激神经末梢,扩张血管,促进局部血液循环,改善周围组织营养,达到消肿,消炎和镇痛之目的。

(3)减少以足为主的剧烈运动:以足为主的剧烈运动,如跳跑等足诱发足跟疼痛的因素。因此不经常运动者与从事较剧烈的活动者要循序渐进。常做足的跖屈运动,跖屈是将足趾向足底方向活动,使足背皮肤紧张典型的足。跖屈运动是芭蕾舞演员用足尖站立的演出姿势足跖屈时使跖腱膜放松张力减小,可以缓解"骨刺"对周围组织的刺激和损伤,有利于无菌性炎症地消退从而预防和减轻疼痛。

(4)足跟骨刺的发生与体内缺钙有一定关系,补钙有利于症状缓解。含钙丰富的食物归纳起来有以下这么几类:牛奶及牛奶制品;豆及豆制品;虾皮,虾米,海鱼,鱼骨粉,蛋黄等。鱼头豆腐汤,海带,黑木耳,黑芝麻等。尽量少吸烟或者戒烟,避免酗酒。吸烟和酗酒都会减少骨矿物质的含量,所以戒烟和少喝酒对于预防足跟疼痛是有利无弊的。

(5)老年人应节制饮食,保持适当的体重,避免肥胖。

十一、带状疱疹后神经痛

（一）概述

带状疱疹后神经痛(PHN)定义为带状疱疹(HZ)皮疹愈合后持续1个月及以上的疼痛,是带状疱疹最常见的并发症。常见于老年人,严重影响老年人的生活质量。

带状疱疹的病原体是水痘－带状疱疹病毒(VZV),病毒初次感染后沿感觉神经侵入脊神经节或脑神经感觉神经节内并潜伏,当机体免疫功能低下时,潜伏的病毒再活化,大量复制并沿感觉神经纤维向所支配的皮节扩散,发生带状疱疹。PHN的发生机制目前不明,其机制可能涉及:①外周敏化:感觉神经损伤诱导初级感觉神经元发生神经化学、生理学和解剖学的变化,引起外周伤害性感受器敏化;②中枢敏化:中枢敏化是指脊髓及脊髓以上痛觉相关神经元的兴奋性异常升高或突触传递增强;③炎性反应:水痘-带状疱疹病毒的表达通过继发的炎性反应导致周围神经兴奋性及敏感性增加;④去传入:初级传入纤维广泛变性坏死,中枢神经元发生去传入现象,引起继发性中枢神经元兴奋性升高,另外,还涉及交感神经功能异常。

（二）临床表现

受累神经分布区（通常比疱疹区域有所扩大）出现剧烈疼痛，多为单侧。

疼痛性质多样，如针刺样、烧灼样、刀割样、电击样、刀割样、撕裂样或紧缩样等。可以一种疼痛为主，也可以多样疼痛并存。

疼痛特征：①自发痛：在没有任何刺激情况下，在皮疹分布区及附近区域出现的疼痛。②痛觉过敏：对伤害性刺激的反应增强或延长。③痛觉超敏：非伤害性刺激引起的疼痛。④感觉异常：疼痛部位常伴有一些感觉异常，如紧束样感觉、麻木、蚁行感或瘙痒感，也可出现客观感觉异常，如温度觉和振动觉异常，感觉迟钝或减退。

（三）体格检查

在皮肤损害区域，可见皮疹后遗留的瘢痕、色素沉着或色素脱落；局部可有痛觉超敏、痛觉过敏或痛觉减退；局部可有汗多等自主神经功能紊乱的表现。

（四）辅助检查

PHN 的诊断不依赖于特殊的实验室检查，病毒培养和免疫荧光染色法可用于鉴别单纯疱疹和带状疱疹；皮肤活检有助于确定带状疱疹感染。

（五）诊断与鉴别诊断

PHN 的诊断主要依据带状疱疹病史和临床表现，一般无需特殊的实验室检查或其他辅助检查。

需要鉴别诊断的疾病包括原发性三叉神经痛、舌咽神经痛、颈椎病、肋间神经痛、脊柱源性胸痛、椎体压缩后神经痛和椎体肿瘤转移性疼痛等。

（六）治疗原则

PHN 治疗目的是：尽早有效地控制疼痛，缓解伴随的睡眠和情感障碍，提高生活质量。

PHN 的治疗应规范化，其原则是：尽早、足量、足疗程及联合治疗。药物治疗是基础，应使用有效剂量的推荐药物，药物有效缓解疼痛后应避免立即停药，仍要维持治疗至少 2 周。药物联合微创介入治疗可有效缓解疼痛并减少药物用量及不良反应。

1.药物治疗

结合 2010 年欧洲神经病学会联盟（EFNS）、2004 年美国神经病学会（AAN）PHN 药物治疗的推荐、2015 年国际疼痛学会（IASP）神经病理性疼痛特别兴趣小组（NeuPSIG）对神经病理性疼痛药物治疗的推荐，目前推荐治疗 PHN 的一线药物包括钙离子通道调节剂、抗抑郁药和 5% 利多卡因贴剂，二线药物包括阿片类药物和曲马多。

（1）钙通道调节剂（普瑞巴林、加巴喷丁）：加巴喷丁和普瑞巴林可与电压门控钙离子通道（VGCC）的 α_2-δ 亚基结合，减少兴奋性神经递质的过度释放，抑制痛觉过敏和中枢敏化。

（2）抗抑郁药（TCAs）：三环类抗抑郁药最常用的药物为阿米替林；5-羟色胺和去甲肾上腺素再摄取抑制药（SNRIs）代表药物有文拉法辛和度洛西汀。

（3）利多卡因贴剂。

（4）曲马多：曲马多具有双重作用机制，可同时作用于 μ-阿片受体和去甲肾上腺素/5-羟色胺受体以达到镇痛效果。

（5）阿片类镇痛药：阿片类镇痛药可以有效治疗 PHN 的烧灼痛、针刺痛及痛觉超敏，常用药物有吗啡、羟考酮和芬太尼等。

(6)其他药物:局部辣椒素、其他抗癫痫药(拉莫三嗪、丙戊酸钠、托吡酯)及草乌甲素也被用来治疗PHN。

PHN治疗药物的选择需要考虑多种因素,如药物的疗效、可能的不良反应、药物相互作用、药物滥用的风险及治疗成本等。药物选择应个体化,单一药物治疗不能获得满意的疼痛缓解时,考虑联合用药,选择药物时应注意选择不同机制、疗效相加或协同而不良反应不相加的药物。

2.微创介入治疗

临床用于治疗PHN的微创介入治疗主要包括神经介入技术和神经调控技术。

(1)神经介入技术:主要包括神经阻滞、选择性神经毁损和鞘内药物输注治疗。

(2)神经调控技术:神经调控技术是通过电脉冲适当地刺激产生疼痛的目标神经,反馈性调整神经的传导物质或电流或产生麻木样感觉来覆盖疼痛区域,从而达到缓解疼痛的目的。临床用于治疗PHN的主要包括脉冲射频治疗和神经电刺激技术。

3.其他治疗

超激光照射等辅助物理治疗;对长期慢性疼痛患者应给予足够的心理辅助。

(七)康复和预后

出现带状疱疹后神经痛一定要及时治疗,病程越长治疗越困难,部分患者的疼痛持续超过1年,部分病程可达10年或更久。

十二、交感神经相关性疼痛

(一)概述

交感神经相关性性疼痛,主要表现为交感神经介导性,与交感神经的功能障碍、受损有关,是用局麻药阻滞支配疼痛区域的交感神经所能缓解的疼痛。交感神经广泛参与神经病理性疼痛的发生发展,如带状疱疹性神经痛、幻肢痛、复杂区域疼痛综合征(complex regional pain syndrome,CRPS)等。与交感神经介导性密切相关的疼痛,大体包含如下几个方面。

1.神经性疼痛

包括复杂区域疼痛综合征(CRPS)、带状疱疹后神经痛、幻肢痛、残肢痛等。其中最具代表性的疾病是CRPS。

2 内脏痛

内脏痛主要是由于各脏器及胸腹壁层的感觉神经末梢受到强烈机械、化学物质或炎症产物的刺激,此外也可因局部血液循环障碍、平滑肌痉挛及代谢产物不能及时排除而引起疼痛感觉,常见有癌痛、慢性炎症等。其特点是部位不明确,疼痛范围广泛,常伴牵涉痛。

3.周围血管性疼痛性疾病

包括周围血管收缩功能失调、栓塞、硬化等病变引起的疼痛。这些疾病大多存在着交感神经功能失调,可通过交感神经阻滞进行诊断、判断预后和治疗。如雷诺氏病、红斑性肢痛症、手足发绀症、网状青斑、动静脉栓塞、脉管炎、视网膜病变等。

交感神经相关疼痛的机制目前仍不清楚。正常生理条件下,传出性的交感神经活动与初级传入神经元在功能上互不干扰;当神经损伤或组织发生炎症时,两者可能发生化学或解剖上的耦联从而调节疼痛。

(二)临床表现

疼痛性质表现为烧灼样痛、针刺样痛,伴有血管舒缩功能异常如出汗异常,喜暖怕凉,遇冷加重,温暖时有一定缓解等。

(三)体格检查

可有痛觉过敏、痛觉超敏和自发痛。血管运动障碍表现为早期皮肤湿润潮红肿胀,皮温可高可低不定,后期缺血性改变如皮温下降,皮肤苍白。随着疾病进行性发展,毛发指甲生长速度减慢,出现营养不良表现如皮肤菲薄、指甲卷曲失去光泽、肌力下降、肌肉废用性萎缩、关节僵直等。

(四)辅助检查

(1)诊断性交感神经阻滞:是临床上最常用的方法。选择性阻滞支配病变部位的交感神经,阻滞后疼痛迅速缓解,患病部位由阴冷潮湿,转为舒适的温暖感,皮肤温度升高,发汗减少,则说明该痛症的发生与交感神经密切相关。

(2)植物性神经功能检查有一定的阳性表现。常用的植物性神经功能检查方法:①眼心反射:若减少 12 次/分以上者为阳性,说明迷走神经张力增高。反之若压眼球后脉搏反而增加,说明患者交感神经张力增高。②白色划纹症:这是由于神经性反射引起血管收缩所致,表明交感神经兴奋性增高;若副交感神经兴奋性增高则表现为红色划纹症。③卧立试验:由卧位到立位脉搏增加 10~20 次/分,提示交感神经兴奋性增强;由立位到卧位若减少 10~20 次/分,为副交感神经兴奋性增强。④其他:竖毛反射;微量发汗测定法;微小神经电极法;心电图 R-R 间期法;血中激素浓度测定等。

(3)X 线显示局部斑片状骨密度降低、骨质疏松,这些是由于血运不良所致。

(五)诊断与鉴别诊断

临床诊断的标准应是对交感神经阻滞有效。

需进一步检查以排除潜在病变,如肿瘤等。

(六)治疗原则

交感神经相关性疼痛往往是多种疾病的表现之一,需要对原发病同时进行有效治疗,如神经源性疼痛或周围血管病。当然,单纯的交感神经相关性疼痛也为数不少,但要注意完善检查以排除潜在疾病,如肿瘤性疾病常伴有躯体交感神经疼痛症状。

(1)交感神经阻滞通过阻断其介导的疼痛,扩张支配区域血管达到治疗作用。①星状神经节阻滞(SGB):颈部交感神经干每侧有 3 个交感节,分别称颈上、中、下节,颈下神经节常与胸1 交感神经合并成星状,故名星状神经节。星状神经节阻滞使分布区内的交感神经纤维支配的心血管运动、腺体分泌、肌肉紧张、痛觉传导受到抑制,被用来治疗头、颈、肩、心脏和肺的一些疾病。SGB 阻滞一般以出现 Horners 征为成功标志。一般单一用药,多次阻滞。②胸交感神经阻滞:胸部交感神经每侧一般有 10~12 个,其分支主要分布于胸腹壁、肝脾肾等实质脏器和结肠左曲以上的消化管,多用于胸腹壁和部分脏器的交感神经相关性疼痛。③腰交感神经阻滞:常使用局麻药或神经毁损药或射频热凝对腰交感神经阻滞,用于治疗下肢血管性疾病以及腰椎管狭窄引起的下肢疼痛。④腹腔神经丛阻滞:能有效缓解顽固性上腹疼痛。⑤内脏神经阻滞。⑥肠系膜下神经丛阻滞。⑦上腹下神经丛阻滞。⑧奇神经节阻滞:主要用于肛周、会阴部疼痛。⑨硬膜外交感神经阻滞:对于范围较广泛的交感神经相关性疼痛。

(2)脊髓电刺激(SCS):主要用于定位明确的难治性交感神经相关性疼痛。

(3)受体拮抗剂治疗:目前比较常用的是酚妥拉明静脉给药,它具有阻滞全身交感神经的作用。

(七)康复和预后

交感神经相关性经痛发生发展是难以预料的,机制上不明确,后期的功能及器质性损害是难以逆转的。早期诊断治疗非常必要。

十三、膝外侧副韧带损伤

(一)概述

膝外侧副韧带损伤是一种较常见的膝关节韧带损伤。因受外伤机制和外力大小的不同,膝外侧副韧带损伤可分为拉伤、部分断裂和完全断裂,同时其损伤又可分为单一韧带损伤、多根韧带损伤和膝关节复合损伤。由于膝关节外侧副韧带断裂可引起膝关节外侧不稳定,影响膝关节功能,因此早起准备诊断并给及时治疗是保证恢复膝关节功能的关键所在。

(二)临床表现

受伤后膝关节外侧疼痛,压痛明显,腓骨小头附近肿胀、皮下淤血、淤斑;关节功能障碍,活动受限。因该韧带结构为柱状,不与关节相通,因此伤后很少引起关节积液。

(三)辅助检查

(1)小腿内收位双膝正位片可见患肢膝关节外侧间隙较健侧增宽。

(2)合并腓骨小头撕脱骨折时,可见骨折征象。

(3)合并关节内损伤出现血肿时,可穿刺抽出血液或血性液体。

(四)诊断

(1)患膝有内翻暴力受伤史。因受到对侧下肢的保护,外侧韧带损伤较少见。一旦出现内翻暴力,常使外侧副韧带断裂,且往往合并骨折或其他外侧结构损伤。

(2)外侧副韧带处疼痛、压痛。膝关节内翻试验阳性(疼痛、松弛)。

(五)治疗方案及原则

一般治疗为制动、非甾体类抗炎药物、理疗、局部注射及手术治疗。根据损伤类型具体治疗方案如下:

1.单纯外侧副韧带损伤

伤后立刻冷敷,加压包扎。两天后理疗,在体疗师指导下开始进行功能训练。一般两周可愈。

2.外侧副韧带部分断裂

损伤现场冷敷加压包扎,一般不需要手术治疗。伸直位制动3～4周。伤后2天理疗和肌力练习。

3.外侧副韧带完全断裂

新鲜断裂应及时手术缝合,并治疗合并损伤。陈旧断裂多无不稳症状,若有不稳,可用股二头肌肌腱修补。

十四、膝内侧副韧带损伤

（一）病因病理

膝内侧副韧带损伤是受到直接或旋转损伤的结果，多见于足球、摔倒、篮球、橄榄球及从事冰雪项目及跳跃动作的运动员，膝关节伸直或屈曲位的外翻损伤，尤其是膝屈曲 30°～50°，小腿突然外展外旋或足及小腿固定于地面，而大腿突然内收内旋，可造成膝内侧副韧带损伤。膝伸直位损伤，易发生在韧带的胫骨附着处；而屈曲位伴旋转易发生在韧带的股骨处，该韧带中间部的损伤，常合并半月板损伤，如膝外翻损伤将导致主要内侧稳定装置的断裂，暴力过强可造成前交叉韧带损伤，膝内侧副韧带、半月板、前交叉韧带同时损伤称膝关节三联症，如暴力过大还可致胫骨外髁压缩骨折、髌骨或股骨切线骨软骨骨折及膝关节脱位，单一的内侧副韧带损伤少见，往往是复合伤，损伤后如未及时正确治疗，而形成慢性疼痛，这与韧带损伤后再修复过程中韧带和股骨内侧髁或胫骨内侧髁粘连、瘢痕形成有关。此疼痛可因瘢痕活动造成新的损伤而加重。

（二）临床表现

①急性损伤一般表现为膝关节急性疼痛、内侧肿胀、皮下淤血、患肢不能负重、重者不能行走，关节失稳。

②慢性损伤：膝部内侧疼痛，活动加重，将患腿完全伸直时受限，走路跛行，严重时不能走路，下蹲也困难，在股内侧髁或胫骨内侧髁压痛。

（三）诊断

①急性损伤有外伤史。

②膝关节内侧压痛、肿胀。

③外展或外翻应力试验阳性，应与健侧膝关节相比较；关节内有积液浮髌试验阳性；完全断裂者，关节过度外翻；局部可扪及凹陷缺陷。

④普通 X 线片内侧间隙增宽。MRI 检查可以帮助明确诊断，并可对软骨损伤、半月板及交叉韧带合并伤进行鉴别。

（四）治疗原则

①单纯Ⅰ、Ⅱ度侧副韧带损伤给予非手术治疗，但决定任何保守治疗方案前，应明确除外前交叉韧带损伤。

②减轻疼痛及炎症，冷敷或应用非甾体抗炎镇痛药，抽出关节积血；将膝关节置 20°～30°位石膏托固定，制动，1 周后可带石膏托下地行走，6 周拆去石膏托。

③后遗症期可行通点注射或小针刀松解治疗。针刀松解治疗患者仰卧、屈膝，让足掌平稳放于治疗床上，进刀点是在髌韧带的附着点外的压痛点上，刀口线与髌韧带纵轴平行，针体与髌韧带平面垂直深度直达骨面，先纵行剥离，再横行剥离，如有硬结应纵行剥开，5～7 天 1 次，一般 1～2 次即愈。

④物理因子治疗。

⑤力量训练，恢复功能水平。

⑥手术治疗:内侧副韧带Ⅲ度损伤常伴有前交叉韧带断裂的复合损伤,需手术治疗,建议术前进行 MRI 检查以判断损伤范围。如韧带完全断裂者应手术缝合韧带。

十五、腰椎滑脱症

(一)概述

腰椎滑脱症是在1854年由 Kilian 提出的,指某一椎体的全部或者部分相对于下位稳定椎体的向前或者向后滑动。是中老年人下腰痛的常见病因,与椎间盘、小关节突关节、韧带、肌肉等病变密切相关。

(二)发病病因

(1)先天性:与宫内发育,家族和种族密切相关,主要包括关节突发育不良,脊柱发育畸形等;

(2)椎弓峡部裂:均为峡部应力性骨折造成,如峡部疲劳骨折不愈合所导致的峡部崩裂等

(3)退行性病变:脊柱和关节突长期退行性不稳,前滑椎体的下关节突发生小压缩骨折导致关节突变为水平方向,且伴有旋转不稳定的现象;

(4)创伤性:多见于严重的后伸性损伤,病程相对较慢;

(5)病理性:由全身或者局部骨骼病变引起的,相对较为少见;

(6)医源性原因,手术后滑脱。

(三)临床表现

(1)下腰痛:为本症最常见的症状,可向臀部及大腿后侧放射,有滑脱椎体的棘突压痛,腰椎侧弯及后伸可诱发疼痛发作。

(2)坐骨神经痛或者马尾神经受压表现:多表现为单侧肢体相应神经支配区疼痛,伴有鞍区麻木,大小便功能障碍等。

(3)腰背部局限性压痛,放射性疼痛,大部分患者可见腰椎前凸加重,脊柱的中心线后移,部分患者可伴有腰部肌肉痉挛及行走姿态异常。

(四)诊断

(1)临床表现及明确的外伤病史,有助于明确诊断。

(2)腰椎 X 线:包括腰椎正侧位,双斜位,过伸过屈功能位片,正侧位可见清晰显示的腰椎椎体的相对位置及移动程度,双斜位片可见"狗头项圈征",明确椎弓峡部裂。过伸过屈位可明确患者腰椎的稳定情况。

(3)腰椎 CT 及 MR 有助于协助诊断,明确滑脱节段是否存在相应的椎间盘突出,神经根有无受压等情况。

(五)治疗原则

根据 Meyerding 分类法:腰椎滑脱程度按下位椎体上缘前后径分为4份,由滑脱椎体后缘引出直线,与下位椎体上元交角处,测量前移程度,前移在1/4以内者为Ⅰ度,2/4以内者为Ⅱ度,在2/4与3/4之间者为Ⅲ度,超过3/4者为Ⅳ度,与下位椎体完全错开者为Ⅴ度。

(1)无症状者一般不需要治疗。

(2)保守治疗:适用于Ⅰ度滑脱,无马尾、神经根受压表现的患者,包括佩戴支具、功能锻炼、辅助药物治疗(NSAIDs 药物,肌松剂等)。

(3)手术治疗:适用于Ⅱ度以上的滑脱,有神经根及马尾受压症状的患者,目的是解除神经根及马尾的压迫,稳定脊柱;椎间孔镜微创技术可用于治疗Ⅱ～Ⅲ度的腰椎滑脱患者,可有效地解除神经根的压迫,不能有效稳定腰椎的稳定性。

十六、腰椎间盘突出症

(一)概述

腰椎间盘突出症(LDH)是疼痛科、骨科常见的疾病,也是腰腿痛的常见病因。LDH 是指由于腰椎间盘突出压迫、刺激相应神经根而诱发的腰和(或)下肢的疼痛,多表现为单侧肢体疼痛,也有患者表现为双下肢疼痛和(或)麻木,部分患者可伴有下肢无力。

(二)发病机制

1.机械性压迫

硬膜囊发出的神经根没有像周围神经一样的保护鞘,故对压迫较为敏感。20 世纪 30 年代已经发现坐骨神经痛和腰椎间盘突出相关,考虑疼痛由神经根受压引起,从那时起,通过手术切除突出的腰椎间盘,来治疗腰椎间盘源性的腰腿痛。但是近年来临床研究发现神经根受压与临床疼痛症状并不完全相符。有学者认为椎管内组织的炎症反应是造成严重腰腿痛的重要因素。

2.炎性反应

腰椎间盘突出症患者的炎症反应主要包括了环氧化酶(COX-2),TNF-α,IL-1,磷脂酶 A2(PLA2),5-羟色胺(5-HT)等炎性因子的反应,多已经过证实与腰椎间盘突出患者的神经根刺激有明确相关性。

3.血运障碍

当神经根受压时,同时伴有动脉供血的减少和静脉淤血的发生,缺血、缺氧进一步加重炎症反应加速神经根的损害及病变。部分患者出现行走后放射痛加重,可能与神经缺血、缺氧有关,当平卧休息后,血流障碍缓解随之疼痛减轻。

4.免疫反应

LDH 的免疫假说在 20 世纪 70 年代提出,其学说以髓核组织为人体最大的无血供组织为基础,正常情况下其与机体隔离,当出现纤维环破裂,这种隔绝作用消失,机体认为髓核为"非己",而产生免疫反应。

(三)临床表现

(1)有腰部外伤、慢性劳损或受寒湿史,大部分患者在发病前有慢性腰痛史。

(2)常发于青壮年。

(3)腰痛向臀部及下肢放射,腹压增高(咳嗽、喷嚏)时疼痛加重。

(4)脊柱侧弯,腰部生理弧度消失,病变部位椎旁有压痛,并向下肢放射,腰部活动受限。

(5)下肢受累神经支配区有感觉过敏或迟钝,病程长者可出现肌肉萎缩;直腿抬高或加强试验阳性,膝、跟腱反射减弱或消失,足大趾背伸力减弱。

(四)诊断

1.X 线检查

一般腰椎间盘突出症患者 X 线检查可有腰椎侧弯,骨质增生等异常,相应椎体间隙变窄,腰椎间盘突出伴有相应位置骨质增生的患者在相应节段的侧位偏上可见骨质影。

2.腰椎间盘 CT 检查

腰椎间盘 CT 检查是椎间盘突出较为直接的检查手段,主要从横断面确定患者是否有椎间盘突出,可明确患者腰椎间盘突出的大小,位置,侧别,节段等具体信息,并且可以明确突出部位是否有相应位置的椎管狭窄及钙化等。

3.腰椎 MR 检查

腰椎 MR 可清晰分辨出椎间盘与硬膜囊、神经根的相关位置,突出的椎间盘是否有脱垂,纤维环是否破裂等。

(五)治疗原则

腰椎间盘突出症患者的治疗主要包括两种:保守治疗和手术治疗。

1.保守治疗

对于程度较轻或者发病时间短的腰椎间盘突出症患者,首选保守治疗方法,包括卧床休息,物理治疗、NSAIDS 药物治疗、脱水(甘露醇,激素等)治疗、椎管内注射治疗、推拿、针灸等综合对症治疗,部分患者可取得较好的治疗效果,但保守治疗疗效有限,不能从根本上消除椎间盘突出的压迫和刺激,部分患者可能在劳累或者其他诱发因素的刺激下出现症状反复。

2 手术治疗

主要包括微创治疗和开放性手术治疗。目前临床上最为常用的微创治疗方法是椎间孔镜下髓核摘除术,在直视内窥镜的辅助下分离压迫神经的间盘组织并去除压迫部分,予以纤维环成形治疗,促进损伤纤维环恢复。另有腰椎间盘突出症微创治疗方法包括经皮激光减压术(PLDD)、椎间盘射频脉冲术、椎间盘内臭氧注射术等。

第四节　癌痛诊疗

一、癌痛的药物治疗

癌痛有多种治疗方法,药物治疗是最主要、最常用的措施,使用方便,不需特殊仪器与设备,尤其口服给药最为普遍。根据药理学的基本原理与临床使用经验,镇痛的选择与剂量的掌握必须个体对待,以获得最好的镇痛效果与最小的不良反应。目前常用的镇痛药主要有以下三种:非阿片类镇痛药,阿片类镇痛药(麻醉性镇痛药)和辅助药(与镇痛药联合使用,以增强后者的作用)。

(一)癌痛的评估至关重要

癌症原本是个"无痛的肿包",在其无序增长过程中,在放、化疗过程中以及治疗后等相关夹杂病变的影响下可引发疼痛。在评估癌痛时,临床上多采用视觉模拟(VAS)、数字(NRS)、Wong-baker 面部表情量表等评估疼痛的方法评估疼痛的程度。0 分:无痛;1～3 分:轻度疼痛;4～6 分:中度疼痛;7～10 分:重度疼痛。对疼痛的评估要随时随地动态地进行并将结果予以实录,旨在判断病情和疗效变化,并作为修订治疗方案的依据。疼痛评估一定要个体化的进行,要了解并掌握该痛患的原发病及其病转情况,是否有骨与神经病理性疼痛的并存?是否有发生过爆发性疼痛?具体采取过什么措施?效果如何?以及此前治疗手段和效果,痛患的心理状态等,对那些属于高危人群的小儿、老人、有药物滥用史、神经精神病史者,尤应给予特别的关注。一个治疗疼痛的医生,只要全面掌握了接受疼痛治疗患者的全部医疗相关信息,并与其交朋友,做到心与心的交流后,那么你所采取的治疗措施,定会收到事半功倍的疗效。

相信癌痛患者对自己的疼痛评估是取得良好疗效的前提,因为疼痛完全是癌痛患者自己对自己病情的主观评定,任何人包括医生都无权对癌痛患者的自我评估结果产生怀疑甚至持指责的态度。免除疼痛是患者的基本权利,更是医生神圣的职责。

(二)癌痛的治疗要点

欲获得理想的疼痛治疗效果,需要患者、患者家属及医务人员三方面的密切配合。在治疗癌痛过程中,医生应做到以下几点:①与患者及家属一起,讨论患者的疼痛及其治疗问题;②鼓励患者积极主动参与癌症疼痛治疗问题;③解除患者的疑虑,让他们充分表达自己的疼痛感受,正确评估疼痛情况,有效地控制疼痛;④和其他参与治疗医生密切合作;⑤了解国家和地方有关癌症治疗用药的法规;⑥一般应首选创伤性小的治疗方案,根据病情的发展需要进一步给予其他治疗;⑦考虑到癌症患者治疗中药物及治疗费用问题。

(三)癌痛药物治疗的主要原则

疼痛是癌症患者的最常见的症状。癌症初诊时,约 25% 伴有疼痛症状;抗癌治疗期约 35% 伴有疼痛;晚期癌症疼痛发生率上升至 75%。疼痛也是癌症患者最恐惧的症状之一,疼痛会严重影响患者的情绪、睡眠、生活、活动能力、与家人及朋友的关系,严重干扰患者的生活质量。癌痛治疗不当的现象普遍存在,为合理的镇痛治疗,WHO 制定了癌症三阶梯镇痛治疗原则,基础是用药方法的"阶梯"概念,并同时遵循 5 项基本原则。

1.口服用药

首选口服等无创途径给药。口服用药,无创、方便、安全、经济。随着镇痛药新剂型研究进展,及患者不同病情对给药途径的不同需求,除口服途径给药外,选择其他无创性给药途径日趋广泛应用,如透皮贴剂镇痛治疗。给药途径不是决定有无药效的主因,决定有无药效的主要因素是该药的使用剂量。可供参考的是吗啡用量静脉:口服=1:3。倘若有需,有创给药的途径可依病情之需随时补用之;若患者有吞咽困难,严重呕吐或胃肠梗阻时,可选用透皮贴剂、直肠栓剂等。必要时使用输液泵连续皮下输注。

2.按阶梯用药

可以理解为按轻、中、重度疼痛,选用治疗轻、中、重度疼痛的药物用以治疗的原则。

(1)治疗轻度疼痛的药物

临床上常选用:非甾类抗炎镇痛药(NSAIDs)。这类药物的共性是:结构各异,性质不同,药效相似、均有封顶效应,都是通过抑制环氧合酶(COX)产生镇痛、抗炎、解热、影响免疫和血液功能等五项作用,均有镇痛作用但效果不及阿片类药物,对骨与神经痛疗效甚差。不良反应有停药后就有可能发生"反跳"甚至疼痛再现;心血管负性反应,胃肠道溃疡、出血、穿孔以及肝肾功能不全等器官性的毒性反应,临床上应予以高度警惕。可分为四大类:①特异性的COX-2抑制剂仅有塞来昔布一药;②特异性的COX抑制剂也仅有甲酸类的阿司匹林;③选择性的COX-2抑制剂,如美洛昔康等;④非选择性的COX抑制剂,品种繁多为临床常用。如,乙酸类的吲哚美辛、丙酸类的甲芬那酸(甲灭酸)、杂环芬酸类的萘普生、吡唑酮类的乙酰氨基酚等。因此临床治疗要将理论与实践相结合,选用其中的1~3种药物。

(2)治疗中度疼痛的药物

多属于弱效吗啡类:可待因及其组方药如西泰孟、氨酚待因;曲马多;属于精神药品的布桂嗪及含有羟考酮的组方药(泰勒宁)和盐酸羟考酮控释片(奥施康定)。治疗中度疼痛用药除奥施康定外均有封顶效应。可待因封顶量界定在≤1.5mg/(kg·d),曲马多400mg/d,泰勒宁因受制于乙酰氨基酚封顶量单药400mg/d,组方药200mg/d也不能逾量使用,应予注意。

(3)治疗重度疼痛的药物

主要是强效吗啡类,共有的特点:都是μ受体激动剂,均无封顶效应和器官毒性作用,有效作用时效长(4~6小时),均有可能产生身体依赖和不良反应,合理的用于治疗重度疼痛,可收到良好的治疗效果。并可将不良反应的发生降至最低。即释吗啡、控缓释吗啡(美施康定)、奥施康定、芬太尼透皮贴剂都可用做治疗重度疼痛。奥施康定因其对κ受体激动的药效,对内脏痛的治疗效果优于吗啡,已为基础与临床所认同。由于奥施康定含有38%即释效果和62%的缓释效果,使其在口服1小时后就出现镇痛效果,有效作用持续12小时。鉴于奥施康定的这一特点,在临床应用上有扩大趋势。

吗啡在临床上的应用,没有用量上的限制,此点药理学已有证明其没有封顶效应。国药管安明确可以使用无剂量限制的吗啡,用于治疗癌痛。面对一个癌痛患者,究竟应该使用多大剂量的口服吗啡去镇痛,不是由医生主观决定用药剂量;患者需要口服多大剂量才能获得较为满意的镇痛效果,就有权口服多大剂量的吗啡。

3.按时用药

不是按需"何时痛就何时用",而是按照所用药物有效作用时间,不管是否有疼痛,到时间就服药,这是"死规定"。在用药期间内如果发生爆发性疼痛时,应使用相当于所用药物每日用量的10%~20%(甚至更大剂量)的药物,换算成即释吗啡量补服之。若每日爆发性疼痛≥3次,即应将每日所用补服量的总和,添加在每日的用量以内服用;若在没到服药时间提前出现疼痛时,提示或原发病有变或出现耐药现象,应适当增加全天用量的25%、50%或100%,目的在于维持持续的满意的镇痛效果。

4.个体化给药

由于个体差异,阿片类药物无理想标准用药剂量,能使疼痛得到缓解的剂量就是正确的剂量,故选用阿片类药物,应从小剂量开始,逐步增加至理想缓解疼痛而无明显不良反应的剂量为止。

5.注意具体细节

在对原发病、夹杂病继续诊治的同时要注意:①依据疼痛程度的变化适当应用辅助用药;

②关注麻醉性镇痛药不良反应的防治;③关注骨转移痛的疼痛诊治。可采用姑息放、化疗法、双膦酸盐及其他辅助药的应用等;④关注神经病理性疼痛的诊治,可采用抗癫痫类、抗抑郁类、甾体类、局麻药、NMDA 受体拮抗剂等治疗;⑤关注内脏痛,除奥施康定外还可选用抗胆碱类药物治疗,若出现肠梗阻时可采用姑息手术疗法;⑥关注高危人群的疼痛。

(四)镇痛药物及合理使用

1.非甾体抗炎镇痛药

可以抑制肿瘤侵犯损伤局部组织所引起的致痛物质——前列腺素的合成。此类药物对炎性疼痛和骨关节疼痛治疗效果较好,无成瘾,但镇痛有封顶作用,不能同时使用两种非甾类消炎药(对乙酰氨基酚除外)。

2.曲马多

(1)曲马多对 μ-阿片类受体的亲和力为吗啡的 1/6000,对胺类受体($\alpha 2$ 肾上腺素能受体和 5-HT)也有作用,两种机制协同产生强镇痛作用,用于中度至重度疼痛。

(2)在治疗剂量下,曲马多几无呼吸及心血管不良反应,无平滑肌不良反应,无成瘾性,便秘、嗜睡和镇静作用也低于阿片类。

(3)主要的不良反应是恶心、呕吐,头晕和头痛。剂量过大可产生惊厥和 5-HT 综合征。

(4)曲马多可经口服、直肠、静脉或肌肉给药。口服用药原则是小量开始,逐渐加量。通常开始剂量为 50mg/次,如无不良反应 2～3 天后可增至 100mg/次,一般口服最大剂量为 400mg,但在治疗重度癌痛和术后痛时可使用到 600mg 的日剂量。静脉注射为防止恶心呕吐不良反应,负荷量 2～3mg/kg,常在手术结束前半小时给予,维持剂量不超过 400～600mg/d。

3.阿片类药物

阿片类药物可以抑制痛觉在中枢神经系统内的传导,达到镇痛作用。阿片类药物可分为弱阿片类药物和强阿片类药物。

(1)吗啡:吗啡是最常用的强阿片类药物,也是晚期癌痛最常选用的镇痛药物,其代谢产物吗啡-6-葡糖苷酸(M6G)也是产生镇痛效应的活性代谢产物。口服易吸收,肝脏首过效应较强,因此,口服生物利用度约 25%。吗啡血浆半衰期 3 小时,健康人 M6G 的血浆半衰期超过 3 小时,但在肾功能不全的患者将明显延长。速释硫酸吗啡、盐酸吗啡镇痛时间为 4～6 小时。口服吗啡控释片的作用时间可达 12 小时。

(2)芬太尼:芬太尼是术中常用的镇痛药物,经皮芬太尼贴剂是晚期癌痛治疗的重要药物。与吗啡相同,芬太尼也属强阿片类药物,为 μ 受体激动剂,其镇痛强度是吗啡的 70～100 倍。因其分子量小,脂溶性高,对皮肤刺激小,适用于制成缓释透皮贴剂,因此适用于不能口服的患者。经皮芬太尼贴剂皮肤吸收利用率为 92%～94%,初次用药 6～12 小时达到血浆峰浓度,12～24 小时达到血浆稳态浓度。每隔 72 小时更换一次贴剂,可维持稳定的血药浓度。芬太尼的释放量与贴剂的药物含量和贴剂的表面积成正比。不良反应与吗啡相类似,如恶心呕吐、便秘等,但比吗啡发生率低。

(3)哌替啶:因其在体内代谢,去甲基后可产生去甲哌替啶,此代谢物的半衰期是哌替啶本身的 2～3 倍,长期使用可导致在体内的蓄积,引起中枢神经系统的一系列不良反应,如震颤、肌震挛甚至癫痫发作,而且纳洛酮不能拮抗去甲哌替啶引起的不良反应,甚至有加重的趋势,因此,哌替啶不适用于慢性疼痛和癌痛的治疗。

4.给药途径

口服给药因其方法简单,易于掌握和管理,是晚期癌痛患者首选的给药途径,而对吞咽有困难的患者,可经舌下含服或经直肠给药。芬太尼透皮贴剂也比较方便、有效的无创给药方法,国内有 25、50ug/hr 两种剂型。对于经胃肠道给药不能控制的疼痛或疼痛发作特别频繁的患者,可考虑经静脉全身给药。在口服、静脉、经皮等途径都失败或产生难以控制的不良反应时,可改用椎管内给药或联合局部神经阻滞疗法。在进行药物更换或改变给药途径时,应根据不同药物、不同给药途径下药物作用强度的相互关系进行调整,一般吗啡与芬太尼的作用强度比为 1:70～1:100;吗啡的不同给药途径的镇痛强度之比分别为口服、静脉、硬膜外腔、蛛网膜下隙=1:10:100:300。

5.给药间期

根据药物不同的药代动力学,制定合适的给药间期,规律地给药(而非疼痛出现时才用药),使体内维持恒定的镇痛药物浓度,不仅可以提高药物的镇痛疗效,还可减少耐受的出现。各种盐酸和硫酸吗啡控释片的镇痛作用可以在给药后 1 小时出现,2～3 小时达到高峰,共可持续 12 小时,还可联合应用 NSAIDs。透皮芬太尼贴剂的镇痛效果常于给药后 12 小时出现,24～48 小时达到高峰,可持续约 72 小时。经静脉给吗啡可在 5 分钟内起效,持续 1～2 小时。对于活动、应激、疾病进展引起的爆发性痛可以在定时给药的基础上追加一定量的镇痛药物。

6.药物剂量的调整

应从小剂量开始,在癌痛治疗之初可能有一个药物剂量逐渐增加的过程,爆发性疼痛反复发作高于 4 次/d 的患者,可能存在药物剂量不足,应将每日制止爆发痛的阿片类药物总剂量换算成日剂量以控缓释药物代替。在调整剂量时,重度不能缓解的疼痛吗啡每 24 小时的增加剂量为 50%～100%,中度可每天增加 25%～50%,以减少剂量过大引起的各种危险。

对于因其他附加治疗使疼痛已经减轻的患者,渐进性的镇痛药物剂量下调是必要的。一般每次每天可减少 25%～50%,但首先应确保镇痛效果。对于因出现剧烈不良反应而需要调整药物的患者,应首先停药 1～2 次,再将剂量减少 50%～70%。经过一段时间有规律治疗后疼痛得到控制的患者,仍需给予以前每天剂量 25% 的药物,以防出现生理戒断综合征。

(五)镇痛药物的不良反应及处理

长期使用口服阿片类药物,因肠蠕动受抑制,便秘发生率高。故在使用之初就应预防性地联合使用一些治疗便秘药物如番泻叶等药。严重便秘可使用作用较强的导泻药或换用非口服制剂,如芬太尼透皮贴剂。阿片类药物刺激呕吐中枢,胃肠道阿片受体以及便秘常可引起患者恶心呕吐。防治的方法包括:甲氧氯普胺(胃复安)10mg,3～4 次/日;氟哌利多(氟哌啶)2.5～5mg,1～2 次/日,但可引起镇静作用,故不用于已有镇静反应的患者;地塞米松 5～10mg,1～2 次/日;严重的呕吐患者可用 5-HT$_3$ 受体拮抗剂。随着使用时间的延长,阿片类药物的催吐作用可逐渐减轻直至消失,因此,在阿片类药物治疗时应从小剂量开始,逐渐增加剂量,这样可明显减轻呕吐的发生。

呼吸抑制作为阿片类药物的急性不良反应,在晚期癌痛治疗使用控缓释阿片类药物的患者中极少发生,但对于初期使用者此不良反应应该引起特别重视,加强对首次使用阿片类药物患者的监测。一旦出现不良反应,可静脉注射阿片受体拮抗剂纳洛酮($20\sim40\mu g/min$)进行治疗,随后减少阿片类药物的剂量。

由于晚期癌症患者使用阿片类药物主要以镇痛为目的,可出现药物耐受和躯体依赖现象,但与吸毒者的心理依赖有别,出现成瘾的极少(哌替啶除外)。因顾及可能出现成瘾而限制晚期癌症患者的阿片类药物用量是没必要的,也不利于疼痛的控制和晚期肿瘤患者的生活质量。

(六)辅助治疗药物

所谓辅助治疗联合采用一些非镇痛药物,提高阿片类药物的镇痛效果,减少阿片类药物的量,从而也可减轻其不良反应。对于常规镇痛药不能控制的难治性疼痛辅助治疗显得尤为重要。

1.三环类抗抑郁药

以阿米替林为代表的三环类抗抑郁药的镇痛作用体现在:①本身的直接镇痛作用,尤其对神经痛;②具有部分阿片样作用:有研究表明使用抗抑郁药的患者,吗啡的需要量明显减小;③抗抑郁作用:可以改善疼痛患者伴随的抑郁症状。

此类药物的药理作用非常复杂,主要通过抑制中枢神经系统内神经末梢对去甲肾上腺素(NA)和5-HT的重吸收,使这些神经递质的含量增加,脑干(5-HT介导)和中脑(NA介导)的下行抑制途径作用增强,起到抑制痛觉传导、缓解疼痛的目的。

这类药物的不良反应较明显,而且不良反应在给药后数小时内出现,镇痛作用需持续用药数天,抗抑郁作用则要数周。因此在用药的早期,尤其应注意不良反应的观察。常见的不良反应有:①抗单胆碱作用:最常见也是最令人不能忍受的不良反应,表现为口干、黏膜干燥,视力模糊,眼内压增高,尿潴留,便秘。长期使用后抗胆碱作用可出现耐受,因此从小剂量开始、逐渐增加剂量可以减轻这些不良反应;②中枢不良反应:主要表现为嗜睡,严重的可出现意识混乱、躁动、噩梦、失眠,镇静作用主要由于药物阻断中枢H1组胺受体;③心血管作用:此类药物有潜在的心肌毒性作用,使用时应引起注意,尤其用于50岁以上、有心肌缺血可能的患者。心血管不良反应主要表现为T波异常、传导阻滞、各种心律失常、晕厥和体位性低血压;④血液系统改变:引起白血病等血液系统恶病质较少见,但可致命;⑤肝脏作用:可出现肝酶升高、黄疸和肝炎,停药可使症状缓解;⑥变态反应。

口服是主要的给药方法,由于此药作用时间长,一般每天口服$1\sim2$次。由于存在较明显的个体差异,治疗时应采取最小的起始剂量,然后缓慢增加剂量,使患者在取得治疗效果的同时又能耐受不良反应。停药也应逐渐减量,以免出现失眠、易怒等中枢兴奋症状。

2.抗焦虑药物

主要用于减轻焦虑、紧张、恐惧、稳定情绪,兼有镇静催眠作用的药物,一般不引起自主神经系统症状和锥体外系反应。抗焦虑药以往称为弱安定药,属于这一类的主要为苯二氮䓬类药物,其次为丙二醇类,抗组胺的二苯甲烷类,抗抑郁药三环类和MAOI,β受体阻滞剂和近年发现的苯二氮䓬类抗焦虑药丁螺环酮(布斯哌隆)。

(1)苯二氮䓬类药物

①药理作用:作用于中枢神经系统产生抗焦虑、镇静催眠、抗惊厥和骨骼肌松弛作用。

a.抗焦虑作用:是苯二氮䓬类药物的主要作用。它对海马和杏仁核具有高度的选择作用,可加强因刺激杏仁核，下丘脑腹中部和皮质运动区引起的海马神经元抑制性放电活动，激活苯二氮䓬类受体，从而加强 GABA 神经传导的结果。

b.镇静催眠作用：中等剂量的苯二氮䓬类药物具有明显的镇静和催眠作用，对各期睡眠均有不同程度影响。苯二氮䓬类药物的镇静催眠作用可能与其抑制脑干网状结构上行激活系统有关，也可能是增强上述部位 GABA 能神经传导的结果。

c.抗惊厥作用：苯二氮䓬类药物的抗惊厥作用较强，对各种实验性癫痫模型都具有对抗作用，而以抗戊四唑惊厥的作用最强。与苯妥英钠类药物一样，对病灶本身无直接作用，不能消除癫痫病灶异常放电，而是抑制异常放电向外扩散。作用部位可能在脑干，主要与加强 GABA 能神经传导有关。苯二氮䓬类药物用于治疗癫痫者只有硝西泮、氯硝西泮和地西泮。

d.中枢骨骼肌松弛作用：小剂量苯二氮䓬类药物即可抑制脑干网状结构下行激活系统对脊髓 γ 运动神经元的激活，大剂量加强脊髓突触前抑制，而不影响突触后抑制，从而抑制多突触反射，机制也与加强 GABA 神经传导有关。

②体内过程：口服易吸收，口服后峰值时间范围为 0.5～8 小时，以地西泮口服吸收最快，但地西泮肌内注射吸收不佳，如需注射，可用劳拉西泮。苯二氮䓬类药物吸收后，药物迅速被脑组织与其他器官摄取，然后再分布到其他组织（特别是肌肉和脂肪）。药物脂溶性越高，再分布越快。再分布率对药物作用时间的影响有时比生物转换率还大，地西泮和其他亲酯苯二氮䓬类药物的再分布动力学由于肠肝循环变得更为复杂。主要由尿排出，也可以通过胎盘和母乳排出，应引起注意。

苯二氮䓬类药物在肝脏经微粒体酶进行代谢，应注意以下几点：a.活性代谢物：由于大多数代谢物具有活性，在讨论此类药物的药效时，应该包括母药及活性代谢物，长期给药时此点尤为重要。b.药物半衰期：药物半衰期对药物作用时间长短甚为重要，可将苯二氮䓬类药物分为长效（>24 小时）、中效（5～24 小时）和短效（<5 小时）三类或者长效（>24 小时）和短效（<24 小时）两大类。长效者均可代谢为活性代谢物（如去甲安定），这些代谢物需要肝脏混合氧化酶系统进一步降解。短效者无活性代谢物，在肝脏内与葡萄糖醛酸结合，不需肝脏氧化酶系统。有的母药的药物半衰期不长，而活性代谢物的药物半衰期较长，则该母药属长效作用的苯二氮䓬类药物，如普拉西泮和 3-羟去甲安定的清除药物半衰期短，分别为 1～3 小时和 2 小时，但是其活性代谢物 N-去甲安定的药物半衰期长（96 小时），故两者亦属长效作用药。c.苯二氮䓬类药物的生物转化受患者年龄的影响，新生儿由于肝脏发育不完善，其药物半衰期可延长，如地西泮在成年人的药物半衰期为 20～43 小时，新生儿则为 40～160 小时，老年人亦如此。d.肝、肾疾患亦延缓苯二氮䓬类药物的清除，但奥沙西泮（舒宁）和劳拉西泮影响不大，适合于在老年人应用，因为两者是地西泮的最终代谢产物，不用在肝脏进行代谢而直接与葡萄糖醛酸结合排出。

③药物相互作用：某些药物可以与苯二氮䓬类药物发生相互作用，主要涉及在肝脏代谢的长效作用苯二氮䓬类药物，一般来讲，苯二氮䓬类药物与抗精神病药、抗抑郁药和锂盐很少有重要的药代动力学相互作用，但与其他中枢神经系统药物合用时，则可能增加过度镇静或中毒的危险。

④临床应用：抗焦虑药不仅用于精神科，也在临床其他各科如内科、外科、妇产科、神经科、

皮肤科、肿瘤科、疼痛科作为缓解焦虑、紧张、稳定情绪、安眠、镇静、抗惊厥以及产前和麻醉前给药广泛应用。

焦虑常用的有地西泮、氯氮䓬、奥沙西泮、阿普唑仑和劳拉西泮等。一般在用药后1周内出现疗效,4~6周明显疗效。尚难肯定某种苯二氮䓬类药物对抗焦虑症更优,药物的选择应根据焦虑的性质、药物的药代学特点和不良反应而定。肝脏疾病或老年患者常选用奥沙西泮或劳拉西泮,因两者都是地西泮的最终代谢产物,不需要在肝脏进行代谢。地西泮亲脂性高,是所有苯二氮䓬类药物中吸收和作用最快的,适用于急性病患者,但肌内注射吸收不佳,如需注射可采用劳拉西泮。地西泮可在睡前服用,有利于睡眠,因 t1/2 长,白天仍保持其抗焦虑作用或在白天加用其他短效苯二氮䓬类药物。阿普唑仑和劳拉西泮是短时间作用的苯二氮䓬类药物,可能对发作性焦虑症效果好。

抗焦虑药的疗程一般不宜超过6周,除劳拉西泮外,苯二氮䓬类药物的肌内注射吸收均欠佳,极度焦虑患者可肌内注射劳拉西泮。长作用苯二氮䓬类药物可每日1次给药。

不良反应:a.神经系统:可出现困倦、乏力、嗜睡、头晕,可能影响患者的操作技能,骑车、开车宜注意。大剂量可引起共济失调、吐词不清、暂时性遗忘和意识障碍。严重者可导致昏迷和呼吸抑制,特别是老年人,躯体病和与其他镇静药物合用时。外周神经不良反应有口干、腹部不适、视物模糊。b.心血管呼吸系统:一般作用轻微,但慢性呼吸系统疾病,如慢性支气管炎、肺气肿可能导致呼吸抑制。静脉注射也可出现一过性呼吸抑制、血栓性静脉炎、低血压、甚至心搏骤停。偶见急性中毒,但单由苯二氮䓬类药物致死者少见。c.矛盾反应:少数患者伴有性格异常或脑器质性病变者,苯二氮䓬类药物可引起脱抑制现象。表现为失眠、噩梦、多汗、心动过速、焦虑、恐惧、敌意、攻击性、轻躁狂状态、幻觉妄想、抑郁和癫痫发作。多见于治疗1~2周后或在增量后出现,往往可自行消失。d.其他:如皮疹、性功能障碍、月经不调。e.耐受性和戒断综合征:此类药物的最大缺点是其多种药理作用均易产生耐受性。另一缺点是长期应用可产生依赖性,包括精神依赖性和躯体依赖性。突然停药可引起戒断症状如失眠、焦虑激动加重、肌肉颤搐、震颤、头痛、恶心、多汗、视力模糊。突然停药可诱发癫痫。

(2)布斯哌隆:布斯哌隆是近年发现的一种新的、非苯二氮䓬类抗焦虑药,其药理性质与苯二氮䓬类药物完全不同,拮抗 GABA 能神经传导而不是加强 GABA 传导,阻断突触前 KA 受体,升高纹状体 HVA 水平,但不引起动物致僵作用。对人既不引起锥体外系反应,也不引起 DA 能神经超敏和迟发性运动障碍,对 DA 的作用很多方面与抗精神病药物相反。

本药还作用于海马 5-HT 受体,抑制缝际核 5-HT 神经元自发放电,降低纹状体 5-HT 水平。慢性治疗减少额叶皮层 5-HT 结合位点数,因此其抗焦虑作用很可能是通过 5-HT 能神经传导起作用的。有很多对照研究表明,对焦虑症和苯二氮䓬类药物一样有效,优点是无耐受性,无滥用的危险,抗焦虑作用的同时无明显不良反应,因此一般不影响患者的日常生活功能。

主要适应证为广泛性焦虑症,禁忌证为严重肝、肾疾病及药物过敏者。剂量为 20~30mg/d,小剂量开始,分次服用。不良反应有头晕、头痛、恶心、腹泻、感觉异常、兴奋、出汗。

3.抗惊厥药

此类药物的抗惊厥作用主要通过:①抑制神经元对 GABA 的重吸收,提高抑制性神经递质 GABA 的含量,并提高脊髓神经元对 GABA 的反应;②拮抗兴奋性氨基酸的作用;③抑制离子的跨膜运动。由于影响钠离子的跨膜运动,因此具有一定的镇痛作用,尤其对神经痛具有一定疗效。

主要不良反应包括:①恶心呕吐、消化不良,饭后服用可减少胃肠道不良反应;②镇静和嗜睡;③食欲增加,体重增加;④肝脏、肾脏受损;⑤骨髓抑制血小板功能不全引起出血倾向;⑥心肌毒性,导致各种心律失常、传导阻滞;⑦皮疹和瘙痒。

加巴喷丁是最常用于治疗各类神经痛的抗惊厥药,其不良反应小,国外报道最大剂量可达 1800~3600mg,对神经病理性疼痛有突出疗效。卡马西平口服后 2~8 小时达到血浆最高浓度,4 天达到稳态浓度。治疗神经痛的血浆有效浓度为 4~12mg/L,1~2 周后,由于肝酶诱导作用,所需药物应逐渐增加,但不良反应较多,应用日渐减少。

4.皮质激素

其镇痛作用可能与抗炎作用有关。由于存在着全身不良反应,多用于急性神经压迫伴炎性水肿或用于神经阻滞治疗。皮质激素常可用于:①脑部原发或继发性肿瘤所致的颅内高压引起的头痛;②神经受压迫引起的疼痛,常与阿片类药物和抗抑郁药联合用于神经痛;③恶性肿瘤引起的骨痛。

短期使用皮质激素不良反应不明显,长期使用可引起肾上腺皮质功能不全、肌肉松弛、骨质疏松甚至股骨头坏死。

5.可乐定

是中枢 α_2 受体激动剂,镇痛作用机理可能与中枢和外周神经递质的释放和活性发生改变有关。可乐定用于镇痛主要以中枢给药为主。与吗啡、局麻药联合椎管内使用可有效地缓解肿瘤的神经痛。不良反应有低血压、心动过缓、口干和镇静。

6.氯胺酮

是兴奋性氨基酸受体兴奋药,对阿片等受体也有作用,静脉注射或口服给药对神经源性疼痛或恶性痛有良好治疗作用,导致幻觉、血压增高是其主要不良反应。

7.双膦酸盐

具有选择性抑制破骨细胞活性、抑制骨溶解吸收作用,近二十年来已有 10 多种药品应用于临床,收到抑制骨破坏、减轻骨吸收、抑制恶性肿瘤骨转移导致镇痛的效果。

二、难治性癌痛的药物治疗

难治性癌痛是指标准阿片类药物和(或)辅助镇痛药物治疗时疼痛无缓解的疼痛,见于 10%~20% 的癌痛患者。难治性癌痛的危险因素包括年龄更小、神经病理性疼痛、诱发、心理压力、既往应用阿片类药物、高度耐受、既往有成瘾史、认知功能障碍。研究发现,多种疼痛类型并存、疼痛强度高、需要每天应用阿片类药物和精神状况差是与癌痛预后差相关的因素。

难治性癌痛通常是指与癌症或癌症治疗相关的疼痛,至少持续 3 个月,对标准的阿片类药物治疗和辅助镇痛药物治疗无效。难治性癌痛目前还缺乏标准化的定义。对于难以控制的癌痛,学者们还采取了难以处理的、持续的、顽固的或对阿片类药物无反应的疼痛等多种提法。

David C.Currow 等认为标准化的难治性疼痛的定义应当包括疼痛类型,疼痛诊断标准,经过同行评议达成共识、拥有循证证据的药物、剂量和用药时间。患者疼痛控制不良持续时间越长,所用的镇痛手段越多,那么患者应用了没有充分循证证据(Ⅰ级或Ⅱ级证据)治疗的可能性就越大,此类治疗譬如阿片类药物联合治疗、阿片类药物轮换、使用多种镇痛药物等。难治性疼痛的定义应当至少包括严格联合使用了基于循证的镇痛治疗手段,而不应当包括证据水平Ⅲ级甚至更低的治疗。

(一)癌性内脏痛

1.概述

腹腔的内脏器官包括胃、小肠、结肠、肝脏、胆囊以及胰腺、肾脏等,这些脏器发生肿瘤时常会导致内脏痛,这是引起腹部疼痛的最常见原因。与肿瘤有关的内脏痛多系肿瘤压迫、牵拉、实质脏器被膜膨胀、空腔脏器缺血、痉挛以及炎症反应所致,此外,由此引起的内脏功能紊乱也可导致不同程度的内脏疼痛。局限于实质脏器内部的肿瘤一般不会引起疼痛,随肿瘤增大,刺激或牵拉脏器被膜时出现持续性胀痛;空腔脏器的疼痛多数为肿瘤进展使得管腔梗阻、痉挛所致,如胆道梗阻、输尿管梗阻、肠梗阻,其中以肠梗阻最为常见。广义的肠梗阻包括恶性肿瘤占位直接引起的机械性肠梗阻和肿瘤相关功能性肠梗阻。前者以胃肠道原发的恶性肿瘤为主,其次腹部手术后或放疗后出现肠粘连、肠道狭窄以及粪便嵌顿等;后者则多由于肿瘤浸润肠系膜、腹腔及肠道神经丛,导致肠道运动功能障碍。肠梗阻患者由于平滑肌痉挛或蠕动增强表现为阵发性绞痛,随病情进展,肠腔内压力增高,出现胀痛伴阵发性绞痛,若转为持续性胀痛,则提示肠梗阻伴发炎症或血运障碍。

内脏痛的特点:①内脏器官对针刺、刀割或烧灼等刺激不敏感,但对空腔器官的突然扩张膨胀、平滑肌的痉挛性收缩、化学致痛物质的刺激,以及实质脏器被膜张力增高等非常敏感;②其次是定位不准确,这是内脏痛非常典型的特点,如腹痛患者常不能说出所发生疼痛的明确位置,因为痛觉感受器在内脏的分布要比在躯体稀疏得多,而且内脏感觉的传入途径比较分散;③内脏痛常牵涉其他部位,某些内脏器官病变时,在体表一定区域产生感觉过敏或疼痛感觉的现象,称为牵涉痛,这可以用内脏和躯体传入的中枢会聚来解释,即由于内脏和体表的痛觉传入纤维在脊髓同一水平的同一个神经元会聚后再上传至大脑皮质,由于平时疼痛刺激多来源于体表,因此大脑依旧习惯地将内脏痛误以为是体表痛,于是发生牵涉痛;④内脏痛常伴有出汗、恶心、呕吐、心血管及呼吸活动改变等自主神经反射和不愉快的情绪反应。

2.镇痛药物治疗

镇痛药物是癌痛治疗的基础,据 WHO 统计,药物治疗可以获得 70%～90% 的疼痛缓解。在接诊患者之后,应对患者的疼痛强度、病理生理学分类、镇痛药物治疗史、脏器功能等进行全面评估,在此基础上制订合理的治疗方案。

轻度疼痛可以考虑先使用非甾体类药物,若镇痛效果不佳,也可以使用小剂量强阿片类药,如硫酸吗啡缓释片、盐酸羟考酮控释片。对于中重度疼痛可以考虑直接由小剂量强阿片类药物起始,并同时处方短效药物缓解爆发痛。在获得有效镇痛之前需定期评估和调整药物剂量,直至达到镇痛和不良反应的平衡。内脏痛的患者常常会伴有肠道功能障碍,尤其阿片类药物的致便秘不良反应不可耐受,因此在给药之前应充分评估肠道功能,并给予便秘的预防。已经合并有肠道功能障碍的患者应采用非胃肠给药途径,如经口腔黏膜吸收的丁丙诺啡口含片、透皮吸收的芬太尼透皮贴剂,静脉途径或皮下途径由于作用时间短,用于药物滴定或缓解爆发痛,不作为常规给药。

伴有炎性成分的疼痛,可以考虑联合非甾体类药物,但是胃肠道肿瘤的患者有消化道出血风险,应慎用。

阿片类药物对内脏痛敏感,通常疗效确切,但是持续剧烈的内脏痛常伴有自主神经紊乱及情绪反应,单用阿片类药物很难缓解这类症状,需联合抗抑郁药物。抗抑郁药物的作用机制主要是抑制脊髓后脚的去甲肾上腺素和(或)5-羟色胺的再摄取,能够辅助增强阿片类药物的镇痛效果,同时提高患者的情绪、改善睡眠,从而改善患者的生活质量。常用药物包括传统的三环类抗抑郁药阿米替林,起始剂量建议为 12.5mg 睡前单次口服,然后每间隔 3~7 天可以增量 12.5mg,每日最大剂量可至 75mg。近年来文献报道,新一代 5-羟色胺-去甲肾上腺素再摄取抑制剂更为安全,常用为文拉法辛(75~150)mg/d,以及度洛西汀(30~60)mg/d,在癌痛的应用还需大宗病例的研究。

(二)癌性神经病理性疼痛

在神经病理性疼痛中,癌性神经病理性疼痛在癌症患者中的发生率为 19%~40%。一直是临床治疗的难点,病因及形成机制比较复杂,往往合并多种因素,如肿瘤本身或转移瘤转移侵犯、压迫神经、肿瘤浸润、放疗损伤、神经毒性药物、手术、血管疾病、自身免疫性疾病、化疗药物毒性、感染、创伤等。目前研究发现肿瘤治疗带来的 NP 高于肿瘤本身的 NP。美国纪念斯隆-凯特琳癌症中心研究结果显示,78%的住院患者和62%的门诊患者的癌痛发生与肿瘤因素直接相关,19%的住院患者和25%的门诊患者的癌痛发生与肿瘤治疗相关(包括化疗、放疗和手术)。

1.概述

1994 年国际疼痛研究会(IASP)将神经病理性疼痛(NP)定义为:周围(或)中枢神经系统、原发和(或)继发性损害、功能障碍或短暂性紊乱引起的疼痛。2011 年 IASP 又重新将其定义为:由躯体感觉神经系统的损伤或疾病而直接造成的疼痛。NP 属于慢性疼痛,主要表现为:(自发性疼痛:即在未受任何刺激的情况下,患者也会感觉疼痛;痛觉超敏:即痛阈显著下降,在正常人不引起疼痛的刺激都可使患者产生疼痛;痛觉过敏:在正常人引起轻微疼痛的刺激可使患者产生距离疼痛。

癌性神经病理性疼痛患者疼痛常常描述为阵发性、烧灼样、刀割样、搏动性、电击样、伴有感觉迟钝等,且单纯应用阿片药物的治疗反应差。癌性神经病理性疼痛诊断主要依靠病史和体格检查,目前尚还没有简单的、相对成熟的诊断工具。美国国家综合癌症网(NCCN)公布的 2014 版《成人癌痛临床指南》提供了较为确切的评估条件,包括:①需对疼痛的程度和性质进行量化;②需掌握患者的疼痛强度评分和视觉疼痛评分;③需获取患者对疼痛性质的描述(烧灼样、瘙痒状、酸痛)。该指南还强调癌痛的综合评估应该把癌性神经病理性疼痛的病因病理学以及癌痛综合征纳入考虑。常用量表有 LANSS 评估量表、ID Pain、DN4 疼痛问卷、NPSI 评估量表以及神经病理性疼痛评定量表。有学者通过对以上不同量表进行比较,发现它们都包括了一系列相同的评估内容,即患者是否有针刺感、灼热感,是否损伤温度觉,是否有触诱发痛,疼痛是否出现在关节部位等。在确认患者存在癌性神经病理性疼痛后,应连续动态评估患者疼痛。临床医师需结合病史、查体以及肿瘤治疗的具体情况对患者的疼痛状况进行全面的评估。

2.药物治疗

李小梅等认为阿片类药物对神经病理性疼痛有效,常用的三大阿片类药物,吗啡、羟考酮、芬太尼均显示出良好的镇痛效果,其中以羟考酮最为明显,主要原因可能为羟考酮不仅作用于 μ 受体,同时也作用于 κ 受体。另外曲马多近年也被广泛应用于神经病理性疼痛治疗。曲马多对痛觉的上行传导和下行抑制系统能发挥双重作用,既可通过阿片受体的激动作用抑制痛觉上行传导,产生止痛作用;还可通过对下行抑制系统中阿片受体的激活作用产生止痛效果。鉴于曲马多存在双重止痛机制,近年该药逐渐用于神经病理性疼痛的治疗,一般联合阿片类药物使用,并取得了一定效果。

联合用药是治疗癌性神经病理性疼痛的基本模式,在阿片基础上,需要联合 NSAIDs、抗惊厥药物(加巴喷丁、普瑞巴林)、抗抑郁药物(文拉法辛、度洛西汀)、糖皮质激素、脱水药物等。

(三)爆发痛

疼痛对许多癌症患者来说是一种痛苦生活,广义上讲,癌痛分为 2 类。第一类是一种持续性的基础痛(或称为:背景痛),长时间持续稳定的疼痛,通过定时的给予固定剂量的阿片类药物治疗,可以缓解疼痛在可耐受的水平。第二类疼痛,就是暴发性癌痛,以散在发生,瞬间疼痛加剧为特征,可以超出患者已控制的背景痛的水平。爆发痛是一种难治性癌痛,主要体现在疼痛大多不可预测,病理机制复杂,任何救援药物均是滞后的。虽然病因治疗常常是最为重要的,但是由于患者病情常属终末期,耐受抗肿瘤治疗的能力下降,同时大多经历多种和反复抗肿瘤治疗,肿瘤不能有效控制,病因治疗多不能实现。从控制爆发痛角度考虑,还有局部靶点治疗的方法,例如骨转移导致的事件性(爆发痛)疼痛,表现为骨转移破坏了骨结构,骨骼的支撑功能缺失,骨折等骨不良事件的结果使患者在日常活动过程中发生疼痛加重的过程,严重影响了患者的生活质量。

爆发痛不仅有救援药物治疗的方法,还应该考虑局部靶点治疗方法。例如骨转移导致的事件性疼痛,可以采用骨成形术、局部神经松解术。以及药物的联合应用,例如联合抗惊厥药物可以减少爆发痛的次数。合理选择治疗方法涉及我们对爆发痛的全面评估,确定导致爆发痛的病理机制,接诊医生的技术能力,以及对治疗结局的预估能力等。可以预测的是疼痛治疗技术可以改变目前以药物治疗的现状,改善患者的功能,提高患者的生活质量。

1.概述

爆发痛的发病率由于研究的方法不同差距较大,从 32%～94% 不等。在全球肿瘤患者中,爆发痛的总体发生率估计为 65%。北欧某中心对 320 例肿瘤患者研究发现,有 83% 的癌痛患者存在爆发痛,其中 44% 的患者为事件性(或偶发性)爆发痛,39% 为自发性(或特发性)爆发痛,17% 患者两种类型的爆发痛同时存在。因此,在有关肿瘤的临床工作中,对爆发痛的认识、评估、治疗和管理就显得尤为重要。

虽然爆发痛被广泛地应用在癌痛治疗专科医生中,其他术语也在医学文献中使用来描述相同的症状,包括偶发疼痛、疼痛恶化、疼痛爆发、瞬态疼痛、及短暂疼痛。然而,这些术语的应用是为了能够精确地描述临床症状,既促进临床科学研究,也为达到最佳的临床治疗。

在文献上初次出现爆发痛的名词是在1980年,由于WHO对癌痛的关注和推广而得到了关注。其含义是短暂的疼痛程度加重而有别于背景疼痛或基线疼痛。通过镇痛药物获得有效缓解的背景疼痛前提下,疼痛暂时突发加重。1990年Portenoyand Hagen做出建设性工作,提出将这类疼痛命名为爆发痛。2006年WHO组织专家组对爆发痛给予了统一的定义。

目前国际上普遍推荐的定义是2009年英国和爱尔兰保守治疗协作委员会(简称APM)的定义,是指基础疼痛相对稳定,镇痛药物充分应用的前提下,自发的或有相关的可知或不可预知的触发因素引发的短暂疼痛加重。认为只要同时达到以下三个条件就可确诊为爆发痛:存在慢性癌痛的基础;近周癌痛得到充分的控制(NRS评分≤3分);疼痛短暂地急性加重。

暴发性癌痛不是单一的现象,而是由一系列不同性质的疼痛组成。因此,暴发性癌痛可以由不同诱发因素而发作(与肿瘤相关、与治疗相关、伴随的其他疾病),病理生理机制也可能不同(伤害性疼痛、神经源性疼痛、复合性疼痛)。然而,暴发性癌痛与基础疼痛的关系最为密切,如相同的诱发因素、相同的病理生理机制)。

2.镇痛药物治疗

当患者反复在阿片药物效应周期结束前出现爆发痛时,应该高度怀疑患者存在血药浓度在药物作用末期不足(剂量终末性疼痛)。这种类型的疼痛是定时给药的剂量不足或间隔时间超过有效镇痛的持续时间,治疗的原则包括:①增加目前使用的长效镇痛药物;②如果存在大剂量用药引起的不良反应,减少给药剂量而增加给药次数(减少定时给药的间隔时间);③如果阿片药物药效末期爆发痛发生在接近下次给药(如上午给药出现的爆发痛),可能上午给予药物的剂量大于晚上给予的药物剂量。

理想的救援药物包括如下特点:有效;起效迅速;作用持续时间短;耐受性好、不良反应小;使用方便;患者愿意使用;容易获得;费用低廉。目前临床上一般以强阿片类药物作为爆发痛的治疗药物,在国内仍然以即释吗啡为主导的爆发痛救援药物。近年来的临床研究发现快速起效的非甾体抗炎药物、抗惊厥药物及抗抑郁药物均对爆发痛有良好的协同镇痛作用。阿片类治疗爆发痛药物已经开始使用快速起效的剂型,如芬太尼鼻喷剂、芬太尼口腔黏膜泡腾片等,起效均在5～10分钟。口腔黏膜芬太尼棒(OTFC)起效需要22分钟。口服速释吗啡起效需要60分钟,而爆发痛的平均持续时间为40分钟。因此,速释吗啡不是治疗爆发痛的理想药物。

胃肠道外吗啡药物常常在医院或临终关怀病房用于爆发痛的治疗,有时也会在家中或护理中心使用。胃肠道外途径给药的吗啡属于快速起效的镇痛剂(5～10分钟),反复给药可以延长作用时间。由于临床使用复杂和患者不愿意采用胃肠道外给药的方法,因此限制了在临床上的应用。

三、外科治疗

1.脊髓后正中后索点状切开术(PMM)

动物实验和尸体神经解剖均证实:内脏痛觉的上行传导通路很大部分是经由脊髓背柱上行的,特别是对于盆腔和下腹部的内脏痛觉传导,脊髓背柱的作用甚至要超过脊髓丘脑束。

PMM正是选择性切断了脊髓背柱中间部传导内脏痛觉的神经纤维。

2.脊髓止痛手术

根据癌性内脏痛的不同部位和特点,考虑行脊神经后根切断术、脊髓前外侧束切断术和脊髓前联合切断术。由于手术损毁脊髓结构,易引起其他并发症,如运动或感觉障碍,因此,要结合患者的总体功能状况,慎重选择。

四、微创介入治疗

新型的癌性疼痛治疗理念认为:神经介入治疗与WHO三阶梯疗法及其他疼痛治疗并用,能有效地提高整体治痛水平,对提高癌症患者的生活质量有积极的意义。

微创介入治疗是处理癌性疼痛的一组新技术,即在X线透视、超声或CT引导下、在电生理监测和定位下,有选择地对病灶精确定位后实施相关的治疗方法,有效地阻断疼痛信号的传导或解除对神经的压迫,可为许多顽固性癌痛患者解除痛苦。

癌痛微创介入治疗分为神经毁损和神经调节两种。神经毁损通过物理方法阻断疼痛的传导途径;神经调节是通过在脊柱内或脑室内用药动力性或功能性抑制疼痛传导途径。

1.神经毁损

(1)腹腔神经丛毁损:腹腔神经丛是内脏交感神经、副交感神经和内脏感觉神经在到达所支配的脏器前相互交织而成网状结构,是人体内最大的自主神经丛,位于 T_{12} 至 L_1 水平,在腹主动脉上前方或前侧方,围绕腹腔动脉和肠系膜上动脉的根部,丛内主要含有腹腔神经节、肠系膜上神经节和主动脉肾节等。腹腔神经丛的前方有胰及位于胰后方的门静脉或肠系膜上静脉及脾静脉;左外侧有左膈脚及左肾上腺;右外侧有右膈脚及下腔静脉。腹腔神经丛及丛内神经节发出的分支形成许多副丛,这些副丛伴随血管支配相应的脏器的功能,如肝脏、胰腺、胃、肾及肠系膜等,其发出的神经纤维不仅调节胰腺的内、外分泌功能,同时与腹部的痛觉有关。

研究显示阻断采用75%～95%的酒精20～50mL。胰腺癌疼痛的治疗效果为63%,在最初的2周疼痛缓解的优良率可达89%。约有90%的患者在3个月内可达到疼痛部分和完全缓解,约有70%～90%的患者可以保持终身不痛。主要并发症包括局部疼痛(96%)、腹泻(44%)以及低血压(38%)。神经系统并发症(无力和麻痹)的发生率为1%。

(2)上腹下神经丛毁损:上腹下神经丛位于 L_5 和 S_1 椎体前,腹主动脉末端及其分叉下部。神经纤维来自腹主动脉丛、肠系膜下丛以及腰神经节第3～4内脏神经。随髂内动脉分成左右腹下神经丛,连接下腹下丛,其分支至输尿管丛、精索丛、膀胱丛、直肠丛及髂丛。

上腹下神经丛毁损或阻滞用来控制盆腔疼痛,阻断神经节已被用于控制妇科或直肠肿瘤引起的会阴疼痛。

(3)射频神经毁损术:通过射频仪发出高频率射电电流,使靶点组织内离子运动摩擦生热,热凝毁损靶点区域的组织和神经。X线透视或CT引导下的射频神经毁损术是治疗顽固性癌痛的一种有效的神经毁损治疗方法。高选择毁损痛觉神经纤维传导支,阻断疼痛信号向上位神经传导,破坏疼痛传导通路,使之无法传入大脑,不能产生疼痛感觉和体验,从而达到控制疼痛的目的。

2.神经调节

(1)脊髓电刺激疗法(SCS):通过调节脊髓水平的疼痛信号减轻疼痛的治疗方法。治疗时需通过一侧椎板切除或经皮在硬膜外置入刺激电极,确认其位置正确后,应用固定技术将刺激电极导线固定在皮肤或棘上筋膜处。同时在皮下做一皮囊,置入永久性刺激电流发生器,并连接到硬膜外导线上。由此,永久刺激电流发生器发出电讯号,可以通过刺激电极导线到达刺激电极,作用于疼痛区域相对应的脊髓节段产生镇痛作用。

该方法常用于治疗癌痛部位相对固定的神经病理性疼痛,也常用于癌症放疗、化疗后神经损伤性疼痛。

(2)吗啡泵置入术:对于可长期存活的癌痛患者,可安置植入性编程吗啡泵。该方法可以将药物直接作用于脊髓和大脑,应用药物的剂量仅为口服需要剂量的 1/300,避免大量口服用药带来的毒副作用,并可针对不同患者不同病情和不同的疼痛模式,编写相应的程序,进行针对性的给药,提供个性化的服务,可以达到满意的镇痛效果。

第四章　分娩镇痛

一、分娩疼痛的产生机制及神经传导通路

(一)分娩痛的程度和部位

1.分娩痛的程度

大多数初产妇和经产妇在阴道分娩时都会感到不同程度的疼痛。大约有50％的产妇分娩时感受到剧烈疼痛,认为难以忍受(其中20％的产妇感到极其严重的疼痛,甚至可达"痛不欲生"的地步);35％的产妇感受到中等程度的疼痛,认为可以忍受;仅15％的产妇分娩时有轻微的疼痛感觉。而初产妇和经产妇的疼痛比例有所不同,10％的初产妇和24％的经产妇分娩时经历轻度或中等程度的疼痛;30％的初产妇和经产妇均感到严重的疼痛;38％的初产妇和35％的经产妇会感到非常严重的疼痛;22％的初产妇和11％的经产妇可达"痛不欲生"的地步。因此,初产妇比经产妇在阴道分娩时要经历更大程度和更长时间的分娩疼痛。

2.分娩痛的部位

绝大多数产妇分娩痛的部位在腹部和背部。Melzack和Schaffelberg为了弄清具体疼痛部位,对46位产妇进行了研究,结果表明,46位全部腹部疼痛,其中有44位(96％)在子宫收缩时最痛,31位(74％)在后背下部疼痛,19位(41％)只有在宫缩时才感到背痛。

(二)分娩痛的产生机制

分娩痛是生理性疼痛,有别于其他任何病理性疼痛。它的特点是随着子宫收缩开始而疼痛开始并逐渐加剧,随着分娩完成而疼痛自行缓解。

1.第一产程

疼痛主要来自子宫收缩和宫颈及子宫下段的扩张。子宫收缩时,子宫压力可升高达35～50mmHg,子宫的韧带和腹膜受到牵拉,子宫壁的血管暂时受压而闭塞,使其周围组织产生暂时性的缺血、缺氧而致交感神经兴奋,子宫肌肉组织发生炎性改变。疼痛部位主要发生在下腹部和腰部,可沿子宫及阴道痛觉感受器,经盆底内脏神经传入大脑,形成"内脏痛"。特点为范围弥散不定,疼痛部位不确切,且有副交感神经反射活动和内分泌改变。随着产程的进展,疼痛明显加剧,在宫颈扩张到7～8cm时最为剧烈。子宫由 T_{10}～L_1 脊神经支配。

2.第二产程

来自宫颈扩张的疼痛逐渐减轻而代之以不自主的排便感,宫缩时先露部紧紧压迫骨盆底部组织,产生反射性的肛提肌收缩和肛提肌、会阴拉长及阴道扩张产生疼痛,此时的疼痛往往被强烈的排便感所掩盖。子宫颈由 $S_{1～4}$ 骶神经支配,上传到大脑,形成"躯体痛"。特点为疼痛

部位确切,集中在阴道、直肠、会阴,性质如刀割样锐痛。肛提肌和阴道由 $S_{3\sim5}$ 神经支配。

3.第三产程

子宫容积缩小,宫内压下降,会阴部牵拉消失,产妇感到突然松解,产痛明显减轻。

子宫和宫颈的伤害性刺激通过 $A\delta$ 和 C 纤维传入中枢而使人产生疼痛的感觉。

(三)影响分娩痛的因素

1.身体因素

产妇的年龄、产次和身体条件等身体因素与分娩时宫颈口的大小、胎儿大小和产道条件等因素相互作用,决定着分娩痛的程度和持续时间。

年轻产妇经历产痛时表现出更多的忧虑,而 40 岁以上的产妇经历更长和更严重的产痛。在分娩早期,初产妇比经产妇历经更严重的分娩痛,而分娩晚期正相反。

2.生理生化反应因素

大量研究表明,分娩痛可使母体内血浆 β-内啡肽、β-促脂素和促肾上腺皮质激素(ACTH)水平升高,这些数值在分娩时和产后短时间内达到高峰,往往是分娩前或非产妇的 4~10 倍。因此,β-内啡肽在产程中成了母体中内在的镇痛剂。另外、体内阿片物质也可提高痛阈,Gintzler 于 1980 年证实了小鼠的痛阈在妊娠末期升高,在分娩时达到最高峰,产后 12 小时后恢复到正常的非孕期水平。这种"孕致镇痛"或称为"感觉迟钝"的现象可被阿片物质的拮抗剂纳洛酮所拮抗。有研究表明,子宫内的羊水也可产生镇痛作用。

3.心理因素

产妇在分娩时的心理状态、对分娩方式选择的态度和情绪均影响着分娩痛的程度。产程中的恐惧、忧虑和担心均可增加产痛程度并影响产痛行为。因此,产程中由产妇的丈夫陪待产,可有效缓解产痛,并给予妻子精神上的安慰与支持。同样,加强产前教育,发放分娩知识的宣教材料均可起到产妇分娩时分散疼痛注意力的作用。

4.文化和种族因素

文化和种族因素被认为是影响分娩痛忍受力和疼痛行为的重要因素。比如,意大利人、有拉丁文化背景的人或地中海地区的犹太人在分娩痛时表现非常情绪化,往往夸大疼痛程度;而英国人、斯堪的纳维亚人、亚洲人、美国印第安人和因纽特人对疼痛反应有较强的克制力,表现出较少的疼痛行为。

(四)分娩痛的神经传导通路

分娩痛的神经传导通路见图 4-0-1。

1.腰丛神经

腰丛神经由 T_{12} 或 $L_1\sim L_4$ 脊神经前支组成。外周分支包括髂腹下神经($T_{12}\sim L_1$)、髂腹股沟神经($T_{12}\sim L_1$)、股外侧神皮神经($L_1\sim L_2$)、股神经($L_1\sim L_2$)、生殖神经($L_1\sim L_4$)、闭孔神经($L_2\sim L_4$)。其分布于髂腰肌、股方肌、腹壁下缘、大腿前侧、小腿、足内侧及子宫圆韧带、大阴唇与阴阜的肌肉和皮肤。

2.骶丛神经

骶丛神经由 $L_4\sim S_5$ 神经的前支组成。外周神经包括短肌支($L_4\sim S_2$)、臀上神经($L_4\sim S_1$)、臀下神经($L_5\sim S_2$)、股后皮神经($S_1\sim S_2$)、坐骨神经($L_4\sim S_3$)、阴部神经($S_2\sim S_4$)、肛尾神

经($S_4 \sim S_5$)。其分布于盆壁、臀部、会阴、股后、小腿、足和下肢关节、肌肉和皮肤。

3.骨盆内脏神经

骨盆内脏神经从 $S_2 \sim S_4$ 发出,形成子宫阴道丛分布于子宫、阴道等盆腔脏器,韧带及筋膜等,传递膀胱顶、前列腺、尿道、子宫颈、阴道和直肠下段的疼痛刺激。外生殖器、会阴部疼痛沿阴部神经($S_2 \sim S_4$)传入中枢。

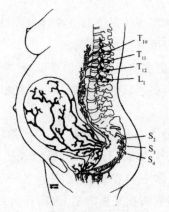

图 4-0-1　分娩痛的神经传导及支配

二、分娩疼痛对母婴的影响

(一)分娩疼痛对母婴的影响

大量临床观察发现,分娩时的剧烈疼痛除了有助于产科医师判断产程进展程度的优点外,对产妇和胎儿无任何益处。其所产生的一系列体内的神经内分泌反应可引起胎儿和母体的一系列病理生理变化(表 4-0-1)。

表 4-0-1　分娩痛对母婴的影响

生理作用	对产妇的影响	对胎儿的影响
基础代谢率增加	氧需增加	胎儿氧合减少
氧需增加、过度通气	呼吸性碱中毒、脱水、间歇性呼吸停顿和低氧血症	氧合减少
心动过速、血压升高	有严重心血管疾病者可致心血管失代偿(尤其在高龄产妇)	胎盘血流减少,胎儿酸中毒
高糖血症、血脂肪酸增加	酮体增加、酸中毒	胎儿酸中毒
儿茶酚胺以及 ACTH、ADH 增加	血管收缩和心血管负荷过大、氧耗增加、子宫收缩受影响	胎盘血流减少,胎儿酸中毒
代谢性酸中毒加剧(低氧血症、脱水)	代谢性酸中毒	胎儿酸中毒
儿茶酚胺引起胃泌素增加	胃内容物滞留、胃内酸性增加导致恶心、呕吐	
心理影响	焦虑、恐惧、喊叫、不合作,产后抑郁症	

（二）缓解分娩疼痛的益处

有研究表明,硬膜外镇痛通过阻断伤害刺激的传入和交感神经的传出,可有效减少儿茶酚胺、β-内啡肽、ACTH 和皮质醇的释放,从而降低产妇的应激反应,并减少由疼痛引起的心排血量增加和血压升高,减少产妇不必要的耗氧量和能量消耗,防止母婴代谢性酸中毒的发生。有效的分娩镇痛可避免子宫胎盘的血流量减少,改善胎儿的氧合供应。增加顺产的概率。

三、分娩镇痛的意义

（一）分娩镇痛可真正提高母婴健康和安全

产痛,是绝大多数女性一生中经历的最剧烈的疼痛。在医学疼痛指数上,产痛仅次于烧灼伤痛,排在第二位。长时间剧烈的产痛,使产妇在产房中失去自控,甚至失去自尊。这样不仅给产妇身心带来极大痛苦,而且还可能危及母婴生命,激化医患之间的矛盾。由于惧怕疼痛,那些在无法提供分娩镇痛技术的医院的产妇,剖宫产只好成为唯一选择。我国每年新生婴儿2000 万,约一半为剖宫产儿,有个别城市甚至达 60％～80％。居高不下的剖宫产率,已成为我们国家又一个严重的"公共卫生问题"。

1.非自然分娩对母婴的危害

剖宫产问题不仅是医学问题,更是社会问题,是关乎两代人的大问题。中国预防医学会妇女保健学会主任委员黄醒华教授在《中国妇女报》举办的"分娩方式与妇幼健康"研讨会上指出:剖宫产率升高以及导致的后果,已经引起人们的重视。国际上有人做过跟踪调查,剖宫产后产妇月经不调和宫外孕的发生率、慢性盆腔炎的发生率和贫血的发生率都比阴道分娩的产妇多。孩子在产道中时皮肤感觉、压迫感觉、运动感觉、温度的感觉,都会对他的神经系统产生良好的刺激,这实际上就是新生儿早期智力开发的第一课。而剖宫产的孩子缺少了产道的良好刺激。

2.分娩镇痛可降低手术产率

惧怕剧烈的产痛是产妇选择剖宫产最主要的原因。随着生活水平的提高,人们逐渐开始呼唤医疗"人性化服务"。因此,分娩镇痛可增强产妇自然分娩的信心,可缩短产程,减少剖宫产率,支持产妇的心理健康。

3.分娩镇痛更有利于母婴安全

硬膜外分娩镇痛通过阻断伤害刺激的传入和交感神经的传出,可减少母体中儿茶酚胺、β-内啡肽、ACTH 和皮质醇的释放,降低产妇的应激反应;减少产妇不必要的耗氧量和能量消耗,防止母婴代谢性酸中毒的发生;避免子宫、胎盘的血流量减少,改善胎儿的氧合状态;减少产后出血率,降低胎儿缺氧及新生儿窒息,更有益于母婴的生理健康。

（二）分娩镇痛是每一位产妇、胎儿的权力

分娩是繁衍后代的必经之路。妇女有权享受安全、幸福的分娩镇痛服务,胎儿有权在宫内到宫外的旅途中受到保护和善待。医务人员有责任、有义务通过科学的方法,为广大妇女减轻分娩痛苦,让每一位母亲真正享受分娩得子的喜悦和快乐。

（三）分娩镇痛是向传统生育观念发起的挑战

千百年来,"分娩必痛"的传统生育观念一直束缚着中国人的思想。"生孩子就应该疼,不疼不正常。"人们一直因为产痛的不可避免而习以为常。半个多世纪前,产妇在生死关头,其生

命可以被别人随意选择。只要母亲不丧命,不管多痛,应该付出一切代价。不仅如此,痛苦不仅来自产妇自身,更有医务人员的生硬语言,甚至野蛮操作。"疼,是不会死人的"仍成为当今社会某些产科的一句名言。而近十年来,剖宫产率急剧攀升,引发了社会新问题。此社会现象的主要原因之一是剖宫产——这一社会"新时尚",已成为了广大产妇逃避产痛的唯一选择途径。

1992年,美国妇产学院分娩镇痛委员会提出:分娩导致许多妇女剧烈的痛楚,而这种痛苦往往被人们视为"正常的过程"而忽略,产妇剧烈疼痛的经历理应引起人们对分娩镇痛的重视。事实上,一些发达国家已经将分娩镇痛视为一种女性的权利。据我国香港媒体报道,2004年"国际三八妇女节"前夕,意大利下议院以421票对3票通过动议,为女性引入免费的硬膜外镇痛用于"无痛分娩"。

(四)分娩镇痛是社会文明程度的标志之一

女性在人类自身生产中承担了大多数责任,她们在分娩过程中的感受、权利和幸福应该得到医师和全社会的关注。产妇分娩过程是否痛苦,反映了一个社会的文明程度。为产妇减轻痛苦是医师的责任,它是对生命个体的尊重,是一种生育文明。

(五)倡导入性化服务,缩小与国外之间的差距

目前我国能够享受到无痛分娩技术的产妇几乎是万里挑一。在发达国家,至少80%以上的产妇"在平静而无痛的状态下,享受得子的欢乐"。再看剖宫产率:美国的剖宫产率不到30%,加拿大19%,欧洲是10%～14%,日本为70%～10%,而我国剖宫产率约为46.2%,这几年随着二孩政策的开放,剖宫产率已有下降趋势。但仍大大超过了世界卫生组织推荐的15%的比例(这只是政治口号,其实一些发达国家也做不到)。因此,为缩水与发达国家之间的差距,我们应积极倡导自然分娩,呼唤人性化服务——分娩镇痛在中国广泛的推广应用。

(六)分娩镇痛可产生良好的社会效益和经济效益

分娩镇痛的广泛应用是利国、利民、利己的好事。最大的受益者应该是中国的广大妇女,真正使她们从分娩的痛苦中解脱出来。对于医院来讲,由于医院提供了更高层次的医疗服务,因此提高了医院在市场当中的竞争力,为医院的可持续发展注入了新的活力,同时成为医院创品牌的手段之一。对于麻醉科来讲,分娩镇痛的开展有利于麻醉学科的发展,为提高麻醉医师业务和素质水平提供机会,并有利于提高麻醉医师的社会地位。对于妇产科来讲,可提高妇产科的知名度,并增加病源,有助于妇产科医师掌握并处理分娩过程当中各种高危及难产、助产技术,并有助于全面培养年轻的妇产科医师。

(七)分娩镇痛是对中国现行医疗体制的挑战

分娩镇痛的桎梏不是专业技术。其推广涉及观念、体制和价格、利益以及就医环境等诸多因素。现有的医疗体制的结构及不合理的收费标准已成为公立医院难以广泛开展分娩镇痛技术的瓶颈。

四、分娩镇痛的特点和原则

(一)分娩镇痛的特点

1.方法多样性

目前分娩镇痛主要包括非药物性镇痛和药物性镇痛两大类方式,其中非药物性镇痛包括

精神预防法、针刺或经皮神经电刺激法,药物性镇痛包括口服、肌内注射或静脉给镇静、镇痛药物、吸入性分娩镇痛、外阴部局部浸润、阴部神经阻滞、宫颈旁阻滞和椎管内神经阻滞等多种方法,选择适当的镇痛方式满足产妇镇痛及分娩的双重需要,达到理想的镇痛状态依然是目前临床工作的难点之一。

2.多学科性

分娩镇痛是一项多学科的医疗服务,涵盖产科学、麻醉学、助产科学及危急重症医学等多个学科的知识内容,要求各相关学科人员通力跨学科合作,如何同时在医疗及管理的水平上实现分娩镇痛的完美进行,是摆在各临床科室医务人员和医院管理层面前的一项新课题。

3.不确定性

由于分娩过程和时间的不确定,分娩镇痛服务很难像计划手术一样提前预约;而由于产痛的个体差异很大,要求临床必须提供个体化的镇痛方案,同时由于产程的不确定性,在进行了不同方法的分娩镇痛后,该法能否赖以维持或持续的时间也充满不确定性。因此,可以说分娩镇痛是一项充满变数的医疗服务,这就提高了相关医疗人员的工作难度及工作强度。

4.高风险性

无论是产科还是麻醉科,都是目前临床公认的工作高风险科室,其中充满各种危急重症的发生可能,分娩镇痛已经发展成为两种学科的边缘学科,要求参与的双方医师不但要精于本学科内容,而且对合作方所涉及的学科范围必须有清醒认识和充分准备。

5.争议性

由于分娩镇痛对产程的各种影响目前尚有很多空白,各种新的分娩镇痛方式也层出不穷,而针对不同镇痛方法的不同主张更是百家争鸣,难有定论。因而在进行具体工作时,确定何种方法是最得当的措施,恐很难厘清。

(二)分娩镇痛的原则

1.自愿原则

采取分娩镇痛的进行和手段必须取得产妇同意,并得到其主动配合。

2.安全原则

无论采取何种镇痛方式,都应以产妇及胎儿安全为最高原则。

3.复合原则

采取综合立体的方式进行镇痛,从心理到生理通过多种手段进行镇痛。

4.渐进原则

由于产痛随着产程进展而逐渐加重,而不同镇痛方式可以满足不同阶段的镇痛要求,在镇痛时也应把握循序渐进的原则。

五、分娩镇痛的种类与方法

多年来曾有许多分娩镇痛的方法,目前认为椎管内阻滞的方法镇痛效果最好,明显优于非药物治疗、全身药物治疗及吸入麻醉镇痛等。

(一)非药物治疗

主要包括心理安慰、催眠术、按摩及抚摸、水中分娩、经皮神经电刺激、水针治疗、针刺,针压法及音乐疗法等。非药物镇痛仅适用于疼痛较轻的患者,如产痛较剧烈,则需改用椎管内阻滞镇痛。

妊娠妇女的疼痛程度个体差异很大,很大程度与妊娠妇女的紧张和焦虑情绪有关。让妊娠妇女了解分娩是一种自然的生理过程,以及分娩中可能要进行的操作或检查,使妊娠妇女主动地配合产程的进展和分娩的进行。同时配合呼吸训练、营造宽松舒适的气氛以及让丈夫或家人陪同分娩或由拥有分娩经验的导乐陪护,给予妊娠妇女最大限度的鼓励,均可以让妊娠妇女减轻紧张和焦虑,增加自然分娩的信心。

经皮神经电刺激(TENS)是一种用于减轻分娩时子宫收缩痛的无创镇痛方法。是由无害的电刺激不断作用于较大的传入神经纤维(A_a 和 A_β),使疼痛传入通道关闭,同时低频高强度刺激可激活机体内啡肽的产生,从而起到镇痛作用。使用时将两个刺激电极分别置于 $T_{10} \sim L_1$ 和 $S_2 \sim S_4$ 水平棘旁,妊娠妇女可以自己调节刺激强度、频率和刺激方式。

(二)药物镇痛

1.哌替啶

常用 50~100mg 间断肌内注射,24 小时后重复。少量多次给药优于间隔较长时间大剂量给药。哌替啶也可以静脉用药,每次 0.5mg/kg,间断 1~2 小时重复注射,用药后几乎即刻起效,半衰期在母体为 2.5 小时,而在新生儿为 13 小时。胎儿娩出前 2~3 小时不宜使用。

2.布托啡诺

1~2mg 相当于哌替啶 40~60mg。研究显示其新生儿呼吸抑制发生率较哌替啶为少,但需注意两药切勿同时应用,避免布托啡诺拮抗哌替啶的镇痛作用。但有关于应用布托啡诺后出现胎儿心率变化的报道。

3.芬太尼

常用 50~100μg 静脉注射,根据需要 1 小时后重复给药。注意事项:①镇痛效果有时不理想,妊娠妇女在宫缩期仍感疼痛,而间歇期嗜睡。②静脉用药过程中需避免药物过量引起妊娠妇女通气不足以及新生儿呼吸抑制。

(三)吸入麻醉镇痛

指以前使用的经面罩或经口吸入亚麻醉浓度的氧化亚氮、七氟烷或异氟烷,单独应用或与区域阻滞或局部阻滞合用,以达到良好的镇痛效果,此方法适用于有一定程度的疼痛而又拒绝椎管内镇痛的妊娠妇女。较常用的吸入镇痛法是用 50%氧化亚氮和 50%氧气的混合气体,妊娠妇女在宫缩痛时自己吸入,由于氧化亚氮的半衰期较短,吸入后很快随呼吸排出,混合气体氧浓度较高,能明显改善胎儿氧合,故在欧美国家有一定的使用率。

1.优点

①部分妊娠妇女获得满意的镇痛效果及遗忘作用;②低浓度下妊娠妇女清醒,疼痛减轻后有利于妊娠妇女用力屏气;③吸入镇痛联合阴部神经阻滞可满足产钳助产时的镇痛需要;④高浓度氧可提高母体的 PaO_2。

2.缺点

①有些妊娠妇女镇痛效果欠佳;②过量吸入后产妇可能产生意识消失,减少气道保护性反射,有胃内容物返流致误吸的危险;③需要特殊的吸入装置;④可能会造成空气污染;⑤部分产

妇发生过度通气,导致呼吸性碱中毒,发生胸闷、头昏、四肢麻木甚至抽搐。

(四)椎管内阻滞镇痛

1.硬膜外阻滞

它是无痛分娩的"标准"模式。

(1)优点:①减少疼痛引起的内源性儿茶酚胺释放,增加胎盘灌注;②避免因妊娠妇女疼痛致过度通气引起的呼吸性碱中毒;③减少全身镇痛药用量;④妊娠妇女清醒,可配合产程的进展;⑤满足整个产程的需要,可在剖宫产时直接改行硬膜外阻滞麻醉,满足手术的需要;⑥与全麻相比,误吸风险小;⑦避免阿片类药物引起的新生儿呼吸抑制;⑧提供会阴切口部位麻醉。

(2)缺点:①低血压时可造成子宫胎盘灌注不足;②起效较慢,需 10~30 分钟;③可能发生局麻药的毒性反应;④可能造成硬膜穿破后头痛。

(3)禁忌证:①妊娠妇女拒绝;②凝血功能障碍(如血小板减少、胎盘早剥或重度子痫前期等);③置管部位感染;④低血容量。

(4)实施步骤:①无阴道分娩及硬膜外分娩镇痛禁忌证产妇,其产程进入活跃期,宫口开至 3cm;②妊娠妇女或家属签署分娩镇痛同意书;③建立静脉输液通道(18G 套管针),予 500~1000mL 乳酸林格液预防低血压;④妊娠妇女取侧卧位或坐位,取 $L_{2\sim3}/L_{3\sim4}$ 间隙常规消毒行硬膜外腔穿刺,到达硬膜外腔后,置入硬膜外导管 3~5cm;⑤监测:用药后最初 15min 内每 3~5 分钟测血压、母体 ECG、SpO_2、胎儿心率连续监测和注意观察妊娠妇女反应;⑥用药:试验量 1.5%利多卡因＋1/200 000 肾上腺素,出现相应感觉平面阻滞且无血压升高及心率增快的情况下,追加相应局麻药或局麻药配伍镇痛药使感觉阻滞平面达 T_{10}(对针尖或冰瓶感觉消失)。如果试验量无效,考虑重新置管。如果感觉平面改变不对称,将导管脱出 0.5~1cm 后追加 3~5mL 相应药物。如果阻滞平面仍旧不确切,建议重新置管;⑦产程中妊娠妇女取左侧卧位或向左半侧卧位,避免子宫压迫主动脉或腔静脉,影响胎盘灌注;⑧阻滞平面固定后可每 5~15 分钟测定一次母体血压,每小时测定镇痛平面改变,胎儿心率仍需连续监测;⑨药物的追加方法可为间断推注、连续输注或患者自控镇痛,直至分娩结束。

(5)常用药物:硬膜外分娩镇痛中常用局麻药和(或)阿片类药物,后者主要用于第一产程早期的内脏痛,对第二产程的躯体痛效果不明显,故于第一产程晚期或第二产程疼痛较剧烈时,需加用局麻药。

低浓度的局麻药配伍小剂量镇痛药,既可以降低局麻药浓度,减少低血压的发生,减少运动阻滞,有利于第二产程妊娠妇女用力屏气,降低器械助产的发生率,又可改善镇痛效果,减少大剂量镇痛药引起的瘙痒、呼吸抑制和恶心、呕吐等不良反应的发生。常用药物浓度为:0.0625~0.125%布比卡因或 0.1~0.2%罗哌卡因复合 1~2μg/mL 芬太尼或 0.2~0.33μg/mL 舒芬太尼,8~15mL 间断推注或 4~8mL/h 持续输注。

(6)用药方法:①持续输注硬膜外镇痛(CEIA):与间断推注相比,其优点在于维持镇痛平面恒定,母婴耐受良好,可减少医务人员的工作量,并在很大程度上减少了由于单次推注大剂量药物产生的全脊麻或循环虚脱。缺点是产程中镇痛需求发生变化时难以及时调整给药量,实际用药量可能超过实际需要量。②自控硬膜外镇痛(PCEA):指妊娠妇女可根据自己的疼痛程度按需追加药物,自己控制用药量,减少医护人员的工作负荷。但此方法的应用需要妊娠妇女的理解与配合。用药方法:确定硬膜外镇痛起效后,设定单次用药量为 0.0625~0.125% 布比卡因或 0.1~0.2% 罗哌卡因＋1~2μg/mL 芬太尼或 0.2~0.33μg/mL 舒芬太尼 4~5mL, 锁定时间 15 分钟或持续背景输注上述药物 4~8mL/h,PCA3~4mL,锁定时间 15 分钟,每小时最大允许剂量限于 20mL。

(7)并发症:①低血压:为压迫腔静脉或主动脉引起,可用晶体液扩容预处理,避免仰卧位,必要时给予麻黄碱 5~10mg 静脉注射或 30mg 肌内注射,也可使用去氧肾上腺素 50~100ug 静脉注射。②硬脊膜穿破后头痛:其发生率为 1.5%~11.2%。首选卧床休息,多进水及应用镇痛药,保守治疗 24~48 小时,无效者以硬膜外注入 20mL 生理盐水或血液补充治疗。③药物误注入血管:可因药物中肾上腺素的作用引起血压升高或心动过速而被发现。此时应立即停止注药,给予妊娠妇女面罩吸氧,并观察胎儿心率变化。一过性症状之后如无特殊,且在妊娠妇女同意的情况下,重新放置硬膜外导管。出现毒性症状者治疗方法见硬膜外阻滞。④全脊麻:妊娠妇女出现恶心、血压下降、意识丧失,如不及时处理,可继发呼吸、循环骤停。此时需面罩给氧作辅助/控制通气,并行气管插管,快速输液及给予麻黄碱及去氧肾上腺素纠正低血压。

(8)注意事项:①病史及体检:需对无痛分娩妊娠妇女了解相关病史及进行针对性体检,包括母体健康状况、与麻醉有关的产科病史、气道检查、基础血压测量及穿刺部位检查等。②关于禁食:要求禁食固体食物,但无产科并发症的妊娠妇女可进食中等量的清流质,如水、果汁(不含果肉)、碳酸饮料、清茶和咖啡(不加奶)等,液体的量不及液体的种类来得重要。但如果患者有误吸危险因素,如病态肥胖、糖尿病或有可能要行剖宫产的患者,则要求根据妊娠妇女具体情况禁食。③急救设备及人员:由于分娩镇痛大多情况下是在产房内进行,所以除了常规监护设备以外,必须配备相应的急救设备,并且保证在出现紧急情况时,相关人员要迅速到场进行处理。④对产程及分娩方式的影响:目前对硬膜外分娩镇痛是否影响产程持续时间、器械助产及剖宫产率仍存在争议,但可以肯定,硬膜外分娩镇痛方法并不是影响这些问题的唯一的重要因素。

2.脊麻——硬膜外阻滞联合镇痛(CSE)

它是临床上可供选择的又一种有效的分娩镇痛方法,此方法可应用于产程的早期或晚期,用药后短时间即出现镇痛效果(3~5 分钟),效果确切,血压波动小,运动阻滞少,硬膜外导管用药可持续至分娩结束。

(1)适应证:①剧烈疼痛的孕产妇;②第一阶段的分娩晚期;③既往硬膜外置管效果不满意。

(2)实施步骤:基本步骤与监测方法与硬膜外分娩镇痛基本相同,不同的是腰硬联合镇痛用"针套针"的方法,即妊娠妇女取侧卧位或坐位,取 L_2 以下部位硬膜外腔穿刺成功后,从该针内放入 24~27G 蛛网膜下隙穿刺针,见脑脊液顺畅回流后注入药物,拔除腰麻针后,从硬膜外针内置入硬膜外导管 3~5cm。

(3)用药方法:产程早期单用蛛网膜下隙阿片类镇痛药,如短效脂溶性镇痛药舒芬太尼 5μg 或芬太尼 25μg,可维持镇痛 1~1.5 小时,如加用 0.25% 布比卡因 1mL,可延长作用时间 20~30 分钟。也可在蛛网膜下隙单次使用罗哌卡因 3mg,获得可靠的镇痛效果。可在蛛网膜镇痛药效果尚未减退之时,从硬膜外导管内加入相应药物,做硬膜外腔镇痛,方法如上所述。但注药之前要仔细回抽,确认无血液或脑脊液回流后,才注入试验量药物,无异常后追加相应硬膜外腔镇痛药。

(4)可行走的硬膜外镇痛:指使用适当的药物配伍减轻妊娠妇女的运动阻滞程度,使妊娠妇女在产程早期能够下床活动,以提高妊娠妇女的自控能力和自信心。对分娩来说直立体位较半卧位更自然,此体位可缓解疼痛,缩短产程,改善胎儿循环,减低因长时间镇痛后器械助产的机会,提高自然分娩率。同时妊娠妇女下肢可活动,减少导尿管的置入概率。CSE 的方法使可行走的硬膜外镇痛成为可能,建议产程早期蛛网膜下隙给予镇痛药,之后硬膜外腔联合应用低浓度局麻药与小剂量镇痛药间断推注或患者自控给药,可避免或减少运动阻滞的发生。但目前此方法仍有待于进一步完善。必须注意的是,局麻药和镇痛药会引起妊娠妇女低血压、头晕及行走能力减弱,在直立位或行走前时应仔细检查妊娠妇女下肢肌力,且产妇行走一定要有人陪伴。

(5)缺点:①"针套针技术"可能增加硬膜外导管移位进入蛛网膜下隙的机会。②硬膜外腔药物渗入蛛网膜下隙的机会可能增加。③可能增加蛛网膜下隙感染的机会。④在"针套针"操作中,腰麻针在套入硬膜外针时可能将金属微粒带入蛛网膜下隙。

(五)椎管内麻醉对子宫收缩的影响

子宫收缩是胎儿娩出的主要动力,因此分娩镇痛对子宫收缩力的影响一直是被关注的热点。采用低浓度局麻药行椎管内阻滞虽然对运动神经无明显影响,但对子宫收缩有一定的影响。临床观察显示,硬膜外给予局麻药(特别是首剂)后,子宫收缩力会出现一定程度的减弱,其下降程度与局麻药的浓度、剂量以及给药的快慢都有一定关系。但其具体机制目前尚不明确,可能与阻滞 $T_{12} \sim L_2$ 交感神经有关。需要指出的是,尽管椎管内阻滞可能对子宫收缩存在一定程度的影响,但并不妨碍椎管内阻滞在分娩镇痛中的广泛应用。临床研究已证明,椎管内阻滞所引起的子宫收缩乏力完全可以用缩宫素来代偿。

六、分娩镇痛对母婴的影响

(一)近期影响

1.母婴生理的影响

分娩镇痛直接减少了母亲分娩的疼痛,增加了分娩的配合度和舒适感,从而更好地参与到分娩过程。疼痛减轻,伤害性因子的分泌减少,儿茶酚胺类升高的幅度降低,从而改善了母亲的心肺循环功能,另一方面改善了新生儿的酸碱平衡状态。早在 1976 年研究表明硬膜外分娩镇痛并不增加新生儿围生期死亡率。

2.母乳喂养

分娩镇痛与母乳喂养之间的关系尚未明确,部分研究和试验没能证实硬膜外分娩镇痛与母乳喂养失败之间的关系。Wilson 等大样本随机对照研究发现接受硬膜外镇痛与接受其他镇痛方式或者不接受镇痛的产妇相比,母乳喂养的时间不受影响,研究还发现静脉使用哌替啶会影响母乳喂养的时间,但是具体原因还需要进一步的研究证实。

3.母亲发热

在非产科患者中硬膜外麻醉可以使体温降低。然而大量的观察研究和随机试验则发现产科患者却出现体温升高的现象,并且新生儿感染的发生率升高。硬膜外镇痛后母体发热的原因仍不明确,通常体温升高不超过1℃。如果不考虑镇痛的影响,出现发热后应采取多喝水、应用解热药及使用抗生素等适当的措施进行处理。硬膜外镇痛引起的分娩期发热不是新生儿感染的直接证据。

(二)远期影响

研究认为分娩方式与儿童感觉统合失调相关,剖宫产的儿童发生感觉统合失调的概率高于经阴道分娩的儿童。硬膜外分娩镇痛可以降低儿童感觉统合失调的发生率。而近期一项前瞻性队列研究则发现硬膜外分娩镇痛可以降低产妇产后抑郁的发生,这为今后的研究铺垫了基础。

总之,虽然椎管内镇痛存在一定的不良反应和并发症,但是其发生率极低,不存在致命性危险,母婴安全性能得到有效保障。目前硬膜外镇痛仍然是分娩镇痛的金标准。产程早期进行硬膜外镇痛和第二产程持续镇痛并不增加剖宫产率及器械助产率,反而增加了产妇分娩的满意度。同时分娩镇痛可以降低产妇产后抑郁及儿童感觉统合失调的发生率。分娩镇痛可能会影响电子胎心监护的结果,需要结合实际情况进行相应的临床干预,降低不必要的剖宫产率。

麻醉篇

第五章　麻醉期间监测技术

第一节　呼吸功能监测

一、呼吸频率、呼吸运动和呼吸音

(一)呼吸频率

正常成人静息状态下呼吸为 16～18 次/分,新生儿约 44 次/分,随着年龄增长而逐渐减慢。

1.呼吸过速

指呼吸频率超过 24 次/分,见于发热、疼痛、贫血、甲亢及心力衰竭等。一般体温升高 1℃,呼吸增加 4 次/分。

2.呼吸过缓

指呼吸频率低于 12 次/分,呼吸浅慢见于麻醉药或镇静剂过量和颅内压增高等。

3.呼吸深度变化

呼吸浅快见于呼吸肌麻痹、肺部疾病、腹压增高等;呼吸深快见于剧烈运动时,可引起呼吸性碱中毒;严重代谢性碱中毒时可出现深而慢的呼吸,见于酮症酸中毒及尿毒症酸中毒等,称为库斯莫尔呼吸。

4.潮式呼吸和间停呼吸

由于呼吸中枢兴奋性降低引起,见于中枢系统疾病如脑炎、颅内压增高、巴比妥中毒等。

(二)呼吸运动

呼吸运动是通过膈肌和肋间肌的收缩和松弛来完成的。正常情况下吸气为主动运动,呼气为被动运动。男性和儿童以腹式呼吸为主,女性以胸式呼吸为主。实际上该两种呼吸运动均不同程度同时存在。肺、胸膜或胸壁疾病可使胸式呼吸减弱而腹式呼吸增强;腹膜炎、大量腹腔积液、妊娠晚期时,腹式呼吸减弱,胸式呼吸增强。

1.呼吸困难

患者主观感觉为通气不足,表现为呼吸费力,严重时鼻翼翕动,张口呼吸,甚至辅助呼吸肌亦参与运动。上呼吸道梗阻时,吸气时出现胸骨上窝、锁骨上窝及肋间隙向内凹陷,称为"三凹征"。因吸气时间延长,又称吸气性呼吸困难。下呼吸道梗阻患者,因气流呼出不畅,呼气用力,呼气时间延长,称为呼气性呼吸困难。心源性呼吸困难,表现为端坐呼吸并伴有呼吸音的变化。

2.咳嗽、咳痰

是一种保护性反射,借咳嗽反射将呼吸道内的分泌物或异物排出体外。麻醉过程中发生咳嗽、咳痰时,应分析发生的原因,除患者呼吸系统病变外,还与麻醉过浅、吸入药物刺激、误吸、呼吸道出血等有关。急性肺水肿时,咳粉红色泡沫痰。

(三)呼吸音

听诊的顺序从肺尖开始,自上而下分别检查前胸部和背部,而且要在上下、左右对称的部位进行比较。必要时可嘱患者进行较深的呼吸或咳嗽数声后听诊。

呼吸音的监测在于监听呼吸音的强度、音调、时相、性质的改变,鉴别正常与病理性呼吸音及其部位,如哮鸣音、水泡音、捻发音、胸膜摩擦音等。患者与麻醉机接通时,可经气管导管、螺纹管、呼吸囊进行监听,判断呼吸有无异常及有无痰液等。

二、肺容量和通气量

(一)肺容量

肺的总气量可分为 4 个基础容积:潮气量(VT)、补吸气量(IRV)、补呼气量(ERV)与残气量(RV)。由两个或两个以上基础容积之和组成另外 4 种容量:深吸气量(IC)、肺活量(VC)、功能残气量(FRC)与肺总量(TLC)。静息状态下,上述 8 项的测定不受时间限制。

1.VT

在平静呼吸时,每次吸入或呼出的气量,成人约 500mL。潮气量与呼吸频率决定每分通气量,潮气量小则要求较快的呼吸频率才能保证足够的通气量。

2.IRV

在平静吸气后,再用力吸气所能吸入的最大气量,反映肺胸的弹性和吸气肌的力量。成年男性约 2100mL,女性约 500mL。

3.ERV

在平静呼气后,再用力呼气所呼出的最大气量,反映肺胸的弹性和胸腹肌的力量。立位时大于卧位。成年男性约 900mL,女性 600mL。

4.RV

补呼气后肺内不能呼出的残留气量。

5.IC

平静呼气后能吸入的最大气量。IC=VT+IRV。IC 与吸气肌的力量大小、肺弹性和气道通畅度都有关系,是最大通气量的主要来源。成年男性约 2600mL,女性约 2000mL。

6.FRC

平静呼气后肺内存留的气量,FRC=ERV+RV。正常男性约 2300mL,女性约 1600mL。

7.VC

最大吸气后能呼出的最大气量,VC=IC+ERV。分为吸气肺活量、呼气肺活量和分期肺活量,正常此三者均相等。阻塞性肺疾病患者吸气肺活量大于呼气肺活量,分期肺活量大于一次肺活量。VC 因年龄、性别、身高而异,可有 20％的波动,同一人前后测定误差为±5％。

8.TLC

深吸气后肺内含有的总气量,TLC＝VC＋RV。

肺量计测定方法:测定前首先向受试者说明试验的目的和方法,以取得合作,让受试者安静休息 15min。测定时受试者取坐位或仰卧位,但需注明,以便复查时采取相同的体位。受试者含上口器、夹上鼻夹,注意防止漏气。肺量计最初从低速开始运转,待受试者逐渐适应。当潮气曲线稳定并可看到呼气末基线成为一直线时,让受试者深吸气,从而得出深吸气量;恢复平静呼吸,当基线平稳后,从平静呼气做最深呼气,得出补呼气量。上述试验可重复测定以求得最高值。最后让受试者做深吸气后继而做最大呼气,最大呼气动作约需 5s 完成,以保证得到最大测定值,即为肺活量。

(二)肺通气量

肺通气包括肺泡通气和无效腔通气。肺泡通气指吸入肺泡内并与血液进行气体交换的气量。无效腔通气包括解剖无效腔和肺泡无效腔(也称生理无效腔)。解剖无效腔量指从口腔到呼吸性细支气管以上部分。肺泡无效腔量是指通气良好而血液灌注不良,不能进行充分气体交换的肺泡部分。正常人肺泡无效腔量极小,可忽略不计。因此生理无效腔量基本等于解剖无效腔量。解剖无效腔量一般变化不大(支气管扩张除外),故生理无效腔量变化主要反映肺泡无效腔量变化。

生理无效腔量的增大见于各种原因引起的肺血管床减少、肺血流量减少或肺血管栓塞。肺泡通气量减少见于肺通气量减少和(或)生理无效腔增大。

1.每分通气量(MV 或 VE)

潮气量与呼吸频率的乘积。正常值 6～8L/min,MV＞10L/min 为通气过度,$PaCO_2$ 降低;MV＜3L/min 为通气不足,$PaCO_2$ 上升。

2.肺泡通气量(VA)

指在吸气时进入肺泡的有效通气量。VA＝(VT－VD)×F(呼吸频率),VD 为无效腔量。深而慢的呼吸显然较浅而快的呼吸对 VA 更有利。

3.用力肺活量(FVC)

即以最快的速度所做的呼气肺活量。正常人 FVC≈VC,男 3900mL,女 2700mL。若FVC＜VC,表明有气道阻塞。

4.用力肺活量

占预计值百分比(FVC％)超过 80％为正常,同一人前后误差＜5％,正常 FVC 在 3s 内呼出 98％以上,阻塞性通气功能障碍呼出时间延长,限制性通气功能障碍呼出时间缩短。

5.第一秒最大呼出量(FEV_1)

FVC 测定中第一秒内用力呼出的气量。男 3200mL,女 2600mL。FEV 1.0＜1200mL 说明有阻塞性通气功能障碍。

6.第一秒最大呼出率(FEV 1.0％)

即呼出气占 FVC 的百分比。正常 FEV 1.0％＞76％、FEV2.0％＞89％、FEV3.0％＞

92%。FEV 1.0%＜60%为阻塞性通气功能障碍。

7.最大呼气中期流速(MMEF)

FVC 测定中提取从 25%～75%的那一段中容量变化的流速,使用单位是 L/s。平均值男性为 3.37L/s,女性为 2.89L/s。MMEF 能反映小气道通气状况,为测定气道阻塞的敏感指标。

8.最大通气量(MYV)

指每分钟用力呼出和吸入的最大气量。一般以测定 15s 的最大通气量乘以 4 得出,平均值男性 104L,女性 82.5L。主要用于估计通气储备功能。MVV 实测值占预计值 80%以上为正常。阻塞性通气功能障碍 MVV 明显下降,限制性通气功能障碍 MVV 可稍下降。

9.通气储备百分比(MVV%)

MVV%＝(MVV－V)/MVV×100,正常 MVV%≥93%。低于 86%为通气功能不佳,胸部手术需慎重;低于 70%为通气功能严重受损,为胸部手术禁忌。身体虚弱或有严重心肺疾患者不宜进行这项检查。

(三)肺功能的简易测定

1.屏气试验

先令患者深呼吸数次,深吸一口气屏住呼吸,正常人可持续 30s 以上。呼吸、循环功能差者,屏气时间少于 30s。

2.吹气试验

患者深吸气后,将手掌心对准患者的口,让患者尽快将其呼出,如果感觉吹出气体有力,流速快,且能在大约 3s 内呼尽,则肺功能正常。常用以下方法。

(1)火柴试验:将点燃的火柴置于患者口前一定距离,让患者用力将火柴吹灭。如不能在 15cm 距离将火柴吹灭,则可估计 $FEV_{1.0}$%＜60%,$FEV_{1.0}$＜1.6L,MVV＜50L。

(2)蜡烛试验:与火柴试验相似,患者如能将 90cm 以外点燃的蜡烛吹灭,估计呼吸功能正常。

(3)呼吸时间测定:置听诊器于患者的胸骨上窝,令患者尽力呼气,然后测定呼吸时间。如果超过 7s,估计 $FEV_{1.0}$%＜60%,$FEV_{1.0}$＜1.6L,MVV＜50L。

三、呼吸力学

(一)顺应性

顺应性(C)反映肺与胸廓弹性特征,定义为"单位压力改变时的容积改变",单位为 L/cmH_2O,据所测部位及方法不同分类如下。

1.胸廓顺应性(Cc)

跨胸壁压即胸膜腔内压力与胸廓容积的变化的比值。在潮气量范围内测定正常值是 $0.2L/cmH_2O$。食管内压力可反映胸膜腔内压力的变化,故可用食管内压力代替胸膜腔压力测定 Cc。

2.肺顺应性(CL)

胸膜腔内压与气道出口(如口腔内)之压力差与潮气量比较,正常值为 $0.2L/cmH_2O$。

3.总顺应性(Cr)

指肺与胸廓整体的顺应性。$1/Cr=1/Cc+1/CL$,正常值为 $0.1L/cmH_2O$。

4.静态顺应性(Cst)

指在压力与容量改变静止的瞬间所测得的两者之间关系,完全反映了肺与胸廓的弹性回缩特征。在不同的肺容量水平测定其值不同。

5.动态顺应性(Cdyn)

指在呼吸周期中连续、动态地测量压力与容量变化之间关系所得的结果,除了反映肺与胸廓的弹性回缩特征,还受气流产生阻力等因素的影响。正常肺的 Cdyn 与 Cst 几乎相同,但肺疾病患者气道阻力增加或肺顺应性下降时,其 Cdyn＜Cst。

6.比顺应性

指某肺容积下的顺应性与该肺容积的比值,同一肺的比顺应性始终不变。胸廓或肺组织病变致扩张受限,则顺应性和比顺应性降低。

(二)最大吸气力(IF 或 MIP)和最大呼气力(EF 或 MEP)

最大吸气力或最大呼气力即最大吸气或呼气时的气道内压力。IF 为负值,EF 为正值,用于估计呼吸肌的肌力。

(三)呼吸功(WOBP)

呼吸功即呼吸时所做的机械功。呼吸功＝压力×容积。即胸腔内压力差与肺容量的乘积。或通过积分测得压力-容积环内的面积亦可表示。静息状态下呼吸功正常值为 0.246 (kg·m)/min(或 0.3～0.6J/L)。任何使肺弹性或通气阻力增加者,均可导致呼吸功增加。

(四)肺动力功能监测

1.肺顺应性

在机械通气患者中,气道峰压是呼吸器克服气道阻力和肺、胸廓顺应性的反应。当气道阻力增加或肺顺应性下降时,峰压上升。此外,吸气流速、型式、潮气量、气管导管内径大小亦有影响。将呼吸器停止在吸气末,则得到平台压,这个压力用于克服肺与胸廓的弹性回缩力。用潮气量除以峰压与 PEEP 之差即为肺的动态顺应性。潮气量除以平台压与 PEEP 之差即为肺的静态顺应性,正常值为 $60～100mL/cmH_2O$。有肺浸润性病变、肺水肿、肺不张、气胸、支气管内插管或任何引起胸廓顺应性减少的患者,其静态顺应性下降。

2.肺活量(VC)和最大吸气力(IF)

在 ICU 患者,当 VC 达到 $10mL/kg$,IF＜$-1.96kPa(-20cmH_2O)$时,患者可以脱机。

3.自发性 PEEP

又称内生性 PEEP(PEEPi)。由于气体滞留肺内,致肺叶过度膨胀,多因呼气时间相对不足或动态气流受限所致。PEEPi 过高可引起肺的气压伤,影响静脉回流,增加自主呼吸患者呼吸做功。

4.气道压力波形

机械通气时可得到吸入及呼出气流图、压力容积环、流速容积环等直观的波形图。参考这图形变化,可调节机械通气参数至最佳状态,以减少气道阻力,避免不必要的 PEEP 及降低呼吸功等。

5.呼吸功（WOBP）

通过测定气道内气流量和食管内压力变化计算或根据压力容积环面积估计。

四、血氧饱和度（SpO_2）监测

（一）原理

血氧饱和度是血液中与氧结合的血红蛋白的容量占全部可结合的血红蛋白容量的百分比。脉搏血氧饱和度（SpO_2）是根据血红蛋白的光吸收特性而设计的，氧合血红蛋白和去氧合血红蛋白对这两种光的吸收性截然不同。氧合血红蛋白吸收更多 940nm 红外光，让 660nm 红光透过；去氧合血红蛋白吸收更多 660nm 红光，让 940nm 红外光透过。在探头一侧安装上述两波长光线的发射装置，探头另一侧安装感光装置，通过感知透过的光量，计算后得到连续的血氧饱和度分析测定。血氧饱和度与血氧分压密切相关，临床上有助于早期发现低氧血症。正常情况下 $SpO_2 > 95\%$，如 $91\% \sim 95\%$ 则提示有缺氧存在，如低于 91% 为明显缺氧。

（二）临床意义

1.监测氧合功能

可评估 PaO_2，避免创伤性监测。新生儿处于相对低氧状态，其 PaO_2 在氧离曲线的陡坡段，因此 SpO_2 可以作为新生儿氧合功能监测的有效指标，指导新生儿气道处理和评价呼吸复苏效果。给予氧疗时，可根据 SpO_2 调节 FiO_2，避免高氧血症的有害作用。

2.防治低氧血症

连续监测 SpO_2，一旦其数值下降至 95% 以下，即有报警显示，可以及时发现各种原因引起的低氧血症。

3.判断急性哮喘患者的严重程度

哮喘患者的 SpO_2 和 PaO_2 的相关性较正常值小（$r=0.51$），甚至可呈负相关（$r=-0.88$）。另一方面，有研究发现 SpO_2 和呼气最高流速相关良好（$r=0.584$）。因而，对判断急性哮喘患者的危险性，SpO_2 仅提供一个简单的无创指标。同时根据观察重度哮喘患者发生呼衰时，$PaO_2 < 60mmHg$，$PaCO_2 > 45mmHg$ 的 SpO_2 变化，提出若急性重度哮喘患者的 $SpO_2 > 92\%$ 时，则发生呼衰的可能性小。

（三）影响因素

1.氧离曲线

氧离曲线为 S 形，在 SpO_2 处于高水平时（即相当氧离曲线的平坦段），SpO_2 不能反映 PaO_2 的同等变化。此时虽然 PaO_2 已经明显升高，而 SpO_2 的变化却非常小。即当 PaO_2 从 60mmHg 上升至 100mmHg 时，SpO_2 从 90% 升至 100%，仅增加了 10%。当 SpO_2 处于低水平时，PaO_2 的微小变化即可引起 SpO_2 较大幅度的改变。此外，氧离曲线在体内存在很大的个体差异。研究表明 SpO_2 的 95% 可信限为 4% 左右，所以当 $SpO_2 = 95\%$ 时，其所反映的 PaO_2 值可以从 $60mmHg（SpO_2 = 91\%）$ 至 $160mmHg（SpO_2 = 99\%）$。其区间可变的幅度很大，因此 SpO_2 值有时并不能反映真实的 PaO_2。

2.血红蛋白

脉搏，血氧饱和度监测仪是利用血液中血红蛋白对光的吸收来测定 SpO_2，如果血红蛋白

发生变化,就可能会影响 SpO_2 的准确性。①贫血:临床报告贫血患者没有低氧血症时,SpO_2 仍能准确反映 PaO_2。若同时并存低氧血症,SpO_2 的准确性就受到影响。②其他类型的血红蛋白:碳氧血红蛋白(COHb)光吸收系数和氧合血红蛋白相同。SpO_2 监测仪是依据其他类型血红蛋白含量甚小,可以忽略不计而进行设计的。当 $CoHb$ 增多时,可导致 SpO_2 假性升高。高铁血红蛋白(MetHb)对 660nm 和 940nm 两个波段的光吸收能力基本相同,因此,当血液中存在大量的 MetHb 时,会导致两个波段光吸收比例相等,即相当于氧合血红蛋白和还原性血红蛋白的比例为 1:1,所测得 SpO_2 值将接近或等于 85%。高铁血红蛋白血症的患者随着 PaO_2 的变化,其 SpO_2 值将在 80%~85% 之间波动。

3.血流动力学变化

SpO_2 的测定基于充分的皮肤动脉灌注。在重危患者,若其心排出量减少,周围血管收缩以及低温时,监测仪将难以获得正确信号。

4.其他

有些情况下 SpO_2 会出现误差:严重低氧,氧饱和度低于 70%;某些色素会影响测定,皮肤太黑、黄疸、涂蓝或绿色指甲油等,胆红素 $>342\mu mol/L(20mg/dL)$,SpO_2 读数降低;红外线及亚甲蓝等染料均使 SpO_2 降低;贫血(Hb<5g/dL)及末梢灌注差时可出现误差,SpO_2 读数降低;日光灯、长弧氙灯的光线和日光等也可使 SpO_2 小于 SaO_2。

(四)注意事项

(1)根据年龄、体重选择合适的探头,放在相应的部位。手指探头常放在示指,使射入光线从指甲透过,固定探头,以防影响结果。

(2)指容积脉搏波显示正常,SpO_2 的准确性才有保证。

(3)如手指血管剧烈收缩,SpO_2 即无法显示。用热水温暖手指或用 1% 普鲁卡因 2mL 封闭指根,往往能再现 SpO_2。

五、呼气末二氧化碳($ETCO_2$)监测

(一)原理和测定方法

CO_2 的弥散能力很强,动脉血与肺泡气中的 CO_2 分压几乎完全平衡。所以肺泡的 CO_2 分压(P_ACO_2)可以代表动脉血 CO_2 分压($PaCO_2$)。呼气时最后呼出的气体(呼气末气体)应为肺泡气体。因此,$PaCO_2 \approx PACO_2 \approx P_{ET}CO_2$。故 $P_{ET}CO_2$ 应能反映 $PaCO_2$ 的变化。从监测 $P_{ET}CO_2$ 间接了解 $PaCO_2$ 的变化,具有无创、简便,反应快等优点。现临床上最常用的方法是用红外线 CO_2 监测仪,可以连续监测呼吸周期中 CO_2 的浓度,由数字和波形显示(图 5-1-1)。目前常用的呼气末 $ETCO_2$ 监测方法包括主流式和旁流式红外线 CO_2 监测仪分析 CO_2 浓度。

(二)波形分析

测定呼出气体中的 CO_2 值并进行波形分析,是确定气管导管位置最可靠的监测,也可用于评估呼吸及诊断多种呼吸病理情况。

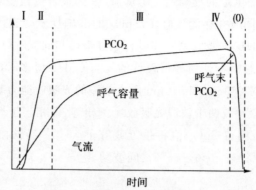

图 5-1-1　呼气末 CO_2 波形分析

波形分为四相。Ⅰ相:气体由大气道呼出;Ⅱ相:气道气体向肺泡气体转变;Ⅲ相(肺泡平台期):通常较平坦,若 VA/Q 比例失调,则表现为上斜型曲线;Ⅳ相(0 相):曲线下降支,吸气相

患者肺功能正常时,由于存在少量肺泡无效腔,$P_{ET}CO_2$ 通常较 $PaCO_2$ 低 1~5mmHg。凡是增加肺泡无效腔的因素都能增加 $P_{ET}CO_2$ 和 $PaCO_2$ 的差值,并增加Ⅲ相的斜率。

在波形不变情况下,$P_{ET}CO_2$ 逐渐升高可能与分钟通气量不足、二氧化碳产量增加或腹腔镜手术时气腹所致 CO_2 吸收有关;如同时伴有基线抬高提示有二氧化碳重复吸入,见于麻醉呼吸回路中活瓣失灵、CO_2 吸收剂耗竭。$P_{ET}CO_2$ 过低主要是肺通气过度或输入肺泡的 CO_2 减少。$P_{ET}CO_2$ 突然降至零或极低水平多提示有技术故障,如取样管扭曲、气管导管或呼吸回路脱落、呼吸机或 CO_2 分析仪故障等;$P_{ET}CO_2$ 突然降低但不到零,若气道压力同时降低多见于呼吸管道漏气,若气道压力升高多考虑呼吸管道梗阻;$P_{ET}CO_2$ 在短期内(1~2分钟)逐渐降低,提示有肺循环或肺通气的突然变化,如心搏骤停、肺栓塞、严重低血压和严重过度通气等;$P_{ET}CO_2$ 逐渐降低,曲线形态正常多见于过度通气、体温降低、全身或肺灌注降低。

(三)临床意义

(1)反映 $PaCO_2$。儿童、青年、妊娠妇女、无明显心肺疾患病人,以及先天性心脏病儿童,伴有左向右分流者,$Pa_{-ET}CO_2$ 值很小,为 1~5mmHg,$P_{ET}CO_2$ 可反映 $PaCO_2$。

(2)监测机械通气时的通气量。可根据 $P_{ET}CO_2$,调节呼吸机和麻醉机的呼吸参数。一般维持于 35mmHg 左右。患者自主呼吸恢复后,若能维持 $P_{ET}CO_2$ 于正常范围,即可停止辅助呼吸。用半紧闭装置时,可根据 $P_{ET}CO_2$ 调节氧流量,避免 $PaCO_2$ 升高。

(3)发现呼吸意外和机械故障。呼吸管道脱落是机械呼吸时最常见的意外。呼吸管道漏气、阻塞或脱落以及活瓣失灵时,CO_2 波形变化或消失。

(4)反映循环功能变化。如肺栓塞、休克、心搏骤停时,$P_{ET}CO_2$ 立即下降,可降至 0,变化早于 SaO_2 的下降。心肺复苏后,如 $P_{ET}CO_2$ 升高达 10mmHg 以上,则心脏可能复跳成功。

(5)确定气管导管位置。$P_{ET}CO_2$ 波形是确定气管导管在气管内的最可靠指标。如果导管误入食管,则没有 CO_2 正常波形或其浓度极低。此外,经鼻盲插时,$P_{ET}CO_2$ 波形可指示导管前进的方向和正确位置。

(6)体温升高和代谢增加时,$P_{ET}CO_2$ 升高是早期发现恶性高热的最敏感的监测指标。

(7)心肺复苏时,若 $P_{ET}CO_2 \geqslant 10 \sim 15$mmHg,说明已有充分的肺血流,复苏应继续进行;

$P_{ET}CO_2 < 10mmHg$ 提示复苏未获成功。

(8)$Pa_{ET}CO_2$ 反映肺内 V/Q 关系,前者正常则 V/Q 适当。PEEP 可减少分流,改善 V/Q,使 $Pa_{ET}CO_2$ 减少,PaO_2 升高。但 PEEP 压力过大,则影响心输出量,反而使 $Pa_{ET}CO_2$ 增大。故 $Pa_{ET}CO_2$ 最小时的 PEEP 压力值即为最佳 PEEP。此种关系仅供参考。

第二节　循环功能监测

循环监测是麻醉医师围手术期工作的重要组成部分。在围手术期,患者的循环系统不仅要受到麻醉药的影响,而且还会受到外科手术的影响。早期麻醉医师仅仅依靠直观感觉(如呼吸模式、肌张力、瞳孔、体动和皮肤颜色)来判断麻醉深度和患者的循环状态。随着科学的发展,循环监测技术得到突飞猛进的发展,现在人们可以利用这些技术在早期准确地判断患者的循环功能,指导临床操作和用药。无论监测仪器如何先进,有经验和有责任心的麻醉医师是提高患者安全性的根本保障。本节重点介绍循环监测领域的临床实用技术和方法。

一、心电图监测

心电图(ECG)是最早进入监测领域的近代监测方法。1906 年,Einthoven 用电流计测量心脏跳动过程中产生的电流,从而首次发明了 ECG。直到 20 世纪 50 年代,商品化的 ECG 才被用于手术室。20 世纪 60 年代后期 ECG 在手术室内得到普遍应用。如今连续 ECG 监测已成为所有麻醉和外科手术中的常规监测。

美国麻醉医师协会(ASA)的基本术中监测标准要求:任何接受麻醉的患者,从麻醉开始至离开手术室前,均应进行连续 ECG 监测。开展围手术期 ECG 监测可早期发现和诊断心律失常、传导异常、心肌缺血、心肌梗死、心房和心室肥厚、起搏器功能、预激、药物毒性(如地高辛、抗心律失常药、三环类抗抑郁药等)、电解质紊乱(如钙、钾离子异常等)及其他因素(如心包炎、低温、肺栓塞、脑血管意外和颅内压增高等)导致的心脏电活动异常。

(一)心脏传导系统的解剖和生理

起源于窦房结的心脏冲动快速通过心房到达房室结。正常时,冲动在房室结有 0.04~0.11s 的延迟,然后通过希氏束和蒲肯野纤维使心室去极化。正常起源于窦房结的冲动使整个心肌去极化至少需 0.2s。心肌不同部位的动作电位(AP)各有其特点。各种 AP 的特殊相的产生与离子通道(尤其是钠、钙离子通道)的激活和灭活有关。

在窦房结细胞,4 相表现为膜电位进行性增高导致舒张期去极化,这是由于钠、钙离子自主内流进入窦房结细胞所致。这种反复的舒张期去极化使窦房结细胞具有起搏功能,而心室肌无此功能。

(二)ECG 复合波的组成

ECG 的轨迹是描述心脏在除极和复极过程中产生电压的总和。电流朝向电极的表示为正电流(波形向上),电流远离电极的表示为负电流(波形向下)。

一个心动周期的标准 ECG 由 P 波、QRS 复合波和 T 波组成,这些波形被规律性出现的时间间隔分开。

P 波代表心房去极化。QRS 复合波代表心室去极化。心房复极波由于隐藏在 QRS 复合波内,所以难以发现。T 波代表心室复极。PR 间期代表窦房结冲动使心房除极、通过房室结到达心室传导系统所需时间。Q-T 间期代表心室电收缩间期和心律变异。ST 段代表心室去极化完成至复极开始之间的间期。

(三)心电监测电极放置部位皮肤的准备

适当的皮肤准备有助于减少 ECG 干扰,改善用于监测或诊断目的的 ECG 信号的质量。用乙醇和棉棒小心地擦去放置电极部位皮肤表面层,这样有助于减少皮肤电阻和便于电极粘贴。皮肤上的毛发应刮除以利于电极粘贴和减轻去除电极时患者的不适。湿性或油性皮肤在粘贴电极前应清洁干燥。如果电极可能会由于消毒液或其他液体的浸透而松脱,则应在电极表面粘贴防水胶布。

(四)3 导联和 5 导联 ECG 电极的放置

3 导联 ECG 的 3 个电极分别放在双上肢和左下肢,用于监测标准肢体导联(Ⅰ、Ⅱ、Ⅲ)。如在右下肢加用一个参比电极,可获得加压肢体导联(aVR、aVL、aVF),并可进行计算机心律失常分析。5 导联 ECG 的 4 个电极分别放在左、右肩部和左、右大腿部。V5 电极放在左腋前线第五肋间隙。

临床医生通过这 5 导联 ECG 可监测 7~12 个不同的 ECG 导联(Ⅰ、Ⅱ、Ⅲ、aVR、aVL、aVF 和 6 个胸前导联)。虽然许多手术室使用 3 导联 ECG,但 5 导联 ECG 更为优越,因为它使心电监测更完善。如果只有 3 导联 ECG,那么用改良的双极肢体导联帮助诊断特殊异常是没有问题的。一般认为在 40 岁以上近一年未做过 ECG 的患者,有心脏病症状和体征的患者,有心肌缺血、心律失常和安装过起搏器的患者术中需要 12 导联 ECG 监测。

(五)侵入性 ECG 导联

1.心房电图(AEG)

在体表 ECG 无法检测到心房电活动的情况下,侵入性导联可有效解决这一问题。电极可以放置在心脏的内表面或外表面,亦可放置于食管或右心房内,这样得到的 ECG 就是心房电图。与体表 ECG 命名不同,心房电图中单极、双极分别指记录装置中侵入性电极的数量。

心房电图中心房波(A 波)与 QRS 复合波的大小变异很大,因而要区别心房波和 QRS 复合波相当困难。虽然单极心房电图记录的心室电活动波形与体表 ECG 相似,但是心房波波幅高大。采用双极导联,尤其是在两电极间的距离较近时,几乎记录不到心室的电活动。如果同时进行体表 ECG 的记录则有助于解决此潜在的问题。因为通过比较心房电图和体表 ECG 记录的时相即能鉴别 QRS 复合波。大多数新的心房电图监护仪可允许同时记录 2 个以上的导联,而大多数的 ECG 机则可满足同时记录 3 个以上的导联。

如果不能同时记录心房电图与体表 ECG,且房室率不同步时,将前后记录到的心房电图与体表 ECG 的图形进行比较也可将心房电图中的 QRS 复合波区别出来。另外,在双极心房电图描记无 QRS 复合波时,断开一个电极的连接使其成为单电极心房电图即可描记出明显的 QRS 复合波。

一般情况下双极心房电图较为常用。因为双极心房电图不仅能记录到较大的心房波,而且必要时可改为单极心房电图记录。另外,其侵入性电极的导线能与监护仪的选配部件相连通,通过提供各种更易辨认的 QRS 复合波和心房波,有助于心律失常的诊断。

在心房电图记录中,电极导线、电极的连接和表面电极的放置取决于采用的导联系统(3 导联或 5 导联)以及心房电图监测仪是单导联性或双导联性。

2.食管导联

由于食管远端接近心房(尤其是左心房),因而将电极置入食管可增强对心脏电活动的检测,在麻醉中应用十分方便。食管电极最易探测 P 波,被用于鉴别各种心律失常(如房颤和房扑)。虽然将电极放置在左心室水平有助于后壁心肌缺血的检测,但不常用。根据电极插入食管的深度,可反映心脏不同部位电位的变化。

食管电极种类很多,通常是将一个或两个导电的金属电极放置在类似鼻胃管的橡胶管中或固定在管外壁上,亦可采用患者可吞入的药丸电极和心内起搏电极。目前已有带有 2 个电极的食管听诊器,两电极分别安置在距听诊器远端 7cm 和 20cm 的部位,远端的电极通常靠近左心室后壁。

电极的位置应由满意的心房波而定。一般情况下,单极电极放在离门齿或鼻孔 30~40cm 的地方。而双极电极的位置会因两电极之间的距离不同而需反复调整。呼吸和食管的蠕动可使食管导联出现低频的噪声干扰,增强滤波器功能有助于信号的稳定。带有宽幅低频滤波器的监护仪用于这种记录形式较理想。

3.心腔内电极

虽然很少有人为检测心律失常而将导管置入心脏或中心静脉,但心脏病患者放置中心静脉导管(CVP)或肺动脉导管(PA)的确很多。若将电解质溶液或金属导丝放在管腔内,就可借此导管直接记录到心脏内的电活动。当然,要把从导管远端得到的信号加工处理为心房电图是一个复杂的过程。

高张盐水($\geqslant 3\%$)与 8.4%碳酸氢钠的导电性能优于生理盐水,当噪声明显或信号质量差时提示导管内需补充电解质溶液。充灌电解质溶液的导管末端连接有金属接头,金属接头内亦装满电解质溶液。电极导线与金属接头之间的连接可采用双头绝缘接线夹。如果采用插入式电极,亦可采用具有金属插件的塑料连接器,这样可避免使用绝缘接线夹。记录完毕应将导管内的电解质溶液彻底冲洗干净,以防微电击造成的损伤。将金属导丝穿出导管末端亦可直接进行心腔内的电活动记录,当导丝穿出绝缘的导管时描记的波幅明显增大。用于这种用途的金属导丝必须柔软,通常呈"J"形,导丝与记录导线之间的连接亦可由绝缘接线夹完成。不记录时应将导丝退回导管内或将导丝从导管中撤出,以防止心脏穿孔、心律失常及微电击等危险情况发生。

4.血管内 ECG(IVECG)

血管内 ECG 是心腔内 ECG 的一种特殊形式,只是漂浮导管的球囊在右心房内,方法与心腔内 ECG 相似。记录的图形是导管经中心静脉进入右心房时的 ECG,P 波的改变可作为导管位置的指示。最常用的记录方法是将侵入性电极与 C 电极的导线连接,其余导联为标准四肢导联。

5.心内膜电极

通过起搏导线或特殊漂浮导管使金属电极与右心房的心内膜接触,即可记录到心房电图。如果电极未与心房内膜接触,即能记录到心腔内的心房电图。

6.心外膜电极

在心脏手术时,可将起搏导线贴附于心外膜(如右心室或右心房)。然后将导线引出体外即成为心外膜电极。导线的体外部分必须绝缘化,通常是将其放置在橡胶手套中。这种方法并发症很少,不需要时即可将导线拔出。将心房导线用绝缘接线夹与电极导线连接即可行心房电图描记。利用这种导线亦可进行超速起搏治疗一些折返引起的心律失常,虽然上述的其他侵入性电极也有类似的功能,但均不如心外膜导线有效。

应用心外膜电极可准确地区别和诊断不同程度的心肌缺血和梗死,能在缺血和坏死区域获得典型的 ECG 表现。而在临床上应用体表电极很难获得如此典型的 ECG。

7.侵入性电极的安全保障

当侵入性电极在心内构成电流回路时,所造成的心脏的微电击可引起心室纤颤。ICU 或手术室有大量的用电设备,所有用电仪器的漏电均可造成对心脏的微电击。为防止使用侵入性电极时该事故的发生,需注意以下问题:①使用侵入性电极时一切不必要的电器均应拔掉插头而不是仅关掉开关;②电极导线与连接导线应有良好的绝缘,且应避开与金属或电器的接触;③患者的身体不应与金属接触;④监护仪漏电应小于 $10\mu A$;⑤记录心房电图时最好使用电池电源;⑥检查电手术装置的接触电极与患者身体的接触情况以及能否正常工作;⑦电极导线与监护仪导线之间加干扰过滤保护装置;⑧尽量减少电手术装置的使用。

(六)干扰术中 ECG 监测的因素

ECG 监测中的干扰可导致错误诊断。在临床工作中,下列情况可能对 ECG 监测具有干扰作用:①ECG 导线或电极松动或连接不当;②电极放置或粘贴不当,如毛发、烧伤组织、皮肤准备不足、胶布、电极松动等;③体动,如寒战、颤抖、外科操作或膈肌运动等;④手术室设备的干扰,如电刀、体外循环机、激光设备、冲洗或吸引设备、诱发电位监测设备、电钻和电锯等;⑤患者与外科医师、护士或麻醉医师的接触。

(七)术中 ECG 的诊断与监测模式的区别

诊断模式用 ST 段和 T 波分析使缺血的诊断更精确。诊断模式将频率在 0.14Hz 以下信号滤除,但经常导致明显的基线漂移和干扰。监测模式用于滤除引起 ECG 基线漂移和干扰的信号,这一模式滤除所有频率在 4.0Hz 以下的信号,这有助于消除大部分手术室内的干扰。监测模式可人为地导致 ST 段和 T 波的抬高或降低。

(八)术中 ECG 监测的潜在危险

如果患者没有很好的接地装置,当电极出现短路时可能会导致患者电休克或烧伤。新式的 ECG 监护装置有患者隔离装置,所以很少有此类危险,而老式 ECG 机则不然。

(九)计算机化 ECG 分析的新进展

计算机化的 ECG 分析正被用于探测心律失常和心肌缺血。ST 段监测模式是一个计算机自动监测设备,其通过连续 ECG 监测中几个导联的 ST 段与基础 ST 段值比较来判断心肌缺血。

二、心脏功能监测

心脏有效的射血是维持血液循环的基础,心脏每搏量(SV)是心脏活动的总体表现,而前负荷、后负荷和心肌收缩力是影响心功能的主要因素。下面介绍可用于围手术期临床的监测方法。

(一)前负荷

1.左心室舒张末容量(LVEDV)

当心室功能受损后,首先出现的代偿就是心腔扩大,因此 LVEDV 的增高在非瓣膜患者是表示心肌收缩力下降的重要间接指标。最近由于经食管超声心动图在围手术期临床的普及使用,使得连续实时地监测 LVEDV 成为可能。通过连续动态观察左心室短轴的变化,应用标准公式可计算出左心室容量的变化。另一个在临床使用的监测方法是电阻抗导管法,通过在左心室放置一根导管连续测量左心室血液的阻抗变化并将此变化转换成容量的变化,通过计算机整合成实时的压力-容量环。

2.左心室舒张末压(LVEDP)

无论在设备要求和技术条件方面,测量 LVEDV 要显得复杂一些。人们试图通过测定 LVEDP 或其替代指标来反应 LVEDV。在临床大多数情况下,LVEDP 是通过漂浮导管获得的。在心脏外科有时直接通过左心房放置一导管通过二尖瓣到达左心室测定 LVEDP。即使可获得准确的 LVEDP,LVEDV 与 LVEDP 的关系还受心室顺应性的影响。在临床,心肌肥厚、心肌缺血、心内右向左分流、主动脉瓣狭窄、高血压、正性肌力药、心肌纤维化、心包填塞等可使左心室顺应性下降,而主动脉瓣返流、二尖瓣返流、血管扩张药的使用及心脏扩大可增加心室的顺应性。在有上述干扰因素存在时,LVEDP 不能很好地反映 LVEDV 的改变。

3.中心静脉压(CVP)

在临床大部分情况下,我们仅能获得 CVP 的数据,如何通过它反应 LVEDV 呢?在满足下列条件的情况下,CVP 可用于估计 LVEDP:①三尖瓣、肺动脉瓣、二尖瓣功能正常;②无右心功能不全;③呼吸系统和肺血管无异常。在无三尖瓣功能和右心室顺应性异常时,CVP 可反映右心室前负荷。

(二)后负荷

左心室后负荷是指左心室射血所遇到的阻抗($R = \Delta P / \Delta Q$,R 为阻抗,ΔP 为主动脉内压力变化,ΔQ 为主动脉内流量变化),它由血管阻力和血液流变学性质所决定,不受心功能的影响。在临床不能直接测定左心室后负荷,而往往通过动脉压和体循环阻力和室壁张力来反映左心室后负荷。

1.平均动脉压(MAP)

动脉压主要决定于小动脉阻力,但也受前负荷和心肌收缩力的影响。临床观察发现 MAP 与左心室射血阻抗有良好的相关性,因而被普遍用于简单评价心脏后负荷。

2.体循环阻力(SVR)

SVR 是一计算值。$SVR = [(MAP - RAP) \times 80] / CO$。式中 MAP 为平均动脉压,RAP

为右心房压,CO 为心输出量。

3.室壁张力或应力

室壁张力或应力是决定心肌耗氧的重要指标。

(三)心肌收缩力

心肌收缩力是评价心功能的最重要指标,目前临床常用的评价心肌收缩力的评价指标是:SV、心输出量(CO)、射血分数(EF)、每搏功(SW)、心室做功曲线、室壁运动等。

1.SV

前负荷、后负荷和心肌收缩力的改变都可影响 SV,SV 在围手术期常可通过经食管超声心动图(TEE)测得,也可通过心排血量和心率计算,正常值为 60~70mL。

2.CO

能影响 SV 和心率的因素均可影响 CO。围手术期常用的测定方法有漂浮导管热稀释法、连续心排血量测定和 TEE 测定。

(1)热稀释法 CO 测定:热稀释法 CO 测定是目前临床应用最广的测定方法。其原理是通过放置的漂浮导管近端的房孔注入一定量已知温度的生理盐水,位于肺动脉内导管远端的温度感受器感知注入盐水引起的温度变化,通过计算机标准化处理得出 CO 值。

临床很多因素可影响 CO 测定的准确性。①盐水温度和容量:当注射盐水容量为每次10mL 时,使用冰盐水和室温盐水对测定结果无影响;注射盐水容量为每次 5mL 时,应使用冰盐水。②注射速度和间隔时间:注射盐水时应在 2~4s 内匀速注入,两次注射之间应间隔60~90s。③注射时漏液、速度不均或间隔过短将影响测定结果。④呼吸周期:由于呼吸周期通过改变肺血管阻力从而影响肺血流,所以临床应在呼吸周期的固定点来测定 CO,一般选择在吸气末或呼气末。⑤重复测定:即使严格操作,由于肺血流的不均一性,每次测定都存在差别,因此临床上一般重复测定 3 次取平均值,以提高准确性。

通过观察热稀释曲线的波形形态,剔除有可能是操作不当引起的误差。如在 3 个波形中有 1 个形态和值与其他有非常明显的差别(>15%)应考虑是误差所致而给予剔除,同时补测1 次。引起热稀释曲线幅度减低的因素有:①CO 非常高或注射盐水容量过少、盐水温度与体温差减小;②热敏探头位置不当或血栓形成;③存在三尖瓣、肺动脉瓣返流或心内分流等;④热敏探头故障、导管常数选择不当和非匀速快速输液。

(2)连续心排量测定:目前在围手术期可通过特制的漂浮导管和连续 CO 测定仪能方便地获得连续的 CO 数据,下面简单地介绍这一系统。

连续 CO 测定漂浮导管是在传统的漂浮导管基础上加以改进而完成的,其在导管前部相当于右心室的部位有一加热器,通过开关每 6s 向血中释放 7.5W 的热能(量子化释放)加热周围的血液,该部分血液在经右心室流向肺动脉时,热量被稀释,使右心室排入肺动脉的血液温度升高,位于导管尖端的热敏探头感知这一温度变化,利用稀释原理计算出 CO。该种导管操作方法和传统肺动脉导管一样,不增加操作复杂性。导管和监测仪连接后,几分钟内即显示第一次心排血量测定值,以后每隔 30~60 秒显示一次新的测定值,屏幕显示为前 3~6min 的CO 平均值。由于该装置每 6s 就可获得一个 CO 数据,显示的 CO 是多个(5~10 个)CO 测定值的平均值。因此,可实时、准确地反应 CO 改变。

（3）阻抗法无创 CO 测定：利用在心脏搏动时胸阻抗产生的搏动性变化，在颈部和胸部各放一对电极，并持续通入一小的电流测量胸阻抗。在心脏收缩期测得的胸阻抗的最大变化率与 SV 和心室射血时间成正比。电极位置、胸内液体量、血球压积是影响测定准确性的主要因素，因而限制其在临床的广泛应用。

（4）经食管超声和多普勒技术：术中放置食管超声探头可在多平面水平结合多普勒技术测得 CO。二尖瓣、主动脉瓣是常用的监测平面，另外也可在主动脉、肺动脉和肺动脉瓣水平监测，影响测定结果的主要因素是探头位置（如探头超声波方向与血流方向角度过小）和所用平面截面积测定的准确性。

3.EF

EF 是临床广泛应用的评价心肌收缩力的指标。正常时 EF 为 $55\%\sim65\%$。在心功能正常时，EF 受前、后负荷的影响较少，心肌收缩力受损时后负荷的增加和前负荷的减少可明显影响 EF 值。一般认为 $EF<40\%$ 时，提示可能有心肌收缩力受损。目前术中监测 EF 值的常用方法是 TEE。

4.心功能曲线

心功能曲线是指心室前负荷与心室做功指数之间关系的曲线。它主要反映心肌收缩力，但也受负荷影响。

5.室壁运动

TEE 在术中的应用为监测心肌局部和整体室壁运动提供了实时动态观察的方法。在局部心肌缺血时，该部位的心肌运动减弱，通过观察心肌运动减弱的程度和范围可以评价缺血区域的大小和其对心功能的影响程度。在左心室短轴平面，通过动态观察短轴缩短的速率可评价心功能的即时改变。

（四）超声心动图在循环功能监测中的应用

1.超声心动图的种类

（1）M 型超声心动图：M 型超声心动图的显示方法系将接收到的回声转换成光点，形成光点扫描，显示在示波屏上。示波屏上从上向下代表被检结构位置与胸壁之间的距离，示波屏上的水平方向代表时间，此光点在示波屏上能自左向右自行扫描。当探头固定在胸壁某探测点时，可测得该处的"距离-时间"曲线，即为超声心动曲线，是一种单声束超声心动图，仅能观察到此声束所经过的一条线上解剖结构的活动情况，亦称"一维超声"。在全面反映组织结构的空间方位上有一定的局限性，但根据曲线图上界面活动所经历时间和距离，能准确地反映心脏、大血管上某一特定点的活动轨迹，从而计算其活动幅度、活动速度等一系列参数。

（2）二维超声心动图（2DE）：二维（切面）超声心动图用各种切面的方式直观地显示心脏、大血管与其解剖结构相一致的每一平面的形态及其活动，可直接观察到心脏各腔室的大小、瓣膜活动的形态及心脏各部分的解剖结构有无缺损或畸形等。

常规的 2DE 检查须根据心脏的解剖定位，运用一定的操作手法，规范出 20 个标准切面。其中最常用的切面有胸骨旁长轴切面、胸骨旁主动脉根部短轴切面、胸骨旁左心室短轴切面、心尖四腔心切面和心尖两腔心切面。

临床上通过二维超声心动图检查可取得以下信息：①了解心脏各腔室及大血管内径的大

小,心室壁、室间隔及大血管壁的形态、厚度及活动幅度;②了解心脏各瓣膜的形态异常及活动异常;③了解心脏及大血管畸形的部位及程度;④检查心腔内肿瘤及血栓;⑤心功能测定;⑥测定心包积液等。

(3)多普勒超声心动图:多普勒超声心动图(DE)是用超声技术测定心脏及大血管内血流情况的一种方法,可无损伤地测定心脏及血管内任何一点的血流方向、速度和性质,从而判断心内分流和瓣膜狭窄排血量、心内分流量及瓣膜返流量。

多普勒超声检查采用的物理学原理是:入射超声在遇到微小障碍物时会发生散射,此小障碍物又成新的声源,向四周发射超声波。利用这一原理,如将探测仪的两个晶体相对地放在血管两侧,与血流呈45°,从一个晶体发出一定频率的声束通过血管壁至血流,此信号可产生逆向的电压效应,被对侧的晶体所接受。当有血液流动时,声波移动,频率发生变化,产生了发出的声波频率与接收频率间差,此即多普勒频移。根据多普勒频移大小计算出血流量。

临床上,将多普勒超声心动图用于心瓣膜病及先天性心脏病,测定其返流及分流情况,不仅能明确有无病变,而且能在病变程度上加以判断,做出定量诊断。另外,还能进行心功能测定。

(4)三维超声心动图:利用计算机技术,根据心室的实际形态,连续截取不同旋角的二维平面,通过图像的数字化,再重建心室的三维实时图像,在此基础上测算的心室容量有更好的相关性。目前三维超声可显示心腔容量的大小、心室壁局部及整体的运动,并可进行各项心功能参数的测算。最新的三维超声心动图尚能显示某些先天性畸形如房间隔缺损和室间隔缺损的整体轮廓。

用超声技术显示心脏立体结构的同时,若加入时间参数.即为动态三维超声或四维超声;加入血流因素与彩色血流显像或与声学造影共同显示,称多维或五维超声心动图。

(5)血管内超声显像:血管内超声显像系统(IVUS)是一种将先进的计算机处理技术与高频超声装置相结合应用在疾病诊断上的新技术,运用安装在心导管尖端的微型超声探头,从管腔或心腔内观察血管或心内结构的形态学改变。此微型超声探头为高频换能器,发射并接收高频超声,可得到极高分辨率的图像,并能显示组织的微细结构。临床主要用途如下:①IVUS能精确地测量血管腔的狭窄性损害,并能敏感地检出冠状动脉早期粥样硬化病变和粥样斑块内的组织成分,包括钙化及坏死。②在介入性治疗中,IVUS能指导操作的进行,增加成功率,缩短操作时间,能即刻评定疗效。在冠心病的介入性治疗中,IVUS对选择适应证、确定治疗方式、评价疗效及监测并发症均具有十分重要的价值。③在手术中进行心功能监测。将IVUS导管放在左心室内,能对左心室壁各节段的心肌的活动状态作连续监测以评价心功能。

2.经食管超声心动图检查监测

经食管超声心动图(TEE)于1976年由美国的Frazin首先报道。与经胸壁超声心动图(TTE)相比,TEE具有下列优点:①离胸壁较深远的结构(如心房和大血管)可得到更清晰的图像。②可不影响心血管手术的进行而连续监测。③TEE因角度不同能更容易看到一些重要结构,如心耳、肺静脉、全部房间隔、胸主动脉、左冠状动脉以及心脏瓣膜的活动状态等。④食管和心脏之间无肺组织,可用更高频率的探头。在麻醉中,TEE主要用于监测和诊断。TEE被引入临床麻醉后除了使麻醉医师能有效准确地监测心脏功能、心室容量和心肌缺血等外,更重要的是将对疾病和手术效果的部分诊断工作交付予麻醉医师,从而使麻醉学有了新的内涵。因此,开展这项工作无疑对麻醉学的发展具有重要的意义。

TEE 的应用有以下几方面:

(1)心肌缺血:传统上,术中心肌缺血主要用心电图(ECG)来诊断。近年来的研究表明,TEE 比 ECG 更为敏感和准确。为监测心肌缺血,一般将食管探头放在左心室的中乳头肌水平用短轴观察左室壁的运动。该水平能观察到所有 3 个大冠状动脉的供血区域,故对诊断心肌缺血极为敏感。在 TEE 监测下,室壁运动可分为正常、运动减弱、不运动和反常运动。在心肌缺血时,上述 3 种异常一般称为室壁节段性运动异常(SWMA)。

(2)感染性心内膜炎和赘生物:和 TTE 相比,TEE 诊断感染性心内膜炎有图像清楚、更易发现小的赘生物等优点,这对防止手术操作中出现重要器官栓塞极为重要。

(3)检查血流栓子:TTE 因受肥胖和慢性阻塞性肺部疾病(COPD)等限制,对心房和心耳内的栓子远不如使用 TEE 看得清楚。气栓的监测十分重要,特别是对存在左向右分流的患者。

(4)瓣膜功能:TEE 和 TTE 相反,TEE 的超声波束是先到心房再到心室,所以诊断房室瓣返流时图像清楚且不受人造瓣膜的影响。除对瓣膜关闭不全可行定性和半定量诊断外,TEE 还用于诊断瓣膜上的赘生物、换瓣术后的瓣周漏和瓣环脓肿。有人还认为 TEE 测量主动脉瓣口面积比 TTE 和心导管更准确。

(5)主动脉病变:通过 TEE 可以看到主动脉根部、部分升主动脉和全部胸降主动脉,能准确诊断主动脉内膜剥脱、破裂和主动脉中断。

(6)心排血量:通过心电图判断心脏机械收缩的时相,TEE 可测定主动脉瓣环口的面积及瓣口的血流速度,测定每搏量,计算心排血量。还可以通过 M 型超声测定心脏最小径和最大径,通过公式计算心排血量。

(7)心脏功能实时监测:TEE 可很容易地测定射血分数(EF)等其他心功能的参数,从而对心脏功能进行连续实时监测。在心脏手术前后,比较各种心功能参数值可了解体外循环手术中对心脏保护情况,在急性心肌梗死患者紧急 CABG 术中观察梗死心肌在血流恢复后的收缩情况,对指导术后治疗有很大的指导意义。

除上述已被证实的用途外,TEE 还可在心血管手术中用于诊断胸腔积液、肺不张,确定 IABP 气囊的位置、心室辅助装置插管的位置和引流量的大小、股静脉插管行 CPB 时插管头的位置,以及肥厚性梗阻性心肌病术中帮助外科医师确定应该被切除心肌的部位和厚度,还可以帮助手术医师了解心内直视手术后心腔排气情况,避免气栓的发生。

TEE 监测的适应证很广泛,在发达国家的许多心脏中心,TEE 已成为心血管麻醉的常规监测,但 TEE 还不是一个绝对的无创监测手段。TEE 探头的置放可能导致食管穿孔、暂时性的声带麻痹(和气管插管一起挤压声带)、心律失常和喉痛。

TEE 的绝对禁忌证为食道狭窄、食道近期曾进行过手术以及食道损伤及肿瘤患者。TEE 监测的相对禁忌证有既往进行过食道和胃手术、曾进行过纵隔放射性治疗、食道裂孔疝、食管憩室、食管胃底静脉曲张以及口咽部损伤。有胃肠道疾病患者应该慎用 TEE 监测。目前 TEE 监测仍需要超声医师进行或在其指导下进行。

三、体循环压力监测

（一）动脉血压监测

动脉血压是心室射血和外周阻力两者相互作用的结果，而大血管的弹性回缩可使心室的间断性射血变为动脉内的持续血流，同时还能缓冲血压的变化。影响动脉血压的因素有：每搏量、心率、外周血管阻力、大动脉的弹性和体循环血容量与血管系统容量的比。一般情况下，收缩压的高低受每搏量和大血管弹性影响较大，而舒张压的高低受心率、外周血管阻力的影响较大。大血管弹性减弱，脉压差增大。在临床工作中，动脉血压可通过无创和有创性监测的方法进行测定。无创血压测量在临床上应用广泛，大家都甚为熟悉，在此仅作简单介绍。相比无创性血压监测而言，有创血压监测可为临床提供更多的信息。

1.动脉血压的无创性间接测量法

临床上常用方法有袖带测压法和超声波法。

（1）人工袖带测压法。①搏动显示法：使用弹簧血压表观察指针摆动最大点称收缩指数，显示的收缩压略高于听诊法。袖套充气后，压迫动脉，受压动脉近端的微小搏动，传向弹簧血压表，使指针摆动。而当袖套内压力降低到收缩压时，脉搏波由远端动脉传导，摆动幅度突然停止再增大，收缩压多数情况下接近直接读数，而舒张压则很难由搏动显示法精确定点。显然，真正的舒张压应在最大摆动点和袖套压力波动明显下降点之间，实际上最大摆动点可能就是平均动脉压。临床上常用此法测定收缩压，而舒张压只能是粗略估计。②听诊法：是临床最常应用的方法。利用柯氏音原理进行血压测量的方法。柯氏音是血压计袖套放气后在其远端听到的声音，其第一相为清晰响亮的强音；第二相为柔和的连续低杂音；第三相低杂音消失，出现类似第一相的强音；第四相音调突变为减弱的闷浊音；第五相全部声音消失。将听诊器头放置于肘窝动脉搏动处，将袖带充气，使血压高于动脉收缩压，阻断动脉回流，然后慢慢放气，当初次听到血流通过声音（即柯氏音第一相）时，此时的压力即为收缩压；声音变调（柯氏音第四相）时，此时的压力读数为舒张压。③触诊法：袖带充气后，缓慢放气至动脉搏动出现时的压力读数即为收缩压，当放气至动脉搏动呈水冲性质，以后突然转为正常时的压力读数为舒张压。此法所测血压值较听诊法低，一般不常用，但在低血压、休克患者和低温麻醉中听诊有困难时，可用触诊法。④电子血压计：动脉搏动的震荡波经换能器转化，以数字显示收缩压、舒张压和平均动脉压。此法使用方便可自动充气、放气，还能记录波形和数据，可用于各种情况，但所测数值易受外界因素干扰，所以在临床中应仔细鉴别。

使用袖带测压法时，为能得到准确数据，应注意以下事项：①袖套宽度一般应为上臂周径的1/2。小儿袖套应覆盖上臂长度的2/3。袖套过宽，读数值相对过低，袖套过窄读数值偏高。②放气速度应为2～3mmHg/s。放气过快，灵敏度差；放气过慢，易出现听诊间歇，所测值偏低。③听血压时，在动脉音初出现的压力水平以下10～40mmHg出现一个无音阶段，即为听诊间歇。可误将听诊间歇以后出现的动脉音误认为柯氏音第一相。听诊间歇多见于高血压动脉硬化性心脏病、主动脉瓣狭窄等。④肥胖患者即使使用标准宽度袖带，血压读数仍偏高，此与部分压力作用于脂肪组织有关。

（2）超声波测量血压法。是将超声探头放置于动脉搏动处，传递动脉壁搏动经换能器转换间接测量血压的一种方法。此法适用于婴儿麻醉，但在临床中应用并不广泛。

间接血压监测的正常值随年龄、性别、精神状态、体位和活动情况而变化。临床中间接血压测量的动脉血压组成有：①收缩压，主要代表心脏收缩力和心排血量；②舒张压，主要与冠状动脉血流有关，因为冠状动脉灌注压＝舒张压－肺毛细血管楔压；③脉压，为收缩压与舒张压的差，正常值为 4～5.3kPa(30～40mmHg)，代表每搏量和血容量；④平均动脉压，是心动周期的平均血压。

（3）自动连续无创血压计。过去连续测压主要依赖动脉置管的直接测压，近年来在无创法中突起了一支新军，它可以使用无创法自动连续地测量动脉血压。目前主要有 3 项技术：①Penaz测定法；②动脉张力测量法；③动脉波推迟检出法。

2.有创直接动脉测压法

（1）适应证：①严重创伤和多脏器功能衰竭，以及其他血流动力学不稳定患者的手术；②大量出血患者手术，如巨大脑膜瘤切除和海绵窦瘘修复术；③各类休克患者的手术。严重高血压、危重患者手术；④术中须进行血液稀释、控制性降压的患者；⑤低温麻醉的患者；⑥须反复抽取动脉血做血气分析等检查的患者。

（2）禁忌证：①Allen 试验阳性者禁行同侧桡动脉穿刺；②局部皮肤感染者更换测压部位；③凝血功能障碍者为其相对禁忌证。

（3）置管部位：虽然动脉压随血管分支而逐渐降低，但在大血管内的压力下降极小，所以理论上任何一支管径大于 3mm 的动脉血管都可作为监测部位，如桡动脉、尺动脉、肱动脉、腋动脉、股动脉、足背动脉、颞动脉等。

（4）桡动脉穿刺：桡动脉穿刺途径常选用左侧桡动脉。在腕部桡侧腕屈肌腱的外侧可清楚地摸到桡动脉搏动。由于此动脉位置浅表、相对固定，因此穿刺插管比较容易。桡动脉穿刺测压前需常规进行 Allen's 试验，以判断尺动脉掌浅弓的血流是否足够。具体方法如下：

①工具：a.聚四氟乙烯套管针，成人选用 18～20G，小儿选用 22～24G；b.固定前臂用的托手架及垫高腕部用的垫子(或纱布卷)；c.消毒用棉球、碘酒、乙醇；d.冲洗装置，包括接压力换能器的 DOM、三通开关、延伸连接管及输液器和加压袋等，用每毫升含肝素 2～4 个单位的生理盐水冲洗，以便保持测压系统通畅；e.电子测压系统。

②操作方法：a.患者仰卧，左上肢外展于托手架上，腕部垫一纱布卷，使腕背伸，拇指保持外展。常规消毒铺巾，清醒患者在腕横线桡动脉搏动的表面用少量局麻药做浸润麻醉，直达血管两侧，以预防穿刺时发生动脉痉挛。b.定位，在桡侧屈肌腱和桡骨下端之间纵沟中，桡骨茎突上下均可摸到搏动；术者扪及桡动脉搏动，示指在远端轻轻牵拉，穿刺点在搏动最明显处的远端 0.5cm。c.套管针与皮肤呈 45°，对准中指摸到的桡动脉搏动方向，当针尖接近动脉表面时刺入动脉，直至针尾有鲜红的血流溢出为止；然后将穿刺针尾压低至 10°，向前推动穿刺针 1～2mm，使穿刺针尖完全进入动脉管腔；将套管送入动脉，抽出针芯，即穿刺成功。d.如无血流出，将套管压低呈 30°进针，并将导管缓缓后退，直至尾端有血畅流为止，然后将导管沿动脉平行方向推进。e.排尽测压管道通路中的空气，边冲边接上连接管，装上压力换能器和监测仪，调整好零点，加压袋压力保持 26.6kPa(200mmHg)。f.将穿刺针用胶布固定于腕部，以防针滑

出。去除腕下垫子,用肝素盐水冲洗1次,保持导管畅通或以每分钟2～4滴的速度连续冲洗管道。

(5)动脉压波形的变化及意义:在不同的动脉段记录血压时,可以看到从主动脉到外周小动脉,收缩压逐渐增高而舒张压逐渐降低,平均压也逐渐降低。这是由于动脉波动沿动脉管壁传导过程中在动脉分支处发生折返与后来的动脉波发生叠加的结果。另外,通过动脉波形可以粗略估计循环状态。在心室快速射血期,动脉血压迅速上升,管壁被扩张,形成动脉波形的上升支。上升支的斜率和幅度受心排血速度、心排血量和大血管弹性的影响。心排血速度快、心排血量大,则上升支的斜率和幅度增大;大动脉硬化时其弹性贮器作用减弱,上升支的斜率和幅度也增大。在心室射血后期,射血速度减慢,进入大动脉的血量少于流至外周的血量,大动脉开始回缩,动脉血压也逐渐降低,形成动脉波形的前段。随后心室舒张,动脉血压继续下降形成下降支的其余部分。在舒张期,由于主动脉瓣的关闭,在下降支中形成一个切迹。动脉波形下降支的形态可大致反映外周阻力的大小。外周阻力大时,下降支下降速度较慢,切迹位置较高;而外周阻力小时,下降支的下降速度较快,切迹位置较低。在主动脉瓣关闭不全时,动脉波形的上升支和下降支速度均增快,切迹不明显或消失。

(6)影响直接动脉压测定准确性的因素:①动脉留置针的位置不当或堵塞,当留置针针尖端贴壁或管腔内血栓形成导致管腔部分堵塞时,动脉波形的收缩压明显下降,平均压变化较小,波形变得平坦。如管腔完全堵塞,波形消失,此时由于肝素冲洗液袋中的压力作用于压力传感器,使其显示的压力逐渐增高。因此,在压力监测时,观察压力数据的同时,应观察压力波的形态,出现波形形态异常应及时查找原因,并予以及时排除。②压力传递和转换系统,动脉压力波是由不同频率的压力波组成的复合波,其频率范围一般为1～30Hz,大部分波的频率在10Hz以内。如何真实和准确地将这些波传递至传感器并将其全部有效地转换成电信号,有赖于压力传递和转换系统的材料和组成。③传感器和仪器故障,在测定过程中有时会由于传感器和仪器故障使压力突然发生改变而导致临床上的慌乱,此时首先应结合其他指标,快速估计患者临床状态,同时观察传感器的平面和快速重新调整零点,判断传感器和仪器工作状态,最终做出判断,切勿盲目处理导致意外。

(7)临床并发症:置管远端动脉栓塞是最主要的并发症,定时用肝素盐水冲洗管道或采用连续冲洗压力套装可减少这一并发症发生。另外血管周围的神经损伤也是操作并发症之一。

(二)神经刺激器与电刺激参数

1.神经刺激器

神经刺激器是临床常规应用的肌松药作用监测装置,能输出不同强度和不同频率的电刺激。为确保刺激电流能安全地作用于人体,又能提高监测效果,神经刺激器发出的电刺激脉冲需预先设置参数。刺激电流、电压呈恒速线性输出,不受其他电器干扰。为安全起见,神经刺激器最好能以电池作为电源,输出线路与电极有极性标志,并设有警报系统。另外,要求手提轻便,操作简单,控制钮易调节,能安全固定在输液架或麻醉机上。

2.电刺激参数

(1)刺激电流和电压强度:神经刺激器输出的电压应限制在300～400mV,常用100～

150mV。当皮肤阻抗为 0～2.5kΩ 时,输出的最大刺激电流为 60～80mA,一般常用 20～50mA。但末梢较冷或油脂类物质多时,皮肤阻抗增大,大于 2.5～5kΩ 时,则输出电流减少,对刺激的反应降低。为克服上述缺点,神经刺激器应有电流水平指示及低电流报警,以避免判断错误。

根据神经刺激器输出刺激电流的大小,分为超强和亚强刺激电流两类。超强刺激电流的确定应在使用肌松药前进行,一般从 2～10mA 开始,其后按 2～5mA 递增,直到诱发的肌肉收缩或肌电反应连续 3 次接近于前一次刺激的反应值,3 次差值均在 10% 以内,此时所需输出的刺激电流值即为超强刺激。意味着凡能去极化的神经,肌肉单元均已被激活,其反应已达最高的饱和状态,如继续增大刺激电流,诱发反应亦不会再增加。

临床监测中,为减少误差,一般在自动校准所需刺激电流基础上再增加 10%～20%,而且其后的监测便以此值为准,不宜随便更换。应用肌松药前超强刺激所致的肌肉收缩力或肌电反应值便设定为术前的参照值。应用肌松药后,肌肉麻痹或收缩减弱,如超强刺激程度不变,则所测得的肌肉收缩力或肌电反应强弱就能表示神经肌肉阻滞的程度。肌松监测中常用的超强刺激电流为 40～60mA。超强刺激可引起患者明显的不适感,尤其是清醒或麻醉后苏醒及 ICU 患者。为减少或避免超强刺激所引起的不适感,监测非去极化阻滞可用亚强刺激电流。亚强刺激是指刺激电流低于超强刺激且不引起神经肌肉的最大反应。非去极化阻滞时,应用 4 次成串刺激(TOF)和双重爆发刺激(DBS)。判断肌松性质与程度的主要指标为 TOF 中第 4 次颤搐反应高度与第 1 次之比(T_4/T_1,TR)和 DBS 中第 2 个短强直刺激反应高度与第 1 组之比值(D_2/D_1)的大小。欲获 TR、D_2/D_1 值,不需在应用肌松药前获得 100% 参照值,只要在非去极化阻滞与恢复期计算 TR 和 D_2/D_1 即可,故超强刺激并非必需。非去极化阻滞期间,在亚强刺激下,于较大电流范围内均可引出 TR、D2/D1 衰减。但最佳亚强刺激电流水平一般为 20～30mA。低于 10mA 则无法测出 TR 和 D_2/D_1,高于 35mA,不适感明显。

(2)刺激电流输出的方式:刺激电流输出方式分为两种:即经自动校准输出与人为手控校准输出。经自动校准输出的刺激电流一般为超强刺激。由于肌肉机械收缩力型肌松监测仪的稳定性不如肌电图型,超强刺激开始后的 8～12min,肌肉的收缩力对超强刺激的反应增强,100% 的参照值波动范围很大。因此,在临床监测中,为获得稳定可靠的数据,应以超强刺激开始后 8～12min 内所测得的神经肌肉反应作为参照值。人为手控输出刺激电流时,为减轻清醒患者的恐惧和不适感,可加大增益、增加刺激脉冲时间、减小刺激电流,以求获得 100% 参照值。

(3)刺激频率:NMT 监测所应用的刺激频率通常用赫兹(Hz)表示,常用刺激频率为 0.1～100Hz。0.1Hz 表示每 10s 出现一次刺激;10Hz 表示每秒 10 次刺激。根据不同的刺激频率及刺激脉冲数量与间隔时间,可组成各种不同的 NMT 监测方法。

当刺激电流确定后,在 0.1～50Hz 的频率范围内,刺激频率愈快,接头前膜释放的乙酰胆碱愈多,肌肉收缩程度愈大,但所致的肌肉疼痛愈重。另外,高频刺激能加快肌肉疲劳和增加局部血流,使肌松药更快地到达被刺激的肌肉。

(4)刺激脉冲波形与宽度:神经刺激器发出的刺激脉冲波形应是单矩形波(即方波)。双相波形则可反复激发运动神经,引起爆发性动作电位,增强了刺激反应,能低估神经肌肉阻滞的程度,所以一般不用。刺激脉冲波形宽度,即刺激脉冲持续时间,常用 $0.2\sim0.3ms$。刺激脉冲持续时间与神经肌肉的反应强度成正比,即持续时间越长,刺激神经肌肉的反应越强。但不能超过 $0.5ms$。如果超过 $0.5ms$,可诱发出第二个动作电位,引起类似双相刺激波形的作用,使运动神经出现爆发性动作电位。

刺激脉冲的持续时间可自动校准确定或人为手控。在应用肌松药前进行对照值校准时,如不能达 100% 对照值,可将刺激持续时间由 $0.2ms$ 延长至 $0.3ms$。

(5)刺激脉冲的间隔时间:每次或每几次刺激脉冲间应有一定的时间间隔,以便使神经肌肉接头的功能恢复至正常稳定状态。刺激电流确定后,间隔时间的长短视刺激频率的快慢而定。刺激频率相对较慢时,间隔时间可相应缩短;反之,则可相应延长。如每次或几次刺激脉冲间无时间间隔,刺激时神经肌肉接头前膜所消耗的乙酰胆碱尚未补充至正常,可人为造成肌肉收缩衰减,导致对 NMT 或肌松程度与性质的错误判断。

(6)增益的确定:增益即可控放大倍数,功能齐全的肌松自动监测仪应可进行自动校准与人工手控确定刺激参数。应用肌松药前行 100% 对照值自动校准时,增益亦随之确定。如用手控调校 100% 对照值,可适当减小刺激电流,增大增益,以减轻患者的不适感。

第三节　肾功能监测

一、肾小球滤过功能测定

肾小球滤过率(GFR)是指单位时间(min)内从双肾滤过的血浆的毫升数。GFR 不能直接测定,只能通过测定某种标志物的清除率而得知。内生肌酐清除率(Ccr)是目前临床上最常用的估计 GFR 的方法。正常参考范围男性 $105mL/min\pm20mL/min$,女性 $95mL/min\pm20mL/min$。根据 Ccr 一般可将肾功能分为 4 期。Ccr$51\sim80mL/min$ 为肾衰竭代偿期;Ccr$50\sim20mL/min$ 为肾衰竭失代偿期;Ccr$19\sim10mL/min$ 为肾衰竭期;Ccr$<10mL/min$ 为尿毒症期或终末期肾衰竭。

血肌酐是判断肾小球功能的简便而有效的指标。正常参考范围男性 $44\sim133\mu mol/L$($0.5\sim1.5mg/dL$),女性 $70\sim106\mu mol/L$($0.8\sim1.2mg/dL$)。当肾小球滤过功能减退时,理论上讲血肌酐的浓度会随内生肌酐清除率下降而上升,但研究显示当肾功能下降到正常的 1/3 时,血肌酐才略微上升,并且严重肾脏疾病患者约 2/3 的肌酐从肾外排出,因此在肾脏功能下降的早期和晚期都不能直接应用血肌酐来判断 GFR 的实际水平。

二、肾小管功能测定

肾小管的主要功能是通过重吸收和分泌使原尿变成终尿。

1.尿比重试验

尿比重是尿液与纯水重量的比值,反映肾小管的浓缩与稀释功能。正常在 $1.015\sim1.030$

之间。成人夜尿或昼尿中至少一次尿比重＞1.018,昼尿最高和最低尿比重差＞0.009。

2.尿渗透压测定

反映尿中溶质分子和离子的总数,自由状态下尿渗透压波动幅度大,高于血浆渗透压。禁饮后尿渗透压为 $600\sim1000mOsm/kg\cdot H_2O$。血浆渗透压平均为 $300mOsm/kg\cdot H_2O$。尿/血浆渗透压比值为3～4.5：1。低渗尿提示远端肾小管浓缩功能下降。

3.肾小管葡萄糖最大重吸收量试验

当最大重吸收量减少时,表示近曲小管重吸收葡萄糖能力下降,称为肾性糖尿。

4.酚磺酞排泄试验

作为反映肾近曲小管的分泌功能的指标之一,健康人 15 分钟总排泄量＞25％,2 小时总排泄量为 55％～75％。

5.肾小管标志性蛋白测定

N-乙酰-β-D-氨基葡萄糖苷酶(NAG)、β_2-微球蛋白等。

三、血中含氮物质浓度的测定

血尿素氮(BUN)是血中非蛋白氮(NPN)的主要成分。蛋白质摄入过多、发热、感染、中毒、组织大量破坏、急性肾功能不全少尿期或慢性肾功能不全晚期,BUN 均增高。

第四节　体温及麻醉深度监测

一、体温监测

人体通过体温调节系统,维持产热和散热的动态平衡,使中心体温维持在 $37\pm0.4℃$。麻醉手术过程中,患者的体温变化除与其疾病本身相关外,还受到手术室内温度、手术术野和体腔长时间大面积暴露、静脉输血或输注大量低温液体、体腔内冲洗等因素影响。此外,全身麻醉药物可抑制下丘脑体温调节中枢的功能,使机体随环境温度变化调节体温的能力降低,一些麻醉期间常用药物(如阿托品)也可影响机体体温调节导致体温升高。因此,体温监测是麻醉期间监测的重要内容之一,对危重患者、小儿和老年患者尤为重要。

(一)测量部位

麻醉期间常用中心体温监测部位是鼻咽部、鼓膜、食管、直肠、膀胱和肺动脉等,前二者反映大脑温度,后四者反映内脏温度。人体各部的温度并不一致。直肠温度比口腔温度高 0.5～1.0℃,口腔温度比腋窝温度高 0.5～1.0℃。体表各部位的皮肤温度差别也很大。当环境温度为 23℃时,足部温度为 27℃。手为 30℃,躯干为 32℃,头部为 33℃。中心温度比较稳定。由于测量部位不同,体温有较大的变化。在长时间手术、危重及特殊患者的体温变化更大。因此,围手术期根据患者需要可选择不同部位连续监测体温。

（二）体温降低和升高

1.围术期低温

体温低于 36℃ 称体温过低。当体温在 34～36℃ 时为轻度低温，低于 34℃ 为中度低温。麻醉期间体温下降可分为三个时相，第一时相发生早且体温下降快，通常发生在全身麻醉诱导后 40 分钟内，中心体温下降近 1℃。第二时相是之后的 2～3 小时，约每小时丢失 0.5～1.0℃。第三时相是患者体温与环境温度达到平衡状态时的相对稳定阶段。常见围术期低温的原因如下：①术前体温丢失，手术区皮肤用冷消毒及裸露皮肤的面积大、时间长。②室温过低，<21℃时。③麻醉影响：吸入麻醉药和肌肉松弛药。④患者产热不足。⑤年龄：老年、新生儿和小儿。⑥术中输冷库血和补晶体液。⑦术后热量丢失，运送至病房，保暖欠佳。

2.围术期体温升高

①手术室温度及湿度过高。②手术时无菌巾覆盖过多。③麻醉影响：阿托品抑制汗腺分泌，影响蒸发散热。麻醉浅时，肌肉活动增加，产热增加，CO_2 潴留，更使体温升高。④患者情况：术前有发热、感染、菌血症、脱水、甲亢、脑外科手术在下视丘附近手术。骨髓腔放置骨水泥可因化学反应引起体温升高。⑤保温和复温过度。⑥恶性高热。

在体温监测的指导下，术中应重视对患者体温的调控，具体方法包括：①调节手术室温度在恒定范围；②麻醉机呼吸回路安装气体加温加湿器，减少呼吸热量丢失；③使用输血输液加温器对进入人体的液体进行加温；④使用暖身设备对暴露于术野之外的头部、胸部、背部或四肢进行保温；⑤麻醉后恢复室使用辐射加热器照射。

二、麻醉深度的临床判断

临床体征的观察是判断麻醉深度的基本方法。临床体征是机体对外科伤害性刺激的反应和麻醉药对伤害性反应的抑制效应的综合结果。

（一）常用的临床体征和症状

1.呼吸系统

根据患者呼吸频率、节律、潮气量的变化判断自主呼吸患者的麻醉深度，呃逆和支气管痉挛常为麻醉过浅。呼吸系统体征主要受肌松药和呼吸疾病的影响。

2.循环系统

血压和心率一般随麻醉加深而下降（氯胺酮除外）。尽管血压和心率影响因素众多，但仍不失为临床麻醉最基本的体征。

3.眼部体征

麻醉深度适当时瞳孔中等，麻醉过浅和过深均使瞳孔扩大。未使用肌松剂全麻时出现瞳孔光反射提示麻醉过浅，浅麻醉时可有眼球运动，可引起流泪反射，深麻醉时眼球固定。浅麻醉时眼睑反射即可消失，术中患者出现眼睑反射接近苏醒状态（氯胺酮除外）。

4.皮肤体征

皮肤颜色、是否出汗是判断麻醉深度的皮肤体征。浅麻醉时交感兴奋，出汗增多，出汗部位以颜面和手掌多见。

5.消化道体征

麻醉较浅时可发生吞咽反射和唾液分泌增多。

6.骨骼肌反应

未用肌松剂的患者,麻醉深度合适时无切皮反应,麻醉过浅时切皮后可出现肢体活动、呛咳。

(二)临床体征的限制

1.治疗用药

治疗用药往往与麻醉药相互作用,影响临床体征。

2.疾病

疾病干扰正常生理反应,可能改变临床体征。

3.临床体征的鉴别诊断

临床表现麻醉浅而麻醉药剂量并不小,可考虑高碳酸血症、低氧、甲状腺功能亢进、嗜铬细胞瘤;临床体征表现深麻醉应检查麻醉药量,并考虑低血压、低氧、手术刺激的反射(心动过缓)、低血容量、低温。

三、意识层面监测

意识成为评估麻醉深度的有效手段,良好的镇静是最重要的,镇静监测是麻醉深度的主要监测手段。

(一)麻醉下意识的常规监测

临床用改良观察患者觉醒/镇静评分(MOAA/S)工具来评价意识状态,MOAA/S量表主要用于镇静水平的判断,不适合麻醉下的意识评价。可参考表5-4-1。

表5-4-1 改良观察者警觉/镇静评分量表

评分	反应状态
5	反应清晰,并能以正常的音调讲话
4	反应不够清晰,昏睡状态,但能以正常的音调讲话
3	只有在名字被重复大声呼叫后才有反应
2	只有在被轻微地戳刺或摇晃后才有反应
1	只有在很重地对斜方肌捏掐后才有反应
0	即使很重地对斜方肌捏掐后也无反应

(二)麻醉下意识的神经电生理监测

随着神经电生理技术、计算机技术发展,产生了许多定量脑电图和诱发电位指标,如脑电双频谱指数(BIS)、脑电熵指数,Narcotrend麻醉/脑电意识深度监测指数(NI)、听觉诱发电位指数(AEPI)等。这些神经电生理指标与镇静程度之间有良好的相关性,但是并不能避免发生术中知晓。

1.脑电双频指数(BIS)

(1)基本原理

①全麻时,EEG有规律的变化可以反映麻醉药对大脑的抑制程度,近年将傅里叶转换技

术用于脑电信号处理,对 EEG 进行频域分析,最终统计分析得出一个无量纲指标即脑电双频指数。

②BIS 除了进行脑电频率谱和功率谱的分析外,还加入了对位相和谐波的分析;其既含有线形成分又含有非线形成分,保留了原始脑电的信息,敏感度和特异度较好。

③BIS 是信息融合的一个复合指数,它涉及时域、频域和双谱域,综合了几个完全不同的EEG 参数。BIS 值用 0~100 的分度表示,100 代表清醒状态,0 代表没有脑电信号,从 100 到0 表示大脑被抑制的程度,反映患者处于的麻醉深度。一般认为 BIS 在 65~85 为睡眠状态,40~64 为全麻状态,<40 提示大脑皮质处于爆发抑制状态,此种方法既简单明了又便于研究分析。

(2)临床应用

①由于 BIS 是反映大脑皮质的兴奋与抑制,与主要抑制大脑皮质的麻醉药如丙泊酚、依托咪酯、硫喷妥钠、咪达唑仑和吸入麻醉药等的镇静麻醉作用有比较好的相关性,其中与丙泊酚的相关性最好。

②BIS 监测与所使用的麻醉药有直接关系,能最大限度地反映催眠药对中枢神经的药效作用,但对一些镇痛药物灵敏性较差,对氧化亚氮的监测也不理想。吸入 70% 的氧化亚氮时,患者对声音指令的反应消失,BIS 仍无变化;氯胺酮可增加 BIS 值。BIS 是根据成人脑电资料发展出来的,而小儿大脑发育不全,脑电图与成人有明显不同,故能否用于小儿麻醉监测一直存在争议。

③BIS 不能很好地监测从清醒到意识消失的过渡期变化。BIS 的计算速度慢(约 30~60 秒),有伪迹时这个延迟就更长,因此屏幕上所显示的是 30 秒前的意识水平,故尚不能实时监测。BIS 对有神经疾病和神经创伤患者的意识状态监测也存在困难。BIS 值还受到电极阻抗、电刀信号、药物艾司洛尔和肾上腺素、体外循环时的低体温等影响。此外,BIS 监测所用的专用电极需要进口,且只能一次性使用,价格昂贵,限制了其广泛使用。

2.听觉诱发电位(AEP)

(1)基本原理

①AEP 是指听觉系统在接受声音刺激后,从耳蜗至各级听觉中枢而产生的相应电活动,共 3 个部分 11 个波形,即脑干听觉诱发电位、中潜伏期听觉诱发电位和长潜伏期诱发电位。

②中潜伏期听觉诱发电位是声音刺激后 10~100ms 内出现的电位变化,主要反映中间膝状体和颞叶原始皮层的电活动。其形态学变化与麻醉深度有良好的相关性。

③在清醒状态下个体间及个体本身的差异性很小,而且与绝大多数麻醉药(氯胺酮、地西泮除外)呈剂量相关的变化,基本符合判断麻醉深度的标准。

(2)临床应用

①在实际应用中,患者处于麻醉状态时,AEP 波幅降低,潜伏期延长,把监测到的这种变化量化即得到 AEPI。AEPI 也使用数字(0~100)分度来反映麻醉、镇静深度。100~60 表示处于清醒状态,59~40 为镇静状态,39~30 为浅麻醉状态,<30 则表示处于充分麻醉状态。

②AEP 和 BIS 一样均能够良好地反映患者的意识恢复程度,但 BIS 监测的脑电图是皮层自发电活动,仅反映皮层功能状态的参数及患者镇静程度。而 AEP 还与脑干功能相关,更能

够综合反映患者镇静、镇痛程度。AEPI 较 BIS 能更加可靠地反映意识的存在与消失,能快速反映清醒与睡眠之间的转换。AEPI 是通过获取刺激诱发的反应而得到的,这种反应需借助皮质下通路才可实现,能部分反映脊髓束的功能活动。因此,它还可以在一定程度上预测切皮时的体动反应。

③AEP 用于对患者麻醉深度镇静水平的监测还是很有效的,能够使麻醉维持更平稳,减少麻药的用量;确保患者术中无知晓、术后无记忆;能准确判断意识有无;预测患者体动,更全面反映麻醉深度。

3.熵指数(ApEn)

(1)基本原理

①ApEn 是一个物理概念,用以描述信息的不规律性。1991 年提出用来量化时间序列复杂度,所以特别适用于分析脑电等生物信号,信号越不规律,熵值就越高。当麻醉药作用于大脑时,脑电波受到抑制出现一定程度的重复模式,采用一定算法即可得到一个熵值,如果脑波图上的信号是完全抑制,则熵值为 0。

②熵值又可分为状态熵(SE)和反应熵(RE),前者是根据 EEG 算出,与麻醉药物在皮层所引起的睡眠效果相关,主要反映皮层的功能;后者则是 EEG 及额肌电图整合计算的结果,反映面部肌肉的活动敏感度,可以对苏醒做出早期的提示。在全麻期间,如果麻醉是适宜的,则 RE 和 SE 是相等的;如果两者数值不等,则可能由于面部肌肉的活动引起,例如疼痛刺激,人们就能够通过 RE 非常快速地探测到此种变化,进而判断出麻醉不适。

(2)临床应用

①可量化麻醉深度,用于指导麻醉药用量。

②可预测患者的麻醉恢复。

③预防术中患者知晓。

④只需要较短的数据就能得出稳定的统计值,较其他监测方法反应更加及时准确。

⑤有较好的抗干扰和抗噪能力。

⑥对随机信号、确定性信号、混合信号都可使用,比 BIS 有更好的预测性。

4.Narcotrend 指数(NI)

(1)基本原理

①NI 是德国汉诺威大学研发的新一代麻醉深度监测系统,通过普通心电电极在脑部任意位置采集分析即时的脑电信号,经过自动分析去除伪迹后应用多参数统计分析方法对脑电信号进行计算机处理。

②将脑电图分为从字母 A 到 F 6 个阶段 14 个级别;并形成从 100(清醒)到 0(等电位)的伤害趋势指数(NI)同步显示,A 表示清醒状态,B 表示镇静状态,C 表示浅麻醉状态,D 表示常规普通麻醉状态,E 表示深度麻醉状态,F 表示脑电活动均消失。它与原始脑电图的视觉分级和自动分级的相关性高达 92%,适宜的麻醉深度应维持在 D～E 阶段。

(2)临床应用

①NI 是一可信性非常高的新型麻醉深度监测方法,对麻醉深度和镇静水平的判断,预测概率 PK 是 0.97,相关系数 γ 为 0.95。

②NI 能精确测量麻醉深度及肌松程度,指导调节麻醉药物用量,防止术中知晓的发生,缩短麻醉后的恢复时间,减少暴发性抑制脑部功能损害的时间。

③在临床应用方面,NI 使用普通的心电极片,更符合我国国情;可使用针式电极,电极安放位置无特殊要求,不受手术术式制约,可反复消毒使用;适合于临床所有全麻手术;液晶触摸屏,操作方便。

④数据储存处理功能强大。处理原始脑电数据迅速,延迟时间较短,且抗干扰能力强。NI 的 A 级或 B 级与 BIS 值 100～85 相当,NI 的 D 级或 E 级与 BIS 值 64～40 相当。

⑤NI 不能正确评估阿片类药物的镇痛水平,临床应用的有效性和可行性尚需进一步研究确证。

5.患者状态指数(PSI)

(1)基本原理

①PSI 是基于计算机定量分析的定量脑电图原理,通过收集 4 道高分辨率的脑电图信息,对 EEG 做出判断,并将所得信息通过一种专门的算法计算而来。该算法主要依赖于脑电波的功率谱和频率谱以及位相信息等特征。

②PSI 是新近应用于临床的一种监测麻醉深度和镇静的量化脑电参数,已用于评估镇静和全麻状态下的意识水平,其标度范围为 0～100 的无单位数值,数值越大,镇静深度越低,数值越小,镇静深度越高。50～100 表示轻度镇静状态,25～50 表示一般理想麻醉状态,0～25表示深睡眠状态。

(2)临床应用

①PSI 能够反映意识状态的改变,与患者镇静程度相关且独立于麻醉方法,可以有效地作为监测麻醉深度的方法。

②PSI 在麻醉的诱导与维持中对于意识的丧失与苏醒、静脉与吸入药物的给予均有很好的指示作用,PSI 较 BIS 在信号采集能力与抗干扰的能力上更胜一筹,能减少麻醉药物使用剂量,缩短拔管时间。

③PSI 是目前临床上较新的围手术期镇静深度监测方法,自应用以来,PSI 表现出优越的临床应用价值。

6.脑部状态指数(CSI)

(1)基本原理

①工作原理是利用 EEG、爆发抑制比、ECG 作为基础数据进行自适应神经模糊推论系统的输入。

②麻醉深度指数是以从 0 到 100 的为数不多的单元划分的,0 指平缓的脑电图,100 指脑电图活跃,即清醒状态。通常从 40 到 60 为麻醉深度指数最合适的范围。

(2)临床应用

①CSI 指数能判断患者的麻醉深度,反应患者意识水平更精确、及时,为术中唤醒提供精确的指导。

②CSI 对阿片类药物镇痛监测不敏感。

③CSI 指数可靠、易用、轻便,可观测其他参数肌电信号(EMG)、爆发抑制,抗干扰功能

强,无特殊的电极要求,具有外部监护仪和文件系统接口,与其他设备连接方便,数据储存能力成本低。

7.意识指数(IoC)

(1)基本原理

①IoC 通过电极搜集到的 EEG,通过符号动力学的方法,进行模糊推理运算量化成数值。

②IoC 指数范围为 0~99,其中 80~99 表示清醒,60~80 表示轻度镇静,40~60 表示适宜的全身麻醉镇静深度,40 以下表示麻醉过深,0 表示等电位 EEG,即出现爆发抑制。

(2)临床应用

①IoC 指数连续处理,与患者催眠程度相关,能够客观真实反映患者临床意识水平,受麻醉用药及麻醉方式影响较小。

②IoC 实时监测 EMG,为临床肌松药和镇痛药使用提供参考。

③IoC 使用范围较广,包括全麻患者的术中意识深度监测、重症监测治疗中需要镇静的患者。

8.SNAP 指数

(1)基本原理

①SANP 通过捕获整个大脑血流动力学的反应,将采集到的 EEG 信号结合 EEG 低频(0~40Hz)与高频(80~420Hz)部分计算得出 SNAP 指数(SI)。

②SI 的范围为 0~100,100 表示完全清醒,随着镇静深度的增加,数值逐渐下降,0 表示大脑无脑电活动状态,麻醉中 SI 的适宜范围为 50~65。

(2)临床应用

①SNAP 分析可以很好地监测麻醉中意识消失及术后清醒的预测,SI 与个体差异及使用药物无关。

②SNAP 分析可以精确滴定麻醉剂量,控制麻醉深度减少麻醉药及镇静药的使用剂量,缩短恢复时间、节约费用、增加效益。

③SI 脑电监测仪,有易携带、计算简单、无创性、实时监测、报警功能等特点,SI 同样不能反映麻醉的全貌,而只能反映其中的某一组成部分。

④SNAP 易受到电刀与 EMG 干扰,对脑电电极的安放要求十分严格,不仅要位置正确,而且要一步到位。

理想的监测麻醉深度指标应该是意识及镇静水平与伤害性刺激强度变化的结合。目前任何一个单一指标均有局限性,没有达到理想标准,麻醉深度的监测仍有许多问题需要解决。因此,在临床实际工作中,仍应立足于临床,结合仪器监测综合判断。

四、伤害性刺激反应监测

(一)伤害性刺激的概念

当机体遭受到刺激时,蓝斑(LC)-去甲肾上腺素能神经元/交感-肾上腺髓质系统和下丘脑-垂体肾上腺皮质激素系统(HPA)活动增强,血中促肾上腺皮质激素和糖皮质激素增多,引发全身反应,心排出量增加;呼吸增强和糖原分解增加,同时下丘脑-垂体肾上腺皮质系统启动,产生防御和代偿反应,保护机体。如果应激反应过于强烈或持续时间过长,可导致机体功能失代偿和功能障碍,甚至功能衰竭。

麻醉和手术操作能引发伤害性刺激,引起患者疼痛和一些躯体反应、自主反应、代谢、内分泌反应等。躯体反应表现为疼痛感觉、逃避反射和呼吸反应;自主反应表现为血流动力学反应;内分泌反应表现为血压升高、心率增快、出汗等。

伤害刺激可引起疼痛,疼痛是指伤害性刺激作用于机体所引起痛觉以及机体对伤害性刺激的痛反应。患者对手术过程和麻醉手术、手术期诱发的疼痛无记忆,不意味着没有受到伤害性刺激。适宜的麻醉深度包括意识消失、镇痛良好、肌松适度、适当抑制应激反应。

(二)伤害性刺激的监测方法

1.生理反应 PRST 评分

Evans 综合了几项临床体征,提出 PRST(P=血压,R=心率,S=出汗,T=流泪)记分系统,用于肌松下麻醉深度的监测(表 5-4-2)。总分 5~8 为麻醉过浅,2~4 为浅麻醉但仍适当,0~1 分为麻醉适当或过深。

表 5-4-2　PRST 记分系统

指标	体征	分值
收缩压(mmHg)	<对照值+15	0
	<对照值+30	1
	>对照值+30	2
心率(次/分)	<对照值+15	0
	<对照值+30	1
	>对照值+30	2
汗液	无	0
	皮肤潮湿	1
	可见汗珠	2
泪液	分开眼睑无过多泪液	0
	分开眼睑有过多泪液	1
	闭眼有泪液流出	2

2.体动反应

(1)体动反应通常作为判断麻醉深度的标准,常用吸入麻醉药的最低肺泡有效浓度(MAC)推测有无体动反应。MAC 是吸入麻醉药强度的基本指标,但 MAC 不能区别患者代谢、反应性和对药物耐受性方面的个体差异,因而不能具体确定适合每个患者的麻醉药浓度。MAC 不变的情况下患者所经受的手术刺激是变化的,麻醉深度也随之变化,因此 MAC 不能反映手术刺激强度的变化,MAC 作为麻醉深度的判断指标是不理想的。

(2)麻醉中体动并不代表有意识。复合麻醉中使用肌肉松弛药后体动反应丧失,并不意味着麻醉深度足够,因此体动反应已失去判断麻醉深度的意义。

3.心血管反应

心血管反应是临床麻醉中判断麻醉深度的常用指标之一。

(1)心血管反应是机体受到伤害性刺激,交感肾上腺活动增强,交感神经末梢和肾上腺髓质释放儿茶酚胺增加,导致患者血压增高和心率增快,甚至心律失常。心肌耗氧量增加,心肌氧供需失衡。

(2)血压、心率对伤害性刺激的反应有时缺乏特异性,容易受到血管药物的影响。

4.末梢灌注指数(TPI)

(1)外周血管在伤害性刺激出现后的收缩使动脉搏动时的血管阻力增加,导致血流量减少,脉搏血氧仪监测可随动脉搏动生成正弦波,其容积波幅代表末梢血管内通过的血容量大小,通过指端光传感器转化为电信号,经计算机处理后转化为0～100的指数,就是 TPI。

(2)疼痛刺激和 TPI 呈负相关,TPI 可有效监测伤害性刺激的程度,用于麻醉镇痛深度的监测和评估伤害性刺激对内脏血流灌注的影响。

(3)TPI 易进行性漂移,围手术期的血容量、心输出量、低碳酸血症、探头位置的改变、体位的改变、气腹的影响、电刀干扰、指甲染色、血管活性药物的应用、低温、各种血管活性药、患者情绪紧张、焦虑等都会导致测量值改变。

5.心率变异性(HRV)

(1)HRV 指逐次心跳间期的微小变异,是反映交感-副交感神经张力和均衡性的重要指标。

(2)麻醉药物对自主神经系统有显著影响,与麻醉深度相关的镇痛和对刺激的反应程度均与自主神经系统活动有关,HRV 可动态、定量反映围手术期自主神经系统功能变化,HRV 监测麻醉深度可能有重要的临床实用价值。

(3)目前 HRV 分析方法主要有时域、频域分析法。

①时域分析法理论成熟,算法简单,各项指标意义明确,但易受极值影响且无法反映 HRV 中的频率成分。

②频域分析法主要指标有:高频(HF)0.15～0.4Hz,主要受副交感神经调节,同呼吸节律有关;低频(LF)0.04～0.15Hz,受副交感神经和交感神经的双重调节,与外周血管舒缩活动和体温调节有关;LF/HF 反映交感和副交感神经活动之间的平衡;极低频(VLF)低于0.04Hz,受体温调节系统和体液因素的影响。

(4)HRV 的影响因素很多,围手术期许多因素如年龄、基础疾病、药物、创伤、应激等均可使交感、副交感功能发生变化,从而影响 HRV,影响麻醉监测的准确性。

6.手术应激指数(SSI)

SSI 是评估伤害与抗伤害效果的重要指标,与疼痛过程有很好的相关性,监测麻醉可减少阿片类药物的用量,患者的血流动力学更稳定,意外事件发生率更低。脉搏波受多种因素影响,如低温、血管活性药物等影响末梢循环,对结果产生影响,即个体对 SSI 电信号转导存在差异性,需要结合其他监测指标进行综合判断。

7.镇痛与伤害性刺激指数(ANI)

(1)当副交感神经张力占主导优势时,呼吸对 RR 间期的影响大,表现为经过标准化处理和小波过滤的 RR 序列出现较大的变异性,当副交感神经张力下降时,例如切皮刺激时,呼吸对于 RR 序列的影响就会减小。因此,呼吸对于 RR 间期的影响可以用来评估副交感神经张力水平,继而用来评估镇痛伤害性刺激的平衡状况。

(2)ANI 通过电极片连接患者与监测设备。ANI 计算方法是:利用滤波器对 RR 序列数据进行过滤,得到 HRV 高频部分的变异(RRhf)和 RRhf 序列形成曲线下面积的最大和最小值,以及处于上下曲线间矩形范围内 4 个亚窗口的面积。$ANI = 100 \times [(5.1 \times AUCmin + 1.2)/12.8]$。计算的 ANI 值表明这部分面积占整个采样窗口面积的比例。

(3)ANI 数值高提示副交感神经张力较高,镇痛充分;而伤害性刺激下交感神经张力增加,副交感神经张力降低,ANI 数值则降低。

(4)ANI 的取值范围是 0～100,对于意识消失的患者,推荐临床镇痛/伤害平衡满意的 ANI 范围在 50～70。ANI 低于 30 则预示着血流动力学反应的发生,对于清醒的患者,ANI 的读数越高越预示患者处于无痛状态。

(5)ANI 具有无创、连续、实时、量化等优点,敏感性和特异性都较高;能增强循环稳定、优化药物使用。能够提供实时连续的"镇痛与伤害性刺激指数",反映机体的伤害性刺激/抗伤害性刺激平衡,有望成为新型的镇痛监测工具。

(6)ANI 存在一些局限性,肺膨胀时可记录到 ANI,气管插管过程中是无呼吸的,导致 ANI 参数不可信。插管后机械通气,ANI 曲线需要重新复位。窦房结引领心率时才可测量 ANI,使用影响窦房结药物或者使用心脏起搏器也将会影响 ANI 参数的可靠性。ANI 参数的稳定性可能会受到电极摆放位置和周围仪器电流干扰等因素的影响。

8.伤害刺激反应指数(NSRI)

NSRI 指对伤害性刺激发生反应的概率,范围从 0 到 100,是一个反映阿片类药物和镇静药物协同抑制伤害性刺激的指数,NSRI 缺点是不能判断单个个体对伤害性刺激具体有无反应。

理想的抗伤害刺激程度监测应当与疼痛及伤害性刺激、镇痛药物药代动力学相关的指数有良好的相关性,不易受外界因素干扰,特异性和敏感性较高,目前的监测方法均不能满足临床要求,客观反映抗伤害刺激程度的参数和方法还待进一步研究。

第六章　麻醉方法

第一节　局部麻醉

一、概述

局部麻醉也称部位麻醉,是指在患者神志清醒状态下,局麻药应用于身体局部,使机体某一部分的感觉神经传导功能暂时被阻断,运动神经传导保持完好或同时有程度不等的被阻滞状态。这种阻滞应完全可逆,不产生任何组织损害。局部麻醉优点在于简便易行、安全性大、患者清醒、并发症少和对患者生理功能影响小。近年来,局部麻醉下配合靶控镇静技术的应用,使局部麻醉临床应用得以完善。

成功地完成一项局部麻醉,要求麻醉医师掌握局部解剖结构及局麻药药理学知识,并能熟练进行各项局麻操作,另一方面,麻醉医师应加强与患者的沟通,在麻醉前给患者介绍此类麻醉的优缺点,选用的原因及操作步骤,使患者有充分思想准备,从而能够更好配合。

(一)局部麻醉分类

常见的局部麻醉有表面麻醉、局部浸润麻醉、区域阻滞、神经传导阻滞四类。后者又可分为神经干阻滞、硬膜外阻滞及脊麻。静脉局部麻醉是局部麻醉另一种形式。整形科医生在吸脂术中应用肿胀麻醉实际上也是一种局部麻醉技术。

(二)局部麻醉的特征

与全身麻醉相比,局部麻醉在某些方面具有其独特的优越性。首先,局部麻醉对神志没有影响;其次,局部麻醉还可起到一定程度术后镇痛的作用;此外,局部麻醉还有操作简便、安全、并发症少,对患者生理功能影响小,可阻断各种不良神经反应,减轻手术创伤所致的应激反应及恢复快等优点。

但是临床上,局部麻醉与全身麻醉往往相互补充,我们不能把这两种麻醉方式完全隔离开来,而应该视之为针对具体患者所采取的具有个性化麻醉方案的一部分。如对于小儿、精神病或神志不清患者,不宜单独使用局部麻醉完成手术,必须辅以基础麻醉或全麻;而局部麻醉也可作为全身麻醉的辅助手段,增强麻醉效果,减少全麻药用量。

(三)术前用药及监测

1.术前用药

局部麻醉前用药主要包括镇静催眠药、镇痛药、抗组胺药及抗胆碱能药等。其主要目的在于消除患者紧张情绪;减轻操作时不适感,尤其在置入穿刺针、寻找异感或使用神经刺激仪时;镇痛催眠使患者遗忘掉围术期经历;并可提高局麻药惊厥阈值。

常规镇静剂量的苯二氮䓬类药物及巴比妥类药物并不能达到提高惊厥阈的效果,只有当其剂量足以使神志丧失时方能达到此目的,而此时会出现呼吸、循环抑制,并可能掩盖局麻药试验剂量反应及局麻药如布比卡因心脏毒性的早期症状。

2.监测

局部麻醉下患者需要与全麻相同的监测手段,诸如心前区听诊器、ECG、无创血压计及脉搏氧饱和度仪。更重要的是注意观察潜在局麻药中毒症状,麻醉医师在用药后应经常与患者交谈以判断患者精神状态,若患者出现注意力分散或发音含糊不清时应引起麻醉医师的高度警觉。同时也应该监测阻滞范围,尤其是行椎管内注射神经破坏性药物时。

(四)设备

局部麻醉需要准备好穿刺用品及抢救用品。穿刺用品主要包括消毒液、敷料、穿刺针、注射器、局麻药液、神经刺激仪及连接穿刺针与注射器的无菌连接导管。若须连续阻滞,尚需准备专用穿刺针及其相配的留置导管。抢救用品包括简易呼吸器、面罩、吸引器、通气道、气管导管、咽喉镜及抢救药品。

1.穿刺针

穿刺针(见图 6-1-1)长度与阻滞部位深度有关,穿刺针粗细则与穿刺时疼痛有关,为减轻穿刺时疼痛,尽量选用细的穿刺针,同时短斜面穿刺针较长斜面穿刺针损伤神经概率小。尚有一种绝缘鞘穿刺针在神经刺激仪定位时使用。

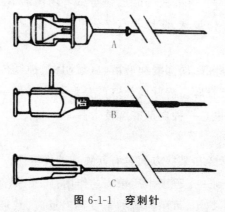

图 6-1-1 穿刺针

C 为传统 Quincke 穿刺针;A 所示穿刺针针尖斜面较 C 所示穿刺针钝,神经损伤概率小,且在针身上有一乳头可避免针刺入过深及意外断针出现;B 所示为神经刺激仪专用穿刺针,针身外有绝缘层,还设计有神经刺激仪电极接头

2.神经刺激仪

(1)机制:神经刺激仪是利用电刺激器产生脉冲电流传送至穿刺针,当穿刺针接近混合神经时,就会引起混合神经去极化,而其中运动神经较易去极化出现所支配肌肉颤搐,这样就可以通过肌颤搐反应来定位,不必通过穿刺针接触神经产生异感来判断。

(2)组成:包括电刺激器、穿刺针、电极及连接导线(见图 6-1-2)。

①电刺激器:电刺激器要求电压安全、电流稳定、性能可靠。理想的电刺激器采用直流电,

输出电流在 0.1～10.0mA 间,能随意调节并能精确显示数值,频率为 0.5～1Hz。

②两个电极,负极通常由鳄鱼夹连接穿刺针,使用前须消毒,正极可与心电图电极片连接,粘贴于肩或臀部。

③穿刺针最好选用带绝缘鞘穿刺针,以增强神经定位准确性,一般穿刺针亦可应用。

(3)定位方法:神经刺激仪用于神经定位时和常规神经阻滞一样须摆体位、定位、消毒铺巾,进针后接刺激器。开始以 2mA 电流以确定是否接近神经,2mA 电流可使距离 1cm 运动神经去极化,然后调节穿刺针方向、深度及刺激器电流,直至以最小电流(0.5～1mA)产生最大肌颤搐反应,说明穿刺针已接近神经,此时停针,回吸无血和液体后注入 2mL 局麻药,若肌颤搐反应减弱或消失,即得到进一步证实。如果注药时伴有剧烈疼痛提示有可能神经内注射,此时应调整方向。

(4)适用范围:神经刺激器可用于混合神经干定位,除可用于一般患者外,更适用于那些不能合作及反应迟钝的患者,但操作者仍须掌握局部解剖及操作技巧,以确定穿刺部位及穿刺方向,只有在穿刺针接近神经时神经刺激仪才能帮助定位。

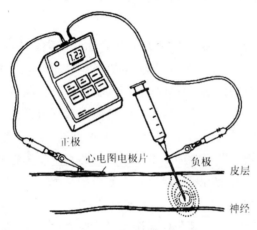

图 6-1-2　神经刺激仪

(五)局部麻醉并发症

每一种局部麻醉方法因其解剖结构不同,而相应有特殊并发症,下面主要介绍使用穿刺针穿刺及注射局麻药而引起的具有共性的问题。

1.局部麻醉药的不良反应

主要涉及局麻药过敏、组织及神经毒性、心脏及中枢神经系统毒性反应,关于其临床表现,预防和治疗详见局部麻醉药章节。

2.穿刺引起的并发症

(1)神经损伤:在进行穿刺时可直接损伤神经,尤其伴异感时,Slender(1979)及 Winchell(1985)报道经腋路臂丛阻滞时神经损伤发生率分别为 2% 和 0.36%,而有异感时发生率更高。使用短斜面穿刺针及神经刺激仪定位可减少神经损伤发生率。穿刺时还应避免神经内注射。

(2)血肿形成:周围神经阻滞时偶可见血肿形成,血肿对局麻药扩散及穿刺定位均有影响,因而在穿刺操作前应询问出血史,采用尽可能细穿刺针,同时在靠近血管丰富部位操作时应细心。

（3）感染：操作时无菌原则不严格或穿刺经过感染组织可将感染进一步扩散，因此有局部感染应视为局部麻醉禁忌证。

二、局部麻醉技术

（一）表面麻醉

将渗透作用强的局麻药与局部黏膜接触，使其透过黏膜而阻滞浅表神经末梢所产生的无痛状态，称为表面麻醉。表面麻醉使用的局麻药，难以达到上皮下的痛觉感受器，仅能解除黏膜产生的不适，因此表面麻醉只能对刺激来源于上皮组织时才有效果。黏膜细胞的指状突起与邻近细胞交错形成功能性表面，局麻药容易经黏膜吸收，皮肤细胞排列较密，外层角化，吸收缓慢而且吸收量少，故表面麻醉只能在黏膜上进行。但一种复合表面麻醉配方 EMLA 为 5％利多卡因和 5％丙胺卡因盐基混合剂，皮肤穿透力较强，可用于皮肤表面，可以减轻经皮肤静脉穿刺和置管的疼痛，也可用于植皮，但镇痛完善约需 45～60min。

1.表面麻醉药

目前应用于表面麻醉的局麻药分两类：羟基化合物和胺类。临床上应用的羟基化合物类表面麻醉药是芳香族和酯类环族醇，为苯甲醇、苯酚、间苯二酚和薄荷醇等，制成洗剂、含漱液、乳剂、软膏和铵剂，与其他药物伍用于皮肤病、口腔、肛管等治疗，与本节表面麻醉用于手术、检查和治疗性操作镇痛的目的并不一致。本节讨论的胺类表面麻醉药，分为酯类和酰胺类。酯类中有可卡因、盐酸已卡因、哔哌卡因、对氨基苯甲酸酯和高水溶性的丁卡因。酰胺类包括地布卡因和利多卡因。另外尚有既不含酯亦不含酰胺的达克罗宁和盐酸丙胺卡因，达克罗宁为安全的可溶性表面麻醉药，刺激性很强，注射后引起组织坏死，只能作表面麻醉用。混合制剂 TAC 可通过划伤皮肤而发挥作用，由 0.5％丁卡因，10％～11.8％可卡因，加入含 1∶200 000 肾上腺素组成，在美国广泛用于儿童皮肤划伤须缝合时表面麻醉，成人最大使用安全剂量为 3～4mL/kg，儿童为 0.05mL/kg。TAC 不能透过完整皮肤，但能迅速被黏膜所吸收而出现毒性反应。为避免毒性反应及成瘾性，研究不含可卡因的替代表面麻醉剂，发现丁卡因-苯肾上腺素的制剂与 TAC 一样可有效用于皮肤划伤。

2.操作方法

（1）眼科手术：角膜的末梢神经接近表面，结合膜囊可存局麻药 1～2 滴，为理想的给药途径。具体方法为患者平卧，滴入 0.25％丁卡因 2 滴，令患者闭眼，每 2min 重复滴药 1 次，3～5 次即可。麻醉作用持续 30min，可重复应用。

（2）鼻腔手术：鼻腔感觉神经来自三叉神经的眼支，它分出鼻睫状神经支配鼻中隔前 1/3；筛前神经到鼻侧壁；蝶腭神经节分出后鼻神经和鼻腭神经到鼻腔后 1/3 的黏膜。筛前神经及鼻神经进入鼻腔后都位于黏膜之下，可被表面麻醉所阻滞。

方法：用小块棉布先浸入 1∶1000 肾上腺素中，挤干后再浸入 2％～4％利多卡因或 0.5％～1％丁卡因中，挤去多余局麻药，然后将棉片填贴于鼻甲与鼻中隔之间约 3min。在上鼻甲前庭与鼻中隔之间再填贴第二块局麻药棉片，待 10min 后取出，即可行鼻息肉摘除，鼻甲及鼻中隔手术。

（3）咽喉、气管及支气管表面麻醉：声襞上方的喉部黏膜，喉后方黏膜及会厌下部的黏膜，最易诱发强烈的咳嗽反射。喉上神经侧支穿过甲状舌骨膜，先进入梨状隐窝外侧壁，最后分布于梨状隐窝前壁内侧黏膜上，故梨状隐窝处施用表面麻醉即可使喉反射迟钝。软腭、腭扁桃体及舌后部易引起呕吐反射，此处可以使用喷雾表面麻醉，但应控制局麻药用量，还应告诫患者不要吞下局麻药，以免吸收后发生毒性反应。咽喉及声带处手术，施行喉上神经内侧支阻滞的方法是：用弯喉钳夹浸入局麻药的棉片，慢慢伸入喉侧壁，将棉片按入扁桃体后梨状隐窝的侧壁及前壁1min，恶心反射即可减轻，可行食管镜或胃镜检查。咽喉及气管内喷雾法是施行气管镜、支气管镜检查或施行气管及支气管插管术的表面麻醉方法。先令患者张口，对咽部喷雾3～4下，2～3min后患者咽部出现麻木感，将患者舌体拉出，向咽喉部黏膜喷雾3～4下，间隔2～3min，重复2～3次。最后用喉镜显露声门，于患者吸气时对准声门喷雾，每次3～4下，间隔3～4min，重复2～3次，即可行气管镜检或插管。另一简单方法是在患者平卧头后仰时，在环状软骨与甲状软骨间的环甲膜作标记。用22G3.5cm针垂直刺入环甲膜，注入2％利多卡因2～3mL或0.5％丁卡因2～4mL。穿刺及注射局麻药时嘱患者屏气、不咳嗽、吞咽或讲话，注射完毕鼓励患者咳嗽，使药液分布均匀。2～5min后，气管上部、咽及喉下部便出现局麻作用。

（4）注意事项

①浸渍局麻药的棉片填敷于黏膜表面之前，应先挤去多余的药液，以防吸收过多产生毒性反应。填敷棉片应在头灯或喉镜下进行，以利于正确安置。

②不同部位的黏膜吸收局麻药的速度不同。一般说来在大片黏膜上应用高浓度及大剂量局麻药易出现毒性反应，重者足以致命。根据 Adriani 及 Campbell 的研究，黏膜吸收局麻药的速度与静脉注射相等，尤以气管及支气管喷雾法，局麻药吸收最快，故应严格控制剂量，否则大量局麻药吸收后可抑制心肌，患者迅速虚脱，因此事先应备妥复苏用具及药品。

③表面麻醉前须注射阿托品，使黏膜干燥，避免唾液或分泌物妨碍局麻药与黏膜的接触。

④涂抹于气管导管外壁的局麻药软膏最好用水溶性的，应注意其麻醉起效时间至少需1min，所以不能期望气管导管一经插入便能防止呛咳，于清醒插管前，仍须先行咽、喉及气管黏膜的喷雾表面麻醉。

（二）局部浸润麻醉

沿手术切口线分层注射局麻药，阻滞组织中的神经末梢，称为局部浸润麻醉。

1.常用局麻药

根据手术时间长短，选择应用于局部浸润麻醉的局麻药，可采用短时效（普鲁卡因或氯普鲁卡因）；中等时效（利多卡因、甲哌卡因或丙胺卡因）或长时效局麻药（布比卡因或依替卡因）。

2.操作方法

具体操作方法为取24～25G皮内注射针，针头斜面紧贴皮肤，进入皮内以后推注局麻药液，造成白色的橘皮样皮丘，然后取22G长10cm穿刺针经皮丘刺入，分层注药，若需浸润远方组织，穿刺针应由上次已浸润过的部位刺入，以减少穿刺疼痛。注射局麻药液时应加压，使其在组织内形成张力性浸润，与神经末梢广泛接触，以增强麻醉效果。

3.注意事项

（1）注入局麻药要深入至下层组织，逐层浸润，膜面、肌膜下和骨膜等处神经末梢分布最多，且常有粗大神经通过，局麻药液量应加大，必要时可提高浓度。肌纤维痛觉神经末梢少，只要少量局麻药便可产生一定的肌肉松弛作用。

（2）穿刺针进针应缓慢，改变穿刺针方向时，应先退针至皮下，避免针干弯曲或折断。

（3）每次注药前应抽吸，以防局麻药液注入血管内。局麻药液注毕后须等待 4～5min，使局麻药作用完善，不应随即切开组织致使药液外溢而影响效果。

（4）每次注药量不要超过极量，以防局麻药毒性反应。

（5）感染及癌部位不宜用局部浸润麻醉。

（三）区域阻滞

围绕手术区，在其四周和底部注射局麻药，以阻滞进入手术区的神经干和神经末梢，称为区域阻滞麻醉。可通过环绕被切除的组织（如小囊肿、肿块活组织等）做包围注射或在悬雍垂等组织（舌、阴茎或有蒂的肿瘤）环绕其基底部注射。区域阻滞的操作要点与局部浸润法相同。主要优点在于避免穿刺病理组织，适用于门诊小手术，也适于健康状况差的虚弱患者或高龄患者。

（四）静脉局部麻醉

肢体近端上止血带，由远端静脉注入局麻药以阻滞止血带以下部位肢体的麻醉方法称静脉局部麻醉。静脉局部麻醉首次由 August Bier 介绍，故又称 Bier 阻滞，主要应用于成人四肢手术。

1.作用机制

肢体的周围神经均有伴行血管提供营养。若以一定容量局麻药充盈与神经伴行的静脉血管，局麻药可透过血管而扩散至伴行神经而发挥作用。在肢体远端缚止血带以阻断静脉回流，然后通过远端建立的静脉通道注入一定容量局麻药以充盈肢体静脉系统即可发挥作用，通过这种方法局麻药主要作用于周围小神经及神经末梢，而对神经干作用较小。

2.适应证

适用于能安全放置止血带的远端肢体手术，受止血带限制，手术时间一般在 1～2 小时内为宜，如神经探查、清创及异物清除等。如果并发有严重的肢体缺血性血管疾患则不宜选用此法。下肢主要用于足及小腿手术，采用小腿止血带，应放置于腓骨颈以下，避免压迫腓浅神经。

3.操作方法

（1）在肢体近端缚 2 套止血带。

（2）肢体远端静脉穿刺置管。据有学者统计，选择静脉部位与麻醉失败率之间关系为肘前＞前臂中部、小腿＞手、腕、足。

（3）抬高肢体 2～3min，用弹力绷带自肢体远端紧绕至近端以驱除肢体血液。

（4）先将肢体近端止血带充气至压力超过该侧肢体收缩压 13.3kPa，然后放平肢体，解除弹力绷带。充气后严密观察压力表，谨防漏气使局麻药进入全身循环而导致局麻药中毒反应。

（5）经已建立的静脉通道注入稀释局麻药，缓慢注射（90s 以上）以减轻注射时疼痛，一般在 3～10min 后产生麻醉作用。

（6）多数患者在止血带充气30～45min以后出现止血带部位疼痛。此时可将远端止血带（所缚皮肤已被麻醉）充气至压力达前述标准，然后将近端止血带（所缚皮肤未被麻醉）放松。无论在何情况下，注药后20min内不可放松止血带。整个止血带充气时间不宜超过1～1.5小时。若手术在60～90min内尚未完成，而麻醉已消退，此时须暂时放松止血带，最好采用间歇放气，以提高安全性。恢复肢体循环1min后，再次充气并注射1/2首次量的局麻药。

4.局麻药的选用与剂量

利多卡因为最常用的局麻药，为避免药物达到极量又能使静脉系统充盈，可采用大容量稀释的局麻药。以70kg患者为例，上肢手术可用0.5％利多卡因50mL，下肢手术可用0.25％利多卡因60～80mL，一般总剂量不要超过3mg/kg。丙胺卡因和布比卡因也成功用于静脉局部麻醉。0.25％利比卡因用于Bier阻滞，松止血带后常可维持一定程度镇痛，但有报道因心脏毒性而致死亡的病例。丙胺卡因结构与利多卡因相似，且入血后易分解，故其0.5％溶液亦为合理地选择。氯普鲁卡因效果亦好，且松止血带后氯普鲁卡因可被迅速水解而失活，但约10％患者可出现静脉炎。

5.并发症

静脉局部麻醉主要并发症是放松止血带后或漏气致大量局麻药进入全身循环所产生的毒性反应。所以应注意：①在操作前仔细检查止血带及充气装置，并校准压力计；②充气时压力至少达到该侧收缩压13.3kPa以上，并严密监测压力计；③注药后20min以内不应放松止血带，放止血带时最好采取间歇放气法，并观察患者神志状态。

三、神经阻滞麻醉

神经阻滞亦称传导阻滞或传导麻醉，是将局麻药注射到神经干、丛或神经节旁，暂时地阻滞神经的传导功能，从而麻醉该神经支配的区域，达到手术无痛的方法。

（一）颈丛神经阻滞

1.生理解剖

颈神经丛由$C_{1\sim4}$脊神经的前支组成，每一神经出椎间孔后，从后方越过椎动脉和椎静脉向外延伸到达横突尖端时分为前支和深支，在胸锁乳突肌后联结成网状，即为颈神经丛。颈神经丛浅支在胸锁乳突肌后缘中点穿出深筋膜，向前、向上及向下分布于颌下和锁骨以上整个颈部、枕部区域的皮肤及浅层组织。供应头颈及胸肩的后部，供应区如披肩状。颈深支多分布于颈前及颈侧方的深层组织中，主要支配颈侧面及前面的区域。

2.颈浅丛神经阻滞

（1）适应证：颈部浅表部位的手术。

（2）定位

①患者仰卧位、去枕，头偏向对侧，在胸锁乳突肌后缘中点做标记，即为穿刺点，若胸锁乳突肌摸不清，可先令患者抬头使胸锁乳突肌绷紧，则可清晰见其后缘。

②患者体位如前，同侧颈外静脉与胸锁乳突肌交点外上各1～1.5cm处做标记，定为穿刺点。

（3）操作：常规皮肤消毒，用 22G 穿刺针刺入皮肤，缓慢进针直至出现落空感后表示针尖已穿透肌筋膜，回抽无血，将 3～5mL 局麻药注射入肌筋膜下即可。也可再用 5～10mL 局麻药液在颈阔肌表面（胸锁乳突肌浅表面）再向乳突、锁骨上和颈前方向作局部浸润，以分别阻滞枕小、耳大、颈横和锁骨上神经。

3.颈深丛神经阻滞

（1）适应证：颈部较深手术。

（2）禁忌证：禁忌同时行双侧颈深丛阻滞，以防双侧膈神经或喉返神经阻滞发生呼吸困难。

（3）定位：患者仰卧，头偏向对侧，双上肢紧贴身体两侧，在乳突尖与锁骨中线中点做一连线，此线中点，即第 4 颈椎横突位置，该点一般在胸锁乳突肌后缘与颈外静脉交叉点附近，乳突尖下方 1～1.5cm 处为第二颈椎横突，2～4 横突间为第三颈椎横突，在 2、3、4 横突处分别做标记。

（4）操作：患者取平卧位，常规消毒皮肤，头去枕并转向对侧，充分暴露胸锁乳突肌，颈外静脉和甲状软骨。穿刺点选在胸锁乳突肌外缘与颈外静脉交叉点附近（相当于甲状软骨上缘水平），即第 4 颈椎横突处。常规皮肤消毒后，戴无菌手套，用左手拇指抵住第 4 颈椎横突结节，用 22G 穿刺针垂直于皮肤进针，直刺横突结节，碰到骨质，固定针头，回吸无血及脑脊液即可注射局麻药 3～5mL，即阻滞颈深丛。也可应用改良颈丛阻滞法，即以第 4 颈椎横突做穿刺点，当穿刺针抵达第 4 颈椎横突后，一次性注入局麻药 10～15mL。

颈丛神经阻滞常用局麻药有 0.25％布比卡因、0.25％罗哌卡因和 1％利多卡因，也可用混合液，总剂量不能超过所用局麻药的一次最大限量。

（5）注意事项

①在穿刺之前应备好各种抢救药品及设备。

②注药前一定要反复回吸，确认无血及脑脊液后再注药。如注药量较大，在注药过程中也要回吸几次，以防针的位置变动。

③进针方向尽量由上向下，避免与椎间孔相平行或由下向上穿刺。

④进针不要过深，最好是由左手拇指尖抵住横突结节来引导穿刺方向及深度。

⑤注药过程中应密切观察患者的反应，如出现异常，应立即停止注药，并紧急对症处理。

（6）常见并发症

①高位硬膜外阻滞或全脊髓麻醉：系局麻药误入硬膜外间隙或蛛网膜下隙所致。穿刺针误入椎管的原因，一是进针过深，二是进针方向偏内偏后。表现为呼吸抑制，严重者可发生心搏骤停。故应该使用短针，进针切勿过深。

②局麻药的毒性反应：主要因局麻药误注入血管所致，椎动脉在其邻近，易被误刺，穿刺时深度限定在横突，注药时反复抽吸，由于颈部血管丰富，局麻药吸收迅速，所以用药量应严格控制。

③膈神经阻滞：膈神经主要由第 4 颈神经组成，同时包括第 3 及第 5 颈神经的小分支，颈深丛阻滞常累及膈神经，出现呼吸困难及胸闷，应给予吸氧多能缓解。如若局麻药浓度过高，膈神经麻痹时，应进行人工辅助呼吸。

④喉返神经阻滞：患者发声嘶哑或失声，甚至呼吸困难，主要是针刺太深使迷走神经被阻

滞所致。

⑤霍纳综合征：表现为阻滞侧眼睑下垂，瞳孔缩小，眼球下陷，眼结膜充血、鼻塞、面部微红及无汗，系交感神经阻滞所致。

⑥椎动脉损伤引起出血。

（二）臂丛神经阻滞

1.解剖

（1）臂丛神经是由 $C_{5\sim8}$ 及 T_1 脊神经的前支组成，是支配整个手、臂运动和绝大部分手、臂感觉的混合神经，有时亦接受 C_4 或 T_2 脊神经前支分出的小分支。其中 $C_{5\sim6}$ 神经合成上干，C_7 神经延续为中干，C_8 及 T_1 神经合成下干，各神经干均分成前、后两股，在锁骨中点后方进入腋窝。5 根、3 干、6 股组成臂丛锁骨上部。

臂丛的 5 条神经根在锁骨下动脉的上方，共同经过斜角肌间隙向外下方走行，各条神经根分别经相应椎间孔穿出，其中第 5、6、7 颈神经前支沿相应横突的脊神经沟走行，在椎动脉的后方通过斜角肌间隙。

三支神经干从斜角肌间隙下缘穿出，伴同锁骨下动脉一起向前、向外、向下延伸，行至锁骨与第一肋骨之间，每个神经干分成前后两股，在锁骨中点的后方，经腋窝顶进入腋窝，在腋窝各股神经又重新组合成束，三个后股在腋动脉的后侧形成后束，分出上、下肩胛神经、胸背神经、腋神经等分支，其末端延长为桡神经。

下干的前股延伸形成内侧束，位于腋动脉的内侧，分出臂内侧神经和前臂内侧神经及正中神经内侧头。上、中干的前股形成外侧束，分出胸前神经、肌皮神经及正中神经外侧头。三束和腋动脉共同包在腋血管神经鞘内。

（2）适应证：臂丛神经阻滞适用于上肢及肩关节手术或肩关节复位。

（3）臂丛包裹在连续相通的筋膜间隙中，故通过任何途径注入局麻药，只要有足够容量注入筋膜间隙，理论上都可使全臂丛阻滞，因此临床中可根据手术所需选择不同途径来进行臂丛阻滞。

2.阻滞方法

臂丛神经阻滞常用的方法有肌间沟阻滞法、腋路阻滞法、锁骨上阻滞法和锁骨下血管旁阻滞法。

（1）肌间沟阻滞法

①定位：患者去枕仰卧位，头偏向对侧，上肢紧贴体旁，手尽量下垂，显露患侧颈部。令患者抬头，显露胸锁乳突肌的锁骨头，在锁骨头的后缘平环状软骨处可触摸到一条肌肉即前斜角肌，前斜角肌后缘还可摸到中斜角肌，前、中斜角肌间的间隙即为肌间沟，臂丛神经即从此沟下半部经过。斜角肌间隙上窄下宽呈三角形，该三角的下部即肩胛舌骨肌。在环状软骨水平线与肌间沟交汇处，即为穿刺点。在此点用力向脊柱方向压迫，患者可诉手臂麻木、酸胀或有异感，若患者肥胖或肌肉欠发达，肩胛舌骨肌摸不清，即以锁骨上 2cm 处的肌间沟为穿刺点。

②麻醉操作：颈部皮肤常规消毒，右手持 22G 穿刺针于穿刺点垂直进入皮肤，略向脚侧推进，直到出现异感或触及横突为止，出现异感为较为可靠的标志，可反复试探两到三次。以找到异感为好，若无异感只要穿刺部位及方向，深度正确，也可取得良好的阻滞效果。穿刺成功

后,回抽无血及脑脊液,成人一次注入局麻药 20～25mL。

③优点:易于掌握,对肥胖及不易合作的小儿也适用,上臂、肩部及桡侧阻滞好,不易引起气胸。

④缺点:尺神经阻滞迟、需增大药量才被阻滞,有时尺神经阻滞不全;有误入蛛网膜下隙或硬膜外间隙的可能;有损伤椎动脉的可能;不易同时进行双侧阻滞,以免双侧膈神经及喉返神经被阻滞。

(2)腋路阻滞法

①定位:患者仰卧,头偏向对侧,患肢外展 90°,屈肘 90°,前臂外旋,手背贴床,呈"敬礼"状。先在腋窝处摸到动脉搏动,取腋动脉搏动最强处作为穿刺点。

②麻醉操作:皮肤常规消毒,左手示指按在腋动脉上作为指示,右手持 22G 穿刺针,斜向腋窝方向刺入,穿刺针与动脉呈 20°夹角,缓慢推进,直到刺破纸样的落空感,表明针尖已刺入腋部血管神经鞘,松开针头,针头随动脉搏动而摆动,说明针已进入腋鞘内。此时患者若有异感或可借助神经刺激器来证实,但无异感时不必反复穿刺寻找异感。穿刺成功后左手固定针头,右手接注射器回抽无血液,即可一次注入局麻药 30～35mL。注射完毕后拔出穿刺针,腋部可摸到一梭状包块,证明局麻药注入腋鞘,按摩局部,帮助药物扩散。患者会诉说上肢发麻发软,前臂不能抬起,皮肤表面血管扩张。

③优点:腋路臂丛神经阻滞的优点在于臂丛神经均包在血管神经鞘内,因其位置表浅,动脉搏动明显,易于定位穿刺,不会发生气胸,不会阻滞膈神经、迷走神经或喉返神经;无药物误入硬膜外间隙或蛛网膜下隙的可能性,因此安全性较大。

缺点有上肢外展困难及腋部有感染或肿瘤患者不能使用,上臂阻滞效果较差,不适用于肩关节手术及肱骨骨折复位等。局麻药毒性反应率高,多因局麻药量大或误入血管引起,所以注药时要反复回抽,确保针不在血管内。

(3)锁骨上阻滞法:肩下垫一薄枕,去枕转向对侧,被阻滞侧手尽量下垂。于锁骨中线上方 1～1.5cm 处刺入皮肤,向后、内、下方推进,直达第 1 肋,在肋骨上寻找异感,回抽无血无气体即注入局麻药 20～25mL,不宜超过 30mL。在寻找第一肋骨时针勿刺入过深,以免造成血气胸。

(4)锁骨下血管旁阻滞法:点在锁骨上方,先找到斜角肌肌间沟,在肌间沟最低处摸到锁骨下动脉搏动点并压向内侧,在锁骨下动脉搏动点的外侧进针,针尖朝脚方向直刺,沿中斜角肌内侧缘推进,出现落空感再稍深入即出现异感。此法容易出现气胸、星状神经节及膈神经阻滞等并发症。

3.臂丛神经的阻滞的常见并发症及处理

(1)气胸或张力性气胸:损伤胸膜或肺组织出现胸痛、咳嗽、呼吸困难或大气管偏向健侧,应立即胸腔穿刺抽气,并进行胸腔闭式引流。

(2)急性局部麻药中毒反应:应控制用药量,避免误入血管。阻滞过程应有急救措施准备,免出意外。

(3)出血及血肿:各种径路穿刺时避免损伤、刺破颈内外静脉、锁骨下动脉、腋动静脉等,引起出血,如伤及血管应立即拔针,局部压迫再试行改变方向进针或延期阻滞,密切观察患者。

（4）全脊髓麻醉：因肌间沟法阻滞时向内进针过深，致使针尖误入椎间孔而至椎管内，应指向对侧腋窝顶的方向，进针不易过深。

（5）膈神经阻滞：发生于肌间沟法或锁骨上法，当出现胸闷、气短、通气量减少时，应给氧并辅助呼吸。

（6）声音嘶哑：可能阻滞喉返神经。

（7）霍纳综合征：多见于肌间沟阻滞法，由于星状神经节阻滞所引起。

总之，在阻滞过程中宜密切观察监测呼吸、循环功能的变化。

（三）上肢神经阻滞

上肢神经阻滞主要适用于前臂或手部的手术，也可以作为臂丛神经阻滞不全的补助方法。主要包括正中神经阻滞、尺神经阻滞和桡神经阻滞。可以在肘部阻滞，亦可以在腕部阻滞。

1.正中神经阻滞

（1）解剖：正中神经主要来自颈$_6$～胸$_1$脊神经根纤维，于胸小肌下缘处由臂丛的内侧束和外侧束分出，两根夹持腋动脉，在腋动脉外侧合成正中神经。支配手掌桡侧半及桡侧三个半手指的皮肤。

（2）肘正中神经阻滞

①定位：前臂伸直、肘面向上，在肱骨内外上髁之间划一横线，该线上肱二头内肌腱缘与内上髁之间的中点即为穿刺点。

②阻滞方法：皮肤消毒后，穿刺点做皮丘，取22G针经皮丘垂直刺入皮下，直到出现异感，可反复作扇形穿刺必能找到异感，出现异感后固定针头，注入局麻药5mL。

（3）腕部正中神经阻滞

①定位：患者手掌向上平放，在桡骨茎突平面，横过腕关节划一横线，横线上桡侧腕屈肌腱和掌长肌之间即为穿刺点，让患者握拳屈腕时，该二肌腱更清楚。

②阻滞方法：皮肤消毒后，穿刺点做皮丘，取22G针垂直刺入皮肤，穿过深筋膜后，缓慢进针，直到出现异感，固定针头，注射局麻药5mL。

2.尺神经阻滞法

（1）解剖：尺神经起源于臂丛的内侧束，主要由颈$_8$～胸$_1$脊神经纤维组成。尺神经沿上臂内侧肱二头肌与肱三头肌间隔下行。支配手掌尺侧半及尺侧一个半手指掌侧面皮肤。

（2）肘部尺神经阻滞

①定位：前臂屈曲90°，在肱骨内上髁与尺骨鹰嘴之间的尺神经沟内，可扪及尺神经，按压尺神经，患者多有异感，该处即为穿刺点。

②阻滞方法：皮肤消毒后，穿刺点做皮丘，取一23G针刺入皮肤，针与神经干平行，沿神经沟向心推进，出现异感后固定针头，注入局麻药5mL。

（3）腕部尺神经阻滞

①定位：从尺骨茎突水平横过腕部划一横线，相当于第二条腕横纹，在此线上尺侧腕屈肌肌腱的桡侧缘即为穿刺点，患者握拳屈腕时此肌腱更清楚。

②阻滞方法：皮肤消毒后，穿刺点做皮丘，取一23G针自皮丘垂直刺入，有异感时固定针头注入局麻药5mL，找不到异感时，可向尺侧腕屈肌腱深面注药，但不能注入肌腱肉。

3.桡神经阻滞法

(1)解剖:桡神经发自臂丛神经后束,缘于颈 5~8 及胸$_1$脊神经。桡神经在腋窝内位于腋动脉后方,折向下后外方,走入肱骨桡神经沟内,于肱骨外上髁上方约 10cm 处,绕肱骨走向前方,至肘关节前方分为深浅两支。桡神经在手部分布于腕背、手背桡侧皮肤及桡侧三个半手指背面的皮肤。

(2)肘部桡神经阻滞

①定位:前臂伸直、掌心向上,在肱骨内外髁间做一横线,该横线上肱二头肌腱外侧 1cm 处即为穿刺点。

②阻滞方法:皮肤消毒后,穿刺点做皮丘,取一 23G 针垂直刺向肱骨,寻找到异感,必要时作扇形穿刺寻找,有异感后注入局麻药 5mL。

(3)腕部桡神经阻滞:腕部桡神经并非一支,分支多而细,在桡骨茎突前端处做皮下浸润,并向掌面及背面分别注药,在腕部形成半环状浸润即可。

(四)下肢神经阻滞

1.坐骨神经阻滞

(1)解剖:坐骨神经为骶神经丛的重要分支,是全身最大的神经,大多数以单一干出梨状肌下孔至臀部,位于臀大肌的深面、股方肌浅面,经坐骨结节与股骨大转子之间入股后区,在股后下 1/3 处分为腓总神经和胫神经,坐骨神经在股骨大转子和坐骨神经结节之间定位和阻滞。

(2)定位:患者侧卧,患肢在上,自股骨大转子到髂后上棘做一连线,再与此线的中点做一直线,该垂直线与股骨大转子到骶裂孔的连线相交处即为穿刺点。

(3)阻滞方法:皮肤消毒,穿刺点做皮丘,取长 8~10cm^{2}2G 穿刺针,经皮丘垂直刺入,缓慢推进直到出现异感。若无异感可退针少许,向上或向下斜穿刺,出现异感后注入局麻药。

2.股神经阻滞

(1)解剖:股神经发自腰丛,于髂筋膜深面经肌腔隙入股三角。在腹股沟韧带处,于股动脉外侧下行,与股动脉之间有髂耻筋膜相隔。

(2)定位:患者平卧,髋关节伸直,在腹股沟韧带下方摸到股动脉搏动,股动脉的外侧缘处即为穿刺点。

(3)阻滞方法:患者取仰卧位,在腹股沟韧带中点下缘,股动脉搏动点的外侧 1cm 处进针,垂直刺入即可找到异感,回吸无血即可注入 0.5％利多卡因或 0.25％布比卡因 10~15mL。

(五)肋间神经阻滞

肋间神经的皮支,在胸腹壁皮肤的分布有明显节段性。第 2 肋间神经分布于胸骨角平面,第 4 肋间神经分布于乳头平面,第 6 肋间神经分布于剑突平面,第 8 肋间神经分布于肋弓平面,第 10 肋间神经分布于脐平面,第 12 肋下神经分布于脐与耻骨联合上缘连线中点平面。

1.操作

自肋骨下缘进针,针尖稍向上方刺到肋骨骨面后,改变方向使针尖沿肋骨下缘滑过,再进入 0.2~0.3cm 即到注药处。穿刺进针时务必谨慎小心,以防刺破胸膜造成气胸。

2.适应证

适用于肋间神经痛、胸部手术后痛、腹部手术后痛、肋骨骨折疼痛、带状疱疹疼痛等的治疗。

(六)星状神经节的阻滞

1.操作

(1)取仰卧位,颈下垫薄枕,稍伸展颈部,令患者轻轻张口,以消除肌紧张。

(2)穿刺点,在胸锁关节上方 2.5cm 处,即两横指处,离正中线 1.5cm 外侧。

(3)穿刺针,长约 3.5cm,7 号针或 5 号针。

(4)用左手示指和中指在胸锁乳突肌内缘,把颈总动脉挤向下侧,与气管分开,用中指触及第 6 颈椎横突的前结节,由此向尾侧 1.3cm 处稍向内侧 C_7 横突基底部刺入。

(5)将针尖推进至横突基底部,碰骨质后,固定针,抽吸实验后,注入 1%利多卡因 10mL 或 0.25%布比卡因 10mL。

(6)如果针尖未碰骨质而通过横突之间进入时,可刺激脊神经,因而疼痛向上肢等处放散,表示针尖过深。

(7)随意用破坏药是很危险的,若有需要,应行胸交感神经节阻滞为好。

2.适应证

(1)头、颈面部:脑血管痉挛、脑血栓、血管性头痛、肌收缩性头痛、非典型性面部痛等。

(2)上肢、胸肩部:带状疱疹、颈肩臂综合征、胸廓出口综合征、外伤性血管闭塞、反射性交感神经萎缩症、上肢神经麻痹、肩周炎、多汗征。

(3)肺、气管:肺栓塞、肺水肿、支气管哮喘。

(4)心脏:心绞痛、心肌梗死、冠状动脉搭桥术后高血压。

3.并发症

(1)药物误入血管。

(2)血气胸。

(3)喉返神经阻滞导致声音嘶哑、无声。

(4)臂丛被阻滞导致上肢麻痹。

(5)硬膜外、蛛网膜下隙阻滞。

第二节　超声引导下神经阻滞

一、超声在区域阻滞中的作用

(一)探头的准备

当使用超声引导区域阻滞时,超声的传感器应该覆盖上一层无菌敷料,保护机器和患者不被污染。既可以使用无菌透明贴膜(USA),也可以使用超声探头套。

超声探头应该使用不含乙醇的清洁剂清洁。含有乙醇的清洁剂可导致探头的橡胶振动膜变干裂开。

将无菌超声耦合剂涂在探头的前端。在超声简介里所说的,超声波的速度在空气中非常慢。在探头和患者之间任何一点空气都会导致获得的图像非常差和伪像。耦合剂可以消除探头和患者间空气。因耦合剂太多会使操作探头困难,所以涂少量即可。如果使用探头套,在套里面也涂耦合剂,以消除探头和保护套间的空气。

医生及患者体位的摆放

屏幕上获得稳定的超声图像对成功完成超声引导周围神经阻滞是非常重要的。患者合适的体位和探头的操作对于获得一个稳定的图像是非常重要的,而医生摆放体位常常被忽视。

扫描开始时,患者体位摆放于合适的高度,使操作者舒服地站立,不必过分地弯腰。操作时不舒服的操作姿势会导致背部疼痛和疲劳。操作者面向手术床一侧,而扫描的前臂、腕部或者手的某一部位可以用患者身体作为支撑,以便提供一个比较稳定的扫描平面。放在患者身上的手臂如果不能固定探头,当医生的手臂和肩部开始疲劳时,会导致探头摇晃,图像变形。正确的姿势对初学者来说更为重要,因为初学者在进行超声引导周围神经阻滞操作时需要的时间更长。

(二)扫描

1.方向标记

超声探头上的标记和屏幕上的标记相对应。按照惯例,当探头以横向面置于患者的身上时,这个方向标记位于患者的右侧。而探头以纵向面置于患者身上时,方向标记指向头部。

2.横向扫描

当横向扫描时,超声的探头应垂直置于成像目标上从而获得图像。屏幕上的图像是神经或者血管的横断面图像。因此横向扫描时,血管和神经在屏幕上显示是圆形的。横向、短轴和平面外(OOP)这三个名词经常可互换使用。平面外(OOP)是指超声的传播方向所在平面与神经或者血管垂直。

3.纵向扫描

纵向扫描时,超声探头放置在与成像的目标处于同一平面。超声的波束沿着神经或血管的纵轴传播。在纵向扫描时,血管和神经表现为线性结构。纵向、长轴和平面内(IP)这些名词通常也可以互换使用。

4.探头移动

准确的扫描寻找目标结构可能需要探头较大或者较小范围的移动。大范围移动是指需要操作者移动他的肩膀或者肘部来移动探头。小范围移动是指腕部的移动来细调图像。神经对超声的反射呈现为各向异性,即根据超声探头和神经之间角度的变化,神经可以表现为高回声或低回声。某些情况下仅仅对探头进行适当的微调,就可以使原本与背景融合、不可见的低回声神经图像变成一个容易辨认的强回声神经图像。坐骨神经呈现出明显的各向异性,小小的角度变化就会导致坐骨神经显像与否。

5.全面扫描

当施行超声引导的神经阻滞时,在穿刺针置入前应进行目标区域的"全面扫描"。每次阻滞的全面扫描是指一组熟练的扫描动作,可以对即将阻滞的区域进行评估。制定一个良好的扫描训练和实践规范程序具有非常重要的意义,理由如下。全面扫描:

（1）对于初学者强化解剖结构关系具有重要意义。

（2）对有较多经验的操作者来说,对于评估和发现阻滞区域的潜在风险(如血管等)和阻碍操作的情况具有重要意义。

（3）对解剖结构难以辨认或存在异常的患者具有重要意义。

6.定位结构

定位结构是指那些容易被辨认且与需阻滞的目标神经有恒定解剖关系的结构。血管是最常用的定位结构,血管很容易被辨认,而且在解剖上与要阻滞的神经丛很邻近。那些缺少血管作为定位结构的周围神经阻滞,在开始学习时会比较困难。

通常定位结构的探查需要大范围移动。一旦找到定位结构,临近的目标神经也就很容易辨认,随后则通过腕部的小范围移动对图像进行微调,一旦获得图像,稳定探头就非常重要,因此就需要合适的姿势。

（三）穿刺针置入

1.平面内法(IP)

进针路径与超声束在相同的平面称之为平面内法,目的是为了使进针的路径完全在超声束内。针和探头越平行(插入的角度越小),针越容易被看到。当置入穿刺针时,尽可能使针与探头平行。由于多数神经阻滞时,穿刺针与探头平行是不可能实现的,因此在操作时的目标是使置入的角度尽可能地小。为了使穿刺针和探头之间的角度尽可能地小,某些情况需要穿刺针旁开探头一定的距离置入,而不是紧贴探头置入。紧贴探头置入穿刺针,会产生比较大的角度,导致针显像不佳。

2.部分平面内

超声波束的宽度是非常窄的,大约相当于信用卡的宽度。当试图以平面内法进针时,较小的偏差就会导致穿刺针离开超声束。由于只有穿过超声束的那部分穿刺针可以显像,而离开超声束的部分无法显像,因此会导致针尖无法显像。如果穿刺针的一部分在超声束内,一部分在超声束外,那么位于超声束边缘的穿刺针部分会被误认为是针的尖端。这就会导致潜在的危险,因为操作者不知道穿刺针实际的针尖位置,因此要尽可能地避免部分平面内操作。

3.平面外法(OOP)

进针路径与超声束垂直称之为平面外法,穿刺针在屏幕上显示为一个高回声点。以平面外法进针时,穿刺针到达目标的距离短于平面内法进针。对于那些正在进行从神经刺激到超声转变的操作者而言,以 OOP 方法置入穿刺针的位置与传统的神经刺激器的进针点相似。对初学者来说寻找以 OOP 方法置入的针尖是个挑战。置入针的角度越陡,在 OOP 方法中越容易看到针的位置。

（四）注射局部麻醉药

一旦针尖处于合适的位置且与目标的关系明确后,就可以开始注入局部麻醉药。注入的局部麻醉药在超声下显示为逐渐扩张的低回声影。局部麻醉药应缓慢注入以避免产生较高的注射压力,从而引起神经损害,目前已有商业化的仪器可用来监测注射压。如果注射时阻力很大,就应该重新调整针尖的位置。

在超声引导下进行神经阻滞时,监测局麻药的扩散是非常重要的,同时其他局麻药注射时的安全措施也不可忽视。例如,在注射局麻药之前和每一次移动穿刺针位置后,都应轻柔地回抽,观察是否有血液回流到注射器内。然而,还是有文献报道在超声引导区域阻滞时,回抽实验阴性者发生惊厥。因此,负压回抽实验阴性不能完全排除局麻药误注入血管或者随后发生的局麻药中毒的可能。虽然目前仍未证实,但理论上超声可视下监测局麻药的扩散可以提供一个额外的安全指征。不管怎样,如果仅看到穿刺针而看不到局麻药的扩散,就应警惕血管内注射的可能。局麻药误注入大血管时,超声图像会产生薄雾状/烟雾状的表现。

在超声引导的区域阻滞中,局麻药扩散方式的重要性等同于应用神经刺激器引导的区域阻滞中神经刺激的方式。局麻药在神经周围的扩散必须明确。即使穿刺针非常接近神经.神经周围的筋膜层和(或)组织也会阻止局麻药到达神经。如果局麻药不能到达目标神经,必须通过微调以使局麻药包围神经。完善的阻滞一条神经或神经丛,可能需要单次或者多次注射,因此在获得局麻药良好扩散的同时,必须尽可能减少穿刺针的穿刺次数,以达到尽可能减少穿刺所致损伤而引起的并发症,如气胸或神经损伤。如果需要多次穿刺,应尽量减少穿刺针穿刺次数和针的移动幅度。

虽然我们主张使局麻药围绕在神经周围,但是没有研究显示这会有助于加快起效时间,延长持续时间或者增加成功率。我们的建议是结合实践中的经验,并在解剖和神经电生理学的基础上提出的。

(五)水定位

水定位是一种利用注射小剂量(0.5～1mL)的局麻药来观察针尖的技术。通过注入小剂量的局麻药产生的扩大的低回声区域有助于明确针尖的位置。虽然对于某些患者而言该技术具有一定的辅助价值,但是我们不提倡常规使用水定位来确定针尖位置。初学者应该专注于身体姿势、扫描和严格地按平面内法置入穿刺针以尽可能使针尖显像,而不是多次盲目注射(如水定位)。虽然水定位在明确置入导管的尖端位置中非常有效,下文也会在置入导管持续阻滞的章节进行讨论,但水定位不应作为正规操作技术的替代。

(六)神经刺激

使用超声引导下区域阻滞的初学者可以应用神经刺激作为确定的一种辅助手段。当尝试进行未实践过的神经阻滞时,可以联合使用超声引导和神经刺激仪。超声引导的相关研究表明即便神经刺激针已非常接近神经,仍有可能无法通过刺激引出运动反应。因此,当操作者已具备足够的自信完成超声引导区域阻滞时,可以放弃使用神经刺激仪而仅单独应用超声引导技术。联合使用神经刺激和超声引导技术与单独使用超声引导技术相比,对于加快阻滞的起效时间和成功率似乎并没有显著的影响。

二、上肢神经阻滞技术

(一)超声引导肌间沟入路臂丛阻滞技术

1.概述

1970 年 Winnie 等描述了第一例肌间沟入路臂丛阻滞技术,用于肩部、锁骨远端和肱骨近端的手术,取得了良好的镇痛和麻醉效果,但是前臂尺侧阻滞效果较差。通过病例积累分析研究发现,盲探肌间沟臂丛阻滞存在着一系列的问题,包括成功率较低、气胸、神经损伤、血肿等并发症。2003 年,Chan 对一例神经刺激仪定位臂丛阻滞失败的肩关节镜患者,做了首例超声引导肌间沟入路臂丛阻滞,取得了良好的麻醉和镇痛效果。越来越多的研究发现,超声技术的应用使肌间沟入路臂丛阻滞引起的气胸、神经损伤等并发症显著降低,而穿刺成功率、阻滞效果明显提高。因此超声引导肌间沟入路臂丛阻滞技术逐步在全世界得以应用和推广。

2.肌间沟入路臂丛阻滞的解剖学基础

臂丛主要由 $C_5 \sim T_1$ 脊神经前支组成,部分 T_2 和 C_4 脊神经也参与臂丛的构成,C_4 脊神经常发出分支加入 C_5 脊神经,T_2 脊神经发出的分支常加入 T_1 脊神经。C_5、C_6 脊神经在中斜角肌外侧合并为上干;C_7 脊神经移行为中干,C_8 脊神经和 T_1 脊神经在前斜角肌后合并为下干。如图 6-2-1 所示。

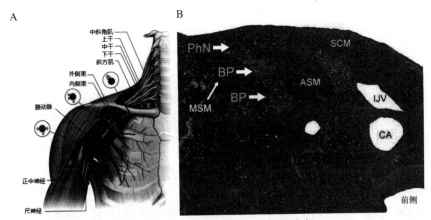

图 6-2-1 臂丛肌间沟部位的解剖特点

A,臂丛的解剖示意图;B,肌间沟部位臂丛的横断面解剖。SCM,胸锁乳突肌;ASM,前斜角肌;MSM,中斜角肌;IJV,颈内静脉;CA,颈总动脉;PhN,膈神经;BP,臂丛

3.超声引导肌间沟入路臂丛阻滞技术的适应证

肌间沟臂丛阻滞主要适用于肩部、远端锁骨、肩锁关节和近端肱骨等部位手术的麻醉和镇痛。

4.超声引导肌间沟入路臂丛阻滞技术的并发症与禁忌证

(1)并发症

①膈神经阻滞:一侧膈神经阻滞后对呼吸影响较轻,可给予吸氧并严密观察,如有严重呼吸困难,可给予呼吸支持。避免使用高浓度和高剂量的局麻药,同时避免使用双侧肌间沟阻滞,以防阻滞双侧膈神经。

②霍纳综合征:因局麻药物阻滞颈交感神经所致。避免进针过深和局麻药物剂量过大,可降低霍纳综合征的发生概率。

③喉返神经麻痹:一般无须处理,有呼吸困难者给予呼吸支持治疗。

④血管损伤:注射针损伤颈外静脉、颈总动脉、颈内静脉和椎动脉所致。穿刺时尽可能避免血管走行部位,损伤血管后应及时压迫,防止持续出血形成血肿。

⑤气胸:超声引导时少见,穿刺时应避免垂直胸腔进针。

⑥硬膜外注药、蛛网膜下隙注药、全脊麻、脊髓损伤等：罕见，超声下确保针尖的位置，注药前回抽。

⑦神经损伤、局麻药中毒等。

(2)禁忌证：严重的凝血功能障碍和穿刺部位感染；双侧肌间沟臂丛阻滞；对侧已经存在膈神经损伤或麻痹；对侧气胸、对侧严重肺功能障碍、对侧肺叶切除术；局麻药过敏；患者拒绝等。以上情况一般禁忌实施肌间沟臂丛阻滞。

5.操作方法

患者多取侧卧位，患侧肢位于上部，贴体自然伸展。也可选取平卧位，头略微偏向健侧。由于进针角度的限制，侧卧位更适用于平面内外侧入路技术，而平卧位更适用于平面内内侧入路和平面外入路技术。穿刺操作前给予适度的镇痛和镇静。

外侧入路进针时操作者常位于患者的患侧，内侧入路进针操作者位于患者健侧。超声机器置于患者另一侧。臂丛位置较表浅，多选用线阵探头。耦合剂均匀涂抹于探头上，无菌塑料套包紧探头以备用。

(1)肌间沟入路臂丛的超声定位

①由内到外定位技术。把探头置于颈部中央环状软骨水平，由内向外水平移动探头，依次可见气管、甲状腺、颈总动脉、颈内静脉、胸锁乳突肌、前斜角肌和中斜角肌等组织结构，臂丛根或干多位于前、中斜角肌之间，超声下呈圆形或卵圆形的低回声声像，呈串珠样分布（图6-2-2）。如图像欠佳，可以通过加压、旋转、倾斜探头等技术获得满意的声像。

②追踪技术。老年人或者有颈部手术史等患者，其前、中斜角肌不易或者不能鉴别，不宜采用由内到外臂丛的定位技术。可先定位出锁骨上臂丛或者$C_{5\sim8}$脊神经根，探头沿着神经的走行定位出肌间沟臂丛。

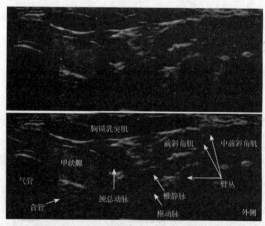

图 6-2-2　肌间沟臂丛的超声声像全景图

(2)超声引导肌间沟臂丛阻滞的进针入路

①平面内外侧入路技术。用22~25G穿刺针由探头的外侧端垂直于皮肤刺入，至皮下调整进针角度，超声下可清晰显示穿刺针声像，在超声平面内经中斜角肌向臂丛缓缓进针，针尖进入肌间沟内、靠近臂丛处，回抽无血、无气即可注药。

②平面内内侧入路技术。用22~25G穿刺针由探头的内侧端垂直刺入皮肤,调整进针角度,以清晰显示穿刺针声像,针尖经前斜角肌缓慢推进至肌间沟内,靠近臂丛回抽无血、无气即可注药。由于膈神经走行于前斜角肌的表面,此技术容易损伤膈神经以及颈动脉,所以仅适用于侧卧困难的患者。

③平面外技术。把臂丛调整至图像中间,穿刺针由探头的任一侧、旁开约0.5cm垂直于皮肤刺入,通过调整进针角度、倾斜探头或者注射少量局麻药物等方法判断进针的深度和针尖位置,直至进入肌间沟靠近神经处,回抽无血、无气即可注药。由于平面外技术仅能显示部分穿刺针的声像,可呈点状或者段状,但不能确定为针尖,理论上该技术更易引起神经损伤、阻滞位置不当等风险。

也有人采用三针注射法对肌间沟部 C_5、C_6、C_7 脊神经根分别阻滞,但是与肌间沟部一针注射相比并未表现出显著的优势。因此如果药物对神经包绕良好,我们不提倡反复的穿刺或多次改变进针方向。

(3)超声引导肌间沟入路臂丛阻滞的药物

超声下可见局麻药呈"马蹄形"或"U"形包绕臂丛,若局麻药包裹不理想或者仅在一侧扩散,可退针至皮下,调整进针方向,从神经丛上方进针至对侧,回抽无血后即可注药,但应避免在臂丛浅层注药,以免阻滞膈神经。2006年Bergmann等人观察比较了在肌间沟臂丛的内侧和外侧注射局麻药对膈神经的影响,两组患者的呼吸并未表现出显著差异,但是我们认为双侧注药可能会缩短臂丛阻滞的起效时间,同时也存在神经损伤和膈神经麻痹的风险,同样,肌间沟浅层注药,是否也会增加膈神经麻痹和损伤的风险还需要进一步的研究和证实。2016年,Stundner等人通过核磁学检查,比较了20mL和5mL容量的局麻药,超声引导肌间沟臂丛阻滞时药物向膈神经和硬膜外扩散的情况,发现20mL的局麻药导致膈神经麻痹的风险增加2倍,硬膜外阻滞的风险也显著增加。Wong等在2016年的一项研究认为局麻药的浓度对膈神经也存在显著的影响。但这些研究尚缺乏大样本量的观察和统计。临床麻醉中,我们常使用0.2%~0.5%罗哌卡因15~20mL实施超声引导肌间沟部臂丛阻滞。

(二)超声引导锁骨上臂丛阻滞技术

1.超声引导锁骨上臂丛阻滞技术的适应证

锁骨上臂丛阻滞主要适用于肩部、近端肱骨等部位手术的麻醉和镇痛,在一定程度上可以完全代替肌间沟部臂丛阻滞。

2.超声引导锁骨上臂丛阻滞技术的并发症与禁忌证

(1)并发症:除神经损伤、局麻药中毒等并发症外,锁骨上臂丛阻滞最常见的并发症是气胸和锁骨下动脉损伤,膈神经阻滞较少见。有文献报道锁骨上臂丛阻滞部分并发症要低于肌间沟部阻滞,如膈神经阻滞、血脂异常等。除此之外,锁骨上臂丛阻滞特别是平面内内侧入路进针时,常导致局麻药物在第一肋和臂丛之间扩散不佳,可能会影响尺神经阻滞的效果和起效时间。

(2)禁忌证:注射部位感染或者有蜂窝织炎的患者,肺储备较差的患者,例如气胸、有肺叶切除史者,禁忌实施锁骨上臂丛阻滞。对侧膈神经麻痹的患者也应谨慎使用。

3.操作方法

患者常取侧卧位,患侧肢体位于上部,贴体自然伸展。也可选取平卧位,头略微偏向健侧。由于进针角度的限制,侧卧位更适用于平面内外侧入路技术,而平卧位对平面内内侧入路和平面外入路技术均适用。穿刺操作前给予适度的镇痛和镇静。

外侧入路进针时操作者常位于患者的患侧,内侧入路进针操作者位于患者健侧操作更舒适,超声机器置于患者另一侧。臂丛位置较表浅,多选用线阵高频探头。耦合剂均匀涂抹于探头上,无菌塑料套包紧探头以备用。

(1)锁骨上臂丛的超声定位

①锁骨上定位技术。把探头平行锁骨置于锁骨上窝部,调整探头角度以获得清晰声像。超声下可清晰显示锁骨下动脉声像,在锁骨下动脉的外侧和外上方可探寻到圆形或卵圆形蜂窝状分布的臂丛声像,深部还可显示呈"滑动征"的胸膜声像和高回声的第一肋骨声像。

②追踪技术。部分患者在锁骨上窝部并不能清晰显示臂丛的超声影像,可先在肌间沟平面或者颈神经根部定位出臂丛,沿着臂丛走行追踪至锁骨上部,以获得满意的臂丛声像。

(2)超声引导锁骨上部臂丛阻滞的进针入路

①平面内外侧入路技术。由于在锁骨上部臂丛位于锁骨下动脉的外上方,所以该方法最常用。常规消毒局麻后,长度5cm的22G穿刺针由探头的外侧端垂直于皮肤刺入至皮下,调整进针角度,使超声下可清晰显示穿刺针声像,在超声平面内向锁骨下动脉外上方缓缓进针,针尖靠近臂丛处,回抽无血、无气方可注药。进针和注药时应清晰显示血管、胸膜和针尖的声像,确保不会发生气胸和血管内注药。

②平面内内侧入路技术。也可从探头的内侧端进针,由内向外推进,靠近臂丛部位回抽无血、无气即可注药。该方法进针易损伤锁骨下动脉,穿刺时应注意避开。

③平面外技术。把臂丛调整至图像中间,穿刺针由探头中间的任一侧、旁开约0.5cm垂直于皮肤刺入,通过调整进针角度、倾斜探头或者注射少量麻醉药物等方法判断进针的深度和针尖位置,直至针尖靠近臂丛处,回抽无血、无气即可注药。由于平面外技术仅能显示部分穿刺针的声像,可呈点状或者段状,但不能确定为针尖,理论上该技术更易引起神经及锁骨下动/静脉损伤、阻滞位置不当等风险。

超声引导锁骨上臂丛阻滞是一项中等难度的操作技术。由于该部位臂丛靠近血管和胸膜,操作的关键是要确保针尖的位置和熟练的操作技巧。

(3)超声引导锁骨上臂丛阻滞的药物:注药后超声下可见局麻药在动脉周围扩散,呈环形包绕臂丛。若药物扩散不佳,可调整进针方向和针尖位置,以使神经被药物充分包绕。一般来说,虽然低剂量的局麻药物即可取得良好的镇痛效果,也可以显著降低麻醉风险和并发症,但是为了获得完善的术中镇痛效果和更加持久的术后镇痛效果,很多文献报道仍使用较大剂量的局麻药物(30~35mL)。Fang等对51例上肢手术患者行锁骨上臂丛阻滞局麻药物最低有效浓度研究,结果显示90%患者获得满意镇痛时罗哌卡因的最低有效浓度为0.257%。为获得持久而又安全的术中和术后镇痛,我们推荐给予0.33%~0.5%罗哌卡因20~30mL。

(三)超声引导尺神经及其分支阻滞技术

1.超声引导尺神经阻滞技术的适应证

单独尺神经阻滞可用于小指和第五掌骨手术的麻醉和镇痛。尺神经联合其他神经阻滞,如桡神经、正中神经等,可用于手掌和手指部手术的麻醉和镇痛,也可用于近端尺神经阻滞失败或者不全的补救。

2.超声引导尺神经阻滞技术的并发症与禁忌证

(1)并发症:感染、穿刺部位出血、肌内血肿、血管损伤、神经损伤、局麻药中毒等。

(2)禁忌证:穿刺点有感染、脓肿,局麻药过敏,患者拒绝等。

3.操作方法

(1)肱骨中段超声引导尺神经阻滞:肱骨中段尺神经位置表浅,超声下肌肉和神经声像容易鉴别,且上臂尺神经无分支,因此该水平尺神经阻滞在临床中较常用。

①肱骨中段超声引导尺神经阻滞的体位:患者平卧,患侧臂外展 90°并固定于托手架上。操作前适当镇静、镇痛。选用线阵探头,耦合剂均匀涂抹于探头上,无菌塑料套包紧探头备用。

②肱骨中段尺神经的超声定位:探头放置于肱骨中上 1/3、肱二头肌肌腹的内侧,探头与肱骨垂直。超声下可见肱骨、肱三头肌和肱二头肌等声像,调整探头在肱骨浅层、肱二头肌和肱三头肌之间可显示肱动脉声像,肱动脉的后侧可见高回声的圆形显影即为尺神经。尺神经在上臂基本无分支,此水平可同时阻断尺神经及其分支。

③肱骨中段超声引导尺神经阻滞的进针方法:多采用平面内进针方法,从探头前侧端进针,22～25G 穿刺针穿过肱二头肌,针尖靠近尺神经回抽无血即可注射局麻药。尺神经在肱动脉的后侧,前侧入路注意避开肱动脉。正中神经位于肱动脉的前侧,有时其处于进针路径上,穿刺时应避免损伤。局麻药物避免向肱动脉前侧注射,以免阻滞正中神经。

也可采用平面外进针方法,把尺神经调整至图像的中间,22～25G 穿刺针由探头两侧垂直于皮肤进针,通过调整探头或注射少量局麻药判断进针深度,针尖靠近尺神经,回抽无血即可注射药物。

(2)肘部超声引导尺神经阻滞:尺神经沟部尺神经阻滞由于解剖位置固定,采用体表定位阻滞成功率也可达 70%～96%。而超声的应用可以进一步提高神经阻滞的成功率并降低一系列的并发症。

①肘部超声引导尺神经阻滞的体位:患者平卧,患侧上肢外展放置于托手台上,肘部屈曲 90°,暴露尺神经沟。操作前镇静、镇痛。选用线阵探头,无菌处理。

②肘部尺神经的超声定位:把探头放置于肱骨内上髁与尺骨鹰嘴之间,即尺神经沟处,探头与肱骨垂直。超声下可显示鹰嘴和肱骨内上髁声像,在两者之间可见圆形的尺神经声像。

③肘部超声引导尺神经阻滞的进针方法:可采用平面内进针技术或平面外进针技术。22～25G 穿刺针针尖靠近尺神经即可注药,尽可能使药物包绕目标神经。尺神经沟注药剂量不宜过大,以免压力过大导致尺神经损伤。

(3)腕部超声引导尺神经阻滞:腕部尺神经位置固定且表浅,体表定位法阻滞也较容易,经过多年的发展和革新,出现了各种各样的操作方法。超声在腕部尺神经阻滞的应用在国内外均有报道,超声的应用使腕部尺神经和麻醉药物可视化,增加了操作安全性。

①腕部超声引导尺神经阻滞的体位:嘱患者平卧,患侧上肢外展,前臂外旋,掌心向上,放置于托手架上。操作前适当镇静、镇痛。选用线阵探头,无菌处理。

②腕部尺神经的超声定位:把探头放置于尺骨头与桡骨茎突之间的连线上,探头与尺、桡

骨垂直,稍靠近尺侧。超声下可显示指浅屈肌肌腱、指深屈肌肌腱、尺侧腕屈肌肌腱、尺侧腕伸肌肌腱、尺骨、尺动脉等声像,在尺动脉的尺侧可见一圆形或卵圆形声像即为尺神经。

③腕部超声引导尺神经阻滞的进针方法:可采用平面内或平面外技术,22~25G 穿刺针缓缓刺向尺神经,靠近神经回抽无血,即可注射局麻药。

(4)超声引导前臂尺神经阻滞:与近端臂丛阻滞相比,前臂神经阻滞能保留上肢的活动度。研究显示,前臂神经阻滞患者的握力值仅仅降低 21%,而近端臂丛阻滞握力值几乎为 0。

①超声引导前臂尺神经阻滞的体位:嘱患者平卧,患侧上肢外展放置于托手台上,肘关节伸直、外旋,掌心向上,暴露前臂。穿刺前适当镇痛、镇静,选用线阵探头,耦合剂涂抹于探头,无菌处理。

②前臂尺神经的超声定位:把探头置于前臂中段靠近尺侧,探头与尺骨垂直。超声下可见尺骨、指浅屈肌、指深屈肌、尺侧腕屈肌声像。在指浅屈肌的深层、尺侧腕屈肌与指深屈肌之间可显示尺动脉声像,尺动脉的附近、呈梭形高回声的声像即为尺神经。

也可在肘部探寻到尺神经,沿尺神经走行向前臂远端移动探头,直至到达所需要阻滞的部位。

尺神经和尺动脉在前臂的中下部关系密切,上部距离较远。可以在腕部定位出尺动脉,沿尺动脉向前臂的近端移动探头,直至前臂中段,在此行程中,尺神经与尺动脉伴行,可在尺动脉周围探寻到目标神经声像。

③超声引导尺神经阻滞的进针方法:前臂水平,尺神经位于指浅屈肌的下方,位置表浅,可采用平面内进针技术或者平面外进针技术,穿刺针多采用 22~25G,针尖靠近神经即可注射局麻药。超声下尽可能显示针尖位置,以免损伤尺动脉。

(5)超声引导尺神经阻滞的药物:神经的表面积与局麻药的剂量呈正相关,因此远端尺神经仅需要少量的局麻药即可达到理想的镇痛效果。3~4mL 的局麻药即可满足手指手术的麻醉和镇痛。尺神经沟部由于组织压力大,仅需 1~2mL 局麻药即可,以免引起神经损伤;一般来说,上肢远端尺神经阻滞低浓度的局麻药即可获得良好的镇痛效果,但是作用时间较短,高浓度局麻药能获得更持久的镇痛。上臂远端超声引导尺神经阻滞我们通常使用 0.25%~0.5%浓度的罗哌卡因 3~5mL 可获得安全而满意的镇痛效果。

(四)超声引导肩胛背神经阻滞技术

1.超声引导肩胛背神经阻滞技术的适应证

肩胛背神经阻滞多用于肩胛背神经卡压或菱形肌疾病导致的肩胛骨内侧区疼痛的诊断和治疗。联合胸椎旁神经阻滞等可用于肩胛骨内侧区手术的麻醉和术后镇痛。

2.超声引导肩胛背神经阻滞技术的并发症与禁忌证

(1)并发症:肩胛背神经阻滞较安全,中斜角肌平面最常见的并发症是胸长神经阻滞。其他少见的并发症有臂丛阻滞、臂丛损伤、气胸、肩胛背动脉损伤、局部血肿等。

(2)禁忌证:严重的凝血功能障碍、穿刺部位感染以及拒绝阻滞的患者。

3.操作方法

(1)中斜角肌内超声引导肩胛背神经阻滞技术:中斜角肌内肩胛背神经阻滞水平较高,多用于中斜肌疾病引起的肩胛背神经痛。Hanson 等最早在中斜角肌内使用超声鉴别出肩胛背神经的声像,并观察了周围组织结构特点。Auyong 等采用超声技术成功治疗了一例肩胛骨手术导致的后背痛患者。

①中斜角肌内超声引导肩胛背神经阻滞的体位:嘱患者侧卧,患侧向上,患侧上肢紧贴躯体充分暴露颈部。穿刺前适度地镇痛和镇静:常选用线阵高频探头。耦合剂均匀涂抹于探头上,无菌塑料套包紧探头备用。

②中斜角肌内肩胛背神经的超声定位:把探头置于颈部中央环状软骨水平,由内向外水平移动探头,依次可见气管、甲状腺、颈总动脉、颈内静脉、胸锁乳突肌、前斜角肌、臂丛和中斜角肌等组织声像,向头侧或足侧缓慢移动探头,直至充分暴露 C_5 和 C_6 的神经根,在中斜角肌内、稍浅部可探寻到高回声的肩胛背神经声像,呈梭形或者椭圆形。向头侧或足侧缓慢移动探头可见肩胛背神经从 C_5 脊神经分离出来。

③中斜角肌内超声引导肩胛背神经阻滞的进针方法:多采用平面内进针技术。22～25G 穿刺针从探头外侧端垂直于皮肤进针,针尖进入中斜角肌至神经周围即可注射局麻药,药物在肌肉内呈团状扩散,环形包绕目标神经。

另外也可采用平面外技术。把目标神经放置于图像中间,穿刺针从探头两侧中间垂直于皮肤进针,调整进针角度,针尖至神经周围即可注药。穿刺时应注意穿刺针路径和针尖位置,以免损伤臂丛或导致臂丛阻滞。

(2)菱形肌部肩胛背神经阻滞技术:肩胛背神经至肩胛骨内侧区后,常与肩胛背动脉伴行走行于菱形肌的深层。因此在临床麻醉中,我们常在肩胛骨内侧区以肩胛背动脉为标志,间接定位肩胛背神经。该阻滞水平较低,适用于菱形肌疾病或者肩胛骨内侧区手术等引起的疼痛。

①菱形肌部超声引导肩胛背神经阻滞的体位:嘱患者俯卧位,头部置"C"型枕,面部朝下,双侧肢体自然伸直。也可取侧卧位,充分暴露患侧上背部。操作前适度镇静、镇痛。选用高频线阵探头,涂抹耦合剂,无菌处理。

②菱形肌部肩胛背神经的超声定位:把探头横置于肩胛骨上角和脊柱之间,探头与脊柱垂直。轻微调整探头,超声下可见斜方肌、菱形肌、竖脊肌,肋骨、肩胛骨、胸膜等声像,在菱形肌的下方可探寻搏动的肩胛背动脉声像,也可用彩色多普勒予以鉴别,肩胛背神经位于肩胛背动脉附近,但常不易鉴别。

③菱形肌部超声引导肩胛背神经阻滞的进针方法:多采用平面内进针技术。22～25G 穿刺针从探头外侧端或内侧端进针,穿刺针穿过斜方肌和菱形肌即到达目标神经周围,回抽无血无气即可注射局麻药物,超声下可见药物在菱形肌深部扩散。进针时应确保针尖位于超声平面内,以免损伤胸膜和肩胛背动脉,引起相关并发症。

(3)超声引导肩胛背神经阻滞的药物:文献报道中斜角肌平面肩胛背神经阻滞多使用 2～10mL 剂量的局麻药,可根据手术的类型和所需镇痛时间来选择。利多卡因、罗哌卡因、布比卡因等局麻药均可用于肩胛背神经阻滞。临床上常使用的是 0.25%～0.5% 的罗哌卡因,剂量为 3～5mL,可获得安全而有效的阻滞效果。

三、下肢神经阻滞技术

(一)超声引导坐骨神经及其分支阻滞技术

1.超声引导坐骨神经及其分支阻滞技术的适应证

坐骨神经阻滞可适用于除足内侧外整个足部以及外踝等部位的麻醉和术后镇痛,也包括下肢急慢性疼痛的治疗。联合隐神经阻滞等可用于膝关节以下部位手术的麻醉和术后镇痛。也可联合腰丛阻滞作为髋关节、股骨以及膝关节手术的麻醉和术后镇痛。

2.超声引导坐骨神经及其分支阻滞技术的并发症与禁忌证

(1)并发症:坐骨神经阻滞相关并发症主要有穿刺部位出血、神经损伤、局麻药中毒等,这些并发症较为罕见,而超声的应用增加了神经、血管和麻醉药物的可视性,进一步降低了这些并发症的发生率。

(2)禁忌证:穿刺部有感染或患者拒绝禁忌行超声引导坐骨神经阻滞,严重凝血障碍和坐骨神经损伤的患者则为相对禁忌。

3.超声引导坐骨神经及其分支阻滞技术

(1)坐骨大孔下缘超声引导坐骨神经阻滞技术:此水平位置较高,坐骨神经尚未发出分支,同时距离骶丛较近,药物较易扩散至骶丛,因而阻滞范围较广,对股后皮神经、臀下神经、臀下皮神经、阴部神经等均可能有不同程度的阻滞。

①坐骨大孔下缘超声引导坐骨神经阻滞的体位:患者取侧卧位,患侧肢体向上,双下肢略屈曲。也可取俯卧位,双下肢自然伸直,充分暴露患侧臀部。可选用线阵或凸阵探头,耦合剂涂抹探头,无菌塑料袋紧密包裹。穿刺前镇静、镇痛。

②坐骨大孔下缘坐骨神经的超声定位:坐骨神经短轴声像的超声定位:首先定位出骶丛横断面位置,把探头向外、向足侧移动,直至坐骨大孔消失,超声下可见坐骨、臀大肌声像,在坐骨的浅层可探寻到搏动的臀下动脉,坐骨神经位于臀下动脉的外侧、臀大肌的深层、坐骨的浅层,呈三角形或梭形声像。

坐骨神经长轴声像的超声定位:上述位置旋转探头90°即可获得坐骨神经的长轴声像。坐骨神经呈条索状,位于臀大肌深部。

③坐骨大孔下缘超声引导坐骨神经阻滞的进针方法:多采用平面内进针技术。22G 穿刺针由探头的外侧端垂直于皮肤进针,调整进针角度,针尖穿过臀大肌即至目标神经周围,回抽无血即可注射局麻药,超声下药物在臀大肌下、坐骨神经周围扩散。穿刺时应注意观察针尖位置,以免损伤神经和臀下动脉。

(2)坐骨结节和股骨大转子间超声引导坐骨神经阻滞技术:2007 年,Karmakar 等首次在股骨大转子与坐骨结节之间准确定位出坐骨神经,与坐骨大孔部相比,该部位药物很少能扩散至骶丛,对臀下神经等影响较轻,是临床中最常用的超声引导坐骨神经阻滞技术之一。

①坐骨结节和股骨大转子间超声引导坐骨神经阻滞的体位:患者体位同上。

②坐骨结节和股骨大转子间坐骨神经的超声定位:在坐骨结节和股骨大转子之间做一连线,把探头放置于该线上,调整探头超声下可显示坐骨结节、股骨大转子和臀大肌声像,坐骨结

节与股骨大转子之间、臀大肌的深部即为臀下间隙，其内可探寻搏动的臀下动脉，坐骨神经呈梭形或三角形声像位于臀下动脉的外侧。

③坐骨结节和股骨大转子部超声引导坐骨神经阻滞的进针方法：多采用平面内进针技术。22G 穿刺针从探头的外侧或内侧端进针，针尖穿过臀大肌即达到臀下间隙，靠近神经回抽无血即可注射局麻药，超声下可见药物在神经周围扩散。穿刺针从内侧端进针时，应注意进针角度以免损伤臀下动脉。

（3）臀下超声引导坐骨神经阻滞技术：2006 年就有超声引导臀下坐骨神经阻滞的病例报道，与臀上入路相比，臀下入路对臀肌运动无影响，且对股后皮神经无阻滞作用；与腘窝入路相比，臀下入路可显著影响股后肌群的运动，不利于患者术后活动，但可降低止血带反应。

①臀下超声引导坐骨神经阻滞的体位：患者体位同上，充分暴露患者臀部和股骨后部。

②臀下坐骨神经的超声定位：整个股骨后部超声均可探寻到坐骨神经声像，我们以臀下为例，把探头横置于臀下横纹处，探头与股骨垂直，超声下可见臀大肌、股二头肌声像，在这些肌肉的深部可探寻到坐骨神经声像，呈梭形或椭圆形。在上述水平旋转探头 90°即可获得坐骨神经长轴声像，呈条索状，位于股二头肌的深部。

③臀下超声引导坐骨神经阻滞的进针方法：多采用平面内进针技术。22G 穿刺针从探头外侧端或内侧端进针，针尖穿过股二头肌即至目标神经周围，回抽无血即可注射局麻药。也可采用平面外进针技术，从探头两侧垂直于皮肤进针，通过调整探头和进针角度判断针尖位置，针尖至神经周围即可注射局麻药，超声下可见药物在神经周围扩散。

（4）超声引导前路坐骨神经阻滞技术：超声引导前路坐骨神经阻滞的最早报道见于 2007年，Chantzi 等在肥胖患者的大腿内侧清晰辨认出坐骨神经的声像。与臀下入路相比，该技术对患者体位要求不高，仅需髋关节略外旋，降低了体位摆放引起的不适，而药物的起效和持续时间以及阻滞成功率无显著差异。

①超声引导前路坐骨神经阻滞的体位：嘱患者仰卧，双下肢自然伸直略分开，患侧下肢略外展外旋。多选用凸阵探头，耦合剂涂抹探头，无菌塑料袋包紧探头。穿刺前适当镇静镇痛。

②前路坐骨神经的超声定位：把探头横置于大腿前内侧，距离腹股沟横纹远端 5～8cm 处即股骨小转子水平，探头与股骨垂直。调整探头，超声下可见股骨、股动脉、长收肌、短收肌、大收肌、半腱肌和半膜肌等声像，在股骨的内后方、大收肌深部可见梭形或椭圆形的坐骨神经声像。旋转探头 90°可获得坐骨神经的长轴声像，呈条索状位于大收肌的深部。

③超声引导前路坐骨神经阻滞的进针方法：多采用平面内进针技术。22G 穿刺针从探头的外侧端或内侧端进针，缓慢推进，针尖穿过长收肌、短收肌、大收肌即至神经附近，回抽无血即可注射局麻药。从探头外侧端进针时，股动脉多位于进针轨道上，穿刺时应注意避开以免损伤。取坐骨神经长轴声像时，穿刺针多从探头尾侧端进针，针尖穿过大收肌至神经周围即可注药，超声下可见药物在神经周围扩散。

（5）超声引导股骨中段内侧入路坐骨神经阻滞技术：Osaka 等于 2011 年介绍了大腿内侧超声引导坐骨神经阻滞技术，仅需患者外展外旋下肢即可执行操作，适用于不能侧卧的患者。

①超声引导股骨中段内侧入路坐骨神经阻滞的体位：嘱患者平卧，双下肢略分开，患侧膝关节屈曲、髋关节外展外旋，充分暴露患侧大腿内侧区。多选用凸阵探头，耦合剂涂抹于探头，

无菌塑料袋紧密包裹,穿刺前镇静、镇痛。

②股骨中段内侧入路坐骨神经的超声定位:把探头横置于大腿内侧,距离腹股沟横纹远端10cm 处即股骨中上段,探头与股骨垂直。调整探头超声下见股骨、缝匠肌、大收肌、股薄肌、半膜肌、长收肌、股二头肌等声像,坐骨神经位于大收肌和半膜肌的前侧,呈梭形或椭圆形声像。

③超声引导股骨中段内侧入路坐骨神经阻滞的进针方法:多采用平面内进针技术。22G 穿刺针从探头前侧端进针,针尖穿过缝匠肌、股薄肌和大收肌即至神经周围,回抽无血即可注射局麻药。

(6)超声引导股骨中段外侧入路坐骨神经阻滞技术:2009 年,Gouraud 等报道了第一例超声引导股骨外侧入路坐骨神经阻滞技术,某学者在股骨中段的外侧清晰定位出坐骨神经而不需要患者采取特殊体位。该技术同样适用于体位移动困难的患者。

①超声引导股骨中段外侧入路坐骨神经阻滞的体位:嘱患者平卧,双下肢自然伸直,充分暴露患侧大腿外侧部。多选用凸阵探头,耦合剂涂抹于探头,无菌塑料袋紧密包裹,穿刺前镇静、镇痛。

②股骨中段外侧入路坐骨神经的超声定位:把探头横置于大腿外侧中上部任意水平,探头与股骨垂直。超声下可显示股外侧肌、股二头肌和股骨等声像,在股二头肌的内侧可探寻到坐骨神经声像,多呈梭形或椭圆形。

③超声引导股骨中段外侧入路坐骨神经阻滞的进针方法:多采用平面内进针技术。22G 穿刺针从探头前侧端进针,针尖穿过股外侧肌和股二头肌即至神经周围,回抽无血即可注射局麻药,超声下可见药物在神经周围扩散。也可采用平面外进针技术,穿刺针从探头两侧进针,推进时应注意针尖的位置,避免引起神经损伤。

(7)超声引导腘窝后侧入路坐骨神经阻滞技术:该水平坐骨神经较为表浅,超声下易寻找,早在 2003 年即有超声引导腘窝部坐骨神经阻滞的报道。超声引导腘窝部坐骨神经阻滞可在胫神经和腓总神经分叉水平,也可选择两神经汇合水平,有文献研究显示分叉处阻滞较汇合处阻滞药物起效时间显著缩短。

①腘窝后侧入路超声引导坐骨神经阻滞的体位:患者多取侧卧位,患侧肢向上,双下肢略屈曲。也可采用俯卧位,双下肢自然伸直。还可采用平卧位,患侧肢膝关节屈曲,充分暴露患侧大腿后部。可选用线阵或凸阵探头,耦合剂涂抹于探头,无菌塑料袋紧密包裹,穿刺前适当镇静、镇痛。

②腘窝后侧入路坐骨神经的超声定位:把探头横置于腘窝横纹上 5～6cm、稍靠外侧约1cm 处。调整探头可显示股二头肌、腘静脉和腘动脉等声像,在股二头肌的深层,腘动、静脉附近可探寻到坐骨神经声像,多呈圆形或椭圆形。沿坐骨神经走行向远端移动探头,可见坐骨神经分成胫神经和腓总神经两束,位于腘动、静脉的浅层。

③腘窝后侧入路超声引导坐骨神经阻滞的进针方法:多采用平面内进针技术。22G 穿刺针从探头内侧端或外侧端进针,针尖穿过股二头肌即至神经附近,回抽无血即可注射局麻药。也可采用平面外进针技术,但应注意针尖位置,以免损伤坐骨神经和腘动、静脉。

穿刺针也可以从大腿外侧进针,调整进针角度使穿刺针与探头长轴平行,缓慢推进,尽可能使穿刺针处于超声平面内,针尖至目标神经附近,回抽无血即可注射局麻药,超声下可见药物在神经周围扩散。

(8)超声引导腘窝内侧路坐骨神经阻滞技术:2016 年,Taha 等首次介绍了腘窝内侧路坐骨神经阻滞技术,该技术仅需患者髋关节略外展,膝关节略屈曲,适用于不能侧卧位的患者,也可作为其他部位无法执行坐骨神经阻滞的替代方法。

①超声引导腘窝内侧路坐骨神经阻滞的体位:同超声引导股骨中段内侧入路坐骨神经阻滞的体位。

②腘窝内侧路坐骨神经的超声定位:把探头横置于大腿内侧腘窝横纹上 5~6cm,探头与股骨垂直。调整探头超声下可见缝匠肌、大收肌、股内侧肌、股骨等声像,在股骨的后侧可显示搏动的腘动、静脉,可使用彩色多普勒予以鉴别,坐骨神经呈圆形或梭形位于腘动、静脉的后侧。继续向足侧移动探头可见坐骨神经分为腓总神经和胫神经。

③超声引导腘窝内侧入路坐骨神经阻滞的进针方法:多采用平面内进针技术。22G 穿刺针从探头前侧端进针,针尖穿过股内侧肌等即至坐骨神经周围,回抽无血即可注射局麻药。该进针方法腘动、静脉位于进针路径上,穿刺时应注意避开,以免引起损伤。

(9)超声引导腘窝外侧入路坐骨神经阻滞技术:在整个大腿外侧水平均可探寻到坐骨神经,该技术与股骨中段类似,但该水平坐骨神经与腘动、静脉伴行。该技术适用于不能摆放特殊体位且膝关节和髋关节不能活动的患者。

①超声引导腘窝外侧入路坐骨神经阻滞的体位:同超声引导股骨中段外侧入路坐骨神经阻滞的体位。

②腘窝外侧入路坐骨神经的超声定位:把探头横置于大腿外侧腘窝横纹上 5~6cm 处,探头与股骨垂直。调整探头可显示股外侧肌和股二头肌、股骨声像,在股骨的后侧可探寻到搏动的腘动、静脉声像,坐骨神经位于股动、静脉的后侧,呈梭形或椭圆形声像。继续向足侧移动探头,可见腓总神经和胫神经从坐骨神经分出。

③超声引导腘窝外侧入路坐骨神经阻滞的进针方法:多采用平面内进针技术。穿刺针从探头前侧端进针,针尖穿过股外侧肌和股二头肌即至目标神经周围,回抽无血即可注射局麻药。穿刺时应注意针尖位置,以免损伤腘动、静脉和坐骨神经。

(10)超声引导坐骨神经及其分支阻滞的药物:文献研究显示超声引导臀下坐骨神经阻滞时,14mL 的局麻药阻滞成功率可达 95%,而腘窝部 16mL 剂量的局麻药对坐骨神经的阻滞成功率达 90%,有人根据坐骨神经的横截面面积计算得出局麻药的最低有效剂量,认为 $0.1mL/mm^2$ 剂量的局麻药不影响阻滞起效时间,但持续时间显著降低,而近期的研究认为 $0.15mL/mm^2$ 剂量的局麻药阻滞成功率高达 99%。

坐骨神经阻滞时,局麻药选择罗哌卡因、布比卡因、左旋布比卡因、甲哌卡因等均有报道,左旋布比卡因的作用时间比罗哌卡因更长,利多卡因由于作用时间较短,临床中白色三角形为穿刺针轨迹很少单独使用,可与其他局麻药混合使用以缩短后者起效时间。添加肾上腺素等可延长局麻药的作用时间,但对罗哌卡因无效。局麻药浓度对坐骨神经阻滞的起效和作用时间的影响尚无明确研究报道,临床中我们常使用 0.25%~0.5% 的罗哌卡因,剂量 20~30mL,可获得良好的阻滞效果且无显著药物相关并发症。

(二)超声引导膝关节周围神经阻滞技术

1.超声引导膝关节周围神经阻滞技术的适应证

超声引导膝关节周围神经阻滞技术适用于膝关节痛的诊断和治疗,还可用于膝关节手术的麻醉和术后镇痛,如膝关节置换术、膝关节镜手术等。

2.超声引导膝关节周围神经阻滞技术的并发症与禁忌证

(1)并发症:尚无超声引导膝关节周围神经阻滞并发症的报道,理论上有血管损伤、神经损伤、血肿、局麻药中毒等并发症。

(2)禁忌证:穿刺部位有感染、局麻药过敏、患者拒绝等是超声引导膝关节周围神经阻滞的绝对禁忌证。严重凝血功能障碍等相对禁忌。

3.操作方法

(1)超声引导膝关节周围神经阻滞技术:2015 年,Yasar 在尸体上准确定位出膝部周围神经,近期也有人采用超声成功阻滞了膝部的 5 支周围神经,并对技术和方法做了详细描述。该技术主要阻滞膝关节周围的膝上外侧神经、膝下外侧神经、膝上内侧神经、膝下内侧神经和膝关节返支。

①超声引导膝关节周围神经阻滞的操作前准备:多选用线阵探头,耦合剂涂抹探头,无菌塑料袋紧密包裹。操作前适当镇静、镇痛。

②膝关节周围神经的超声定位:膝上内侧神经:嘱患者平卧,双下肢自然伸直,患侧肢稍外展外旋或屈曲 90°,充分暴露膝内侧部。把探头放置于股骨内上髁上,探头长轴与股骨平行。左右移动探头,直至超声下可见股内侧肌和股骨声像,在股骨浅表可探寻到搏动的膝上内侧动脉,可采用彩色多普勒予以鉴别,膝上内侧神经多位于膝上内侧动脉的附近,但不易鉴别。

膝下内侧神经:患者体位同上,暴露膝内侧部。把探头放置于胫骨内侧髁上,探头长轴与胫骨平行。左右移动探头,超声下可显示胫骨、内侧副韧带等声像,在胫骨颈的浅层、内侧副韧带的下方,可探寻到搏动的膝下内侧动脉,可采用彩色多普勒予以鉴别,膝下内侧神经即位于膝下内侧血管的附近,多不易探寻。

膝上外侧神经:患者平卧,双下肢自然伸展,患侧下肢稍内旋内收,充分暴露患侧膝外侧部或患侧下肢膝关节屈曲 90°。把探头放置于股骨外侧髁,左右移动探头,超声下可显示股骨、股外侧肌等声像,在股骨的浅层、股外侧肌的深部,可探寻到搏动的膝上外侧动脉,可采用彩色多普勒予以鉴别,膝上外侧神经即位于膝上外侧动脉的附近,但常不易探寻。

膝下外侧神经:患者体位同上,暴露患侧膝部。把探头放置于胫骨外侧髁,探头长轴与胫骨平行,超声下可显示外侧副韧带、胫骨等声像,在膝关节线水平、胫骨的浅层、外侧副韧带的深层,可探寻到搏动的膝下外侧动脉,可采用彩色多普勒予以鉴别,膝下外侧神经即位于膝下外侧动脉的附近,但常显示不清。

膝关节返支:患者体位同上,充分暴露患侧膝部。把探头横置于胫骨粗隆与 Gerdy 结节之间,超声下可显示腓骨长肌、趾长伸肌、胫前肌、胫骨等声像,在胫骨的浅层、胫前肌的深层,可探寻到搏动的胫前返动脉,可采用彩色多普勒予以鉴别,膝关节返支即位于胫前返动、静脉的周围,神经多显示不清。

③超声引导膝关节周围神经阻滞的进针方法:多采用平面内进针技术,22～25G 穿刺针从

探头任意端进针,针尖至神经周围回抽无血即可注射局麻药。神经如显示不清,可直接把局麻药注射到血管周围,亦可获得相同的阻滞效果。

（2）超声引导 IPACK 阻滞技术：超声引导 IPACK 阻滞是近年兴起的一项技术,由 Thobhani 于 2017 年率先介绍,2018 年 Sankineani 等再次论证了该技术的关键性。该技术主要是把局麻药注射到腘动脉与关节囊之间,以阻滞坐骨神经、腓总神经和胫神经至膝关节的分支。

①超声引导 IPACK 阻滞的体位：嘱患者侧卧,双下肢膝关节稍屈曲,充分暴露患者膝关节后部。也可取平卧位,患侧膝关节屈曲。可选用线阵探头或凸阵探头,涂抹耦合剂并做无菌处理。操作前适当镇静、镇痛。

②IPACK 阻滞的超声定位：把探头横置于腘窝后部膝关节横纹处,探头与皮肤垂直,超声下可显示股骨的内外侧髁声像,向股骨近端缓慢移动探头直至内外侧髁声像消失,超声下可显示股骨干、腘动/静脉、胫神经、腓肠肌等声像,腘动、静脉与股骨之间、腘动脉外侧 1cm 处即为所需阻滞部位,神经多显示不清。

③超声引导 IPACK 阻滞的进针方法：多采用平面内进针技术,22G 穿刺针从探头内侧端进针,针尖穿过半膜肌和腓肠肌即至腘动脉与股骨之间,继续进针至腘动脉外侧约 1cm 处,回抽无血即可注射局麻药,超声下可见药物在股骨与腘动脉之间扩散。也可从探头外侧端进针,针尖至股骨与腘动脉之间、腘动脉外侧 1cm 处即可注药,腓总神经常位于进针路径上,穿刺时应注意进针角度和针尖位置,以免引起神经损伤。

（3）超声引导膝关节周围神经阻滞的药物：超声引导膝部神经阻滞的文献报道较少,尚无局麻药种类、剂量和浓度等对膝部神经阻滞的影响研究。文献报道中,IPACK 阻滞常使用的局麻药剂量为 15～20mL,膝关节周围神经阻滞使用的局麻药剂量多为 1～2mL,利多卡因、罗哌卡因等均有应用报道。膝部周围神经阻滞我们常使用 0.2%～0.5%罗哌卡因 2～3mL,IPACK 阻滞常使用 0.2%～0.5%罗哌卡因 15～20mL,可获得良好的镇痛效果而未出现药物相关不良反应。

第三节　全身麻醉

将药物经静脉注入,通过血液循环作用于中枢神经系统而产生全身麻醉的方法称静脉全身麻醉。静脉全麻具有诱导迅速,对呼吸道无刺激,患者舒适,无污染以及操作方便等优点。但是静脉麻醉药一直存在某些局限性：

（1）无任何一种静脉麻醉药能单一满足手术麻醉的需要。

（2）可控性不如吸入麻醉药。

（3）药物代谢受肝肾功能的影响。

（4）依体重计算用药不科学。

（5）个体差异较大。

（6）无法连续监测血药浓度变化。

理想的静脉全麻药必须具备以下条件：

（1）麻醉诱导迅速、平稳，一次臂-脑循环即可发挥作用，无肌肉活动和肌张力增高现象。

（2）对循环和呼吸无明显抑制作用。

（3）亚麻醉剂量应具有镇痛作用。

（4）麻醉停止后意识恢复快而平稳，无兴奋现象。

（5）无高敏反应。

（6）对胃肠道、肝、肾无不良影响，不增高颅内压，对脑代谢的降低应超过对脑血流量的减少。

（7）清除快，代谢产物无活性或毒性，长时间用药无蓄积。

（8）理化性质稳定。

（9）麻醉恢复期无不良反应。

但是，迄今尚无一静脉全麻药单独应用即可具备以上所有条件。因此，静脉全麻药的临床应用必须重视复合用药的原则，即通过适当的各种药物的组合，达到取长补短，协同作用的目的，以便整体上能达到或接近上述要求。

一、静脉全麻的基本概念

（1）房室模型与效应室房室模型是将体内药物转运和分布特性相似的部分抽象看成一个房室，经过适当的数学处理，用药代学参数来反映药物分布与代谢的特性。

（2）分布容积（Vd）：分布容积—所给药物的总量/该药的血药浓度（$Vd = X0/C0$）。单位是 L/kg。Vd 的大小取决于该药物的理化性状、在组织中的分配系数以及血浆蛋白或组织的结合率等因素。

（3）血浆清除率（CL）、消除/转运速率常数（k）与消除半衰期（T1/2）：血浆清除率（CL）是指单位时间内血浆内的药物被完全清除的血容量。血浆清除率—药物的消除速率/血浆浓度，单位是 mL/min。消除或转运率常数（k），是药物在单位时间内消除或转运的百分率（$k = CL/Vd$）。消除半衰期（T1/2）为机体消除一半药物所需要的时间。

（4）持续输注半衰期指持续恒速给药一段时间后，停止输注，血浆药物浓度下降 50% 所需的时间。随着持续输注时间从几分钟到几小时，其持续输注半衰期也会有显著的增加。

（5）联合用药与平衡麻醉：联合用药指同时或先后应用两种以上的麻醉药物，以达到完善的手术中或术后镇痛及满意的外科手术条件。平衡麻醉是采用联合用药技术，达到镇痛、遗忘、肌松、自主反射抑制并维持生命体征稳定的麻醉方法。静吸复合麻醉是其典型代表。

（6）基础麻醉是指在进入手术室前预先让患者意识减弱或消失的麻醉方法。主要用于不合作的小儿，使之能进一步接受局麻、区域阻滞或全身麻醉。常用的药物有氯胺酮和咪达唑仑。

（7）监护性麻醉是在局部麻醉或无麻醉下接受诊治时需要麻醉医师提供特殊的麻醉服务，监护和控制患者的生命体征，并根据需要给予适当的麻醉药物或其他治疗。其主要内容是镇静、镇痛和监护生命体征。

二、常用静脉全身麻醉药物

(一)氯胺酮

氯胺酮具有镇静、镇痛、遗忘作用,曾广泛用于临床麻醉,由于其显著的不良反应和新型静脉麻醉药的产生,氯胺酮的应用范围明显减少,常与一些药物复合使用。

1.麻醉方法

(1)术前给药:氯胺酮可引起唾液分泌的增多,故应常规给阿托品,此外术前 1 小时可口服或肌内注射地西泮 10mg。

(2)麻醉方法:按给药途径和方法,分肌内注射法,静脉注射法和静脉滴注法三种。

①肌内注射法:主要用于儿童,剂量变异较大,一般按 4～6mg/kg 计算,过大则不良反应增多,有可能抑制呼吸。臀肌内注射后 1～5 分钟出现麻醉,持续 15～30 分钟。

②静脉注射法:适用于成人短时间手术,首次量按 2mg/kg 计算,注速要缓慢,至少在 60 秒以上。1～2 分钟进入麻醉,维持 5～15 分钟。如需延长时间,追加量为首次量的 1/2 至全量,可重复 2～3 次,总量最好不超过 6mg/kg。

③静脉滴注法:将氯胺酮 100mg 加入 5%葡萄糖注射液 100mL 稀释成 0.1%溶液。先单次静脉注射氯胺酮 2mg/kg 诱导,继以上述稀释液静脉滴注,初速 40 滴/分左右,手术后期减慢至 10 滴/分左右。

④时间较长的手术宜再复合其他药物(如安定),以减少氯胺酮总药量和预防术后出现精神症状。

⑤需要肌肉松弛的胸、腹腔手术必须加用肌松药用麻醉机控制呼吸。

2.并发症

(1)血压升高:虽为用药初期的一过性反应,但对高血压、动脉硬化患者不利,术中渗血也可能增多。

(2)颅内压增高:当患者患有颅内占位性病变时,颅内压升高更为明显。

(3)呼吸抑制:当静脉注入过快或过量时容易出现,要及时处理。

(4)喉痉挛:氯胺酮麻醉时咽喉部反射亢进,在刺激下容易发生喉痉挛。

(5)噩梦或精神症状:当与地西泮等复合应用时,此不良反应可减少。

(6)暂时失明:一般持续 30～60 分钟可自行恢复。

(7)恶心呕吐时有发生,术中分泌物增加,可用阿托品预防。

3.适应证与禁忌证

由于氯胺酮麻醉的并发症较多,目前临床已较少单独应用。适用于短小手术,如切开引流,简单外伤缝合,骨折复位及烧伤换药等。在小儿部位麻醉前,可采用肌内注射氯胺酮作基础麻醉。硬膜外麻醉和神经阻滞镇痛不全时,可静脉注射氯胺酮作辅助麻醉,以发挥其强效快速镇痛作用。氯胺酮麻醉在静脉复合麻醉中应用比较广泛。

单独应用氯胺酮时,对下列患者应慎重:

(1)高血压。

（2）颅内高压或颅内占位性病变。

（3）眼科手术，口腔、咽喉部手术。

（4）甲状腺功能亢进，嗜铬细胞瘤手术患者等。

（5）癫痫和精神分裂患者。

上述患者使用氯胺酮时，易引起原发病理改变的加重或出现严重并发症，但是当氯胺酮复合应用时，其适应证可适当放宽。

（二）γ-羟丁酸钠

γ-羟丁酸钠（γ-OH）适用于麻醉诱导和麻醉辅助药。特点为呼吸循环影响轻，安全范围较宽，时效较长。

1.应用方法

（1）术前用药：γ-OH 具有副交感神经兴奋作用，麻醉前应给足量的阿托品，可减少唾液分泌和减轻心动过缓等不良反应。

（2）剂量与方法：用做麻醉诱导时，成人按 $50\sim80mg/kg$ 计算，通常给 $3\sim5g$，小儿按 $80\sim100mg/kg$ 给药。衰老、体弱、脱水、休克患者应减量；婴幼儿可给较大量。给药后 15 分钟仍未入睡者，应复合其他辅助药。手术时间长者，可每隔 $1\sim2$ 小时追加首次量的 1/2，最大用量不应超过 10g。一般均取静脉单次给药法，注射速度以每分钟 1g 为宜。注射过快易出现锥体外系兴奋不良反应，注射过慢诱导时间将延长。

（3）复合给药：γ-OH 一般常与其他药物复合。

①与镇痛药如芬太尼、哌替啶或氯胺酮合用，以弥补本药镇痛不足的缺陷。

②与神经安定药如氯丙嗪、安定等合用，可强化 γ-OH 的麻醉作用，并有抑制网状激活系统和对抗其不良反应的功效。

③与麻醉药如静脉普鲁卡因复合起辅助药作用。

④与肌松药、镇痛药复合，可用于需要肌松的长时间胸、腹部手术。

2.适应证与禁忌证

（1）应用范围包括

①诱导麻醉：麻醉后下颌呈中等松弛，配合咽喉喷雾表面麻醉可施行气管内插管，对呼吸、循环、肝肾功能受损或全身情况差的患者尤为可取。

②辅助麻醉：用静脉普鲁卡因神经安定镇痛，氯胺酮复合麻醉或芬太尼静脉麻醉时，作为辅助药。

③基础麻醉：γ-OH 与冬眠合剂或氯胺酮合用，常用作小儿的基础麻醉或用于刺激性不强的诊断治疗操作。

（2）禁忌证

①严重高血压。

②严重心传导阻滞或左束支传导阻滞。

③心动过缓。

④癫痫和惊厥史。

⑤短小手术。

3.注意事项

(1)注速过快或剂量过大,易出现锥体外系兴奋症状,如肌肉震颤,手指不自主动作等。一般均能自行消失,否则可静脉注射安定 5~10mg 或 2.5%硫喷妥钠 5mL 治疗。术前给药给巴比妥类药或哌替啶有预防功效。

(2)有时可发生呼吸抑制,需施行控制呼吸给氧。

(3)γ-OH 可降低血钾,对血钾正常患者可无影响,但长期因进食、呕吐、肠梗阻等血钾可能降低的患者,应避免用本药。

(三)依托咪酯

依托咪酯为弱效、短效的催眠药,苏醒迅速而完全。

1.麻醉方法和剂量

(1)单次静脉注射法:剂量 0.3mg/kg(0.1~0.4mg/kg)注速 30~60 秒,起效快,持续时间 3~5 分钟。年老体弱及危重患者酌减。给药前宜先静脉注射芬太尼 0.1mg,可减轻注射处的疼痛和加强镇痛效果。

(2)静脉滴注法:用 0.1%依托咪酯溶液,初速 100μg/min,维持量 10μg/kg,酌情增减,同时复合芬太尼、氟芬合剂或吸入全麻药。

2.主要用途

(1)全麻诱导:与琥珀胆碱配合施行气管插管。此药对心血管系统很少影响,冠状循环保持稳定,心肌耗氧减少。常用于心脏和大血管手术的诱导。

(2)门诊手术:如扁桃体摘除,人工流产,切开引流等。

(3)特殊检查治疗:如内镜、心律转复术等。

(4)全麻的维持:如全静脉麻醉时,须与其他全麻药和(或)镇痛药相配合。

3.注意事项

(1)依托咪酯可促使皮质激素效应消失,皮质激素释放量减少。因此对免疫抑制患者,脓毒血症及器官移植患者应慎用或禁用。

(2)依托咪酯与下列药物伍用时,可诱发血压剧降等意外。

①中枢性抗高血压药如可乐定、甲基多巴、利血平。

②利尿性抗高血压药。

③钙通道阻滞药。

(3)与芬太尼配伍应用时,可出现不能自制的肌肉强直和阵挛,地西洋可减少其发生。

(4)注药部位可出现疼痛,发生率达 20%。

(5)术后恶心、呕吐发生率约 30%。麻醉前给予东莨菪碱或阿托品有预防作用。

(四)丙泊酚

丙泊酚是一种弱酸性水性乳剂,具有起效快,作用时间短的特点。丙泊酚无明显镇痛作用,用于麻醉诱导及维持较平稳,苏醒快而完全,易于控制,无明显蓄积作用。

1.麻醉方法

(1)麻醉前用药:为加强镇痛效果与减少不良反应,麻醉前应给麻醉性镇痛药或在麻醉中复合应用。

（2）麻醉诱导：成人剂量 1.5～2.0mg/kg。静脉注射 30 秒起效，术前使用麻醉性镇痛药能增强诱导效果，但呼吸抑制机会增多，小剂量诱导时需配伍其他药物。

（3）麻醉维持：在较大手术，丙泊酚宜与其他镇痛药如麻醉性镇痛药 N_2O 吸入麻醉药合用。与常用吸入麻醉药和肌松药无明显协同作用，但地西泮能延长其睡眠时间。无论单次或连续给药，均可见到血压下降和心率增快，对呼吸轻度抑制，呼吸变慢变浅，有时呼吸暂停，然后代偿性加快，丙泊酚可使脑血流量下降，对肝肾功能无影响。麻醉维持用药开始滴注量为 $140～200\mu g/(kg \cdot min)$，10 分钟后 $100～140\mu/g/(kg \cdot min)$，2 小时后 $80～120\mu g/(kg \cdot min)$；手术结束前 5～10 分钟停药。单次静脉注射用量为 2mg/kg，每 4～5 分钟追加一次。

（4）椎管内麻醉辅助用药：先给负荷剂量 0.2～0.7mg/kg，继以 0.5mg/kg 的滴速维持即可良好镇静。

2.主要用途

（1）麻醉诱导，单次静脉注射诱导，气管内插管再用其他药物维持。

（2）门诊等小手术与诊断性检查。

（3）全静脉麻醉成分之一，与芬太尼、吸入麻醉等复合维持麻醉。

3.注意事项

（1）丙泊酚对呼吸抑制明显且严重，易发生呼吸暂停，时限短约 30 秒，与芬太尼合用时，几乎全部发生呼吸暂停且时限延长。

（2）抑制心血管系统，其血压下降和心率增快作用大于硫喷妥钠。

（3）注射部位疼痛，发生率为 10％～58％。

（4）用药后有时精神错乱，体表异感，幻觉，女性患者用药后还有多情表现。

（五）咪达唑仑

咪达唑仑具有水溶性，消除半衰期短的特点，是静脉全麻药中颇具前途的药物，可产生镇静、催眠、抗焦虑、肌松、抗惊厥和顺行性遗忘等作用，经口服或肌内注射均有效，药效为地西泮的 1.5～2 倍，毒性比地西泮小 3 倍。

1.麻醉方法

（1）麻醉诱导：静脉注射咪达唑仑可用于全麻诱导，主要用于不宜做硫喷妥钠诱导的患者，其剂量受到多种因素影响，自 0.1～0.4mg/kg 不等。对高龄、体弱及配伍镇痛药者剂量酌减。

（2）麻醉维持：咪达唑仑可作为静脉全麻或静吸全麻的组成部分以维持麻醉。本品可持续静滴或分次注射，分次注射常用剂量是诱导剂量的 1/4～1/3，持续静滴每小时 0.03～0.1mg/kg。

2.适应证

咪达唑仑对血流动力学影响较微，仅有轻度的心率增快，对心肌代谢及收缩力无影响，因而可适用于缺血性心脏病患者。本品可降低颅内压，但对脑代谢无影响，因而适用于颅内占位性病变的患者，呼吸抑制常与剂量相关。主要适应证如下：

（1）心血管手术。

（2）颅内手术。

（3）门诊手术或各种诊断性操作。

3.注意事项

该药无明显不良反应,麻醉后 24 小时恶心、呕吐发生率为 0%～19%,诱导剂量呼吸暂停发生率为 77%。降解产物仍有一定药理作用,并能积蓄于脑组织中。

三、静脉麻醉药物的相互作用

（1）近十几年来,全凭静脉麻醉虽然已经有了迅猛的发展,但目前仍没有一种静脉麻醉药能单独满足全身麻醉的所有要求,即意识消失、遗忘、无痛、制动以及消除过度的神经-内分泌反应（应激反应）,所以在实施全凭静脉麻醉的过程中,更需重视不同药物的合理配伍。

（2）丙泊酚是一种新型静脉麻醉药,它与咪达唑仑在催眠方面的协同作用,而且它们间的协同效应强于硫喷妥钠与咪达唑仑的协同效应,但对抑制伤害刺激引起的体动反应却未表现出协同作用。此外,与单用丙泊酚相比,麻醉诱导时伍用少量咪达唑仑不但有利于维持机体循环和呼吸功能的稳定,还能使注射部位的疼痛明显减轻。

（3）阿片类药物的催眠效能相当微弱,即使用大剂量也难以引起患者入睡。但研究提示,苯二氮䓬类药可显著提高阿片类药的催眠效能,伍用时可呈现明显的协同作用。

①如单用芬太尼时,使患者对言语命令反应丧失的 ED50 值是 $7.7\mu g/kg$,单用咪达唑仑的 ED50 值是 $0.19mg/kg$,两药伍用时,只需 $1.9\mu g/kg$ 芬太尼（剂量减少约 75%）与 $0.04mg/kg$ 咪达唑仑（剂量减少约 80%）就能达到相同的"半数效应"。当然,伍用苯二氮䓬类药物同样也能增强阿片类药物的呼吸抑制和血管扩张作用;同理,阿片类药亦能增强苯二氮䓬类药的催眠效能。

②此外,阿片类药物与巴比妥类药物伍用在镇静、催眠方面也有非常强的协同作用。

（4）阿片类药物与丙泊酚间存在明显的协同作用,无论是用于麻醉诱导,还是用于麻醉维持,都具有明显的临床意义。

①研究发现,它们间的协同作用与刺激的强度密切相关,刺激强度越大,协同作用也越明显。如两药产生的促意识消失作用<对切皮时体动反应的抑制<对腹腔内手术操作时体动反应的抑制。

②麻醉诱导时,阿片类药物通常可增强丙泊酚的催眠效能,术中伍用阿片类药物也能增强丙泊酚的麻醉效能。此外,阿片类药物还能影响患者术后苏醒时的丙泊酚浓度。

（5）在增强丙泊酚麻醉效能的同时,阿片类药物的镇痛作用亦能被丙泊酚所增强,而且丙泊酚还能减弱阿片类药物的催吐作用。但丙泊酚可增强阿片类药物的呼吸抑制作用。同样,阿片类药物增强丙泊酚的循环抑制作用,有时可引起严重的心动过缓和低血压,甚至造成心搏骤停。

四、静脉复合麻醉

任何一种静脉麻醉药很难达到全身麻醉的基本要求,即神志消失、镇痛完全、肌肉松弛及抑制神经反射,且不少静脉麻醉药常有蓄积作用,不能用于长时间手术,会刺激血管引起疼痛及形成血栓,甚至还可出现变态反应。但近年来静脉麻醉用药还出现了不少具有高选择性的强效镇痛药、速效催眠药、新型肌肉松弛药及各种抑制神经反射的神经阻滞药、神经节阻滞药，均可使麻醉者有可能充分利用各药的长处，减少其剂量，以补不足之处。这种同时或先后使用多种全麻药和辅助用药的方法统称为复合麻醉，也有称平衡麻醉或互补麻醉。所有麻醉用药全经静脉径路者，也可称为全凭静脉复合麻醉。

（一）静脉复合麻醉药的选择及配方

静脉复合麻醉需要经静脉应用多种静脉麻醉药及辅助用药。静脉麻醉药进入静脉，不易迅速清除。停药后不像吸入麻醉药可经气道排出或迅速洗出。因此，应选择短效、易排泄、无蓄积的静脉麻醉药，同时满足全麻四要素的基本原则。静脉复合麻醉的配方应该因人而异。要尽量少用混合溶液滴注，以避免因不同药代动力学的麻醉药出现不同的效应，致消失时间不同，从而使调节困难，容易混淆体征。或者持续滴注一种药物，再分次给其他药物较易控制。一旦出现不易解释的生命体征改变，首先，应停止静脉麻醉用药，必要时可改吸入麻醉，以明确原因，便于处理。

（二）静脉复合麻醉深度的掌握

静脉复合麻醉的麻醉深度已很难按常用的全麻分期体征进行判断。需根据药代动力学、药效动力学及剂量，结合意识、疼痛、肌松及血流动力反应分别调整相关用药。首先要熟悉各药的最低有效滴速（简称 MIR），即此滴速可使半数受试者对疼痛刺激有运动反应。切忌单纯加大肌松药剂量，掩盖疼痛反应及恢复知晓。并可因手术产生过度应激反应，使患者遭受极大痛苦。这种情况已屡见不鲜，应从中吸取教训。还要避免大量应用有蓄积作用的麻醉药，如长期应用硫喷妥钠或地西泮可使患者术后数天不醒。所以，麻醉者必须具备丰富的全麻经验及深知用药的作用时间。

（三）静脉麻醉过程中的管理

静脉复合麻醉处理得当，对机体影响极小，但麻醉管理常不比吸入麻醉简单，处理不当，同样引起较严重并发症。首先应用套管针穿刺静脉并保持静脉径路通畅。持续滴注时更应保持滴速稳定并避免输液过多。此外，应密切注意气道通畅及呼吸管理，并遵循吸入麻醉时应注意的事项。几种麻醉药复合应用还应注意交互作用。需依赖于麻醉者的经验、过硬的技术及扎实的基本功。

（四）神经安定镇痛麻醉及强化麻醉

神经安定镇痛麻醉也是复合麻醉。法国学者拉波里提出一种麻醉方法，不但阻断大脑皮质，而且也阻断某些外来侵袭引起的机体应激反应，如自主神经及内分泌引起的反应，并称之为"神经节阻滞"或"神经阻滞"，配合人工低温曾称之为"人工冬眠"，主要应用以吩噻嗪类为主的"神经阻滞剂"，即冬眠合剂。临床麻醉时并用神经阻滞剂，可增强大脑皮质及自主神经的抑制，所以称为强化麻醉。由于吩噻嗪类药对机体的作用机制过于广泛，对血流动力学影响又较大，常混淆临床体征及增加麻醉与麻醉后处理的困难。Janssen 提出神经安定镇痛术概念，并用于临床麻醉，也称神经安定麻醉。主要用神经安定药及强效镇痛药合剂，使患者处于精神淡漠和无痛状态，20 世纪中叶开始应用依诺伐（即氟哌利多、芬太尼合剂），迅速得以推广，也属于静脉复合麻醉范畴。

1.强化麻醉

主要应用吩噻嗪类药增强麻醉效应,使全麻诱导平稳,局麻患者舒适。

(1)适应证:强化麻醉多适于精神紧张而施行局部麻醉的患者,尤其对甲状腺功能亢进症和颅脑手术时可降低代谢,还有促进降温的优点。应用东莨菪碱麻醉或氧化亚氮麻醉时,常采用强化麻醉,以增强其麻醉效果。

(2)实施方法:主要用药为氯丙嗪 1mg/kg 或冬眠合剂 1 号(M₁)即氯丙嗪 50mg、异丙嗪 50mg 及哌替啶 100mg(6mL),也有用二氢麦角毒碱 0.9mg 代替氯丙嗪,称冬眠合剂 2 号(M₂)。此外,还有乙酰丙嗪、二乙嗪等代替氯丙嗪者。一般多在麻醉前 1 小时肌内注射或入手术室后麻醉前将合剂或氯丙嗪置于 5%葡萄糖溶液 250mL 中快速滴入或分次从滴壶内输入。然后再进行各种麻醉。

(3)注意事项:①强化麻醉常使全麻患者术后苏醒迟缓,而且意识清醒后保护性反射又不能同时恢复。一旦出现呕吐,可能误吸而造成窒息的危险。此外,强化麻醉后过早地翻动患者,容易引起直立性低血压,都增加麻醉后护理的困难,也是近年来应用逐渐减少的原因。②由于强化麻醉后周围血管扩张,头部受压过久,易产生麻醉后头部包块,即局部水肿,继而脱发。因此,术中、术后应不断变换头部位置,并对受压处给以按摩。③强化麻醉中氯丙嗪等用量,应不超过 2mg/kg。如麻醉失败或麻醉效果不确实时,应及时地改换麻醉方法,切不可盲目增加冬眠合剂用量而增加术后并发症或意外。④椎管内及硬膜外麻醉和腹腔神经丛阻滞时并用氯丙嗪等合剂,可使血压明显下降,偶尔遇到升压困难者,可造成死亡。主要由于氯丙嗪、乙酰丙嗪等具有抗肾上腺素作用,脊椎及硬膜外麻醉或腹腔神经丛阻滞可使交感神经阻滞,二者并用后一旦血压剧降,有可能使肾上腺素类药无效而出现意外。为安全起见,椎管内及硬膜外麻醉时禁用氯丙嗪等药。

2.神经安定麻醉

基本上类似强化麻醉,是增强麻醉效应的辅助措施,并能减少术后的恶心、呕吐等不适反应。

(1)适应证:类似强化麻醉,更常作为复合麻醉中重要辅助用药,偶尔也可用于创伤或烧伤换药时的镇痛措施。有帕金森病(震颤麻痹症)、癫痫史者及甲状腺功能低下患者等禁用。

(2)实施方法:麻醉时肌内注射或静脉注射神经安定类药及强效镇痛药,目前最常用的前者为氟哌利多 0.1～0.2mg/kg 或咪达唑仑 0.1～0.2mg/kg,后者为芬太尼 0.1～0.2mg 或喷他佐辛(镇痛新)30～60mg。也有用氟哌利多芬太尼合剂依诺伐,但复合麻醉中应用仍根据需要以分开静脉注射为合理,因为氟哌利多作用时间长,而芬太尼作用时间较短。

(3)注意事项:芬太尼注入速度过快,偶尔出现胸腹壁肌肉僵硬引起呼吸抑制,则需用琥珀胆碱配合控制呼吸拮抗之。氟哌利多用量过大时,偶尔出现锥体外系反应,可经静脉注入异丙嗪 10mg 或氯丙嗪 5～10mg 即可制止,必要时可重复给予。术后适当应用哌替啶,常可起到预防作用。

术后出现呼吸抑制或呼吸暂停,多为芬太尼用量过多,可用纳洛酮 0.2mg 静脉注入即可解除。

五、靶控输注静脉麻醉

近年来,随着计算机技术的飞速发展和在临床医学中的广泛应用,麻醉技术也朝着更加安全、可靠,易于管理,可控精确的目标发展。靶控输注(TCI)静脉麻醉就是"数字化麻醉管理"的典型代表。靶控输注的发展使静脉麻醉更加方便,易于控制。

(一)TCI 的概念及基本原理

TCI 是指将计算机与输液泵相连,根据以群体药代-药效动力学参数编制的软件,通过直接控制"靶部位"——血浆或效应室的麻醉药物浓度,从而控制及调节麻醉深度的静脉输注方法。TCI 与传统用药方法最大的不同是不再以剂量为调整目标,而是直接调整靶浓度,使麻醉医师能像使用吸入麻醉药挥发器那样任意调节静脉麻醉药血药浓度成为可能。

TCI 的基本原理即 BET 方案根据药物的三室模型原理,为了迅速并准确维持拟达到的血药浓度,必须给予负荷剂量,同时持续输注从中央室消除的药物剂量,并且加上向外周室转运的药物剂量,这就是著名的 BET 输注方案。很显然,如果按照上述 BET 给药模式来计算非常复杂,只能通过计算机模拟。计算机控制的药物输注能够成功地达到相对稳定的靶浓度,麻醉医师可以根据临床反应来增加或降低靶浓度。

(二)TCI 系统的组成及分类

完整的 TCI 系统主要有以下几个组成部分。①药动学参数:已经证明正确的药物模型以及药动学参数;②控制单位:计算药物输注速度,如控制输注泵的软件和微处理器;③连接系统:用于控制单位和输注泵连接的设备;④用户界面:用于患者数据和靶控浓度(血浆或效应室浓度)的输入。

目前,大多数 TCI 系统仍处于临床实验阶段,主要原因在于,这些输注设备对输注药物没有进行统一的标准化设置。此外,提供 TCI 的输液泵种类和安全功能也有待进一步研究。由 Kenny 等设计的 Diprefusor 系统是首个面市的 TCI 系统,它是将计算机及其控制软件整合到输液泵的中央处理器,该系统结构紧凑、使用方便、可靠性高。但是,该系统仍具有一些缺陷:只能用于丙泊酚,不能用于 15 岁以下儿童,且只有一个适于年轻健康成年人的参数可以设定。

根据靶控部位的不同可以将 TCI 分为血浆 TCI 和效应室 TCI 两种模式。而根据是否依赖机体反馈信息还可将 TCI 系统分为开放环路系统和闭合环路系统。

血浆 TCI 模式是以药物的血浆浓度为靶控目标的输注方法,开始给予一定的负荷量,当血浆计算浓度达到预定的靶浓度时即维持在这一浓度。效应室浓度随之逐渐升高,将迟滞一定时间(相对于血浆浓度)后最终与血浆浓度平衡一致。这种方法适合于平衡时间较短的药物,同时也适合于年老体弱的患者,因其负荷量较小,循环波动较小。而对于平衡时间长的药物则会导致诱导缓慢。

效应室 TCI 模式则是以药物的效应室浓度为靶控目标的输注方法,给予负荷量后暂时停止输注,当血浆浓度与效应室浓度达到平衡一致时再开始维持输注。与血浆靶控相比,使用同一药物时平衡时间短、诱导快,负荷量较大而使循环波动较大。因此适合于年轻体健的患者。开放环路 TCI 是无反馈装置的靶控,仅由麻醉医师根据临床需要和患者生命体征的变化来设定和调节靶浓度。

闭合环路 TCI 则通过一定反馈系统自动调节靶控装置,根据反馈指标的变化自动调整输注剂量和速度。这样就提供了个体化的麻醉深度,克服了个体间在药代学和药效学上的差异,靶控目标换成了患者的药效反应而不是药物的浓度,最大限度地做到了按需给药,从而避免了药物过量或不足以及观察者的偏倚。例如通过脑电双频谱指数(BIS)指标来反馈调控丙泊酚的 TCI,是目前比较成熟的方法之一。在使用闭合环路 TCI 时要注意反馈指标是否真实、准确,不可盲目相信单一指标而忽略综合评估,避免由于干扰因素造成麻醉深度不当。

(三)TCI 技术的临床应用

与传统的静脉麻醉技术相比,TCI 有如下优点。①操作简单,易于控制、调整麻醉深度,安全、可靠;理论上能精确显示麻醉药物的血中或效应器(大脑)部位的浓度。②提供平稳的麻醉,对循环和呼吸的良好控制,降低了麻醉意外和并发症。③能预知患者的苏醒时间,降低术中知晓和麻醉后苏醒延迟的发生率。

鉴于 TCI 的给药模式,最适合应用起效时间和消退时间均很短的药物,即 $T_{1/2}keo$ 和 $T_{1/2}CS$ 值较小的药物。$T_{1/2}keo$ 是指恒速给药时,血浆和效应室浓度达平衡的时间(效应室药物浓度达到血浆浓度 50% 所需的时间),其意义是可以决定起效快慢。如果持续输注(或停止输注)5 个 $T_{1/2}keo$,可以认为效应室的药物浓度达到稳态(或药物基本消除)。

时量相关半衰期($T_{1/2}CS$)是指维持某恒定血浆浓度一定时间(血药浓度达稳态后)停止输注后,血药浓度(作用部位药物浓度)下降 50% 所需的时间。它不是定值,而是随输注剂量、时间的变化而变化。其意义是可以预测停药后的血药浓度。采用这两个参数较短的药物才能达到诱导、恢复都十分迅速的目的,又利于在麻醉过程中根据需要迅速调节麻醉深度,真正体现出 TCI 的特点。

目前临床使用的麻醉药物中,以瑞芬太尼和丙泊酚的药代动力学特性最为适合。其他药物如咪达唑仑、依托咪酯、舒芬太尼、阿芬太尼、芬太尼也可以用于 TCI,但其效果不如前二者。至于肌肉松弛药,由于其药效与血浆浓度关系并不密切,而且药代动力学并非典型的三室模型,因此,目前不主张使用 TCI 模式,而以肌松监测反馈调控输注模式为宜。

TCI 适用的手术种类:TCI 技术可以应用于目前大多数手术的临床麻醉。TCI 的特点是起效快、维持平稳且可控性好、恢复迅速彻底,因此更加适用于时间短而刺激强度大且变化迅速的手术,例如支撑喉镜下手术、眼科手术、口腔科手术、腹腔镜检查及手术、气管镜检查及手术、胃镜检查、肠镜检查、胆管镜手术、门诊日间手术等。

TC 临床应用的注意事项。①选择适合的患者和手术。②尽量选择 $T_{1/2}keo$ 和 $T_{1/2}CS$ 小的药物。③要结合患者的具体情况选择 TCI 模式(血浆靶控或效应室靶控)。④手术过程中不要以单一靶浓度维持,而应根据手术刺激强度和患者的反应来及时调节靶控浓度。⑤一定要从麻醉开始就使用靶控输注,而不要中途加用靶控输注(由于靶控输注有负荷量)。⑥靶控装置具有自动补偿功能(即换药后可以自动补充换药期间的药量),不需要手动追加或增大靶浓度。⑦手术结束前根据手术进程和药物的 $T_{1/2}CS$ 选择停止输注的时机,不宜过早。⑧注意静脉通路的通畅和注射泵的工作状态,一旦静脉阻塞或注射泵有故障,患者会发生术中知晓。

(四)TCI系统性能的评估

计算机预期浓度与实际血药浓度的一致性反映了TCI系统的性能。影响系统性能的因素如下。

(1)系统硬件:主要指输液泵的准确性。目前临床上大多数输液泵的机电化设计已经比较完善,因此来源于系统硬件的误差率很小。

(2)系统软件:主要指药代动力学模型数学化的精度。因为药代模型涉及极为繁琐的运算,运用计算机模拟运算则可以大大提高精确度,而且目前迅猛发展的计算机处理器已经完全可以精确到位。

(3)药代动力学的变异性:这是影响TCI系统准确性的最主要来源。包括两个部分,一是所选择的药代模型本身有其局限性,表现为所使用的药代模型(如开放型三室模型)并不能说明药物在机体中的药代学特征,即使运用个体的药代学参数也不能对浓度进行准确的估计。虽然三室模型是TCI系统应用最为广泛的药代模型,但是也有其应用的局限性。如模型假设药物进入房室内即均匀分布,而事实上并非如此。个体的生物学变异性或患者生理状态的不同均能改变药代学特性,从而导致模型对浓度预测值的误差。二是TCI系统的药代参数只是对群体的平均估计,与个体实际的药代参数之间有着相当的差距。目前已证实生物学的差异性使TCI系统的误差不可能低于20%。

由于缺少静脉麻醉药物浓度的快速测定方式,缺乏广泛接受的针对不同性别、年龄及生理状态的国人的药代模型和药代参数,以及缺乏对静脉麻醉药及阿片类药物敏感而可靠的药效学监测指标,目前的TCI仍有诸多不足之处。但其实现了麻醉药由经验用药到定量化用药的跨越,从而提高了麻醉质量及麻醉用药的安全性和合理性。随着计算机辅助麻醉的理论基础及相关知识的发展和进一步完善,TCI的临床应用范围必将越来越广。

六、吸入麻醉

将麻醉气体吸入肺内,经肺泡进入血液循环,到达中枢神经系统而产生麻醉的方法。全身吸入麻醉具有患者舒适药物可控性强,能满足全身各部位手术需要等优点。

(一)吸入麻醉方法的分类

1.无重复吸入法

是指系统中所有呼出气体均被排出的一种麻醉方法,这种麻醉方法也就是传统所称的开放麻醉,现在几乎不采用。

2.部分重复吸入法

是指系统中部分呼出混合气仍保留在系统中的一种吸入麻醉方法,这种麻醉方法是当今最普遍采用的麻醉方法。根据新鲜气体量(FGF)大小又将这种麻醉方法分为高流量(3~6L/min),中流量(1~3L/min),低流量(1L/min以下),最低流量(0.5L/min以下)。前者也就是传统意义上的半开放麻醉,其更接近于开放麻醉,而后者也就是传统意义上的半紧闭麻醉,更接近于完全紧闭麻醉。

3.完全重复吸入法

是指系统中没有呼出气排出的一种麻醉方法,这种麻醉方法也就是传统意义上的全紧闭麻醉,即现在所指的定量麻醉。循环回路中的气流经过 CO_2 吸收装置,可防止 CO_2 重复吸入,但其他气体可被部分或全部重复吸入,重复吸入的程度取决于回路的布局和新鲜气流量。循环回路系统根据新鲜气流量/分钟通气量的不同,可分半开放型、半紧闭型和紧闭型。在临床麻醉中,三种技术均有应用。

大多数医生麻醉诱导时使用高流量的新鲜气流,此时循环回路为半开放型;若新鲜气流量超过分钟通气量,则无气流被重复利用。麻醉维持时,一般会降低新鲜气流量,若流量低于分钟通气量,则部分气流重复吸入,此时称之为"半紧闭麻醉"。重复利用的气流量与新鲜气流量有关,仍有部分气流进入废气回吸收系统。继续降低流量,直至新鲜气流量提供的氧等于代谢需氧量水平(即患者摄氧量水平),此时的循环麻醉回路系统称为"循环紧闭麻醉"。这种情况下,回路内气流重复呼吸,无或几无多余气流进入废气回收系统。

(二)吸入麻醉的实施和管理

1.吸入麻醉诱导

(1)肺活量法:预先做呼吸回路的预充,使回路内气体达到设定的吸入麻醉药物浓度,患者(通常大于 6 岁)在呼出肺内残余气体后,做一次肺活量吸入 8% 的七氟烷(氧流量 6~8L/min),并且屏气,患者在 20~40s 内意识消失。肺活量法诱导速度最快,且平稳。缺点是需要患者的合作,不适合效能强的吸入麻醉药(如氟烷)。

(2)浓度递增诱导法:适用于成人或合作患儿。麻醉机为手动模式,置 APL 阀于开放位,调节吸入氧浓度,新鲜气流量 6~8L/min,选择合适的面罩给患者吸氧,嘱其平静呼吸。起始刻度为 0.5%,患者每呼吸 3 次后增加吸入浓度 0.5%,直至达到需要的镇静或麻醉深度(如能满足外周静脉穿刺或气管插管)。在患者意识消失后注意保持呼吸道通畅,适度辅助呼吸(吸气压力<20cmH_2O,避免过度通气)。适合于效能强的吸入麻醉药(如氟烷),以及外周静脉开放困难,静脉麻醉诱导可能造成循环剧烈波动和预测为气管插管困难的成年患者。

(3)潮气量法:一般使用高浓度七氟烷进行诱导或用于术中快速加深麻醉。新鲜气体流量 8~10L/min,七氟烷浓度 8%(诱导前管道预充七氟烷起效更快)。逐渐降低收入浓度,同时行辅助或控制呼吸。潮气量法诱导速度快,过程平稳,较少发生呛咳、屏气和喉痉挛等不良反应,是吸入诱导最常用的方法。

2.影响吸入麻醉药诱导的因素

①血气分配系数小,组织溶解度低,缩短诱导时间;②新鲜气流量越大、吸入浓度越高,分钟通气量越大,麻醉诱导越快;③同时应用高浓度和低浓度气体,低浓度气体在肺泡浓度和血中浓度上升速率加快,即第二气体效应;④当肺循环血流快或心输出量大时,吸入麻醉药肺泡内分压上升缓慢;⑤联合使用静脉麻醉药、阿片类药或麻醉辅助药(如右美托咪定、咪达唑仑等)也能缩短诱导时间。

3.吸入麻醉维持

单独使用吸入麻醉药,其浓度通常要达到 1.3~1.4MAC,方可满足抑制手术应激的需要。临床常联合应用其他麻醉药。在没有脑电监测麻醉镇静深度条件下,吸入麻醉药复合麻醉性镇痛药和肌松药时,一般采用中流量气体(1~2L/min),麻醉药物吸入浓度设定为 1.0~1.5MAC。

4.苏醒期管理

包括：①适时关闭吸入麻醉，通常在手术结束前 $10\sim15min$ 关闭挥发罐。随后以丙泊酚 $2\sim8mg/(kg\cdot h)$ 输注维持适宜的麻醉深度。该法可达到苏醒期平稳，患者无躁动，恶心呕吐发生率减少的目的。②完善术后镇痛。③拮抗肌松。④适当深麻醉下拔管，即在患者意识尚未完全恢复时拔管。优点是拔管过程中循环功能稳定，不诱发恶心呕吐，不会引起心、脑血管并发症。深麻醉下拔管主要标准是自主呼吸、通气功能恢复良好，循环稳定。

（三）低流量麻醉

1.低流量麻醉的分类

(1)部分重复吸收系统指系统中部分呼出混合气仍保留于系统的吸入麻醉方法，有 3 个特点：①CO_2 吸收剂将呼出气中的 CO_2 滤除；②新鲜气流量低于分钟通气量、高于氧摄取量；③新鲜气流中的麻醉气体浓度高于吸入气中浓度（诱导、维持阶段），是目前最普遍的吸入麻醉方法。根据新鲜气体流量又分为高流量（$3\sim6L/min$）、低流量（$<1L/min$）和最低流量（$<0.5L/min$）。

(2)完全重复吸入系统指系统中没有呼出气体排出，特点有：①O_2 新鲜气流量等于 O_2 摄取量；②N_2O 新鲜气流量等于 N_2O 摄取量；③吸入麻醉药用量等于摄取量。这样的吸入麻醉方式即全紧闭麻醉或现在所指的定量麻醉。

2.低流量麻醉实施

常规检查麻醉机，回路漏气量应 $<50mL/min$。起始阶段，持续 $1\sim20$ 分钟，高流量新鲜气流约 $4\sim6L/min$ 去氮。七氟烷设置 $6\%\sim8\%$，快速达到麻醉深度，随后调回所需浓度。整个回路系统中充入所需气体成分，新鲜气体流量必须满足个体摄氧量的需求。随后将流量减少到小于 $1L/min$，维持过程中应保持一定的麻醉深度并保证安全的氧浓度。当新鲜气流量非常接近患者氧摄取量时必须监测气道压、分钟通气量、吸入气氧浓度、吸入气麻醉药浓度等呼吸参数以及常规生命体征监测包括 $P_{ET}CO_2$。

定量吸入麻醉需专用的 Drager PhsioFlex 麻醉机实施。吸入麻醉药通过伺服反馈进入麻醉回路而非通过挥发罐调节；输入回路的新鲜气流量也是通过伺服反馈自动控制。因此，定量吸入麻醉将颠覆传统理念，通过计算机伺服反馈控制。

3.优点和注意事项

(1)优点：减少麻醉气体消耗，降低费用；减少环境污染；提高吸入气体的温度和湿度，改善控制呼吸的特性。

(2)注意事项：当机体因手术、失血等影响而引起代谢改变时，有可能导致缺氧、高碳酸血症或麻醉过深。因此实施麻醉时，必须严密监测。当流量低于 $1L/min$ 时，必须增大挥发罐浓度，因为此时实际输出浓度比刻度值小。维持期调整挥发罐浓度，为加快平衡可暂时开大新鲜气体流量。麻醉维持时，如怀疑缺氧，可停止吸入麻醉药并开放回路予纯氧通气。麻醉时间较长者在手术结束前保持低流量关闭挥发罐，麻醉还可维持 $10\sim20$ 分钟。拔管前应增加气流量 $4\sim5L/min$，将麻醉气体洗出。为安全起见，低流量麻醉期间必须严密监测生命体征以及各项相关的呼吸参数。

第四节 椎管内麻醉

一、椎管内麻醉的解剖和生理

(一)椎管内麻醉的解剖基础

1.椎管的骨结构

脊椎由 7 节颈椎、12 节胸椎、5 节腰椎、融合成一块的 5 节骶椎以及 4 节尾椎组成。成人脊椎呈现 4 个弯曲,颈曲和腰曲向前,胸曲和骶曲向后。典型椎骨包括椎体及椎弓两个主要部分,椎弓根上下有切迹,相邻的切迹围成椎间孔,供脊神经通过,位于上、下两棘突之间的间隙是椎管内麻醉的必经之路。

2.椎管外软组织

相邻两节椎骨的椎弓由三条韧带相互连接,从内向外的顺序是黄韧带、棘间韧带及棘上韧带。

3.脊髓及脊神经

脊髓上端从枕骨大孔开始,在胚胎期充满整个椎管腔,至新生儿和婴幼儿终止于第 3 腰椎或第 4 腰椎,平均长度为 $42\sim45cm$。93%成人其末端终止于 L_2,终止于 L_1 及 L_3 各占 3%。出生时脊髓末端在 L_3,到 2 岁时,其末端接近成人达 L_2。为避免损伤脊髓,穿刺间隙成人低于 $L_{2\sim3}$,小儿应在 $L_{4\sim5}$。脊神经有 31 对,包括 8 对颈神经、12 对胸神经、5 对腰神经、5 对骶神经和 1 对尾神经。每条脊神经由前、后根合并而成。后根司感觉,前根司运动。

4.椎管内腔和间隙

脊髓容纳在椎管内,为脊膜所包裹。脊膜从内向外分三层,即软膜、蛛网膜和硬脊膜。硬脊膜从枕大孔以下开始分为内、外两层。外层与椎管内壁的骨膜和黄韧带融合在一起,内层形成包裹脊髓的硬脊膜囊,抵止于第 2 骶椎。因此通常所说的硬脊膜实际是硬脊膜的内层。软膜覆盖脊髓表面与蛛网膜之间形成蛛网膜下隙。硬脊膜与蛛网膜几乎贴在一起两层之间的潜在腔隙即硬膜下间隙,而硬脊膜内、外两层之间的间隙为硬膜外间隙。蛛网膜下隙位于软膜和蛛网膜之间,上至脑室,下至 S_2。腔内含有脊髓、神经、脑脊液和血管。脑脊液为无色透明的液体,其比重为 $1.003\sim1.009$。

(二)椎管内麻醉的生理学基础

1.蛛网膜下隙阻滞的生理

蛛网膜下隙阻滞是通过脊神经根阻滞,离开椎管的脊神经根未被神经外膜覆盖,暴露在含局麻药的脑脊液中,通过背根进入中枢神经系统的传入冲动及通过前根离开中枢神经系统的传出冲动均被阻滞。因此,脊麻并不是局麻药作用于脊髓的化学横断面,而是通过脑脊液阻滞脊髓的前根神经和后根神经,导致感觉、交感神经及运动神经被阻滞。

2.硬膜外阻滞的作用机制

局麻药注入硬膜外间隙后,沿硬膜外间隙进行上下扩散,部分经过毛细血管进入静脉;一些药物渗出椎间孔,产生椎旁神经阻滞,并沿神经束膜及软膜下分布,阻滞脊神经根及周围神经;有些药物也可经根蛛网膜下隙,从而阻滞脊神经根:尚有一些药物直接透过硬膜及蛛网膜,进入脑脊液中。所以目前多数意见认为,硬膜外阻滞时,局麻药经多种途径发生作用,其中以椎旁阻滞、经根蛛网膜绒毛阻滞脊神经根以及局麻药通过硬膜进入蛛网膜下隙产生"延迟"的脊麻为主要作用方式。

3.椎管内麻醉对机体的影响

(1)对循环系统的影响:局麻药阻滞胸腰段(胸1～腰2)交感神经血管收缩纤维,产生血管扩张,继而发生一系列循环动力学改变,其程度与交感神经节前纤维被阻滞的平面高低相一致。表现为外周血管张力、心率、心排出量及血压均有一定程度的下降。外周血管阻力下降系由大量的容量血管扩张所致。心率减慢系由迷走神经兴奋性相对增强及静脉血回流减少,右房压下降,导致静脉心脏反射所致;当高平面阻滞时,更由于心脏加速神经纤维(胸1～胸4)被抑制而使心动过缓加重。

(2)对呼吸系统的影响:椎管内麻醉对呼吸功能的影响,取决于阻滞平面的高度,尤以运动神经阻滞范围更为重要。高平面蛛网膜下隙阻滞或上胸段硬膜外阻滞时,运动神经阻滞导致肋间肌麻痹,影响呼吸肌收缩,可使呼吸受到不同程度的抑制,表现为胸式呼吸减弱甚至消失,但只要膈神经未被麻痹,就仍能保持基本的肺通气量。如腹肌也被麻痹,则深呼吸受到影响,呼吸储备能力明显减弱,临床多表现不能大声讲话,甚至可能出现鼻翼翕动及发绀。一般麻醉平面低于胸$_8$不影响呼吸功能,若平面高达C_3阻滞膈神经时,导致呼吸停止。

(3)对胃肠道的影响:椎管内麻醉另一易受影响的系统为胃肠道。由于交感神经被阻滞,迷走神经兴奋性增强,胃肠蠕动亢进,容易产生恶心呕吐。椎管内麻醉下导致的低血压也是恶心、呕吐的原因之一。

(4)对肾脏的影响:肾功能有较好的生理储备,椎管内麻醉虽然引起肾血流减少,但没有临床意义。椎管内麻醉使膀胱内括约肌收缩及膀胱逼尿肌松弛,使膀胱排尿功能受抑制导致尿潴留,患者常常需要使用尿管。

二、蛛网膜下隙阻滞麻醉

(一)概述

蛛网膜下隙阻滞系把局麻药注入蛛网膜下隙,使脊神经根及脊髓表面部分产生不同程度的阻滞,简称脊麻,脊麻已有近百年历史,只要病例选择得当,用药合理,操作准确,脊麻不失为一简单易行、行之有效的麻醉方法,对于下肢及下腹部手术尤为可取。

(二)蛛网膜下隙阻滞作用

局麻药注入蛛网膜下隙作用于脊髓和脊神经前后根,产生阻滞作用,是脊麻的直接作用;脊麻时发生了自主神经麻痹,它所产生的生理影响,是脊麻的间接作用,分别叙述如下:

1.直接作用

脊神经后根需局麻药浓度要高于前根,脊神经根内无髓鞘的感觉神经纤维和交感神经纤维对局麻药特别敏感,相反有髓鞘的运动神经纤维敏感性就较差,所以低浓度局麻药只能阻滞感觉冲动的传导,而只有高浓度局麻药才能阻滞运动神经纤维。

局麻药作用脊髓的途径是:①脑脊液中局麻药透过软膜直达脊髓,这种扩散是由于脑脊液-软膜-脊髓之间存在药物浓度梯度。②局麻药沿 Virchow-Robin 间隙穿过软膜到达脊髓的深部。③被阻滞的顺序:自主神经→感觉神经→运动神经→本体感觉纤维。消退顺序则相反。④阻滞平面之间差别:一般交感神经与感觉神经阻滞平面不相同,交感神经阻滞平面比感觉神经阻滞平面高 2~4 个神经节段,而运动神经阻滞平面又比感觉神经阻滞平面低 1~4 个节段。⑤局麻药不同浓度,可阻滞不同神经纤维。如普鲁卡因浓度 0.2mg/mL 时,血管舒缩纤维被阻滞;达到 0.3~0.5mg/mL,感觉纤维被阻滞;达到 0.5~0.75mg/mL,运动纤维被阻滞(脑脊液内药物浓度)。

2.间接作用

①对循环的影响。对循环影响主要取决于交感神经纤维被阻滞平面高低,被阻滞平面越高,对循环影响就越大,相反被阻滞平面较低,对循环影响就较少。②对呼吸的影响。脊麻对呼吸影响相对于循环影响较小,它对呼吸影响也主要取决于麻醉平面高低,平面越高影响就越大,当阻滞平面达颈部时,由于膈神经阻滞,发生呼吸停止。当麻醉平面高达使肋间肌麻痹,就可引起通气不足,而致缺氧和 CO_2 蓄积,低位脊麻对呼吸影响很小。③对胃肠道影响。系交感神经节前纤维被阻滞结果,交感神经功能消失,而迷走神经功能占主导地位,所以患者胃肠蠕动增强,胃液分泌增多,胆汁返流,肠收缩增强,所以术中、术后脊麻患者可发生恶心、呕吐、肠痉挛。④对肾及膀胱的影响。由于肾血管阻力不受交感神经调节,所以脊麻对肾的影响是间接的,当血压降至 10.6kPa(80mmHg)时,肾血流量和肾小球滤过率均下降,当平均动脉压低于 4.7kPa(35mmHg)时,肾小球滤过终止。膀胱受副交感神经调节,因此,当脊麻时副交感神经被阻滞,膀胱平滑肌松弛,患者发生尿潴留。

(三)蛛网膜下隙阻滞穿刺技术

1.脊麻穿刺时一般取侧卧位

应用重比重溶液时,手术侧向下;应用轻比重溶液时,手术侧向上;鞍区麻醉均采取坐位。

2.常规消毒

铺巾后选择 $L_{3~4}$ 棘突间隙为穿刺点,理由是因为脊髓到此处已形成终丝,穿刺时没有损伤脊髓的顾虑,$L_{4~5}$ 间隙也可以。

3.穿刺方法

分直入法和侧入法 2 种。

(1)直入法:穿刺点用 0.5%~1%普鲁卡因或 0.5%利多卡因做皮内、皮下、棘上、棘间韧带逐层浸润麻醉后,固定穿刺点皮肤,应用 26G 穿刺针(或 25G),在棘突间隙中点刺入,针与患者背部垂直,并且针的方向应保持水平,针尖略向头侧,缓慢进针,仔细体会各解剖层通过的变化。当针尖刺破黄韧带时,有阻力突然消失的"落空"感觉,针继续推进时可有第 2 次"落空"感,此时提示针已穿破硬脊膜和蛛网膜,进入蛛网膜下隙。

(2)旁正中穿刺法:定点在间隙中点旁开 1.5cm 处穿刺,麻醉同上,穿刺针向中线倾斜,与皮肤成 75°对准棘突间孔方向进针。本穿刺法不经过棘上和棘间韧带层次,经黄韧带和硬脊膜刺入蛛网膜下隙。此法适用于老年人脊椎畸形、因肥胖间隙摸不清的患者,直入法未成功时,可改用本法。针尖进入蛛网膜下隙拔出针芯，即有脑脊液流出，如未流出脑脊液则应考虑患者颅内压过低所致，可试用压迫颈静脉或让患者屏气、咳嗽等迫使颅内压增高措施，以促使脑脊液流出。考虑针头斜口被阻塞，可旋转针干 180°～360°并用注射器缓慢抽吸，仍无脑脊液流出，应重新穿刺。

4.注药

当穿刺成功后将盛有局麻药的注射器与穿刺针紧密衔接，用左手固定穿刺针，右手持注射器轻轻回抽见有脑脊液回流再开始以 10～30s 注射速度注完药物。一般注完药后 5min 内即有麻醉现象。注完药 5min 后患者取平卧位，根据手术所需麻醉平面给予调整。

（1）穿刺部位：脊柱有四个生理曲度，仰卧时，L_3 最高，T_6 最低。如果经 $L_{2～3}$ 间隙穿刺注药，患者平卧后，药液将沿着脊柱的坡度向胸段移动，使麻醉平面偏高。如果在 $L_{3～4}$ 或 $L_{4～5}$ 间隙穿刺注药，患者仰卧后，药液大部分向骶部扩散，使麻醉平面偏低。

（2）患者体位和麻药比重：这是调节麻醉平面的 2 个重要因素，重比重药液向低处流动，轻比重药液向高处流动。注药后 5～10min 内，调节好患者体位，以获得手术所需麻醉平面，因为超过此限，局麻药液和脊神经结合后，体位调整就会无效。如果平面太高造成对患者的影响也是严重的。

（3）注射药物速度：一般而言，注射速度愈快，阻滞平面愈广。相反注射速度愈慢，药物愈集中，麻醉范围愈小。临床上常以 1mL/5s 药液为适宜，鞍区给药 1mL/30s 以便药物集中于骶部。麻醉平面调节应结合多因素而不是单因素，把麻醉调节好。

（四）麻醉中管理

（1）若是血管扩张致血压下降，应用麻黄碱 15～30mg 静脉注射，同时加快输液速度以恢复正常，如仍反应不良，可应用 5～10mg 间羟胺静脉滴注或应用多巴胺 4～10μg/(min·kg)，微泵输注，直至血压恢复正常为止。

（2）若是血容量不足病例，应快速加压输注血浆代用品 300～500mL，同时应用麻黄素 10～20mg 静脉注射，尽快使血压回升至正常。

（3）如系心功能代偿不佳所致低血压，注意输液速度，应用西地兰 0.2～0.4mg＋5％葡萄糖 20mL 静脉注射；或应用多巴胺 5～6μg/(min·kg)微泵静脉输注。对心率减慢者应用阿托品 0.3～0.5mg 静脉注射，以降低迷走神经张力。

（五）适应证和禁忌证

1.适应证

（1）下腹及盆腔手术：如阑尾切除术、疝修补术、膀胱手术、子宫附件手术等。

（2）肛门及会阴手术：如痔切除术、肛瘘切除术等。

（3）下肢手术：如骨折复位、内固定、截肢等。

2.禁忌证

（1）中枢神经系统疾病，特别是脊髓或脊神经根病变，麻醉后有可能长期麻痹，应列为绝对禁忌。对于脊髓的慢性病变或退行性病变，如脊髓前角灰白质炎，也列为禁忌，颅内高压患者禁忌。

（2）全身严重感染，穿刺部位有炎症或感染者，穿刺时都可能使致病菌带入蛛网膜下隙，故应禁忌。

（3）严重高血压、心功能不全患者。高血压心脏代偿功能良好，并非绝对禁忌。高血压合并冠心病，则禁用脊麻。收缩压超过 21.28kPa（160mmHg）和（或）舒张压超过 14.63kPa（110mmHg），一般慎用或不用脊麻。

（4）休克、血容量不足患者禁用脊麻。

（5）慢性贫血，应用低平面脊麻可以，禁用中、高位脊麻。

（6）有凝血机制障碍或接受抗凝治疗者。

（7）脊椎外伤、脊椎畸形或病变。

（8）精神病，不能合作的小儿等患者（小儿应用基础麻醉后可慎用）。

（9）老年人血管硬化并合并心血管疾病，循环储备功能差，不易耐受血压波动，只能适合低位脊麻，禁用中高位脊麻。

（10）腹内压明显增高病例，如腹腔巨大肿瘤、大量腹水或中期以上妊娠，脊麻的阻滞平面难以控制，并易引起循环较大变化，应禁用。

（六）蛛网膜下隙阻滞常用局部麻醉药

1.普鲁卡因

因用于蛛网膜下隙阻滞的普鲁卡因，为纯度高的白色晶体，麻醉临床应用时，开瓶用脑脊液溶解，溶解后为无色透明液。常用浓度为 5%，最高不宜超过 6%，最低有效浓度为 2.5%。成年人常用剂量为 100～150mg，极量为 200mg，鞍区麻醉为 50～100mg，小儿可按年龄和脊柱长度酌减。麻醉起效时间为 1～5min，因此麻醉平面调节必须在 5min 内完成，否则阻滞平面已固定，再调整无效。维持时间仅 45～90min。配制方法：普鲁卡因 150mg 溶解于 5% 葡萄糖液或脑脊液 2.7mL 中，再加 0.1% 肾上腺素 0.3mL，配成 5% 重比重溶液。

2.丁卡因

丁卡因是脊麻常用药物之一，常用浓度为 0.33%，最低有效浓度为 0.1%。常用配制与配方：1% 丁卡因 1mL、10% 葡萄糖 1mL、3% 麻黄碱 1mL，配成 1：1：1 溶液，为丁卡因重比重液的配方，使用安全有效。常用剂量为 10～15mg，最高剂量为 20mg。此配方起效时间为 5～10min，维持时间 2～3 小时。注意所用的注射器与穿刺针不宜和碱性物质接触或附着，以免减弱药物麻醉作用。

3.利多卡因

应用于脊麻，它的常用浓度为 2%～3%。常用量为 100mg，极量为 120mg（为成人量）。药物（2%～3%）加入 5% 或 10% 葡萄糖 0.5mL 即为配成重比重液。它的起效时间为 1～3min，麻醉维持时间为 75～150min。利多卡因在脊麻中使用的缺点是容易弥散，致麻醉平面不易控制。

4.布比卡因

应用于脊麻，常用浓度为 0.5%～0.75%，常用量为 8～12mg，最多不超过 20mg，配方：0.75% 布比卡因 1.5～2mL，10% 葡萄糖 1～1.5mL 配成重比重液，超效时间 5～10min，维持 2～2.5 小时。

5.罗哌卡因

用法同布比卡因,更安全。

(七)蛛网膜下隙阻滞并发症及其处理

1.头痛

常见并发症之一。典型头痛可在穿刺后 6～12 小时内发生,多数发病于脊麻后 1～3 天,术后 2～3 天最剧烈,多在 5～12 天消失,极个别病例可延至 1～5 个月或更长,脊麻后头痛发生率一般为 3％～30％,发病机制由于脑脊液不断丢失使脑脊液压力降低所致。

(1)常用预防办法

①局麻药采用高压蒸气灭菌;②严格注意无菌问题;③穿刺针宜细,选用 26G 最佳;④切忌暗示脊麻后头痛发生的可能性;⑤手术当日输液量大于 2500mL,术中及时纠正低血压。

(2)处理

①轻微头痛:卧床 2～3 天,口服去痛片,多能在第 4 天完全恢复。

②中度头痛:患者平卧头低位,每日输液 2500～4000mL,并用镇静药、索米痛片(去痛片)、针刺镇痛,效果不佳时可应用小剂量镇痛药,如哌替啶 50mg 肌内注射或应用其他治疗头痛药物。

③严重者除上述方法外,可采用硬膜外腔充填血疗法,即先抽取自体血 10mL,在 10s 内应用硬膜外穿刺针注入硬膜外间隙,注完后患者平卧 1 小时,有效率可达 97.5％。如果一次注血疗法后,头痛未完全消除,可行第二次注血,其成功率可达 99％。或应用右旋糖酐 30～70mL 或 5％葡萄糖或生理盐水 30～40mL 行硬膜外腔注射,以增加脑脊液生成,治疗头痛。

2.尿潴留

尿潴留一般在术后 1～2 天恢复。如潴留时间过长可针刺三阴交、阴陵泉等穴位治疗或行导尿。

3.脑神经麻痹

极少发生,多以外展神经多见,术后 2～21 天后开始有脑膜刺激症状,继而出现复视和斜视,原因与脊麻后头痛机制相似,为脑脊液从硬膜外穿刺孔溢出,脑脊液量减少,降低了脑脊液对脑组织的"衬垫"作用,使外展神经在颞骨岩部受牵拉所致。一旦发生则对症治疗。50％以上患者可在 1 个月内恢复,极个别病例可持续 1～2 年。

4.假性脑脊膜炎

假性脑脊膜炎也称为无菌性或化学性脑脊膜炎,据报道发生率为 1:2000,多在脊麻后 3～4 天发病,发病很急,临床症状为头痛及颈项强直,克尼格征阳性,并有时发生复视和呕吐。治疗方法同头痛,但必须加用抗生素治疗。

5.脊髓炎

此种炎性反应并非由细菌感染所致,而是局麻药对含髓磷脂组织的影响,症状为感觉丧失和松弛性麻痹,可自行恢复,也可发展成残废,无特殊疗法,只能对症处理,可试用针灸和理疗等治疗方法。

6.粘连性蛛网膜炎

此类反应主要与脊麻过程中带入具有刺激性异物及化学品、高渗葡萄糖、用错药物、蛛网膜下隙出血有关。此类反应为渗出性变化,继而出现增生及纤维化改变。它的症状开始是疼痛和感觉异常,然后出现运动无力,发展到完全松弛性瘫痪。处理:对症治疗,应用大剂量 B 族维生素、大剂量激素,配合理疗、针灸等疗法。

7.马尾神经综合征

发生原因与粘连性蛛网膜炎相同。症状是下肢感觉和运动功能长时间不能恢复,表现为感觉丧失及松弛性麻痹症状可自行消失,但恢复过程很慢,治疗同蛛网膜炎。

三、硬膜外间隙阻滞

(一)概述

硬膜外间隙阻滞是将局部麻醉药注入硬膜外间隙,阻滞脊神经根,使其支配的区域产生暂时性麻痹,简称为硬膜外麻醉。现代硬膜外麻醉主要是连续硬膜外麻醉,单次法已经使用很少,因为此法可控制性太差,易发生意外,根据病情手术范围和时间,分次给药,使麻醉时间得以延长,并发症明显减少。连续硬膜外阻滞是临床上常用的麻醉方法之一。

1.高位硬膜外阻滞

于 $C_{5\sim6}$ 之间行穿刺,阻滞颈部及上胸段脊神经,适应甲状腺、颈部和胸壁手术。

2.中位硬膜外阻滞

穿刺部位在 $T_6\sim T_{12}$ 之间,常用于胸壁和上中腹部手术。

3.低位硬膜外阻滞

穿刺部位在 $L_1\sim L_{4,5}$ 之间,常用于下腹、下肢、盆腔手术。

4.骶管阻滞

经骶裂孔穿刺阻滞神经,适合于肛门、会阴部手术。

(二)解剖

椎管内硬膜称为硬脊膜,在枕骨大孔处与枕骨骨膜相连,从此以下分为内、外两层,形成间隙。硬脊膜相当于内层及其在枕骨大孔向下延续部分,形成包裹脊髓的硬脊膜囊并抵止于骶椎。因此,通常所说的硬脊膜实际上是指硬脊膜的内层,俗称为硬膜。硬膜附着枕骨大孔的边缘,这可防止麻醉药从硬膜外腔进入颅脑。硬脊膜的外层是由椎管内壁的骨膜和黄韧带融合而组成。内、外两层之间的腔隙即为硬膜外腔。硬膜外腔包含有疏松的网状结缔组织、脂肪、动静脉、淋巴管和脊神经。其中血管以丰富静脉丛为主,这些静脉没有瓣膜,它们与颅内和盆腔的静脉相通,因而如将局麻药或空气注入这些静脉丛,可立即上升到颅内。硬脊膜外腔后方(背间隙)从背正中或黄韧带至硬脊膜之间的距离上窄下宽,下颈部约 1.5～2mm;中胸部约 3～4mm;腰部最宽约 5～6mm,成人硬脊膜外腔容积约 100mL(骶部约占 25～30mL)。

(三)硬脊膜外阻滞的机制及生理影响

1.作用方式

局麻药是经多种途径发生阻滞作用,其中以椎旁阻滞、经根蛛网膜绒毛阻滞脊神经根以及局麻药弥散过硬膜进入蛛网膜下隙产生"延迟"的脊麻为主要作用方式。

2.局麻药在硬膜外腔的扩散

①局麻药的容量和浓度:容量越大阻滞范围越广,所以容量是决定硬膜外阻滞的"量"的重

要因素;浓度越高阻滞就越完善,所以浓度是决定硬膜外阻滞的"质"的重要因素。硬膜外阻滞麻醉要达到满意效果,既要有足够的阻滞范围,又要阻滞得完善(完全),质与量应并重,不能偏向一面。②从理论上讲药物注射速度越快,就越有利于局麻药在硬膜外腔扩散,就可获得宽广的麻醉阻滞平面。在临床工作中大多数学者认为注药速度过快,增加血管对局麻药的吸收,易导致中毒,而且由于注入药物量受到限制,所以平面扩散节段增加也有限,普遍认为注药速度以 0.3~0.75mL/s 为好。

(四)硬膜外腔压力

有关硬脊膜外腔穿刺时出现的压力的发生机制,虽然说法很多,但至今仍无一个明确定论。现归纳几种学说如下:

(1)硬脊膜被穿刺针推向前方,间隙增大而产生负压。

(2)胸膜腔内负压通过椎间孔或椎旁静脉系统传递至硬脊膜外腔。

(3)脊柱屈曲使硬脊膜外腔增大产生负压。

(4)穿刺时穿刺针尖顶黄韧带,黄韧带弹性回缩时形成负压。颈部和胸部硬膜外腔负压发生率为 96%,腰部发生率为 88%,骶管则不出现负压。

(五)硬膜外阻滞的影响

1.对中枢神经系统的影响

注药后引起一过性脑压升高,临床上患者感头晕。局麻药进入血管内引起毒性反应,严重时患者抽搐或惊厥。局麻药长时间在体内积累,当它在血液中的浓度超过急性中毒阈值时,引起毒性反应。硬膜外麻醉对中枢神经系统间接影响是阻滞后低血压所引起的,如低血压引起脑缺氧,导致呕吐中枢兴奋从而发生呕吐。

2.对心血管系统的影响

(1)神经因素:①交感神经传出纤维被阻滞,致阻力血管和容量血管扩张。②硬膜外麻醉平面超 T_4 时,心脏交感纤维阻滞,心率减慢,心输出量减少。

(2)药理因素:①局麻药吸收入血后,对平滑肌产生抑制,对 β 受体进行阻滞,而导致心排出量减少。②肾上腺素吸收后,兴奋 β 受体,心排出量增加,周围阻力下降,因此在临床上局麻药液中加入肾上腺素,则肾上腺素的药理作用能对抗局麻药对机体造成的药理因素方面的影响。

(3)局部因素:局麻药注射过快,引起脑脊液压力升高(短时),而致血管张力和心输出量反射性升高。

3.对呼吸系统的影响

对呼吸的影响主要取决于阻滞平面高度,尤其是运动神经被阻滞范围更为重要。

(1)药物浓度的高低直接关系到运动神经是否被阻滞。在中低位硬膜外麻醉时可使用常规浓度,如利多卡因,浓度为 1.5%~2%;在高位硬膜外麻醉时禁止使用正常或高浓度局麻药,否则必定会造成运动神经被阻滞,而使呼吸肌和辅助呼吸肌麻痹,致患者呼吸停止。临床应用药物中发现,0.8%~1% 利多卡因和 0.25% 布比卡因对运动神经纤维影响最小,常使用在高位硬膜外麻醉中。

(2)老年人、体弱者、久病或过度肥胖患者,这些患者本身存在通气储备下降,如遇阻滞平面高,对呼吸影响就会更大,甚至不能维持正常通气,必须辅助或控制呼吸。

4.对内脏的影响

硬膜外麻醉对肝、肾功能没有直接影响,而是由于麻醉过程引起血压下降,间接影响到肝、肾功能,此轻微而短暂的影响对正常人来讲无重要临床意义。血压下降至 $7.98\sim9.31kPa$ $(60\sim70mmHg)$以下时,肝血流量减少 26%,随着血压恢复,肝血流也恢复至正常;肾小球滤过率下降 9%,肾血流减少 15%,随着血压恢复,肾功能恢复至正常。

5.对肌张力发生影响的作用机制

(1)运动神经传入纤维被阻滞。

(2)局麻药选择性阻滞运动神经末梢,而使肌肉松弛,临床工作中腹部手术硬膜外麻醉时,肌肉松弛程度不比应用肌松药松弛腹肌的效果差,但是值得注意的是部分患者在硬膜外麻醉时,运动神经阻滞是不全的。

(六)临床应用

1.适应证

主要适用腹部手术,凡是适合于蛛网膜下隙阻滞的下腹部及下肢手术,均可采用硬膜外腔麻醉。颈部、上肢和胸部手术也可应用,但应加强对呼吸和循环的管理。

2.禁忌证

严重高血压、冠心病、休克及心脏代偿功能不全者,重度贫血、营养不良者,穿刺部位有感染者,脊柱严重畸形或有骨折、骨结核、椎管内肿瘤者,凝血障碍、中枢神经疾病者禁忌使用。

(七)穿刺技术

1.穿刺点的选择

根据手术切口部位和手术范围,取支配手术区范围中央的脊神经相应棘突间隙为穿刺点。各部位穿刺点的选择,为了确定各棘突间隙位置,可参考下列体表解剖标志:①颈部最明显突起的棘突为第 7 颈椎棘突。②两侧肩胛冈连线为第 3 胸椎棘突。③两侧肩胛下角连线高于第 7 胸椎棘突。

2.体位

临床上常用侧卧位,具体要求与蛛网膜下隙阻滞相同。

3.穿刺方法

硬脊膜外腔穿刺可分为直入法和侧入法两种。

(1)直入法:在选定的棘突间隙做一皮丘,再做深层次浸润。目前临床上应用 16G 或 15G 硬膜外穿刺针,该针尖呈勺状,较粗钝,穿过皮肤有困难,可先用 15～16G 锐针刺破皮肤,再将硬膜外穿刺针沿针眼刺入,缓慢进针,针的刺入到达棘上韧带时,针应刺入其韧带中心位置,并固定穿刺针,是直入穿刺成功的重要因素。针的刺入位置及到达硬膜外腔位置必须在脊柱的正中矢状线上。穿刺针在经过皮肤→皮下组织→棘上韧带→棘间韧带→黄韧带→到达硬脊膜外腔。针尖到达硬脊膜外腔被确定后,即可通过穿刺针置入硬膜外导管并固定好。

(2)侧入法也称旁正中法:对直入法穿刺有困难,胸椎中下段棘突呈叠瓦状,间隙狭窄,老年人棘上韧带钙化等情况可应用侧入法。棘突间隙中点旁开 1.5cm 处进针,避开棘上韧带和棘间韧带,直接经黄韧带进入硬脊膜外腔,局部浸润麻醉后,用 15G 锐针刺破皮肤,硬膜外穿刺针眼进入,穿刺针应垂直刺入并推进穿刺针直抵椎板.然后退针约 1cm,再将针干略调向头侧,针尖指向正中线,沿椎板上缘经棘突间孔突破黄韧带进入硬膜外腔。

4.硬膜外腔的确定

当穿刺针刺破黄韧带时,阻力突然消失,负压同时出现,回抽无脑脊液流出,即能判断穿刺已进入硬膜外腔。具体判断方法如下。

(1)阻力骤减:穿刺针抵达黄韧带时,术者可感到阻力增大,并有韧性感。这时将针芯取下,接上盛有生理盐水和 1mL 左右空气的注射器;推动注射器芯,有回弹感觉,同时气泡缩小,液体不能注入。表明针尖已抵达黄韧带,此时可继续慢进针并推动注射器芯作试探,一旦突破黄韧带,即有阻力顿时消失的"落空感",此时注射器内空气即被吸入,同时注气或生理盐水没有任何阻力,表示针尖已进入硬脊膜外腔。值得注意的是针尖位于椎旁疏松组织中,阻力也不大,易误认为在硬膜腔。鉴别方法:注入空气时,手感到穿刺部位皮下组织肿胀,置入导管,如遇阻力就说明针尖不在硬膜外腔。

(2)负压现象:临床上常用负压现象来判断硬膜外间隙。当穿刺针抵达黄韧带时,拔除针芯,在针蒂上悬挂一滴局麻药或生理盐水。当针尖破黄韧带而进入硬膜外腔对,可见悬滴液被吸入,此即为悬滴法负压试验。此法试验缺点是妨碍顺利进针。

(3)其他:进一步证明针尖进入硬膜外腔的方法有:①抽吸试验,接上注射器反复轻轻抽吸,无脑脊液流出(吸出),证明针尖确已在硬膜外腔。②气泡外溢试验,接上装 2mL 生理盐水和 2mL 空气的注射器,快速注入后取下注射器,见针蒂处有气泡外溢则可证实。③置管试验,置入导管顺利,提示针尖确在硬膜外腔。

5.连续硬膜外阻滞置管方法

(1)皮肤至硬膜外腔距离是穿刺针的全长(成人用穿刺针长 10cm,小儿用穿刺针长 7cm)减去针蒂至皮肤距离。

(2)置管麻醉者以左手背贴于患者背部,以拇指和示指固定针蒂,其余 3 指夹住导管尾端;用右手持导管的头端,经针蒂插入针腔,进至 10cm 处,可稍有阻力,说明导管已达针尖斜面,稍用力推进,导管即可滑入硬膜外腔,继续插入 3~5cm,导管一般插至 15cm 刻度停止。不宜置管太深,除去针干长度(10cm),硬膜外腔实际留管一般 3~5cm,临床经验证明导管在硬膜外腔少于 2cm,药物扩散效果较差,导管在硬膜外腔长于 5cm 易在硬外腔打折或弯曲,影响药物扩散吸收。

(3)拔针:调整导管深度,应一手拔针,一手固定导管并保持导管往针干里推进,以免导管在拔针时被带出过多,而致置管失败。置管后,将导管尾端与注射器相连接,回吸无回血或脑脊液,注入少许空气或生理盐水无阻力表明导管通畅,位置正确,即可固定导管。

(4)注意事项:置管遇有阻力需重新置管时,必须将管连同穿刺针一并拔出,否则导管有被斜口割断的危险;如插入时觉得导管太软,不宜使用管芯作为引导,以免导管穿破硬膜外腔而进入蛛网膜下隙,置管过程中患者有肢体感觉异常或弹跳,提示导管已偏于一侧椎间孔刺激脊神经根,应重新穿刺置管。导管内有血流出说明导管进入静脉丛,少量出血可用含肾上腺素的生理盐水冲洗。如果无效,应避免注药,重新换间隙穿刺。

(八)硬膜外麻醉管理

1.常用麻醉药物

(1)利多卡因:作用迅速,穿透力和弥散力都较强,麻醉阻滞较完善,应用浓度为1%～2%,起效时间为5～12min,作用时效为60～80min,最大用量为400mg。该药的缺点是久用后易出现快速耐药性。临床应用利多卡因与丁卡因配成1.6%混合溶液(丁卡因0.2%),与布比卡因配成混合液(利多卡因1.5%～1.6%,布比卡因0.25%～0.3%)。

(2)丁卡因:常用浓度为0.2%～0.3%,用药后10～15min时产生镇痛作用,需20～30min时麻醉开始完善,作用时效为3～4小时,一次最大用量为60mg。因为该药毒性较大,临床上不单独应用于硬膜外麻醉,常与利多卡因混合应用,其浓度一般为0.2%～0.25%,最高浓度最好控制在0.33%以内,以免引起毒性增加。

(3)布比卡因:常用浓度为0.5%～0.75%,4～10min起效,可维持4～6小时,但肌肉松弛效果只有0.75%溶液才满意。

(4)罗哌卡因:用法同布比卡因,但运动阻滞差,常用于硬膜外镇痛及无痛分娩。

2.局麻药浓度选择

硬膜外麻醉的深度和作用时间主要取决于麻醉药物浓度。对手术部位和手术要求不同,对局麻药浓度应作一定选择,并具有一定的原则性。颈部手术需选择1%利多卡因、0.25%布比卡因;胸部手术需选择1%～1.2%利多卡因、0.25%布比卡因,浓度不宜过高,否则膈神经被阻滞或其他呼吸肌受影响,而致通气锐减,严重者可致呼吸停止。为了达到腹肌松弛要求,腹部手术需较高药物浓度,如应用1.6%～2%利多卡因、0.5%～0.75%布比卡因;下肢手术镇痛需较高浓度局麻药,如0.75%布比卡因才能达到良好镇痛效果。此外,虚弱或年老患者浓度要偏低。

3.局麻药的混合使用

临床上是将长效和短效、起效慢和起效快的局麻药配成混合液,以达到起效快、作用时效长、减少局麻药毒性反应的目的。

4.注药方法

一般拟采用下列程序进行。①试验剂量:注入局麻药3～5mL,观察5min,(排除误入蛛网膜下隙)。②每隔5min注药3～5mL,直至12～18mL,此为初始剂量。药物首次总量以达到满意阻滞效果为止,用药量限制在最大用量范围内,争取以最少局麻药达到满意麻醉效果。③根据每种药物作用时效,到时间按时追加首次总量1/2～1/3局麻药,直至手术结束。随着手术时间延长,用药总量增大,患者对局麻药耐受性将降低,临床工作中应慎重给药。

(九)硬膜外腔阻滞失败

1.阻滞范围达不到手术要求的原因

①穿刺点离手术部位太远,内脏神经阻滞不全,牵拉内脏出现疼痛。②多次硬膜外阻滞致硬膜外腔出现粘连,局麻药扩散受阻等。

2.阻滞不全原因

①硬膜外导管进入椎间孔致阻滞范围受限。②导管在硬膜外腔未能按预期方向插入。③麻醉药物浓度和容量不够。

3.完全无效原因

①导管脱出或误入静脉。②导管扭折或被血块堵塞,无法注入药物。③导管未能插入硬膜外腔。

4.硬膜外穿刺失败原因

①患者体位不当,脊柱畸形,过分肥胖,穿刺点定位困难。②穿刺针误入椎旁肌群或其他组织未能发现。

凡是遇有下列情况,从安全角度考虑,应放弃硬膜外麻醉:①多次穿破硬脊膜。②穿刺针误伤血管,致较多量血液流出。③导管被折断、割断而残留硬外腔。

(十)硬膜外麻醉的意外及并发症

1.穿破硬膜

硬膜外穿刺是一种盲探性穿刺,因此穿刺者应熟悉解剖层次,穿刺时缓慢进针,仔细体会各椎间韧带不同层次刺破感觉,并边进针边试阻力消失和负压现象,以避免穿破硬脊膜致发生全脊麻和脊髓损伤。麻醉者思想麻痹大意,求快而进针过猛,有时失误而致硬膜穿破。穿刺针斜面过长,导管质地过硬,都增加穿破硬膜可能性,这种穿破有时不易及时发现。多次施行硬膜外阻滞患者,硬膜外腔由于反复创伤出血,药物化学刺激硬膜外腔使其粘连而变窄,严重者甚至闭锁,易穿破硬膜。脊柱畸形或病变、腹内巨大肿瘤或腹水、脊柱不易弯曲、穿刺困难、反复穿刺,易穿破硬膜。老年人韧带钙化,穿刺时需用力过大,可致穿破。小儿硬膜外腔较成人窄,如小儿没施行基础麻醉或药量不足,穿刺时稍动,就可致硬膜穿破。

处理:一旦穿破应改用其他麻醉方法,如穿刺在 L_2 间隙以下,手术区域在下腹部、下肢或肛门、会阴区,改脊麻。

2.穿刺针或导管误入血管

硬膜外间隙有丰富血管,有时发生穿刺针或导管误入血管,发生率据文献报道为 0.2%～0.3%,尤其是足月孕妇,因硬膜外腔静脉怒张故更易发生。若经针干或硬膜外导管里出血较少,经调整针和导管位置,用生理盐水冲洗后,再没血液流出,可注射 2%利多卡因 1～2mL,观察有无局麻药毒性反应,5～10min 后无毒性反应,可继续给药。如针干或硬膜外导管里出血量较多,应用 1∶400 000 肾上腺素生理盐水冲洗硬膜外腔后,改另一间隙穿刺。若再发生出血应禁用硬膜外麻醉。

3.空气栓塞

硬膜外穿刺,利用空气行注气试验以利判断穿刺针是否进入硬膜外腔是常用的鉴别手段,但是空气常随损伤血管而进入循环,致空气栓塞的发生率为 20%～45%。临床上应用空气 1～2mL,不致引起明显症状,如注气速度达 2mL/(kg·min),进入血液空气超过 10mL,就可能致患者死亡。空气栓塞临床表现有气体交换障碍(肺动脉栓塞),缺氧和发绀,继而喘息性呼吸,意识迅速丧失,呼吸停止,随后血压下降,心跳停止。

(1)处理:取头低左侧卧位,防止气栓进入脑,又可使气栓停留在右心房被心搏击碎,避免形成气团阻塞。心跳停止患者可剖胸行心室内抽气,心脏复苏。

(2)预防:尽可能减少注入空气到硬膜外腔,限制在 2mL 以内。

4.广泛阻滞

硬膜外麻醉时常用量局麻药造成异常广泛阻滞平面,有以下三种可能性:①局麻药误入蛛网膜下隙产生全脊麻。②局麻药误入硬膜下间隙引起广泛阻滞。③局麻药在硬膜外腔出现异常广泛阻滞平面。

(1)全脊麻:发生率为0.10%～0.05%,临床上表现为全部脊神经支配区域均被阻滞,意识消失,呼吸、心跳停止。

处理:维持患者循环和呼吸功能。气管插管行机械呼吸支持患者呼吸,循环以扩容和血管收缩药物支持,使循环稳定,患者可在30min后苏醒。心跳停止按心肺复苏处理。预防十分重要,硬膜外麻醉必须试验给药,用药量应不大于3～5mL,注药后仔细观察病情5～10min,如出现麻醉平面广泛,下肢运动神经被阻滞现象应放弃硬膜外麻醉,并支持患者循环和呼吸至平稳为止。

(2)异常广泛阻滞:注入常规剂量局麻药以后,出现异常广泛的脊神经阻滞现象,但不是全脊麻。阻滞范围广,但仍有节段性,腰部和骶神经支配区域仍正常。特点:多发生于注入局麻药后20～30min,前驱症状有胸闷、呼吸困难、烦躁不安,然后出现呼吸衰竭甚至呼吸停止。血压多出现明显下降,有的病例血压下降不明显。脊神经被阻滞常达到12～15节段。

处理:支持呼吸和循环。预防:硬膜外麻醉应遵循分次给药方法,以较少用药量达到满意阻滞平面,忌一次注入大容量局麻药(8～15mL),以免造成患者广泛脊神经被阻滞。异常广泛的脊神经阻滞的两种可能性是硬膜外间隙广泛阻滞与硬膜下间隙广泛阻滞。

5.脊神经根或脊髓损伤

(1)神经根损伤:硬膜外阻滞穿刺都是在背部进行,脊神经根损伤主要为后根,临床症状主要是根痛,即受损伤神经根分布的区域疼痛,表现为感觉减退或消失。根痛症状的典型伴发现象是脑脊液冲击症,即咳嗽、喷嚏或用力憋气时疼痛加重。根痛以损伤后3天之内疼痛最剧烈,随时间推移,症状逐渐减轻,2周左右大多数患者疼痛可缓解或消失,遗留片状麻木区可达数月以上。处理:对症治疗,预后均较好。

(2)脊髓损伤:损伤程度有轻有重,如导管直接插入脊髓或局麻药直接注入脊髓,可造成严重损伤,甚至贯穿性损害。临床患者感到剧痛并立即出现短时意识消失,随即出现完全性、松弛性截瘫,部分患者因局麻药溢出至蛛网膜下隙而出现脊麻或全脊麻,暂时不会出现截瘫症状。脊髓横贯性伤害时血压偏低而不稳定。严重损伤者多死于并发症或残废生存。

脊髓损伤早期与神经根损伤的鉴别:①脊髓损伤时患者出现剧痛而神经根损伤当时有"触电"感或痛感。②神经根损伤后感觉缺失仅限于1～2根脊神经支配的皮区,与穿刺点棘突平面相一致;而脊髓损伤感觉障碍与穿刺点不在同一平面,颈部低1节段,上胸部低2个节段,下胸部低3个节段。脊髓损伤重点在于预防,但是一旦发生要积极治疗,重点在于治疗早期的继发性水肿。主要应用大剂量皮质类固醇,以防止溶酶体破坏,减轻脊髓损伤后的自体溶解;应用脱水治疗,减轻水肿对血管内部压迫,减少神经元的损害;应用大剂量B族维生素,以促进神经组织康复。中后期治疗可应用针灸、推拿按摩、理疗行康复治疗,经治疗后部分病例可望基本康复。

6.硬膜外血肿

硬膜外间隙有丰富的静脉丛,穿刺出血率为 2%～5%,但出现血肿形成的患者并不多见。①诊断:硬膜外麻醉出现背部剧痛基本可诊断。行椎管造影、CT 或磁共振对于诊断及明确阻塞部位很有帮助。②治疗:及早手术治疗,在血肿形成后 8 小时内行椎板切除减压,均可恢复。手术延迟必将导致永久性残废,故争取时间尽快采取手术减压是治疗关键。③预防措施:对有凝血功能障碍患者和正在使用抗凝治疗的患者应避免应用硬膜外麻醉,穿刺时有出血病例应用生理盐水冲洗,每次 5mL,待回流液颜色变浅后,改全身麻醉。

7.感染

硬膜外脓肿。患者除出现剧烈背部疼痛,还出现感染中毒症状如发热、白细胞总数和中性粒细胞明显升高。治疗早期(8 小时内)行椎板切除减压引流,应用大剂量抗生素治疗,一般患者康复,延误治疗可致永久性截瘫。

第五节　喉罩和气管内插管

1981 年 ArchieBrain 发明喉罩(LMA),操作简单、迅速建立人工气道(紧急通气)、置管成功率高(未训练 87%,总成功率 99.81%),因其具有安全、微创、舒适、基本避免咽喉及气管黏膜损伤、心血管反应小和通气有效及管理方便等许多优点,现已广泛应用于临床麻醉。

气管内插管术是借助各种器械将特制的气管导管经口腔或鼻腔插入到患者气管或支气管内以维持气道开放的方法,可用于全身麻醉、心肺复苏、新生儿窒息、各种原因引起的气道塌陷或梗阻,以及各种需要机械通气治疗的患者,是麻醉医师必须掌握的一项基本操作技术。气管内插管不仅为围术期呼吸管理提供安全保障,而且可为危重患者的生命救治创造有利条件。

一、喉罩的临床应用

(一)喉罩的类型和结构

1.普通型喉罩

普通型喉罩(CLMA)由医用硅橡胶制成。由通气管、通气罩和充气管三部分组成。通气管近端开口处有连接管,可与麻醉机或呼吸机相连接。远端开口进入通气罩,开口上方垂直方向有两条平行,有弹性的索条(栅栏),可预防会厌软骨堵塞开口。通气管开口与通气罩背面以30°角附着,有利于气管导管置入。通气管后部弯曲处有一纵形黑线,有助于定位和识别通气导管的扭曲。通气罩椭圆形,近端较宽且圆,远端则较狭窄。通气罩由充气气囊和后板两部分组成,后板较硬,凹面似盾状,气囊位于后板的边缘,通过往充气管注气使气囊膨胀。充气后,罩的前面(面向喉的一面)呈凹陷,可紧贴喉部。充气管有指示气囊,并有单向阀。普通喉罩共有 1,1.5,2,2.5,3,4,5,6 等 8 种型号,6 号供 100kg 以上患者。

普通单管型喉罩有二种:①普通型(经典型 Classic LMA,C-LMA)、②SLIPA 喉罩。

2.特制型喉罩

(1)气道食管双管型喉罩

①ProSeal LMA(P-LMA)。

②Supreme LMA(S-LMA)。

③i-gel 喉罩。

④美迪斯喉罩(Guardian LMA)。

(2)可曲型喉罩(Flexible LMA,F-LMA)。

(3)插管型喉罩(Intubation LMA,I-LMA)。

(4)可视喉罩(ViewerLMA,V-LMA)。

C-LMA、F-LMA、P-LMA、S-LMA、I-LMA、GuardianLMA 为罩囊充气,SLIPA 喉罩、i-gel 喉罩为免充气喉罩。

(二)适应证和禁忌证

1.适应证

(1)常规用于各科手术:尤其适用于体表手术(如乳房手术),最好手术时间不太长(2 小时左右)。也可用于内腔镜手术(如腹腔镜胆囊手术、宫腔镜和膀胱镜手术等)。要求:①维持气道通畅;②可进行正压通气;③不影响外科手术野;④防止口腔内容物的误吸;⑤防止胃内容物返流、误吸。

(2)处理困难气道:麻醉患者发生气管插管困难约占 1%～3%,插管失败率大约在 0.05%～0.2%。"无法插管、无法通气"的情况非常少(大约 0.01%的患者),但一旦发生将会酿成悲剧。在处理困难气道中,喉罩起了很重要的作用。

(3)需要气道保护而不能气管插管的患者:如颈椎不稳定全麻患者及危重患者影像学检查等。

(4)苏醒期和术后早期应用:①早期拔管后辅助呼,使苏醒更为平稳;②协助纤维支气管镜检查;③术后的短期呼吸支持;④呼吸抑制急救。

2.禁忌证

(1)绝对禁忌:①未禁食及胃排空延迟患者;②有返流和误吸危险:如食管裂孔疝、妊娠、肠梗阻、急腹症、胸腔损伤、严重外伤者和有胃内容物返流史;③气管受压和气管软化患者麻醉后可能发生的呼吸道梗阻;④肥胖、口咽病变及 COPD;⑤张口度小,喉罩不能通过者。

(2)相对禁忌:①肺顺应性低或气道阻力高的患者:如急性支气管痉挛,肺水肿或肺纤维化,胸腔损伤,重度或病态肥胖;此类患者通常正压通气(22～30cmH_2O),常发生通气罩和声门周围漏气和麻醉气体进入胃内;②咽喉部病变:咽喉部脓肿、血肿、水肿、组织损伤和肿瘤的患者。喉部病变可能导致上呼吸道梗;③出血性体质的患者也是应用喉罩的禁忌证,出血对主气道造成的危害与气管插管并无很大区别,因为两者的操作过程均可能使患者引起大量出血;④呼吸道不易接近或某些特殊体位:如采用俯卧、侧卧和需麻醉医师远离手术台时。因 LMA 移位或脱出及呕吐和返流时,不能立即进行气管插管和其他处理;⑤喉罩放置如果影响到手术区域或者是手术可能影响喉罩功能,例如耳鼻喉科、颈部以及口腔科手术等。

(三)使用喉罩前准备和麻醉诱导方法

1.使用喉罩前准备

(1)询问病史:与喉罩应用有关的病史包括:①禁食时间、抑制胃动力药物的应用;②有无疼痛及疼痛的程度;③手术部位、手术体位和手术时间等;④气道异常是否影响喉罩插入和通气。

(2)喉罩选择和准备

①型号选择：目前喉罩选择以体重作为参考(表 6-5-1)。

表 6-5-1 喉罩型号选择

型号	适用对象	标准注气量(mL)
1	<5kg 婴儿	4
1.5	5～10kg 婴幼儿	7
2	10～20kg 幼儿	10
2.5	20～30kg 儿童	14
3	30kg 体形小成人	20
4	50～70kg 的成人	30
5	70kg 以上的体形大成人	40
6	100kg 以上成人	50

②使用前检测：a.检查通气管的弯曲度，将通气管弯曲到 180°时不应有打折梗阻，但弯曲不应超过 180°，避免对喉罩的损伤；b.用手指轻轻地检查通气罩腹侧及栅栏，确保完好；c.用注射器将通气罩内气体完全抽尽，使通气罩壁变扁平，相互贴紧。然后再慢慢注入气体，检查活瓣功能是否完好和充气管、充气小囊是否漏气；d.将通气罩充气高出最大允许量的 50%气体，并保持其过度充气状态，观察通气罩是否有泄漏现象，喉罩的形态是否正常和喉罩壁是否均匀；e.润滑剂主要涂于通气罩的背侧。

2.麻醉诱导方法

(1)面罩给氧：有效的面罩给氧为吸入 10L/min 的新鲜气流量，自主呼吸 3 分钟(有肺部疾患的需要更长时间)；或 6 次达到肺活量的深呼吸；使呼气末氧氧浓度达到 90%～95%。

(2)表面麻醉和喉上神经阻滞(必要时实施)

①口咽喉部应用表面麻醉能够减少置管时的反应。诱导前实施表面麻醉一般通过喷雾或漱口。表面麻醉可以改善喉罩置管条件。

②喉上神经阻滞对清醒患者有预防喉罩置入时咳嗽和喉痉挛。

(3)麻醉诱导

①丙泊酚：成人静脉注射剂量为 1.5～2mg/kg，小儿为 3～4mg/kg。但应根据患者的情况来调整。丙泊酚的靶控输注浓度成人为 3～5μg/mL。

②七氟烷：喉罩七氟烷的吸入最低肺泡有效浓度(MAC)分别为 1.7%，联合使用 N_2O 时，吸入浓度应减低。

③氯胺酮：2～3mg/kg，合用咪达唑仑 0.05mg/kg 或依托咪酯 0.3mg/kg。使用肌松药能够提供更好的置管条件。

④肌松药：如不保留自主呼吸可用肌松药，同时使喉罩更易置入并正确到位。常用肌松药少于气管插管的剂量，一般为 1 倍 ED_{95} 的剂量即可满足要求。

(5)麻醉深度：临床标志下颌松弛，反应丧失，BIS≤50。

（四）喉罩置入技术

1.喉罩置管步骤

操作步骤如下：

（1）第1步：用非操作手托患者后枕部，颈部屈向胸部，伸展头部，示指向前，拇指向后，拿住通气管与罩的结合处，执笔式握住喉罩，腕关节和指关节部分屈曲，采取写字时的手势，这样能够更灵活地控制喉罩的运动。

（2）第2、3步：用手指将口唇分开，以免牙齿阻挡喉罩进入。将通气罩贴向硬腭，在进一步置入口咽部时，必须托住枕部伸展头部。影响置管的因素包括患者牙齿的位置、张口度、舌的位置和大小、硬腭的形状以及喉罩气囊的大小。从口腔正中将涂了润滑剂的气囊放入口中并紧贴硬腭。通气罩的末端抵在门牙后沿着硬腭的弧度置管；或笔直将整个通气罩插入口中，再调整入位。小心防止气囊在口中发生皱褶。在进一步推送喉罩时，必须检查口唇是否卡在导管和牙齿之间。

（3）第4步：当患者的头、颈和通气罩的位置正确后，把喉罩沿着硬腭和咽部的弧度向前推进。用中指抵住腭部，轻施压力，并轻轻转动调整位置。当喉罩无法再向前推进时，抽出手指，并给通气罩注气，为了防止移动喉罩，应握住通气管末端，直到手指退出口腔。

喉罩置入过程：①没有口腔后壁的阻力；②通气罩可顺利地滑入咽喉近端；③感受到咽喉部远端特征性的阻力，通常喉罩置入的解剖位置是正确的。来自口腔后部的阻力通常提示通气罩远端有折叠（多数情况）或置入鼻咽部（很少发生）。如阻力来自咽喉近端，有可能是舌或会厌入口发生阻塞。如果没有特征性的阻力出现，可能喉罩没有插到足够的深度。

如果通气罩置入正确，在通气罩充气时，导管可以从口中向外伸出1cm。如果通气罩是部分充气或在置入前已充气，这一现象不明显。

2.通气罩充气和喉罩固定

（1）通气罩充气：①充气"恰当密闭容量"是指通气罩充气后能保持呼吸道和胃肠道密闭所需要的最小的气体容量。通过给通气罩充气后再放气时出现口咽部轻微漏气后再充气，至漏气正好消失得到呼吸道密闭且可进行正压通气。一般成人3号喉罩充气15～20mL，最多35mL，4号喉罩为22～30mL，最多60mL。胃肠道的适当密闭容量为最大推荐容量的22%。少充气或过度充气都会引起临床问题；②过度充气：过度充气牵涉对呼吸道和消化道的密闭效果；增加咽喉部的发病率；干扰部分外科视野；扭曲局部解剖；降低食管括约肌张力；激活气道防御反射。

（2）密闭效果：①呼吸道的密闭效果：最有效的呼吸道密闭容量是最大推荐容量的三分之一或三分之二。当充气量超过这一范围时，会少量增加封闭效果但有时却会产生减小。如果通气罩持续充气超过最大推荐容量时，最终会从咽部溢出；②消化道的封闭效果：最有效的消化道密闭是给予比呼吸道密闭更高容积的气体。当充气量超过最大推荐量时，胃胀气的风险性增高；③咽痛和吞咽困难的发病率：会随着通气罩容积的增大而增加。可能与通气罩压迫黏膜有关；④干扰外科手术野：如果通气罩过度充气，其近端接近扁桃体，将会干扰扁桃体手术；⑤局部解剖变异：如果通气罩过度充气会压迫颈静脉；颈内静脉置管困难；外科误诊；病理解剖学上的移位；⑥减少食管括约肌张力：通气罩容量不会影响食管下括约肌张力，但可以减少食管上括约肌的收缩性;⑦气道防御反射,通气罩注入常用容量的气体一般不会影响;⑧充气不足:通气罩充气不足可能使气道的密闭不充分;易发生胃胀气和返流误吸。

当通气罩压力降到 22mmHg 时,自主呼吸的潮气量没有影响,但完全放气后将会减少潮气量。当通气罩密闭压力小于 $10\sim15cmH_2O$ 时,将不能使用正压通气。小于 $15cmH_2O$ 时,通气罩对气道漏气的防御作用将丧失。通气罩容量小于最大推荐容量的 1/4 时,就不能封闭食管上括约肌。通气罩应该充气至最大推荐容量 2/3,然后调整至恰当密闭容量。通气罩充气量不应该超过最大充气容量,也不应该小于最大推荐容量四分之一。

通气罩内压:N_2O 容易扩散进入硅酮材料制成喉罩的通气罩中,引起麻醉维持期间通气罩压力逐渐升高。体外试验时发现,将通气罩暴露在含 66％N_2O 的氧中仅 5 分钟,通气罩压上升超过 220％。100 例患者使用普通型喉罩的患者吸入 66％N_2O,手术结束时,通气罩压从最初的 45mmHg 上升到 100.3mmHg。因此 N_2O 麻醉期间必须间歇抽出部分通气罩内气体,避免使用 N_2O 防止通气罩内压升高。降低术后喉痛等并发症的发生率。

(3)防咬装置。理想的防咬装置是:①防止导管闭合和牙齿损伤;②便于放置和取出;③对患者没有刺激和损伤;④不影响喉罩的位置和功能。最常用的是圆柱形纱布。将其放在臼齿之间的合适位置,露出足够的长度用于带子或胶布固定。最新生产的喉罩,通气管在适当位置质较硬可防咬。

(4)喉罩固定:一次性喉罩和气道食管双通型喉罩都相似。理想的固定应很好地满足患者和外科手术的要求。高强度的粘胶带也应用于麻醉医师不能接近头颈或是侧卧位和俯卧位的手术。胶带应该有 2~3cm 宽,一端粘于上颌骨上然后绕住导管和防咬装置的下方伸出在撕断前固定于另一侧的上颌骨。导管的近端应固定于离颏前下方 5cm 处。再用一条胶布对称地压喉罩通气管,并固定在两侧的下颌。重要的是不能完全包裹导管,应留出一部分导管用于观察液体返流情况。

(五)置管存在问题和注意事项

1.存在问题

(1)置入和充气失败

①置入原因:包括:a.麻醉深度不够;b.技术操作失误;c.解剖结构异常。

②充气失败原因:包括:a.充气管被咬或在喉罩栅栏条上打折;b.充气管被牙撕裂;c.充气管活瓣被异物堵塞。

③处理:加深麻醉解和除置入时的机械原因或用需用其他方法置入。

(2)通气失败

①气道阻塞:包括:a.气道异物阻塞;b.被咬闭;c.通气罩疝。

②气道损伤:包括:a.通气罩和咽喉部的位置不符;b.通气罩与声门位置不正确;c.通气罩在咽部受压;d.严重的会厌软骨返折;e.声门关闭;f.肺顺应性降低;g.口咽部损伤和异常:唇、牙齿、软腭、腭垂、扁桃体、咽喉、会厌软骨、杓状软骨和声带等的损伤或结构异常。

2.置管注意事项

(1)优选标准技术:失败后,换用其他方法。

(2)适当麻醉深度:抑制气道保护性反应。

（3）调整通气罩容积：①增加（或较少见的减少）通气罩容积可以改善密闭效果；②通气罩充气后边缘柔软，便于进入咽喉部；③如通气罩错位，充气和放气后，通气罩可能到位；④如远端通气罩位于声门入口，放气可以改善气流；⑤机械性故障：如通气罩的远端向后发生折叠，充气和放气可能松开折叠。

（4）调整头颈部位置：置入失败和气道梗阻引起的通气失败也可采用嗅花位纠正。喉罩封闭不佳可用颏，胸位纠正。

（5）提颏或推下颌：通过提高会厌软骨以及增加咽的前后径纠正置入失败。提起和（或）减少声带的压力纠正因气道梗阻引起的通气失败。

（6）压迫颈前部：适当压迫颈前部的方法可使通气罩紧贴舌周组织并插入咽部周围的间隙，可纠正因密闭不佳引起的通气失败。

（7）退回或推进通气罩：①退回：喉罩太小能进入咽的深部并使近端的通气罩与声门入口相对。置入容易但出现气道梗阻，导管在口腔外很短时，将导管退回几厘米会有所改善。然后应考虑更罩；②推换大一号的喉进：置入深度不够或喉罩太大，远端通气罩可能处于声门入口或进入声门。再堆进或更换小一号喉罩。喉罩在置入时如遇阻力，不应强行用力以免引起损伤；③退回和推进：退回和推进通气罩大约5cm，常用于纠正发生会厌折叠时，成功率很高。

（8）重置喉罩：重置喉罩纠正置入失败通气失败。

（9）更换不同类型的喉罩：不同的喉罩有很多不同点，应依据失败的原因选择备用喉罩。

（六）喉罩通气管理

1.通气方式

（1）自主呼吸

①优点：a.对喉罩密闭压的要求较低；b.吸入麻醉时能自主调节麻醉深度；c.胃内充气的危险性下降。

②缺点：a.有效气体交换的效果不足；b.不能使用肌松药；c.阿片类等药物使用的剂量受限制；d.长时间手术易发生呼吸疲劳。在气道通畅的情况下与面罩自主呼吸的做功相似，但低氧发生率低于面罩通气。

（2）正压通气

①优点：a.保证气体交换；b.允许使用肌松药和大剂量阿片类药物；c.避免呼吸肌疲劳。

②缺点：a.口咽部漏气，影响通气效果；b.食管漏气，胃胀气。气道食管双管型喉罩提高喉罩的通气效果，气道内压不宜超过 $20cmH_2O$。

（3）长期使用喉罩：一般认为不宜超过 2 小时。随麻醉时间延长而误吸率升高。但长时间麻醉采用喉罩也有一定优点：①有利于保留自主呼吸，呼吸做功减少；②患者对喉罩耐受好，允许不用肌松药实施正压辅助通气；③不干扰气道纤毛活动，减少术后肺部感染。有报道认为喉罩麻醉2～4 小时内是安全的，4～8 小时仍属安全的，超过 8 小时有待研究。大于 22 小时可能引起咽喉部损伤。但长时间喉罩通气应采用气道食管双管型喉罩并插入胃管，定时吸引，以减小胃内容量。喉罩通气罩内压不可太高。插管型喉罩不适宜长时间的麻醉。

2.拔除喉罩

清醒拔喉罩的气道梗阻发生率低。但屏气、咳嗽、喉痉挛、低氧血症和咬合的发生率较高。

深麻醉下拔喉罩可以避免气道反射性活动对喉部的刺激,减少误吸。儿童在深麻醉下拔喉罩的咳嗽和低氧血症发生率较低。清醒拔喉罩引起返流的发生率较低。对于成人和大于 6 岁的儿童,首选清醒拔喉罩,小于 6 岁的儿童两者兼可。当面罩通气困难、咽喉部有血污染、无牙患者清醒拔管可能更为合适。喉罩位置不好或有上呼吸道感染适宜于深麻醉下拔喉罩。

(七)并发症

1.返流误吸

普通型喉罩不能有效防止胃内容物误吸。应用 LMA 患者的胃内容物返流发生率可高达 33%,但具有临床意义的误吸发生率仅为 1/9000～1/220 000。据上海交通大学附属仁济医院嘉定分院报告 2000 例普通型喉罩应用于腹腔镜手术麻醉,并发误吸 3 例,但无不良后果。气道食管双管型喉罩可预防返流误吸的发生。对误吸风险较大的人群,使用喉罩应慎重。

2.喉罩移位

喉部受压、拖拉喉罩导管、通气罩充气过度等原因均可能导致喉罩移位,表现为喉罩向外突出和气道不通畅。处理可将喉罩推回原位或者拔出后重新插入。如果胃管尚在位,气道食管双管喉罩很容易重新恢复到正常位置。

3.气道梗阻

原因为 LMA 位置不当通气罩折叠、会厌下垂部分遮盖、声门通气罩充气过度。也可是通气罩旋转、通气导管扭折、异物、喉痉挛和声门闭合等引起。喉罩通气导管被咬、扭曲、异物可能引起通气导管阻塞。扁桃体手术时常发生开口器压迫喉罩通气导管导致阻塞。螺纹钢丝加固的可曲型喉罩和气道食管双管型喉罩较少发生导管阻塞。如不能解除应立即拔出喉罩后重新置入。

4.通气罩周围漏气

通气罩周围漏气可造成通气不足,发生率大约为 8%～20%,多由通气罩型号、位置或充气量不合适所致。头颈部移动或通气罩内充气减少使通气罩密闭性下降。临床表现为无气道压升高的情况下出现明显漏气。喉罩应用于肺顺应性降低或气道阻力增高的患者时,由于平台压的增高,会引起漏气造成通气不足,当气道峰压大于 $30cmH_2O$ 时不适合使用喉罩。按原因分别处理,将头颈部恢复至原始位置,通气罩加注气体,调整喉罩位置,拔出喉罩后重新插入。

5.胃胀气

正压通气时气道内压力超过下咽部的密闭压,气体经食管进入胃引起胃胀气,发生率在<3%左右。反复吞咽活动也可能引起胃胀气。气道食管双管型喉罩发生气道部分阻塞时也可能引起胃胀气。处理包括调整喉罩位置,降低吸气峰压,改用自主呼吸,以防止胃胀气加剧。反复吞咽活动者可加深麻醉深度。必要时在喉罩置入后插入胃管减压,插胃管失败者应改用气道食管双管型喉罩或气管内插管。

6.气道损伤

咽痛、声音嘶哑和吞咽困难等可由于插入时损伤和黏膜肌肉的持续受压,与操作的熟练程度、LMA 大小、通气罩注入空气的多少有关(囊内压不高于 $60cmH_2O$)。对张口度过小(<2.5～3.0cm)的患者、有声门上部或下咽部的损伤、扁桃体重度肥大以及明显的喉或气管的偏移等咽喉部病变患者都不宜选用。

二、气管内插管技术

(一)适应证、禁忌证和优缺点

气管或支气管内插管是实施麻醉的一项安全措施,因此不论成人或小儿,只要初步具备适应证,就可选用,其优点多于缺点。

1.适应证

(1)绝对适应证:指患者的生命安危取决于是否采用气管内插管,否则禁忌在全麻下手术。绝对适应证有:①全麻颅内手术。②胸腔和心血管手术。③俯卧或坐位等特殊体位的全麻手术。④湿肺全麻手术。⑤呼吸道难以保持通畅的患者(如颌、面、颈、五官等全麻大手术,颈部肿瘤压迫气管患者,极度肥胖患者等)。⑥腹内压增高频繁呕吐(如肠梗阻)或饱胃患者。⑦某些特殊麻醉,如并用降温术、降压术及静脉普鲁卡因复合麻醉等。⑧需并用肌松药的全麻手术。

(2)相对适应证:取决于麻醉医师个人技术经验和设备条件,一般均为简化麻醉管理而选用,如时间长于 2 小时的任何全麻手术;颌面、颈、五官等中、小型全麻手术等。

2.禁忌证

(1)绝对禁忌证:喉水肿、急性喉炎、喉头黏膜下血肿,插管创伤可引起严重出血,除非急救,禁忌气管内插管。

(2)相对禁忌证:呼吸道不全梗阻者有插管适应证,但禁忌快速诱导插管。并存出血性血液病(如血友病、血小板减少性紫癜症等)者,插管创伤易诱发喉头声门或气管黏膜下出血或血肿,继发呼吸道急性梗阻,因此宜列为相对禁忌证。主动脉瘤压迫气管者,插管可能导致动脉瘤破裂,均宜列为相对禁忌证。如果需要施行气管插管,动作需熟练、轻巧,避免意外创伤。鼻道不通畅鼻咽部纤维血管瘤、鼻息肉或有反复鼻出血史者,禁忌经鼻气管内插管。麻醉者对插管基本知识未掌握、插管技术不熟练或插管设备不完善者,应列为相对禁忌证。

3.优缺点

(1)可有效保持呼吸道通畅,便于清除气管支气管系分泌物。

(2)对呼吸功能不全或喉反射不健全患者,可有效施行辅助呼吸或控制呼吸,避免胃膨胀并发症。

(3)对胸腔内手术患者或需要呼吸治疗患者,可按需施行各类正压通气。

(4)允许手术者将患者安置在任何体位(俯卧、侧卧、坐位和头低脚高位等),患者不致产生过分的通气障碍。

(5)允许麻醉科医师远离患者继续有效操作麻醉与通气。

(二)插管前检查与估计

插管前应常规施行有关检查,并对下列问题做出决定:①选用何种插管途径(经口或经鼻)和麻醉方法(全麻或清醒)。②是否存在插管困难问题,需采取何种插管方法解决。

插管前常规检查项目包括以下五个方面。

1.鼻腔

拟经鼻插管者,需测试每侧鼻道在捏住对侧鼻孔后的通气状况,有无阻塞或不通畅,有无鼻中隔偏歪、鼻息肉或鼻甲肥大等病理改变,过去是否有鼻外伤史、鼻出血史、鼻病变史、鼻呼吸困难史以及鼻咽部手术史。

2.牙齿

(1)有无松动龋齿或新近长出的乳齿或恒齿,其齿根均浅,缺乏周围组织的有力支持,易被碰落。乳齿一般于出生后 6 个月长出;恒齿于 6 岁时长出,至 12 岁全换。因此,在 6～12 岁期间要特别重视保护牙齿。牙周膜炎可致齿槽骨疏松和牙龈萎缩,由此会导致牙齿松动,原则上均应于手术前拔除。

(2)有无固定牙冠或牙桥,注意其部位,多数用瓷釉制作,质地较脆易碎,操作喉镜时要重点保护。

(3)有无活动性牙桥或假牙,术前应摘下留在病房。

(4)有无异常牙齿,如上门齿外突或过长、上下齿列错位、缺牙碎牙或断牙等,注意其部位。异常牙齿易在喉镜操作过程中遭损伤(松动、折断或脱落),应注意避免。

3.张口度

正常最大张口时,上下门齿间距介于 3.5～5.6cm,平均 4.5cm(相当于 3 指宽);如果仅约 2.5～3.0cm(2 指宽),为 Ⅰ 度张口困难,但一般尚能置入喉镜接受慢诱导或快速诱导插管;如果为 1.2～2.0cm(1 指宽)者,为 Ⅱ 度张口困难;小于 1cm 者,为 Ⅲ 度张口困难。Ⅱ 度以上张口困难者,见于颞颌关节病变(炎症、强直);颌面部瘢痕挛缩(炎症、外伤或烧伤后遗症);颌面、舌或口内肿瘤以及先天性疾病(如巨舌小颌症小颌伴小口畸形)等。此类患者无法置入喉镜,明视经口插管均属不可能,多数需采用经鼻盲探或其他方法插管。

4.颈部活动度

正常人颈部能随意前屈后仰、左右旋转或侧弯。从上门齿到枕骨粗隆之间划连线,取其与身体纵轴线相交的夹角,正常前屈为 165°,后仰大于 90°。如果后仰不足 80°,提示颈部活动受限,插管可能遇到困难,见于颈椎病变(类风湿性关节炎、颈椎半脱位或骨折、颈椎椎板固定术后等)、颈部病变(颈部巨大肿瘤、瘢痕挛缩、颈动脉瘤等)、过度肥胖(颈粗短、颈背脂肪过厚)或先天性疾病(斜颈、颈椎骨性融合等)。此类患者可有正常的张口度,但不能充分显露声门,多采用盲探或其他插管方法,以经口手指探触引导插管较为实用。

5.咽喉部情况

咽腔炎性肿物(扁桃体肥大、扁桃体周围脓肿、咽后壁脓肿)、喉病变(喉癌、喉狭窄、喉结核、声带息肉、会厌囊肿、喉外伤、喉水肿)及先天性畸形(喉结过高、喉蹼、喉头狭窄、漏斗喉)等患者,可有正常的张口度和颈部活动度,但因插管径路的显露有阻挡,无法经声门做气管插管,需考虑先做气管造口后插管。

插管前对上述五方面问题进行常规检查的目的主要在于掌握插管的难易程度。气管插管困难是指声门不能完全显露或无法完成常规插管的情况。如果因估计不足而遇到困难,不仅会因插管失败而使某些手术无法进行,更有威胁患者生命甚至死亡的潜在危险。有时尽管检查都基本正常的患者,也可能出现意想不到的插管困难。因此,插管前应仔细检查,客观估计插管难易程度具有重要意义。

有人介绍一种简单易行的估计分类法:让患者端坐,嘱张口伸舌在手电筒照射下观察咽部,根据能看到的咽部结构,判断插管的难易程度。其分类标准详见表 6-5-2。对Ⅰ、Ⅱ类患者一般不存在插管困难;对Ⅲ、Ⅳ类患者需警惕发生插管困难。首先应禁忌采用快速诱导插管,以清醒插管为安全;其次需考虑插管对策,可酌情选用经鼻盲探插管、经口手指探触引导插管、导引管引导插管、纤维光导喉镜引导插管或逆行引导插管等法。

表 6-5-2　插管难易程度的简易分类法

	能见到的咽部结构	实际能显露声门的程度
Ⅰ类	软腭、咽峡弓、悬雍垂、扁桃腺窝、咽后壁	声门可完全显露
Ⅱ类	软腭、咽峡弓、悬雍垂	仅能见到声门后联合
Ⅲ类	软腭、悬雍垂根部	仅能见到会厌顶缘
Ⅳ类	软腭	看不到喉头任何结构

(三)明视经口气管内插管法

明视经口气管内插管法为麻醉科医师必须熟练掌握的一项基本技能,为临床最常用的插管方法,要求做到安全、正确、无损伤。不论在清醒、镇静状态或全麻肌松药作用下,都能迅速完成经口明视气管内插管。清醒插管需要患者合作,可能出现恶心、呕吐反应,但呼吸道反射仍然保存,心血管、呼吸和神经系统抑制最轻为其优点。全麻诱导插管可提供肌肉松弛,呼吸道反射消失的有利插管条件,但可能出现药物不良反应,有时可能遇到插管困难。

1.插管前准备与思考

为显露声门要求全麻达到咬肌完全松弛和咽喉反射消失,即 3 期 3 级麻醉深度,显然对老年、休克、危重、消瘦衰弱患者很不安全。目前绝大多数采用浅全麻并用肌松药施行气管内插管,即快速诱导插管法,但必须具备人工通气装置和技术。

(1)导管的选择

①成人:a.导管内径(ID)的选择。经口腔气管导管在男性成人一般需用内径 8.0～9.0mm 的导管;女性成人需用内径 7.0～8.0mm 的导管。经鼻腔气管导管的内径则需分别各减少 1mm。b.导管插入长度。自牙槽嵴计算起,在女性导管插入长度为 20～22cm;在男性导管插入长度为 22～24cm;如系经鼻腔插管,需分别增加 2～3cm。

②儿童:气管导管内径需根据年龄和发育大小来选择,详见表 6-5-3,其中列出较适中的导管内径,据此尚需常规准备比其大一号和小一号的导管各一根,在喉镜下直视声门大小,再最后选定内径最适合的导管用于插管。

表 6-5-3　小儿气管导管选择的最适中尺寸推荐

小儿年龄	导管的内径(mm)	小儿年龄	导管的内径(mm)
新生儿	3.0	6 岁	5.5
6 个月	3.5	8 岁	6.0
18 个月	4.0	12 岁	6.5
3 岁	4.5	16 岁	7.0
5 岁	5.0		

③6 岁以内小儿：气管导管内径的选择，已如前述，也可利用公式做出初步估计。

导管内径(mmID)＝4.0＋(岁÷4)

导管内径(mmID)＝(16～18＋岁)÷4

一根 ID 满意的导管允许在 20～25cmH$_2$O 气道压力下不出现漏气现象；如果在气道压力<10cmH$_2$O 时即出现漏气，提示需要更换为较大的下一号导管(例如 ID 从 4.0mm 增至 4.5mm)。

(2)导管插入深度的估计：可根据年龄用公式估计从牙槽或鼻孔至导管尖端的插管长度，导管尖端的位置相当于气管的中段位。

经口插管的深度(cm)＝12＋(岁÷2)

经鼻插管的深度(cm)＝15＋(岁÷2)

(3)套囊充气：选择恰当的导管内径与插入长度具有重要性，特别对小儿更为重要。导管过粗可引起喉、气管损伤或致插管失败；术后声嘶、喉损伤和气管狭窄等并发症的发生率增高。导管过细，插入操作虽较为容易，但在选用无套囊导管时可出现严重漏气；在选用有套囊导管时，为保证不漏气，套囊需充入大量气体，这样就形成高压套囊，压迫气管壁对毛细血管血流灌注不利；此外，气管导管阻力将显著增加。呼吸做功和气道阻力与导管的内径呈反比。气管导管内径每减小 1mm，呼吸做功将由 34％增加至 154％；气道阻力将由 25％增加至 100％，提示不应选择过细的气管导管。

(4)气管导管前端的位置

①在成人，安置气管导管前端的正确位置应在气管隆突之上约 5cm 处。但导管的位置容易受头位的活动而影响。颈过伸位时，气管导管前端可向咽喉方向移动平均 1.9cm；颈过屈位时气管导管前端可向隆突方向移动；颈向侧方旋转时导管前端可向咽喉方向移动 0.7cm。

②在小儿，其气管长度随年龄而变化。新生儿从声带至隆突的距离仅约 4cm。因此，导管随头位活动而影响的问题具有突出的重要性。判断导管插入深度是否合适的最好方法是：插入气管导管后，随即用听诊法对头处于过伸位或过屈位时的呼吸音进行鉴别，以确定导管的位置是否适宜或太深(有支气管内插管可能)或不够深(有脱管可能)。

2.插管前的麻醉

(1)气管插管前的麻醉方法分类

①诱导插管法：指在全麻达到一定深度后，进行插管操作。

②清醒插管法：指在咽喉气管内表面麻醉下，施行气管内插管操作。诱导插管法是目前临床上应用最多的插管前麻醉方法，且多数选用静脉快速诱导插管(或称浅全麻插管)法。

(2)注意事项：采用静脉快速诱导插管之前，需注意以下事项。

①要求麻醉者具有熟练的插管操作技术，并具备呼吸管理技能，否则不宜贸然采用。

②注射硫喷妥钠之前，应先用麻醉机面罩施行高流量纯氧去氮操作 3min。注射琥珀胆碱之后，一定要施行数次过度通气，以提高机体氧储备，抵消插管无通气期的缺氧和 CO$_2$ 蓄积。为切实做到此点，必须保持麻醉面罩与患者面部紧贴不漏气，事先需认真检查。

③从注射硫喷妥钠和琥珀胆碱起至插管操作之前，必须保持呼吸道绝对通畅。于此期间最易发生舌根后坠，可利用头后仰姿势并托起下颌来克服。

④琥珀胆碱的有效作用仅 2～3min，故应掌握插管操作的时机，一般以琥珀胆碱去极化的

肌颤作用消失为最佳时机。插管过早,肌肉尚未完全松弛,声门未开全;插管过晚,肌肉张力开始恢复,声门转为活跃。两者均容易导致插管失败或插管损伤。

⑤遇重危或心肺功能不全患者,应避用硫喷妥钠诱导或予应用时剂量必须减小,注速应极缓慢,以不使血压下降为原则,为安全计,宜改用咪达唑仑、氯胺酮、羟丁酸钠等对心血管抑制较弱的镇静催眠药施行麻醉诱导。也可吸入氟烷、恩氟烷或异氟烷,待达到 3 期 1 级麻醉,继以静脉注射肌松药后插管。

⑥凡估计插管困难症患者,严禁采用快速诱导插管,因显露声门费时,极易导致严重缺氧、CO_2 蓄积和继发心跳骤停事故。

3.插管操作方法

(1)浅全麻插管:以单次静脉注射 2.5% 硫喷妥钠 4～16mL 最为常用,也可改用羟丁酸钠、异丙酚、咪达唑仑或地西泮,待患者入睡后,继以静脉注射琥珀胆碱 0.8～1mg/kg 及芬太尼 4～8μg/kg,使患者达到神志消失、肌肉完全松弛、呼吸停止和镇痛良好的状态,然后在几次纯氧过度通气后,应用喉镜明视声门下施行气管内插管。注意事项:①在显露声门过程中,患者的自主呼吸已停止,为防止患者缺氧,在使用喉镜前应强调常规应用面罩施行纯氧吸入去氮操作,以提高体内氧的储备量和肺内氧浓度,纠正潜在的低氧血症,缓冲插管无通气期的缺氧,延长插管期呼吸停止的时限,显然其安全性显著提高。②肌松药最常用琥珀胆碱,注药后即出现全身性肌颤,约持续 40～50s 停止,同时自主呼吸也完全消失,故必须予施行过度通气后方可插管。肌松药可换用潘库溴铵(0.1mg/kg)、维库溴铵(0.1mg/kg)或阿曲库铵(0.4～0.6mg/kg)等,静脉注射 50～60s 后即可插管。

(2)插管时的头位:插管前安置一定的头位,以使上呼吸道三轴线重叠成一条轴线,具体有两种头位:①经典式喉镜头位,又称悬挂式喉镜头位。患者取仰卧,肩部齐手术台前端边缘,肩下垫沙袋,由助手支托枕部,达到头顶指向地、枕部低于颈椎水平线的程度,此时三条轴线的改变使舌部和会厌被推向前下,在上提喉镜的配合下,三条轴线较易重叠成一线。本体位的安置较费事、复杂,仅适用于颈项细长的病例,且门齿损伤的机会较多,今已罕用。②修正式喉镜头位。头垫高 10cm,肩部贴于手术台面,这样可使颈椎呈伸直位,颈部肌肉松弛,门齿与声门之间的距离缩短,咽轴线与喉轴线重叠成一线,有人称此头位为嗅花位或士兵立正敬礼位。在此基础上再使寰枕关节部处于后伸位,利用弯型喉镜将舌根上提,即可使三条轴线重叠成一线而显露声门。本头位的安置较简单,轴线的重叠较理想,喉镜着力点在舌根会厌之间的脂肪组织,无需用门齿作支点,故较为通用。

(3)喉镜和插管操作法:直形与弯形喉镜的操作法有所不同。常用的弯形喉镜操作步骤如下。

①麻醉者站在患者的头端,升高手术床以使患者的头位相当于麻醉者的剑突水平。

②喉镜显露声门与插入气管导管。使用弯形喉镜显露声门,必须掌握循序渐进、逐步深入的原则,以看清楚下列三个解剖标志为准则:第一标志为悬雍垂;第二标志为会厌的游离边缘;第三标志为双侧杓状软骨突的间隙。看到第三标志后,上提喉镜,即可看到声门裂隙;若一时仍看不到第三标志或声门,可请助手在喉结部位向下做适当按压,往往有助于看到第三标志及声门。

③弯形喉镜片的着力点:应正确掌握着力点在喉镜片的顶端,并用上提喉镜的力量来达到显露声门的目的。切忌以上门齿作为喉镜片的着力点,用撬的力量去显露声门,否则极易造成门齿脱落损伤。a.左手握喉镜,右手轻轻推伸头部以使患者的口腔自动开启。有时为开大患者的口腔,需麻醉者施行一定的手法,将右手拇指深入患者口腔内的下臼齿部位,握住下颌向前推并向上提起下颌,即可使患者的口腔充分开大,同时拨开下唇。b.用左手持喉镜沿口角右侧置入口腔,将舌体推向左,使喉镜片移至正中位,此时可见到悬雍垂(为显露声门的第一个标志),慢慢推进喉镜使其顶端抵达舌根,稍上提喉镜,可看到会厌的边缘(为显露声门的第二标志)。

④直形喉镜片的着力点:看到会厌边缘后应继续稍推进喉镜,使其顶端越过会厌的喉侧面,然后上提喉镜,以挑起会厌的方式显露声门。此与弯形喉镜片在其顶端抵达舌根与会厌交界处,用上提喉镜以翘起会厌而显露声门的方式完全不同。

⑤右手以握毛笔式手势持气管导管,斜口端对准声门裂,如果患者自主呼吸尚未消失或有所恢复时,在患者吸气末(声门外展最大位)顺势将导管轻柔地插过声门而进入气管,此时应强调在直视下缓缓推人导管。导管插入气管内的长度,成人一般以见不到套囊后再往前推进1~2cm即可(约5cm长);小儿插入长度以2~3cm为准。如果使用导管芯,在导管斜口进入声门1cm时,要及时抽出。

⑥导管插入气管后,要立即塞入牙垫,然后退出喉镜,套充气囊,证实导管确在气管内后,将导管与牙垫一起妥加固定,并立即加深麻醉。如果出现呛咳或屏气,应将牙垫、导管和颏部一并握住,以防脱管。需警惕导管误插入食管或导管插入过深而误入一侧主支气管;并检查导管是否通畅,有无扭曲,随时吸出气管内分泌物,一次吸痰时间不应超过20s,吸痰应严格掌握无菌操作技术。

4.确诊导管在气管内的方法

导管插入气管后,应立即确诊导管确实在气管内,而不会误插在食管内。通过呼吸囊压入气体,同时做如下观察即可做出确诊:①听诊腋窝和剑突上的肺呼吸音,双侧肺应完全一致。②观察胸廓起伏活动,双侧应均匀一致。③观察呼出气的 CO_2 参数,应为阳性。上述指标都属正常时,即可确定气管导管位置正确,导管误入食管或深入支气管可以排除。气管导管被插入右侧主支气管,正压通气时只有一侧胸廓起伏和呼吸音,需及时拔出导管少许加以调整,直至双侧呼吸音恢复和双侧胸廓同时起伏方称满意。

5.注意事项

(1)显露声门是气管内插管术的关键,必须根据解剖标志循序推进喉镜片,防止顶端推进过深或太浅。

(2)显露声门的操作要迅速正确,否则麻醉转浅,插管即不易成功。如果麻醉已经转浅,必须重新加深麻醉或追喷表面麻醉药,不应勉强插管,否则易造成插管损伤。

(3)应将喉镜的着力点始终放在喉镜片的顶端,并采用上提喉镜的手法,严禁将上门齿作为支点,利用撬的手法,否则极易碰落门齿。

(4)导管插入声门必须轻柔,最好采用旋转导管作推进的手法,避免使用暴力;如遇阻挡,可能为声门下狭窄(漏斗喉)或导管过粗所致,应更换较细的导管,切忌勉强硬插管。

（5）体肥、颈短或喉结过高的患者，有时喉头虽已显露，但无法看清声门，此时可请助手按压喉结部位，可能有助于看清声门或利用导管芯将导管变成"L"形，用导管前端挑起会厌，施行盲探插管。

（6）插管完成后，要核对导管的插入深度，并要及时判断是否有误插入食管的可能性。导管外端有温热气流呼出，能听到呼吸气流声，两肺呼吸音左、右、上、下均匀一致，挤压贮气囊两侧胸廓同时均匀抬起，无上腹部膨隆，提示导管位置合适，否则表示导管已经进入一侧总支气管或误入食管，必须立即调整或重插。

（四）明视经鼻气管内插管法

1.适应证

适用于某些场合，如颈椎不稳定、下颌骨折、颈部异常、颞颌关节病变、口咽感染、拟行口腔或颌面手术的患者。本法操作较费事，比经口插管的创伤较大，常会引起鼻出血。

2.禁忌证

经鼻插管禁用于颅底骨折、出血缺血、正在使用抗凝药、鼻腔闭锁、鼻骨骨折、菌血症倾向（如心脏置换或瓣膜病）等患者。

3.操作方法

本法可盲探插管，也可在喉镜或纤支镜明视下插管，基本上与明视经口插管法相同，但有下列几点不同之处。

（1）插管前先滴液体石蜡入鼻腔，导管前端外涂以滑润剂。清醒插管者还需用表面麻醉药（如1‰丁卡因）喷雾鼻腔。

（2）掌握导管沿下鼻道推进的操作要领，即必须将导管与面部做垂直的方向插入鼻孔，沿鼻底部出鼻后孔至咽腔，切忌将导管向头顶方向推进，否则极易引起严重出血。

（3）鼻翼至耳垂的距离相当于鼻孔至咽后腔的距离。当导管推进至上述距离后，用左手持喉镜显露声门。右手继续推进导管入声门，如有困难，可用插管钳夹持导管前端送入声门。

（4）经鼻导管容易在鼻后孔位置出现曲折不通，处理困难。为此，对导管的质地应事先检查，选用坚韧而有弹性、不易折屈和压扁的导管。

（五）盲探经鼻气管内插管法

本法适用于张口度小、无法置入喉镜的患者，基本方法与明视经鼻插管法者相同，不同之处在于：①宜在较浅的全麻下插管或采用清醒插管，必须保留较大通气量的自主呼吸。②需依靠导管内的呼吸气流声强弱或有无，来判断导管斜口端与声门之间的位置和距离；导管口越正对声门，气流声音越响；反之，越偏离声门，声音越轻或全无。此时术者一边用左手调整头位，并触诊颈前区的皮肤以了解导管前端的位置；一边用右手调整导管前端的位置，同时用耳倾听气流声响。当调整至声响最强的部位时，缓缓推进导管入声门。③推进导管中如遇阻挡，同时呼吸气流声中断，提示导管前端已触及梨状窝或误入食管或进入舌根会厌间隙，有时还可在颈前区皮肤感触到导管端，此时应稍退出导管并调整头位后再试插。总之，必须根据呼吸气流声进行试探插，不应盲目从事。根据实践经验，经左鼻孔插管者，头部宜偏右斜；经右鼻孔插管者偏左斜。

（六）盲探经口气管内插管法

本法多采用清醒插管方式，最适用于部分张口障碍、呼吸道部分阻塞、颈项强直、颈椎骨折脱臼、颈前瘢痕挛缩、喉结过高、颈项粗短或下颌退缩的患者，其基本方法有两种。

1.鱼钩状导管盲探插管法

插管前利用导管芯将气管导管弯成鱼钩状，经口插入，利用呼吸气流声做引导进行插管，方法与经鼻盲探插管者基本相同。本法成功的关键在良好的表面麻醉和恰如其分的导管弯度。

2.手指探触引导经口插管法

术者运用左手示指插入口腔，通过探触会厌位置以作为插管引导。此法适用于多数插管困难病例。本法要求术者有一定长度的示指，提示需要完善的表面麻醉和患者的合作。具体操作方法如下：①利用导管芯将气管导管弯成鱼钩状。②施行口咽喉头及气管黏膜表面麻醉。③患者取仰卧自然头位，术者站在右侧，面对患者。④嘱患者张口，牵出或伸出舌体，作深慢呼吸，并尽量放松颈部、口底和咬肌肌肉。⑤术者用左手示指沿右口角后臼齿间伸入口腔抵达舌根，探触会厌上缘，并尽可能将会厌拨向舌侧，如果术者示指不够长，则可改做轻柔按压舌根的手法。⑥用右手持导管插入口腔，在左手示指引导下对准声门，于深吸气之末插入声门。

（七）清醒气管内插管法

利用 1‰ 丁卡因喷雾咽喉、气管施行黏膜表面麻醉，在患者神志清醒的状态下进行气管内插管，称清醒气管内插管（清醒插管）。

1.适应证

对患者在全身麻醉下插管考虑不够安全时，可选用清醒插管，具体适应证为：

（1）估计在全身麻醉诱导期间有误吸胃内容物危险者，如消化道梗阻，幽门梗阻、肠梗阻、饱食（如急诊创伤、临产妇等）。

（2）气道不全梗阻，如痰多、咯血、颈部肿块压迫气管等。

（3）患者的咽、喉、颈或纵隔存在病理情况，估计在全麻诱导或面罩通气时会发生困难者。

（4）口腔或咽腔存在炎症水肿时。

（5）下颌骨或面颊部外伤、缺损、炎症、瘢痕、肿瘤等。

（6）启口障碍、颞颌关节强直、上门齿突出、门齿松动残缺、头颈部烧伤或手术瘢痕挛缩等。

（7）上呼吸道先天性畸形，如小下颌或退缩畸形、喉结过高前突等。

（8）颈项粗短、颈后仰困难、颈部强直者（如颈椎骨折、颈椎畸形、颈椎病理性融合、颈背部脂肪过厚以及极度肥胖等）。

（9）老年、虚弱、休克、垂危等不能接受深麻醉的患者。

2.禁忌证

小儿（新生儿例外）；清醒紧张或神志不清、估计无能力合作的患者；丁卡因过敏的患者；频发支气管哮喘的患者。

3.方法

（1）插管前的准备

①表面麻醉：清醒插管前要求对上呼吸道必须有完善的黏膜表面麻醉，方法有喷雾和棉片

贴敷局麻药;喉镜直视下喷雾咽喉腔黏膜;气管内注入局麻药;上喉神经阻滞;经环甲膜穿刺气管注射局麻药等。喷雾表面麻醉的先后程序依次是口咽腔、舌根、会厌、梨状窝、声门、喉及气管内。采用经鼻清醒插管,要求有良好的全鼻表面麻醉。对呼吸道施行表面麻醉虽简单易行,但必须警惕局麻药吸收过快造成中毒反应的危险,故应尽量控制使用最小有效剂量局麻药,4%利多卡因总量不应超过 4mL,1%丁卡因总量不超过 6mL。

②镇静:施行经口或经鼻清醒插管,要求患者充分镇静,全身肌肉松弛,这样不仅有助于插管的施行,也可基本避免术后不愉快的回忆。

③患者的准备:a.对患者必须做好适当的解释,重点说明配合的事项,如放松全身肌肉,特别是颈、肩、背部肌肉,不使劲,不乱动;保持深慢呼吸,不屏气,不恶心等,尽量争取患者全面合作。b.使用适当的麻醉前用药,如氟哌啶、哌替啶和异丙嗪及阿托品,可使患者镇静,咽喉反射减弱和分泌物减少,以利于施行清醒插管。

(2)气道表面麻醉:全面完善的咽喉气管表面麻醉是保证清醒插管成功的最重要关键,包括以下步骤和方法。

①咽喉黏膜表面麻醉:用 1%丁卡因或 4%利多卡因,掌握循序渐进、分 3 次喷雾的程序。a.先喷舌背后半部及软腭 2～3 次。b.隔 1～2min 后,嘱患者张口发"啊"声,做咽后壁及喉部喷雾。c.隔 1～2min 后,用喉镜片当作压舌板轻巧提起舌根,将喷雾器头对准喉头和声门,在患者深吸气时做喷雾。3 次喷雾所用的 1%丁卡因或 4%利多卡因总量以 2～3mL 为限。

②气管黏膜表面麻醉有两种方法。

a.经环甲膜穿刺注药法:在完成咽喉表面麻醉后,患者取头后仰位,在甲状软骨与环状软骨之间,摸出环甲膜,在其正中位做穿刺,用盛有 1%丁卡因或 4%利多卡因 2mL、带有 23 号注射针头的注射器,按垂直方向刺过环甲膜进入气管内 0.5cm。经抽吸有气证实针尖位置正确后,嘱患者深呼吸,在呼气末、吸气始之际做快速注入表面麻醉药;或嘱患者暂时屏气,做缓慢注入表面麻醉药。此时患者往往呛咳,为避免刺伤气管黏膜和其后壁,需迅速退针。经环甲膜穿刺有可能刺伤声门下组织或声带,故有人主张将穿刺针下移至环状软骨与第二气管环之间的间隙。本法的表面麻醉效果确实可靠,适用于张口困难,但易激惹患者呛咳和支气管痉挛,为避免此类痛苦,可改用下法。

b.经声门注药法:在完成咽喉表面麻醉后,术者用左手持喉镜显露声门,右手持盛有 1%丁卡因或 4%利多卡因 2mL、前端带有截断成 8～10cm 的旧硬膜外导管的注射器,在直视下将导管前端插过声门送入气管上段,然后边旋转注射器、边缓慢注入麻醉药。注毕后嘱患者咳嗽数次,即可获得气管上段、声门腹面及会厌腹面黏膜的表面麻醉。本法的优点在避免环甲膜穿刺注药所引起的剧咳和支气管痉挛等不适的痛苦。

c.鼻腔黏膜表面麻醉:用于经鼻清醒插管,最好用 4%～5%可卡因,因兼有局部血管收缩作用。先用 1mL 滴鼻,再用可卡因棉片填塞鼻后腔。也可用 0.5%～1%丁卡因麻黄碱混合液,按上法施行表面麻醉。也可将表面麻醉药做鼻腔直接喷雾。

(3)咽喉气管黏膜表面麻醉:完成后 1～2min,即可按经口明视气管内插管方法施行清醒气管插管。

(八)半清醒气管内插管法

清醒插管实施过程中,患者不免出现紧张和恐惧,易诱发恶心呕吐和呛咳等反应,偶尔患者因痛苦难忍而拒绝接受插管。如果在咽喉气管表面麻醉之前,根据病情先静脉注射氟芬合剂(氟哌啶 5mg、芬太尼 0.1mg)2～4mL,分 2～3 次静脉注射,每次间隔 5min,可使患者处于闭目安静、镇痛、降低恶心呕吐敏感性和遗忘,而同时又能被随时唤醒、并能高度配合的半清醒状态。在此种状态下施行表面麻醉和插管操作,患者不仅不会感到插管痛苦,事后对插管过程也多无回忆,插管应激反应也基本被解除。有人在清醒插管前适量应用地西泮、咪达唑仑和芬太尼以产生安静合作的效果。鉴于本法是在患者镇静、镇痛、镇吐和遗忘状态下进行,与单纯清醒插管有区别,故暂称之为半清醒插管法或称为神经安定镇痛遗忘插管法。

本法的不足在:①插管操作全程需时较长,一般需时约 10～15min。②对全身情况不佳的患者可能引起血压下降。如果恰当掌握氟芬合剂剂量及诱导麻醉用药量,同时给予适量补液扩容,一般不致出现血压下降并发症。③有人对镇静结合清醒插管的方法提出异见,认为镇静药和阿片类药以及表面麻醉都使喉保护性反射消失,这样返流和误吸的危险依然存在。有人认为对饱胃患者实施镇静药下清醒插管期间,还必须常规施行 Sellick 手法,有条件时以选用纤维光导支气管镜下清醒插管较为安全。

(九)纤维光导喉镜引导插管法

本法始用于 1967 年,特别适用于插管困难病例施行清醒插管,以后又有纤维光导支气管镜引导插管。具体方法如下:

(1)施行口鼻咽喉气管黏膜表面麻醉,取自然头位,术者面对患者站立。

(2)拟经鼻插管者,先将 F34 气管导管经鼻插至口咽腔,然后将纤维光导喉镜杆经导管插入声门抵达气管中段,然后在喉镜杆的引导下,将气管导管慢慢推入气管后退出喉镜。

(3)拟经口插管者,将气管导管套在纤维光导喉镜杆上,术者用左手牵出舌体,用右手将喉镜杆沿舌背正中线插入咽喉腔,窥见声门后将喉镜杆前端插至气管中段,然后再引导气管导管进入气管,退出喉镜。为提高本插管法的成功率,下列事项可供参考:①纤维光导喉镜杆的外径一般约为 6mm(相当于 F26),在滑润剂配合下,能顺利通过内径 8mm(相当于 F34)的气管导管。如果导管口径小于 F34,纤维喉镜的操作有困难,选用时应加以注意。②在选用纤维光导喉镜前,对其接物镜选用防腐剂作处理,以保证视物清楚。③术前需用足量抗胆碱药,操作中要随时吸除分泌物。④在自然头位下,会厌在咽喉腔中的位置相当高,需注意正确寻找。⑤梨状窝易与声门裂混淆,需仔细鉴别,保持喉镜始终处于正中线位置便于寻找声门裂。⑥有时真声带处于深陷位而不能窥见,需通过喉镜杆前端通过假声带后始能窥见。⑦喉镜杆进入气管后,可看到光彩鲜艳的气管环,如果误入食管或梨状窝等处,则景像暗黑无光。

(4)如果应用纤维光导支气管镜也可以进行引导插管,还可判断和校正单侧支气管内插管的位置,以及用做诊断和处理麻醉中发生的气管导管梗阻或呼吸道阻塞等意外。

(十)导引管引导插管法

对插管困难病例在不具备纤维光导喉镜的条件下,可采用本法,主要适用于声门显露不全的Ⅱ、Ⅲ类插管困难病例,在表面麻醉清醒或半清醒状态下进行导引插管。本法需准备一根专用的导引管(也可用光棒或换管器等替代),其规格为 F12 或 F14 粗细、50～60cm 长、富有弹性可塑性橡胶或塑料制,插入气管的一端钝圆稍细,另一端磨光封口。导管的表面每隔 5cm

有一刻度标记。

应用方法：在口鼻咽喉气管黏膜表面麻醉下，将导引管经口或经鼻插至咽腔，在明视（可借助于插管钳）或盲探下置入声门，继续推进直至遇到阻力，提示导引管的前端已抵达隆突或总支气管，刻度约在 20～40cm 处（平均 31.9±3.68cm）处，然后将气管导管套入导引管，顺沿导引管用轻柔的手法推进气管导管经声门而入气管，确诊无误后退出导引管，气管内插管即告完成。本法也适用于术中气管导管受折梗阻而需更换新导管的场合；也适用于甲状腺手术或口、鼻、咽喉手术后拔管，估计有上呼吸道阻塞或气管塌陷。拔管前先在气管导管腔内置入导引管，待其前端进入气管后再拔除气管导管。一旦出现阻塞现象，可立即顺沿导引管重新插入气管导管。

（十一）逆行导管引导插管法

当经喉气管内插管失败，而声门未完全阻塞的情况下，有指征施行逆行气管内插管术。可在清醒、药物镇静状态或全身麻醉状态下完成经口或经鼻插管。尽管其成功率较高，但操作费时，创伤较大，患者较痛苦，有时还会遇到困难。因此，麻醉科医师一般不喜欢采用此法，只是将它用作为其他插管方法（如纤维光导支气管镜引导插管或经皮环甲膜穿刺造口插管术）失败后的最后一招插管手段。

操作方法：首先用粗注射针穿刺环甲膜，继以经穿刺针往喉方向置入细导引丝或细导引管（也可用硬膜外导管替代），使之进入咽腔。当在后咽腔看到导引管时，嘱患者咳嗽，使硬膜外导管逆行通过声门抵达口或鼻咽腔，再用小钩将它从口或鼻孔牵出或用钳夹出口腔，顺导引管套入气管导管，顺势推入声门，然后一边谨慎慢慢推出导引管，一边送气管导管进入气管内。

并发症包括插入导引管不成功，穿刺出血、血肿形成，气压伤；其他潜在并发症与经皮环甲膜穿刺术和标准经喉气管内插管术相同。

（十二）气管造口术插管法

紧急气管造口手术要求喉损伤的程度最低，原则上只能由专科手术医师操作，特别对婴幼儿气管造口术应予严格强调。

气管造口术应严格掌握适应证，有紧急或选择性造口两类，目的仅为解除上呼吸道阻塞或主动控制呼吸道，以改善气道吸引的条件、减少呼吸做功、创造长时间机械呼吸条件、帮助临近呼吸功能衰竭患者逐步脱离机械呼吸机、减少呼吸道无效腔和解除患者不适。

本法不适用于胸骨切开手术患者，因有口腔细菌扩散至手术伤口的危险；也应避用于紧急呼吸道处理的病例，因并发症率和死亡率较高，有报告其并发症率可高达 42%，死亡率达 2%～5%，同样选择性气管造口术的并发症率也较高。①早期并发症：包括气胸、皮下气肿、出血、误吸和吞气。气管造口术的最主要潜在并发症是首次导管插入气管造口的位置不正确，而试图再盲探换插管的场合，因极易引起气管压迫和上呼吸道完全阻塞，有时可发生生命危险。如果对导管是否已经插入气管造口不够明确，应试做经喉气管插管术，以尽早控制呼吸道畅通，必要时可用小儿喉镜经口谨慎地插入较细的、带套囊的气管内导管，待患者情况稳定后再试行气管造口换置导管。②晚期并发症：包括下呼吸道感染（发生率可高达 50%）；气管狭窄；气管闭塞；头臂动脉腐蚀而形成气管头臂动脉瘘；气管出血。气管造口导管的套囊充气过度或使用尺寸不匹配的气管造口导管，可能形成气管环坏死和气管食管瘘。③其他的慢性并发症包括：吞咽困难；导管阻塞；误吸；口腔感染；渐进性瘢痕形成、气管狭窄。

第七章 五官科手术麻醉

第一节 眼科手术的麻醉

一、眼科手术的基础知识

(一)眼的解剖基础

1.神经阻滞的解剖基础

眶深度是视神经管前缘至眶下缘中点的距离,约为 26.0～55.0mm。眶上裂常在其中部且宽度最大,在其前部两侧缘逐渐汇合,可形成梭尖形、圆顶形或窄裂隙形的前端。眼与神经系统的解剖生理关系非常密切,球后麻醉一般采用眶下缘中外 1/3 交界处穿刺向眶尖方向进针的方法,常规进针深度为 25.0～35.0mm。眼神经阻滞是由眶上缘外侧(眶上裂前端前方)穿刺至眶上裂前部阻滞眼神经,一般进针36.0mm 以上即可达到眶上裂。如果眶上裂前端为窄裂隙形(宽1～2mm),当穿刺针头达到眶上裂后仍不容易探触到眶上裂。筛前神经麻醉是在眶上内角处穿刺向后进针至筛前孔处阻滞筛前神经,筛前孔至眶内缘距离约为 15.6mm,可作为进针深度参考。眶下神经阻滞麻醉常用方法是由眶下孔向眶下管进针。

2.眼肌及神经支配

眼肌有上直肌、下直肌、内直肌和外直肌,眼肌与其他骨骼肌不同,一个眼肌有数个神经肌接头,使用琥珀胆碱使眼肌痉挛性收缩持续时间较一般骨骼肌长。眼的神经是睫状长神经和睫状短神经,位于视神经外侧的睫状神经节内,形成神经丛后支配虹膜、睫状体、巩膜感觉,由三叉神经的眼支终末支睫状神经支配角膜感素,以及瞳孔开大肌、瞳孔括约肌和睫状肌的运动。动眼神经支配上直肌、下直肌、内直肌和下斜肌的运动。滑车神经支配上斜肌的运动。展神经支配眼外展肌的运动。面神经支配眼轮匝肌(眨眼动作)。在拇内收肌和眼裂肌群对比研究中,多数结果显示拇内收肌比眼轮匝肌和皱眉肌对非去极化肌肉松弛药更敏感。临床监测拇内收肌反应尚未完全恢复时,患者即可出现闭眼和皱眉的动作。因此,在进行眼部精细手术时,非去极化肌肉松弛药的用量要达到拇内收肌的 PTC=1,才能防止眼球运动。

(二)眼心反射

眼心反射(OCR)是由于眼部受到刺激引起的心动过缓,心律失常或心脏停搏。在眼科手术中牵拉眼外肌时,90%的患者可出现眼心反射,心律失常发生率可达 32%～82%。在儿童手术中发生率较高。因手术牵拉眼外肌、眼球操作、眼内压增高,最多发生于眼肌手术(斜视矫正),视网膜剥离修复及眼球摘除术,球后阻滞麻醉及球后出血时亦可诱发。眼心反射常见的心律失常为心动过缓,亦有出现房性期前收缩或室性期前收缩二联律、结性节律、房室传导阻滞甚至心脏停搏。只要持续存在相关刺激,心律失常可反复发生。导致眼心反射发生率增高的因素有术前焦虑、麻醉减浅、缺氧、低血压和眼肌张力增高等。兴奋传入径路为:睫状神经节三叉神经的眼支-三叉神经节-第四脑室的三叉神经核。迷走神经是唯一的传出神经,因此眼心反射常同时伴有恶心、呕吐。

术中连续监测心电图,根据反射的严重程度进行治疗,如心动过缓或偶有异位节律而血压稳定可不需治疗,出现严重心律失常应暂停手术刺激,如不能自行消失则需静脉注射抗胆碱能药(阿托品 $15\mu g/kg$),阿托品剂量不宜太大以免诱发快速心律失常。

(三)眼内压

1.正常眼内压

眼内压(IOP)是眼内容物对眼球角膜和巩膜产生的压力,巩膜无伸缩性,使眼球顺应性(弹性)差。眼内容积的细微变化可明显影响眼内压。正常眼内压波动在 $10\sim20mmHg$ 范围内。眼内压取决于房水产生和排出的平衡,其影响因素有脉络膜血流量变化、玻璃体体积和眼外肌张力。眼内小梁阻止房水外流的阻力可能是保持眼内压于正常范围的因素,但其调控机制尚不明确。生理范围的动脉血压波动对眼内压的影响十分微弱,但持续性的高血压会导致眼内压增高,低血压的发生也会使眼内压明显下降。另一方面,静脉压的变化对眼内压会产生较大的影响。眼内小血管扭曲致静脉阻塞,可影响房水外流和吸收,增加了脉络膜血管容量,从而使眼内压增加。低氧血症通过舒张脉络膜血管使眼内压增加。脉络膜动脉在高碳酸血症时舒张,在低碳酸血症时收缩,从而调节眼容积和压力。下列因素使眼内压在正常范围内略有波动:体位,仰卧位时升高 $1mmHg$;昼夜节律变化,$2\sim3mmHg$;血压波动、低血压使眼内压降低,而高血压时眼内压增高 $1\sim2mmHg$;呼吸深吸气时眼内压降低达 $5mmHg$。

2.房水循环与房水循环异常

房水是一种充满眼球前房和后房的澄清液体,总量约 0.3mL。房水主要由睫状体中睫状突毛细血管的非色素上皮细胞分泌产生,平均分泌速率约 $2\mu l/min$。房水通过扩散及分泌进入后房,越过瞳孔到达前房,再从前房的小梁网进入 Schlemm 管,然后通过集液管和房水静脉汇入巩膜表面的睫状前静脉,排入海绵窦及颈静脉,回流到血液循环。另有少部分从房角的睫状带经由葡萄膜巩膜途径引流和通过虹膜表面隐窝吸收。房水引流取决于流动的阻力和巩膜外静脉的压力。

眼内容积变化主要取决于房水及眼球血管(尤其是脉络膜血管),房水的生成与引流决定其容积。房水循环的改变可致眼内压增高,称为青光眼。房水引流通道的阻塞是青光眼常见原因,青光眼极少因房水生成异常增多所致。急性青光眼系因引流房水的前房角突然堵塞,常伴有前房角解剖学狭窄。慢性青光眼常隐性发病,尽管在疾病早期周边视野渐进性消失,但前房角仍保持开放同时小梁功能亦正常,慢性青光眼可能是先天性,有家族史或随年龄发病增多。眼内压剧增时有碍脉络膜和视网膜血供及角膜的代谢,可发生视网膜缺血和角膜透光度减退的危险。对重症闭角型青光眼控制眼内压尤其重要,眼内压增高时可使视盘血流减少导致失明。术中"眼球开放"时,前房压力与大气压相等,后房压力占优势,当二者压差过大,伴晶体屏障的破坏,可产生玻璃体挤出,甚至严重出血。

脉络膜血管构成眼内容可变异的重要部分,在眼球内的作用酷似颅内血管。如同后者一样,麻醉药通过颅内血管影响颅内压亦会左右眼内压。过度通气(低碳酸血症)引起脉络膜血管收缩并降低眼内压,通气不足(高碳酸血症)使脉络膜血管扩张并致眼内压增高。低氧血症使眼球血管扩张而增高眼内压。急性静脉淤血影响房水回流常引起眼内压剧增。中枢神经系统可通过改变眼外肌张力、内分泌激素水平及血流动力学状态影响眼内压。

3.麻醉与眼内压

许多药物改变房水生成与引流进而影响眼内压,眼内压变化的程度又与给药途径和速度有关。

(1)全身麻醉药:吸入麻醉与静脉麻醉药对眼内压作用迅速而明显。肌内注射、口服或直肠给药对眼内压影响较小。多数药物显示剂量与眼内压相关,药物起始效应最小,然后迅速呈线性出现平台效应,此时再增加剂量对眼内压影响减弱或不增强效应。

吸入麻醉药降低眼内压的机制包括减少房水产生,促进房水排出,中枢神经抑制及动脉血压降低。正常二氧化碳分压下异氟烷、七氟烷麻醉使眼内压降低约 40%,用恩氟烷时降低约 35%。氧化亚氮能使体内气泡体积增大,如果在存在眼内气泡的情况下使用了氧化亚氮,可导致眼内压极度升高以及视网膜中动脉闭塞而引起永久性失明。根据气体的类型,浓度还有体积的不同,眼内的气泡可能会存在 2~3 个月。因此,在使用氧化亚氮麻醉前,一定确保眼内气泡已经完全被吸收或者确保在玻璃体视网膜手术过程中气泡不会注入眼内。这需要在手术前、手术中与眼科医生密切沟通。

较深的吸入麻醉或硫喷妥钠麻醉,出现剂量相关的眼内压降低 30%~40%。阿托品如静脉或眼内用药使瞳孔散大,眼内压升高,故青光眼患者不用。而阿托品常用剂量 0.4mg 肌内注射后,仅小剂量 0.000 4mg 被眼内吸收,对闭角型青光眼眼内压影响不大。氯胺酮有中度以至明显增高眼内压作用,多数认为与其增高血压有关。氯胺酮会造成眼球和眼睑震颤,因此应谨慎应用于眼科手术中。在一些研究中发现,使用地西泮或哌替啶肌内注射,注射氯胺酮后成人的眼内压几乎没有变化。氯胺酮麻醉,有 20% 可发生不同程度呼吸抑制或低氧血症,麻醉过程中应吸氧,常规监测血氧饱和度,密切监测呼吸,在区域麻醉中这些监测很重要。

(2)肌松药:在眼球开放处伤手术中应用琥珀胆碱一直是存在争议的。在眼部正常的手术中,使用琥珀胆碱诱导 1~4 分钟后常会使眼内压升高 6~8mmHg。而气管插管会进一步增高眼内压。一般在操作结束后 5~7 分钟眼内压会降至正常。在开放性眼球损伤中,由于琥珀胆碱会使眼外肌痉挛收缩致眼内压升高,甚至可能致眼内容脱出,尽管眼内压升高的现象出现在肌肉痉挛之后,但琥珀胆碱的应用还是被认为会影响眼内容物。另一方面,琥珀胆碱会造成脉络膜血流增加,中心静脉压升高,房水流出阻力增高。预先用适量非去极化肌松药,辅用地西泮和利多卡因不能完全消除琥珀胆碱增高眼内压的反应。尽管如此,对眼球穿透伤预先用非去极化肌松药的患者,未见有应用琥珀胆碱引起玻璃体脱出的报告,眼球穿透伤患者麻醉诱导中是否用琥珀胆碱尚有争议。总的说来,对眼球穿透伤与青光眼应忌用琥珀胆碱。

非去极化肌松药阻滞眼外肌张力使眼内压降低,对眼穿透伤患者气管内麻醉前经评估无气道困难可能时,可单选中短效非去极化肌松药。

情绪激动、屏气或在全麻诱导不平稳时都使球内静脉淤血而增高眼内压,咳嗽、恶心呕吐、Valsalva 试验(压迫颈内静脉)或激动可使眼内压增高至 30～40mmHg。

(3)麻醉操作:麻醉面罩或手指压迫、眼眶肿瘤等外力压迫、眼外肌牵拉或球后出血等亦使眼内压增高。置入喉镜和气管插管会对眼内压产生较大的影响。在眼部正常的手术中,该操作约可使眼内压瞬间增高 10～15mmHg,合并琥珀胆碱眼内压会进一步升高。在术前预防性应用硝苯地平,或加深麻醉可以减弱气管插管对眼内压的升高作用。

应用喉罩在置管和拔管时对眼内压变化较气管插管和拔管时影响小,但对头面部的眼科手术喉罩控制气道并不妥善。用纤维支气管镜经喉罩观察,9%的患者可清晰地发现食管开放,提示麻醉过程有胃内容返流可能,而且眼部手术开始后麻醉医师不易对呼吸道进行管理。故对眼科手术,特别是急诊饱胃的患者不主张采用喉罩。

动脉血二氧化碳分压对眼内压有很大影响,过度通气造成低碳酸血症,通过影响脉络膜血流使眼内压降低。

(4)手术操作:当眼球开放伤时,眼内压会降低,甚至降到大气压力水平。这时需要关注的是脉络膜和玻璃体的相对体积。如果在眼球开放时该体积增加,那玻璃体有可能损毁。但外界对眼球的压力导致玻璃体变形亦会导致眼内压增加。注意眼科手术中,开放眼球过程应避免眼内压升高。眼内压极低时又妨碍白内障手术时人工晶体植入,对角膜移植手术操作亦产生困难,所以维持正常的眼内压在眼科手术中很重要。

(四)眼科用药的全身作用

眼科局部用药,药物经眼结膜吸收缓慢,但经鼻泪管以至鼻黏膜表面吸收犹如静脉用药会更快出现作用。麻醉医师应了解围术期眼科用药药理特点,尤其是全身作用和不良反应,术中行相应的监测和治疗。

围术期眼科局部运用扩瞳药如去氧肾上腺素、肾上腺素、β 肾上腺素能拮抗药如噻吗心安、α₂ 肾上腺素能激动药如阿泊拉、可乐定,抗胆碱酯酶药(如碘化二乙氧磷酰硫胆碱碘磷灵)、毒蕈碱激动药如阿托品与东莨菪碱、碳酸酐酶抑制药如乙酰唑胺等。药物经迅速吸收可很快出现相应的全身不良反应,可诱发心血管系统症状。

去氧肾上腺素扩瞳药浓度超过 5%时扩瞳作用不再增强,该药 10% 1 滴含 5mg(100mg/mL÷20 滴/mL)可引起严重并发症如心肌梗死,其他如高血压、反射性心动过缓及心律失常。

局部用 2%肾上腺素可减少房水分泌并改善其引流,降低开角型青光眼眼内压。1 滴溶液含肾上腺素 0.5～1.0mg,吸收后引起高血压、心动过速、室性期前收缩和面色苍白。

β 肾上腺素能拮抗药噻吗心安减少房水分泌,不影响瞳孔大小,患者可感头晕目眩、疲乏、定向障碍,对中枢神经系统有抑制作用。因 β 受体阻滞作用引起心血管功能失调,包括心动过缓、心悸、心脏传导阻滞及心衰。个别有加重哮喘作用。尤需注意有用于新生儿引起呼吸暂停的报道。

阿泊拉、可乐定用于治疗青光眼使房水分泌减少改善引流,吸收后全身作用有明显镇静及嗜睡,长期用药可能发生高血压反跳。

碘磷灵是长效抗胆碱酯酶药,用于治疗青光眼,使瞳孔缩小促进房水引流,作用持续达4～

6周,停药后三周血浆胆碱酯酶活力仅维持正常值的50%。如使用琥珀胆碱可致相对过量,作用时间延长2~3倍。酯类局麻药(普鲁卡因、氯普鲁卡因)亦使肌松药作用明显延长,宜选用酰胺类局麻药(利多卡因、布比卡因、哆哌卡因)。

毒蕈碱激动药有长效扩瞳作用。1%阿托品1滴含0.2~0.5mg;0.5%东莨菪碱1滴含0.2mg,对小儿及老年患者都可出现全身症状,如心动过速、面色潮红、口渴及皮肤干燥。东莨菪碱可使老年患者出现激动不安。

碳酸酐酶抑制药乙酰醋胺干扰房水生成、降低眼内压,静脉注射3分钟起效,20~30分钟达最大效应,持续5~6小时,除了可致代谢性酸中毒及排钠、排钾外,长时期用药可发生消化不良,对肾脏疾病,脱水及血钠、钾失衡患者应慎用或忌用。

控制眼科局部用药浓度与剂量,眼内给药后压迫眼内眦阻止药液进入鼻泪管,可减少鼻黏膜对药物的吸收,预防眼内用药所致的全身不良反应。

二、眼科手术的麻醉

(一)麻醉特点及要求

(1)要求麻醉镇痛完全,眼科手术多属精细操作要求患者术中保持安静不动。

(2)眼肌松弛:尽量使眼轮匝肌及眼外肌松弛眼球固定,以利手术操作。

(3)眼压应相对稳定,避免发生眼-心、眼-胃反射。

(二)麻醉前准备

1.降眼压

对眼内压过高的患者,术前可应用降眼压药物,如口服乙酰唑胺(0.25g)或双氯磺胺25mg,以抑制房水形成。也可口服50%甘油120mL或25%甘露醇200mL静脉滴注。

2.治疗并发症

对术前合并的疾病,如老年患者的糖尿病、高血压、慢性支气管炎、前列腺肥大和习惯性便秘等,要给予适当治疗。

3.麻醉前用药

目的除了使患者镇静,抑制呼吸道黏膜和唾液分泌外,还要考虑减少麻醉中自主神经反射,减少恶心、呕吐,维持眼压稳定。抗胆碱药不会对眼压产生明显影响;地西泮有抗焦虑遗忘作用。并能对抗氯胺酮的兴奋作用,咪达唑仑起效快,半衰期短,效果更满意。哌替啶、吗啡有镇静、镇痛作用,但易致恶心、呕吐,仅用于剧痛者,可与氟哌利多合用。

(三)麻醉选择

(1)眼科大部分手术可采用局部麻醉下完成,局麻包括表面麻醉、结膜下浸润,球后阻滞,球周阻滞等。

(2)眼科显微手术,复杂内眼手术,手术时间较长的以及小儿及不能合作的病例选择全麻。可选用静吸复合麻醉、丙泊酚全凭静脉麻醉、氯胺酮静脉麻醉。

(四)注意事项

1.避免眼压(IOP)增高

内眼手术要注意避免使IOP增高的因素。

（1）保持呼吸道通畅：解除呼吸道梗阻，防止通气量降低，缺 O_2 及 CO_2 蓄积。降低呼吸的较大阻力，可降低眼内血管扩张。

（2）降低血压：避免任何使血压增高和颅内压增加的因素。

（3）预防静脉淤血：输血、输液勿过量。

（4）降眼压药物：眼压高时，用镇痛药、镇静药和甘露醇脱水药。头高于胸 $10°\sim15°$。

（5）麻醉平稳：诱导及维持要力求平稳，避免呕吐、呛咳和躁动，可避免静脉压升高。可过度换气，吸痰时麻醉深度要够深。不用琥珀胆碱和氨酰胆碱，用泮库溴铵或卡肌宁。静脉诱导药不用吗啡和氯胺酮等。

（6）眼压增高：眼压正常值为 $1.33\sim2.0$kPa（$10\sim15$mmHg），当眼压 >29.9kPa（15mmHg）时，可使伤口裂开，眼内容物脱出，甚至可压迫视神经，导致失明等严重后果。

2.预防眼-心反射及眼-胃反射

手术中压迫、刺激眼球或眼眶、牵拉眼外肌时出现反射性心律不齐、心动过缓、血压下降、甚至心搏骤停。即称为眼-心反射。还会引起恶心、呕吐，即称为眼-胃反射。预防和处理措施如下。

（1）术前注射阿托品：发生眼-心反射时可静脉注射阿托品。

（2）术中心电监测：发现时暂停手术，并加深麻醉。

（3）球后注射：以 2%普鲁卡因 $1\sim2$mL 或 2%利多卡因 $2\sim3$mL，球后封闭，或 1‰丁卡因点眼。术中做眼直肌的局麻药浸润。

（4）避免用引起心律不齐的药物：如氟烷。

（5）避免缺 O_2 和 CO_2 蓄积：发生时改善通气，充分吸 O_2。

（6）手术操作轻柔：避免牵拉和压迫眼球。一旦发生心律不齐时，要停止手术，特别要停止压迫眼球。对原有心脏病的患者更应注意。

（7）保持一定麻醉深度：在深麻醉时，不良反应可避免。要保证眼球固定不动。

3.严密观察和监测

麻醉科医师远离患者头部，但应仔细观察，监测 ECG、SpO_2、$P_{ET}CO_2$ 和肌松。加强呼吸管理，做好控制呼吸，必要时过度换气。若有心搏骤停，及时复苏抢救。

4.预防咳嗽反射

必要时用阿托品或格隆溴铵（胃长宁）和新斯的明拮抗残余肌松药作用，恢复自主呼吸。拔管时麻醉不宜过浅，预防拔管时咳嗽致缝合刀口裂开。应在患者呼吸不受抑制、安静时拔管，保护性反射恢复后，送回病房。给予止吐药以防止术后呕吐，术后 3 小时内禁食水。需要时可用吗啡 0.1mg/kg 术后镇痛。

（五）常见手术麻醉

1.青光眼手术麻醉前准备

（1）麻醉前彻底治疗：麻醉前，青光眼患者应得到彻底治疗。

（2）完全控制病情后手术：虽经治疗，而未能完全控制病情者，不急于手术，待病情已完全控制后手术。

（3）注意眼科治疗用药对麻醉的影响：术前用噻吗心安或碘磷定等治疗的青光眼患者，要重视这两药的全身作用。噻吗洛尔是长效 β 受体阻滞剂，有蓄积作用，可引起全身毒性作用。碘磷定是假性胆碱酯酶抑制药，可延长和增强琥珀胆碱的肌松作用。

（4）麻醉前用药：麻醉前用药要全面。①抗胆碱类：阿托品 0.007mg/kg，肌内注射；②镇痛药：哌替啶 0.7mg/kg，肌内注射；③镇静药：氟哌利多 2.5～5mg 肌内注射；④禁用地西泮、苯巴比妥类降低眼压，如要测定眼压，不宜应用。

2.小儿眼科手术

（1）特点：小儿许多眼科手术需用全麻。它具有小儿麻醉与眼科手术特殊要求相结合的特点。

①小儿呼吸道解剖的特点，舌大颈短，声门高又狭小，咽部腺样体增殖，扁桃体肥大，黏膜富于血管，组织脆，腺体分泌旺盛等，容易发生上呼吸道机械性梗阻。

②代偿能力差：呼吸肌不发达，大脑发育不完善，代偿能力差，容易缺氧。

③呼吸管理困难：眼科手术野被盖消毒敷料巾后，麻醉科医师对呼吸道的管理存在一定困难。

④不行气管内插管：由于手术时间不长，小儿的气管细，插管容易损伤声门、声门下及造成气管粘连，产生喉水肿，故一般不行气管内插管。

（2）麻醉前准备

①呼吸道准备为重点：要重视麻醉前对呼吸道的准备，是麻醉前准备的重点。

②抗感染治疗：当呼吸道有炎症时，麻醉特别容易发生喉痉挛，常是麻醉不顺利的主要原因。术前应控制炎症，常规用抗生素。急诊，又急需抢救眼睛时，避免用硫喷妥钠及吸入麻醉，用冬眠合剂作为基础麻醉。加局麻，或表麻，或球后注射神经阻滞。用氯胺酮时也要特别小心并发症的发生。

③禁食水：术前禁食 6 小时，禁饮 4 小时，手术间必备吸引器，以免发生呕吐、造成误吸。

④保证呼吸道通畅：患儿取平卧、头稍高于胸、麻醉后双肩下垫一薄枕，使头略向后仰。消毒前摆好位置，保持呼吸道通畅。

⑤麻醉前用药：术前 30 分钟肌内注射阿托品 0.01mg/kg，或东莨菪碱 0.007mg/kg，减少分泌物，对抗迷走神经的兴奋作用。

3.门诊手术

大多数手术时间短，需麻醉清醒快，免用延迟清醒的麻醉方法，常用基础加局麻。学龄前儿童，2.5% 硫喷妥钠 20mg/kg 肌内注射。或氯胺酮 4～10mg/kg 肌内注射或 1～2mg/kg 静脉注射。静脉注射时需注意预防呼吸抑制的发生，在小儿配合地西泮或丙泊酚 2.5～3.8mg/kg 静脉注射，极少见到有精神异常病例，清醒快，无恶心呕吐发生。

4.眼肌手术及眼球摘除术等

麻药的选择无特殊。各种麻药均可选用，麻醉要达到一定深度。目前常用氯胺酮静脉或丙酚泊复合麻醉。尽管氯胺酮麻醉时有眼球不在正中、有震颤、肌肉较紧张、眼压上升等现象，但对眼肌及眼球摘除术尚不致造成困难。斜视矫正术患者，当牵动外直肌时，可能出现眼-心反射（OCR），若有心动过缓，必须提醒手术医师立即停止眼肌牵拉，一般等到恢复正常心率，或阿托品 0.02mg/kg 静脉注射。有人推测，斜视可能是全身疾病在眼部的一种表现。恶性高热与斜视之间可能有关。斜视患者发生恶性高热者较其他患者为多。要注意对斜视患者的体温监测，注意异常反应。

5.白内障手术

要求眼球绝对安静，眼压不过高，以免手术困难，玻璃体外溢，引起眼的永久性损害。眼球需固定，眼肌需松弛。局部麻醉眼轮匝肌，氯胺酮复合地西泮持续输注或丙泊酚静脉麻醉，维持适当的麻醉深度。球后注射局麻药，既止痛，又能降低眼压。麻醉时注意呼吸变化，保持呼吸道通畅。

6.虹膜手术

眼压已增高者，尤其是先天性双侧青光眼，以基础加局麻较适宜。必要时辅助氟哌利多静脉注射。

7.眼穿通伤

眼球穿透时 IOP 为零，即大气压。诱导时 IOP 升高使眼内容物溢出，导致眼球的永久性损害。急诊修补时注意按饱胃原则处理，面罩吸氧时，面罩不要压迫眼球；禁用琥珀胆碱，用维库溴铵 0.15mg/kg 诱导，肌松完全时插管，同时持续压迫环状软骨。

8.眶内容物割除术

此手术创伤大，有时涉及眶周围骨膜。手术时间长，创面出血易流入口腔进入呼吸道，故采用气管内全麻，并需口腔与呼吸道隔开。诱导和维持的麻药无特殊选择。术中出血多，应注意补充血容量。快速诱导，经口明视插管，充气套囊，静脉丙泊酚或静脉吸入复合麻醉。

9.巩膜缩短术

麻醉选择：手术时间长，选用气管内全麻。诱导时吸氧 5～10 分钟，静脉注射冬眠 1 号或 4 号 1/2～1U，入睡后表麻喉头，静脉注射 2.5％硫喷妥钠 5～10mL 加泮库溴铵 2～4mg，控制呼吸后气管内插管，充气套囊，固定。以丙泊酚静脉或静脉吸入复合麻醉维持，避免诱导和维持中呛咳。拔管前吸净口腔及气管内的分泌物，也避免强刺激，因为呛咳引起 IOP 升高或对手术效果产生负影响。只要吞咽反射恢复，即可拔除导管，送回病室。

第二节　耳鼻喉科手术的麻醉

一、耳鼻喉科手术特点

（一）手术部位特殊

手术局限于头颈部，耳鼻喉各部分由黏膜组织覆盖，手术大小不一，部分小手术可采用表面麻醉或局部麻醉来完成。但出血较多及声门上、下手术需全身麻醉。

（二）气道管理难度较大

(1)手术部位血供丰富，且不易止血，不利于维持气道通畅。

(2)麻醉医师相对离手术野较远，鼻咽喉手术又直接在上呼吸道操作。

（3）喉癌、会厌肿瘤的成年患者，围术期已有不同程度的呼吸困难。

（4）复发需再次行激光喉部肿瘤切除术，而又未做气管造口者；儿童喉乳头状瘤拟行激光切除者已有部分呼吸道梗阻，因顾虑气管狭窄不宜气管造口，气管插管和气道管理难度均较大。

（5）气管异物取出术和气管镜检查麻醉与手术共用气道，有时反复多次将气管镜插入左右总支气管，甚至达叶、段支气管，影响通气功能。

（三）部分手术出血多

如鼻咽部纤维血管瘤和上颌骨摘除术等可能大量出血，止血困难，需行控制性降压术。

（四）控制中耳及鼻窦压力改变

中耳的鼓室通过咽鼓管与大气连通，鼻窦开口于鼻腔。当这些腔隙的开口阻塞时，其压力便不能与外界大气平衡。此时若吸入氧化亚氮，由于氧化亚氮的血/气分配系数是氮气的34倍，氧化亚氮便大量进入该腔隙，使腔隙内压急剧升高，甚至使鼓膜穿破。而当术毕停用氧化亚氮时，腔隙内的氧化亚氮又很快进入血液内，使中耳腔内压力下降。这种压力改变将影响中耳成形手术的效果，甚至使手术失败。故禁用氧化亚氮。

（五）加强全麻苏醒期管理

术后苏醒期分泌物和血液可能引起气道阻塞，呼吸并发症发生率高，需预防和及时处理。

二、麻醉特点及要求

1.身体较佳

病变局限于头颈部，全身情况尚佳，对麻醉有耐受性。

2.表麻和神经阻滞麻醉即可

神经支配为脑神经及颈丛神经，其骨性标志明显，易于寻找和定位。耳鼻喉各部分表面被以黏膜，故多种手术可采用表面麻醉和神经阻滞麻醉来完成。

3.刺激强烈

对患者的精神刺激远比其他部位手术更为强烈。无论局麻或全麻，麻醉前镇静药更重要。

4.易发生误吸

不少手术直接在呼吸道上操作，易干扰呼吸，发生误吸。

5.维持气道通畅

从维护呼吸道畅通观点上来认识，采用气管内全麻很有必要，不应片面追求局麻。

6.全麻要求浅

耳鼻喉麻醉不需太深，肌肉不需松弛。除咽喉部手术要求咽喉反射减弱，需要较深麻醉外，其他麻醉维持浅全麻可完成手术。

7.术中失血多

耳鼻喉科手术野极小，暴露困难，止血不便。头颈部血供又极丰富，创面虽不大，但失血量多。常用肾上腺素溶液局部浸润及肾上腺素纱条填塞止血。肾上腺素用量也限制在 0.1～0.2mg 以内。

8.麻醉观察困难

手术操作在头颈部,麻醉管理和观察离头部较远,增加了麻醉观察和判断深浅的困难。更要加强责任心,注意全面观察,以确保患者的安全。

三、麻醉前准备

除常规准备外,还应重点了解如下病情并做好相关的准备工作:

患者有无呼吸道畸形及呼吸道梗阻症状及体征,明确梗阻的原因、部位、程度以及力量或缓解的因素。针对梗阻或畸形情况,制定出严密的麻醉方案,做好麻醉器械及技术上的准备。

有无引起气道反应活跃的因素存在,如吸烟、支气管及过敏史,这些患者气道受刺激极易引起剧烈支气管痉挛,处理不当导致缺氧。应戒烟 2～4 周,有哮喘史者应用支气管扩张剂治疗。

老年患者的并发病应进行治疗,如慢性阻塞性肺部疾病、高血压、冠心病、糖尿病等。尽量改善全身情况。了解患者有无出血倾向的个人史或家族史,有无凝血障碍。

四、麻醉选择

(一)局麻

耳鼻喉科手术多数可选用局麻,如成人扁桃体摘除术,鼻腔和鼻窦手术。乳突根治疗,鼓室成形术、内耳开窗术及气管造口术等。局麻的优点:患者神志清楚,能主动配合,术后并发症少;缺点:患者时常活动,手术配合较差;对于气道内手术,局麻不能阻断各种气道反射,患者难以配合;小儿和精神紧张的患者,局麻的手术效果难以保证;常用局麻为表面麻醉,局部麻醉和神经阻滞;要求麻醉完善,但又要防止麻药过量中毒。

(二)全身麻醉

适用于局麻难以顺利完成的手术(如手术范围大,时间长或创伤较大的手术);在呼吸道内操作的手术;有误吸危险需要隔离呼吸道的手术;要求术野保持静止不动的手术以及不合作的小儿等。

五、耳鼻喉科常见手术的麻醉

(一)扁桃体及腺样体刮除术

1.扁桃体增殖腺切除术麻醉的特点

①手术小而麻醉深:手术操作的解剖位置是呼吸道的关口,迷走神经丰富,手术刺激及血性分泌物均能刺激迷走神经兴奋易致喉痉挛。因而手术时间短、手术小,但需要深麻醉。②必须保持呼吸道通畅,保证口腔内干净。③麻醉科医师与手术医师互相配合,增加麻醉的安全性。保证气道通畅也主要靠术者。

2.气管内插管全麻

可以保持平稳的深麻醉,保持呼吸道通畅,使进入气管内的分泌物减少,还可从气管导管反复吸引分泌物,故易保持呼吸道通畅。经鼻腔插管时,无口腔插管的缺点,但小儿的鼻腔小,导管较细。呼吸道阻力增大,又对鼻腔黏膜有不同程度的损伤,刮除腺样体不便,摘除扁桃体手术便于进行。可采用静吸复合麻醉。

3.丙泊酚、芬太尼全静脉麻醉

诱导用丙泊酚 2.5～3.0mg/kg,芬太尼 2～3μg/(kg·h);维持用丙泊酚 10～15mg/(kg·h),注射丙泊酚之前,先注入利多卡因 1.0～1.5mg/kg,维库溴铵0.1mg/kg。气管插管,控制呼吸,很适用此类手术。

4.丙泊酚、氧化亚氮复合麻醉

芬太尼 1.0～2μg/kg,利多卡因 1～1.5mg/kg,丙泊酚 3mg/kg,琥珀胆碱 1～2mg/kg 或丙泊酚 4mg/kg,依次静脉注射;加压给氧,气管内插管,控制呼吸。手术开始,吸入 66%～70% N_2O 加氧维持麻醉。

5.氯胺酮

用 1.0～2.0mg/kg 的氯胺酮静脉注射,作为小儿扁桃体摘除术的麻醉方法。临床发现 10% 的小儿出现轻度发绀,1/3 的病儿出现不同程度的喘鸣,偶尔出现吞咽动作,也妨碍手术操作,失血量也较其他方法多为其缺点。

6.全麻摘除扁桃体注意事项

(1)麻醉前用药:曾患心肌炎或心率快者,麻醉前用药宜给东莨菪碱,而不用阿托品。

(2)收缩鼻黏膜血管:双侧鼻孔应滴入 3% 麻黄碱溶液数滴,以收缩鼻黏膜血管,使鼻腔空隙变大,减少损伤出血并利于鼻腔插管。

(3)评估后鼻孔受阻程度:如病儿扁桃体大,诱导后最好放一口咽通气管,以保持呼吸道通畅。

(4)预防颈动脉窦反射:扁桃体窝部分,接近颈动脉窦、迷走神经等重要反射区,手术压迫不宜过重,在此区操作时,要特别观察呼吸、脉搏和血压的变化。

7.二次手术止血麻醉

扁桃体摘除术后出血者,需再次急症手术止血。对此类患者的麻醉甚为棘手。较小病儿不可能取得合作,需在全麻下进行止血。在小量芬太尼、氟哌利多或丙泊酚静脉注射下,局部表麻,做半清醒插管,比较安全。注意诱导时有大量胃内陈血返流,阻塞呼吸道,甚至误吸。诱导时要备好气管造口器械和吸引器。若有呕吐致误吸严重,发生窒息或呼吸道梗阻、发绀时,应迅速做气管切开术。从气管切开口置入导管,以便吸出血液和分泌物,保持呼吸道通畅,通过气管造瘘导管接麻醉机,维持麻醉。

(二)气管异物取除术

1.麻醉前评估

大部分成人及婴儿的气管异物,均能在表麻下完成。但小儿多次取异物操作,且已有并发症者,则需在全麻下完成。因异物阻塞气道,急性呼吸困难,或部分阻塞引起呼吸道炎症、肺不张,或在局麻下取异物已损伤气管,有皮下气肿、气胸等。对麻醉有较高的要求,必须有较深的麻醉。否则会引起迷走神经反射,呛咳,支气管痉挛等。有的气管异物(如钉鞋钉等)需在 X线下暗室操作,对于观察征象及麻醉管理造成一定困难。气管异物取出术的麻醉,绝不是小麻醉。时刻要警惕缺氧及各种不良反射的发生,并针对原因及时处理。术中不断补充药量,以维持深麻醉。

2.全麻方法最常用的是静脉麻醉

(1)术前 0.5 小时肌内注射阿托品 0.02mg/kg,加地西泮(＞2 岁)0.2～0.4mg/kg;面罩给氧去氮,改善缺氧。

(2)镇静、镇痛麻醉:5％葡萄糖溶液 150mL 加 Innovar 20mL(含氟哌利多2.5mg/mL,芬太尼 0.05mg/mL)输注。开始 60～120 滴/分,大约 10 分钟入睡,40～60 滴/分维持。然后行气管镜检查,气管镜侧孔接氧管持续给氧。

(3)氯胺酮复合静脉麻醉:氯胺酮 4～8mg/kg 肌内注射,入睡后开放静脉,面罩给氧,静脉注射 γ-OH 50 ～ 80mg/kg 加地塞米松 2 ～ 5mg,0.5％ ～ 1％ 丁卡因 0.1 ～ 0.5mL 咽喉喷雾表麻,10 分钟后静脉注射氯胺酮 1～2mg/kg,开始置入气管镜,高频喷射通气,频率 60～80 次/分,驱动压 0.5～0.8kg/cm^2。或支气管镜取异物时仍从侧孔吸入氧,麻醉深度不够,可辅助少量哌替啶和异丙嗪。此法优点是对呼吸道无刺激。

(4)丙泊酚静脉麻醉:术前 30 分钟肌内注射地西泮 0.2～0.4mg/kg,阿托品 0.02mg/kg。入室监测 ECG、心率、血压和 SpO$_2$,面罩给氧,开放静脉。静脉注射 1％利多卡因 1mg/kg、丙泊酚 3mg/kg。用直达喉镜暴露喉头声门,用 1％利多卡因表麻,静脉注射丙泊酚 1.5mg/kg。可行气管镜取异物,仍要注意呼吸抑制,气管镜侧孔接入氧。为维持一定麻醉深度、根据应激反应,间断静脉注射丙泊酚1.5mg/kg,术毕给地塞米松 2～5mg。

(5)特制气管镜:如有特制的气管镜,其窥视装置装有呼吸活瓣,当气管镜置入后,患者呼吸道即成一密闭系统,可连接麻醉机,便于呼吸管理,利于气管镜操作及避免不良反应,则更为安全。

(三)鼻咽部肿瘤切除术

鼻咽部肿瘤是出血多、创面大、易于引起失血性休克的手术。常见者为鼻咽部血管纤维瘤。

1.麻醉前用药

术前 30 分钟肌内注射阿托品 0.5mg,哌替啶 50mg,异丙嗪 25mg 或地西泮 10mg。术前晚口服地西泮 5.0～7.5mg,有好的睡眠。

2.麻醉特点及要求

(1)麻醉够深:手术操作直接在咽喉部,刺激大,创面大,麻醉要完善,要足够。不宜采用部位阻滞麻醉。

(2)气道通畅:全麻用气管内插管,预防分离肿瘤时血性分泌物误入气管内阻塞气道。

(3)控制降压:由于出血多,止血又困难。常配合控制性低血压减少创面出血,为手术创造良好条件。避免出血性休克发生。

(4)补充失血:有较多出血时,应及时输血,补充血容量。

(5)麻醉便于手术操作:如需术后行气管造口时,宜于麻醉前先行气管切开,经气管切开插管麻醉,管理呼吸,便于手术操作。

3.麻醉方法

(1)诱导:静脉注射 2.5％硫喷妥钠 10～15mL 或丙泊酚 15～20mL 加琥珀胆碱 2mg/kg,

气管内插管,导管套囊充气,防止血液和分泌物流入气管内。

(2)维持:输注丙泊酚,开始 6～8mg/(kg·h),3 分钟后改为 4～6mg/(kg·h),或以芬太尼 2μg/kg 静脉注射加深麻醉。

(3)控制性降压:硝普钠降压效速。50mg 溶于 5％葡萄糖 500mL 静脉注射,开始 1μg/(kg·min),维持 SP 在 10.64kPa(80mmHg),减低滴数,血压控制得当。对术中失血要注意补充,不要使血压降得过低。降压期间应保持呼吸道通畅,充分给氧,避免缺氧和二氧化碳蓄积。降压时头高 15°～30°。降压时间尽量缩短,主要手术步骤完成后,即停止滴入。降压完毕要注意止血彻底。

(四)鼻窦恶性肿瘤根治术

1.麻醉前准备

多为老年患者,麻醉前充分准备。

(1)术前评估:充分了解心肺肝肾功能,准确地判断患者全身情况及麻醉和手术的耐受能力。

(2)控制性降压:手术创面大,失血多,为减少术中出血量,使用控制性降压或做同侧颈动脉结扎术。麻醉前了解有无动脉硬化、冠心病和潜在的肾功能不全等降压麻醉禁忌证。若瘤体不大时,可不用控制性降压。

(3)输血准备:降压时间不宜过长,降压幅度不宜过大,对术中失血应等量补充。

2.全麻方法

(1)诱导:2.5％硫喷妥钠 5～15mL 或力月西 10mg 或丙泊酚 15～20mL,琥珀胆碱 50～100mg 静脉注射后,快速诱导气管内插管。

(2)维持:以芬太尼、丙泊酚加深麻醉。

(3)降压方法:硝普钠 50mg 溶于 5％葡萄糖 500mL 中静脉输注。

3.术毕拔管

务必将气管及口腔分泌物吸净,患者清醒后拔管,否则极易引起喉痉挛。一旦发生喉痉挛,立即静脉注射氯琥珀胆碱(司可林)再次气管内插管给氧,行人工呼吸,患者情况会立即好转。继续观察,当患者情况完全好转后拔管。必须重视此类患者拔管,如肿瘤已侵犯硬脑膜,手术操作的强烈刺激可引起循环、呼吸紊乱,应注意观察脉搏、呼吸、血压等。

(五)全喉切除术

1.麻醉前准备

全喉切除术是对声带及其邻近组织的恶性肿瘤的手术治疗方法,是耳鼻喉科最大的手术之一。

(1)麻醉前评估:患者年龄较大,多在 40 岁以上,常合并心肺疾病等,麻醉前必须充分评估患者体质状况、病变部位、范围及手术时间的长短等。因手术后患者失去说话能力,往往顾虑重重,麻醉前应做好思想工作和心理治疗。

(2)经气管造口:喉头已有的新生物,使呼吸道有梗阻的危险,由于全麻气管内插管易致出血或脱落,造成更严重的呼吸困难,宜先用局麻行气管切开术,置入带套囊的气管切开导管,充气套囊,防止血液从手术切口流入气管而误吸。导管接麻醉机,再给予全麻。

（3）麻醉前用药。术前 30 分钟肌内注射阿托品 0.01mg/kg 或东莨菪碱 0.004～0.008mg/kg。

2.麻醉方法

全麻诱导后采取静脉复合全麻。

丙泊酚 2.5mg/kg、芬太尼 2.5μg/kg，琥珀胆碱 1.2～2.0mg/kg 静脉注射做全麻诱导，丙泊酚、瑞芬太尼静脉输注维持，作用迅速、平稳、心血管应激反应轻、苏醒快、较理想。静吸复合全麻，使麻醉深度更易调节，停止吸入后 9～17 分钟清醒。控制性低血压麻醉，应严格掌握适应证。

（六）乳突手术麻醉

1.特点

乳突手术包括电子耳蜗植入术、乳突根治术、改良根治术和单纯凿开术等。手术特点如下：

（1）神经刺激大：由于手术靠近鼓膜附近，神经分布密集，对疼痛刺激甚为敏感。

（2）麻醉深度足够深：钻骨和凿骨时声音及振动较大，不少患者难以忍受。因而单独局麻效果较差，手术在中耳内操作。需配合使用强化或分离麻醉。

（3）麻醉要求较高，乳突手术为精细手术，要求手术刺激时患者不动，浅麻醉即能满足手术要求。

2.麻醉选择

成人可在局麻或全麻下施行，小儿宜在全麻下施行。

（1）局麻加强化麻醉：成人选用。

方法：哌替啶 50mg 加异丙嗪 25mg 静脉注射，或冬眠 1 号，或冬眠 4 号 1/2 静脉注射，然后 0.5% 普鲁卡因局部浸润。手术时间长，可追加哌替啶 25mg 加异丙嗪 12.5mg。一般手术均可完成。

（2）全麻：对精神紧张不易合作的成人和小儿宜采用吸入或静脉麻醉。因手术在头的一侧，呼吸道较易保持通畅，可不插管，置口咽通气管。凿骨时头部振动，气管插管易造成气管损伤。手术改变体位时，要特别注意呼吸道通畅。麻醉科医师离患者头部较远，且被消毒手术单覆盖，气管内插管后，对呼吸道的管理比较容易。一般行快速气管内插管，丙泊酚、芬太尼维持麻醉，以患者手术刺激时不动即可，术后早清醒拔管。

（七）阻塞性睡眠呼吸暂停综合征（OSAHS）麻醉

阻塞性睡眠呼吸暂停综合征（OSAHS）指患者睡眠时周期性地出现部分或完全的上呼吸道梗阻，而部分的上呼吸道梗阻导致的低通气状态。由于此类患者围手术期潜在有发生上呼吸道梗阻的危险，且多伴有肥胖、高血压或心脏病，故不论所施行的手术是否与矫正 OSAHS 有关，该类患者应被列为麻醉的高危患者。

1.OSAHS 的病理生理

（1）成人睡眠时由于肌肉松弛，舌后坠，可不同程度地使咽腔变窄。如果咽腔显著变窄，则吸气时因气流迅速通过腭垂、舌根和会厌，而产生鼾声和低通气状态。当咽腔壁肌肉完全失去张力时，咽腔塌陷，由于舌后坠，形成上呼吸道完全梗阻，出现虽用力通气、但无气流通过、无声音的窒息状态。

(2)窒息时间如超过 10 秒,就将引起低氧和高碳酸血症。睡眠结构的紊乱和反复发生的憋醒可致中枢神经系统的损害及自主神经系统功能紊乱,造成深睡不足,白天困倦嗜睡,晨起头痛,记忆力减退,个性和认知改变。

(3)睡眠时反复出现不同程度的低氧和高碳酸血症,可引起肺动脉高压、肺心病、高血压(晨起高血压、晚上临睡前血压较低,单纯的抗高血压药物疗效差,血压波动大)、心绞痛、心律失常,甚至夜间猝死。窒息时呼吸道负压增加,可引起轻度负压性肺水肿。缺氧刺激促红细胞生成素增高,可产生继发性红细胞增多症,使血液黏滞性增高,促发或加重血栓形成。

2.OSAHS 的诊断标准

(1)在睡眠过程中,间断的上呼吸道部分或完全阻塞,周期性发生的睡眠觉醒和低氧血症、高碳酸血症,心血管功能紊乱,白天嗜睡。

具体定义:成人于 7 小时的夜间睡眠过程中,在努力通气的情况下,如呼吸气流停止(较基线水平下降≥90%),持续时间≥10 秒/次;或者呼吸气流较基线水平下降≥30%,并伴有脉搏血氧饱和度(SpO_2)下降≥4% 且持续时间≥10 秒;或者呼吸气流较基线水平下降≥50% 并伴有 SpO_2 下降≥3% 或微觉醒,且持续时间≥10 秒。当睡眠期间以上呼吸暂停和低通气每小时发作≥5 次,即可以诊断 OSAHS。

(2)目前多以多导睡眠记录(PSG)的结果作为 OSAHS 的诊断金标准,尤其是其中的指标:呼吸暂停-低通气指数(AHI),即睡眠中平均每小时呼吸暂停+低通气次数。其病情程度和诊断依据参照表 7-2-1。

表 7-2-1　2009 年中华医学会耳鼻咽喉头颈外科学分会 OSAHS 病情程度和诊断依据表

OSAHS 严重程度	AHI(次/小时)	最低血氧饱和度 SaO_2(%)
轻度	5～15	85～90
中度	>15～30	65～<85
重度	>30	<65

注:AHI 为呼吸暂停-低通气指数,即睡眠中平均每小时呼吸暂停+低通气次数

OSAHS 需要与中枢型睡眠呼吸暂停、甲状腺功能低下、肢端肥大症等疾病鉴别

3.OSAHS 患者的术前准备

(1)对 OSAHS 的严重性和其围手术期风险的评估:应根据临床印象(夜间打鼾、频繁体动、多次憋醒、白天嗜睡)和睡眠研究确定存在 OSAHS 的严重程度、致病原因,以及手术部位、创伤程度和术后镇痛等情况,来确定其围手术期风险,制定详细的麻醉、监测和术后镇痛方案。重度 OSAHS 患者接受手术,术后若需有效镇痛,必须明确告知患者、家属及手术医师,术后镇痛可能出现呼吸抑制,加重病情。

对于手术当日才进行的术前评估,并做出临床诊断或疑似的高危 OSAHS 患者,病情允许尽量推迟手术进行睡眠呼吸监测分析,以及接受必要的术前干预治疗。

(2)困难气道的评估

①OSAHS 患者围手术期的最主要危险:

a.麻醉诱导后:插管困难、通气困难,甚至不能维持有效通气。

b.拔管后:腭咽成形术后咽喉部水肿,立即出现呼吸道部分或完全梗阻。

c.术后镇痛:镇痛药和(或)镇静药可加重原有的 OSAHS,导致严重缺氧和高碳酸血症、脑缺氧性损害,甚至死亡。

②麻醉前需对 OSAHS 患者评估:了解有无困难气道;有无颜面部畸形,如小下颌畸形、下颌后缩畸形、舌骨位置异常等;有无上呼吸道解剖异常,如口咽腔狭小、扁桃体腺样体肥大、舌体肥大等,并注意结合 Mallampati 分级、直接或间接喉镜检查、影像学检查等结果综合判断。

③麻醉前准备:

a.精心设计气道处理方案。

b.了解双侧鼻腔的通畅情况。

c.准备好相应的气道管理器具(经鼻异型气管导管、视频喉镜、纤维喉镜、喉罩、特殊气管插管设备、紧急气管切开装置等)。

d.术前会诊充分的解释,让患者理解和配合可能要在清醒镇静状态下完成气管内插管。

(3)重要脏器功能评估:OSAHS 患者病情越重,心、脑、肾等重要脏器受累的可能性与严重程度越大,围手术期的潜在危险也越大。应注意对心、脑血管系统(合并高血压、心律失常、冠心病及脑血管疾病等)、呼吸系统(呼吸储备功能下降,右心室肥厚、肺动脉高压等)和肾脏功能等受累的严重程度进行评估,同时进行相应的治疗,使受损器官达到较好的功能状态。

(4)术前用药:OSAHS 患者对各类中枢抑制药均较敏感,术前应慎用。成人麻醉前用药可考虑静脉注射东莨菪碱 0.3mg 或长托宁 0.5mg。应在已做好气管插管准备后应用镇静剂(如咪达唑仑或右美托咪定),可给予小剂量且需密切监测 SpO_2 和通气状态。

4.OSAHS 患者的麻醉

(1)OSAHS 患者行非 OSAHS 相关的矫治术:若病情允许可首选区域阻滞(包括局部浸润、外周神经阻滞或椎管内阻滞)如需合并给予镇静药,应严密监测患者的通气和氧合状态。注意区域阻滞复合深度镇静对 OSAHS 患者带来的危险远高于气管内插管全身麻醉。对于手术创伤大、操作复杂、出血多、伴有大量体液丢失及转移的手术以及对患者呼吸、循环功能影响大的手术(如心、胸和神经外科手术),仍以选择气管内插管全身麻醉为宜。

(2)OSAHS 患者行腭垂腭咽成形手术(UPPP):应首选气管内插管全身麻醉。OSAHS 患者均应考虑存在困难气道。

①清醒镇静经鼻插管:清醒镇静下经鼻气管插管,更安全且术野暴露清除。

a.选择患者感觉通气较好一侧的鼻腔(如两侧通气相同则以左侧为首选),实施完善的表面麻醉(鼻腔、口咽和气管内表面麻醉)。

b.导管应使用管径较细、质地较软的经鼻异型导管。

c.适时的伸屈颈部,旋转导管使导管斜面朝向咽后壁有利于其通过鼻道及减少组织损伤。

d.导管通过后鼻孔后,嘱患者闭口用鼻深呼吸,根据导管内的气流声,分次推进以接近声门,当气流声最大时,表明导管口已对准声门口,随即在吸气期顺势将导管送入气管内。

e.气管导管进入气管内的重要标志之一是导管末端骤然增大的呼气气流,以及患者可能伴随的呛咳反应。此时应立即推注丙泊酚使患者意识消失,连接麻醉机的呼吸回路和 $P_{ET}CO_2$ 监测,如有肺泡平台压力波形出现,即可肯定气管导管位置在气管内,然后方可根据手术需要使用非去极化肌松药。

f.遇经鼻气管插管困难时,应尽早使用纤维光导喉镜或气管镜引导。

g.清醒镇静:建议咪达唑仑(0.5～1mg)分次给药,保持清醒镇静水平,同时可辅助适量芬太尼(1mg/kg)或舒芬太尼(0.1μg/kg)。如患者使用镇静药后出现缺氧、挣扎、牙关紧闭,应立即给予丙泊酚、非去极化肌松药控制患者,同时使用视频喉镜或喉罩引导插管,尽快建立人工通气道,必要时应及时行快速气管造口(切开)术。切忌犹豫不决、抱侥幸心理等待患者苏醒。

②快速诱导经口插管:对行非OSAHS矫正手术、且无通气困难和插管困难的OSAHS患者,可行快速诱导经口插管,必要时配合使用先进的辅助插管设备,以确保患者麻醉诱导过程中的安全和舒适。

③快速诱导经鼻插管:在有条件且技术熟练的单位,对于行OSAHS矫正术,确保无通气困难的OSAHS患者,在借助纤维支气管镜下可行快速诱导经鼻气管内插管,以保证患者麻醉诱导过程中更安全和舒适。

5.麻醉管理

(1)麻醉药物:全身麻醉时可选用起效迅速、作用时间短的强效吸入麻醉药(如七氟烷、地氟烷),静脉麻醉药(丙泊酚)和麻醉性镇痛药(瑞芬太尼),辅助中作用时间的非去极化肌松药维持麻醉。手术结束时,要确保患者及时清醒,各项反射恢复正常。

(2)呼吸道管理

①深度镇静需要确保呼吸道通畅,潮气量满意。OSAHS患者行OSAHS矫正术时可选择钢丝加强气管导管,但需注意开口器可能挤压气管导管,头部的移位也可能导致气管导管扭曲、移位。特别是气管导管出鼻孔处极易打折梗阻,表现为气道压明显升高,须及时与术者沟通,调整导管位置,共同管理好气道。手术中应持续监测$P_{ET}CO_2$。

②OSAHS患者矫正后,因麻醉药的残留作用、口腔内的分泌物、创面渗出、出血和水肿,导致拔管后发生气道阻塞的危险性很高,尤其是鼻部手术后局部包裹的患者,更应注意。必要时转ICU待过水肿期后拔管。

③拔管指征:a.定向力完全恢复、对指令有反应(不可将患者不自主的活动如反射性地抓气管内导管、突然要坐起等误认为患者已完全意识恢复);b.呛咳和吞咽反射恢复;c.神经肌肉传导功能完全恢复($T_4/T_1>0.9$、抬头试验>5秒、$VT>8mL/kg$、最大吸气峰压$<-625px$ H_2O和$P_{ET}CO_2<45mmHg$)。以采用头高位,吸尽咽喉部的分泌物和残留血,且确保手术野无活动性出血后拔管;拔管时应准备好合适的口咽或鼻咽通气道,并做好面罩通气的准备。

(3)循环管理

①咽喉部的刺激和手术对交感神经系统影响最大,极易引起血压升高、心率增快及各种心律失常,术前高血压患者更为明显。

②气管内插管和咽喉部手术过程中,须保证足够的麻醉深度,必要时给予亚宁定或尼卡地平、艾司洛尔等药控制血压和心率。

③瑞芬太尼能够有效控制手术创伤诱发的交感兴奋,有利于麻醉和术中血压和心率的平稳。但停止使用瑞芬太尼时,须及时给予患者有效镇痛,以防止麻醉恢复期患者躁动、血压升高和心率增快。

6.术后保留气管内导管患者

(1)重症 OSAHS 患者,或轻、中度 OSAHS 患者但具有明显困难气道表现、接受咽颚成形术或联合正颌外科手术以及手术过程不顺利的患者,术后可能出血或发生气道梗阻的患者,均需保留气管内导管。

(2)带管在 ICU 或 PACU 治疗,直至患者完全清醒,并确保没有活动性出血、大量分泌物和上呼吸道水肿等情况下,在侧卧位、半卧位或其他非仰卧位下拔管。拔管后若有可能,应保持半直立体位。

(3)OSAHS 患者拔管后在 PACU 平均应停留 3 小时以上。大多数严重并发症发生于术后 2 小时内。如果拔管后出现呼吸道梗阻或低氧血症,在 PACU 或转入 ICU 至少应持续监测到最后一个上述不良事件发生后 7 小时。

(4)对术后返回病房的患者应常规进行 24 小时监测,包括心电图、SpO_2 和无创血压等,直至吸空气睡眠时 SpO_2 持续高于 90%。

(八)内耳手术

内耳手术较大。如迷路造孔和鼓室成形术等,重要步骤须在手术显微镜或手术放大镜下进行,要求患者绝对不能躁动,手术野十分清晰,术野无血,处理迷路的手术也很精细等。

1.局麻加强化

局麻下切开,入迷路时,患者往往有恶心、呕吐反应,甚至眩晕。需辅助强化麻醉或氯胺酮或氟哌利多等。氟哌利多对恶心、呕吐反应的控制很有效。也可用 2% 利多卡因滴入钻孔内,行表面麻醉,以解除疼痛。药液宜加温,不致产生冷的刺激,或给患者带来恶心、呕吐和晕眩等并发症。

2.全麻

气管内插管,用快速诱导或清醒插管。用神经安定麻醉或静吸(恩氟烷或异氟烷)复合等维持麻醉。深度不必过深,一般用浅麻醉即可。但必须平稳,要求患者不动。如头部有轻微移动,均对手术有很大的影响。禁用吸入氧化亚氮,因其可大量弥散入鼓室,使鼓室压力迅速升高,遇鼓咽管狭窄者压力可猛升至 51.2kPa(385mmHg),致使鼓膜破裂。

第三节　口腔颌面外科手术的麻醉

一、口腔颌面肿瘤的麻醉

对口腔颌面部恶性肿瘤患者,只要其全身情况许可,通常行根治手术。涉及颅前凹或颅中凹的手术即是颅颌面联合手术,兼有口腔颌面外科和神经外科之特点。

(一)一般准备

1.心理准备

实施肿瘤手术的患者,常会因大面积组织切除后头面部外观畸形而存在明显的心理障碍。

对已接受多次手术治疗的患者而言,手术麻醉的痛苦体验与不良回忆会使其在再次手术时产生恐惧而不合作。有些患者对病情发展和健康状况过分关注而引起其焦虑、抑郁等情绪改变。对于诸多心理问题,麻醉医师应予以高度重视,术前应做好耐心细致的解释工作,与患者及家属建立良好的医患关系,尽可能地取得他们的配合。不良心理活动的抑制与阻断,无疑对配合清醒插管、维持生理状态稳定和减少术后并发症都有重要意义。

2.病史准备

口腔颌面患者,尤其肿瘤患者,年龄大、进食困难、肿瘤转移等致营养状况差。再加上多次的放疗或化疗,往往伴不同程度的低蛋白血症、水电解质紊乱,术前应加以纠正。适当补充白蛋白或给予输血治疗,积极改善患者营养状况,纠正贫血或血小板过低,使血细胞比容大于30%,血小板计数大于 $100×10^9$/L。合并凝血功能障碍还需给予凝血因子或血浆治疗。合并心肺等脏器疾病时应积极控制症状,改善功能并提高手术耐受力。

在术前访视时应了解患者的既往头颈手术史及放疗和化疗史,既往的治疗(手术、放疗、化疗)对围术期的麻醉管理有很大的影响,化疗药物可加强肿瘤细胞对放疗的反应性,但随着药物的积聚均有一定的毒副作用。常用的化疗药物如顺铂、氟尿嘧啶、甲氨蝶呤、卡铂、紫杉醇等,甲氨蝶呤、紫杉醇及多西他赛有骨髓抑制作用,可致血小板减少和中性粒细胞降低。紫杉醇和卡铂可降低一氧化碳的弥散率,而这种影响甚至会延续到化疗停止后 5 个月。甲氨蝶呤还可导致口腔溃疡、腹泻、低体重、电解质紊乱等问题。顺铂和多西他赛可致中枢神经毒性。有些化疗药物还影响心肌收缩,有致心律失常作用如蒽环类抗生素,有些易致心内膜纤维化如白消安,有些可导致 QT 间隙延长如多柔比星。当使用此类化疗药物时,必须全面评估心脏功能,术前积极改善心功能。麻醉医师只有了解化疗药物对患者心肺功能的影响,才能有的放矢地制定围术期麻醉方案。

除了评估化疗药物对各器官系统的影响,放射治疗的影响也不能小觑,局部放疗致局部组织纤维化,进而导致颌下间隙固定、下颌活动受限、颈椎僵硬,造成困难气道。放疗后的急性炎症反应如表皮炎、口腔黏膜炎等,在插管等操作后容易出现继发感染或出血。既往头颈部的手术改变了口咽腔的局部解剖可造成再次插管或气管切开困难。

(二)术前气道评估

口腔颌面部的肿瘤,影响到气道的完整性,同时由于病变及手术区域邻近或覆盖气道,所以困难气道的发生率很高。术前必须对气道做出正确的评估,对潜在的或明显的面罩通气困难或气管插管困难均需评估后记录在案。完整的评估包括病史、体格检查、实验室和影像学检查。

提示气道困难的病史资料包括声音的改变、吞咽困难、体位改变时呼吸困难、运动耐受下降、头颈部放疗史、头颈部手术史、及咽腔和咽腔以下的肿瘤。病史中某些特殊的症状可提示肿块的位置,如患者主诉仰卧位时感觉呼吸困难而侧卧位或俯卧位时缓解,通常提示肿块位于咽、颈、或纵隔的前部,此类患者麻醉诱导后仰卧位插管有可能导致严重的气道梗阻。有些患者术前有喘鸣音的,则需事先经纤维支气管镜对气道进行检查。有些患者术前有声音的变化,如患者的声音变得粗且刺耳常常提示肿块位于会厌部,而声音变得低沉常提示肿块位于声门上。问诊时必须注意声音改变持续的时间、可能的原因和体位的关系。还需引起重视的症状包括有无喘息、青紫、胸闷、夜间呼吸睡眠暂停等,这些对判断气道是否有梗阻及梗阻的程度有很大的帮助。放疗及既往的手术史对困难气道的评估也是非常重要的。放疗所造成的局部纤维化,下颌及颈部运动障碍,增加了插管的难度。既往颌面部的手术可因为局部解剖的改变而导致再次插管或气管切开困难。

预测气道困难的体检指标包括张口度和伸舌、甲颏间距、颈部屈伸度、Mallampati 评级等。正常的张口度大于 3cm,张口受限可导致咽喉镜的放置及暴露困难。张口受限有两种情况:一种是由于疼痛而拒绝张口,此种类型通常在全麻诱导后张口度可较前增大;另一种是由于肌群或颞下颌关节被肿瘤侵犯而不能张口,此种类型全麻诱导后张口度并不能增大,反而导致气道危象,术前必须有充分估计。成人中号咽喉镜镜片长度为 12.5cm,最厚处为 2.5cm,张口度必须在 2.5cm 以上才能暴露出声门。大号咽喉镜长度是 15cm,最厚达 3cm。儿童咽喉镜长度是 10cm,最厚处是 2cm。了解这些数据有助于判断是否能放置咽喉镜并选择合适的工具来插管。此外有些肿块可通过口内或颌面的视诊直接观察到,如唇癌、硬腭的肿瘤、牙龈癌、舌腹肿瘤、头皮和面颈部的皮肤癌、颌面部的血管瘤等。而颈部的触诊可判断气管有无移位、环甲膜穿刺有无困难,这对于紧急气道的处理非常重要。

影像学可客观的评估气道,在 X 线投影测量图上,下颌骨舌骨间距过长、后鼻嵴至咽后壁距离过短的患者易发生插管困难。另外,颅面角和线(如前颅底长度,上、下颌骨与颅底的关系角,上下颌骨的关系角)的异常也会导致鼻咽腔、口咽腔气道容积的变化而造成插管困难。借助 CT 和 MRI 能了解肿瘤侵犯的范围以及是否有气道狭窄,由 CT 三维构象构筑的仿真内镜可以更直观的模拟插管的径路,从而判断有无插管困难。

制定围术期气道管理的方案,必须先了解肿瘤的生长部位,不同部位的肿瘤对气道有不同的影响,不同的手术方案需要选择不同的插管径路。一般颅底、眼眶、鼻部、上颌骨、上颌窦手术宜经口插管,而下颌骨、腮腺区、口腔内手术宜经鼻插管。如果肿瘤生长正好在导管必经之路,则必须放弃经口或经鼻气管插管而改为气管造口。如考虑不周,强行置管,轻者将瘤体碰伤,重者可致大出血,如舌根会厌附近的肿瘤。麻醉医师应当与手术医师共同商讨这方面的问题,求得正确的解决方案。

各种口腔颌面常见肿瘤对气道的影响如下:

1.上唇部位肿瘤

生长在这个部位的实质性肿瘤,常见的有血管瘤或上唇癌肿。虽然并不影响张口度,但若瘤体过分向前突出时,咽喉镜操作过程中视线往往受阻,有时需将瘤体拉开才能暴露。若是血管瘤,因瘤体软,尚有一定的活动度;若是硬实质瘤,移动范围很小,事先要有估计。

2.颊部癌瘤

口腔颊部癌瘤较多见,占口腔癌的 20%～30%。因部位在口腔侧面,一般不至于妨碍气管导管的径路。发病早期可无张口限制,但如侵犯颊肌、咬肌,则逐渐出现张口受限,严重者甚至牙关紧闭,麻醉前应评估张口度。张口困难者选择清醒插管。

3.腮腺区肿瘤

腮腺区良性肿瘤不影响张口度。晚期腮腺恶性肿瘤,有广泛浸润及颊肌受累时,会造成张口受限,需加以重视。

4.上腭肿瘤

从解剖学上看,鼻道的底部即是上腭,其前部为硬腭,后部为软腭。如果是上腭骨良性肿瘤向鼻腔隆起,则鼻道受侵犯,经鼻插管径路受阻;如肿瘤生长在一侧,可选择另一侧鼻腔插管。上腭骨恶性肿瘤可破坏鼻腔底部骨质,导致一侧或双侧鼻腔径路狭窄甚至完全封闭,此时经鼻插管极易出血,不可勉强为之。另外手术中凿开上颌骨时,手术操作可误伤经鼻的气管导管。曾有将经鼻气管导管当场切断的案例,所以建议上腭肿瘤根治手术(上颌全切术)采用经口气管插管。软腭癌恶性程度较高,常累及翼腭凹,此类患者有张口受限的表现。而上腭前部之巨大肿瘤往往致面部变形,面罩通气困难。

5.舌根、咽壁肿瘤

视诊难以观察的口腔深部肿瘤侵犯范围。口底肿瘤常侵犯口底肌群,导致伸舌困难,咽喉镜暴露困难。咽壁的肿瘤极易造成气道梗阻。术前须与口腔外科医师认真商讨,以制定麻醉和气道管理方案。如肿瘤靠近会厌或声门,则气管导管会干扰手术进行,同时也会影响拔管后呼吸道的管理。遇此情况,需和手术医师商讨合理的解决方案,可术前气管切开以保障气道安全。

6.舌部肿瘤

舌的肿瘤特别是舌癌,在口腔肿瘤中最为常见,其发生率相当于口腔其他癌瘤之总和。舌部肿瘤向后可侵犯舌根、咽壁,用咽喉镜暴露时应小心,避免损伤。舌癌侵犯到咽腭弓时,患者会有张口困难。舌的巨大肿瘤有时可占据整个口腔,致气道梗阻。若是血管瘤或有溃疡面的肿瘤,摩擦后容易出血,使用面罩和咽喉镜时应加以警惕。

7.颌颈部肿瘤

颌颈部肿瘤,瘤体挤压可使声门、气管向对侧移位,咽喉镜暴露时应向肿瘤对侧探查声门,插管容易成功。颈部肿瘤可导致颈部活动受限,声门"抬高",咽喉镜暴露困难。肿瘤组织也可压迫上呼吸道,患者出现慢性缺氧、高碳酸血症的症状,此类患者即使仅给予小量麻醉性镇痛药亦可引起窒息。

8.牙龈肿瘤

牙龈癌多溃疡型,易溃破出血。上牙龈癌侵犯鼻腔,可影响经鼻插管。侵犯磨牙后区或侵犯肌腱和翼内肌时,可有张口受限。

9.肿瘤患者再次手术

尽可能选择与上次手术时同侧的鼻腔插管,这样可以避免许多新的麻烦。须注意手术瘢痕对张口度及头后仰的影响。如下颌骨手术后的患者,一侧下颌骨已部分切除,原来附着于此处的口底肌肉包括颏舌骨肌、下颌舌骨肌和颏舌肌已经失去固有依附点,左右两侧肌肉收缩不平衡,导致舌根移位,咽腔变窄,此时咽喉镜很难暴露声门。托下颌骨残端也难以将畸形完全纠正,给肌松药后可能会导致组织塌陷,进而窒息,建议这类患者选择清醒插管。双侧下颌骨全切术后的患者,口底暴露在外,也建议清醒插管。

(三)气管插管

1.插管路径

插管路径有包括:①经鼻气管插管;②经口气管内插管;③颏下气管内插管;④气管切开处

插入气管导管。插管路径的选择主要由肿瘤所在部位和手术的方案决定。

最常用的是经鼻气管内插管,其优点是:①鼻插管固定较好,不会左右移动,便于术中管理;②鼻导管的耐受性较好,适合术后保留导管;③鼻导管紧贴咽腔后壁,对舌、颊、龈等部位的手术,干扰相对要小;④非创伤性,在进行鼻插管时,习惯选择肿瘤病灶对侧的鼻孔进行插管,插管前要了解操作侧鼻腔是否通畅。

2.鼻导管的选择

成人男性经鼻腔导管用 ID 7.0～7.5,女性用 ID 6.5～7.0。插管前评估鼻腔的通畅情况,并给予血管收缩剂如麻黄碱、润滑剂以及局麻药等进行鼻腔气管插管前准备。对于插管侧鼻腔狭窄的患者或疑难气管插管患者可选用较细一号的导管,插管更易成功。

3.诱导和插管

在诱导前必须了解五个问题:①有没有必要气管插管?有些不影响气道的小手术是否可通过局部麻醉解决?有些肿瘤如咽侧壁、颈前区的巨大血管瘤等,易导致气道危象,即使手术短小也必需气管插管。②有无声门上通气困难?紧急情况下是否可通过面罩或喉罩通气?③是喉镜暴露困难还是气管插管困难?④患者是否有高返流风险?⑤患者的耐缺氧程度如何?对于声门上通气困难的患者建议保留自主呼吸,能合作的患者建议清醒状态下插管。对于高返流风险及耐缺氧差的患者,必须是有经验的麻醉医师来操作,选择熟悉的清醒插管方法以保障气道的安全。

疑有困难气道的患者,可根据 ASA 困难气道的指南选择是否需要诱导,是否需要保留自主呼吸。对于多数疑有困难气道且能合作的成年人,清醒插管是最常见的选择,可使用:①适量的镇静、镇痛;②完善的表面麻醉;③局部神经阻滞。在工具选择方面,纤维支气管镜是首选,可经鼻或经口操作,因能看到气道的部分结构,对患者的刺激又小,成功率较高。不足的地方是咽喉部有明显出血和分泌物时,视野不清,可致插管失败,操作者技术经验不足时也会影响其成功率。

4.术中气管导管的维护

在口腔颌面手术时,麻醉医师往往需要远距离操作,必需确保所有的接口均紧密连接,不至松动脱落。同时使用轻质的长螺纹管,避免牵拉气管导管。由于手术中会经常移动头部,气管导管必须加以固定以免导管在手术过程中滑出,固定的方法可选择缝线或贴膜固定,根据个人习惯而定。围术期的监测如呼末二氧化碳、压力-流量环、气道压力等可帮助判断导管是否过深或过浅、导管有无折叠、移位、套囊有无漏气等,严密的监测是安全的保障。

5.经鼻气管插管的并发症

(1)大量鼻出血:发生严重鼻腔出血时,处理原则首先保持气道通畅,其次才是止血。具体操作包括留置已插入鼻腔的导管,不要向外拔,并撑开套囊,能起到压迫出血点的作用。设法通过吸引清理口咽腔内的血液,同时行经口插管,完成插管后马上撑开套囊避免血液向下流入气道,待气道有安全保障后,再设法止血。

(2)导管进入咽后间隙:导管进入咽后间隙发生率约为 1‰。咽后间隙位于咽后壁黏膜与椎前筋膜之间,上起颅底,下延至后纵隔,咽旁间隙左右各一,位置在咽上缩肌,翼内肌和腮腺之间,上起颅底,下至舌骨大角,是一个潜在的蜂窝组织间隙,两间隙之间只有较薄的结缔组织膜相隔,间隙与咽腔也只有一层黏膜相隔。这二间隙起点处相当于导管出后鼻孔附近。经鼻插管时,导管虽已插入较深,且能继续向下推进,但咽喉镜下未见导管,仔细观察可见咽后壁黏膜下层有隆起,拉动导管时,隔着黏膜可见到导管移动的"迹象",此种情况,通常需拔出导管,选对侧鼻腔重新插管。

(3)鼻甲切除:导管将部分鼻甲组织切削下来是极罕见的并发症。下鼻甲是最容易受损伤的,因为体积大,且紧靠导管。而中鼻甲由于其底部与颅底筛骨相连,损伤后可引起脑脊液渗漏。附近还有蝶腭动脉、鼻后动脉、前筛状动脉等,有大出血的可能。选择适当的导管、使用管芯、充分的鼻腔准备、避免粗暴的操作可减少此类并发症。

(4)鼻翼坏死:此类并发症较少见。可能与衔接的螺纹管过重,牵拉压迫该处鼻翼组织,或导管放置固定不当,以及长时间的手术等有一定关系。在手术过程中,转动头位时须确保螺纹管没有牵拉鼻翼、使用轻质螺纹管、并经常提醒手术医师注意鼻翼保护,有助于减少此类并发症。

(5)导管在咽腭部被切断:上颌根治手术时,切凿上颌骨时,粗暴的手术操作可将气管导管整个割破,在手术过程中给予严密的监测并关注手术步骤,应及时发现问题并加以处理。

(四)减少术中出血的措施

1.术前给予促凝药物

手术前肌注凝血药物,会增加血液的凝固性,减少手术渗血,特别对某些肝功能不正常的患者有效。手术前 3d 开始,每天肌注维生素 K_3 2 次,每次 4mL,有助于减少手术出血。

2.术中控制性降压

控制性降压可减少组织渗血并提供一个干燥的手术野,这对于某些精细的操作如血管吻合术是非常重要的,故目前在口腔颌面手术中运用非常普遍。而过度的降压会影响脑血管的自主调节,影响组织器官的灌注,故降压是有限度的,一般降压幅度不超过原有血压的 1/4,时间也不宜过长,仅在肿瘤切除、截骨等重要操作时使用控制性降压。其次,控制性降压因人而异,对于有严重心、脑血管疾病的患者是不适宜的。再者,降压的前提是有充足的容量保障,通常的做法是在诱导后即利用血浆代用品如羟乙基淀粉、明胶等进行扩容,保证循环血量充足。

3.术中给予凝血药物

凝血酶的作用是促进纤维蛋白原转化为纤维蛋白,使用时使药物与创面广泛接触。当骨膜或骨松质、牙压槽骨板、黏膜等处有广泛渗血时,用凝血酶止血效果确切可靠。静注用的凝血酶原复合物效果也很好,其他一些临床用药包括氨基醋酸和氨甲苯酸等。

4.颈外动脉结扎术

颈外动脉有 8 个分支,主要供应颌面部。左右颈外动脉吻合支丰富,所以结扎一侧颈外动脉后,减少出血的效果并不一定很理想。在特定手术中根据需要可结扎其分支,例如在上颌窦癌扩大根反应治术时,可结扎上颌动脉。

(五)颈淋巴清扫术的麻醉处理

颈部淋巴结清扫术是颌面恶性肿瘤手术的一部分,须切除一侧椎前筋膜浅面的所有组织包括颈内静脉。可分根治、改良根治性、广泛及选择性颈淋巴清扫术。颈部分为颌下、颈前肩胛舌骨上及锁骨上等 6 个区域,根据肿瘤的位置和分类选择相应的区域进行清扫,范围可以是一个或多个淋巴分区。颈淋巴清扫通常和肿瘤切除术同期进行,需要气管内全身麻醉。手术处理颈内静脉下端时要求保持麻醉平稳,防止有呛咳和体动反应,以避免颈内静脉被撕破造成空气栓塞,或手术误伤胸膜顶,致空气侵入纵隔,造成纵隔气胸。另外颈总动脉周围有压力感受器,颈部手术操作时不慎挤压颈动脉窦可引起迷走反射并造成血流动力学的波动,术中需给予严密监测。一旦出现心率变慢、血压降低,应立即提醒术者暂停操作,或给予 1％利多卡因局部封闭和对症处理。

双侧颈淋巴清扫术分为同期清扫与分期清扫两种。分期手术是切除一侧颈内静脉后,隔一段时间(1 个月至数年),再切除另外一侧颈内静脉。而同期清扫由于两侧颈内静脉同时切除,头部静脉回流受阻,椎静脉侧支循环大约需要 24～48 小时才能建立。在此期间,患者的颅内压力会有暂时性升高,因此需采取包括降低颅内压在内的脑保护措施,术中低温并连续监测脑脊液压力是有效的方法。

颅内压与腰部蛛网膜下腔压力系处于同一封闭系统,因此测量腰部蛛网膜下腔的压力即可代表颅内压。在麻醉前先做腰 3～4 蛛网膜下腔穿刺留置导管,将之引出到测量管内,定下零点水平并记录基础值。在颅内静脉切除前,脑脊液压力还会有些变动,例如抬起患者头部,转动其头位,呛咳等,均可使压力液柱短暂但明显升高,有时可达 40cmH$_2$O 以上。手术者常在切断第二侧颈内静脉之前先暂时加以结扎以观察压力升高的幅度。脑脊液压力监测应当注意与患者的基础脑压相比较,如果测得的数值较基础值成倍升高,甚或高于咳嗽时短暂上升的数值,患者出现发绀、眼结膜水肿、眼球凸出等症状时应采取紧急措施。最有效的措施是立即引流出一定量的脑脊液,使压力迅速降低。少量多次引流比一次大量引流要安全。监测系统应在手术后带回病房并留置 1～4 天,直至患者的脑脊液压力完全稳定时拔除。术中快速静脉滴注甘露醇和地塞米松,充分给氧,颈椎尽量舒展,这些措施有利于椎静脉的回流,可帮助降低颅内压力。手术后给患者采取头高斜坡 15°～30°的体位,也有利于颅内静脉回流。

(六)显微外科操作的麻醉处理

显微外科技术使肿瘤切除后的缺损得以一次修复,已在颅颌面肿瘤联合根治手术中广泛应用。

1.游离皮瓣移植手术的麻醉要点

(1)维持血流动力学稳定:较高心输出量能维持好的灌注压。通常不使用升压药,因为多数升压药会引起血管收缩,影响皮瓣供血。

(2)降低血液的黏滞度:通常稀释至血细胞比容在 30％～35％左右。

(3)合适的麻醉深度:良好镇痛和制动。

(4)液体的管理:适当补液,维持中心静脉压比基础高 2cmH$_2$O,维持充足的有效循环血量。尿量 1～2mL/(kg·h),是微循环灌注满意的指标。

(5)避免低温和过度通气。

(6)注意移植皮瓣的保暖,但也要避免高压灌注的继发损害。

2.显微手术麻醉处理要点

(1)要绝对制动,防止麻醉变浅:在血管吻合这一精细操作中,强烈的手术刺激引起头部活动,干扰手术操作。

(2)术后也要保持患者绝对安静,保持合适的头位,防止患者因躁动而致血管蒂扭曲,皮瓣坏死。

（3）术后给予止吐药以防止剧烈呕吐污染创面。

（七）气管切开

气管切开的指征依据肿瘤的部位和气道的关系、手术的范围及患者的术前情况而定。

1.肿瘤阻挡气管插管径路

若肿瘤生长的部位正好在气管导管的必经之路，经鼻腔或口腔插管均无法绕开肿瘤，导致无法插管。这些患者必须术前气管切开进行麻醉。

2.呼吸功能不全

常为老年患者，如最大通气量占预计值50%以下，又不能避免长时间大手术时，应考虑作气管切开以减少呼吸无效腔量，也有利于术后气道管理。

3.术后威胁气道通畅

颌面部肿瘤手术对气道的影响可分为四个部分：①肿瘤的位置及切除的范围。肿瘤的位置越是接近下咽腔和气管，术后上呼吸道梗死的可能性越大；②是否行颈淋巴清扫，根据肿瘤的淋巴转移的特点，对相应区域的淋巴和软组织进行清扫，清扫后可导致淋巴回流障碍，术后明显的肿胀，清扫的范围越大则肿胀越明显，对术后通气的影响也越大，双侧颈淋巴清扫可同时影响两侧的淋巴回流；③是否涉及下颌骨的切除。当下颌骨部分或者全部切除时，舌骨就缺少悬吊，颏舌肌、颏舌骨肌、下颌舌骨肌、二腹肌等附着丧失，使舌体后移后坠，组织塌陷易导致上呼吸道梗阻；④肿瘤切除后是否进行皮瓣的修复。小的缺损可以通过邻近瓣、胸锁乳突肌瓣等局部皮瓣加以修复，而大的缺损则需要游离皮瓣的修复，包括前臂皮瓣、股前外侧皮瓣、胸大肌皮瓣、腓骨肌皮瓣、背阔肌皮瓣等，一般来说，皮瓣越大越厚，堵塞上呼吸道的可能性也越大，同时皮瓣本身早期的肿胀和渗出也影响到气道的通畅。根据这四个部分来总体评估若患者术后上呼吸道梗阻风险高，通常建议术后预防性气管切开。

二、先天性唇、腭裂手术的麻醉

（一）麻醉前准备

做好口腔、鼻腔和全身检查，包括体重、营养状态、有无上呼吸道感染和先天性心脏病。应详细掌握血尿常规，电解质情况及胸部X线检查。

唇裂病儿体重＞5kg，血红蛋白＞100g/L，年龄＞10周，白细胞计数＜10×10^9/L，才是手术的良机。腭裂手术多在2岁以后，上述各项检查在正常范围内才可实施。

（二）麻醉处理

1.唇裂修复术的麻醉

（1）需在全麻下进行，选择经口气管内插管全麻的方法比较安全可靠。因术中创面渗血、分泌物一旦阻塞通气道，就会导致病儿呼吸气流受阻，缺氧、喉痉挛，误吸窒息，甚至心搏骤停。

（2）唇裂修复术病儿体重常小于15kg，术前30分钟肌内注射阿托品0.01～0.03mg/kg，可由父母将患儿抱入手术室行吸入麻醉诱导，入睡后开放静脉，继续静脉给予诱导药物行气管插管。

（3）此法的优点：①诱导迅速，病儿可平稳进入睡眠的麻醉状态，镇痛效果好，心律、血压较稳定；②麻醉用药对呼吸道黏膜无刺激，无肺部并发症，安全性好；③年龄＞2岁的病儿术中可持续泵入异丙酚和瑞芬太尼,术毕拔管后病儿清醒哭闹,各种反射均已恢复,是比较安全可靠的麻醉方法。但偶尔可见体质弱小,用药量偏大,术终尚有呼吸抑制及喉痉挛发生的病例,应予以注意。

2.腭裂修复术的麻醉

(1)小儿气管导管应选择 U 形导管,将导管固定在开口器的凹槽下防止导管外脱,以避免脱管窒息的意外发生。

(2)行咽后瓣成形手术操作时,如果麻醉深度不够,容易引起迷走神经反射。故麻醉深度应控制得当,即达到抑制咽喉反射力度。

(3)腭裂咽后瓣修复术出血较多,应重视输血补液问题。小儿血容量少,每公斤体重 70～80mL。6 个月婴儿失血 50mL 相当于成人失血 400mL,因此准确判定失血量并予等量补充。输血补液速度以不超过每公斤体重每小时 20mL 为宜,严防肺水肿。体质好的病儿失血量不超过血容量的 10％～15％,也可根据具体情况输乳酸林格液 10mL/(kg·h)。

3.唇、腭裂修复术术中管理

术中监测心电图、血压、脉搏、体温和两肺呼吸音。还应采取预防喉水肿的措施,必要时静脉注射地塞米松 0.2～0.4mg/kg。

腭裂术后拔管的注意事项:

(1)对腭裂同时合并有扁桃体Ⅱ度以上肿大,咽喉腔深而狭窄,瘦小体弱自控调节能力较差的病儿,应在气管导管拔出前先放置口咽通气管,用以支撑明显变小的咽喉腔通道通畅。

(2)维持腭裂患者术后的呼吸道通畅,要依靠口腔和鼻腔两个通道,切不可忽视任何一方。有时腭裂同时修复鼻畸形后用碘仿纱条包绕胶管以支撑鼻翼,固定支撑鼻翼的橡皮膏不应封闭鼻腔通气道。

(3)随着手术结束时间的临近,麻醉应逐渐减浅,以便确保患者迅速清醒拔管,缩短气管导管留置在气管内的时间。

三、颞下颌关节强直患者的麻醉

(一)麻醉前准备

(1)颞下颌关节强直患者几乎全部需要清醒经鼻气管内插管或行气管造口插管,因此术前必须作好患者细致的解释工作,取得患者的信任与合作,为清醒插管作准备。

(2)对有仰卧位睡眠打鼾甚至憋醒的患者禁用吗啡等抑制呼吸的药物作为麻醉前用药。

(3)选择气管导管内口径大,管壁薄的导管为宜。条件允许时可参考 X 线片气管口径,选适当口径弹性好的附金属螺旋丝的乳胶导管。

(4)备好气管造口的器械,做好应急准备。

(二)麻醉处理

(1)颞下颌关节强直患者需实施颞下颌关节成形术同时矫正小颌畸形。须在全麻后下颌松弛,无痛状态下才能顺利进行,因此多采取经鼻插管的气管内全身麻醉。

(2)为保证安全应采用清醒插管,但对完全不能张口的患者表麻很难完善,加上患者紧张,肌肉松弛不佳,咽喉反射敏感,故患者异常痛苦。为此,最好选择浅全麻状态下,配合表面麻醉保留自主呼吸行气管内插管。

（3）由于喉头位置高，下颌后缩畸形，插管时导管不易达到声门高度。因此，在导管接近声门附近时应根据呼吸气流声判断导管位置，调节头位及导管位置，以期接近声门口。如估计导管在声门左侧，可将头转向右侧，导管也往右侧旋转。若想抬高导管前端高度可使患者头极度后仰，导管前端可随之抬高，头低导管可往下后方调整。

（4）如患者喉头过高，多次盲探插导管均入食管，可将导管留置在食管内，经另一侧鼻孔再插入更细的导管，沿留在食管导管的表面滑入声门，即所谓双管盲探气管内插管法。亦可采用纤维支气管镜气管内插管。一旦插管成功，麻醉可用全凭静脉复合麻醉维持。

（5）颞下颌关节成形术虽然缓解了关节强直，但下颌后缩畸形不能立即解除，舌后坠仍可能发生，致使拔管意外。因此，拔管时应遵守几条原则：①麻醉必须完全清醒；②口腔及气管导管内分泌物必须彻底吸净，特别对口内有创口的患者；③拔管前静脉注射地塞米松；④拔管前备好口咽通气道；⑤必要时应备好气管造口设备，以防拔管后气道梗阻行紧急气管造口。

四、口腔颌面外伤与急症手术患者的麻醉

（一）麻醉前准备

（1）全面细致地了解病史和临床检查指标，特别是颌面部创面的范围及损伤程度。

（2）了解有无危及生命的气道梗阻或潜在的危险。及时清除口腔、鼻腔内的积血、凝血块、骨折碎片及分泌物、将舌体牵拉于口腔之外。放置口咽或鼻咽通气管等，并应即刻建立通畅的气道。如上述处理气道梗阻仍不能缓解，可采用自制环甲膜喷射通气套管针做应急处理。

具体操作方法：先行环甲膜穿刺表麻，然后置入长 8cm 带硬质塑料的套管针，（可用 16 号静脉穿刺套管针改制弯成 135°，适宜总气管走行的弧度）穿刺成功后将其塑料外套管留置于总气管内 6cm 深度，退出针芯，接通（喷射）呼吸机供氧。喷射通气压力为 $1.25kg/cm^2$，常频通气后即可开始麻醉诱导。

（3）对外伤时间较长的病例，应特别注意有无严重出血性休克或休克早期表现，包括口腔急症颌骨中枢血管的突发性大出血，急剧、呈喷射状，处理不及时患者很快进入休克状态，甚至发生大出血性心跳停止。因此尽早建立静脉输液通道补充血容量是抢救成功的关键一环。

（4）注意有无合并颅脑、颈椎骨折或脱位、胸腹脏器损伤等，如果有明确诊断可同步处理。

（5）了解患者进食与外伤的时间，创伤后胃内容排空时间显著延长，麻醉诱导插管时应采取相应措施，防止误吸发生。

（二）麻醉处理

（1）对口内及颌面部软组织损伤范围小的，手术可在 1 小时之内完成，患者合作，呼吸道能保持通畅者，可在局麻下实施。

（2）小儿及成人有严重的口腔颌面部创伤，即下列情况之一的均应采取气管内插管全麻方法：

①面部挫裂伤合并面神经，腮腺导管断裂；需行显微面神经吻合，腮腺导管吻合。

②面部挫裂伤合并上或下颌骨骨折，行骨折固定。

③口腔颌面损伤合并气管、食管或颈部大血管损伤，颅脑、脑腹脏器损伤。

④头皮及面部器官(耳鼻、口唇)撕脱伤需要行显微血管吻合回植手术者。

(3)麻醉诱导和插管方法选择

①婴幼儿舌体肥大,口内组织损伤后由于出血、水肿使原来较小的口腔变得更小,而手术恰在口内操作,因此首选经鼻插管。

②婴幼儿气管细,气管导管过细会影响通气,婴幼儿鼻黏膜脆弱血管丰富容易造成鼻出血。因此对舌前 2/3、牙龈、硬腭损伤的病员可经口腔插管并固定于健侧口角部位。

③对腭垂、软腭口咽腔深部损伤需行经鼻插管或者口腔插管的患者。插管前用 2% 麻黄碱数滴分次点鼻,收缩鼻黏膜血管以扩大鼻腔通道空间,导管前端应涂滑润剂。

④只要管径粗细合适,操作动作轻柔,一般不会有鼻黏膜损伤及鼻出血现象。导管选择 F16～20 号,术中充分供氧,有条件监测血氧饱和度,防止通气不足。

(4)4 岁以上患者无异常情况均可采取快速诱导,根据手术操作需要经口或经鼻腔明视插管。估计术毕即刻拔管会发生上呼吸道梗阻窒息者应长时间留置导管,首选经鼻气管内插管。

(5)下列情况应首选清醒插管较为安全:

①伤后已发生气道梗阻并有呼吸困难。

②颌骨颏孔部骨折常伴有严重错位,不仅造成张口困难,且有口底变窄,声门被后缩的舌根阻挡。

③上或下颌骨骨折致口内外相通,致使面罩加压给氧困难。下颌骨骨折连续性中断或有错位时,若经口置入喉镜,骨折断端有切断血管和损伤神经的危险性,应尽量采用盲探经鼻腔插管。

(6)口腔颌面部外伤患者术毕清醒即可拔管。但估计拔管后可能发生急性气道梗阻,又不能强行托下颌骨时,应留置气管导管延迟拔出。

第八章 神经外科手术麻醉

第一节 神经外科麻醉特点与处理

一、脑代谢、脑血流和颅内压

脑代谢包括糖代谢和能量代谢。脑代谢每分钟需要耗氧量占全身总耗氧量的 20%;正常情况下,脑组织主要依赖糖的有氧氧化供给能量,而脑中糖原含量很少,所以必须依赖血糖的供应。血糖下降 50% 即可导致昏迷,任何原因引起脑组织血流急剧减少或中断时,脑内可利用的氧将在 6～7s 内消耗殆尽,流向脑的血流中断几分钟即可导致死亡。温度升高,脑代谢及脑耗氧量增加。温度降低,脑代谢及脑耗氧量降低,脑血流也随之降低。

脑血流(CBF)量等于脑灌注压(CPP)除以脑血管阻力(CVR)。CPP 等于平均动脉压(MAP)减去颅内压(ICP)或中心静脉压(CVP),即 CPP=MAP-ICP。正常脑组织每分钟 CBF 约为 750mL,占心输出量的 15%。当 MAP 在 70～150mmHg 时,脑血管随血压变化而舒缩,即脑血流的自动调节机制。PaO_2 在 50～400mmHg 范围内波动时,脑血流不变;低于 50mmHg.脑血管扩张,脑血流增加;高于 400mmHg,脑血管收缩;$PaCO_2$ 降低使脑血管收缩,并对抗低氧血症的脑血管扩张作用,但 $PaCO_2$ 低于 25mmHg 合并低氧血症时,可加重低氧血症对脑细胞的损害。$PaCO_2$ 在 25～55mmHg 时,正常成人的脑血容量可以发生约 20mL 的变化。CBF 与 MAP 的关系见图 8-1-1,高血压患者脑血流的自动调节曲线右移。

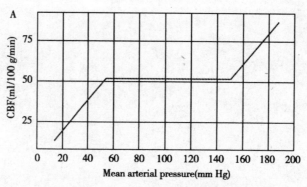

图 8-1-1 CBF 与 MAP 的关系

颅内压是指颅腔内容物对颅腔壁的压力。颅腔内物主要由脑组织、血液和脑脊液所组成。ICP 的变化受多种生理因素的影响。

二、麻醉对脑生理功能的影响

机体的高级神经活动都是由大脑主宰完成的,大脑的生理功能非常复杂,代谢极为活跃,其生理功能的正常发挥与脑血供与氧供有严格的依赖关系。麻醉通过影响大脑的生理功能而使机体的高级神经活动全部或部分受到抑制,避免或减轻各种刺激对机体的伤害,保证患者的安全和手术顺利进行。

(一)麻醉药与脑血流及脑代谢的关系

脑代谢率对脑血流可产生重要影响,而决定脑血流的直接因素是脑灌注压,脑灌注压是指平均动脉压与小静脉刚进入硬脑膜窦时的压力差。许多麻醉用药可影响动脉压和脑代谢,进而影响脑血流。

1.静脉麻醉药

(1)硫喷妥钠:对脑血流的自身调节和对二氧化碳的反应正常。镇静剂量对脑血流和代谢无影响,意识消失时脑代谢率可降低36%,达到手术麻醉深度时降低36%~50%。硫喷妥钠使脑血流减少,主要是由于该药所致的脑血管收缩、脑代谢受抑制,故大脑血流的减少不会引起脑损伤,对脑代谢的抑制主要是抑制神经元的电生理活动(而非维持细胞整合所需要的能量)。

(2)依托咪酯:对脑代谢的抑制同硫喷妥钠相似,所不同的是依托咪酯注射初期脑代谢率急剧下降。脑血流的最大降低发生于脑代谢最大降低之前,可能与依托咪酯直接引起脑血管收缩有关。

(3)丙泊酚:与硫喷妥钠相似,对脑血流和脑代谢的抑制程度与剂量相关,但可保留二氧化碳的反应性。通过抑制脑代谢使脑血流相应降低,还可降低平均动脉压和脑灌注压。

(4)羟丁酸钠:长时间、大剂量应用可出现酸中毒,可使脑血管收缩,脑血流和脑代谢降低,可造成暂时性、相对性脑缺血。用作麻醉诱导时可增加脑灌注压。

(5)氯胺酮:是唯一可以增加脑血流和脑代谢的静脉麻醉药。

(6)神经安定药(氟哌利多与芬太尼合剂):对脑代谢影响轻,可减少脑血流。

2.吸入麻醉药

所有吸入麻醉药都不同程度地扩张脑血管,增加脑血流,且抑制脑血管的自身调节,干扰对二氧化碳的反应。氟类吸入麻醉药降低脑代谢,氧化亚氮增加脑代谢。脑血管的扩张效应:氟烷>恩氟烷>异氟烷、氧化亚氮和七氟烷。

3.麻醉性镇痛药

单独使用麻醉性镇痛药对脑血流和脑代谢没有影响,甚至可以增加脑血流。临床研究结果不一,是因为与其他药物联合应用所致。

4.肌松药

肌松药不能通过血-脑屏障,可间接影响脑血流,主要降低脑血管阻力和静脉回流阻力,对脑代谢没有影响。

(二)麻醉药对颅压的影响

麻醉药对颅压的影响主要有两方面,一是对脑血管的影响,二是通过对脑脊液的产生和吸收的影响,两者最终都引起脑容量的变化。脑外科手术在硬脑膜剪开后,脑脊液被吸走,脑脊液产生增加和吸收减少已不重要。

1.静脉全麻药对颅压的影响

氯胺酮能兴奋脑功能,增加脑血流和脑代谢,颅压也相应增高。其他静脉麻醉药不引起颅压增高,甚至可降低颅压,如硫喷妥钠、丙泊酚均可不同程度地降低颅压,苯二氮䓬类药物和依托咪酯对颅压无影响,均可安全地应用于颅压升高的患者。

2.吸入全麻药对颅压的影响

所有的吸入麻醉药可不同程度地引起脑血管扩张,致使颅压也随之相应增高,在程度上氟烷＞恩氟烷＞异氟烷、氧化亚氮和七氟烷。

3.麻醉性镇痛药

单独使用麻醉性镇痛药,因其不影响脑血管的自动调节,故对颅压正常的患者没有影响,对已有颅压升高的患者,舒芬太尼可降低颅压。

4.肌松药

琥珀胆碱因其可产生肌颤,一过性影响静脉回流,而致颅压增高。非去极化肌松药有组胺释放作用,组胺可引起脑血管扩张,颅压增高。

(三)气管内插管对颅压的影响

大多数的神经外科手术需在气管内插管全身麻醉下进行,而气管内插管的技术操作可间接引起颅压改变。从喉镜置入暴露声门到气管导管放置到气管内,尽管临床上通过加大诱导药物的剂量,应用心血管活性药物,甚至气管内表面麻醉,但整个过程仍伴有不同程度的心血管应激反应,这种反应可致颅压升高。

(四)暂时带管与气管内插管拔除对颅压的影响

神经外科患者手术结束后,是保留还是拔除气管内插管要根据不同病情和手术要求,以及术后监护条件而决定,两者各有利弊,且对颅压的影响也不尽相同。目前临床上随着病房监护条件的改善,多数患者术毕,于自主呼吸恢复后带管回病房监护室,维持适当的镇静1~2 小时后拔管,在这段时间内只要患者能耐受气管内插管,一般不会引起颅压升高,如果镇静效果不够,患者发生呛咳,将会引起颅压剧升,严重时会引起颅内出血,影响手术效果。对带管的患者一定要密切监护,认真观察患者的镇静程度,防止镇静不足。无论带管时间多长,最终必将拔除,神经外科手术的患者拔管期间可引发心血管应激反应,拔除气管内插管时对气管壁及咽喉部的摩擦刺激常引起剧烈呛咳,直接造成脑静脉回流受阻而致颅压升高,呛咳可造成脑组织震荡而使手术创面出血,甚至导致手术失败。

三、手术麻醉的处理

(一)术前评估与准备

神经外科手术患者术需常规访视,了解患者全身情况及主要脏器功能,做出 ASA 评级。对 ASAⅢ、Ⅳ级患者,要严格掌握手术麻醉适应证并选择手术时机。对下列情况应采取预防和治疗措施,以提高麻醉的安全性。

(1)有颅内压增高和脑疝危象,需要紧急脱水治疗,应用20％甘露醇1g/kg快速静滴,速尿20～40mg静脉注射,对缓解颅内高压、脑水肿疗效明显。有梗阻性脑积水,应立即行侧脑室引流术。

(2)有呼吸困难、通气不足所致低血氧症,需尽快建立有效通气,确保气道畅通,评估术后难以在短期内清醒者,应行气管插管。颅脑外伤已有大量误吸的患者,首要任务是行气管插管清理呼吸道,并用生理盐水稀释冲洗呼吸道,及时使用有效抗生素和肾上腺皮质激素防治呼吸道感染,充分吸氧后行手术。

(3)低血压、快心率往往是颅脑外伤合并其他脏器损伤(肝、脾破裂、肾、胸、腹、盆骨损伤等所致大出血),应及时补充血容量后再行手术或同时进行颅脑手术和其他手术。注意纠正休克,及时挽救患者生命。

(4)由于长期颅内压增高而导致频繁呕吐,致脱水和电解质紊乱患者,应在术前尽快纠正。降颅压时应注意出入量平衡,应入量大于出量,并从静脉补充营养,待病情稳定后行手术。

(5)由垂体和颅咽管瘤合并血糖升高和尿崩症等内分泌紊乱,术前也应及时给予处理。

(6)癫痫发作者术前应用抗癫痫药和镇静药制止癫痫发作,地西泮10～30mg静脉滴注,必要时给予冬眠合剂。如癫痫系持续发作,应用1.25％～2.s％硫喷妥钠静脉注射缓解发作,同时注意呼吸支持和氧供。

(7)由于脑外伤、高血压、脑出血、脑血管破裂所致蛛网膜下隙出血,使血小板释放活性物质致脑血管痉挛,常用药物有尼莫地平10mg,静脉注射,每日2次。也可应用其他缓解脑血管痉挛的药物,能有效降低脑血管痉挛引发的并发症和死亡率。

(8)术前用药对没有明显颅脑高压、呼吸抑制患者术前可常规用药,用量可据病情酌情减量;对于重症患者,有明显颅脑高压和呼吸抑制患者,镇痛和镇静药原则上应慎用,否则会导致高 CO_2 血症。

(9)监测除常规血压、心电图、心率、动脉血氧饱和度,还应监测有创动脉压、血气分析、呼气末 CO_2、CVP、尿量等。

(10)神经外科手术麻醉的特点:①安全无痛:麻醉要镇痛完全,对生理扰乱小,对代谢、血液化学、循环和呼吸影响最小。②肌肉松弛:在确保患者安全的条件下,麻醉要有足够的肌肉松弛。肌松药不能滥用,要有计划的慎重应用。③降低患者应激反应:要及时处理腹腔神经丛的反射——迷走神经反射。要重视术中内脏牵连反射和神经反射的问题,积极预防和认真处理,严密观察患者的反应,如血压下降,脉搏宽大和心动过缓等。可辅助局部内脏神经封闭或应用镇痛镇静药,以阻断神经反射和向心的手术刺激,维持神经平稳。④术中应保证输液通畅,均匀输血,防止输液针头脱出。如果一旦发生大出血,补充血容量不及时或是长时间的低血压状态,可引起严重后果,甚至危及生命。

(二)麻醉选择

1.气管插管全身麻醉

有效的面罩通气是麻醉诱导安全的保证,避免高血压、低血压、低氧、高碳酸血症和呛咳。静脉诱导药常以咪达唑仑(0.05mg/kg)和异丙酚(1～2mg/kg)或依托咪酯(0.2～0.3mg/kg);麻醉性镇痛药常用芬太尼(5～10μg/kg)。肌松药常用2～3倍 ED_{95} 罗库溴铵气管插管。插管前静脉注射利多卡因(1～1.5mg/kg)可减轻气管插管引起的心血管反应和ICP升高。神经外科手术时难以接近气道,应严加气道管理,体位安置后检查呼吸音是否对称,气道压力和阻力是否正常,以及通气量是否适宜。呼吸回路所有的接头处应保证紧密连接。在颅骨和硬膜切开后麻醉应适当减少麻醉药剂量。长效麻醉性镇痛药和镇静药在手术结束前1小时应避免使用,以利手术结束后神经系统检查和防止术后长时间反应迟钝和通气不足,可用吸入麻醉药异氟烷、七氟烷或地氟烷,也可用短效静脉麻醉药维持麻醉,以减少术中知晓及控制高血压。术中间断给予肌松药以防止患者躁动。肌松药作用应维持到头部包扎完毕,术毕应使患者尽快苏醒,避免呛咳、挣扎。血压升高者除加深麻醉外,也可用抗高血压药治疗。

2.局部麻醉

局部麻醉主要用于硬膜下血肿、头皮肿块等不进颅腔的手术及内镜或立体定向手术。目前最常采用利多卡因,常用浓度为 0.5～1％加 1:20 万～1:40 万肾上腺素,最大剂量不超过500mg。年老体弱者局麻药用量应减少,以免发生局麻药毒性反应。罗哌卡因由于其毒性低、时效长,应用逐渐增多,常用浓度 0.25％～0.5％,最大剂量不超过 200mg。

(三)术中管理

1.呼吸、循环管理

(1)呼吸:测定呼吸频率、潮气量、气道压以及吸入气和呼出气的氧、二氧化碳和麻醉气体的浓度,并常规监测脉搏血氧饱和度,较长时间手术宜定时行动脉血气分析,以便调整通气、氧合、酸碱平衡的情况;尤其是控制性降压和低温麻醉,以及出血较多的患者。

(2)循环:对手术创伤大、出血多、时间长和拟行控制性降压和脑血管手术患者,应用桡动脉穿刺直接动脉测压,深静脉穿刺置管监测中心静脉压,术中不定时统计输入的晶体量、胶体量以及出血量、尿量等。

(3)肾功能:术前常规留置导尿,定时观察尿量。可作为脏器灌注的重要指标,并可间接判断循环容量。

2.维持麻醉平稳

采用静吸复合麻醉,镇静、镇痛与肌松药的联合应用,保证术中麻醉平稳和易于调节、管理。静脉麻醉药均可降低颅内压,但颅内压很高或脑血管对 CO_2 失去反应和低碳酸血症时过度通气降颅压效果不明显。1.5MAC 七氟烷比 1.5MAC 异氟烷吸入麻醉药期间,动态脑自动调节功能保护较好,但大于 2.0MAC 七氟烷可导致脑血管自主调节功能失调;地氟烷在 1.5～2.0MAC 时,会引起颅内压轻度升高。一般认为吸入麻醉药浓度低于 1MAC 时,可安全地应用于颅脑手术。

3.输血、补液

颅脑外科手术中补液总体原则是维持正常的血容量,并形成一个恰当的血浆高渗状态。晶胶体比例为 1:1～2:1,晶体以醋酸林格液为最佳,胶体可选用羟乙基淀粉(万汶)和明胶制剂(佳乐施),并根据出血量和血细胞比容决定是否输血。估计出血较多的患者(>600mL),应考虑进行血液稀释、自身输血和血液回收。

(四)常见神经外科手术病变部位及特点

神经外科手术病变部位及特点:①幕上脑膜瘤一般供血丰富,术中出血较大,应准备充足的血源。②动脉瘤及动静脉畸形患者,为防止围术期脑血管破裂和减少术中出血,应进行控制性降压。③双额部肿瘤患者烦躁,应注意固定。④下丘脑病变、垂体手术或脑外伤导致神经源性尿崩症(DI),可发生严重的高钠血症(昏迷、抽搐)和低血容量。⑤脑干手术患者术中术后可能因病变或手术操作,导致呼吸骤停和心律失常,应加强监测。⑥高血压脑出血常发生在基底核、内囊,术后常出现应激性消化道出血、水电解质紊乱,应积极预防和治疗。⑦老年患者脑肿瘤以转移癌多见,应考虑其他部位的肿瘤如肺癌。⑧儿童对吸入麻醉药的摄取速度比成人快,MAC与年龄呈反向关系。

(五)术后复苏

手术麻醉结束后气管拔管原则是患者清醒,呼吸、循环平衡,方可考虑拔除气管导管。术后需要保留气管导管的情况见于:脑干实质及邻近区域手术后有呼吸功能障碍者;后组脑神经损伤出现吞咽困难或呛咳反射明显减弱者;颈段和上胸段脊髓手术后呼吸肌麻痹或咳嗽无力者;严重颅脑外伤伴有脑脊液鼻漏或口鼻出血者;经蝶窦垂体手术或经口斜坡手术后压迫止血或渗血较多,没有完全清醒者;其他原因引起的呼吸功能障碍,术后需要机械通气者。

麻醉手术期间常规生命体征监测包括心电图、脉搏氧饱和度、动脉血压及呼气末二氧化碳分压。脑电双频指数BIS用于全麻深度监测,与镇静深度有较好的相关性,可应用维持稳定的镇静深度。

第二节　颅脑外伤手术的麻醉

一、颅脑外伤患者的病理生理

颅脑外伤按其病理生理过程可分为原发性损伤和继发性损伤。受伤的瞬间,先为不同程度的原发性损伤,然后继发于血管和血液学的改变而引起脑血流减少,从而导致脑缺血和缺氧,脑水肿,颅压增高,进一步发生脑疝,导致死亡。因此,临床上需要对继发性损伤病理生理过程进行干预,防止其进一步发展加重损伤。

(一)脑血流的改变

研究证明,脑外伤患者在创伤急性期即可发生脑血流的变化,严重脑外伤患者约30%在外伤后4小时内发生缺血性改变。目前认为,这种外伤后缺血性改变是一种直接的反应性变化,而非全身性低血压所致,尽管后者可加重缺血性改变。

(二)影响继发性改变的其他因素

1.高血压和低血压

由于原发性损伤之后,脑的顺应性发生改变,甚至有颅内出血、颅压增高,无论高血压还是低血压都将加重脑损伤。由于自身调节功能损害,低血压造成脑灌注压减少,导致脑缺血;而高血压可造成血管源性脑水肿,进一步升高颅压,引起脑灌注压降低。在自身调节功能保持完整的情况下,低血压可引起代偿性脑血管扩张,脑血容量增加,进而使颅压增高,造成脑灌注压进一步降低,产生恶性循环,又称为恶性循环级联反应。

2.高血糖症

在脑缺血、缺氧的情况下,葡萄糖无氧酵解增加,产生过多的乳酸在脑组织中蓄积,可引起神经元损害。

3.低氧血症和高二氧化碳血症

低氧血症和高二氧化碳血症都可引起颅脑损伤患者脑血管扩张,颅压增高、脑组织水肿,从而可加重脑损伤。

4.脑损伤的机制

主要是在脑缺血的情况下激活了病理性神经毒性过程。包括兴奋性氨基酸的释放、大量氧自由基的产生、细胞内钙超载、局部 NO 产生等,最终引起脑水肿加重和神经元不可逆性损害。

5.脑水肿

外伤后脑水肿和脑肿胀使脑容量增加、颅压增高,导致继发性脑损害,重者发生脑疝,甚至死亡。脑水肿分为五种情况:血管源性、细胞毒性、水平衡性、低渗性和间质性。

(1)血管性脑水肿:脑组织损伤可破坏血-脑屏障,致使毛细血管的通透性与跨壁压增加,以及间质中血管外水潴留,从而造成血管源性脑水肿。由于组胺、缓激肽、花生四烯酸、超氧化物和羟自由基、氧自由基等引起内皮细胞膜受损,激活内皮细胞的胞饮作用和内皮结合部的破裂,使毛细血管通透性增加。其次,研究发现体温升高、高碳酸血症可使内皮细胞跨膜压增高,导致毛细血管前阻力血管松弛,使脑水肿发生率和范围增加。另外,蛋白分子电负荷的改变使血管外水潴留。由于白蛋白为阴离子蛋白,容易通过受损的血-脑屏障,然后由外皮细胞清除。相反,IgG 片段为阳离子蛋白,则黏附于阴离子结合部位,而潴留于间质中。临床上脑出血、慢性硬脑膜下血肿和脑肿瘤附近的水肿,均属于血管源性水肿。

(2)水平衡性水肿:细胞毒性水肿的主要机制是在脑血流减少的情况下,能量缺乏使细胞膜泵(Na^+-K^+-ATP 酶)功能受损,进而引起一系列的生化级联反应,使细胞外钾增加,细胞内钙增高,膜功能损害可引起细胞不可逆性损伤。由梗死造成的局灶性或全脑缺血、低氧,均可导致细胞毒性水肿的形成。

(3)流体静力性水肿:由于跨血管壁压力梯度增加,使细胞外液积聚。脑血管自身调节功能受损,可引起毛细血管跨壁压急剧增加。如急性硬脑膜外血肿清除后使颅内压突然下降,导致脑血管跨壁压突然增加,出现一侧脑半球弥散性水肿。

(4)低渗透压性水肿:严重血浆渗透压降低和低钠血症是渗透性脑水肿的主要原因。脑胶体渗透压超过血浆渗透压,水分即被吸收入脑。当血清钠浓度低于 125mmol/L 时可引起脑水肿。此外,由于性激素的不同,在同一血清钠浓度时,女性较男性更易发生脑水肿。

(5)间质性脑水肿:阻塞性脑积水、脑室过度扩大可使脑脊液-脑屏障破裂,导致脑脊液渗透到周围脑组织并向脑白质细胞外蔓延,在临床上可出现一种明显的非血管性脑水肿,即间质性脑水肿。这类水肿一旦发生,可导致脑缺血和神经元损害。

颅脑外伤初期由于静脉容量血管的扩张,脑血容量增加而出现脑肿胀,而不单是脑组织含水量的增加。其神经源性因素包括脑干刺激和脑循环中释放血管活性物质等。因此,早期的脑水肿主要由于脑血管自身调节功能下降,而脑干损害则影响动脉扩张或静脉梗阻导致充血性或梗阻性脑水肿。如处理不当或不及时,在脑外伤的后期,随着脑水肿加重,颅内高压,脑灌注压下降,引起脑缺血,生化级联反应发生改变,发生复合性脑水肿,即血管性和细胞毒性脑水肿。

二、麻醉处理要点

(一)术前准确评估

由于颅脑外伤病情严重,麻醉医师应首先确保患者的呼吸道通畅,供氧应充分,及时开放静脉通路,以稳定循环,为抢救赢得时间,然后在极短的时间内迅速与家属沟通,了解相关病情,并掌握生命体征和主要脏器的功能情况,了解患者既往有无其他疾病,受伤前饮食情况,有无饮酒过量,目前心肺功能状况,有无合并其他脏器损伤。脑外伤患者常因颅内压增高而发生呕吐,甚至误吸,所以这类患者均应视为饱胃患者,在插管前和插管时都应防止误吸。

(二)麻醉前合理用药

颅脑外伤患者一般不用术前镇静药,只给阿托品或东莨菪碱等抗胆碱药即可。无论何种镇静药都可引起患者呼吸抑制,特别是患者已存在呼吸减弱、呼吸节律异常或呼吸道不畅,即使少量的镇静药也可能造成呼吸抑制,使动脉血中二氧化碳分压增加,引起颅压增高。对于躁动的患者,一定要在密切监护情况下方可给予镇静。

(三)术中密切监测

术中常规监测有心电图(ECG)、脉搏、血氧饱和度(SpO_2)、呼气末二氧化碳分压($P_{ET}CO_2$)、体温、尿量、袖带血压。必要时还应动脉有创测压、动脉血气分析和电解质分析。怀疑血流动力学不稳、估计失血较多或术中可能大出血,应行深静脉穿刺置管。为操作和管理方便,穿刺点以选择股静脉为宜。

(四)麻醉诱导

颅脑外伤患者的麻醉诱导非常关键,诱导过程当中血流动力学的急剧变化将会加重脑损伤;颅脑外伤患者常常饱胃,诱导过程中发生误吸,会使病情复杂化;颅脑外伤患者常合并其他部位脏器的损伤,如颈椎损伤、胸部损伤、肝脾破裂等;此外,颅脑外伤的老年患者可合并严重的心肺疾患。因此,如不加考虑,贸然进行常规诱导,势必酿成大祸,引发纠纷。

对于全身状况较好、无其他合并症的单纯脑外伤患者,麻醉诱导用药可以选丙泊酚、咪达唑仑、芬太尼和非去极化肌松药。丙泊酚作为目前静脉麻醉药的主打药物,也适用于脑外伤患者,可降低颅压和脑代谢率,并能清除氧自由基,对大脑有一定的保护作用。应用咪达唑仑,可减少诱导期丙泊酚的用量,对减少患者医疗费用有积极作用,同时也降低因单纯应用丙泊酚所引起的低血压发生率,若患者血容量明显不足。可单独应用咪达唑仑为宜,避免应用丙泊酚引起严重低血压而加重脑损伤。咪达唑仑和丙泊酚的用量一定要个体化,一般情况下可用咪达唑仑 4～8mg,丙泊酚 30～50mg。肌松药以非去极化肌松药为宜,如必须选用去极化肌松药,应注意有返流与误吸、增高颅压和导致高血钾的可能。非去极化肌松药以中、长效为主,如罗库溴铵(0.6～1mg/kg)、维库溴铵(0.1mg/kg)、哌库溴铵(0.1mg/kg)。麻醉用药的顺序对诱导的平稳也有影响,先给予芬太尼(1.5μg/kg),后给咪达唑仑,再给肌松药,30s后给丙泊酚。这种给药方法既可避免丙泊酚注射痛刺激,又能使各种麻醉诱导用药的作用高峰时间叠加一致,可减少气管内插管应激反应。气管内插管前采用2%利多卡因行气管表面麻醉,可使插管反应降到理想程度,最大限度地维持麻醉诱导平稳。

对于全身状况较差、合并其他脏器损伤或伴有其他合并症的患者,麻醉诱导应当慎重。

(1)对病情危重、反应极差或呼吸微弱甚至停止的患者,可直接或气管表面麻醉下插管。

(2)对于发生过呕吐的患者,应在吸引清除口咽部滞留物后,再进行诱导用药,在面罩加压控制呼吸之前,应由助手压迫喉结,防止胃内容物再次溢出加重误吸,在气管内插管成功后,用生理盐水灌洗,尽可能吸引清除误吸物,以利于气体交换。

(3)对其他合并症的患者,特别是心功能较差,甚至心力衰竭患者,首先应用强心药,选择诱导药物,如采用咪达唑仑、依托咪酯等,配合适量的芬太尼和肌松药。

(4)合并其他脏器损伤的患者,尤其是内脏大出血者,应进行积极的抗休克治疗,在血压回升、心率接近正常的情况下,谨慎地进行麻醉诱导与气管内插管,以免延误手术时机。诱导用药应选择对血压影响轻且对大脑有保护作用的药物,如咪达唑仑,即使这样,用药量也应减少,以避免血压剧烈波动。

(五)麻醉维持

颅脑外伤的患者一般都存在不同程度的颅内压增高,因此,麻醉维持一般不单独采用吸入全身麻醉,目前较多采用静脉复合全身麻醉或静脉吸入复合麻醉。静脉复合全身麻醉的维持采用静脉间断注射麻醉性镇痛药和肌松药,持续泵入静脉全麻药。麻醉性镇痛药以芬太尼为主,有条件的可用舒芬太尼和阿芬太尼,哌替啶较少使用。麻醉性镇痛药的用量一般应根据患者的实际情况决定,切忌量大,静脉全麻药也是如此。肌松药应选择对颅内压影响小的阿曲库铵、维库溴铵和哌库溴铵等。静脉全身麻醉药目前最为常用的是咪达唑仑和丙泊酚。丙泊酚优势更为明显,因手术医师希望术后能尽早评估患者的神经系统功能,丙泊酚起效和苏醒都快,而且还有脑保护作用,故选用丙泊酚更为有益。

静脉吸入复合麻醉维持是在静脉复合麻醉的基础上增加了气管内挥发性麻醉药的吸入。静脉复合麻醉的维持同上不再赘述。应该注意的是吸入麻醉药的选择,吸入麻醉药有脑血管扩张作用,异氟烷扩张作用最弱,适合应用。

(六)术中管理

颅脑外伤患者容量管理非常重要。临床上常用脉搏、血压、尿量等指标进行监测。需要注意的是脑外伤者常用脱水剂,用尿量判断液体平衡情况不准确。最好监测中心静脉压,尤其是合并内脏出血休克者。在液体种类上,晶体液以乳酸钠林格液、平衡盐液和生理盐水为好,应避免应用含糖液。有大出血者,紧急时可选用胶体液,如代血浆、琥珀酰明胶(血定安)、万汶等。颅脑外伤患者血-脑屏障可能存在不同程度的损害,万汶有预防毛细血管渗漏的作用,从理论上讲,输注万汶可能优于其他血浆代用品。术中应注意失血量估计的准确性,适量输血,防止血液过度稀释,术中血细胞比容最好维持在0.30左右。

术中保持过度通气,维持呼气末二氧化碳分压30～35mmHg,有利于颅压的控制。术中除了密切监测患者生命体征外,还应观察手术步骤,对手术的进程有所了解。因为脑外伤者由于颅压升高,致交感神经兴奋性增高、血中儿茶酚胺上升,易掩盖血容量不足,一旦开颅剪开脑膜,容易发生低血压,严重者可致心搏骤停。此外,麻醉医师在观察手术操作期间,应结合所监测的生命体征指标变化,及时与手术医师沟通,并根据术中生命体征变化,做出准确的判断和正确的解释及处理。

(七)麻醉恢复期的管理

麻醉恢复期的管理非常重要,不能掉以轻心。麻醉医师应根据病情做出相应的处理。早期拔除气管内插管,有利于手术医师及时进行神经系统检查,对手术效果做出及时评估。但必须掌握拔管时机,若患者出现不耐管倾向,且呼之睁眼,可给予少量丙泊酚,吸净气管内和口腔内分泌物后,拔除气管内插管。应尽可能避免麻醉过浅和拔管时剧烈呛咳,以免由此而引起颅内压增高和颅内创面出血。

对术前情况较差、多脏器损伤或有其他严重合并症者,尤其是昏迷患者,宜保留气管导管或做气管切开,以利于术后呼吸道管理,有条件者护送专科 ICU 或综合 ICU。

三、麻醉注意事项

颅脑外伤患者麻醉一个最为关键的问题是,一定不能只注意颅脑外伤的情况而忽略了对其他脏器外伤的观察,以免贻误治疗,导致不良后果。入室后开放两条静脉通路,以备快速输血、输液,抢救休克和大出血。

无论哪种麻醉方法,麻醉诱导时都应防止误吸,以免使病情复杂化。手术过程中避免使用增高颅压的药物,控制呼气末二氧化碳分压,维持患者一定程度的过度通气。术中应注意患者水、电解质的情况,特别是患者大量应用脱水剂,极易引起水、电解质紊乱,液体量可以略欠一些,切不可过量,必要时输血,避免应用含糖液体。术中注意避免血压剧烈波动而诱发脑血管痉挛,加重脑损伤,影响术后神经功能的恢复。

脑外伤者术后切不可盲目拔除气管导管,严重的脑水肿或脑干损伤,随时可能发生呼吸暂停,甚至死亡危险。

第三节　颅内血管病变手术的麻醉

脑血管病的病死率高、后遗症多,在我国是人口死亡的第一位,发病年龄多数在中年后,通常分出血性和缺血性两大类,前者主要是高血压性脑出血、颅内动静脉瘤和脑动脉畸形;后者主要是脑血栓形成和脑栓塞。外科治疗原则是:对血肿引起脑受压者,紧急清除血肿并止血;因动脉瘤或动脉畸形破裂出血者,予以切除或夹闭,以防再次出血而危及生命。对缺血性脑血管病可根据病情施行动脉内膜切除术、人工搭桥术或颅外-颅内动脉吻合术。

一、脑出血

1.脑出血

最常见的病因是高血压动脉硬化,出血部位多在壳核、丘脑、脑桥和小脑,以壳核最多发,占 40％左右。出血多者，积聚成大血肿或破入脑室或侵入脑干，后果严重，死亡率很高。

2.麻醉处理

意识障碍不严重，患者尚能合作者，可考虑局麻加神经安定镇痛麻醉，但多数患者已不能合作，在 CT 造影过程即需给予镇静剂，全身麻醉仍是较佳的选择，必须注意以下几点：

（1）由于急诊手术，麻醉前无充裕时间准备和了解过去史，应着重了解主要脏器功能及服药史，力争检查心肺功能，44 岁以上患者要急查心电图。

（2）多数患者伴有高血压史或长期服用 α、β-受体阻滞药，麻醉诱导应慎重用药，减少对心血管功能抑制，减少喉镜刺激引起颅内压（ICP）升高和心血管反应。宜选用快速静脉诱导插管；对血压过高者先适当降压后再插管；首选静脉复合麻醉。对术前已昏迷且饱食患者，采用保留自主呼吸下的插管为妥。

（3）术中尽量避免血压过度波动，对高血压患者尤为重要。对中枢损害、颅压较高的患者，应防止血压过剧下降，因可降低颅内灌注压及脑自动调节功能。

（4）对病情较重的患者，术中应控制血压下降不低于麻醉前水平的 30％。对高热患者宜采用快速气管内插管，选用非去极化类肌松药，以防肌颤加重高热；在较深麻醉下进行头部降温至鼻温 34℃，防止寒战反应，体温每下降 10℃，ICP 可下降约 20mmHg。

二、脑动脉瘤

（1）脑动脉瘤的 85％～90％发生在脑底动脉环的前半部；发生在后半部、椎-基底动脉系者占 3％～15％；多因出血、瘤体压迫、动脉痉挛或栓塞而出现症状，容易致残或死亡，幸存者也易再次出血。

（2）根据瘤体大小可归为四类：①直径小于 0.5cm 者为小动脉瘤，占 15.5％；②直径等于或大于 0.5cm 及小于 1.5cm 者为一般动脉瘤；③等于或大于 1.5cm 或小于 2.5cm 者为大型动脉瘤；④等于或大于 2.5cm 者为巨型动脉瘤，占 7.8％。34％动脉瘤破裂患者可并发蛛网膜下隙出血。

（3）Hunt 及 Hess 将脑动脉瘤分成五级见表 8-3-1。若伴有严重全身疾患如高血压、糖尿病、严重动脉硬化、慢性肺部疾患及动脉造影示严重血管痉挛者，其评级需降一级。

（4）手术时机：尚有争议，有蛛网膜下隙出血（SAH）后 48 小时至 8 天内进行（早期手术）或出血后 8 天至 3 周后进行（延期手术）两种。

表 8-3-1　Hunt 及 Hess 脑动脉瘤分级

分级	症状
Ⅰ级	无症状或轻微头痛及轻度颈强直
Ⅱ级	中度及重度头痛，颈强直，有神经麻痹，无其他神经功能缺失
Ⅲ级	嗜睡，意识模糊或轻微灶性神经功能缺失
Ⅳ级	木僵，中度至重度偏侧不全麻痹，可能有早期去脑强直及自主神经系统功能障碍
Ⅴ级	深昏迷，去脑强直，濒死状态

（5）手术方式有：①动脉瘤颈夹闭或结扎术，为首选手术方式；②载瘤动脉夹闭及动脉瘤孤

立术;③动脉瘤包裹术;④开颅动脉瘤栓塞,使瘤腔永久性闭塞,有铜丝导入法、磁凝固法、射频术和氟氩激光凝固等法;⑤经外周血管栓塞动脉瘤术。

(6)麻醉处理:麻醉处理的首要问题是防止麻醉诱导及手术过程中动脉瘤破裂,其次为预防脑血管痉挛和颅内压增高。

①麻醉注意事项:在麻醉诱导过程发生动脉瘤破裂率约为 $1\% \sim 4\%$,一旦发生,死亡率高达 50%;在手术过程的发生率为 $5\% \sim 19\%$,多发生在分离动脉瘤、夹闭瘤蒂、持夹钳脱离、剪开硬膜 ICP 降至大气压水平、过度脑回缩引起反射性颅内高压时。因此,在整个麻醉过程中应注意以下问题:

a.避免增高动脉瘤的跨壁压(TMP):TMP＝MAP－ICP。正常 TMP＝脑灌注压(CPP),为 85mmHg。瘤越大,壁越薄,应力就越大。围手术期中不论 MAP 增高(浅麻醉,通气障碍等),还是 ICP 过度降低(如脑室引流、过度通气、脑过度回缩),都将增加动脉瘤的跨壁压和壁应力,动脉瘤破裂的危险性增高。

b.维持适当低的 MAP 或收缩压:由于收缩压与动脉流速成正比,流速快可形成湍流而损害瘤壁。因此,需施行降压维持 MAP50mmHg 以上,以防止动脉瘤破裂,但要考虑脑血管自动调节的范围,防止 CBF 长期低于正常值的 5%,否则将出现脑功能障碍。对于已存在脑血管痉挛和颅高压的患者,MAP 的低限还应适当提高,以增加安全性。

②麻醉要点

a.术前准备如同脑出血患者,根据 Huntand-Hess 分级标准,颅内动脉瘤中约 55% 患者属Ⅰ～Ⅱ级,Ⅲ级占 30%,Ⅳ级占 10%,Ⅴ级占 5%。患者情绪紧张者应加用镇静剂,剂量较大。已中度意识障碍、偏瘫、早期去脑强直和神经障碍者,必须先积极内科治疗,以降颅压和解除脑血管痉挛,防止呛咳和便秘,控制血压在接近正常范围。

b.术前 ECG 异常的患者,力求弄清病因。

c.麻醉过程力求平稳,严禁清醒插管及呛咳、屏气和呼吸道梗阻,尽可能减少气管插管心血管应激反应,4％利多卡因或 2％丁卡因喷雾表麻,然后施行气管插管可基本避免插管升压反应。此外,麻醉中易出现血压波动的阶段有摆体位、切皮和开颅、检查并游离动脉瘤、缝皮和苏醒期,应加深麻醉和镇痛,追加小剂量 β-受体阻断药,插管前利多卡因 1.5mg/kg 静脉注射,维持适宜麻醉深度。

d.头皮浸润的局麻药中禁忌加用肾上腺素,以免分离钳夹动脉瘤前的动脉瘤及母动脉透壁压力不稳定。在开颅过程采用过度通气,维持 $PaCO_2$ 在 4kPa(30mmHg)左右。

e.为便于分离动脉瘤,在接近母动脉前开始控制性低血压,可用三磷腺苷(ATP)及硝普钠或佩尔地平降压。异氟烷控制性降压停药后,血压渐回升,无反跳性高血压和外周血管阻力升高,故可列为常用的降压方法。

f.对高热或阻断脑主要血管需时较长者或应用体外循环时,可以采用低温,尽量避免复温过程出现寒战。

g.在液体管理上近年来主张在动脉瘤夹闭后,应积极扩容(3H 法)以保持 CVP＞5cmH₂O、Hct30％～35％为宜。

三、颅内血管畸形

(一)概述

脑血管畸形是脑血管先天性、非肿瘤性发育异常,是指脑血管发育障碍而引起的脑局部血管数量和结构异常,并对正常脑血流产生影响。其破裂出血主要表现为脑内出血或血肿。其多见于年轻人,得到确诊年龄平均为20~40岁。颅内动静脉畸形是脑血管畸形中最多见的一种,位于脑的浅表或深部。畸形血管是由动脉与静脉构成,有的包含动脉瘤与静脉瘤,脑动静脉畸形有供血动脉与引流静脉,其大小与形态多种多样。大部分中到大的动静脉畸形(直径＞3cm),在动静脉畸形颅骨表面中心位置以标准的头皮瓣及颅骨切开术切除。小的动静脉畸形(直径＜3cm)、许多低流量的血管造影模糊的血管畸形,以及许多深部的血管畸形,需要脑立体定位颅骨切开术。

(二)麻醉要点

1.术前准备

AVM是动静脉未通过毛细血管循环而直接连接的,可以发生在大脑和脊髓的任何部位,从被称为隐匿的畸形的微小病变发展成为占据大脑半球大部分的较大的病变。由于是先天的,AVM通常直到患者十几、二十几岁时才有明显的临床表现。典型的患者在其他方面是健康的,组织学检查发现静脉壁薄,没有肌层,于是血管壁表现出不能控制正常的血管舒缩,不能对$PaCO_2$变化产生反应。治疗包括外科手术切除、神经介入栓塞治疗或者脑功能区定位放射外科治疗,单独应用一种或几种联合应用。脑功能区定位对于保证深部的AVM切除的安全是必不可少的。

(1)呼吸系统:颅内出血可能导致神经源性肺水肿,低氧血症。

(2)心血管系统:通常情况下,这些患者没有其他心血管疾病。由于近期颅内出血或由于内膜下继发性损伤致儿茶酚胺释放,出血可致心电图异常。

(3)神经系统:临床症状依据AVM部位和大小,以及或高或低流量病变表现不同。

(4)血液系统:常于术后发生周围脑组织肿胀和血管手术部位出血,出现这种情况的原因尚不清楚。

(5)实验室检查:CBC,其他病史和体格检查所提示的检查,尤其是电解质分析和凝血功能检查。

(6)术前用药:小剂量的咪达唑仑。

2.术中麻醉

参见颅内动脉瘤颅骨切开术麻醉要点。为预防术中大出血可能,常采用以下措施:

(1)轻度血液稀释减少红细胞丢失。

(2)适当控制性降压减少出血。

(3)手术中自体血液回收。

(4)适当应用糖皮质激素提高应激能力。

3.术后恢复

(1)并发症:神经系统损害、脑水肿及ICP升高、小脑内出血、癫痫发作。

(2)疼痛治疗:按需使用 PCA 术后镇痛。

(3)辅助检查:CT 检查。

四、颈动脉内膜剥脱术的麻醉

颈动脉内膜剥脱术的麻醉甚为复杂而棘手,患者面临脑缺血危险,且多数合并多系统疾病,因此,正确处理麻醉对患者的预后至关重要。

1.术前估计

颈动脉内膜剥脱术的最主要目的是预防卒中,同时减轻临床症状,增进生活质量和延长寿命。然而脑血管疾病、冠心病患者、术前有高血压(BP＞180/110mmHg)、糖尿病患者施行颈动脉内膜剥脱术,围手术期的病残率和死亡率明显升高。手术指征包括短暂性脑缺血发作、无症状性颈动脉杂音、既往脑卒中患者出现新症状时。手术禁忌证为急性严重脑卒中、迅速进展性卒中、恢复迅速的卒中以及近期有心肌梗死或心衰的患者。

2.麻醉前准备与估计

(1)多次测定不同体位双上臂血压,清醒静息状态下的血压,仔细评估心血管状态,以确定患者在通常情况下的血压范围,以此确定术中和术后可以耐受的血压范围。若术前双上臂血压存在差异,术中和术后应以较高的上臂血压值作为依据,可更好反映脑灌注压。

(2)长期应用抗高血压药的患者,术前不应停用。如果术前病情不允许缓慢控制高血压,则术中不能施行快速降低高血压措施,因容易诱发脑缺血发作,可在术后进行合理治疗。

(3)术前血气分析以确定静息情况下的 $PaCO_2$,据此作为麻醉中维持适宜 $PaCO_2$ 的范围。

(4)不主张大剂量术前药,尤其是阿片类药,可用小剂量镇静催眠药。

3.麻醉处理

(1)麻醉选择:与局麻相比,全身麻醉能更好控制影响脑血流(CBF)和脑氧耗($CMRO_2$)的因素。全麻药的选择根据术中和术后能维持满意的脑灌注压,颈动脉阻断期能降低脑缺血区的代谢率以及术后即刻对患者的神经功能反应能做出全面的评估。一般需联合应用才能达到上述特殊目的。

(2)麻醉诱导及维持:诱导可以应用硫喷妥钠或异丙酚,能快速降低 $CMRO_2$;麻醉维持应用低浓度异氟烷、麻醉性镇痛药和中效非去极化肌松药联用施行平衡麻醉,可维持较浅麻醉,血流动力学较稳定,监测灵敏度较好。

(3)在颈动脉阻断中,如果监测证实脑灌注不满意或置入分流存在困难或置入分流不能纠正时,可用足量硫喷妥钠维持整个颈动脉阻断期的麻醉,保持 EEG 处于抑制状态,必要时用正性肌力药及血管收缩药对心血管功能进行支持。

4.注意事项

(1)维持 $PaCO_2$ 正常或稍低。高 $PaCO_2$ 具有脑内窃血、增强交感神经活性、增加心肌氧需和诱发心律失常不良反应。可施行低 $PaCO_2$ 和中度低血压以降低 CBF。

(2)预防和正确治疗低血压则仍是十分必要的。

(3)常规在颈动脉窦附近施行局麻药浸润,可有效预防手术刺激所致的突发性低血压和心动过缓。

(4)一定程度的血液稀释对脑缺血有利。

(5)当准备阻断颈动脉时,肝素抗凝,在完成颈动脉内膜剥脱后与缝合伤口前,使用鱼精蛋白部分逆转肝素的作用,一般不需要完全拮抗,部分抗凝可减少术后血栓形成的概率。

(6)术中常规监测心电图、食管听诊器、体温、SpO_2、$P_{ET}CO_2$ 及桡动脉直接血压和血气分析,以便及时发现突发性血压剧烈波动。

5.术后并发症

术后最常见的并发症是血流动力学不稳定、呼吸功能不全和卒中,应及时寻找原因进行处理。

第四节　颅内肿瘤手术的麻醉

一、颅内肿瘤患者的病理生理

颅内肿瘤按部位可粗略分为大脑半球肿瘤、小脑肿瘤和脑干肿瘤,后两者位于颅后窝,又统称为颅后窝肿瘤。病理报告以神经胶质瘤、脑膜瘤多见,余为转移瘤、结核瘤等。患者可能患病数年无临床症状,随着占位病变体积的增大出现颅压升高的症状,伴视力、嗅觉障碍、偏瘫、失语等。与麻醉有关的颅内肿瘤的病理生理变化主要是肿瘤占位引起的颅压增高,颅内压是指颅内容物对颅腔壁产生的压力,临床上一般通过测量脑脊液压力了解颅压的变化情况,颅内压力正常是维持脑功能正常运转所必需的。

(一)颅压的调节

颅内容物主要有脑组织、脑脊液和血液三种成分,正常情况下,其中一种成分增加,其他两种成分则相应减少,机体通过自动调节维持颅压在一定限度之内(成人 5～15mmHg,儿童 4～7.5mmHg)的正常平衡状态。颅内肿瘤引起颅内容物的增加,早期可通过自动调节维持正常的颅压,随着颅内肿瘤体积增大,超过代偿限度颅内压即增高。有时颅内肿瘤(如颅后窝病变)体积虽然很小,但也可引起颅内压增高,这主要是因为肿瘤位置引起脑脊液回流受阻,脑积水所致。

(二)脑脊液对颅压的调节作用

由脉络丛生成的脑脊液时刻在进行着新陈代谢变化,包括生成、循环和吸收。颅内压的变动可受脑脊液分泌、循环、吸收的影响,在颅内压的调节中起重要作用。当颅压增高时,脑脊液回吸收增加,而且一部分脑脊液受挤压流入脊髓蛛网膜下隙,使颅内容物总体积减小,有利于颅压降低。

(三)脑血流对颅压的调节

颅压的变化直接影响脑血流,颅压增高,脑血流减少,而脑静脉系统的血液受挤压而排出增多,脑血容量减少,因而颅压可以降低。正常情况下脑血流的调节主要通过动脉血管口径的变化来实现的,其影响因素有二氧化碳分压、动脉血酸碱度、温度等。临床上通常采用过度通气来降低二氧化碳分压,以使脑血管收缩,脑血流减少,达到降低颅压的作用,为手术提供良好的手术野。

颅压的调节有一定的限度,在这个限度之内,颅内对容积的增加有一定的代偿力,这种代偿力表现在脑脊液被挤压至脊髓蛛网膜下隙,脑部血液减少与脑组织受压向压力低处转移,以达到机体承受的病理平衡,故这个限度的极限称之为临界点。超过临界点即失代偿,这时颅内容物微小的增加,可使颅内压急剧增加,加重脑移位与脑疝,发生中枢衰竭。

二、麻醉处理要点

(一)术前准备

颅内肿瘤手术一般都是择期手术,有足够的时间进行术前准备。麻醉医师所要做的是麻醉前认真访视患者,了解病史,包括既往史、手术史等,特别是与麻醉有关的心、肺合并症,肝、肾功能情况。

(二)麻醉前用药

成人一般在麻醉前 30min 肌内注射苯巴比妥 0.1g,东莨菪碱 0.3mg。

(三)术中监测

术中监测见颅脑外伤患者麻醉处理要点中的术中监测。

(四)麻醉方法

颅内肿瘤患者麻醉方法有局部麻醉、局部麻醉加神经安定镇痛术、全身麻醉。随着时代的进步,人们对麻醉的要求也越来越高,一方面,患者要求术中舒适而无恐惧,另一方面,随着显微手术的不断开展,手术医师要求良好的手术野,因此,目前所有的颅内肿瘤患者均在全身麻醉下进行手术。麻醉诱导目前可选用的药物很多,如咪达唑仑、丙泊酚、依托咪酯、羟丁酸钠等;肌松药可选择阿曲库铵、维库溴铵、哌库溴铵等;麻醉性镇痛药可选芬太尼、舒芬太尼、吗啡等。

(五)麻醉维持

见颅脑外伤患者麻醉处理要点中的麻醉维持。

(六)术中管理

颅内肿瘤患者术前常用脱水剂,因而术前常常血容量不足,术中还要丢失一部分血液,特别是手术较大时,有效循环血容量不足将更为明显,术中液体管理非常重要,最好监测中心静脉压,以指导输液。液体种类根据患者具体情况选用晶体液和胶体液,晶体液以乳酸钠林格液为主,不用含糖液,胶体液有聚明胶肽(血代)、血定安、万汶等。对体质较好的患者,可采用大量输血补液,尿量保持 30mL/h 即可。以免肿瘤切除后,正常脑组织解除压迫,出现脑组织严重水肿,加重脑损害。呼吸管理见颅脑外伤患者麻醉处理中的术中管理。

(七)麻醉恢复期

麻醉恢复期的管理要求与颅脑外伤患者相同。

三、麻醉注意事项

此类患者由于术前使用脱水剂,往往伴有电解质紊乱,所以术前一定要化验电解质,以利于术中选择液体种类,保持电解质平衡。

颅内高压的处理非常重要,处理不妥死亡率很高。在麻醉诱导后应立即静脉注射20%甘露醇1g/kg,最好在剪开脑膜前输完,并配合过度通气,保持一定的麻醉深度,最大限度地降低颅压,以利手术的进行。

对出血多的手术,如脑膜瘤多沿大静脉窦发展,极易侵犯静脉窦,血运非常丰富,麻醉前一定要有充分的估计,多开放几条静脉通路,以备能快速输液输血。术中在分离肿瘤前进行控制性降压,注意降压的幅度,根据需要动脉压若降至60mmHg以下时,切不可时间过长。麻醉力求平稳,无缺氧及二氧化碳蓄积。

颅后窝肿瘤手术麻醉比较复杂,手术体位常有坐位、俯卧位、侧卧位。坐位时术中易发生气体栓塞,为预防气体栓塞,术中禁用NO_2与过度通气及控制性降压,可采用呼气末正压通气。下肢用弹力绷带,防止淤积性血栓形成。变动体位时要慢,避免血流动力学急剧改变。常规监测$P_{ET}CO_2$、SpO_2、心电图EEG、中心静脉压(CVP),必要时置右房导管及超声多普勒气体监测仪或食管超声心动图可动态反映心内的气泡;一旦检出气泡立即通知术者关闭空气来源、右房抽气、左侧垂头足高位、加快输液、必要时给心肌变力性药物支持。

脑干是颅后窝内极为关键的结构,手术期间生命中枢受到刺激易出现呼吸节律和心率变化,因此,对机械通气的患者应加以注意。对保留自主呼吸的患者,应密切注意呼吸节律的变化,出现异常及时通知手术医师,以减轻对脑干的牵拉刺激。还应该注意的是脑干手术时应保证手术野安静,避免麻醉减浅出现呛咳,最为稳妥的方式是应用肌松药,进行机械通气。

第五节 垂体腺瘤手术的麻醉

一、垂体腺瘤患者的病理生理及临床表现

垂体腺瘤可分为功能性和非功能性腺瘤。功能性腺瘤因过度分泌相关激素引起临床不同症状,非功能性腺瘤一般仅引起压迫症状。功能性腺瘤引起的机体病理生理变化由其分泌的激素所决定。功能性腺瘤分为生长激素(GH)腺瘤、催乳素(PRL)瘤、GH和PRL混合型细胞瘤、促肾上腺皮质激素(ACTH)瘤、促甲状腺素释放激素(TRH)细胞瘤、黄体刺激素(LSH)和促卵泡素(FSH)瘤、嗜酸干细胞瘤。

垂体腺瘤的临床表现一是高分泌综合征,二是肿瘤占位的影响。早期经常表现为分泌亢进,随着肿瘤的发展,相关症状不断加重且明显,并出现垂体组织、鞍旁组织的受压改变,甚至出现垂体功能减低。

PRL瘤是最常见的高分泌性垂体腺瘤,约占25%,常表现为性欲减退、阳痿、乳房发育、溢

乳、胡须减少,重者生殖器官萎缩,精子减少、活力低、不育。

生长激素腺瘤可以导致巨人症和肢端肥大症,在青春期前,骨骺尚未融合时发病者,表现为巨人症。肢端肥大症若发生在骨骺闭合的成人,则手足肥厚宽大,下颌突出,巨舌,皮肤变厚变粗,糖代谢异常,心脏病和周围神经病变。99％以上的肢端肥大症是由于分泌 GH 腺瘤引起。其中 20％～50％合并 PRL 或其他激素分泌。

皮质醇增多症(又称 Cushing 综合征)是由于慢性皮质醇增高引起。由垂体 ACTH 瘤引起称为库欣(Cushing)病,由于脂肪代谢异常出现向心性肥胖,满月脸,水牛背,四肢相对瘦小,动脉粥样硬化。蛋白质分解大于合成代谢,抑制胶原合成导致皮肤菲薄,毛细血管扩张,呈现多血质。腹部皮肤紫纹,毛细血管脆性增加,易出现紫癜。骨质疏松,易致病理性骨折。伤口不易愈合,促性腺激素分泌抑制,女性出现月经稀少,闭经,溢乳,不孕;男性出现性欲减退,阳痿,精子减少,睾丸萎缩。少数患者盐皮质激素(又称盐皮质类固醇)增加,导致电解质代谢紊乱,低血钾,低氯,高血钠。糖代谢紊乱,胰岛素抵抗和糖耐量减低。患者多伴有高血压、左心室肥大、心力衰竭、心律失常、肾衰竭、皮肤色素沉着及精神异常等。

垂体瘤在鞍内生长缓慢,当长至鞍上区时产生症状,压迫视神经、视交叉,出现不同程度的视力下降和视野改变。头痛常常是患者首诊的症状。头痛位于眶后、前额和双颞部,程度轻,间歇性发作。少数巨大肿瘤可至第三脑室,引起室间孔或中脑水管梗阻,出现颅内压增高时头痛剧烈。垂体卒中时瘤体坏死、出血、瘤内压力急剧增高,蛛网膜下隙出血者突发性剧烈头痛。

二、麻醉处理要点

(一)患者术前评价及准备

麻醉医师应对病情作全面了解,注意患者基础代谢情况,了解肿瘤有无功能,术前电解质等生化指标,以及有无其他合并症,以便对患者做出准确评价。术前做必要的试验和治疗,可减少麻醉和手术的危险。垂体卒中急症手术对视力恢复有利,一般情况下,患者需要糖皮质激素替代及脱水治疗。对肢端肥大症患者应考虑到有气管内插管困难的可能,要准备充分。

(二)麻醉前用药

麻醉前用药无明显禁忌,常规应用巴比妥类药物和抗胆碱药物,一般为苯巴比妥、东莨菪碱。

(三)术中监测

术中除了常规监测 ECG、SpO_2、$P_{ET}CO_2$、体温、尿量、袖带血压外,还应对患者进行 ACTH、皮质醇、血糖和尿糖的监测。

(四)麻醉方法

垂体瘤手术常用入路是经鼻蝶和经颅,无论哪种入路,都要选择全身麻醉。经鼻蝶入路时,麻醉过程中应进行控制性降压,以减少出血,保持手术野清晰,缩短手术时间。麻醉诱导用药量要足,尤其是有甲状腺功能亢进的症状时,用量要增大,因这种情况下循环系统极易激惹。气管内插管前应对口、咽喉、声门及气管黏膜充分表面麻醉(表麻),一般用 1％丁卡因或者 2％利多卡因,最大程度地减轻气管内插管反应。

（五）麻醉维持

对经颅手术的患者一般多选用静脉复合全身麻醉,维持用药可以静脉持续泵入丙泊酚,也可持续泵入咪达唑仑,镇痛药和肌松药可间断注射。镇痛药可用吗啡、芬太尼、舒芬太尼等,肌松药可选用长效哌库溴铵或中效维库溴铵。经鼻蝶手术的患者可在静脉麻醉的基础上辅以吸入少量的恩氟烷,以更好地控制血压。

（六）术中管理

由于手术在显微镜下进行,所以一定要控制血压,同时液体量也要适当限制,必要时输血,尤其是经翼点入路手术时,血压高时颅内压将增高,且出血多,影响手术视野。经额开颅或经蝶手术时,有可能有血水流入口腔,且经蝶手术后,伤口渗液也有流入口腔的可能,所以气管内插管后需将气囊满意充气。术中监测呼气末二氧化碳分压,调整机械通气有关设定,维持患者一定程度的过度通气,以降低颅压。

（七）麻醉恢复期管理

因此类患者术前一般意识良好,多主张术后早期拔除气管导管,故垂体腺瘤患者在麻醉恢复期应注意呼吸的恢复情况,特别是 GH 腺瘤的患者,由于结缔组织增生,舌体肥大,口腔内可能有渗液,经鼻蝶入路手术后鼻腔被填塞,所以患者通气量一定要接近术前水平,SpO_2 正常,肌力恢复,完全清醒且无呼吸道梗阻的表现,吞咽反射、咳嗽反射良好后方可拔除气管导管。

三、麻醉注意事项

垂体腺瘤患者多比较年轻,一般无其他合并症,麻醉医师应该注意的是由肿瘤引起的,尤其是与内分泌有关的症状,对可能发生垂体功能衰竭的患者做出估计,以采取预防措施。对经额或翼点入路手术的患者要注意颅内压的控制,麻醉诱导应避免血压波动,手术开始时要提前加深麻醉,特别是开颅骨时,更要注意镇痛药足量。

经鼻蝶入路时,术者要进行鼻腔准备,鼻腔局部应用肾上腺素可引起血压增高、心率增快,同时鼻腔神经末梢丰富,从鼻镜的置入至手术结束,麻醉医师应注意控制血压,尽管手术时间短,但麻醉用药量一定要足以保证手术野清晰。

无论是麻醉诱导还是维持,都应避免麻醉过浅,特别是避免呛咳,在体位改变的过程中气管导管刺激,更易诱发呛咳。由于垂体腺瘤手术时间较短,所以肌松药的选择一般不选用长效药,以中、短效为宜,长效肌松药有术后发生延迟性呼吸抑制之虑,选用时一定要谨慎。

术中液体量不宜过多,应注意适量控制,必要时输血即可。对尿崩倾向的患者要注意纠正水、电解质紊乱,术中可应用去氨加压素(弥凝),一方面可止血,另一方面可降低血压,并有抗利尿的作用。

第六节　癫痫患者癫痫及非癫痫手术的麻醉

一、癫痫患者非癫痫手术的麻醉

（一）术前准备

（1）抗癫痫药：多数是肝代谢酶促进剂（酶促），长时间使用后肝药酶的活性增加，与麻醉性镇痛药和镇静药有协同作用。对造血功能有一定的抑制，术前应查血常规、凝血功能。抗癫痫药物应服药至术前一晚，必要时加用镇静药。

（2）若手术当日麻醉前有癫痫发作者应延期手术，除非是抢救性急诊手术。

（二）麻醉管理

1.首选全身麻醉

尤其是癫痫发作较频繁者。某些下腹部、四肢等中小手术也可选用椎管内麻醉或神经阻滞。全身麻醉宜采用静脉诱导，静吸复合麻醉维持。易致惊厥的氯胺酮、羟丁酸钠、普鲁卡因和恩氟烷等禁忌单独使用。去极化肌松药与抗癫痫药之间无协同作用。抗惊厥药物可明显缩短维库溴铵神经肌肉阻滞作用的时效，而且服用抗惊厥药物时间越长，对非去极化肌松药影响就越大。所以对围术期服用抗惊厥药物的患者，手术中肌松药的需要量增加。

2.麻醉管理

麻醉期间特别要重视避免缺氧、二氧化碳蓄积和体温升高等易诱发癫痫发作的病理因素。在麻醉苏醒期，要密切注意癫痫发作的可能。必要时在手术结束时预防性给予抗癫痫药。术后患者进食后要及早恢复术前的抗癫痫治疗。

二、癫痫患者癫痫手术的麻醉

（一）术前准备

术前抗癫痫药物原则上必需停用，由于 EEG 会受药物的影响，尤其是抗癫痫药可抑制癫痫波的发放，影响术中对病灶部位的判断。癫痫发作频繁者应逐渐停药，避免突然停药导致癫痫持续状态，如果手术当天有癫痫发作，延期手术。

（二）麻醉方法

首选全身麻醉。苯二氮䓬类、巴比妥类药物对癫痫波有明显的抑制作用，不宜用于癫痫患者。丙泊酚在小剂量时可诱发广泛的棘波，在大剂量时抑制棘波，但由于其作用时间较短，常用于麻醉诱导。临床常用的诱导方法为芬太尼 2μg/kg、丙泊酚 2mg/kg、维库溴铵 0.1mg/kg 快速诱导气管插管。吸入麻醉药中异氟烷、七氟烷和地氟烷在吸入浓度低于 1.0MAC 时对 EEG 影响小，无致痫作用，可用于麻醉维持。癫痫手术结束时常规使用抗癫痫药，以防发生惊厥。

（三）监测

癫痫患者行手术治疗时，术中常需行脑电图监测，通过对棘波出现频率和波幅变化的观察来确定癫痫源灶、指导切除范围及判断手术效果。要求所使用麻醉药及方法既不抑制病理性棘波，又不诱发非病理性的棘波样异常波。为了避免颅骨和头皮对脑电信号的衰减，术中常放置硬脑膜外或大脑皮层电极，监测 EEG 的变化。

（四）唤醒麻醉

手术过程要求患者在清醒状态下配合完成某些神经测试及指令动作的麻醉技术，主要包括局部麻醉联合镇静与唤醒全麻技术。唤醒麻醉应保证合适的镇静与镇痛深度、稳定的血流动力学与安全的气道管理，使患者可以在清醒状态配合完成运动、感觉与语言功能的测试，在脑功能区癫痫手术中应用广泛。技术要点如下：①采用短效快速苏醒麻醉药丙泊酚与瑞芬太尼，插入喉罩或气管导管，维持血浆靶控药物浓度：丙泊酚 $2\sim3\mu g/mL$、瑞芬太尼 $2\sim4ng/mL$。唤醒麻醉中使用右美托咪定有许多优点。②术前不用长效镇静药，术中注意保暖，预防患者清醒后寒战。③运动与感觉功能定位时患者采取平卧位或侧卧位。语言功能定位时，一般采用右侧卧位，头略后仰，头架固定。④在切皮、分离骨膜和硬膜时，应予以充分的局部浸润麻醉，以保证术中镇痛效果。⑤皮层暴露后，调整麻醉药血浆靶控浓度：异丙酚 $0.5\mu g/mL$、瑞芬太尼 $0.8ng/mL$，直至患者清醒。⑥患者清醒程度满意后，进行皮质电刺激功能区定位。唤醒时间 $10\sim50min$。待皮层电刺激完成后，可加深麻醉，再次插入气管插管或喉罩。

癫痫手术结束时常规使用抗癫痫药，以防发生惊厥。

第七节　慢性神经肌肉疾病手术的麻醉

一、概述

神经肌肉疾病是一组先天性或获得性的疾病，特征是神经肌肉传导或肌肉本身受累（肌病）。重症肌无力的特点是突触后胆碱能受体数量减少引起的神经信号传导缺陷。此类疾病本身就很罕见，在非专科医学中心，临床医生和麻醉医生更少接触到这类患者。呼吸系统和心脏是否受累是决定预后的主要因素。这类疾病需要十分仔细的术前筛查。由于增加围手术期呼吸系统或心脏相关并发症，部分麻醉药物可能是禁忌或需要改变使用方法。患者接受手术的原因可能包括：①疾病病因相关治疗（肌无力患者的胸腺切除术）；②功能性手术（矫正肌肉疾病引起的脊柱畸形）；③治疗疾病并发症（白内障或 Steinert 强直性肌营养不良患者的胆囊切除术）。

二、重症肌无力患者的麻醉

美国重症肌无力的发病率约为 $2/100\ 000$，可于任何年龄发病，但主要累及 40 岁以下成年人（60%），且以女性为主。重症肌无力是由攻击突触后胆碱能受体（nAchR）的自身抗体引起的，导致运动终板的神经信号传导阻碍（突触后神经肌肉阻滞）。有功能的突触后受体数量降低引起终板电位幅度下降，进而无法诱发肌肉收缩。当大量的神经肌肉接头受累时，即可观察到肌肉无力,休息后肌力可恢复正常。最严重的患者特征为呼吸肌受累(胸廓肌肉与膈肌)和吞咽功能异常(20％～30％患者),可诱发危及生命的呼吸系统并发症。其诊断主要依靠临床体征,抗胆碱能自身抗体阴性不可用于排除此疾病。临床常发现其与其他自体免疫性疾病共存(类风湿性关节炎、桥本甲状腺炎、系统性红斑狼疮),需要进行系统检查。预后程度与是否发生吞咽困难、呼吸系统受累等并发症相关。重症肌无力的治疗管理包括宣教(加重疾病的因素、发生并发症的症状和禁忌药物等知识)和治疗症状的药物,如抗胆碱酯酶制剂(新斯的明、吡斯的明和安贝氯铵)。静脉免疫球蛋白或血浆去除法等免疫抑制治疗可能对症状严重的患者有效。胸腺切除术可使缓解期更长,症状再次出现会比较晚。

(一)术前评估

通过评估呼吸功能判断疾病的严重程度。美国重症肌无力基金会将疾病严重程度分为5个等级,咽部和胸部肌肉受累时可发生术后呼吸系统并发症。术前应采用肺功能检测呼吸系统功能(包括最大吸气压和最大潮气量)以提供基线值,也可用于术后机械通气评分。若患者前纵隔有肿物(胸腺瘤),麻醉诱导时,甚至单纯仰卧位就有气管支气管或血管梗阻的风险。在坐位和卧位时的气流-容量曲线有助于评估纵隔肿物对呼吸系统的影响。其他的与重症肌无力有关的自体免疫疾病可能对麻醉各有影响,都应予以考虑。同样的,长期服用皮质激素的患者还应筛查水电解质紊乱。术前用药管理目前尚存争议,术前是否继续使用抗胆碱酯酶制剂目前尚无共识。有些人认为抗胆碱酯酶可能与肌松药物及其逆转药物新斯的明存在相互作用的风险,认为应停用;而另一些人认为,为了维持临床稳态应持续使用。考虑到患者当时的需求及重症肌无力的严重程度,更多的人选择继续用药。严重的患者应持续使用免疫抑制剂,尤其是皮质激素治疗。此外,若症状控制不佳,术前静脉给予免疫球蛋白或血浆置换可能有益。术前采用理疗方法优化通气功能也是必需的,尤其对于腹部或胸部手术患者而言。多学科合作(麻醉医生、神经内科、手术医生和理疗师)是该类患者围手术期管理的关键。预给药应该避免具有呼吸抑制效应的药物,苯二氮䓬类可能会加重重症肌无力,因此列为禁忌。许多药物对神经肌肉接头有影响,可使疾病加重甚至导致肌无力危象,这些相互作用在围手术期均应考虑在内,以降低术前和术后的可能失误。

可能加重重症肌无力的常见药物。主要分为两类,可导致临床状况恶化的绝对禁忌药物和谨慎评估受益/风险比后可使用的相对禁忌药物。为进行放射检查而注射碘造影剂可导致急性失代偿,因此不推荐在重症肌无力急性期进行造影。术前评估的最后阶段,患者应被告知麻醉方案的益处和风险,以及术后呼吸衰竭需要延长呼吸支持(有创或无创)的可能。对于那些(肌无力)最严重的患者以及进行大手术(腹部或胸部)的患者,术前还应向其解释术后为实现脱机而临时进行气管切开的可能。手术结束时,应根据一些基本标准,如重症肌无力的初始严重程度、目前用药和手术对呼吸功能的影响等因素,决定是否延长术后呼吸支持。必须预计到所在患者术后在重症监护室进行监测的可能。多数病例都应鼓励及早撤除呼吸机(如手术结束时)。

(二)麻醉管理

1.麻醉药物与重症肌无力

全身麻醉可采用两种方式:吸入麻醉或静脉麻醉,复合或不复合肌松。重症肌无力应首选静脉麻醉技术,因为卤化类麻醉药物对重症肌无力患者神经肌肉接头传导的影响较健康人群更显著。

2.肌松药物

肌松药仅限有指证时使用(如辅助气管插管和手术需求)。重症肌无力的病理生理解释了疾病的临床特征和使用肌松药时的改变:烟碱型乙酰胆碱受体是肌松药和导致重症肌无力的自身抗体反应的靶点。使用肌松药物并不是禁忌,手术结束准备撤机时应调整用量。患者对琥珀酰胆碱(去极化肌松药)有抵抗,达到神经肌肉阻滞效果所需的剂量会增加。如果持续抗胆碱酯酶治疗,会降低对琥珀酰胆碱的代谢从而导致神经肌肉阻滞恢复延迟。由于患者敏感性显著增高,无论非去极化肌松药属于哪种化学结构类型、持续作用时间和起效时间如何,都需要减量50%～75%使用,且其作用时间还会相应延长。降低多少剂量取决于重症肌无力的严重程度。在非去极化肌松药给药前,通过给予拇指内收肌神经刺激[4个连续刺激(TOF)]进行神经肌肉功能测试,可预测患者对药物的敏感性。在重症肌无力患者,TOF低于0.9提示对肌松药敏感性增高,等于或高于0.9则与健康个体敏感性相似。监测神经肌肉阻滞效果对于预防给药过量或残余阻滞及其导致的术后机械通气延迟非常重要,滴定给药和监测促进了非去极化肌松药的安全和优化使用。

(三)术后治疗

应考虑术后收入重症监护室的可能性,多数病例早期撤除呼吸机是有可能的,脱机标准与非重症肌无力的重症患者相同。非去极化肌松药的使用增加了呼吸系统并发症风险,神经肌肉阻滞的药物拮抗适应条件很广,神经肌肉监测可以帮助判断是否需要拮抗肌松。神经肌肉功能完全恢复的评估应将TOF基础值考虑在内。新斯的明/阿托品适应证在此类患者与一般患者相同,用药前应观察TOF4个成串刺激的反应。除接受抗胆碱酯酶治疗的患者剂量酌情减少外,新斯的明的用药剂量应遵从常规标准。新斯的明起效较慢,因此用药后应观察10～15min再考虑拔管。氨基甾体类肌松药,如罗库溴铵可使用舒更葡糖钠拮抗,舒更葡糖钠拮抗是通过与氨基甾体类肌松药形成一个特殊的复合体使其不能与神经肌肉接头相互作用起效的,因此可用于接受抗胆碱酯酶治疗的患者,这一拮抗方案已成功用于多种类型的患者。

研究提出了多种预测术后机械通气风险的评分,术后肌肉无力可能与麻醉药物残余效应有关(卤化类药物或肌松剂),呈现肌无力危象或胆碱能危象。对于术后即刻是否使用抗胆碱酯酶药物仍存在争议。实际上推迟抗胆碱酯酶药物使用可以降低胆碱能危象的发病风险,也可简化术后肌无力的诊断。所有患者重新开始用药时都应滴定剂量,由术前半量开始逐渐增加。出现呼吸功能衰竭时,无创呼吸相比气管插管更受青睐。

(四)重症肌无力孕妇

怀孕对于疾病病程的影响差异较大,可以导致病情加重(尤其是怀孕前3个月和产后),也可使疾病复发频率降低。另一方面,重症肌无力对于孕程和生产的影响微乎其微,但必须要在一个可为产妇和新生儿提供重症监护的医疗中心生产。孕程中、生产时和产后均应优化重症肌无力的治疗,重症肌无力患者可采用硬膜外镇痛,使用吗啡以减少局部麻醉药的应用,由于可乐定可引起运动阻滞增强,也应避免使用。对此类患者腰麻硬膜外联合麻醉是可行的。如果需要全身麻醉,不排除使用琥珀酰胆碱,且应该加量(1.5～2mg/kg),出生24小时可有20%～30%新生儿出现重症肌无力,这时需要将新生儿收入院进行持续监测治疗。

三、麻醉与肌肉疾病

这类疾病的特点是骨骼肌的进行性损害,包括呼吸肌、心脏横纹肌和平滑肌(包括内脏平滑肌)。多种操作都需要麻醉:诊断评估的肌肉活检,为改善生活质量的功能性手术(脊柱后凸手术、营养不良性肌病的跟腱离断术),治疗特殊并发症(白内障、Steinert 病的胆囊切除术)以及急症手术(主要涉及创伤和内脏)。

(一)进行性肌萎缩或营养不良性肌病

这些疾病中,心肌的受累可导致节律和传导相关的全心衰(收缩功能障碍),猝死风险高,这也导致患者往往在 25 岁左右早逝。由于行走功能障碍,心脏泵功能虽然较早受累,但常常难以被发现。患者对手术的耐受取决于心肌损伤的严重程度,尤其是出血量可能比较大的手术。

术前评估应确定肌肉受损害的严重程度和范围、是否出现畸形和挛缩、吞咽困难及呼吸或心功能不足。由于体力活动减少,难以决定运动耐量,呼吸系统、心脏功能受累的临床严重程度也常常被低估。多学科随诊对于这些儿童常常会实施呼吸系统检查(胸片、肺功能和动脉血气分析)以及心脏功能能检查(心电图、心脏超声、压力测试、24 小时连续心电监测),因此在术前评估时应该可以看到结果。

应通过序贯评估左室射血分数和肺功能来监测心脏和呼吸功能的减退。若患者面临大手术(如脊柱手术),建议根据应力超声心动图的结果做出判断,无论射血分数正常或受损,患者接受多巴酚丁胺注射后心率提升,与较好的预后相关,但若射血分数低于 40% 且多巴酚丁胺注射后心动过速时射血分数进一步下降,则提示预后不良。

进行性假肥大性肌营养不良的患者,室性心律不齐可能与心脏损害进展以及猝死风险有关。心脏超声和 24 小时心电监测可用于评估手术风险。文献报道过多种严重的术中并发症,如呼吸衰竭(胃排空受损引起的吸入性肺炎)、心脏并发症(心律不齐、心衰、心搏骤停)、肌红蛋白尿和横纹肌溶解。营养不良性肌病与麻醉性恶性高热(MH)风险增加有关,有报道称琥珀酰胆碱和(或)卤代类药物的应用可能诱发与 MH 相似的症状。当用于脆弱或有病理改变的肌肉时,琥珀酰胆碱可引起严重的横纹肌溶解甚至死亡。因此进行性假肥大性肌营养不良以及与之相关的任何原发性肌肉疾病,由于其诱发横纹肌溶解的风险,琥珀酰胆碱都属于绝对禁忌。对全身麻醉来说,由于患者之间对于药物敏感性的个体差异变化,麻醉药物应滴定使用。非去极化肌松药只在必要时使用,一旦应用,患者对其敏感性会提高,因此应降低剂量以避免肌力恢复推迟。该类患者必须使用神经刺激监测,由于可能存在肌肉萎缩和挛缩,监测结果的解读也应谨慎。残余神经肌肉阻滞较常见,药物逆转也存在一定问题。由于影响分泌而引起干燥(阿托品)、导致心脏节律或传导异常(两药均有)、中枢效应(阿托品),延迟起效和对肌肉动作电位的直接影响(新斯的明),新斯的明和阿托品在营养不良性肌病患者中难以应用。如果使用氨基甾体类肌松药如罗库溴铵,可使用舒更葡糖钠拮抗残余效应。这一方法已被证实是成功的。

吸入和静脉麻醉药物均可应用,二者也都有并发症的报道。插管困难较常见。大手术时,需要合适的血流动力学监测(尤其是有创血压)。由于术后寒战可能导致横纹肌溶解,应监测中央温度,大量横纹肌溶解可引起高热,而其他 MH 症状往往不表现。患者在手术台上的体位摆放也需谨慎,以避免肌肉过度受压。

脊柱手术可改善呼吸功能和生活质量。此类患者呼吸和心脏功能会持续恶化,使得麻醉面临的挑战越来越大,手术应尽早实施。这些患者存在气管支气管堵塞、肺不张和吸入性肺炎的风险,可能需要胸部理疗和无创通气,因此术后应转入重症监护室。术前必须考虑到若出现术后延迟脱机和可能需气管切开的可能性。

(二)强直性肌营养不良(MD)

有两种不同的疾病,Ⅰ型强直性肌营养不良(DM1 或 Steinert 病)和 2 型强直性肌营养不良(DM2 或近端肌肉肌病),由于 DM2 患病率低,此处仅讨论 DM1。

DM1 是成年人最常见的遗传性肌肉疾病,男女皆可见。DM1 的特点是多系统受累,决定预后的主要因素是心脏受累的严重程度。是否需要起搏器取决于心电图记录的希氏束功能。呼吸系统表现较常见,由周围肌肉损伤和脑干神经元损伤引起。全身麻醉下手术可导致心脏和(或)呼吸系统失代偿。眼部症状,尤其是白内障对于诊断有重要价值,40 岁以后的患者大多有白内障表现。消化系统损害范围可能很广:会厌(吞咽异常、吞咽困难、肺误吸),食道(吞咽困难、食管裂孔疝、返流),胃肠(蠕动减少、便秘/腹泻交替、栓塞、巨结肠、肛门失禁)。DM1 还可影响子宫平滑肌(子宫收缩迟缓伴产程延长,增加产后出血风险),尿管(扩张)和血管(动脉低血压)。内分泌系统受损表现为皮质一肾上腺轴和甲状腺功能不全。

患者的预期寿命缩短,死亡原因多为呼吸(42%)和心源性(29%)猝死。治疗和管理都应是多学科合作和重症监护。

术中风险主要是手术操作可能诱发肌肉强直性痉挛,这些强直性痉挛还不能被非去极化肌松药纠正,需要避免所有可能诱发强直性痉挛的因素。术后寒战和低温均可诱发全身肌肉痉挛,因此,术中温度控制十分必要。此外,由于消化道平滑肌受累,误吸的风险也增加,如果患者需要快速序贯诱导(胆囊炎、肠梗阻),应使用罗库溴铵(起效较快的非去极化肌松药)。琥珀酰胆碱由于多个病例报道显示诱发全身肌肉痉挛和危及生命的横纹肌溶解及高钾血症,而被正式列为禁忌。

像其他神经肌肉疾病一样,在罗库溴铵快速诱导后,使用舒更葡糖钠可成功拮抗肌松残余。有些类型手术应考虑局部麻醉(包括白内障摘除术)。不适用局部麻醉时,可采用气管插管全身麻醉。有些病例使用过异氟烷,但也应考虑到其较静脉药物更容易诱发术后寒战。DM1 患者 MH 风险并未增高,报道的类似 MH 的症状(高热、横纹肌溶解、心律失常、高钾)都与肌肉疾病具体情况和肌肉脆弱性有关(青少年、卤代化合物、琥珀酰胆碱制剂)。只有中央轴空肌病 MH 风险增高,这两种疾病都具有相同的雷诺丁碱受体遗传变异。如果需要使用非去极化肌松药(除外气管插管),由于患者敏感性增高,用药需减量。神经肌肉监测可用于肌松药物滴定,不可使用抗胆碱酯酶。有使用新斯的明进行药物拮抗后出现全身肌肉痉挛的病例报道。术后应在重症监护室进行治疗,也应早起开展呼吸功能理疗。这一点很重要,因为呼吸衰竭是术后最主要的并发症之一。

第九章　胸外科手术麻醉

第一节　胸内手术生理特点与麻醉管理

一、开胸对机体的生理影响

（一）对呼吸的影响

1.开胸侧肺萎陷

一侧开胸后,胸腔负压消失即造成肺泡萎陷,使肺通气面积急剧减少,仅为正常的50%左右,同时肺循环血管阻力增加。

2.纵隔移位和摆动

开胸侧胸腔为正压,而健侧胸腔仍为负压。吸气期健侧负压增加,纵隔移向健侧,呼气期健侧胸腔正压,纵隔向开胸侧移位,纵隔随呼吸运动而来回摆动,使上、下腔静脉间歇扭曲受阻,静脉回流和心输出量减少。纵隔摆动对纵隔部位神经的刺激可引起血流动力学改变。

3.反常呼吸

纵隔摆动产生肺内气体流动,开胸侧肺内压与大气压相等,吸气时,健肺膨胀使肺内压低于大气压,因此,开胸侧肺内一部分气体进入健肺;呼气时健侧肺回缩使肺内压高于大气压,一部分呼出气体又进入开胸侧肺内,这样开胸侧肺与正常呼吸时进行相反的回缩和膨胀动作,称"反常呼吸"。结果有一部分气体往返于两肺之间称为摆动气。由于摆动气不参加气体交换,可造成缺氧和二氧化碳潴留。

4.肺泡通气与血流（V/Q）比率异常

开胸侧肺泡萎陷,使通气量和气体弥散面积减少,但肺循环血流灌注并未相应改变,因此,V/Q<0.8,造成静脉血掺杂量增多。

5.侧卧位对呼吸的影响

侧卧位时一侧开胸由于重力影响,使下肺的肺血流比上肺多;而腹内脏器推膈肌向胸部上移4cm,功能残气减少0.8L;此外,纵隔压迫下肺影响下肺通气。理论上,上肺通气良好,血流不足,下肺血流过多,通气不足。但胸腔手术时由于手术操作及压迫,常使上肺通气不足,因此,麻醉时应确保下肺的有效通气。

（二）对心功能的影响

开胸侧负压消失,纵隔移位和摆动使腔静脉扭折,静脉回心血量减少。开胸后心输出量减少,血压下降,影响心肌血供。呼吸紊乱造成缺氧和二氧化碳潴留,心率增快,心肌应激性增高和心律失常。此外,手术操作时压迫或牵拉可直接或间接地刺激心脏易引起心律失常甚至发生心搏骤停。

(三)体液丧失和神经反射

开胸后胸膜腔内脏器广泛暴露于空气中,使体热和体液大量丧失。胸腔内有丰富的神经感受器,切开胸膜可引起一过性血压下降,称"胸膜肺休克"。手术牵拉肺门、心包、食管时可引起心动过缓、心律失常。缺氧和二氧化碳蓄积情况下,神经反射更易发生。

二、胸内手术麻醉管理一般原则

(一)麻醉选择

1.麻醉方法

由于开胸手术可引起一系列生理紊乱,要维持患者有效通气,必须进行气管插管,正压呼吸,控制纵隔摆动及反常呼吸。故胸腔手术麻醉均应采用气管内插管全身麻醉,对呼吸道分泌物多或某些特殊要求的手术还应施行支气管内全身麻醉。近年来重视术后镇痛疗法,应用下胸段硬膜外腔阻滞复合全身麻醉方法与日俱增。其优点为术中不仅减少全麻药用量,术后还可保留硬膜外导管做镇痛治疗,从而有效地减少术后肺部并发症的发生率。

2.麻醉诱导

根据患者情况选用咪达唑仑(咪达唑仑)0.02～0.04mg/kg,芬太尼 2μg/kg,丙泊酚(异丙酚)1～2mg/kg 依次静脉注射,入睡后静脉注射足量的肌松药,如维库溴铵 0.05～0.08mg/kg,然后气管插管。

(二)麻醉维持

(1)采用吸入性麻醉药如异氟烷(异氟醚)、七氟烷(七氟醚)或地氟烷(地氟醚)复合非去极化肌松药,能达到满意的麻醉效果,术毕苏醒迅速。或用静吸复合麻醉也同样能达到满意的麻醉效果。

(2)有气胸或湿肺而需要反复吸引气管内分泌物等情况时,由于吸入麻醉剂容易逸出,则不太适宜选用吸入麻醉,以全凭静脉麻醉同样能达到满意麻醉效果,术毕苏醒迅速。

(3)应用硬膜外阻滞与全身麻醉联合麻醉时,先在患者清醒时侧卧位行硬膜外穿刺,穿刺点为 $T_{8～9}$ 或 $T_{9～10}$,硬膜外导管插入后改平卧,并注入试验剂量2%利多卡因5mL,待平面明确后再进行全身麻醉诱导和气管插管,术中硬膜外加 1.5%利多卡因 10～15mL,全麻药用量可以适当减少,应注意体质差患者全麻复合硬膜外阻滞时对循环系统稳定性的影响。

(三)麻醉期间呼吸、循环管理

1.监测

从麻醉诱导前开始实施,包括术中监测,严重患者延续至术后重症监测。常规监测项目为心电图、脉搏、无创血压、脉搏血氧饱和度(SpO_2)、呼气末二氧化碳($P_{ET}CO_2$)、潮气量、分钟通气量、气道压、尿量、血球压积(HCT)及血气。重危患者可酌情增加有创直接动脉压(ABP)、体温、中心静脉压(CVP)、心排血量(CO)、混合静脉血氧饱和度(SVO_2)、呼吸功能和术中食道超声监测等等。

2.呼吸循环的管理

(1)确保气道通畅,避免麻醉期间缺氧和高碳酸血症:侧卧位开胸手术气管导管易移位、扭折、脱出或被病侧肺支气管内痰液、分泌物、血液倒流等堵塞,造成支气管阻塞或肺不张,引起气道不畅。翻身侧卧位后应将头部、颈、胸椎维持在同一水平,必须认真做两肺听诊,以确定支气管导管位置正确或用纤喉镜确定导管位置。术中应密切注意呼吸机的动作、气道压力,及时肺部听诊发现肺内痰鸣音,及时消除,确保气道畅通。注意 SpO_2 和 $P_{ET}CO_2$ 的变化,及时发现低氧和二氧化碳增高。

(2)维持良好的通气:开胸手术通气明显减少,易引起缺氧和二氧化碳蓄积,麻醉期间应保持足够的通气量,以保证氧合及二氧化碳排出。术中应用呼吸机控制呼吸,潮气量 $8\sim10mL/kg$,频率 $12\sim14$ 次/分,吸呼比 $1:2$,通气压为 $1\sim1.5kPa(10\sim15cmH_2O)$ 以保证健侧肺充分膨胀。开胸后为避免上肺通气不足与通气血流比例异常采取的措施:①嘱术者尽量将术肺压缩,以减少 V/Q 不均造成静脉血掺杂增加。②在不影响手术操作的情况下,每 30min 膨肺一次,以防长时间肺压缩导致术后肺不张。注意膨肺时过度加压,CO_2 排出过多造成的低 CO_2 综合征及低血压。③关胸前证实萎陷肺泡充分膨胀,闭胸后胸腔引流接水封瓶,加压膨肺至胸腔内无气泡排出,水柱随呼吸而上下波动,恢复胸腔负压。

(3)维持麻醉深度,预防不良反射:麻醉期间应用足量镇痛药、麻醉药和肌松药,保持一定麻醉深度,以预防术中麻醉变浅、患者躁动或术中知晓,以及循环剧烈波动或咳嗽等影响手术操作。开胸手术操作刺激或探查纵隔、肺门时常发生反射性心律失常、心动过速,甚至室性心律失常、血压下降等严重情况。因此,术中应加强监测,除保持适当的麻醉深度外,必要时可行肺门周围浸润麻醉,以阻断不良反射。气管内吸引时应注意吸痰管不能插入过深,以免刺激隆突导致剧烈咳嗽,术中处理肺血管时不应吸痰。

(4)维持循环稳定:术失血量较多,加上体液蒸发,失液也多,术中必须充分输液,保持血容量及尿量正常。对手术失血量应估计正确。血液稀释的概念适用于胸腔内手术。对循环功能稳定而非严重贫血的病例,在失血不多($200\sim300mL$)的情况下,可先行充分补充功能性细胞外液而不一定输血;如出血较多,也可在充分补充功能性细胞外液及胶体液的基础上,适量补充全血或进行"成分输血"。中心静脉压(CVP)监测为液体的使用提供依据。全肺手术时,由于在肺组织循环钳闭后,肺血管床会骤然大量减少,因此术中输血输液均应适当减速减量,以免发生急性肺水肿。胸部手术时,由于对心脏大血管的牵拉压迫及纵隔操作,很易引起血压下降和心律失常,术中应严密监测心电图。心律失常多为一过性,无须处理,但持续心律失常可影响心血管功能,应排除缺氧、二氧化碳蓄积、血容量不足、电解质紊乱及手术刺激等因素,并进行对症处理,必要时暂停手术操作。

(5)意外损伤的防止:侧卧位时上臂过度伸展或放置肩垫等不当,可引起臂丛神经损伤。使用肌松药后四肢固定不当,可引起神经压迫甚至骨折等损伤。电灼电凝的电极板放置不当,可引起皮肤烧伤。

(四)麻醉恢复及术后镇痛

手术结束后,自主呼吸完全恢复,潮气量符合生理要求,肌松药作用完全消失,神志基本清醒,循环稳定后拔除气管导管。应注意:①拔管前继续机械通气或辅助呼吸,直至拔管。②拔管前尽量吸净呼吸道内分泌物及血液,加压通气以配合术者建立术侧胸膜腔正常负压。③估计病情重或患者呼吸循环指标不稳定,不能及时拔管或需较长时间辅助呼吸的患者,可在术后保留气管导管进行呼吸支持,待病情好转后再行拔管。

气管导管拔除后可施行术后镇痛治疗,因为有效的镇痛可改善患者通气功能,增加通气量,有利于咳嗽排痰,减少术后肺部并发症的发生。可经硬膜外导管自控镇痛(PCEA),药物以吗啡和布比卡因常用。若无硬膜外导管,可用静脉 PCA,药物可用吗啡、曲马朵(曲马多)、芬太尼等。

第二节　肺隔离技术

肺隔离技术在胸外科麻醉中具有里程碑的意义,该技术的出现使胸外科手术取得长足进步。

一、肺隔离的指征

肺隔离技术的应用范围广泛,从为胸内手术操作创造理想的手术野到严重肺内出血的急症抢救,都需要应用肺隔离技术。通常把肺隔离的应用指征笼统地分为相对指征与绝对指征。肺隔离的相对指征指为方便手术操作而采用肺隔离的情况,包括全肺切除、肺叶切除、肺楔形切除、支气管手术、食管手术等。肺隔离的绝对指征系需要保证通气,防止健肺感染等情况,包括湿肺、大咯血、支气管胸膜瘘、单侧支气管肺灌洗等。但这种分法并不理想,实际应用中很多相对指征会演变为绝对指征。如手术中意外发生导致必须使用肺隔离技术时相对指征就成为绝对指征。

最初应用肺隔离技术的主要目的是保护健肺,但目前肺隔离技术应用的主要目的在于方便手术操作,因此,不仅肺手术需要肺隔离,胸内其他器官的手术也需要肺隔离。

二、肺隔离的禁忌证

肺隔离并无绝对禁忌,但临床实践中有些情况不宜使用肺隔离技术。如存在主动脉瘤时插入双腔管可造成动脉瘤的直接压迫,前纵隔肿物存在时插入双腔管可造成肺动脉的压迫。理论上,插入双腔管时误吸的可能增加,因此,饱胃患者应谨慎使用双腔插管。

三、肺隔离的方法

临床上使用的肺隔离方法很多,包括双腔管、支气管堵塞、Univent 管、单腔支气管插管等。各种技术有各自的优缺点,应根据患者病情与手术需要分别选用。

(一)双腔管

1949 年 Carlens 发明的双腔管使肺隔离技术获得飞跃。20 世纪 50 年代末,Robertshaw

对 Carlens 双腔管进行改进,发明了右侧支气管插管。20 世纪 80 年代,聚氯乙烯导管代替了橡胶导管。制造技术的改进逐渐扩大了双腔管的用途,但双腔管至今仍存在一些缺陷,如定位困难需支气管镜辅助定位,右侧支气管插管易移位。

由于双腔管横截面呈卵圆形,不宜以直径反映其规格。目前以双腔管周长与相同周长单腔管的尺寸表示双腔管的规格。临床上女性身高 160cm 以下者选择 35F 双腔管,身高 160cm 以上者选择 37F 双腔管。男性身高 170cm 以下者选择 39F 双腔管,身高 170cm 以上者选择 41F 双腔管。除身高外,选择双腔管还应考虑患者体形。

双腔管的插管方法与气管内插管方法基本相同。检查套囊后先将导管充分润滑,喉镜暴露声门后支气管斜口向上插入声门,支气管套囊经过声门后左侧双腔管逆时针旋转 90°,右侧双腔管顺时针旋转 90°,推进导管至预计深度插管即初步成功。一般身高 170cm 的成人患者导管尖端距门齿 29cm,身高每增减 10cm 插管深度相应增减 1cm。聚氯乙烯导管与橡胶导管的设计不同,推进导管时不宜以遇到阻力为插管初步成功,聚氯乙烯导管推进中遇到阻力时可能造成肺叶、肺段支气管插管或支气管损伤。插管初步成功后应明确导管位置。

常用快速确定双腔管位置的方法包括听诊与支气管镜检查。听诊分三阶段进行。第一步确定气管导管的位置[图 9-2-1(1)]。即双肺通气时将主气管内套囊适当充气,听诊双肺均有呼吸音。若双肺呼吸音不一致,气道阻力大,表明双腔管插入过深,应后退 2~3cm。第二步确定支气管导管的位置[图 9-2-1(2)]。夹闭气管腔接口并使气管腔通大气,将支气管套囊充气,听诊确认单肺通气。开放气管腔接口行双肺通气,听诊双肺呼吸音清晰。第三步确定隔离效果[图 9-2-1(3)]。分别钳夹气管腔与支气管腔接口,听诊单肺呼吸音确定隔离效果。听诊法可快速诊断双腔管位置不良,但不能发现肺叶支气管堵塞的情况。支气管镜是确定双腔管位置最可靠的方法。患者体位改变后应重复上述步骤重新核对双腔管位置。

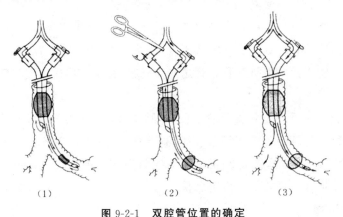

(1)　　　　　　　　(2)　　　　　　　　(3)

图 9-2-1　双腔管位置的确定

右侧双腔管插管易成功,左侧双腔管插管中易出现进入右支气管的情况。遇到这种情况后先将套囊放气,导管后退至距门齿 20cm 处,将患者头右转 90°同时将双腔管逆时针旋转 90°再向下推进导管,导管易进入左侧支气管。左侧双腔管进入右侧支气管后的另一种处理方法是夹闭主气管通气,控制呼吸并后退导管,见到双侧胸廓起伏后将患者头向右侧旋转,导管同时逆时针旋转推进易使左侧双腔管进入左支气管。在上述方法不能奏效的情况下应使用支气管镜引导插管。

1.左侧双腔管

左侧双腔管常见的有 Rusch、Mallinckrodt、Sheridan 三种，主要区别在套囊。Rusch 与 Mallinckrodt 管的套囊内压低于 Sheridan 管的套囊内压。这些导管行肺隔离时的套囊内压较低，在 15～20cmH$_2$O 之间。套囊内容量 2～3mL 即可完成隔离，套囊内容量超过 3mL 才能完成隔离时应调整双腔管位置。左侧双腔管可能进入左肺上叶或下叶的叶支气管，通过支气管镜检查可排除这种可能。

2.右侧双腔管

右侧双腔管常见的也有 Rusch、Mallinckrodt、Sheridan 三种，主要区别在于套囊设计。三种导管的共同特点是支气管套囊后导管侧壁有一侧孔，用于右上肺通气。右侧双腔管行肺隔离时套囊内压较高，约 40～49cmH$_2$O，但低于 Univent 管的套囊内压。右侧双腔管插入过深易导致右上肺不张。

与其他肺隔离技术相比，双腔管具有以下优点：①利于对双肺进行吸引、通气，易行支气管镜检查。②肺隔离有效。双腔管的缺陷在于解剖变异时固定的导管设计不能发挥良好的隔离作用。

（二）Univent 管

Univent 管出现于 1982 年，系一单腔导管，导管前开一侧孔，其间通过一直径 2mm 的支气管堵塞器，支气管堵塞器可在导管腔内前后移动。Univent 管的插管方法与普通单腔气管导管相同，暴露声门后，导管送入声门，导管尖端过声门后再将支气管堵塞器继续送入支气管，左侧支气管堵塞时将导管逆时针旋转 90°，右侧支气管堵塞时将导管顺时针旋转 90°，导管插入深度与普通气管导管相同。确认双肺呼吸音后插入支气管镜，在支气管镜辅助下将支气管堵塞器送入相应的支气管内，套囊充气后听诊确定肺隔离效果。支气管堵塞器套囊不充气时即施行双肺通气。为防止堵塞器移位，在改变患者体位前可将堵塞器插入支气管较深的部位。支气管堵塞器导管较硬，有时送入支气管较困难，以进入左支气管时为甚，可将堵塞器退回气管导管腔内，在支气管镜帮助下将气管导管送入支气管，将堵塞器送入支气管后再将气管导管退回主气管即可。

Univent 管的优点在于术后保留导管方便，双肺单肺通气转换方便，能用于小儿。但该管的支气管堵塞器套囊属高容量高压套囊。堵塞器导管硬，因此有穿破支气管的可能。在不需要肺隔离的情况下意外对堵塞器套囊充气可造成急性气道梗阻。Univent 管的应用范围广泛，但与双腔管相比仍有隔离效果不稳定之嫌。

（三）支气管堵塞

支气管堵塞法系将支气管堵塞囊通过单腔气管导管送入支气管实现肺隔离的一种技术。由于手术操作的影响，尤其在右侧支气管堵塞时易发生堵塞囊移位。堵塞囊移位不仅造成隔离失败，严重时可堵塞主气管与通气肺支气管造成窒息。支气管堵塞时非通气肺的萎陷需要气体缓慢吸收或手术医师挤压完成。支气管堵塞适于手术方案改变需要紧急肺隔离而双腔管插入困难的情况。支气管堵塞法隔离肺的主要缺陷在于不能对非通气肺进行正压通气、吸引等操作。

（四）支气管内插管

支气管内插管是最早应用的肺隔离技术,该方法将单腔气管导管通过一定手法送入支气管达到肺隔离的目的。右侧支气管内插管较容易,左侧支气管插管在患者头右转90°的情况下较易成功。支气管镜辅助下插管成功率高。右侧支气管插管易堵塞右上肺叶支气管。与支气管堵塞相似,这种肺隔离技术对非通气肺的控制有限。费用低是该技术的突出优点。

四、单肺麻醉期间影响 PaO_2 降低的因素

（一）手术部位

研究表明,由于右肺的血流比左肺多10%,OLV 开胸后 PaO_2 的最低点分别为右侧开胸22.0kPa(165mmHg),左侧开胸31.3kPa(235mmHg),因此需双侧手术时(如胸交感神经切断术)应首先进行右侧开胸。

（二）术前因素

患者在术前双肺通气(TLV)时局部灌注与通气的匹配状况和能力将保持到 OLV 时,因此,术前患侧肺血流灌注已经明显减少者,OLV 时 PaO_2 下降较少。

（三）术前肺功能

术前 $FEV_{1.0}$ 和 $FEV_{1.0}$/VC 比值较好者,OLV 期间易出现低氧血症,可能与通气肺 FRC 难以维持及 HPV 反应较弱有关。胸内非肺手术比肺手术患者易出现低氧血症。

（四）双肺氧合功能

侧卧位双肺通气 PaO_2 值较高者,OLV 期间 PaO_2 值亦较满意。右侧开胸吸入气中氧浓度(FiO_2)为 1.0,行双肺通气时 $PaO_2 < 53.3$kPa(400mmHg)者,OLV 期间可能会出现严重低氧血症。

（五）预测公式

Slinger 提出,在施行 OLV 10min 时,可用下列公式预测 Paoz 值:Paoz＝100－72(side)－1.86(FEV1)＋0.75(two-lung)PaO_2。Side:左侧开胸为 0,右侧开胸为 1;$FEV_{1.0}$ 为术前第一秒用力呼气量;two-lung 为术中双肺通气时的 PaO_2。此公式虽不能精确预测 OLV 时的 PaO_2 值,但在 OLV 前可预测哪些患者在 OLV 期间 PaO_2 可能降至低水平。

五、单肺通气时的呼吸管理

单肺通气时为了尽可能缓解肺内分流量,可采用各种不同的通气方式,其目的是增加开胸侧肺的氧合或减少其血流,从而有助于改善肺内分流及低氧血症。

单肺通气时患者的最佳通气参数难以预测,呼吸管理的要求是使通气肺的 FRC 保持正常,肺血管阻力达到最低水平,为此:

(1)在患者侧卧位后,双腔管的位置须重新审核,并及时纠正。

(2)使用高浓度氧吸入可减少低氧血症。若肺通气在 FiO_2 1.0 时,肺内分流量为 25%～30%,则平均 PaO_2 可维持在 20.0～28.0kPa(150～210mmHg)。所以,如单肺麻醉不超过 2 小时,以高浓度氧吸入为好。

（3）通气侧的肺 VT 应为 10～12mL/kg，频率 10～12 次/分。对 PaO_2 和分流影响最小。

（4）维持 $PaCO_2$ 为 4.66 ± 0.40kPa（35 ± 3mmHg），低碳酸血症会增加通气肺的肺血管阻力，增加分流和降低 PaO_2。单肺通气后，PaO_2 可能持续下降，直到 30～45min 后才逐步调整恢复。因此，血气或氧饱和度应常规进行监测。

（5）当确诊双腔导管（DLT）移位，而无法使用光纤镜纠正时，开胸后可请术者协助隔着气管将 DLT 的前端用手指推至合适位置。严密监测气道峰压，气道峰压突然增高，提示外科操作导致 DLT 移位引起通气不足。此外，肺呼吸音听诊是重要的检查、核对手段。

六、单肺通气期间低氧血症治疗

（1）首先排除供氧不足（低 FiO_2）或通气障碍（双腔支气管导管移位或导管内支气管内分泌物过多堵塞支气管）等因素。

（2）核实双腔支气管导管（DLT）位置，并以光纤镜纠正，在右支型 DLT 时，必须保证导管右上叶侧孔与右上叶支气管开口完全对合一致。

（3）在确定 DLT 位置正常时而出现 PaO_2 下降，对非通气侧行持续气道正压（CPAP）是目前防治低氧血症的方法中效果最好的。应用 0.10～0.20kPa（1～2cmH_2O）的 CPAP 即可起到提高氧合的作用。在刚开始 OLV、术侧肺仍是完全膨胀状态时，即应该开始 CPAP。因为要使萎陷的肺组织膨胀需 >1.96kPa（20cmH_2O）的压力，而术中不宜施行膨肺（尤其是肺癌、脓胸等手术）。如果没有足够的肺泡压力，CPAP 对提高 PaO_2 是无效的，如支气管胸膜瘘、支气管梗阻、支气管切除术等手术均不适用此法。

（4）对健肺行 PEEP。对 PaO_2 较低或下降较多者，低水平的 PEEP 可增加呼气末的肺泡容积，改善肺的 FRC，防止肺泡的萎陷，增加氧合时间，使 PaO_2 有所提高。当术侧应用 CPAP 无法维持满意的氧合时，可在通气侧加用 PEEP。一般认为通气肺脏应用 0.49～0.98kPa（5～10cmH_2O）PEEP，既可避免增加通气侧肺血管阻力（PVR），又有利于气体交换。但应注意，有研究表明，某些患者通气侧应用 PEEP 会因增大通气侧胸内压，肺小动脉受压，PVR 增加，使血液流向非通气侧肺，使 PaO_2 反而下降。

（5）上述两种方法相结合，上肺用 CPAP 0.10～0.20kPa（1～2cmH_2O），下肺用 PEEP 0.49～0.98kPa（5～10cmH_2O），可获得较高的 PaO_2。

（6）在上述方法均无效时，则停止单肺通气，改用两肺通气，待情况改善后，再施行单肺通气。如施行全肺切除，宜及早结扎肺动脉，使分流减少，从而终止低氧血症。

（7）其他方法：OLV 中约 1 小时可进行一次快速膨肺，行双肺通气（TLV）5min。此外，还可应用肺泡补充疗法，即将气道峰压提高到 3.92kPa（40cmH_2O），同时应用 1.96kPa（20cmH_2O）的 PEEP 进行 10 次机械通气，之后将各参数恢复到先前的水平，但不适用于一些不能中断操作的手术。

（8）应用药物调整肺血流。由于机械通气调整肺血流的方法存在诸多限制，有人又提出了用药物调整肺血流的概念，即缩血管药物和扩血管药物的应用。应用药物调整肺血流，实际上是依靠药物人为加强无通气侧的 HPV 作用、抑制通气侧的 HPV 作用，将双侧 PVR 差值拉大,从而使肺血流重新分配,使非通气侧肺血流减少、通气侧肺血流增加,从根本上降低分流,增加氧合。由于药物及给药方式的不同,所产生的效果也有差异。为加强效果减少不良反应,可将缩血管药物与扩血管药物联合应用。

第三节 肺切除手术的麻醉

一、术前准备

肺切除术常用于肺部肿瘤的诊断和治疗,较少用于坏死性肺部感染和支气管扩张所引起的并发症。

(一)肿瘤

肺部肿瘤可以是良性、恶性或者为交界性。一般情况下只有通过手术取得病理结果才能明确肿瘤性质。90%的肺部良性肿瘤为错构瘤,通常是外周性肺部病变,表现为正常肺组织结构紊乱。支气管腺瘤通常为中心型肺部病变,常为良性,但有时亦可局部侵袭甚至发生远处转移。这些肿瘤包括类癌、腺样囊性癌及黏液表皮样癌。肿瘤可阻塞支气管管腔,并导致阻塞远端区域反复性肺炎。肺类癌起源于 APUD 细胞,并可分泌多种激素,包括促肾上腺皮质激素(ACTH)、精氨酸加压素(AVP)等。类癌综合征临床表现不典型,有时更类似于肝转移征象。

肺的恶性肿瘤可分为小(燕麦)细胞肺癌(占 20%,5 年生存率为 5%～10%)和非小细胞肺癌(占 80%,5 年生存率为 15%～20%)。后者包括鳞状细胞癌(表皮样瘤)、腺癌和大细胞(未分化)癌。上述肿瘤均最常见于吸烟者,但腺癌也可发生于非吸烟者。表皮样瘤和小细胞肺癌常表现为支气管病变的中央型肿瘤;腺癌和大细胞肺癌则更多表现为常侵犯胸膜的周围型肿瘤。

1.临床表现

肺部肿瘤的临床症状有咳嗽、咯血、呼吸困难、喘鸣、体重减轻、发热及痰液增多。发热和痰液增多表明患者已出现阻塞性肺炎。胸膜炎性胸痛或胸腔渗出表明肿瘤已侵犯胸膜;肿瘤侵犯纵隔结构,压迫喉返神经可出现声音嘶哑;侵犯交感神经链可出现霍纳综合征;压迫膈神经可使膈肌上升;如压迫食管则出现吞咽困难或出现上腔静脉综合征。心包积液或心脏增大应考虑肿瘤侵犯心脏。肺尖部(上沟)肿瘤体积增大后可因侵犯同侧臂丛的 C_7～T_2 神经根分支,而导致肩痛和(或)臂痛。肺部肿瘤远处转移常侵及脑、骨骼、肝脏和肾上腺。

肺癌尤其是小细胞肺癌,可产生与肿瘤恶性扩散无关的罕见症状(癌旁综合征),其发生机制包括异位激素释放及正常组织和肿瘤之间的交叉免疫反应。如果异位激素分泌促肾上腺皮质激素(ACTH)、精氨酸加压素(AVP)及甲状旁腺素,则分别会出现库欣综合征、低钠血症及低钙血症。Lambert-Eaton(肌无力)综合征的特征是近端性肌病,肌肉在反复收缩后肌力增强(不同于重症肌无力)。其他的癌旁综合征还有肥大性骨关节病、脑组织变性、周围性神经病变、移动性血栓性静脉炎及非细菌性心包炎。

2.治疗

手术是可治性肺部肿瘤的治疗选择之一。如果非小细胞肺癌未侵及淋巴结、纵隔或远处转移,则可选择手术切除;相反,小细胞肺癌很少选择手术治疗,因为确诊时几乎无可避免地出现转移,小细胞肺癌多选用化疗或化疗与放疗结合治疗。

3.肿瘤的可切除性或可手术性

肿瘤的可切除性取决于肿瘤的解剖学分期,而肿瘤的可手术性则取决于手术范围和患者的生理状况。确定肿瘤的解剖学分期有赖于胸片、CT、支气管镜和纵隔镜等检查结果。同侧支气管旁和肺门淋巴结转移的患者可接受切除手术治疗,但同侧纵隔内或者隆突下淋巴结转移者的切除手术则受到争议。对于斜角肌、锁骨上、对侧纵隔或对侧肺门淋巴结转移者,一般均不予手术切除。如无纵隔转移,则有些医疗中心亦对肿瘤采取包括胸壁在内的扩大性切除;同样,无纵隔转移的肺尖部(上沟)肿瘤经过放疗后亦可手术切除。手术范围的确定原则是既要达到最大程度地治疗肿瘤,亦要保证手术后足够的残肺功能。在第5或6肋间隙经后路开胸实施肺叶切除术是大多数肺部肿瘤选择的手术方式;对于小的周围型肺部病变或肺功能储备差的患者可选择肺段切除和肺楔形切除手术。如肿瘤侵犯左、右主气管或肺门则需实施患侧全肺切除术。对于近端型肺部病变及患者肺功能较差者可选择袖状肺切除术来取代全肺切除术,即切除受累的肺叶支气管及部分左或右主支气管,并在切除后将远端支气管与近端支气管进行吻合。肿瘤累及气管时可选考虑实施袖状肺切除术。肺叶切除术的死亡率为 $2\% \sim 3\%$,而全肺切除术的死亡率为 $5\% \sim 7\%$。右全肺切除术的死亡率较左全肺切除术高,可能是因为右侧手术切除了更多的肺组织。胸部手术后发生死亡大多数是心脏原因引起。

4.全肺切除术的手术原则

全肺切除手术可行性虽然是一个临床问题,但术前肺功能检查结果可为手术方式的选择提供初步的参考意义,根据术前患者肺功能受损程度可预测患者手术风险大小。表 9-3-1 列出了实施全肺切除术患者术前肺功能检查中各指标的意义。如果患者虽未达到上述标准但又需施行全肺切除术,则应进行分区肺功能检查。评价全肺切除术可行性的最常用指标是术后第 1 秒用力呼气量预计值(FEV_1),如果 FEV_1 预计值$>800mL$ 即可手术。在第 1 秒用力呼气量中各肺叶所占的比例与其血流量百分数有很好的相关性,而后者可用放射性核素(^{133}Xe、^{99}Tc)扫描技术进行测量。

表 9-3-1　全肺切除术患者术前肺功能检查中各指标的意义

检查	患者高危因素
动脉血气	$PCO_2>45mmHg$(呼吸空气);$PO_2<50mmHg$
FEV_1	$<2L$
术后预计 FEV_1	$<0.8L$ 或$<40\%$(预计值)
FEV_1/FVC	$<50\%$(预计值)
最大呼吸容量	$<50\%$(预计值)
最大氧耗量	$<10mL/(kg \cdot min)$

注:FEV_1:第 1 秒内用力呼气量;FVC:用力呼吸容量

术后 FEV_1=剩余肺叶的肺血流量百分数×术前总 FEV_1

一般来说,病肺(虽无通气但有血流灌注)切除后不仅不会影响患者的肺功能,反而还可改善血氧饱和度。如术后第1秒用力呼气量（FEV_1）预计值小于800mL但还需行全肺切除术，术前应评价残肺的血管能否耐受相对增加的肺血流，但目前尚无此类评价。如果患者术前肺动脉压超过40mmHg或氧分压低于45mmHg，则不易行全肺切除术；此类患者可行患侧肺动脉阻塞介入治疗。

全肺切除术后的并发症常涉及呼吸和循环系统，术前有必要对这两个系统的功能进行评价。如患者能登上2～3层楼而无明显气喘则提示其可耐受手术，不需其他进一步检查。患者活动时的氧耗量可作为预测术后患病率和死亡率的有用指标，如氧耗量大于20mL/kg的患者术后发生并发症的可能性较小；如氧耗量低于10mL/kg的患者手术后患病率和死亡率则极高。

（二）感染

肺部感染常表现为肺部单个结节或空洞样病变（坏死性肺炎）。为了排除恶性病变或明确感染类型，临床上常需实施开胸探查术。而对于抗生素治疗无效、反复性脓胸及大咯血等空洞性病变可行肺叶切除术。产生此类表现的肺部感染既可能是细菌（厌氧菌、支原体、分枝杆菌、结核），也可能是真菌（组织胞质菌、球孢子菌、隐球菌、芽生菌、毛霉菌及曲霉菌）。

（三）支气管扩张

支气管扩张是一种支气管长期扩张状态，是支气管长期反复感染和阻塞后的终末表现。常见病因有病毒、细菌和真菌等感染，误吸胃酸及黏膜纤毛清除功能受损（黏膜上皮纤维化及纤毛功能异常）。扩张后支气管的平滑肌和弹性组织被富含血管的纤维组织代替，故支气管扩张患者容易咯血。对于保守治疗无效的反复大量咯血且病变定位明确后可手术切除病变。如果患者的病变范围较大则可表现为明显的慢性阻塞性通气障碍特征。

二、麻醉管理

（一）术前评估

接受肺组织切除术的患者大部分均有肺部疾病。吸烟对慢性阻塞性通气障碍和冠心病患者均是重要的危险因素，接受开胸手术的许多患者常合并存在这两种疾病。术前实施心脏超声检查不仅可评估患者的心脏功能，同时可确定是否有肺心病的证据（右心扩大或肥厚）；如果在心脏超声检查时应用多巴酚丁胺可有助于发现隐匿性冠心病。

对于肺部肿瘤患者应仔细评估肿瘤局部扩张引起的局部并发症和癌旁综合征。术前应仔细审阅胸片、CT及磁共振等检查结果。气管或支气管的偏移会影响气管插管和支气管的位置。气道受挤压的患者麻醉诱导后可能会引起通气障碍。肺实变、肺不张及胸腔大量渗液均可导致低氧血症，同时应注意肺大泡和肺脓肿对麻醉的影响。

接受胸科手术治疗的患者术后肺部和心脏并发症发生率均增加。对于高危患者而言，如果术前准备充分在一定程度上可减少术后并发症。外科手术操作或肺血管床面积减少致右心房扩张均可导致围术期心律失常，尤其是室上性心动过速。这种心律失常的发生率随年龄和肺叶切除面积的增加而增加。

对于中、重度呼吸功能受损的患者术前应慎用或禁用镇静药。虽然抗胆碱类药物（阿托品

0.5mg 或格隆溴铵 0.1～0.2mg 肌内注射或静脉注射)可使分泌物浓缩及增加无效腔,但可有效地减少呼吸道分泌物,从而可提高喉镜和纤维支气管镜检查时的视野质量。

(二)术中管理

1.准备工作

对于心胸手术来说,术前的准备工作越充分,就越能避免发生严重的后果。其中最常见的包括肺功能储备差、解剖上的异常、气道问题和单肺通气时患者很容易出现低氧血症,事先通盘考虑必不可少。另外,对于基本呼吸通路的管理,还需要事先准备一些东西,比如说各种型号的单腔和双腔管、支气管镜、CPAP、大小型号的麻醉插管的转换接头、支气管扩开器等。

如果手术前准备从硬膜外给患者使用阿片类药物,那么应该在患者清醒时候进行硬膜外穿刺,这比将患者诱导之后再进行操作要安全。

2.静脉通路

对于胸科手术,至少需要一条畅通的静脉通路,最好是在手术侧的深静脉通路,包括血液加温器,如果大量失血还需要加压输液装置以保证快速补液。

3.监测

一侧全肺切除的患者、切除巨大肿瘤特别是肿瘤已经侵犯胸壁的患者和心肺功能不全的患者需要直接动脉测压,全肺切除或巨大肿瘤切除的患者可以从深静脉通路放置 CVP 监测,CVP 可以反映血管容量、静脉充盈状态和右心功能,可以作为补液的一个指标。肺动脉高压或左心功能不全的患者可以放置肺动脉导管,可以通过影像学保证肺动脉导管没有放置到要切除的肺叶里面。要注意的是不要将 PAC 的导管放置到单肺通气时被隔离的肺叶里面,这样会导致显示出的心排出量和混合静脉血氧气张力不正确。在肺叶切除患者中要注意 PAC 的套囊会明显增加右心的后负荷,降低左心的前负荷。

4.麻醉诱导

对于大多数患者,面罩吸氧后使用快速静脉诱导,具体使用什么药物由患者术前的状态决定。在麻醉深度足够之后使用直视喉镜,避免支气管痉挛,缓和心血管系统的压力反射,这可以通过诱导药物、阿片类药物或两者同时使用来实现。有气道反应性的患者可以用挥发性吸入药物来加深麻醉。

气管内插管可以在肌松剂的帮助下进行,如果估计插管困难,可以准备支气管镜。尽管传统的单腔管能适用于大多数的胸科手术,单肺通气技术还是使得它们变得更容易。但如果外科医师的主要目的是活检而不是切除,采用单腔管更合理,可以在气管镜活检之后再放置双腔管代替单腔管。人工正压通气可以帮助防止肺膨胀不全,反常呼吸和纵隔摆动,同时还能帮助控制手术野以利于手术完成。

5.体位

在诱导、插管、确定气管导管的位置正确之后,摆位前还要保证静脉通路的通畅和监护仪的正常工作。大多数的肺部手术患者采用后外切口开胸,术中患者侧位,正确的体位很重要,它能避免不必要的损伤和利于手术暴露。患者下面的手臂弯曲,上面的手臂升到头上,将肩胛骨从手术范围拉开。在手臂和腿之间放置体位垫,在触床的腋窝下放置圆棍,保护臂丛,同时还要小心避免眼睛受压,避免损伤受压的耳朵。

6.麻醉维持

现在使用的所有麻醉方法都可以保证胸科手术的麻醉维持,但是大多数的麻醉医生还是使用一种吸入麻醉药(氟烷、七氟烷、异氟烷或地氟烷)和一种阿片类药物的复合麻醉。吸入麻醉药的优点在于:①短期的剂量依赖式的支气管扩张作用。②抑制气道反应。③可以吸入高纯度的氧气。④能快速加深麻醉。⑤减轻肺血管收缩带来的低氧血症。吸入麻醉药在浓度变化小于1MAC的范围对HPV影响很小。阿片类药物的优点在于:①对血流动力学影响很小。②抑制气道反应。③持续的术后镇痛效应。如果术前已经使用了硬膜外的阿片类药物,那么静脉使用要注意用量以免引起术后呼吸抑制。一般不推荐使用氧化亚氮,因为这会使吸入氧气的浓度下降。与吸入性麻醉药一样,氧化亚氮会减轻肺血管收缩带来的低氧血症,而在一些患者中还会加剧肺动脉高压。去极化肌松药的使用在麻醉维持过程中能保持神经肌接头的阻断作用,这有效地帮助外科医师将肋骨牵开。在牵开肋骨的时候要保持最深的麻醉深度。牵拉迷走神经引起的心动过缓可以通过静脉使用阿托品来解除。开胸时静脉回心血量会因为开胸侧的胸腔负压减少而下降,这可以通过静脉补液速度得到纠正。

对于一侧全肺切除的患者要严格控制输液量。输液的控制包括基本量的补充和失血的损耗两个方面,对于后者通常输注胶体液或是直接输血。侧位的时候输液有一个"低位肺"现象,就是指在侧位的时候液体更容易在重力的作用下向位于下面的肺集中。这个现象在手术中尤其是在单肺通气的时候会增加下位肺的液体流量并加重低氧血症。另外,不通气肺由于外科操作的影响再通气的时候容易发生水肿。

在肺叶切除中,支气管(或残存的肺组织)通常会被一个闭合器分离。残端通常要在$30cmH_2O$的压力下检验是否漏气。在肋骨复位关胸的时候,如果使用的是单腔管,手动控制通气可以帮助避免使用肋骨闭合器的时候损伤肺边缘。在关胸前,要手动通气并直视观察确认所有的肺已经充分膨开。随后可以继续使用呼吸机通气直至手术结束。

(三)术后管理

1.一般管理

大多数患者术后都拔管以免肺部感染。有些患者自主呼吸未能恢复不能拔除气管导管,需要带管观察以待更佳的拔管时间。如果使用的是双腔管,术毕的时候可以换成单腔管进行观察。如果喉镜使用困难可用导丝。

患者术后一般在PACU、ICU观察病情。术后低氧血症和呼吸性酸中毒很常见。这通常是由外科手术对肺造成的压迫或由于疼痛不敢呼吸引起的。重力作用下的肺部灌注和封闭侧肺的再通气水肿也很多。

术后约有3%的患者出现出血,而死亡率占其中的20%。出血的症状包括胸腔引流的增加($>200mL/h$)、低血压、心动过速和血小板容积下降。术后发生室上性心律失常很多,需要及时处理。急性右心衰可以通过降低的心排出量和升高的CVP、血容量减少和肺动脉楔压的变化表现出来。

常规的术后管理包括右侧半坡位的体位、吸氧($40\%\sim50\%$)、心电监护、血流动力学监测、术后的影像学检查和积极的疼痛治疗。

2.术后镇痛

肺部手术的患者术后使用阿片类药物镇痛和与之相关的呼吸抑制的平衡是一个矛盾。对于进行胸科手术的患者而言,阿片类药物比其他的方法具有更好的镇痛效果。注射用的阿片类药物静脉给药只需要较小的剂量,而肌内注射则剂量要大得多。另外,使用患者自控镇痛(PCA)也是个不错的办法。

长效的镇痛药,例如0.5%的罗哌卡因(4~5mL),在手术切口的上下两个肋间进行封闭也能收到很好的镇痛效果。这可以在手术中直视下进行,也可以在术后操作。这个方法还能改善术后的血气结果和肺功能检查,缩短住院时间。如果略加以变化,还可以在术中采用冰冻镇痛探头,在术中对肋间神经松解进行冰冻,达到长时间镇痛的效果。不足的是这种方法要在24~48小时之后才会起效。神经的再生在一个月的时间左右。

硬膜外腔注射阿片类药物同时使用局麻药也有很好的镇痛效果。吗啡5~7mg与10~15mL盐水注射可以维持6~24小时的良好镇痛。腰段硬膜外阻滞的安全性更好,因为不容易损伤脊髓根,也不容易穿破蛛网膜,但这只是理论,只要小心操作,胸段硬膜外阻滞同样是安全的。当注射亲脂性的阿片类药物如芬太尼时,从胸段硬膜外腔注射比腰段具有更好的效果。有些临床医师提议多使用芬太尼,因为这种药物引起的迟发性呼吸抑制较少。但不管是从哪个部位注射药物进行镇痛,都要密切监测以防并发症。

有些学者提出了胸膜腔内镇痛的方法,但遗憾的是,临床看来这并不可行,可能是由于胸管的放置和胸腔内出血。

3.术后并发症

胸科手术的术后并发症相对多见,但大多数都是轻微的,并可以逆转。常见血块和黏稠的分泌物堵塞呼吸道,会引起肺膨胀不全,所以需要及时吸痰,动作轻柔。严重的肺膨胀不全表现为一侧肺或肺叶切除后的支气管移动和纵隔摆动,这时候需要治疗性的支气管镜,特别是如果肺膨胀不全合并大量的黏稠分泌物。一侧肺或肺叶切除之后还常常导致小的裂口存在,这多是由于关胸不密合引起的,多在几天内自动封闭。支气管胸膜瘘会导致气胸和部分肺塌陷,如果在术后24~72小时发生,通常是由于气管闭合器闭合不牢所致。迟发的则多是由于闭合线附近气管组织血运不良发生坏死或是感染所致。

有些并发症少见但需予以足够的重视,因为它们是致命的,术后出血是重中之重。肺叶扭转可以在患侧肺叶部分切除、余肺过度膨胀时自然发生,它导致肺静脉被扭转,血液无法回流,很快就会出现咯血和肺梗死。诊断方法是靠胸片发现均匀的密度增高以及支气管镜下发现两个肺叶的开口过于靠近。在手术侧的胸腔还可能发生急性的心脏嵌顿,这可能是由于手术后两侧胸腔的压力差造成的严重后果。心脏向右胸突出形成嵌顿会引起腔静脉的扭转从而导致严重的低血压和CVP的上升,心脏向左胸突出形成嵌顿则会在房室结的位置造成压迫,导致低血压、缺血和梗死。心脏X线片的表现是手术侧的心影上抬。

纵隔手术的切除范围大,会损伤膈神经、迷走神经和左侧喉返神经。术后膈神经损伤会表现为同侧的膈肌抬高影响通气,全胸壁切除同样会累及部分膈肌造成类似的结果并合并连枷胸。肺叶切除一般不会导致下身瘫痪。低位的肋间神经损伤会导致脊髓缺血。如果胸腔手术累及到硬膜外腔,还会产生硬膜外腔血肿。

(四)肺切除的特殊问题

1.肺大出血

大量咯血指的是 24 小时从支气管出 $500\sim600mL$ 以上的血量,所有咯血病例中只有 $1\%\sim2\%$ 是大咯血。通常在结核、支气管扩张、肿瘤或是经气管活检之后发生。大咯血是手术急症,大多数病例属于半择期的手术而非完全的急诊手术,即便如此,死亡率还是高达 20% 以上(如果用内科药物治疗,死亡率高于 50%)。必要时可对相关的支气管动脉进行栓塞。最常见的死亡原因是气道内的血块引起的窒息。如果纤维支气管镜不能准确定位,那么患者有必要进入手术室行刚性气管镜检查。可以人工堵塞支气管暂时减缓出血或使用激光对出血部位进行烧灼止血。

患者需要保持侧卧位,维持患侧肺处于独立的位置达到压迫止血的目的,要开放多条大容量静脉通路。麻醉术前药一般不需给予清醒患者,因为他们通常都处于缺氧状态,保持持续吸入纯氧。如果患者已经插管,可以给予镇静药帮助患者预防咳嗽。另外,套囊或其他的气管栓子要放置到肺被切除后。如果患者还没有实行气管插管,那就行清醒下气管插管。患者通常会吞咽大块的血块,所以要把他们当作饱胃的患者来处理,插管时要取半右上位并持续在环状软骨上加力。双腔管有助于分隔患侧肺和正常肺,还能帮助将两侧肺独立切除互不干扰。如果放置双腔管困难,也可以放置大管径的单腔管。Univent 管是内带可伸缩的气管套囊的单腔管,也可应用。如果气管腔有大块的血栓,可以考虑使用链激酶将其溶解。如果有活动性的出血,可以使用冰盐水使其流速减慢。

2.肺大泡

肺大泡可以是先天的,也可以继发于肺气肿。大型的肺大泡可以因为压迫周围肺组织从而影响通气。最大的麻醉风险来源于这些肺大泡的破裂形成张力性气胸,这可以发生在任意一侧肺。诱导期间保持患者的自主通气直到双腔管套囊已将两侧肺隔离。许多患者无效腔增大,所以通气是要注意防止二氧化碳蓄积。氧化亚氮要避免使用,因为那会导致肺大泡破裂,表现为忽然出现的低血压、支气管痉挛和气道压峰值的升高,需要立即放置胸腔引流管。

3.肺脓肿

肺脓肿源于肺部感染、阻塞性的肺部肿瘤和全身性感染的散播。麻醉要点是尽快隔离两侧肺以免感染累及对侧。静脉快速诱导、插入双腔管保持患侧肺的独立,立即将两侧套囊充气,保证在翻身摆体位的时候脓肿不会播散。在术中对患侧肺多次吸引也可以尽量减少对侧肺的感染机会。

4.支气管胸膜瘘

支气管胸膜瘘继发于肺切除术、肺部气压伤、肺脓肿穿破和肺大泡破裂。绝大多数患者采用保守治疗,只有胸腔引流和全身的抗生素治疗失败的患者需要手术治疗。麻醉的重点是考虑患者的通气障碍、必要时使用正压通气、可能存在的张力性气胸和肺脓肿对对侧肺的污染。肺脓肿由于多在瘘口附近,所以术后很快就会被吸收。

有些临床学者建议如果存在大的瘘就在清醒时插入双腔管或是经静脉快速诱导插管。双腔管可以隔离两肺、可以对健侧肺单肺通气,对于麻醉处理很有帮助。术后可以在条件允许时拔管。

第四节 肺减容手术的麻醉

慢性阻塞性肺疾病(COPD)是一种常见的、以气流受限为特征的疾病,临床表现为进行性呼吸困难,晚期影响患者的生活质量,但单纯内科治疗效果不佳。肺减容术(LVRS)是用于治疗有明显肺气肿的严重COPD的多种外科手术方式的总称,目的是减轻气促等症状和一定程度改善肺功能,是内科治疗效果不佳的中重度终末期肺气肿的外科治疗方法。1994年,Cooper结合肺移植实践重新研究了Brantigan的设想并改进技术,使LVRS在西方发达国家迅速开展并传入我国。

在美国和欧洲,慢性阻塞性肺疾病(COPD)是患者丧失肺部功能的主要原因。美国胸部疾病协会已有COPD诊断和处置的专用指南。肺气肿的病理基础是由于广泛肺泡过度通气,肺泡腔扩大,最终使正常腺泡结构消失,导致肺弹性回缩力明显降低,最大肺通气流速下降,气道阻力增加。严重的肺气肿在呼气时存在明显的过度通气,导致膈肌变平,引起:①肌纤维缩短,低于最初长度,膈肌收缩力下降;②膈与胸膜壁附着并列区消失,削弱了肺的最适充气;③变平的膈肌失去了吸气时的"泵"作用。

目前,对LVRS治疗肺气肿的作用机制归纳起来有以下几点:①增加细小支气管壁的弹性回缩力。通过切除过度膨胀的肺泡组织,使残留的相对正常的肺组织对周围细小支气管壁产生一个牵拉作用,增加细小支气管壁的弹性回缩力,从而减少细小支气管的阻力,增加通气量,改善肺功能。②改善通气/血流比值。由于残气量增加,周围肺泡的过度膨胀使这些肺泡的血流明显减少,CO_2的排出受限,CO_2水平增高,同时氧气的吸收减少,致使血氧含量下降。手术切除这些过度膨胀的肺泡组织,使原先受压的相对正常的肺组织复张,减少无效腔,改善通气/血流比值,增加周围正常肺泡换气功能。③增加呼吸肌的收缩作用。弥散性肺气肿的患者,由于周围肺扩张,肺容积明显增大,使胸腔明显扩张,主要的呼吸肌肉包括膈肌和肋间肌多处于一种伸张状态,肌肉回缩明显受限,使呼吸肌的作用大大的减弱。LVRS通过切除部分膨胀的肺泡组织,使肺容积减少20%～30%。胸腔随之也明显变小,使呼吸肌恢复正常的收缩状态,改善肺顺应性,更好地起到增强呼吸的作用。④改善心血管血流动力学。通过LVRS切除过度膨胀的肺组织,相对受压的正常肺组织的血管阻力下降,同时,胸腔容积减少后,使胸腔压力下降,周围静脉回血增多,这些都能增加肺组织血流灌注,改善肺换气功能。

LVRS最初是作为肺移植的一种过渡手段,但后来发现其优点很多,包括无须等待供肺,无肺移植的高费用和不良反应;可缓解呼吸困难,改善肺功能;近、远期死亡率均低于肺移植等。因此,LVRS对某些选择病例成为肺移植的替代手术。无论采取何种术式,包括单侧或双侧开胸或胸腔镜,LVRS均取得了良好的效果。大多数患者术后运动耐受性增加,且无须吸氧和使用激素,生活质量改善。认真选择病例、系统的术前准备和完善的术后处理是LVRS成功的保证。

一、适应证与禁忌证

目前尚无统一的标准,不同研究机构也有差别。基本的原则是患者应该有明显的肺气肿,气促影响日常生活,并有明显气体滞留的依据。

(一)LVRS 病例选择参考指征

(1)严重 COPD 患者,年龄<75 岁,戒烟>6 个月,能进行肺康复训练,泼尼松(强的松)量<15mg/d,经系统内科治疗无效,明显呼吸困难(按 NHP、MOS、SF-36 标准为第 3、4 级)临床稳定>1 个月。

(2)肺功能:使用支气管舒张剂后的第一秒用力呼气量(FEV_1)<35% 预测值,肺总量(TLC)>120% 预计值,残气量(RV)>250% 预计值或 RV/TLC>60%。

(3)经胸部 CT、MRI、核素肺通气/灌注扫描证实为不均一性的肺气肿,且有明确的手术切割区域,切割区域位于肺上叶者最佳。

(4)能够完成手术前的系统呼吸康复治疗。

(二)LVRS 禁忌证

(1)年龄>75 岁,每天吸氧量>4L。

(2)严重弥散性肺气肿,核素扫描未见明显靶区。

(3)血气分析 PaO_2<5.33kPa(40mmHg),$PaCO_2$>7.33kPa(55mmHg)。

(4)有明显的肺动脉高压[收缩压>6.00kPa(45mmHg),平均压>4.67kPa(35mmHg)]。

(5)一氧化碳弥散量(DLCO)和 FEV_1 均小于预测值的 20%。

(6)不稳定冠心病。

(7)患有其他限制生命疾病(未控制恶性肿瘤、严重肝硬化、尿毒症)。

(8)有慢性支气管炎、严重支气管扩张或哮喘、肺间质纤维化的患者。

(9)α_1-抗胰蛋白酶缺乏的患者。

(10)明显肥胖、衰弱、营养不良(<70% 的理想体重)或恶病质。

二、术前准备

充分术前准备对于减少手术并发症,提高手术效果十分重要。

(一)药理准备

准备施行 LVRS 的很多患者都需长期服用支气管扩张剂治疗(β 肾上腺素能受体激动剂)、类固醇治疗(吸入或全身)和黏液溶解剂治疗。另外,这些患者通常需用抗生素。很多医疗中心推荐在 LVRS 前持续使用支气管扩张剂和黏液溶解剂直至手术当日。患者必须至少在 LVRS 前 3 周就不存在呼吸道感染,术前不再需要抗生素治疗,类固醇治疗在 LVRS 前应逐步减量。

很多患者在 LVRS 前经历了长期(慢性)茶碱治疗,一些患者尽管血液茶碱水平在治疗范围内,但是已有全身毒性反应,主要的不良反应是神经过敏(神经质)、震颤和心动过速。如果患者在 LVRS 前有明显的不良反应或茶碱血浆水平>20ng/mL,则需停用茶碱治疗。

(二)运动程序的术前准备

对于这类患者,几乎所有医疗中心都提倡术前体能训练程序。在特别护士和医师的监督下进行最适宜的训练,训练过程至少应在术前 6 周开始进行,训练包括:①6min 步行试验,希望能超过 200m;②上臂锻炼;③静止自行车,连续 30min,速度 6.71m/s;④踏车训练,连续 30min,速度 0.447m/s,上述③、④锻炼时间可吸氧 6~8L;⑤营养支持;⑥锻炼期间监测 $SaO_2 > 90\%$。

腿部训练通常较上肢训练更具耐力。术前体能训练具有很多优点:可以评估患者愿意合作的程度;患者的耐受力增加对术后早期康复特别有帮助;对很多患者还可使其最大氧耗增加。

(三)心理上的准备

准备施行 LVRS 的患者,往往会由于既往的呼吸困难和哮喘危象经历而继发忧郁,精神因素常可导致哮喘发作,这是围术期的一种严重并发症。焦虑常伴呼吸频率增加,通常可导致动力性肺充气过度和呼吸困难。因此,麻醉医师非常重要的一点是术前要与患者建立良好的相互关系。适宜的心理预处理可以在术前准备、术前访视、放置胸部硬膜外导管和施行全身麻醉的过程中完成。抗焦虑治疗不仅应在术前进行,而且在整个围术期都是必需的,同时也是由了解患者病情的同一组医师施行术后的早期治疗。

三、LVRS 的麻醉管理

LVRS 采用低浓度吸入麻醉复合硬膜外阻滞麻醉效果最佳。

(一)麻醉诱导

避免应用任何诱发支气管痉挛的麻醉药和肌松药,麻醉诱导力求平稳,充分肌松,在经面罩加压供氧时,应避免压力过高。采用表麻下清醒气管插管时,应注意局麻药喷雾时要及时吸净口腔及咽部分泌物,避免呛咳和诱发支气管痉挛。可辅助少量镇静药物如丙泊酚(异丙酚)或咪达唑仑(咪达唑仑),在不抑制呼吸的基础上,使患者处于一定程度的镇静状态,有利于气管插管的成功。

(二)麻醉维持

以异氟烷或七氟烷维持麻醉,具有麻醉加深快,苏醒迅速,对心肺功能影响小等优点,辅以短效的且无组胺释放效应的神经肌肉阻滞剂如维库溴铵(万可松),以利于术后尽可能早地拔除气管导管和避免长期正压通气带来的长期漏气。

(三)术中监测

包括六导 ECG、脉搏氧饱和度、有创血压、体温、CVP、$P_{ET}CO_2$ 等,对心肺功能差者可插入 Swan-Ganz 导管持续监测肺动脉压、右房压和心排血量。经食管超声心动图检查对术中心脏监测也非常有用。值得注意的是,OLV 期间 SvO_2 偏低的发生率达 $10\% \sim 20\%$,SpO_2 监测效果时常有误,术中应多次进行血气分析,可早期发现低氧血症并采取措施。

(四)麻醉期间呼吸管理

为便于手术操作,需行单肺通气(OLV)。为了避免肺过度充盈和气压伤,应以较小的潮气量,延长呼气时间的模式进行通气。对于 LVRS 而言,理想的机械通气模式应是既能提供充分的动脉氧合,同时又能确切地避免空气在肺泡内潴留,后者是产生气胸的潜在危险。使用适度的潮气量(双肺通气期间≤9mL/kg,单肺通气期间≤5mL/kg),低呼吸频率(双肺通气时≤12 次/分,单肺通气时≤16 次/分)和延长呼气时相(I:E=1:3)可以最大程度地避免空气在肺泡的潴留。非常重要的一点是,一般应将机械通气时的气道压维持在 $\leqslant 2.45kPa$($25cmH_2O$)。气道峰压和阻力的监测有特殊意义,如突然增高,提示可能发生支气管痉挛或分泌物阻塞。同时,为保证足够的分钟通气量,应增加通气频率,但此种通气方式的肺泡通气量是下降的,因此,为防止低氧血症和 CO_2 蓄积的发生,SpO_2 和 $P_{ET}CO_2$ 的监测至关重要,后者是随手术进程不断调整人工或机械呼吸参数(最佳潮气量和频率),避免过度通气或通气不足的重要指标。LVRS 的大部分患者在保证无缺氧的情况下维持较低的肺泡通气,术中和术后以可以容许性高碳酸血症维持低通气。因为慢性呼吸衰竭甚至已代偿的严重的呼吸性酸中毒患者,多能较好地适应和耐受高碳酸血症而无明显的 CO_2 中毒表现,只要避免明显的动脉血氧合不良,$PaCO_2$ 在 $10.0\sim14.7kPa$ 均可很好耐受。

(五)LVRS 期间患者保暖

使用保温毯、保温床垫和静脉输液保温措施才能做到患者充分保暖。患者的外周温度和核心温度都应持续监测并保持在正常范围之内。患者温度降低最终将导致拔管后寒战,同时伴有二氧化碳产生和氧耗都增加,终末期肺气肿的患者,通常没有能力面对由于寒战导致的通气需求增加,可能导致术后再度气管内插管。

(六)术后管理

尽量在手术室内早期拔管。尽管使用了新的外科技术如用牛心包做垫片等以解决术后漏气问题,但要完全避免漏气仍很困难。另外,正压通气也可使漏气加剧,而自主呼吸时胸腔内负压可使漏气减至最低程度。因此,术后早期拔管是非常重要的。应在手术快要结束前减少或停用一切全麻药,在硬膜外腔预注适量局麻药,以使患者醒前有完善的镇痛效果。

手术结束后严格掌握气管拔管的时机。呼吸道的吸引宜在较深麻醉状态下进行,以防止呛咳和诱发支气管痉挛。在拔管前静脉注射利多卡因 $1\sim2mg/kg$ 有预防拔管时呛咳和支气管痉挛的作用。一般情况下,只要自主呼吸恢复,潮气量满意,SpO_2 在正常范围,允许在较深麻醉下拔管。对呼吸道分泌物多且潮气量小的危重患者,手术结束时可做预防性气管造口,以减少解剖无效腔,便于清理呼吸道及施行呼吸治疗。为预防低氧血症的发生,术后早期可给予高流量吸氧,以后随呼吸功能的改善降为低流量,以低浓度($FiO_2<0.4$)吸氧为宜。

(七)硬膜外镇痛

目前普遍接受的观点是胸部硬膜外镇痛(TEA)可作为理想的 LVRS 术后镇痛处理。患者在术前清醒阶段即由 T3~4 或 T4~5 间隙置入胸部硬膜外导管,在全身麻醉诱导前应细致评估硬膜外麻醉效果和镇痛的分布范围,以免术后镇痛不全,这是至关重要的。因为术后即刻的镇痛不全往往会导致通气抑制。局部麻醉剂诸如布比卡因或罗哌卡因均可用于 TEA,并可联合应用阿片类药物。另外,重要的是在充分行使 TEA 之前,必须有充足的循环容量负荷($1\sim2mL/kg$),以避免发生严重低血压。在 TEA 发挥效能前可能需应用强效血管加压剂如去甲肾上腺素或去氧肾上腺素(新福林)支持。局部麻醉剂罗哌卡因常常优于布比卡因,前者较少出现循环抑制和有助于减少低血压的发生率。

TEA 对于减低 LVRS 患者围术期并发症和死亡率尚无严格的对照观察和研究证实。对肺功能正常而行肺切除的患者,可以证实充分的术后 TEA 镇痛可降低并发症和死亡率,然而无论如何,TEA 已经作为 LVRS 患者术中、术后镇痛的主要手段广泛应用。为了保证理想的镇痛,TEA 应一直保持到所有的胸腔引流管全部拔除为止。

四、并发症

LVRS 最大的手术并发症是术后肺断面漏气。此外还有心功能不全与心律失常;肺不张与残腔,肺部感染;呼吸衰竭;出血、低血压及胃肠胀气。

五、术后康复

臂部锻炼在 ICU 开始;静止自行车训练在术后第 3 天开始;走路练习术后第 4 天开始;肺康复直到出院。

LVRS 是近年来临床治疗终末期肺气肿的一种新术式,选择合适的病例和手术方式,LVRS 能够改善部分经内科保守治疗无效的中、重度肺气肿患者的肺功能和生活质量。其良好的近期疗效、较低的手术死亡率和肺功能指标的改善受到了胸心外科医生的重视。虽然 LVRS 的疗效不如肺移植的效果显著,但由于肺移植的供体来源、手术并发症、术后长期使用免疫抑制剂及费用等问题,很多患者在等待中死亡。因此,人们对 LVRS 的期望可能会越来越高,这也给麻醉医师提出了更高的挑战。

第五节　气管手术的麻醉

气管、支气管与隆突部位的疾患经常需要手术治疗。这些部位手术的麻醉有一定特殊性,麻醉医师必须了解该部位疾病的病理生理与手术特点,以制定麻醉计划。本节不包括气管切开手术的麻醉。

气管手术麻醉中应用的通气方式可总结为以下五种:①经口气管插管至病变气管近端维持通气:该法适于短小气管手术。由于气管导管的存在,吻合气管时手术难度增加。插入气管导管时对病变的创伤可能导致呼吸道急性梗阻。②间断喷射通气:经口插入细气管导管或手术中放置通气导管至远端气管或支气管行喷射通气。该法利于手术操作,但远端通气导管易被肺内分泌物阻塞,喷射通气还可能造成气压伤。③高频正压通气:该法与间断喷射通气类似。④体外循环:由于需要全身抗凝,可能导致肺内出血,现基本不用。⑤手术中外科医师协作在远端气管或支气管插入带套囊的气管导管维持通气,该法目前应用最普遍。

一、气管疾患

先天性疾患、肿物、创伤与感染是气管疾患的常见病因。先天性疾患包括气管发育不全、狭窄、闭锁与软骨软化。肿物包括原发肿物与转移肿物。原发肿物以鳞状细胞癌、囊腺癌与腺癌多见。转移肿物多来自肺癌、食管癌、乳腺癌以及头颈部肿瘤。创伤包括意外创伤与医源性创伤。气管穿通伤与颈胸部顿挫伤可损伤气管,气管插管与气管切开也可造成气管损伤。气管手术中居首位的病因是气管插管后的气管狭窄,气管肿物次之。

二、气管重建手术麻醉

(一)概述

手术治疗是气管肿瘤的首选治疗方法,可行手术切除的患者较不能手术的患者预后好。良性气管肿瘤主要是根据其病理性质、基底部的宽度、术后复发的可能性等方面考虑手术的选择。肿瘤累及气管长度在 1～2cm 者,一般行气管段切除对端吻合。基底部较小的脂肪瘤、孤立的乳头状瘤、腺瘤、错构瘤等可在气管镜下切除。气管恶性肿瘤,只要估计肿瘤能够切除,气管可以安全重建,均应手术。根据气管肿瘤的部位、性质、大小和范围可采取不同术式的气管切除。

(1)气管窗形切除术:气管内良性肿瘤基底较宽时,可将肿瘤连同一部分气管壁一并切除,纵行缝合管壁即可。如气管壁缺损范围较大,需切取一片心包缝补在缺损处。

(2)气管袖式切除术:将肿瘤所在的气管段切除,然后行对端吻合。此术式可保留远侧端健康肺组织,特别适宜于老年、心肺功能较差的患者。一般认为气管切除的安全长度为 4cm,若术中并用气管游离,喉、肺门松解及术后保持颈屈曲位,气管切除的长度几乎可接近全长的 50%(8～10 个软骨环)。

(3)隆突切除重建术:隆突或邻近区受肿瘤侵犯时,将隆突连同病变一并切除,行主支气管或支气管与气管吻合重建呼吸道。手术难度较大,问题较多,是气管外科最复杂的一种术式。

(二)麻醉要点

1.术前准备

(1)术前需了解呼吸困难的程度和气道梗阻的部位和程度。

(2)准备合适型号的气管导管多根和带螺纹钢丝的气管导管。

(3)往往需要准备 2 台麻醉机。

2.术中麻醉

(1)麻醉方法:一般选择全身麻醉。

(2)麻醉诱导的方法取决于气道梗阻的程度,气道梗阻程度不重可采用快速诱导气管插管;气道梗阻程度较重者建议采用清醒表面麻醉下气管插管,并注意体位调节在气道通畅中的作用。如气管病变发生严重窒息时,可先在局部麻醉下行气管造口术,再行麻醉诱导较为安全。气道梗阻解除后注意二氧化碳排出综合征的发生。

(3)液体治疗:通常无须输血,但应备血。

(4)体位和监测:多取仰卧位,推荐常规进行桡动脉置管及动脉血气监测。

(5)气管梗阻的处理

①上段气管重建术:如气管导管可越过病变部位,则病变部位切除吻合后,将气管导管退到吻合口近端,加压试验吻合口有无漏气。

②上段气管重建术:如气管导管不能越过病变部位时,切断远端气管后,迅速将无菌气管导管插入远端气管,连接麻醉机通气;切除病变气管后,先对端缝合气管后壁后,再拔除术野气管导管,将原来的经口气管导管深插越过切口,继续通气维持麻醉,气管前壁吻合后再将经口

气管导管回退至吻合口近端,试验是否漏气。此类患者需注意狭窄切除后需保持头前屈。

③气管下段重建手术:如气管导管可通过气管,可深插至健侧主支气管,待病变切除,气管吻合后再回退至主支气管;如气管导管不能通过气管,可参照以上步骤,采用另一无菌气管导管通气,病变切除后处理同上。

④气管隆突切除术:将气管导管深插至一侧主支气管,切断另一主支气管并连接无菌气管导管通气后,先处理经口插管侧主支气管,步骤同上,气管吻合完成后将经口气管导管深插越过吻合口进行通气,另一侧主支气管端一侧吻合。全部结束后将经口气管导管回退至主支气管,试验是否漏气,完成气管重建。常需 2 台麻醉机左右肺分别通气。

3.术后恢复

(1)患者取颈屈头低的 Pearson 位,防止头部过伸将吻合口拉裂,如肺实质没有病变,应尽早拔除气管导管,减轻套囊对气管壁的压迫缺血。

(2)一旦通气不足需再次插管时最好用小儿纤维支气管镜协助插管,注意导管型号不可太大。

(3)加强雾化吸入,保持呼吸道湿化、通畅,尽可能将痰排出。必要时,行纤维支气管镜检查,既可吸除分泌物,又可观察吻合口愈合情况。

(4)吻合口凝血块、痰痂的处理:由于吻合口创面渗血、不光滑、线头裸露或分泌物黏稠未能及时清除,均可附着于吻合口周围,堵塞气管腔,造成呼吸困难,甚至窒息。因此,术后 1 周内必须及时用纤维支气管镜吸除呼吸道血性分泌物。

(5)保持胸腔引流管通畅,促使肺及早膨胀。

(6)短时间应用激素,以减轻吻合口水肿,防止肉芽及瘢痕形成。

(7)应用广谱抗生素;如保留气管插管时,可鼻饲或静脉输入高营养。

第六节　食管手术的麻醉

食管起自颈部环状软骨水平,终止于第 11 或 12 胸椎,直径约 2cm,长 25cm。在颈部位于气管后,进胸后微向左侧移位,在主动脉弓水平又回到正中,在弓下再次向左移位并通过膈肌。行程中有三个狭窄,分别位于颈部环状软骨水平、邻近左侧支气管水平与穿过膈肌水平。食管外科将食管人为地分为三段。即环状软骨水平至进胸腔积液平($C_6 \sim T_1$)为颈段食管,胸廓内部分($T_{1 \sim 10}$)为胸段食管,膈肌水平以下为腹段食管。

食管手术的麻醉应考虑患者的病理生理、并存的疾患与手术性质。大部分食管手术操作复杂。术前返流误吸造成呼吸功能受损伤、食管疾病本身影响进食造成营养不良。食管疾患常伴吞咽困难与胃食管返流,因而气道保护是食管手术麻醉应考虑的重点。

一、麻醉前评估

食管手术术前访视中应注意的问题主要有以下三方面:食管返流、肺功能与营养状况。

（一）返流误吸

食管功能障碍易引起返流,长期的返流易导致慢性误吸。对有误吸可能的患者应进行肺功能评价并进行合理治疗。返流的主要症状胃灼热、胸骨后疼痛或不适。对返流的患者麻醉时应进行气道保护。行快速诱导时应采用环状软骨压迫的手法或采用清醒插管。麻醉诱导时采用半坐位也有一定帮助。

（二）肺功能

食管疾患引起返流误吸的患者多存在肺功能障碍。恶性食管疾患的患者常有长期吸烟史。对这些患者应行胸部 X 线检查、肺功能检查与血气分析了解肺功能状况。术前应行胸部理疗、抗生素治疗、支气管扩张药治疗,必要时可使用激素改善肺功能。

（三）营养状况

食管疾患因吞咽困难导致摄入减少,加上恶性疾患的消耗,患者有不同程度的营养不良。营养不良对术后恢复不利,因此术前应改善患者的营养状况。

二、术前用药

食管手术术前药的使用原则与一般全身麻醉术前药的使用原则相同。由于返流误吸的可能增加,这类患者术前镇静药的用量应酌情减量。由于手术刺激造成分泌的增加,抗胆碱药(阿托品 0.4mg 或胃肠宁 0.2mg 肌内注射)的使用非常必要。为防止误吸还应使用抗酸药(西咪替丁或雷尼替丁)与胃动力药。

三、监测

手术需要的监测水平主要根据患者病情、手术范围、手术方式以及手术中发生意外的可能性大小确定。麻醉医生的经验也是决定监测水平的影响因素。常规监测心电图、血压与血氧饱和度。应建立可靠的静脉通道。对需要长时间单肺通气的患者与术中术后需要严密观察心血管功能的患者应行有创血压监测。液体出入量大以及手术对纵隔影响明显的应考虑中心静脉置管。

四、内镜食管手术的麻醉

大部分食管手术术前需要接受胃镜检查,以明确病变的位置与范围。在食管狭窄病例,胃镜检查还能起到扩张性治疗的作用。

电子胃镜诊断性检查的麻醉并不复杂,大多数病例仅在表面麻醉下接受胃镜检查。由于患者存在一定程度的吞咽困难,胃镜检查中镇静药的使用应谨慎。使用镇静药一定要保留患者的气道保护性反射。

对不能配合表面麻醉的患者与行普通胃镜检查的患者多实施全身麻醉。选择较细的气管导管固定于一侧口角,一般不妨碍胃镜检查。根据气管插管的难易程度可选择清醒插管与静脉快速诱导插管。麻醉维持可采用吸入麻醉、静脉麻醉或静脉吸入复合麻醉,为保证患者制动,可采用中短效肌肉松弛药。手术结束后拮抗肌肉松弛药,待患者完全清醒后拔管。

胃镜检查术后疼痛很轻,术后镇痛的意义不大。对返流明显的患者应采用半坐位。

在病情严重不能耐受手术的患者,为解决吞咽问题可采用食管支架技术。食管支架的放置不需开胸,一般在胃镜辅助下放置。食管异物的取出同样多在胃镜辅助下实施,无须开胸。

五、开胸食管手术的麻醉

食管手术采用的手术入路较多,腹段食管手术仅通过腹部正中切口即可,麻醉原则与腹部手术麻醉相同。大部分食管手术为胸段食管手术,需要开胸,部分手术甚至需要颈胸腹部联合切口(如 Ivor Lewis 手术)。由于左侧主动脉的干扰,食管手术多采用右侧开胸。为创造理想的手术野,减轻对肺的损伤,麻醉一般采用单肺通气。

对一些肺功能差不能耐受开胸的患者可采用颈部与腹部联合切口的术式。经颈部与膈肌食管裂孔游离食管并切除。但此术式游离食管时对后纵隔的刺激可导致明显的循环功能抑制,游离食管还可能造成气管撕裂,因此临床上应用较少。

食管切除后一般以胃代替。在胃不能与食管吻合的情况下需要与空肠或结肠吻合,使手术难度增加,手术切口自然需要开胸与开腹联合。空肠一般用于游离移植,需要显微外科参与。代结肠的位置可以在皮下,胸骨后或胸内肺门前后。

开胸食管手术的麻醉一般采用全身麻醉。应根据手术范围与患者病情选择使用麻醉药。范围大的手术还可考虑胸部硬膜外麻醉辅助全身麻醉及用于术后镇痛。

麻醉诱导应充分考虑误吸的可能,做好预防措施。为方便手术操作,开胸手术应尽量使用隔离通气技术。

手术中麻醉医师应了解外科医师的操作可能带来的影响,并与外科医师保持密切交流。手术操作可能导致双腔管或支气管堵塞囊位置改变影响通气,对纵隔的牵拉与压迫可导致循环功能的剧烈变化。手术中遇到上述情况,麻醉医师应及时提醒外科医师,双方协作尽快解决问题。

手术近结束时应留置胃管,胃管通过食管吻合口时应轻柔,位置确定后应妥善固定,避免移动造成吻合口创伤。留置胃管的目的在于胃肠减压,保护吻合口。

六、麻醉恢复

由于存在误吸的可能,拔管应在患者吞咽、咳嗽反射恢复,完全清醒时进行。因此,拔管前应拮抗肌肉松弛药,有良好的术后镇痛。

拔管时机的选择需考虑患者病情与手术范围。术前一般情况好,接受内镜检查、憩室切除等短小手术的患者多在术后早期拔管。气管食管瘘手术后气道需要一段时间的支持,因此拔管较晚。为促进呼吸功能恢复,拔管前应有良好镇痛。

对于不能短时间内拔管的患者应考虑将双腔管换为单腔管。换管一般在手术室进行,换管要求一定的麻醉深度。采用交换管芯的方法较简便,一些交换管芯还能进行喷射通气。有条件时亦可在气管镜帮助下换管。

七、术后并发症

食管手术后并发症主要来自三方面,术前疾病影响导致的并发症、麻醉相关并发症与手术相关并发症。

术前因返流误吸造成肺部感染、继发性哮喘使肺功能降低的患者术后拔管困难。营养不良的患者肌力恢复慢易造成术后脱机困难。

麻醉相关的并发症主要为麻醉诱导与拔管后的误吸。应掌握严格的拔管指征。拔管时患者应清醒,能排除分泌物,有良好的镇痛作用。拔管时采用半坐位利于引流,可减少误吸的发生。术后疼痛影响分泌物排除造成局部肺不张、肺炎时可能需要再次插管进行呼吸支持。

手术相关并发症与手术方式有关。术后吻合口瘢痕形成可导致食管狭窄,可采用扩张治疗。胃镜检查可能导致食管穿孔,食管穿孔引起纵隔炎可能危及患者生命,应禁食禁水并静脉注射抗生素治疗,必要时行食管部分切除。食管切除手术的术后并发症还包括吻合口漏。

第十章　心脏及大血管手术麻醉

第一节　先天性心脏病手术的麻醉

一、先天性心脏病的病理生理特点

先天性心脏病病变类型多,每一种疾病往往有不同程度的分流或者肺血管的病变。根据解剖上的变异和肺血管病变的特点,大多数病变可归纳为以下四类病变中的一种:①导致肺血增多的疾病;②导致肺血减少的疾病;③导致血流梗阻的疾病;④肺-体循环未交换的病变如大动脉转位等。前两类病变的疾病都存在异常分流,既包括单纯性分流,也包括复杂性分流。分流的方向取决于分流通路的大小和两侧的相对阻力,同时决定了患者的临床表现。而第三类疾病则通常因为瓣膜或者大血管解剖的变异等不产生分流。第四类由于肺循环和体循环静脉回流的血液混合,可出现体循环的低氧血症;根据肺血流病变是否存在梗阻,肺血流的病变有增多和减少之分。

二、麻醉前评估和准备

(一)麻醉前评估

(1)明确先天性心脏病的病理生理及其对机体的影响。

(2)了解超声多普勒和心导管检查的有关资料。

(3)实验室资料:发绀型患儿可出现红细胞增多,凝血功能影响,血小板减少或血小板功能障碍。新生儿有出血倾向,维生素 K_1 或新鲜冰冻血浆有助于纠正凝血功能。

(二)麻醉前准备

(1)控制心衰、缓解缺氧,调整全身状况到最佳状态。β受体阻滞剂和抗心律失常药应持续至麻醉开始,甚至术中也应继续使用。

(2)准备必要的麻醉设备,小儿可采用环路系统麻醉装置,10kg 以下婴儿可采用 Mapleson D 回路。

(3)准备必要的血管活性药物,对重症者应提前备用,并熟悉剂量和用法。

(三)麻醉前用药

(1)6kg 以下可不用术前药。

(2)6kg 以上术前 30 分钟口服咪达唑仑糖浆 0.5mg/kg(最大剂量 15mg);或采用右美托

292

咪定 1μg/kg 总量滴鼻。

(四)麻醉监测

1.心电图

心电图监测同时观察肢导联和胸导联,有利于对心肌缺血的监测。经食管心电图与标准肢导联相比,P 波更明显,有利于监测心律及传导系统功能情况,但由于 S-T 段改变不明显,故在监测心肌缺血方面意义较小。

2.血压

无创动脉压测定宜采用宽度适宜的袖带;直接动脉压测定经皮桡动脉穿刺置管。①穿刺方法及连接:常规选择左侧桡动脉,22G 或 24G 留置针,用硬质管连接至换能器。②留管时间:留管时间与血栓发生率有关。只要病情稳定,应及早拔除留置的套管。③肝素液:建议采用的浓度为 0.002%(10mg/500mL)。

3.中心静脉压监测

①颈内静脉穿刺置管(中路高位):患儿体位头低 15°～20°;针干与皮肤交角 20°～30°;穿刺方向指向同侧腹股沟中点或略外侧;穿刺深度一般不超过 4cm,穿刺成功后依据患儿年龄选择置入 4～7F 双腔中心静脉导管,深度约为身长的 1/10(cm)－1cm。②颈外静脉穿刺置管术:颈外静脉置管后测得的压力与右房压密切相关(r＝0.926)。颈外静脉压比中心静脉压平均高 2～4mmHg;③推荐行超声引导下中心静脉穿刺,若无必要避免行股静脉穿刺,因其导管相关性感染、血栓发生率较高;若颈内静脉穿刺困难,也可行超声引导下锁骨下静脉穿刺置管。

4.血氧饱和度

在分析血氧饱和度的临床意义时,应考虑到不同 pH 状态下它与血氧分压之间的关系。必须指出,低温及低血压状态下脉率-血氧饱和度仪是否有满意的血管容积波及其显示的脉率与心电图显示的心率是否基本一致是解释 SpO_2 是否可靠的前提。

5.呼气末二氧化碳

维持正常水平的呼气末二氧化碳对稳定血流动力学和麻醉平稳极为重要。对于肺缺血型的先天性心脏病,呼气末二氧化碳值要明显低于 $PaCO_2$,我们的体会是依病情程度不同,该差数大致介于 10～20mmHg,临床监测时应予以注意。

6.尿量

尿量达 1mL/(kg·h),反映肾功能良好以及液体平衡适当。

7.温度

①非体外循环手术,维持手术室环境温度在 27～30℃(早产儿)或 24℃(婴幼儿);②体外循环手术采用一般低温者,室温维持于 23～25℃,对深低温者,室温应保持 16～18℃。变温毯水温在降温期间应控制在 4℃,升温期间控制在 38～42℃;③所有输注的液体和血制品均应加温,甚至吸入气也应加温湿化;④麻醉期间应连续监测患儿直肠温度、食管温度以及鼓膜温度。直肠,鼓膜温差要求小于 6℃,温差增大往往提示冠脉灌注不足或头部、下肢静脉血回流减少。

8.经食管超声心动图(TEE)

可对手术过程提供最充分且直接的评估,必要时可指导手术过程的修改,目前已经能用于 2.8～3.5kg 的患儿。经颅多普勒(TCD)能测定脑血流速度,发现脑内微栓。近红外光谱

(NIRS)可实时监测脑组织氧合作用。

三、术中管理

本章就先天性心脏病(CHD)患者的术中管理,包括监测、气道管理、麻醉诱导和维持进行概括性讨论。

(一)术中监测

如果婴儿或儿童处于清醒或浅镇静状态,进行过多的监测反而无法顺利实施麻醉诱导,即便是最初安静的患者也是如此。应尽量减少刺激,包括在手术室内的闲聊,这样可以避免患者烦躁不安。理想的诱导前监测包括:无创自动血压袖带、心电图(ECG)、脉搏血氧饱和度、呼气末二氧化碳监测。在某些情况下,诱导早期只需要监测脉搏血氧饱和度和心电图,然后在诱导过程中迅速追加其他监护措施。

1.ECG 和血压

应用五导联 ECG,显示 Ⅱ 和 V5 导联波形,可以监测心律和有无心肌缺血表现。诱导后可以开放动脉通路;许多在 ICU 的新生儿术前已有动脉置管。一般来说,即使体格最小的新生儿,也可以经皮建立动脉通路,随着超声导引置管技术的广泛应用,建立动脉通路的成功率得到了明显的提高。桡动脉和股动脉是最常用的部位。胫后动脉和足背动脉也可以使用,但这些部位往往不能反映新生儿和婴儿在低温下心肺转流(CPB)期间和刚刚脱离心肺转流时的中心主动脉压。尽管一些医疗机构应用肱动脉,但其他机构强烈认为这个部位造成远端肢体缺血的风险比较高。要充分考虑到已实施或即将实施的手术可能影响同侧上、下肢动脉压监测的可靠性,例如 B-T 分流术、改良 B-T 分流术、锁骨下动脉翻转片修补主动脉缩窄或术中切断迷走锁骨下动脉。既往接受过心导管术,特别是介入治疗,可导致股动脉或髂动脉的闭塞。偶尔,必须通过手术切开来获取外周动脉通路。

术中也可以使用脐动脉置管,但术后必须用外周动脉替代。血压监测包括有创动脉监测和上、下肢无创血压袖带监测。这样可以通过比较上、下肢血压来识别出有无残余主动脉缩窄或主动脉弓/峡部梗阻。

2.体循环氧饱和度

将脉搏氧饱和度探头放置在上肢和下肢可以完成体循环氧饱和度(SaO_2)的监测。如果有特殊的生理需求,也可以将探头放置在动脉导管前和动脉导管后的区域。

3.呼气末二氧化碳

常规进行呼气末二氧化碳($ETCO_2$)的监测。在监测过程中,要特别警惕 $PaCO_2$ 和 $ETCO_2$ 之间的差值会随着生理性无效腔量的变化而变化,而且在某些特殊情况下,这种差异可能较大($>10\sim15Torr$)。突然发生的肺血流减少或第一肺区容积增大(平均气道压增加、心输出量减少、肺栓塞、心内 R-L 分流增多)都会加大此差值。对转流前伴有高 $Q_p:Q_s$ 比值的单心室生理患者(HLHS 和永存动脉干最为常见),外科医师在术中可能通过部分或完全阻断右肺动脉的方式来机械性的限制肺血流量。这一操作明显增加了生理性无效腔量,使得 $ETCO_2$ 明显低于 $PaCO_2$。

4.中心静脉压

经皮中心静脉穿刺置管具有很多优势,即使在体格较小的新生儿,也能建立起可靠的中心静脉通路。应用实时超声辅助技术,新生儿中心静脉穿刺的成功率可达 90％～95％。儿童术前应用肺动脉导管的情况比较少见。在一些术后需要严格评估肺动脉压(PAP)的患者,外科医生可以经胸放置肺动脉导管。

中心静脉穿刺并非没有风险,对新生儿和婴儿来说尤为如此。因此,决定放置中心静脉导管之前必须权衡利弊。特别要考虑到颈内静脉或上腔静脉(SVC)血栓形成的风险,因为这一并发症对于要分期实施上腔静脉-肺动脉吻合的患者是灾难性的。术后导管腔连续肝素冲洗(2.0U/h),并尽早拔除(通常为 1～2 天),可以降低血栓形成和感染的风险。在一些医疗机构,新生儿和婴儿在 CPB 前不安置中心静脉导管。外科医生在 CPB 结束前经胸放置心内导管(RA、LA、PA)用于压力监测,输注血管活性药物、正性肌力药物和血制品以及实施容量替代治疗。对于年长儿童,特别是那些接受再次手术且存在主动脉或 RV-PA 通道与胸骨粘连的患者,需要应用大口径中心静脉导管和快速输注系统。虽然经胸置入心内导管可以用来监测压力并输注药物,但不足以对这些患儿进行快速容量替代治疗。

5.体温

所有 CPB 患者都需要监测直肠、食管或鼻咽温度。鼓膜温度监测目前已很少应用。直肠温度即外周温度,直肠温度与鼓膜温度和食管温度之间的平衡是反映躯体均匀降温和复温的最好指标。无论是在降温过程中,还是在复温过程中,直肠温度都慢于食管和鼻咽部的温度。食管和鼻咽温度代表核心温度,通常反映大脑温度的变化。即便如此,在降温和复温过程中,通过食管和鼻咽部的温度来估测脑部温度,其误差达±5℃。这一观察结果强调,在低流量心肺转流或深低温停循环(DHCA)开始之前,提供足够长的降温时间来降低核心温度非常重要。如果应用核心降温措施使鼻咽部/食管和直肠温度达到目标温度,那么达到脑部目标温度(15～18℃)的可能性就会明显增加。

6.近红外线光谱仪

近红外线光谱仪(NIRS)是一种能够连续监测局部组织氧合的技术。脑氧饱和度仪与脉搏氧饱和度仪的原理类似,是根据氧合血红蛋白和脱氧血红蛋白对近红外线吸收量的差异来工作的。由于近红外线可以穿透颅骨,所以这种技术可以对浅表区域的脑组织进行探测。尽管该技术最初是为了监测脑组织氧合,但把探头放在腹壁、股四头肌或肾脏的侧面,也可以监测躯体组织的氧合。

目前临床上可用的 NIRS 包括 INVOS5100,EQUANOX7600 的三波长和四波长型号,Masimo O3 和 NIRO-200NX。所有品牌均使用一个发光二极管(700～1000nm 波长的近红外光)和两个离光源 3～4cm 远的光传感器。二极管发射的近红外光通过一个香蕉状表浅组织区域汇聚到检测器。近端检测器检查颅外近红外线的吸收情况,从总的信号中减去颅外组织对近红外光的吸收信号,就可以判定颅内组织对近红外光的吸收情况。FORE-SIGHT 脑氧饱和度监护仪应用激光技术。这种计算脑氧饱和度的算法是基于颅内血流 25％～30％来自动脉、70％～75％来自静脉的假设。

有些显示器显示 rSO_2i 数值,反映光路中氧合血红蛋白占总血红蛋白的比率。这一数值通常以百分比的形式表示,范围为 $15\%\sim95\%$。由于这并不是组织氧合的绝对值,所以临床医师往往通过麻醉诱导前或转流前建立起来的基础值进行趋势判定。新一代的脑氧饱和度监护仪将报告脑氧饱和度的绝对值(StO_2)。

许多医疗机构利用正式或非正式的计算方法,将 FiO_2、$PaCO_2$、酸碱平衡状态、CPB 流量和灌注压力、温度和血红蛋白浓度整合起来,以"优化"NIRS 值。在解剖和生理状态不同的先天性心脏病患者群中,脑氧饱和度和躯体氧饱和度的正常范围尚未建立起来,对是否基于 NIRS 的数值和变化趋势做出相应的治疗干预决定,仍取决于对特定监护仪的数据判读和使用经验。一般来说,如果近红外线光谱值下降超过 20%,就需要检查是否存在可纠正的相关原因。

7.经颅多普勒

经颅多普勒(TCD)监测在儿科心脏手术患者的医疗作用正在不断发展。TCD 可以测定脑血流速度并发现脑微栓子,这是一个非常适用于新生儿和婴幼儿的理想技术。新生儿/婴儿的颅骨薄,结合使用低频超声探头,可以将超声波传输到脑组织中,而且信号衰减比较小。将 2MHz 脉冲波(PW)多普勒探头放在颞骨上,可以使超声信号与大脑中动脉(MCA)近段(M1)平行。PW 多普勒可以达到某些特定深度的能力,使得它可以测定大脑前动脉起始部远端的 MCA 血流速度。这种 PW 多普勒可以测量每个心动周期中的 MCA 血流速度。将速度频谱曲线下的面积进行积分,形成时间-速度积分(TVI),单位为 cm/心动周期。血管 TVI 和血管横截面积的乘积(cm^2)就是血流量(cm^3/心动周期)。如果假定 MCA 横截面积不变,那么 TVI 和 MCA 血流之间就存在线性关系。TCD 血流速度在各亚组患者(发绀型和非发绀型、年龄、DHCA 后)和各种 CPB 条件(血细胞比容、流量、灌注压力、酸碱平衡状态、温度)下的正常值范围尚未得以建立。TCD 脑血流监测可能成为一种连续监测 CPB 期间是否存在脑血流不足或脑静脉梗阻的有效方法。

与背景多普勒频谱相比,脑内微栓子能够使被反射的多普勒能量出现一过性增高。这些高强度瞬时信号(HITS)可以被 TCD 微处理器捕获到,并显示为每小时发生微栓塞事件的次数。由于气体栓子反射能力更强,因此 TCD 对气体栓子的探测距离比其对颗粒栓子的探测距离更远,并因此具有更高的采样速度时程(栓子持续时间与速度的乘积)。目前,应用 TCD 检测脑栓子需要有技术的观察者进行持续观察,因为 TCD 技术本身缺乏足够的敏感度和特异度来区别脑部的气体栓子、颗粒栓子或伪迹。目前正在研究如何将 TCD 检测栓子技术用于改进 CPB 后的排气流程和减少与插管和灌注相关的医源性气栓事件。

8.经食管超声心动图(TEE)

5MHz 的多平面超声探头可用于新生儿和婴幼儿的术中经食管超声心动图检查。这些探头具有二维、连续波多普勒、PW 多普勒、彩色多普勒和 M 型超声成像的能力。尽管术中 TEE 可以安全用于体格最小的患儿($2.5\sim3.5kg$),但使用过程中仍需特别注意,探头在食管内可造成气管和支气管的压迫,影响机械通气或造成气管导管意外滑脱,气管导管误入右主支气管,食管穿孔、主动脉弓受压导致远端灌注不良,左心房受压导致左心房压力增高或影响心室充盈。给小体格患儿行 TEE 检查时,探头前端前曲或后曲时应特别注意。

在术中常规行 TEE 检查时,约 15% 的患者 CPB 后治疗决策受到 TEE 检查结果的影响

（如再次进行 CPB 修复残余缺损）。TEE 对主动脉瓣或房室瓣的修补、复杂的心室流出道重建，以及术前经胸超声心动图（TTE）不能完全确定的复杂解剖结构等情况特别有用。在瓣膜修补和流出道重建术中，TEE 检查能够对手术的治疗效果做出最佳的评估，必要时可指导实施再次修正手术。TEE 对评价一期修补后主动脉弓的残余梗阻没有帮助，因为该部位成像不佳。尽管 TEE 确实可以帮助检测心腔内有无气体残留，但在优化心脏排气流程中的作用仍需进一步探讨，特别是对新生儿和婴儿。

无论是简单心脏分流，还是复杂心脏分流，病变修补术后均可存在残余室间隔缺损（VSD），但 TEE 在检测残余缺损方面的作用需要进一步讨论。TEE 可以检测到 3.0mm 以内的残余缺损，但这么小的残余缺损对血流动力学影响甚微，一般无须再次手术。大多数（75%）患者在出院时，这些小的残余缺损已经消失。如果 TEE 检测出超过 3.0mm 的残余缺损，且有证据说明这些残余缺损对血流动力学[心室功能良好的情况下，LAP 和（或）PAP 升高]和氧饱和度（Q_p：Q_s＞1.5：1 或在 FiO_2≤0.5 的条件下，RA-PA 的氧饱和度增高）有明显的影响，则需要立即再次手术。

（二）气道管理

良好的气道管理是先天性心脏病患者麻醉管理的基础。肺血管阻力（PVR）受到通气模式、PaO_2、$PaCO_2$ 和 pH 的影响。PVR 的变化可以明显影响分流量和分流方向，以及心血管系统的功能和稳定性。因此，麻醉后应迅速控制气道和通气，使每位患者的肺血流得到优化。

肺血流量高的患儿，特别是那些间质性肺水肿患儿，肺部顺应性非常差，常需要高于预期的气道压。在面罩通气时，要避免气体吹入胃部。婴儿和儿童的枕部相对较大，容易引起头部前屈，在颈后或肩部垫一个圆柱形的体位枕，可以使头部保持在正中位。通过安放口咽通气道使较大的舌头脱离咽壁，有助于新生儿和婴儿的面罩通气。小于 2～3 岁的幼儿，应用经鼻气管插管可以为术中和术后提供更好的稳定性，导管不易滑脱。这在术中 TEE 检查时尤为重要。推荐所有患者在麻醉诱导前均行肺部吸氧去氮处理，包括那些吸入高浓度氧可暂时降低 PVR 和影响体循环灌注的患者。

在双向 Glenn 分流或 Fontan 等合并发绀及静脉压升高的患者，实施鼻插管时应非常谨慎，因为此类患者的鼻腔插管可引起明显的鼻腔内出血。在 20cmH₂O 左右的气道压力下，带套囊的气管导管周围有轻微漏气，说明该气管导管的大小是合适的。在肺水肿、胸壁水肿或腹部扩张等导致肺顺应性差的患者，其每分通气量预计会受到影响，应用带囊的气管导管可以提供比较高的气道压力，以维持每分通气量。

（三）麻醉诱导与维持

1.麻醉诱导

在发绀型心脏病患儿，多种麻醉诱导技术均可改善动脉血的氧合和保障血流动力学的稳定。在吸入 100% 氧气的情况下，谨慎应用七氟烷、氟烷、异氟烷以及芬太尼/咪达唑仑，不会改变 ASD 和 VSD 患儿的 Q_p：Q_s 比值。七氟烷（1.0MAC）和芬太尼/咪达唑仑对单心室患者的心肌功能无明显影响。

没有任何一种麻醉诱导技术能适用于所有先天性心脏病患者。患者的年龄、心肺功能、发绀的程度以及情绪状态都会影响麻醉技术的选择。很显然，静脉麻醉药可以提供更多更灵活的药物选择和滴定给药方式,同时可以更快地控制呼吸道。对于心室收缩功能严重受损和肺动脉压接近或超过主动脉压的患儿,应优先选用静脉麻醉诱导。

2.吸入麻醉诱导

在无明显心肺功能受损的先天性心脏病患儿,可以安全地应用面罩吸入麻醉诱导。发绀患者的肺血流少,导致吸入麻醉诱导的时间延长。在这段时间里,气道仅被部分控制。此外,即使出现短时间的气道阻塞或通气不足,也会导致这些患者发生低氧血症。七氟烷是吸入麻醉诱导的优先选择。异氟烷,特别是地氟烷不适合吸入诱导,因为它们具有较强的气道刺激作用,可引起大量的分泌物、气道激惹及喉痉挛。

3.静脉麻醉诱导

既往曾使用大剂量的合成阿片类药物联合泮库溴铵 0.1mg/kg 的方法进行新生儿和婴儿的静脉麻醉诱导。泮库溴铵的去迷走神经和拟交感神经作用可以对抗阿片类药物引起的迷走张力增高作用。对于主动脉舒张压低和基础心率快的患儿,可以使用罗库溴铵 0.6mg/kg、维库溴胺 0.1mg/kg 和顺阿曲库铵 0.2mg/kg,这些药物对心率无明显影响。存在轻到中度收缩功能受损的年长患儿,可以联合使用小剂量的合成阿片类药物和依托咪酯 0.1~0.3mg/kg 进行诱导。

氯胺酮 1.0~2.0mg/kg 是一种有效的静脉诱导剂。只要控制气道并进行机械通气,氯胺酮对 PVR 正常或基础值增高的患者仅引起轻度的 PAP 增高。

异丙酚和硫喷妥钠存在明显的心肌抑制和扩张血管作用,除简单分流且心血管功能良好的患者外,一般不用于先天性心脏病患者的麻醉诱导。

对难以获取外周静脉通路的患者,可以采用肌内注射氯胺酮 3.0~5.0mg/kg、琥珀酰胆碱 2.0~5.0mg/kg 和格隆溴铵 8.0~10μg/kg 的方法进行麻醉诱导。推荐使用格隆溴铵,以减少氯胺酮引起的气道分泌物增加,并防止琥珀酰胆碱引起的心动过缓。按每千克体重计算,婴幼儿的琥珀酰胆碱用量最大。这种技术能够提供快速麻醉诱导和即时气管插管控制呼吸道。在预计必须首先开放颈内静脉、颈外静脉或股静脉的情况,这种方法是非常有用的。琥珀酰胆碱的肌肉松弛作用持续时间短,限制了该技术的应用。另一种技术是肌内注射氯胺酮 3.0~5.0mg/kg、格隆溴铵 8.0~10μg/kg 和罗库溴铵 1.0mg/kg。同应用琥珀酰胆碱相比,该技术达到实施气管插管所需肌肉松弛条件的时间稍长,而且肌肉松弛作用的持续时间也更长,这也影响了该技术的应用。

4.麻醉维持

麻醉维持通常基于以合成的阿片类药物(芬太尼或舒芬太尼)为主的麻醉技术。可以高剂量(芬太尼 25~100μg/kg 或舒芬太尼 2.5~10μg/kg)或中低剂量(芬太尼 5.0~25μg/kg 或舒芬太尼 0.5~2.5μg/kg)应用。无论是用高剂量,还是中低剂量阿片类药物维持,均需复合吸入麻醉(一般情况下,异氟烷 0.5%~1.0% 或七氟烷 1.0%~2.0%)或苯二氮䓬类药物(通常情况下,咪达唑仑 0.05~0.1mg/kg)。联合应用阿片类药物和苯二氮䓬类药物时应特别小心,两者合用能协同降低体循环的血管阻力。高剂量阿片类药物麻醉技术在新生儿和婴幼儿中特别有用。该年龄组的患儿通常存在明显的心室压力和(或)容量超负荷。此外,很多这类患者存在继发于低舒张压和体-肺分流的心内膜下及体循环灌注不良。鉴于不成熟心肌的收缩储备有限,所以这类患者对吸入麻醉药物引起的心肌抑制和体循环血管扩张,以及阿片类药物与苯二氮䓬类药联合应用引起的协同扩张血管效应耐受性差也就不足为怪了。

CPB 支持期间的麻醉维持存在一些特殊问题需要考虑。麻醉变浅,特别是在降温和复温过程中,可能会引起 SVR 升高,导致泵流量减少,影响组织灌注和 CPB 期间的降温和复温效率。神经肌肉阻滞不充分和麻醉减浅可导致亚临床寒战,造成全身氧耗增加,这是一个可以避免的全身氧耗增加的原因。在 CPB 流量足够的情况下,躯体氧耗量增加表现为静脉氧饱和度低于可接受的范围(<65%)。另外,在膜式氧合器达到或接近最大流量时,低静脉血氧饱和度可导致 CPB 时的动脉血氧饱和度低于可接受的范围。

联合应用小剂量的阿片类药物和吸入麻醉药或苯二氮䓬类药物适合于心血管功能储备比较好的年长患者。实际上,经仔细筛选的实施单纯 ASD 或 VSD 关闭手术的患者(年龄>1岁、没有肺动脉高压、没有不良既往病史)是适合在手术室内即刻拔除气管导管或在到达 ICU后的 2~3 小时内拔除气管导管的人选。在很多医疗机构中,许多经过仔细筛选的实施更复杂修补手术的婴儿和年长儿童,也越来越多的在术后即刻或早期拔除气管导管。

四、小儿先天性心脏病的麻醉处理

(一)麻醉处理原则及用药

1.麻醉诱导和维持

常用静脉快速诱导气管插管。对右向左分流的患儿,应防止静脉管道中出现气泡,否则这些气泡将更迅速地进入体循环,可能产生严重并发症。阿片类药物复合静脉麻醉药及非去极化肌松药分次缓注可顺利完成气管插管。

麻醉维持采用适当浓度的吸入全麻药复合阿片类药物、镇静药和肌松药,在良好的呼吸、循环管理条件下使患儿平稳地度过麻醉和手术。

2.麻醉药的选择

(1)吸入麻醉药:①异氟烷:异氟烷的血/气分配系数低,对循环抑制作用弱,抑制程度次序是异氟烷<恩氟烷<氟烷),适用于心血管手术。异氟烷所致的血压降低主要是由 SVR 降低引起,而对心肌抑制较轻,不会诱发心律失常,对肺循环的影响小;②七氟烷:七氟烷具有血/气分配系数低(0.63)的特点,诱导和苏醒迅速。对呼吸道刺激性小,又有特殊的芳香味,特别适用于小儿麻醉。心肌无显著抑制,抑制交感神经,表现为心率减慢。对冠状动脉有扩张作用,可降低冠状血管阻力,增加心肌血流;③地氟烷:血气分配系数为 0.42,对气道有刺激性,临床上较少单独用于诱导苏醒更快。对循环系统的影响与异氟烷相似,其对心肌抑制、血管扩张及血压下降作用比异氟烷小。不增加心肌对儿茶酚胺的敏感性,但深麻醉下可出现心律失常。地氟烷维持麻醉时应注意浓度调节幅度不可过大,否则血压常有剧烈波动。适用于需要术后早期拔管的先天性心脏病患儿;④氧化亚氮(N_2O):N_2O 用于先天性心脏病患者存在争议。氧化亚氮有负性肌力作用,应用于先心患儿可引起明显的心肌抑制,故不宜用于心功能差的患儿。体外循环转流结束后初阶段,在使用 N_2O 时应特别注意它对循环功能的抑制作用,必要时暂停吸入。不主张用于先天性心脏病麻醉。

（2）静脉麻醉药：①咪达唑仑：可增强其他麻醉药的镇痛作用，是心血管手术麻醉中重要的辅助用药。常用于麻醉诱导（0.1～0.2mg/kg），与阿片类药物合用时应注意 SVR 下降可能导致血压下降；②依托咪酯：对心血管系统无明显抑制作用，能维持血流动力学稳定，对 PVR 无影响，适用于心脏手术的麻醉诱导，常用剂量为 0.2～0.3mg/kg 缓慢注射。镇痛和肌松作用差，预先静脉注射芬太尼 0.1μg/kg，可减轻或消除诱导期可能出现的肌肉抽搐、强直和局部疼痛。可抑制肾上腺皮质功能，干扰正常应激反应，故不宜长期使用；③氯胺酮：镇痛作用良好，可兴奋血管收缩中枢，使血压升高、心率加快、心排出量增加，心肌氧耗增加。增加 SVR，减少右向左分流，从而使发绀病儿的动脉血氧饱和度有所改善。起效快，麻醉诱导剂量为 2mg/kg。冠状动脉畸形、严重主动脉狭窄、左心发育不良伴主动脉闭锁以及升主动脉发育不全等患儿，由于冠状动脉供血相对不足，有引起室颤的危险；④丙泊酚：对循环的抑制作用主要表现为血管扩张所致的血压下降以及心动过缓和结性心律发生率增加，故只能用于心功能良好的患儿。通常，心脏手术麻醉诱导量为 1～2mg/kg 缓慢静脉注射，术中静脉持续输注剂量为 4～8mg/(kg·h)。

（3）镇痛药：大剂量芬太尼（25～75μg/kg）应用于新生儿及婴儿先天性心脏病麻醉，可抑制内分泌及应激反应，术中血流动力学稳定。新生儿用较小剂量的芬太尼（10μg/kg）也能获得有效的麻醉，但长时间手术仍需用较大剂量。如果与维库溴铵合用，应注意可能发生的心动过缓。CPB 开始前应追加剂量。舒芬太尼有类似芬太尼的药理作用，常用的诱导剂量为 2～4μg/kg，维持量为 0.2～0.5μg/(kg·min)。阿芬太尼作用时间短，在单次静脉注射 20μg/kg 后，按 1μg/(kg·min)静滴维持，血流动力学稳定，减少机体应激反应。瑞芬太尼为超短效阿片类药，镇痛效价与芬太尼相似，药物可控性好，剂量范围较大，常用剂量为 1μg/(kg·min)，缺点在于手术结束停止输注后镇痛效应很快消失，因此必须在手术后改用镇痛剂量输注或在缝皮前 30min 左右给予镇痛剂量的长效阿片类药物。

（4）肌松药：维库溴铵心血管作用稳定，与芬太尼或丙泊酚合用可发生明显的心动过缓。麻醉诱导剂量通常分别为 0.5mg/kg 和 0.1mg/kg，术中静脉持续输注剂量分别为 0.4mg/(kg·h)和 80μg/(kg·h)。罗库溴铵的起效时间接近琥珀胆碱，对循环影响小，无明显的组胺释放，因此适用于心脏手术的麻醉诱导和维持。小儿单次静脉注射 0.6～0.9mg/kg 后 1～1.5分钟起效，静脉持续输注量为 6～8μg/(kg·min)。顺阿曲库铵无组胺释放，不依肝肾功能，可用于小儿心脏手术。

（二）几种先天性心脏病手术的麻醉管理

1.房间隔缺损

（1）房间隔缺损患儿手术时，主动脉插管与上下腔静脉插管时容易出现血压低及心律失常，应注意及时补充血容量或经体外循环主动脉插管动脉输血维持血压，必要时应告知外科医师暂停手术操作。

（2）停机后注意较大的房间隔缺损患者一般存在左室偏小以及肺动脉高压的问题。其预防措施是在停机前给予正性肌力药物与血管扩张药充分强心扩血管。

（3）合并肺动脉高压的患儿可以使用硝酸酯类、前列腺素 E1、NO 或前列环素吸入治疗。

（4）原发孔型房间隔缺损的患儿常合并二尖瓣裂，必要时缝合恢复其完整性；同时应注意走行于下方的房室传导系统，避免出现房室传导阻滞。

(5)房间隔缺损的患儿,左向右分流使的右心容量较高,外科手术解除分流因素后,右心房容量会急剧下降,倘若以 CVP 目标值的标准补充血容量,会出现容量超负荷的可能,因此应直视心脏充盈情况判断容量负荷较佳。

2.室间隔缺损

(1)室间隔缺损的患儿大多数在体外循环下行完成修补手术,气管插管后应注意避免过度通气,低碳酸血症和高氧分压会扩张肺血管,降低肺血管的阻力,加重室间隔缺损的分流量,引起血流动力学的不稳定。

(2)对于室间隔缺损的患者来说,心室间血流自由交通,左心室与右心室均得到了充分的锻炼,如果术中心肌保护效果好,停机后可以使用血管扩张药降低心脏的后负荷以及降低肺动脉压力。

(3)一般不需要使用正性肌力药物支持心功能或仅使用小剂量多巴胺支持,必要时磷酸二酯酶抑制剂。由于其独特的扩张肺血管作用,对于出现右心功能不全的患儿更有益。

3.动脉导管未闭

较粗大或窗型动脉导管未闭患儿需要在体外循环下手术,动脉导管较细、导管较长的患儿一般不需要体外循环,在控制性降压的情况下经左第四肋间后外侧切口直接缝扎动脉导管即可。术中在吸入强效吸入麻醉药物基础上使用硝普钠控制性降压,钳夹动脉导管时需要将收缩压降至 $70 \sim 80 \mathrm{mmHg}$。

4.主动脉弓缩窄

(1)主动脉弓缩窄手术可以不使用体外循环,在控制性降压下高位阻断近心端主动脉弓、左锁骨下动脉以及远端胸主动脉。

(2)用体外循环时,小儿一般采用深低温停循环,成人一般采用深低温上下身分别插管灌注的方法,以保证术中重要脏器的血流灌注。

(3)右侧桡动脉置管监测血压,主动脉阻断会引起上半身血压升高,此时降压应格外小心,避免因脊髓灌注不足出现术后截瘫;主动脉开放后应积极控制患者的血压,小心血压反常性升高,足够的镇痛有助于血压的控制。

5.法洛四联症

(1)法洛四联症患儿肺动脉漏斗部狭窄程度决定了其生理变化,总的表现是肺血流量减少,体循环血流量增多。

(2)当体循环阻力降低或漏斗部痉挛时,体、肺循环阻力失衡,右向左分流增加诱发缺氧发作,可使用去氧肾上腺素升高外周阻力,减少分流,增加回心血量,减轻漏斗部的痉挛,从而减轻缺氧症状。

(3)术前评估应根据发绀的程度综合评估,通常法洛四联症的患儿长期慢性缺氧,出现红细胞增多,血液黏滞度增加,术前应补充足够的水分。

(4)麻醉期间必须保持气道通畅,避免因气道梗阻诱发缺氧事件的发生;在深麻醉的同时要维持较高的外周阻力和较低的肺血管阻力,既能减少右向左分流又能增加肺血流量,改善氧合。

(5)法洛四联症患儿应注意麻醉后外周血管阻力降低或右室流出道痉挛导致右向左分流

增加与 SpO_2 降低，以及停机后由于左心发育不良与肺血突然增加导致急性左心衰与肺水肿或术前肺血管发育不全、术中右心保护不良、右室切口过大影响右心室收缩功能，导致停机后急性右心衰竭或全心衰竭。

6.大动脉转位

（1）完全性大动脉转位患儿体循环和肺循环相互独立，呈并列关系，血氧饱和度的维持依赖于心房、心室以及肺动脉与主动脉水平产生的体肺循环血混合程度。因此转机前麻醉维持应保证足够的体肺循环血混合及维持适当的肺血流。

（2）大动脉转位的患儿术前已开始持续输注前列腺素 E，输注不能中断，同时要避免使用对心肌功能抑制的药物。心肺转流时期增加的肺血管阻力可增加右心负荷，注意右心功能不全的出现。

第二节　心脏瓣膜病手术的麻醉

一、病情病理特点与估计

（一）二尖瓣狭窄

正常二尖瓣瓣口面积 $4\sim6cm^2$，瓣孔长径 $3\sim3.5cm$。①风湿性瓣膜病变包括前后瓣叶交界粘连、融合；瓣膜增厚、粗糙、硬化、钙化、结疤；腱索缩短、黏着；左心房扩大血液潴留。风湿性炎症也可使左心房扩大，左心房壁纤维化及心房肌束排列紊乱，导致传导异常、并发心房纤颤和血栓形成。心房颤动使心排血量减少 20%；血栓一般始于心耳尖，沿心房外侧壁蔓延。②瓣口缩小可致左心房压上升，左心房扩张；由于左心房与肺静脉之间无瓣膜，因此肺静脉压也上升而迫使支气管静脉间交通支扩大，血液从肺静脉转入支气管静脉而引起怒张，可能发生大咯血。同时肺毛细血管扩张淤血及压力上升，导致阻塞性肺淤血、肺顺应性下降、通气/血流比减少，血氧合不全，血氧饱和度下降。肺毛细血管压超过血胶体渗透压（$2.6\sim3.6kPa$），可致肺间质液淤积而出现肺水肿。③肺静脉高压先引起被动性肺动脉压上升，以后肺小动脉痉挛，属代偿性机制；但随时间延长，肺小动脉由功能性痉挛演变为器质性改变，包括内膜增生、中层增厚、血管硬化和狭窄、肺血管阻力增加、肺血流量减少，肺循环阻力增高可高达接近体循环压力，右心负荷增加，肺动脉干扩大，右心室肥厚扩大，右心房压上升，甚者可致三尖瓣相对关闭不全而导致右心衰竭及外周静脉淤血；另外由于心肌炎或心肌纤维化也可导致右心功能不全。④二尖瓣狭窄患者的左心室功能大部分保持正常，但 1/3 患者的射血分数低于正常；由于右心室功能不全或室间隔收缩力减低，也影响左心功能，长期的前负荷减少可使左心室心肌萎缩和收缩力减低。⑤二尖瓣狭窄的病理生理特点为：左心室充盈不足，心排血量受限；左心房压力及容量超负荷；肺动脉高压；右心室压力超负荷致功能障碍或衰竭；多伴心房纤颤，部分有血栓形成。

（二）二尖瓣关闭不全

二尖瓣结构包括瓣叶、瓣环、腱索、乳头肌、左心房和左心室。①二尖瓣任何结构发生病变时，即可引起二尖瓣关闭不全。主要系风湿热引起的瓣膜后遗症包括瓣叶缩小、僵硬、瘢痕形成；瓣环增厚、僵硬；腱索缩短，融合或断裂；乳头肌结节变和淀粉样变、缩短、融合、功能失调。此外，当二尖瓣后叶黏着于二尖瓣环而与左心房相连，导致左心房扩大可牵引后叶移位而发生关闭不全。左心室扩张使乳头肌向外下移位，导致二尖瓣环受牵拉和扩张，也可发生返流。②二尖瓣关闭不全时，左心室收缩期血液除向主动脉射出外，部分血液返流回左心房，重者可达 100mL，因此左心房容量和压力增高；最初左心泵功能增强，肌节数量增加，容量和重量增大。左心房扩大时，75%发生心房纤颤。一旦左心室功能下降，每搏量减少，返流增剧、肺淤血，可引起肺动脉高压、右心室过负荷及心力衰竭。③临床症状主要来自肺静脉高压和低心排量。在慢性二尖瓣关闭不全时，只要维持左心功能，左心房与肺静脉压可有所缓解，临床症状较轻。急性二尖瓣关闭不全时，由于发病急而左心房、左心室尚未代偿性扩大，此时容易出现左心房功能不全，左心室舒张末压增高和左心房压顺应性降低，临床上可早期出现肺水肿。急性二尖瓣关闭不全多因腱索或乳头肌断裂或功能不全引起。腱索断裂可在原有瓣膜病基础上发生；也可因二尖瓣脱垂、外伤及感染性心内膜炎引起；也可因冠心病供血不足、心肌梗死引起。④二尖瓣关闭不全的病理生理特点为：左心室容量超负荷；左心房扩大；右心衰竭、肺水肿；左心室低后负荷；多伴有心房纤颤。

（三）主动脉瓣狭窄

正常主动脉瓣口面积 $3\sim4cm^2$，孔径 2.5cm。主动脉瓣狭窄可因风湿、先天畸形或老年退变而引起。①风湿炎症使瓣叶与结合处融合，瓣沿回缩僵硬，瓣叶两面出现钙化结节，使瓣口呈圆形或三角形，在狭窄的同时多数伴有关闭不全。②瓣口狭窄后，左心室与主动脉压差＞0.66kPa（系正常值）；随着狭窄加重，压差也增大，重者可＞6.6kPa。由于左心室射血阻力增加，左心室后负荷加大，舒张期充盈量上升，心肌纤维伸展、肥大、增粗呈向心性肥厚，心脏重量可增达 1000g，致心肌耗氧增加，但心肌毛细血管数量并不相应增加。因左心室壁内小血管受到高室压及肥厚心肌纤维的挤压，血流量减少；左心室收缩压增高而舒张压降低，可影响冠状动脉供血，严重者可因心肌缺血而发作心绞痛。③当左心室功能失代偿时，心搏量和心排出量下降，左心室与主动脉间压差减小，左心房压、肺毛细血管压、肺动脉压、右心室压及右心房压均相应升高，临床上可出现低心排综合征。④如果伴发心房纤颤，心房收缩力消失，则左心室充盈压下降。⑤主动脉狭窄的病理生理特点为排血受阻，左心室压超负荷，心排出量受限；左心室明显肥厚或轻度扩张；左心室顺应性下降；室壁肥厚伴有心内膜下缺血；心肌做功增大，心肌需氧增高。

（四）主动脉瓣关闭不全

主动脉瓣或主动脉根部病变均可引起主动脉瓣关闭不全。①慢性主动脉瓣关闭不全的 60%～80%系风湿病引起，瓣叶因炎症和肉芽形成而增厚、硬化、挛缩、变形；主动脉瓣叶关闭线上有细小疣状赘生物，瓣膜基底部粘连。其他病因有先天性主动脉瓣脱垂、主动脉根壁病变扩张、梅毒、马方综合征、非特异性主动脉炎以及升主动脉粥样硬化等。②主动脉瓣关闭不全时，左心室接纳从主动脉返流的血液每分钟可达 2～5L 之多，致使舒张期容量增加，左心室腔逐渐增大，肌纤维被动牵长，室壁增厚，左心室收缩力增强，左心室收缩期搏出量较正常高，此时左心室舒张末压可暂时不上升。但一旦左心失代偿，即出现舒张末压上升，左心室收缩力、顺应性及射血分数均下降;左心房压、肺小动脉楔压、右心室压、右心房压均随之上升,最后发生左心衰竭,肺水肿,继后出现右心衰竭。因主动脉舒张压下降可直接影响冠脉供血,可出现心绞痛症状。③急性主动脉瓣关闭不全可因感染性心内膜炎、主动脉根部夹层动脉瘤或外伤引起,由于心脏无慢性关闭不全过程的代偿性左心室心肌扩张和肥厚期,因此首先出现左心室容量超负荷,最初通过增快心率、外周阻力和每搏量取得代偿,但心肌氧耗剧增;随后由于左心室充盈压剧增,左心室舒张压与主动脉压差缩小,收缩压及舒张压均下降,同样冠脉血流量也下降而致心内膜下缺血加重,最后出现心力衰竭。④主动脉关闭不全的病理生理特点为左心室容量超负荷;左心室肥厚、扩张;舒张压下降,降低冠状动脉血流量;左心室做功增加。

(五)三尖瓣狭窄

三尖瓣狭窄多系风湿热后遗症,且多数与二尖瓣或主动脉瓣病变并存,由瓣叶边沿融合,腱索融合或缩短而造成。其他尚有先天性三尖瓣闭锁或下移 Ebstein 畸形。①因瓣口狭窄致右心房淤血、右心房扩大和房压增高。由于体静脉系的容量大、阻力低和缓冲大,因此右心房压在一段时间内无明显上升,直至病情加重后,静脉压明显上升,颈静脉怒张,肝肿大,可出现肝硬变、腹水和水肿等大循环淤血症状。②由于右心室舒张期充盈量减少,肺循环血量、左心房左心室充盈量均下降,可致心排出量下降而体循环血量不足。③由于右心室搏出量减少,即使并存严重二尖瓣狭窄,也不致发生肺水肿。

(六)三尖瓣关闭不全

三尖瓣关闭不全多数属于功能性,继发于左心病变和肺动脉高压引起的右心室肥大和三尖瓣环扩大,由于乳头肌、腱索与瓣叶之间的距离拉大而造成关闭不全;因风湿热引起者较少见。①其瓣膜增厚缩短,交界处粘连,常合并狭窄;因收缩期血液返流至右心房,使右心房压增高和扩大;②右心室在舒张期尚需接纳右心房返流的血液,因此舒张期容量负荷过重而扩大;③当右心室失代偿时可发生体循环淤血和右心衰竭。

(七)肺动脉瓣病变

肺动脉瓣狭窄绝大多数属先天性或继发于其他疾病,常与其他瓣膜病变并存,且多属功能性改变,而肺动脉瓣本身的器质性病变很少;因风湿热引起者很少见。在风湿性二尖瓣病,肺源性心脏病,先心病 VSD、PDA,马方综合征,特发性主肺动脉扩张,肺动脉高压或结缔组织病时,由于肺动脉瓣环扩大和肺动脉主干扩张,可引起功能性或相对性肺动脉瓣关闭不全。因瓣环扩大,右心容量负荷增加,最初出现代偿性扩张,当失代偿时可发生全身静脉淤血和右心衰竭。

(八)联合瓣膜病

侵犯两个或更多瓣膜的疾病,称为联合瓣膜病或多瓣膜病。常见的原因是风湿热或感染性心内膜炎,往往先只有一个瓣膜病,随后影响到其他瓣膜。例如风湿性二尖瓣狭窄时,因肺动脉高压而致肺动脉明显扩张时,可出现相对性肺动脉瓣关闭不全;也可因右心室扩张肥大而出现相对性三尖瓣关闭不全。此时肺动脉瓣或三尖瓣瓣本身并无器质病变,仅只是功能及血流动力学发生变化。又如主动脉瓣关闭不全时,由于射血增多可出现主动脉瓣相对性狭窄;由于大量血液返流可影响二尖瓣的自由开放而出现相对性二尖瓣狭窄;也可因大量血返流导致左心室舒张期容量负荷增加,左心室扩张,二尖瓣环扩大,而出现二尖瓣相对性关闭不全。联合瓣膜病发生心功能不全的症状多属综合性,且往往有前一个瓣膜病的症状部分掩盖或减轻后一个瓣膜病临床症状的特点。例如二尖瓣狭窄并发主动脉瓣关闭不全比较常见,约占10%。二尖瓣狭窄时的左心室充盈不足和心排出量减少,当合并严重主动脉瓣关闭不全时,可因心搏出量低而返流减少。又如二尖瓣狭窄时可因主动脉瓣返流而使左心室肥厚有所减轻,说明二尖瓣狭窄掩盖了主动脉瓣关闭不全的症状,但容易因此而低估主动脉瓣病变的程度。又如二尖瓣狭窄合并主动脉瓣狭窄时,由于左心室充盈压下降,左心室与主动脉间压差缩小,延缓了左心室肥厚的发展速度,减少了心绞痛发生率,说明二尖瓣狭窄掩盖了主动脉瓣狭窄的临床症状,如果手术仅解除二尖瓣狭窄而不矫正主动脉瓣狭窄,则血流动力学障碍可加重,术后可因左心负担骤增而出现急性肺水肿和心力衰竭。

(九)瓣膜病并发冠心病

部分瓣膜患者可并发冠心病,因此增加了单纯瓣膜手术的危险性。有人采取同期施行二尖瓣手术与冠脉搭桥手术,占15%～20%。在瓣膜手术前如果未发现冠心病,则十分危险。为保证术中安全和术后疗效,对瓣膜病患者凡存在下列情况者:心绞痛史、心电图缺血性改变、年龄50岁以上者,术前均应常规施行冠状动脉造影检查。

(十)瓣膜病并发窦房结功能异常

多次反复风湿热链球菌感染,可形成慢性心脏瓣膜病,部分可并发心房纤颤,有的可合并窦房结功能异常。我们对CPB瓣膜手术患者在麻醉诱导前,将心电图二级食管电极经鼻腔置入食管,以观察P波最大的位置,测定3项指标:窦房结恢复时间(SNRT),正常为<1500ms;校正窦房结恢复时间(CSNRT),正常为<550ms;窦房结传导时间(SACT),正常为<300ms。如果出现上列任何一项异常者,即可判为窦房结功能异常,且这种异常往往在CPB手术后仍然保持。风湿性瓣膜患者即使术前为窦性心律,但由于麻醉药物的影响以及手术致心肌损伤等原因,常会出现窦房结功能异常。因此,术中保护窦房结功能具有重要性,可采取下列保护措施:①维持满意的血压,以保证窦房结供血;②手术操作尽量避免牵拉和压迫窦房结组织,特别在处理上腔静脉插管或阻断时尤需谨慎;③缩短阻断心脏循环的时间;④在阻断心肌血流期间要定时充分灌注停跳液,以使心肌均匀降温,可保护窦房结组织。

二、麻醉前评估和准备

(一)心理准备

瓣膜病患者病程不一、病情严重程度不同、家庭背景,甚至经济条件等因素导致术前精神状态、心理准备等有巨大差异,术前医护人员应根据不同情况区别对待。无论瓣膜成形术或瓣膜置换术都使患者经受创伤和痛苦;置换机械瓣的患者还需要终身抗凝,给患者带来不便。这些都应在术前给患者从积极方面解释清楚,给予鼓励,使之建立信心,精神安定,术前充分休息,做到在平静的心态下接受手术。

(二)术前治疗

术前比较完善处理与瓣膜置换术患者围术期并发症、预后等直接相关,应特别重视术前处理,选择良好的手术时机。

（1）除急性心力衰竭或内科久治无效的患者以外，术前都应加强营养，改善全身情况和应用强心利尿药，以使血压、心率维持在满意状态后再接受手术。

（2）术前重视呼吸道感染或局灶感染的积极防治，必要时延期手术。

（3）长期使用利尿药者可能发生电解质紊乱，特别是低钾血症，术前应予调整至接近正常水平。

（4）重症患者在术前 3～5 天起应静脉输注极化液（含葡萄糖、胰岛素和氯化钾）以提高心功能和手术耐受力。

（5）治疗药物可根据病情酌情使用，如洋地黄或正性肌力药及利尿药可用到手术前日，以控制心率、血压和改善心功能。但应注意，不同类型的瓣膜病有其各自的禁用药，如 β 阻滞药能减慢心率，用于主动脉瓣或二尖瓣关闭不全患者，可能反而增加返流量而加重左心负荷；心动过缓可能促使主动脉瓣狭窄患者心搏骤停。二尖瓣狭窄合并心房纤颤，要防止心率加快，不应使用阿托品。主动脉瓣狭窄患者不宜使用降低前负荷（如硝酸甘油）及降低后负荷（钙通道阻滞药）的药物以防心搏骤停。

（6）术前合并严重病窦综合征、窦性心动过缓或严重传导阻滞的患者，为预防麻醉期骤发心脏停搏，麻醉前应先经静脉安置临时心室起搏器。

（7）对药物治疗无效的病情危重或重症心力衰竭患者，在施行抢救手术前应先安置主动脉内球囊反搏（IABP），并联合应用正性肌力药和血管扩张药，以改善心功能和维持血压。

（三）麻醉前用药

瓣膜置换术患者多数病程长、病变重、对手术存在不同程度的顾虑，因此除了充分的精神准备外，必要的手术前用药绝不可少，一般以适中为佳。常用哌替啶 1mg/kg 和东莨菪碱 0.3mg 作为成人换瓣患者术前用药，达到解除焦虑、镇静、遗忘和防止恶心、呕吐等有益的效果，而无显著呼吸和循环抑制。为达此目标用几种药物联合就比单独用药更佳。除抢救手术或特殊情况外，应常规应用麻醉前用药，包括术前晚镇静安眠药。手术日晨最好使患者处于嗜睡状态，以消除手术恐惧。麻醉前用药不足的患者其交感神经处于兴奋状态，可导致心动过速等心律失常，同时后负荷增加和左心负担加重，严重者可诱发急性肺水肿和心绞痛，从而失去手术机会。一般麻醉前可用吗啡 0.2mg/kg，东莨菪碱 0.3mg；如若患者心率仍快，麻醉后可再给东莨菪碱。

（四）麻醉监测

瓣膜置换术期间监测应按体外循环心内直视手术监测常规，如 ECG、有创动脉压、中心静脉压，无创脉率血氧饱和度、体温、尿量、血气分析和电解质等。ECG 除监测心率与节律外，可同时监测心肌缺血表现即 ST 段改变，对麻醉、手术对循环影响、血流动力学处理效果等有重要意义。通过对动脉压及其波型分析，结合患者实际情况，并参照中心静脉压的高低，就可对患者情况做出符合实际的判断。瓣膜置换术患者，术前左室功能良好，用中心静脉压作为心脏前负荷的监测指标，虽然左、右心室有差别，特别对左室监测会失实，但毕竟简单、方便，且对右心功能不全监测有肯定价值，中心静脉压监测是瓣膜置换术患者监测常规。肺动脉、肺小动脉楔压监测则按患者需要选用。肺小动脉楔压在监测左心室前负荷较中心静脉压更为直接和可靠，但有些瓣膜患者左心室舒张末压、左房压和肺毛细管楔压之间的一致性有差异；肺动脉高压和肺血管硬化也会使监测结果失实。因此，在监测时应根据病情合理判断。麻醉、手术、体位等均可影响监测值，观察动态变化更有意义。左房压监测作为左心室前负荷指标，术中经房间沟插入细导管潜行经胸壁切口引出用于术后监测左房压，结合中心静脉压与动脉压及其波形监测和分析，就可较正确地监测左右心室前负荷，从而指导容量负荷治疗，对于术后需用扩血管药物的患者尤其有价值。由于操作简单、方便，可供术后连续监测 2～3 天，一般只要预防气体进入导管，并在拔出外科引流管之前先拔出此导管，极少发生出血或其他并发症。经食管超声心动图（TEE）监测在瓣膜置换术期间有特殊价值，近年已广泛应用。麻醉诱导后置入食管超声，确认瓣膜疾病、判断瓣膜狭窄或关闭不全程度、心室心房腔大小、活动度等有重要意义。在瓣膜置换后瓣膜功能、心脏活动情况，特别是瓣膜成形术的效果有特别意义。也可用于监测换瓣患者瓣周漏。目前认为麻醉期间必要的常规监测决不可少，并应该依据患者的情况，外科手术的类别，术中血流动力学干扰的程度而增减。切忌主次不分，将精力集中于繁琐的操作，因此而忽略了临床判断、分析和紧急处理。

三、麻醉和围术期管理

（一）麻醉处理原则

对瓣膜病患者选择麻醉药物应作全面衡量，通常考虑以下几方面问题：①对心肌收缩力是抑制还是促进。②对心率是加快还是减慢。某些病例因心率适度加快而可增加心输出量；心率减慢对心力衰竭、心动过速或以瓣膜狭窄为主的病例可能起到有利作用，但对以关闭不全为主的瓣膜病则可增加返流量而降低舒张压，增加心室容量和压力，使冠状动脉供血减少。③是否扰乱窦性心律或兴奋异位节律点，心律失常可使心肌收缩力及心室舒张末期容量改变，脑血流及冠状血流出现变化。④对前负荷的影响，如大剂量吗啡因组胺释放使血管扩张，前负荷减轻，对以关闭不全为主的瓣膜病则可能引起低血压；对以狭窄为主的瓣膜病也应维持一定的前负荷，否则也可因左室充盈不足而减少心排出量。⑤用血管收缩药增加后负荷，对以关闭不全为主的瓣膜病可引起返流增加和冠脉血流减少，从而可加重病情，此时用血管扩张药降低后负荷则有利于血压的维持。⑥对心肌氧耗的影响，如氯胺酮可兴奋循环，促进心脏收缩及血压升高，但增加心肌氧耗，选用前应衡量其利弊。

心脏瓣膜置换术的麻醉要求，力求使各种药物对心血管功能减损降至最低限度为原则。对气管内插管和外科操作无强烈、过度的应激反应，改善心脏的负荷状况，保持血流动力学的相对稳定，并按药效和病情随时加以调整，复合全麻的用药配合得当、品种和用量适宜、注药速度掌握合理。目前仍以芬太尼、舒芬太尼作为复合全麻主药，配合适当的镇静用药，并按需吸入低浓度的卤族全麻药，以维护心血管系统功能。

（二）几种常见瓣膜病手术的麻醉管理

1.二尖瓣狭窄

①围术期避免使用导致心动过速、肺血管阻力增加、前负荷下降或者心肌收缩力降低的药物；适当的补充血容量，严密监测血流动力学的变化。②对于术前已存在的房颤，药物控制持续用至术前；对于新出现的房颤，尝试电复律，以期恢复窦性心律。原有房颤出现室性心动过速者，应立即药物控制，避免血流动力学恶化。③避免使用加重肺动脉高压的药物，围术期肺动脉漂浮导管监测有益，但是应注意肺动脉破裂的风险。④术中 TEE 有助于探查二尖瓣成形

或者置换情况,判断有无返流和瓣周漏,评估心肌收缩力和容量负荷情况。⑤围术期努力避免心室率过快。一般转前维持心室率60～80次/分较合适。停机后,心室率维持在90～110次/分左右较合适。⑥停机前应充分强心扩血管,增强心肌收缩力,降低后负荷,同时注意输血输液的速度,避免心脏过胀,在维持血流动力学稳定的情况下,使心脏处于相对欠容的状态。停机后注意控制血压,一般维持收缩压100～120mmHg为宜。

2.二尖瓣关闭不全

①患者在转机前注意勿让心率过慢,一般维持心室率90～100次/分为宜。维持较低的体循环阻力,减少二尖瓣返流,但应维持心室的收缩力。②围术期使用TEE评估左室的功能,同时监测心脏的容量负荷,指导液体输注。对于二尖瓣成形或者置换后是否伴有瓣周漏和监测跨瓣的压力梯度有重要的意义。③停机后一般需要使用小剂量的多巴胺与硝酸甘油或硝普钠强心扩血管支持治疗,停机后需要适当补充血容量。但围术期返流的严重程度,左室的射血分数,肺高压的程度和升主动脉的阻断时间是选择血管活性药物需要考虑的因素。

3.主动脉瓣狭窄

①在体外循环转机前应维持心室率勿过慢或过快,以免心室压力过大,加重心内膜下心肌缺血。一般维持70～90次/分为宜。②麻醉诱导前,应做好随时因血流动力学的剧烈变化需要紧急转机的准备。麻醉诱导时,应避免使用负性肌力药和血管扩张药,否则会显著减低心脏的前后负荷和心肌收缩力,引起血流动力学剧烈波动,严重者危及生命。③围术期可使用强效的α肾上腺素受体激动剂如去氧肾上腺素,处理血压的降低,维持血流动力学的稳定。④使用肺动脉漂浮导管监测肺动脉压,外周阻力,评估心排量和心脏指数的变化,指导治疗。⑤主动脉瓣狭窄患者一般由于左室压力负荷过重,术中需要加强心肌保护,心脏复跳后舒张压不能过低,以保证心脏舒张期灌注。⑥结合TEE评估心脏左室的收缩功能,心脏的前后负荷,测量瓣环的大小,术后评估有无瓣周漏和返流量的大小;指导停机前心腔排气,避免大量气体进入冠脉引起心室颤动等恶性心律失常,引起血流动力学的剧烈波动。

4.主动脉瓣关闭不全

①患者在体外循环转机前应注意心率不要过慢,一般心率维持80～100次/分为宜。②麻醉诱导后外周阻力适当下降有助于增加有效心排出量,但应注意勿使舒张压过低,降低心脏舒张期供血,必要时应加快输液或使用小量去氧肾上腺素提升舒张压。③使用肺动脉漂浮导管检测围术期患者的心排量和心脏指数,有助于指导临床用药。停机后有助于指导临床药物治疗和液体输注,维持最佳的前负荷和心肌的收缩功能。④TEE监测技术有助于评估术前左室功能和主动脉瓣返流量的大小,测量瓣环大小和瓣膜置换后监测有无瓣周漏、返流量和跨瓣压力梯度。⑤左室大的患者术后一般需要正性肌力药物支持,必要时使用硝酸甘油类药物扩张冠状动脉,预防心肌缺血。

第三节　冠心病手术的麻醉

一、病理生理简述

缺血性心脏病指心肌相对或绝对缺血而引起的心脏病,其中约 90％因冠状动脉粥样硬化引起;约 10％为其他原因如冠状动脉痉挛、冠状动静脉瘘、冠状动脉瘤、冠状动脉炎等引起。因冠状动脉粥样硬化及冠状动脉痉挛引起的缺血性心脏病,简称"冠心病",我国 40 岁以上人群中的患病率为 5％～10％。

(一)心脏代谢的特点

①心肌耗氧量居全身之冠,静息时可达每 100g 7～9mL/min;②冠脉血流量大,静息时成人约每 100g 流量 60～80mL/min,最高达 300～400mL/min;③毛细血管多,与心肌纤维比例达 1∶1;④心肌富含肌红蛋白,每克心肌含 1.4mg,从中摄取大量氧;⑤心肌富含线粒体,对能量物质进行有氧氧化而产生 ATP,当心肌耗氧量增加时,氧摄取率并不增加,而是靠增加冠脉血流量来补充氧,如果后者未能相应增加,即可出现心肌缺氧;心肌也可从脂肪酸、葡萄糖、乳酸等获取部分能量物质;⑥一旦心肌缺血,供应心脏的血流不能满足心肌代谢需要时即可引起代谢紊乱,主要是高能磷酸化合物生成明显减少,而代谢中间产物在心肌中堆积,从而引起心肌损伤。

(二)心肌氧供需失衡

冠状动脉粥样硬化以及各种原因引起冠状动脉损伤时,冠状动脉狭窄、血栓形成、血流受阻、血流量下降、含氧量下降。增加心肌耗氧的因素有:①心率加快,增快次数愈多,耗氧量愈大,且因心室舒张期缩短,可影响血液充盈和心肌灌注;②心肌收缩力增强,耗氧量增加;③心室壁收缩期或舒张期张力增加,都使氧耗量上升。

(三)冠心病心肌功能、代谢与形态改变

①冠脉供血不足区域的局部可表现收缩期膨出,由此降低心功能。缺血时间越长,膨出范围越扩大,心肌收缩舒张越降低,可致心泵功能减弱,心排血量减少,严重者出现心力衰竭;95％心肌梗死局限于左心室的某部位,承受收缩期高压力和较大的血流剪切应力冲击;②心肌缺血时,心肌高能磷酸化合物减少,缺血 15min 时 ATP 下降 65％,缺血 40min 时下降 90％以上;同时细胞膜离子通透性改变,K^+ 外流,Ca^{2+}、Na^+、Cl^- 等内流入细胞,导致膜电位消失。③心肌坏死时,心肌细胞内的各种酶释入血循环;其中心肌肌钙蛋白(cTn)与 CK-MB 是心肌梗死标志物,尤其是 cTn 具有高度灵敏性和特异性。据此,可对心肌梗死做出确诊。心肌肌钙蛋白 I(cTnI)可在 3～6 小时从血中检出,持续 7～10 天;心肌肌钙蛋白 T(cTnT)在 6 小时检出,敏感性稍差,持续 10～14 天。CK-MB 是心肌坏死的早期标志物,在梗死发生 4 小时内其水平升高,峰值出现在 18～24 小时,3～4 天恢复正常。CPK 正常值上限为总 CPK 的3％～6％;6～9 小时的敏感性可达 90％,24 小时后敏感性接近 100％。④传统血清酶化验包括谷氨酸酰乙酸转氨酶(SGOT,SGPT),乳酸脱氢酶(LDH),肌酸激酶(CK)等;血脂代谢检查包括胆

固醇、低密度脂蛋白和高密度脂蛋白等,均证明与冠心病的发病与程度密切相关。冠心病发病和死亡与胆固醇含量高、低密度脂蛋白含量高及高密度脂蛋白含量低呈正相关。此外,乳酸产生增多可出现心肌酸中毒、糖酵解增强和脂肪氧化障碍,也有诊断价值。⑤心肌缺血时,心肌细胞线粒体肿胀,出现无定形致密颗粒、肌膜破裂、胞核溶解和消失、心肌坏死。根据缺血程度心肌细胞坏死可表现为可逆或不可逆性变化。病理可分心肌透壁性梗死和非透壁性梗死,后者仅累及心内膜下层。

(四)心肌梗死过程中的并发症

常见并发症有:①心律失常,检出率64.3%,包括各种心律失常,如室上性、室性心动过速,房性、室性心动过缓,以及Ⅰ度至Ⅲ度房室传导阻滞;②心功能不全的程度取决于梗死面积大小。梗死面积占左心室心肌25%以上者,20%~25%可出现心力衰竭;梗死面积≥40%时可出现心源性休克,发生率10%~15%;③心脏组织破损可能在心肌梗死后1周发生,常见室间隔穿孔,多数因前降支闭塞引起,因右冠状动脉及左旋支闭塞也可引起。室间隔穿孔尤其在老年并发高血压者,突然的左向右分流可导致血流动力学骤变,左心负荷增加而发作急性肺水肿甚至左心衰竭。如因右冠脉后降支供血不足,由其单独供血的后内侧乳头肌可发生断裂,从而引起急性二尖瓣严重返流,发生率25%~50%,死亡率48%;④室壁瘤可因心肌梗死区的心肌收缩力降低或愈合期纤维组织替代心肌组织,在心脏收缩压力的作用下梗死区组织膨出而形成室壁瘤,发生率10%~38%,可能继发室壁瘤破裂,好发部位在左心室前壁或心尖侧壁,如果破口小或有血栓与心包粘连,可形成假性室壁瘤;⑤由心肌梗死区内膜面可出现血栓形成,多见于前壁和心尖部梗死病例,常于心肌梗死后10天内发生;血栓脱落可引起脑动脉、肺动脉、肢体及内脏血管栓塞,发生率为5%左右;⑥心脏破裂可因急性心包填塞而猝死,约占心肌梗死死亡率的3%~13%,常发生在心肌梗死后1~2周,好发部位在左心室前壁下1/3处。

二、术前评估与准备

(一)患者的一般情况

1.年龄和性别

年龄是该类手术的显著危险因素,随着年龄的增加,心血管手术患者的并发症和死亡率会增加;综合分析不同年龄段患者发现,女性患者手术并发症和死亡率是男性患者的两倍多。

2.运动耐量

运动耐量可以反映患者整体的功能状态,是一种简单而且敏感的评价心血管风险的指标。

3.并存疾病和外科手术的相关问题

患者如果合并严重其他系统疾病如合并重度阻塞性、限制性或者混合型呼吸功能障碍等,手术并发症发生的风险就会增加;外科手术本身的复杂程度或者再次手术等也是影响围术期并发症和预后的重要的危险因素。

(二)术前心功能评估

冠心病外科治疗的患者术前应全面地进行心脏功能的评估。除了是否有心绞痛或心肌梗死的病史,以及是否存在左心或右心功能衰竭的症状和体征之外,还应通过实验室和辅助检查全面的判断心血管功能。

1.心电图和运动试验

采用动态心电描记和记录装置,以及连续测定 ST 段变化趋势,可提高术前患者心肌缺血的检出率。通过 ECG 还可发现心肌梗死的部位,估价严重程度;估计左、右心室肥厚和左、右心房扩大;检测心律失常等。但正常心电图不能排除冠心病的存在。术前进行运动试验,有助于胸痛的诊断,估价冠心病严重程度,以及估计治疗心绞痛的疗效等。对于不能进行运动试验的患者,可做多巴酚丁胺负荷试验。

2.X 线检查

普通 X 胸片后前位和侧位片,两侧肺门充血,提示收缩功能不全。冠心病患者的心胸比例>50%,心阴影增大,提示心功能差,射血分数下降。而心胸比例<50%,表明射血分数可正常或下降。

3.超声心动图检查

围术期经胸超声心动图检查不仅有助于定量和评估患者瓣膜病变情况、肺动脉高压的严重程度以及了解节段性室壁的运动情况,也能够评估心室的整体功能和评估心脏的射血分数;此外,还能发现心脏解剖结构的异常,如房室间隔缺损、室壁瘤、SAM 征及有无附壁血栓等。术中应用经食管超声心动图(TEE)实时动态了解心脏围术期的情况。

4.心导管检查和心血管造影

心导管检查目前仍然是心脏手术诊断心脏病变情况和确定冠状动脉病变的金标准。心导管检查可以评估冠状动脉血管有无解剖异常及血管狭窄的严重程度,评价左室壁的整体和局部功能如左室舒张末压、左室射血分数、二尖瓣返流、舒张容积指数及节段性室壁的运动情况等,和对急慢性瓣膜病变严重程度的评估。心血管造影有助于详细地了解冠状动脉血管及其分支血管的病变情况。

5.其他的辅助检查

如放射性核素显像技术有助于评价心肌灌注和存活区域,但不能提供心脏病变的解剖情况;平板运动试验常作为原因不明的胸部疼痛的初步检查,也可用于测定功能耐量以及评价术前缺血和心律失常对预后的影响。

(三)术前用药

术前访视患者除按全麻常规要求外,针对心脏手术患者的特点,冠心病患者术前需进行良好的医患沟通,根据患者的心肺功能耐受情况给予较大剂量的术前药物以充分镇静,可以避免严重不良事件发生。但对使用术前用药的患者应密切观察,注意患者呼吸和循环的稳定。

术前不需要停止服用 β 受体阻断药。β 受体阻断药可减轻血流动力学对手术的反应,降低与心率增快有关的心肌缺血发病率。术前突然停止用药可发生心肌缺血、高血压,以及因 β 受体密度增加而继发心动过速。但服用长效的 β 受体阻断药患者出血和低血容量时,反射性心率增快常不明显,不能作为判断的指标。

术前服用钙通道拮抗剂者不必停药。但许多抗高血压药物均可降低房室传导,引起心动过缓和心肌抑制,尤其是合并 β 受体阻断药时,可能发生严重的心脏阻滞,应予以高度警惕。

服用 ACEI 抑制剂患者术中容易发生严重低血压,服用利尿剂患者容易发生电解质紊乱以及各种心律失常。脑血管病患者术中、术后需要维持较高的脑灌注压。

洋地黄类药物应在术前 24 小时停药。如心衰合并快室率房颤,则洋地黄可持续给药直至手术日晨。但 CPB 后洋地黄中毒的问题必须加以重视,及时纠正低钾血症,避免血钙增高和酸碱失衡。

抗心律失常药物一般应持续用药至手术日晨。

抗凝药物如华法林应在术前 3～5 天停药,改为小剂量肝素静脉点滴或低分子肝素皮下注射,普通肝素术前 6 小时停药,低分子肝素术前 12 小时停药。或监测 INR,保持在 1.5 左右。急诊手术或 INR 大于 1.8 时,可用凝血酶原复合物或新鲜冰冻血浆逆转其抗凝作用。

抗血小板药如阿司匹林、氯吡格雷术前 5 天停药。急诊手术可输注血小板改善凝血功能。

三、麻醉管理

(一)麻醉原则

用于冠心病手术的麻醉药应具备以下特点:不干扰血流动力学、不抑制心肌、不引起冠状动脉收缩,不经肺肝肾脏排出,无毒性,麻醉起效快、消失也快,兼有术后镇痛作用,但目前尚无完全符合上述特点的麻醉药。因此,需严格掌握冠心病麻醉特点(即保持氧供耗平衡,避免氧供减少,氧耗增加),采取合理复合用药原则来完成手术。有人观察到,冠脉搭桥患者进手术室时的心肌缺血发生率为 28%～32.5%,麻醉诱导期为 46%～48%,心肺转流前为 39.3%,转流后为 32.1%。提示掌握冠脉搭桥手术的麻醉具有相当的困难性。

(二)麻醉前用药

对冠心病患者必须尽量做到减轻其恐惧不安心理,给予安慰和鼓励,以防血压升高、心率加快甚至诱发心绞痛。术前晚睡前应给催眠药。术日晨可用地西泮 5～10mg 口服或咪达唑仑 5～10mg 肌内注射,吗啡 0.05～0.2mg/kg 和东莨菪碱 0.2～0.3mg 肌内注射。对心脏储备能力低下的患者吗啡用量应适当减少。东莨菪碱需慎用于 70 岁以上老人,因可能引起精神异常。术前尚需根据病情给予抗高血压药、抗心绞痛药如阿替洛尔、消心痛、合心爽、硝酸甘油等。

(三)CPB 冠脉搭桥手术的麻醉

患者平卧变温毯手术床,面罩吸氧,安置心电图、脉搏氧饱和度、桡动脉测压、中心静脉压等监测。必要时做肺动脉插管监测。①麻醉诱导药可选用咪达唑仑、地西泮、依托咪酯、芬太尼等。单纯吸入麻醉药或静脉麻醉药往往不能减轻围术期应激反应,加用芬太尼可弥补此缺陷,用量为 10～20μg/kg 不等。应用较大剂量芬太尼的同时或先后,应注射肌肉松弛药,以防胸腹肌僵直不良反应。肌肉松弛药常用哌库溴铵(阿端)、维库溴铵等。②如果手术在小切口或胸腔镜下施行,要经右颈内静脉置入两个带球囊导管,一个为术中施行冠状静脉窦逆灌心停跳液使用;另一个插入肺动脉供监测压力用;麻醉维持可用较大剂量芬太尼 20～40μg/kg,辅以异丙酚微量泵持续输注或间断静脉注射或再吸入低浓度异氟烷或恩氟烷。随着体外转流时间延长,往往血压逐渐升高,可经心肺机或中心静脉管注射地西泮、异丙酚、氯胺酮、压宁定、尼卡地平或其他短效降压药处理。③我们观察到,在 CPB 手术中的血流动力学可维持平稳,但

CPB 中及后的机体氧代谢有明显改变,表现氧耗上升、氧摄取率和乳酸浓度明显升高,脑氧饱和度明显降低,这与非生理性灌注 CPB 带来的应激反应和炎症反应有关。④在停 CPB 后常出现心率加快、心排量增加、氧供氧耗与氧摄取率都明显上升,乳酸浓度继续升高,提示机体尚处于氧偿还阶段。因此,冠心病搭桥 CPB 手术前后必须保证足够的通气和供氧,维持满意的血压,停 CPB 后及时恢复血红蛋白浓度和红细胞比积,保证足够的血容量,维持中心静脉压平稳,需要时应用硝酸甘油,以维护心脏功能。

(四)非 CPB 下冠脉搭桥手术的麻醉

1967 年非 CPB 下左乳内动脉与左前降支搭桥手术获得成功,由于其操作技术较难、手术条件要求较高,开展较缓慢,直到 90 年代中期随着手术技术和器械条件等的进步,非 CPB 下搭桥手术今已有迅速发展。①以静吸复合或静脉复合麻醉为主,由于无 CPB 刺激,芬太尼用量可减少,总量 5～30g/kg,辅以吸入低浓度麻醉药或静脉短效麻醉镇痛药;②为手术游离乳内动脉方便,有时需用双腔支气管插管施行术中单肺通气;③以往为提供心跳缓慢的手术操作条件,常用腺苷、钙离子拮抗剂或 β-受体阻滞药,以控制心率在 35～60bpm;如今已采用心脏固定器,而不再需要严格控制心率,由此提高了麻醉安全性;④手术在吻合血管操作期间往往都出现血压下降,以吻合回旋支时最为明显;⑤搭右冠状动脉桥时常出现心率增快,同时肺毛细血管楔压上升,中心静脉压增高,左、右心室每搏做功指数减少,提示左及右心室功能减弱,需应用 α-肾上腺素受体激动剂如苯肾上腺素或去甲肾上腺素等调整血压,但乳酸含量仅轻微增高,脑氧饱和度无明显变化。提示非 CPB 手术中的氧代谢紊乱和缺氧程度比 CPB 手术者轻,术毕可早期拔管。⑥有人采用硬膜外麻醉-全麻联合麻醉,认为可阻断心胸段交感神经,利于减轻应激反应,减少全麻药用量,且又可施行术后镇痛,但应注意有发生硬膜外血肿的可能。⑦近年在非 CPB 下还开展 CO_2 激光、钬激光和准分子激光穿透心肌打孔再血管化术,使心腔内血液经孔道灌注心肌以改善缺氧。主要适用于因冠脉病变严重无法接受冠脉搭桥手术者、PTCA 者、全身状况很差者或作为冠脉搭桥手术的一种辅助治疗。

(五)危重冠心患者的辅助循环

冠心病患者心脏功能严重受损时,需依靠辅助循环措施,以减少心脏做功,提高全身和心肌供血,改善心脏功能,使用率约为 1%～4%。辅助循环的成功主要取决于其应用时机,以尽早应用者效果好。适应证为:术前心功能不全,严重心肌肥厚或扩张;术中心肌缺血时间＞120min;术终心脏指数＜2.0L/$(m^2 \cdot min)$;术终左心房压＞2.67kPa;术终右心房压＞3.33kPa;恶性室性心律失常;术终不能脱离 CPB。

常用的辅助循环方法有以下几种:①主动脉内球囊反搏(IABP)为搭桥手术前最常用的辅助循环措施,适用于术前并存严重心功能不全、心力衰竭、心源性休克的冠心病患者,由此可为患者争取手术治疗创造条件。将带气囊心导管经外周动脉置入降主动脉左锁骨下动脉开口的远端,导管与反搏机连接后调控气囊充气与排气,原理是:心脏舒张期气囊迅速充气以阻断主动脉血流,促使主动脉舒张压升高,借以增加冠脉血流,改善心肌供氧;心脏收缩前气囊迅速排气,促使主动脉压力、心脏后负荷及心排血阻力均下降,由此减少心肌耗氧。②人工泵辅助有滚压泵、离心泵两种。滚压泵结构简单,易于操作,比较经济,缺点是血球破坏较严重,不适宜长时间使用。离心泵结构较复杂,但血球破坏少,在后负荷增大时可自动降低排出量,更加符合生理,可较长时间使用,一般能维持数天。③心室辅助泵有气驱动泵和电动泵两型。气驱动型泵流量大,适于左、右心室或双心室辅助,但泵的体积大,限制患者活动。近年逐渐采用可埋藏型电动型心室辅助泵,如 Heartmate(TCI)和 Nevacor,连接在心尖以辅助左心功能。④常温非 CPB 搭桥手术中,有时出现心率太慢和血压太低而经药物治疗无效者,可继发循环衰竭,此时可采用"微型轴流泵",根据阿基米德螺旋原理采用离心泵驱动血液以辅助循环,常用 Hemopump 和 Jarvik 泵。在轴流泵支持下施行常温冠脉搭桥术,可比 CPB 下手术的出血少,心肌损伤轻。轴流泵的优点是:用患者自体肺进行血液氧合;不需要阻断主动脉;不存在缺血再灌注损伤;降低心脏负荷,减少心肌耗氧,增加心肌血流,增强心肌保护;减少肝素用量,减少手术出血。但轴流泵本身在目前尚需继续探索和改进。

四、术后管理

(一)保证氧供

(1)维持血压和心脏收缩功能,必要时辅用小剂量儿茶酚胺类药。同时保证足够的血容量,使 CVP 维持满意水平。应用小剂量硝酸甘油,防止冠脉痉挛和扩张外周血管。

(2)维持血红蛋白浓度,手术顺利者维持 80g/L 和 Hct24% 水平,可不影响氧摄取率、混合静脉血氧张力及冠状窦氧张力。但在:①心功能不全,无力提高心排血量或局部血流;②年龄>65 岁血红蛋白水平应适当提高。

(3)术后出现并发症而增加机体耗氧。

(4)术后需机械通气辅助呼吸等严重情况时,血红蛋白浓度应维持 100g/L 和 Hct30% 或更高。

(5)维持血气及酸碱度正常,充分供氧,监测 pH,调整呼吸机参数使血气达到正常水平。积极治疗酸中毒、糖尿病及呼吸功能不全。

(二)减少氧耗

保持麻醉苏醒期平稳,避免手术后期过早减浅麻醉,应用镇静镇痛药以平稳渡过苏醒期。

预防高血压和心动过速,针对性使用 α-受体阻滞剂(压宁定),β-受体阻滞药(美托洛尔),钙离子拮抗剂等短效药。如果仍出现血压升高,试用小剂量硝普钠,但应注意术后患者对硝普钠较敏感,需慎重掌握剂量。心率控制在小于 70bpm,其心肌缺血发生率约为 28%,而心率高于 110bpm 者则可增至 62%。

(三)早期发现心肌梗死

冠脉搭桥患者围术期心肌缺血率为 36.9%～55%,其中 6.3%～6.9%发生心肌梗死。临床上小范围局灶性心肌梗死不易被发现;大范围者则引起低心排综合征或重度心律失常,其中并发心源性休克者约 15%～20%,病死率高达 80%～90%;并发心力衰竭者为 20%～40%。早期发现心肌梗死具有重要性,其诊断依据有:①主诉心绞痛;无原因的心率增快和血压下降;②心电图出现 ST 段及 T 波改变或心肌梗死图像;③心肌肌钙蛋白(cTn)、CK-MB、肌红蛋白(Myo)、核素扫描[99m]锝-焦磷酸盐心肌"热区"心肌显像可支持早期心肌梗死的诊断,有重要价值。

(四)术后镇痛

心脏手术后创口疼痛不仅患者痛苦,更可引起机体各系统一系列病理生理改变,例如:①患者取强迫体位,导致肌肉收缩,肺活量减少,肺顺应性下降,通气量下降,容易缺氧和 CO_2 蓄积;②患者不能有效咳嗽排痰,易诱发肺不张和肺炎;③患者焦虑不安、精神烦躁、睡眠不佳,可使体内儿茶酚胺、醛固酮、皮质醇、肾素-血管紧张素系统分泌增多,引起血管收缩、血压升高,心率加快、心肌耗氧增加;还可引起内分泌变化,使血糖上升,水钠潴留、排钾增多;④引起交感神经兴奋,使胃肠功能抑制,胃肠绞痛、腹胀、恶心、尿潴留等。综上所述,对冠脉搭桥手术后施行镇痛具有极重要意义。

临床常用肌内注射吗啡施行术后镇痛,存在不少缺点需要改进。近年开展芬太尼或吗啡患者自控镇痛(PCA)法,患者根据自己的感受而按需用药,用药量减小,效果更好。

第四节　大血管手术的麻醉

一、急性主动脉破裂和夹层动脉瘤修补术麻醉

(一)概述

主动脉夹层是指主动脉中层在各种原因作用下发生撕裂,形成假腔,血液在假腔中流动,并挤压真腔。主动脉内膜撕裂,血液经裂口流入主动脉壁,使中层从外膜剥离。主动脉夹层撕裂死亡率很高。血柱在主动脉壁内形成假腔。通常从撕裂口向远端伸展,较少向近端延伸。夹层撕裂发生于中层的肌层,可经外膜破裂或返向内膜。假腔可在主动脉的任何部位再进入主动脉真腔。夹层撕裂使主动脉的供血发生障碍,且引起主动脉瓣关闭不全。主动脉破裂通常入心包腔或左侧胸膜腔,可迅速导致死亡。夹层撕裂可起于主动脉的任何部位,但最常见的部位是在升主动脉近端,离主动脉瓣 5cm 内,和降主动脉胸段左锁骨下动脉开口处下方。夹层撕裂局限于个别动脉如冠状动脉和颈动脉者罕见。

多数患者主动脉中层平滑肌和弹力组织有退行性变,有时有囊状变(中层囊状坏死)。最常伴中层退行性变的是高血压,有 >2/3 的病例,且特别以远端夹层撕裂为主。其他包括遗传性结缔组织异常,特别是马方综合征和 Ehlers Danlos 综合征;先天性心血管异常如主动脉缩窄、动脉导管未闭、两叶主动脉瓣;动脉粥样硬化;创伤;肉芽肿性动脉炎。动脉插管和心血管手术可引起医源性夹层撕裂。

(二)麻醉要点

1.术前准备

症状和体征通常是突然发生并取决于病变的部位和特殊的受累器官。最初的治疗包括用抗高血压药物控制血压、用 β-受体阻滞药降低收缩力。准备实施胸廓切开术的患者在手术前夜需要放置胸部硬膜外导管。

(1)呼吸系统：由于慢性的动脉瘤膨胀所致喉返神经麻痹。气管或左主支气管受压导致插管困难、肺不张；咯血继发于动脉瘤破裂进入肺；血胸导致氧合受限，胸内压升高造成静脉回流减少，特别是间歇正压通气时。

(2)心血管系统：主动脉裂会导致周围血管搏动减弱或消失，这会影响动脉内监测和中心静脉通路的放置部位。疼痛和焦虑会导致高血压，而病变破裂或渗漏会导致血压下降和休克。

(3)消化系统：肠和肝血供减少会引起内脏缺血，引起代谢性酸中毒或肝功能减退。

(4)肾功能：在主动脉裂、休克和心力衰竭中，肾衰竭继发于肾动脉受累。

(5)血液系统：凝血病可能继发于肝功能受累或大量出血。

(6)实验室检查：动脉瘤的放射学评价。

(7)术前用药：焦虑和疼痛会引起 HTN 并增加动脉瘤破裂的风险。处理：吗啡 0.1mg/kg，静脉注射；咪达唑仑 0.025～0.1mg/kg，静脉注射。急症手术饱胃的措施：甲氧氯普胺 10mg，静脉注射；雷尼替丁 50mg，静脉注射；枸橼檬酸钠 30mL，口服。

2.术中麻醉

(1)麻醉方法：全身麻醉。对于这种手术来说，麻醉的目的：①保护心肌、肾、肺、中枢神经系统及内脏器官的功能；②保持足够的血管内容量，使心排血量不会减少；③控制血压，使越过动脉瘤的跨壁压不会升高，这种升高会增加动脉瘤破裂的危险；④为其他器官提供良好的灌注。

诱导：用中等剂量的镇痛药（芬太尼 10～15μg/kg 或舒芬太尼 1～2μg/kg）联合异丙酚（1～2mg/kg）来防止喉镜检查和气管插管反应引起的高血压。艾司洛尔 100～500μg/kg 超过 1min 或通过局部喷雾或 1.5mg/kg 的静脉剂量给予利多卡因也会降低气管插管的心血管反应。必须使用双枪管，用纤维支气管镜来检验双枪管的位置。

维持：通常用咪达唑仑（100μg/kg）镇静、低流量挥发性麻醉药或联合以上药物。当有硬膜外导管时，舒芬太尼负荷剂量 25～50μg/kg，追加剂量 4～6μg/kg 可以提供充分的辅助镇痛。在血流动力学不稳定的患者中，东莨菪碱 400μg 可以产生遗忘作用。维持心排血量并控制血压于术前水平。当阻断主动脉、继发出血及有并存疾病时，这些患者会具有增高的血流动力学的可变性。手术切口大导致患者保温困难。深低温停循环技术主要用于复杂的主动脉弓手术。常用的插管为股静脉股动脉插管。停循环期间脑的灌注中断。目前认为 45～60min 是相对安全的。部分医疗中心采用氧合的冷血进行无名动脉顺灌或颈内静脉逆灌的方式增加脑氧。虽然理论上所有主动脉手术均能通过此方式完成，但临床上应权衡利弊进行选择。

苏醒：转运患者到 ICU，镇静，术后继发面部、口和呼吸道水肿需保留双枪管，机械通气 24～72 小时。

(2)血液和液体需要量：预计大量出血。开放 1～2 条静脉通路，所有液体加温，细胞回收器，备血 6～8U 悬浮红细胞。

(3)监测：常规监测＋使用有创监测手段，放置肺动脉漂浮导管，经食管超声，主动脉弓或升主动脉受损时 EEG，将主动脉受损时 EEG/SSEP（体感诱发电位）/MEP（动作诱发电位）。

(4)体位：右腋窝外展，受压点加垫，眼保护。

3.术后恢复

(1)并发症:出血、继发于脑或脊髓缺血的神经缺陷、凝血紊乱、肾衰竭。

(2)疼痛治疗:在确定神经和凝血状态正常后放置硬膜外导管。

(3)辅助检查:ECG、超声心动图、电解质、ABG、凝血全项、CXR。

二、胸腹主动脉的动脉瘤修补术麻醉

(一)概述

由于退行性的主动脉疾病(动脉粥样硬化)会出现胸腹主动脉的动脉瘤,被看作是遗传性代谢异常(马方综合征)的结果或慢性主动脉裂的后遗症。这种动脉瘤的修补术是一项范围广的、困难的、高要求的手术,因为颈部以下整个躯体的血流是中断的,结果会出现肾和内脏缺血。另外,在受累的主动脉节段、脊髓的血液供应起于腰部和(或)肋间的血管,引起阻断期间严重的脊髓缺血及术后截瘫。

Crawford II 型与 Crawford III 型主动脉瘤,以及 DeBakey I 型、II 型夹层的手术风险更大。成功的胸主动脉手术需要手术医生、麻醉医生、护士、灌注医生与电生理监测团队的密切配合。麻醉医生要熟悉控制性低血压、肾保护、脊髓保护、单肺通气、人工降温、有创监测、大量输血与凝血管理技术。随着腔内手术技术的进展,开胸手术逐年减少。

(二)麻醉要点

1.术前准备

症状和体征通常是突然发生并取决于病变的部位和特殊的受累器官。最初的治疗包括用抗高血压药物控制血压、用 β-受体阻滞药降低收缩力。准备实施胸廓切开术的患者在手术前夜需要放置胸部硬膜外导管。

(1)呼吸系统:慢性的肺部疾病与术后的并发症有关。术前准备包括应用支气管扩张药、戒烟、诱发肺活量测定及胸部理疗会降低术后发病的风险。

(2)心血管系统:在选择性的胸腹主动脉瘤修补术中,CAD 是围术期及晚期死亡的最常见原因。它通常与 HTN 相关。

(3)消化系统:累及肠系膜上动脉和肠系膜下动脉的动脉瘤会引起内脏缺血。

(4)肾功能:累及肾动脉的动脉瘤和术前存在的肾功能障碍增加了术后肾问题的潜在风险。

(5)血液系统:先前存在的凝血病会增加风险。许多患者术前都在应用阿司匹林。贫血、血小板减少症及维生素 K 依赖因子的减少与过量饮酒有关。在动脉瘤的腔内会发生 DIC 的过程,这种情况非常少。

(6)实验室检查:动脉瘤的放射学评价。

(7)术前用药:焦虑和疼痛会引起 HTN 并增加动脉瘤破裂的风险。处理:吗啡 0.1mg/kg,静脉注射;咪达唑仑 1~5mg,静脉注射。急症手术饱胃的措施:甲氧氯普胺 10mg,静脉注射;雷尼替丁 50mg,静脉注射;枸橼酸钠 30mL,口服。

2.术中麻醉

(1)麻醉方法:全身麻醉。对于这种手术来说,麻醉的目的:①保护心肌、肾、肺、中枢神经系统及内脏器官的功能;②保持足够的血管内容量,使心排血量不会减少;③控制血压,使越过动脉瘤的跨壁压不会升高,这种升高会增加动脉瘤破裂的危险;④为其他器官提供良好的灌注。

诱导:用中等剂量的镇痛药(芬太尼 $10\sim20\mu g/kg$ 或舒芬太尼 $1\sim2\mu g/kg$)联合异丙酚($1\sim2mg/kg$)来防止喉镜检查和气管插管反应引起的高血压。艾司洛尔 $100\sim500\mu g/kg$ 超过 $1min$ 或通过局部喷雾或 $1.5mg/kg$ 的静脉剂量给予利多卡因也会降低气管插管的心血管反应。必须使用双枪管,用纤维支气管镜来检验双枪管的位置。

维持:通常用咪达唑仑($100\mu g/kg$)镇静、低流量挥发性麻醉药或联合以上药物。当有硬膜外导管时,舒芬太尼负荷剂量 $25\sim50\mu g/kg$,追加剂量 $4\sim6\mu g/kg$ 可以提供充分的辅助镇痛。在血流动力学不稳定的患者中,东莨菪碱 $400\mu g$ 可以产生遗忘作用。维持心排血量并控制血压于术前水平。当阻断主动脉、继发出血及有并存疾病时,这些患者会具有增高的血流动力学的可变性。手术切口大导致患者保温困难。深低温停循环技术主要用于复杂的主动脉弓手术。常用的插管为股静脉-股动脉插管。停循环期间脑的灌注中断。目前认为 $45\sim60min$ 是相对安全的。部分医疗中心采用氧合的冷血进行无名动脉顺灌或颈内静脉逆灌的方式增加脑氧合。虽然理论上所有主动脉手术均能通过此方式完成,但临床上应权衡利弊进行选择。

苏醒:转运患者到 ICU,镇静,术后继发面部、口和呼吸道水肿需保留双腔管,机械通气 $24\sim72$ 小时。

(2)血液和液体需要量:预计大量出血。开放 $1\sim2$ 条静脉通路,所有液体加温,细胞回收器,备血 $8\sim10U$ 悬浮红细胞。

(3)监测:常规监测＋使用有创监测手段,放置肺动脉漂浮导管,经食管超声,EEG/SSEP(体感诱发电位)MEP(动作诱发电位)。

(4)体位:右腋窝外展,受压点加垫,眼保护。

3.术后恢复

(1)并发症:出血、继发于脑或脊髓缺血的神经缺陷、凝血紊乱、肾衰竭。

(2)疼痛治疗:在确定神经和凝血状态正常后放置硬膜外导管。

(3)辅助检查:ECG、超声心动图、电解质、ABG、凝血全项、CXR。

三、腹主动脉手术麻醉

(一)概述

腹主动脉疾病包括腹主动脉瘤、腹主动脉髂动脉阻塞性疾病、肾动脉狭窄与肠系膜动脉狭窄等。传统的腹主动脉瘤切开重建手术要求麻醉医生熟悉腹主动脉瘤引起的病理生理改变,了解手术步骤,能精准控制钳夹主动脉与开钳造成的血流动力学指标波动保证重要器官的灌注。由于手术时间长、失血量大、体温波动明显等因素,麻醉管理的难度较大。最近 20 年,腔内血管手术技术的发展已经逐渐替代了 75% 的择期病例与 30% 的瘤破裂急诊病例,并且随着腔内手术设备与技术的更新,传统的开腹腹主动脉重建手术将愈来愈少。

（二）麻醉要点

1.术前准备

准备行腹主动脉瘤手术的患者多为患有多种并存疾病年龄偏大的男性。通常来说,多数患者是没有症状的,而且,这种诊断是在常规检查或其他检查的过程中作为一种偶然的发现而做出的;然而,动脉瘤破裂后,某些患者便会表现出严重的血压下降。这些患者需要迅速复苏并紧急阻断主动脉。

①呼吸系统:慢性的肺部疾病与术后的并发症有关。术前准备包括应用支气管扩张药、戒烟、诱发肺活量测定及胸部理疗会降低术后发病的风险。

②心血管系统:在这类患者中,CAD 是围术期及晚期死亡的最常见原因。它通常与 HTN 相关。术前必须控制血压。需要测量两侧上肢血压,以决定术中动脉通路的放置(应将动脉通路置于较高血压上肢)。

③肾功能:这类患者中,慢性肾功能不全经常继发于 HTN、糖尿病和动脉粥样硬化性肾血管疾病。继发于造影剂检查及肠道准备的血容量不足会导致肾衰竭。

④血液系统:先前存在的凝血病会增加风险。许多患者术前都在应用阿司匹林。贫血、血小板减少症及维生素 K 依赖因子的产生减少与过量饮酒有关。在动脉瘤的腔内会发生 DIC 的过程,这种情况非常少。

⑤实验室检查:动脉瘤的放射学评价。

⑥术前用药:焦虑和疼痛会引起 HTN 并增加动脉瘤破裂的风险。处理:吗啡 0.1mg/kg,静脉注射;咪达唑仑 1～5mg,静脉注射。急症手术饱胃的措施:甲氧氯普胺 10mg,静脉注射;雷尼替丁 50mg,静脉注射;枸橼酸钠 30mL,口服。

2.术中麻醉

(1)麻醉方法:全身麻醉。对于这种手术来说,麻醉的目的:保护心肌、肾、肺、中枢神经系统及内脏器官的功能;保持足够的血管内容量,使心排血量不会减少;控制血压,使越过动脉瘤的跨壁压不会升高,这种升高会增加动脉瘤破裂的危险;为其他器官提供良好的灌注。

①诱导:计划术后拔管的患者,麻醉诱导应使用芬太尼 4～6μg/kg 联合依托咪酯(0.2～0.4mg/kg)。防止喉镜检查和气管插管反应引起的高血压。局部喷雾或 1.5mg/kg 的静脉剂量给予利多卡因也会降低气管插管的心血管反应。

②维持:通常用咪达唑仑(100μg/kg)镇静、低流量挥发性麻醉药或联合以上药物。当有硬膜外导管时,舒芬太尼负荷剂量 25～50μg/kg,追加剂量 4～6μg/kg 可以提供充分的辅助镇痛。在血流动力学不稳定的患者中,东莨菪碱 400μg 可以产生遗忘作用。维持心排血量并控制血压于术前水平。当阻断主动脉、继发出血及有并存疾病时,这些患者会具有增高的血流动力学的可变性。手术切口大导致患者保温困难。

③苏醒:接受了顺利的手术,特别是采用了腹膜后入路的体温高于 35.5℃ 的患者,通常是在手术室拔管或在回到 ICU 后短时间内拔管。患有严重心肺疾病的患者一般需要机械通气 24～48 小时。在苏醒过程中需要防止 HTN 和心动过速。

(2)血液和液体需要量:预计大量出血。开放 1～2 条静脉通路,所有液体加温,细胞回收器,备血 4U 悬浮红细胞。

(3)监测:常规监测＋使用有创监测手段,手术阻断肾动脉以上的主动脉则需要使用肺动脉导管。在左心室功能与肺功能正常的情况下,中心静脉压与左心室充盈压相关良好。因此主动脉阻断位置低于肾动脉时多不使用肺动脉导管。通过中心静脉导管测压与快速给药即可。但以下情况仍需使用肺动脉导管:左心室功能不全(EF＜30％)、充血性心力衰竭病史、肺源性心脏病与肾功能不全(术前肌酐＞2mg/dL)。肾动脉下阻断腹主动脉重建手术需要动脉血压监测。多使用桡动脉穿刺测压,并将血压计袖带置于桡动脉穿刺对侧上肢备用。推荐使用经食管超声(TEE)技术,不仅可以用于心脏功能的评价,还能及时发现心肌缺血,准确评价循环容量。

①主动脉阻断:主动脉阻断钳的应用会引起阻断钳近端的 HTN。对于健康的心脏来说,通过将充盈压的增加降到最低限度可以很好地耐受这种情况,对于左心室功能不佳的心脏,充盈压普遍升高。可以用血管扩张药和 β 受体阻滞药控制前、后负荷和心率。小心应用负性变力药物。肾下的主动脉闭塞会引起肾血流量减少。保证足够的血管内容量和尿量。阻断之前给予甘露醇(0.5g/kg)以维持尿量排除。

②主动脉解除阻断:即将解除阻断之前,停用血管扩张药和负性变力药物。逐渐增加充盈压以避免心肌缺血。松开阻断钳会出现继发于血容量不足、反应性充血或心肌功能障碍的血压过度下降。下肢的再灌注和乳酸盐的析出通常不需要应用 H_2CO_3,如果血压持续下降,外科医生可以再次阻断或闭塞主动脉。如果血流动力学稳定而尿量减少,可给予呋塞米 $40\sim80mg$。

(4)体位:受压点加垫,眼保护。

3.术后恢复

(1)并发症:心肌缺血、HTN、出血、器官缺血、凝血紊乱、肾衰竭、低温。

(2)疼痛治疗:在确定神经和凝血状态正常后放置硬膜外导管。

(3)辅助检查:ECG、超声心动图、电解质、ABG、凝血全项、CXR。

四、静脉手术——静脉剥脱和交通支结扎麻醉

(一)概述

慢性静脉功能不全起因于下肢深静脉、浅静脉和交通静脉的血流静止。临床表现包括皮肤和皮下组织的病例改变,如腿部较低部分周围色素沉着、皮炎、硬结和溃疡。这种情况最常由静脉瓣缺陷引起,少数由静脉回流受阻或腿部肌肉的泵作用受损引起。多数症状对非手术治疗反应良好,非手术治疗包括弹力袜、下肢抬高及溃疡的局部治疗。药物治疗失败是手术干预的适应证。只有在证实了深静脉系统开放的情况下才能切除功能不全的大隐静脉或小隐静脉。

(二)麻醉要点

1.术前准备

准备行静脉曲张手术的患者通常是健康的群体,因此,术前需要考虑的因素和监测应由病史和体格检查来决定。

（1）血液系统：行椎管内麻醉前应检查患者凝血状况。

（2）实验室检查：由病史和体格检查来决定。

（3）术前用药：如有必要予标准术前用药。

2.术中麻醉

（1）麻醉方法：全身麻醉、区域麻醉或局部麻醉＋镇静是所有适当的麻醉方法。

（2）血液和液体需要量：出血很少。

（3）监测：常规监测。

（4）体位：受压点加垫，眼保护。

3.术后恢复

（1）并发症：马尾综合征、尿潴留。

（2）疼痛治疗：口服镇痛药。

五、颈动脉内膜切除术麻醉

（一）概述

脑卒中的一个主要病因是颈动脉粥样硬化。成人脑卒中病例中颈动脉疾病导致的约20％。颈动脉粥样硬化的治疗目的是解除动脉狭窄与防止血栓栓塞。治疗方法包括内科药物治疗与外科治疗。除经典的颈动脉内膜切除手术外，血管成形与支架技术也成为最流行的解除颈动脉狭窄的外科干预手段。

血管成形与支架手术的麻醉一般采用镇静技术。为避免血栓栓塞，术中静脉注射小量肝素使 ACT 达基线值的 2 倍。术后口服抗血小板药物。对于肝素诱发血小板减少的患者可使用凝血酶抑制药。

颈动脉内膜切除手术的麻醉既可选择区域阻滞，也可选择全身麻醉。无论采用何种麻醉方式，优化脑血流与避免心血管系统的应激刺激成为麻醉的核心技术。下面以颈动脉内膜切除手术为例，阐述颈动脉疾病外科治疗的麻醉管理要点。

（二）麻醉要点

1.术前准备

颈外动脉或境内动脉血管闭合或溃疡发病数年递增。通常，这些病变是无症状的，直到血管横断面减少至 50％时才出现症状，这是因为脑血管由良好的侧支循环。需要进行颈动脉内膜切除术患者通常可分为 3 种类型：①TIA 的患者存在局部或全身的症状；②已恢复的卒中患者，如卒中发生在近期（2～4 周）一些外科医生可能由于担心患者由缺血性梗死转变为出血性梗死；③无杂音症状患者通常在颈部体检时发现。这些症状提示可能存在颈总动脉狭窄，可通过外科介入治疗，效果很好。

（1）循环系统：心血管系统评价应了解心绞痛、心肌梗死、运动耐量、心力衰竭与心律失常的病史。进行心电图、24 小时心电监测或与心脏超声的检查。对于颈动脉狭窄合并冠状动脉硬化性心脏病的患者，行颈动脉内膜切除手术，还是冠状动脉搭桥（旁路移植）手术，抑或是同期颈动脉内膜切除与冠状动脉搭桥手术仍然是两难的选择。虽然一些有丰富经验的医疗中心报道了他们的成功经验,但鉴于手术医生的经验与对患者病情的把握差异明显,同期手术的推广仍需时日。术前高血压与术后神经系统并发症相关。术前高血压控制不良导致术后高血压与低血压的发生率增加。目前尚无资料表明术前高血压控制的合理水平,但对于择期手术患者,在无疼痛、焦虑等因素影响的前提下收缩压超过 180mmHg 或舒张压超过 100mmHg 时手术应延期。

(2)呼吸系统:已存在感染证据可适当的应用抗生素治疗。如分泌物过多,应进行肺部物理治疗,使用支气管扩张药物。

(3)神经系统:血栓栓塞与局部血流动力学改变是引起脑缺血的常见原因。手术中阻断颈动脉造成的神经功能损害主要取决于侧支循环的代偿。主要的侧支循环包括 Willis 环、颅外血管吻合通路、软脑膜与大动脉的交通支。阻断颈动脉导致神经损伤的其他危险因素包括斑块的特点、低灌注的时间、栓子的特点及脑血管的功能储备。

颈动脉内膜切除术中,缺血的危险与脑循环对同侧颈内动脉的依赖程度及对侧脑血管的储备功能有关。临床研究证实,颈动脉夹闭时出现提示脑缺血的有关变化的患者,其卒中发生率增高。而且,侧支循环不良的患者接受颈动脉内膜剥除术后,其围术期卒中的发生率增加 5 倍。颈动脉内膜切除术围术期使用抗血小板治疗被越来越多的研究支持。循证医学研究认为使用新的抗血小板药物如噻氯匹定、氯吡格雷、双嘧达莫对颈动脉切除术的患者有预防脑卒中的作用。目前仍没有严格的随机对照研究确认术前抗血小板治疗的神经保护作用,因此推荐抗血小板的单一药物治疗。

(4)血液系统:通常术前就开始阿司匹林及其他抗血小板药物治疗,以降低手术期间血栓栓塞的风险。

(5)实验室检查:由病史和体格检查提示的检查。

(6)术前用药:施行 CEA 患者术前用药存在争议。如需要用术前用药,咪达唑仑 1～3mg 优于阿片类药物。

2.术中麻醉

(1)麻醉方法:全身麻醉、区域麻醉。在进展期的 CEA,区域阻滞麻醉方法——颈浅丛、深丛阻滞,可以满足局部区域阻滞。这种方法可以在试验夹闭 2～3min 时较好的评价大脑功能,如果患者没有负反应可完成手术。如果患者由神经系统的改变,插入分流,开始全身麻醉诱导,气管内插管,完成手术。区域阻滞麻醉也存在缺乏对大脑保护、患者在夹闭 10min 或更长时间后突发意识丧失或发展为卒中,而且转换为全身麻醉时操作困难。外科医生和麻醉医生中对该技术还有一些支持者,因可降低外科分流需要,缩短在 ICU 滞留时间。总之,麻醉的原则是保证脑的灌注、减少心脏应激刺激与快速麻醉恢复。不同医疗中心使用的麻醉技术不同。但对于紧张、颈部肥胖、病变位置高、手术操作困难的病例选全身麻醉为宜。在夹闭颈动脉或放置转流管的过程中,很难避免远端血管与大气相通,因此麻醉中最好不使用笑气。若要使用,也应在夹闭颈动脉、切开放置转流管或开放前停止使用。手术中对颈动脉窦的刺激还能导致心动过缓或低血压。可通过术前或术中使用抗胆碱药物预防。为避免心率过快造成心肌缺血,多选择胃长宁(格隆溴铵)。为保证患者的快速恢复,吸入麻醉选择七氟烷或地氟烷较理想。丙泊酚与瑞芬太尼的全静脉麻醉不仅恢复迅速,还能减少心血管并发症。

区域阻滞要求麻醉 $C_{2\sim4}$ 神经。因此颈浅丛阻滞、颈深丛阻滞、硬膜外麻醉、局部浸润麻醉，以及这些方法联合应用均能满足手术需要。由于对侧神经纤维的交叉分布或颈动脉鞘的交感神经支配，区域阻滞常有阻滞不全的情况，可通过手术医师局部浸润补充。在病变部位高的情况下手术操作往往要牵拉三叉神经支配的下颌骨，下牙槽神经阻滞是一种有效的辅助措施。颈深丛阻滞可引起膈神经部分或完全阻滞，所以应尽量避免双侧深丛阻滞。对侧膈肌麻痹的患者行颈深丛阻滞带来的膈神经阻滞同样会造成严重的呼吸困难。

（2）血液和液体需要量：出血很少。

（3）监测：常规监测，动脉置管，尿管。颈动脉内膜切除中对脑缺血的监测至关重要。采用区域阻滞技术术中清醒的患者无须这些监测。患者意识水平的表现仍被认为是脑缺血监测的金标准。全身麻醉下手术患者推荐在颈动脉夹闭期间使用神经功能监测技术。监测信号提示脑缺血则使用转流等措施避免术后卒中。

①脑电图（EEG）：16 通道的脑电监测能敏感提示皮层的缺血。脑电监测中的缺血信号与术中神经系统并发症密切相关。单侧或双侧的高频信号衰减或出现低频信号一般提示脑灌注不足。脑电图变化越明显提示缺血程度越重。严重缺血则出现等电位波。

②体感皮层诱发电位（SSEP）：体感皮层诱发电位监测中波幅下降超过 50% 提示脑灌注不足。与传统脑电监测相比，体感皮层诱发电位监测皮层下缺血更有优势。

③经颅超声多普勒（TCD）：通过监测大脑中动脉血流速度来推测颈动脉阻断期间脑血流的变化。颈动脉阻断后大脑中动脉血流速度下降不足 40% 提示无灌注不足；阻断后血流速度下降 40%~74% 提示有中度灌注不足；阻断后血流速度下降超过 75% 提示严重灌注不足。除了判断血流动力变化的特点，经颅超声多普勒还能评价颅内分流、栓塞及观测过度灌注的问题。

④返流压：返流压监测是基于脑血流与灌注压相关的概念衍生的一种监测方法。颈动脉阻断后测定阻断颈动脉的远端压力而来。这种方法的敏感性与特异性均不佳。但返流压低于 25mmHg 或高于 60mmHg 的提示意义明显。

（4）体位：受压点加垫，眼保护。

3.术后恢复

（1）并发症：循环不稳定，高血压，M1、颈动脉体功能缺失，呼吸功能不全，张力性气胸，卒中。

（2）疼痛治疗：哌替啶（10mg，静脉注射，每日 1 次）；可待因（30~60mg，肌内注射，每 4 小时 1 次）。

（3）检查项目：脑血管造影。

第十一章　普外科手术麻醉

第一节　甲状腺手术的麻醉

一、甲状腺解剖及其疾病的病理生理特点

甲状腺位于颈前下方软组织内,大部分在喉及气管上段两侧,其峡部覆盖于第 2～4 气管软骨环的前面。偶有甲状腺向下深入胸腔,称为胸骨后甲状腺。甲状腺由许多球形的囊状滤泡构成。滤泡衬以单层上皮细胞,滤泡细胞分泌甲状腺素又称四碘甲状腺原氨酸(T_4)和三碘甲状腺原氨酸(T_3)。二者释放入血后,即组成甲状腺激素。而滤泡旁细胞则分泌降低血钙的激素,即降钙素。

甲状腺激素对生长发育,性成熟,心血管和中枢神经系统,体温和新陈代谢都有重要影响。主要生理功能:①促进细胞内氧化,提高基础代谢率,使组织产热增加。甲状腺激素能促进肝糖原酵解和组织对糖的利用;促进蛋白质的分解,如骨骼肌蛋白质分解,出现消瘦和乏力;并增加脂肪组织对儿茶酚胺和胰高血糖素的脂解作用,加快胆固醇的转化和排泄。②维持正常生长发育,特别对脑和骨骼发育尤为重要。甲状腺功能低下的儿童,表现为智力下降和身材矮小为特征的呆小病。③心血管系统作用:甲状腺激素能够增强心肌对儿茶酚胺的敏感性。④中枢神经系统作用:甲状腺功能亢进时可出现易激动,注意力不集中等中枢系统兴奋症状。⑤对消化系统的影响:甲状腺功能亢进时食欲亢进,大便次数增加,这可能与胃肠蠕动增强及胃肠排空加快有关。

许多甲状腺疾病需要手术治疗,如甲状腺肿、各种甲状腺肿瘤、甲状腺功能亢进等。这些疾病引起的病理生理变化主要表现为两个方面:①甲状腺素分泌异常带来的变化。②甲状腺病变对周围组织压迫,尤其是对呼吸道压迫引起的变化。

甲状腺素分泌过多引起甲状腺功能亢进症。临床上表现为心动过速、血压增高、脉压增宽、食欲亢进、消瘦、情绪激动、易出汗、手颤、眼球突出等症状。

甲状腺疾病压迫气管导致不同程度的上呼吸道梗阻,引起呼吸困难、喘鸣和发绀等。压迫严重时,患者不能平卧。

二、甲状腺肿瘤切除手术的麻醉

甲状腺肿瘤有良性和恶性之分,良性肿瘤多为腺瘤,常发生于 40 岁以下的中青年女性,可

单发或者多发,亦可恶变或并发甲亢,应及早进行手术。甲状腺癌有多种病理类型,如:乳头状瘤、腺癌、未分化癌等,均需要及时进行手术。肿瘤晚期压迫呼吸道可产生严重后果,有时需要行气管切开缓解症状。

(一)病情评估

甲状腺肿瘤术前应详细检查,充分了解疾病的性质,有无相邻近组织的侵害,特别是有无呼吸道的压迫与梗阻。全面了解重要脏器的功能,如:心血管系统、呼吸系统、肝肾功能、水和电解质平衡等情况。甲状腺肿瘤体位表浅,一般可通过触诊明确肿瘤的大小、硬度和活动度。对较大肿瘤则需要摄颈胸 X 线和 CT 片,以确定肿瘤的大小形态、是否位于胸骨下,以及气管受压程度和方向。术前评估呼吸困难程度与气管受压程度。如果患者静卧时有喘鸣或不能平卧,提示气管受压严重,这种患者则要做好困难气道的准备。术前是否有声音嘶哑和饮水呛咳的症状,如有可通过间接喉镜检查,以明确声带活动度和有无声带麻痹。如果颈部大静脉受压,可导致头颈静脉回流障碍,患者表现为颜面发绀、水肿,颈部、胸前浅静脉扩张,病情危重。

(二)麻醉选择

对一般甲状腺良性肿瘤,无气管受压症状的患者,可选用颈丛神经阻滞麻醉。患者术中保持清醒,通过医患对话可随时检查发声与声带情况,避免发生喉返神经损伤。但是颈丛神经阻滞有时镇痛不完善,有牵拉反应,加上头后仰和仰卧位不适,尤其是肿瘤较大时常需静脉辅助用药,为确保气道通畅,可应用喉罩通气。具有以下情况者,宜选择全身麻醉:①巨大的甲状腺肿瘤或甲状腺弥散性肿大;②有气管受压症状或呼吸困难症状者;③胸骨后甲状腺肿;④可能发生气管软化;⑤有重要脏器功能受损者及拒绝局部麻醉或不配合者。在全麻气管插管下行手术,对外科手术医师的解剖技术要求更高,以避免发生喉返神经损伤。近年喉罩麻醉的使用越来越多,应用喉罩患者可以保留自由呼吸,易于实时监测声带的功能。

(三)麻醉诱导和气管插管

术前有气管受压或气管移位征象者,气管插管可能存在一定困难。在结合症状体征和 X 线和 CT 片进行气道评估的基础上,可用全身麻醉诱导下气管插管,也可采用表面麻醉下使用纤支镜清醒插管。插管体位宜选用患者自主呼吸最舒适体位。清醒插管前需给患者做好解释工作,取得患者配合,要充分做好气道的表面麻醉。如果出现声门下气管插管困难,切忌强行插管,可在助手协助下改变患者体位或更换小一号气管导管。目前随着气管插管可视化技术的发展,如光学纤维喉镜、光学电子喉镜、可视喉镜等,使得困难气道易于解决。关键在于发现困难气道、正确评估与完善的准备工作。

(四)麻醉维持和管理

局部麻醉或颈丛神经阻滞期间,呼吸道的管理特别重要,尤其是在给辅助药物时,严密监测,及时发现和处理呼吸抑制。颈丛神经阻滞时常出现显著的心动过速和血压升高。此时,如麻醉阻滞效果不全,可给予辅助镇痛药物或者改用其他麻醉方式;如麻醉效果好,则可用心血管药物控制。全身麻醉期间保持呼吸道通畅、避免缺氧和二氧化碳蓄积、监测血流动力学变化和维持循环稳定。巨大的甲状腺肿瘤切除术或颈部清扫术可发生大量出血,术前应做好准备。术中应了解气管是否软化,以防术毕拔管后气管发生塌陷。此外,术中还应根据手术操作步骤,适时监测与调整气管导管套囊的压力。以免手术牵拉压迫气管使气囊压力和摩擦增加,造成术毕气道与声门水肿,影响呼吸功能。有观察发现颈部大手术中气管导管套囊的压力与术后气道并发症呈正相关,主张将套囊压力维持在≤25cmH₂O为宜。

(五)麻醉恢复期的处理

手术结束及拔管期间可因切口渗血、敷料包扎过紧、气管软化、喉头水肿、呼吸道分泌物堵塞、喉痉挛等发生急性气道梗死,应积极预防和处理。术毕应准确判断麻醉恢复程度,待患者完全清醒,咳嗽反射、吞咽反射和肌力恢复满意,无呼吸抑制方可拔管。拔管时,备好各种抢救药物及紧急气管插管与气管切开器械,以防不测。术中发现或疑有气管软化者,宜做气管悬吊术或延长保留气管导管时间,送至ICU观察。

甲状腺次全切除术的其他并发症还包括喉返神经损伤和手术切除了甲状旁腺而致甲状旁腺功能低下。在术后的第24~96小时就会发生低钙血症的症状。喉鸣渐进造成喉痉挛可能是低钙血症抽搐的早期表现之一。在这种情况下,可静脉推注氯化钙或葡萄糖酸钙。并监测镁离子浓度,及时纠正进行。双侧喉返神经损伤是极少见的并发症。一侧神经损伤较常见,其典型表现是声音嘶哑和声带麻痹,双侧则导致失声。术中、术后返神经损伤或病变所致气管塌陷可能需要紧急再次气管插管。

三、甲状腺功能亢进症手术

甲状腺功能亢进症是由各种原因导致正常甲状腺素分泌的反馈机制失控,导致循环中甲状腺素异常增多而出现以全身代谢亢进为主要特征的疾病总称。根据引起甲状腺功能亢进的原因可分为原发性、继发性、高功能腺瘤三类。原发性甲状腺功能亢进症最常见,其发病机制目前认为可能是一种自身免疫性疾病。患者年龄多在20~40岁,甲状腺弥散性肿大,两侧对称,且常伴有眼球突出。

(一)麻醉前评估

麻醉前访视患者时,可根据其症状、体征及实验室检查评估其甲状腺功能亢进症的严重程度。

1.临床表现

主要包括:①性情急躁,容易激动,失眠,双手平行伸出时出现震颤。②食欲亢进,但却体重减轻、怕热、多汗、皮肤潮湿。③脉搏快而有力(休息及睡眠时仍快)、脉压增大、病程长者可出现甲亢性心脏病,严重病例可出现心房颤动,甚至充血性心力衰竭。④突眼征常发生于原发性甲状腺功能亢进症患者,双侧眼球突出、眼裂开大,上下眼睑不能完全闭合,以致角膜受损,严重者可发生溃疡甚至失明。⑤甲状腺弥散性对称性肿大,严重者可压迫气管等,但较少见,可扪及震颤,并闻及血管杂音。⑥内分泌紊乱,无力、易疲劳等。

2.特殊检查

(1)基础代谢率:常用计算公式:基础代谢率=(脉率+脉压)-111。测定时应在完全安静、空腹时进行(一般是早晨清醒后未起床时),正常值为±10%,增高20%~30%为轻度甲亢,30%~60%为中度,60%以上为重度。

(2)甲状腺摄¹³¹I率测定:正常甲状腺24小时内摄取¹³¹I量为人体总量的30%~40%,如果 2 小时内甲状腺摄取^{131}I 量超过人体总量的 25％或 24 小时超过人体总量的 50％,且吸^{131}I 高峰提前出现,均可诊断甲亢。

(3)血清 T_3、T_4 含量测定:甲亢时,血清 T_3 可高于正常 4 倍左右,而 T_4 仅为正常值的 2 倍半。

(4)促甲状腺素释放激素(TRH)兴奋试验,静脉注射 TRH 后,促甲状腺激素不增高,则有诊断意义。

3.病情评估

根据上述临床表现及特殊检查以及是否曾发生甲状腺危象等可以对病情严重程度作一评估。一般应经过一段时间抗甲状腺功能亢进药物治疗,待病情稳定后才考虑手术,否则,围手术期间易发生甲状腺危象。如果甲状腺功能亢进症症状得到基本控制,则可考虑手术,具体为:①基础代谢率小于＋20％。②脉率小于 90 次/分,脉压减小。③患者情绪稳定,睡眠良好,体重增加等。

(二)麻醉前准备

1.药物准备

药物准备是术前降低基础代谢率的重要措施。有两种方法:①先用硫脲类药物降低甲状腺素的合成,并抑制机体淋巴细胞自身抗体产生,从而控制因甲状腺素升高而引起的甲亢症状。待甲亢症状被基本控制后,改用碘剂(Logul 液)1～2 周,再行手术。②开始即服用碘剂,2～3 周后甲亢症状得到基本控制,便可进行手术。

硫氧嘧啶类药物包括甲硫氧嘧啶和丙硫氧嘧啶,每日 200～400mg,分次口服,咪唑类药物,如他巴唑(甲巯咪唑)、甲亢平(卡比马唑)每日 20～40mg,分次口服。碘剂含 5％碘化钾,每日 3 次,第 1 日每次 3 滴,以后每日每次增加 1 滴,至每次 16 滴为止。由于抗甲状腺药物能引起甲状腺肿大和动脉性充血,手术时易出血,增加了手术的困难和危险,因此服用后必须加用碘剂 2 周,使甲状腺缩小变硬,有利于手术操作。必须说明的是,碘剂的作用在于抑制蛋白水解酶,减少甲状腺球蛋白的分解,从而抑制甲状腺素的释放,并减少甲状腺的血流量。但停用碘剂后甲状腺功能亢进症状可重新出现,甚至比原来更严重,因此,凡不准备实施手术者,不要服用碘剂。对于上述两种药物准备无效者或不能耐受者,现主要加用 β-受体阻断药,如普萘洛尔。普萘洛尔能选择性地阻断各种靶器官组织上的 β-受体对儿茶酚胺的敏感性,而改善甲状腺功能亢进症的症状,剂量为每 6 小时口服一次,每次 20～60mg,一般 1 周后心率降至正常水平,即可施行手术。由于普萘洛尔在体内的有效半衰期不足 8 小时,所以最后一次口服应在术前 1～2 小时,手术后继续服用 1 周左右。对于患哮喘、慢性气管炎等患者忌用。

2.麻醉前用药

根据甲状腺功能亢进症状控制的情况和将采用的麻醉方法综合考虑,一般来说,镇静药用量较其他病种要大。可选用巴比妥类或苯二氮䓬类药物,如咪达唑仑 0.07～0.15mg/kg。对某些精神高度紧张拟选择气管内麻醉的患者,可加用芬太尼 0.1mg、氟哌利多 5mg 肌内注射,具有增强镇静、镇痛、抗呕吐的作用。为了减少呼吸道分泌物,可以选用 M 受体阻滞药,一般选用东莨菪碱。应该强调的是,对于有呼吸道压迫或梗阻症状的患者,麻醉前镇静或镇痛药应减少用量或避免使用。

（三）麻醉方法的选择

1.局部浸润麻醉

局部浸润麻醉对于症状轻,病程短或经抗甲状腺药物治疗后,病情稳定,无气管压迫症状,且合作较好的患者可采用局部浸润麻醉,特别适应于微创手术。选择恰当浓度的局麻药,一般不加肾上腺素,以免引起心率增快,甚至心律失常。充分皮内、皮下浸润注射,虽然可完全消除手术所致疼痛刺激,但由于甲状腺功能亢进症患者精神紧张状态确非一般,加上甲状腺手术体位和术中牵拉甲状腺组织引起不适反应,术中必须静脉注射镇痛或镇静药,故现在已极少采用局部浸润麻醉于甲状腺功能亢进症患者。

2.颈丛神经阻滞或连续颈部硬膜外阻滞

颈丛神经阻滞的麻醉效果较局部浸润麻醉优良,一般可获得较好的麻醉效果,但仍未摆脱局部麻醉的缺点,如手术牵拉甲状腺时患者仍感不适,此外,若手术时间较长者,麻醉作用逐渐消退,需要加用局部浸润麻醉或重新神经阻滞等。颈部硬膜外阻滞能提供最完善的镇痛效果,同时因阻滞心脏交感神经更利于甲状腺功能亢进患者,可用于防治甲状腺危象,更适应于手术前准备不充分的患者。术中可适量辅以镇痛药及镇静药,如芬太尼及氟哌利多等,以减轻术中牵拉甲状腺所致的不适反应。手术中可能因硬膜外阻滞平面过广、静脉辅助药作用等出现呼吸抑制。故麻醉期间需严密观察患者呼吸功能变化,避免呼吸道梗阻及窒息发生,同时准备气管插管用具。

3.气管内麻醉

气管内麻醉是目前采用最广泛的麻醉方法。适合于甲状腺较大或胸骨后甲状腺肿,伴有气管受压、移位、术前甲状腺功能亢进症状尚未完全控制或精神高度紧张不合作的患者。气管内麻醉能确保患者呼吸道通畅.完全消除手术牵拉所致的不适,增加了手术和麻醉安全性。不足之处是术中无法令患者配合以确定是否损伤喉返神经,此外,若患者术中发生甲状腺危象则体征可能不够明显,必须予以重视。总之,应根据病情选择合理的麻醉药物和麻醉诱导方式并完成气管内插管术,且采用必要的监测技术,使患者平稳渡过手术期。

（1）全身麻醉诱导和气管插管术:困难气管内插管常发生于甲状腺手术患者,麻醉前应有足够的思想和技术准备,包括准备不同内径的气管导管、不同型号的喉镜,甚至纤维支气管镜。对于有呼吸道压迫症状者,宜选择表面麻醉下清醒气管内插管。对于大多数甲状腺功能亢进症患者,若症状控制较好,且不伴有呼吸道压迫症状者,可采用快速诱导气管内插管。但必须注意,凡具有拟交感活性或不能与肾上腺素配伍的全麻药,如乙醚、氟烷、氯胺酮均不宜用于甲状腺功能亢进患者。其他药物,如硫喷妥钠、异丙酚、琥珀胆碱、恩氟烷、异氟烷等均可选用。麻醉诱导过程中充分吸氧去氮,诱导务必平稳,避免屏气、呛咳,插管困难者可借助插管钳、带光源轴芯或纤维支气管镜等完成气管插管。有气管受压、扭曲、移位的患者,宜选择管壁带金属丝的气管导管,且气管导管尖端必须越过气管狭窄平面。完成气管插管后,应仔细检查气管导管是否通畅,防止导管受压、扭曲。甲状腺手术操作不仅可使声带及气管与气管导管壁彼此摩擦,而且可直接损伤气管壁,易引起喉头气管炎症,导致声嘶、喉痛,甚至喉痉挛、喉水肿而窒息。另一方面术后创面出血也可压迫呼吸道,这些因素均可导致患者术后呼吸道梗阻。

（2）全身麻醉维持:恩氟烷、异氟烷、地氟烷、七氟烷、芬太尼、维库溴铵、罗库溴铵等,对甲状腺功能几乎无影响,且对心血管功能干扰小,对肝、肾功能影响小,可优先考虑使用。至于麻醉作用较弱的药物,如氧化亚氮、普鲁卡因,对甲状腺功能亢进的患者可能有麻醉难以加深的可能,必须增加其他药物或复合以恩氟烷或异氟烷吸入或异丙酚静脉点滴。一组来自因垂体瘤所致的继发性甲状腺功能亢进症的研究表明,麻醉维持选择较高浓度异丙酚 8～10mg/(kg·h),可达到较恰当的动脉血浓度(2～4μg/mL),此时异丙酚的廓清率也较高(2.8L/min)。而乙醚、氟烷和氯胺酮则禁用或慎用于甲状腺功能亢进患者。

(3)气管拔管:手术结束后待患者完全清醒,咽喉保护性反射业已恢复后方可考虑拔除气管导管。由于出血、炎症、手术等诸因素,拔除气管导管后,患者可突然发生急性呼吸道梗阻。为预防此严重并发症,必须等患者完全清醒后,首先将气管导管退至声门下,并仔细观察患者呼吸道是否通畅,呼吸是否平稳,如果情况良好,则可考虑完全拔除气管导管,并继续观察是否出现呼吸道梗阻。如果一旦出现呼吸道梗阻,则应立即再施行气管插管术,以保证呼吸道通畅。

四、并发症防治

(一)呼吸困难和窒息

呼吸困难和窒息多发生于手术后 48 小时内,是最危急的并发症。常见原因是:①手术切口内出血或敷料包扎过紧而压迫气管。②喉头水肿,可能是手术创伤或气管插管引起。③气管塌陷,由于气管壁长期受肿大甲状腺压迫而发生软化,切除大部分甲状腺后,软化之气管壁失去支撑所致。④喉痉挛、呼吸道分泌物等。⑤双侧喉返神经损伤。临床表现为进行性呼吸困难,发绀甚至窒息。对疑有气管壁软化的患者,手术结束后一定待患者完全清醒,先将气管导管退至声门下,观察数分钟,如果没有呼吸道梗阻出现,方可拔管气管导管。如果双侧喉返神经损伤所致呼吸道梗阻,则应行紧急气管造口术。此外在手术间或病房均应备有紧急气管插管或气管造口的急救器械,一旦发生呼吸道梗阻甚至窒息,可以及时采取措施以确保呼吸道通畅。

(二)喉返神经或喉上神经损伤

喉返神经或喉上神经损伤手术操作可因切断、缝扎、牵拉或钳夹喉返神经后造成永久性或暂时性损伤。若损伤前支则该侧声带外展,若损伤后支则声带内收,如两侧喉返神经主干被损伤,则可出现呼吸困难甚至窒息,需立即行气管造口以解除呼吸道梗阻。如为暂时性喉返神经损伤,经理疗及维生素等治疗,一般 3～6 个月可逐渐恢复。喉上神经内支损伤使喉部黏膜感觉丧失而易发生呛咳,而外支损伤则使环甲肌瘫痪而使声调降低,一般经理疗或神经营养药物治疗后可自行恢复。

(三)手足抽搐

手足抽搐因手术操作误伤甲状旁腺或使其血液供给受累所致,血钙浓度下降至 2.0mmol/L 以下,导致神经肌肉的应激性增高而在术中或术后发生手足抽搐,严重者可发生喉和膈肌痉挛,引起窒息甚至死亡。发生手足抽搐后,应立即静脉注射 10% 葡萄糖酸钙 10～20mL,严重者需行异体甲状旁腺移植。

（四）甲状腺危象

在甲亢未经控制或难以良好控制的患者,由于应激使甲亢病情突然加剧的状态即为甲亢危象。可发生于各个年龄组的患者,以老年人多见。甲亢危象是一种危重综合征,危及甲亢患者的生命,常因内科疾病、感染、精神刺激、分娩、手术、创伤、^{131}I 治疗、甲状腺受挤压等原因而诱发。其发生率可占甲亢患者的 2%～8%,死亡率高达 20%～50%。围术期出现高热(>39℃)、心动过速(>140 次/分,与体温升高不成比例)、收缩压增高、中枢神经系统症状(激动、谵妄、精神病、癫痫发作、极度嗜睡、昏迷)以及胃肠道症状(恶心、呕吐、腹泻、黄疸)等,应警惕甲亢危象的发生。与手术有关的甲亢危象可发生于术中或术后,多见于术后 6～18 小时。由于甲状腺危象酷似恶性高热、神经安定药恶性综合征、脓毒症、出血及输液或药物反应,应注意鉴别。术后甲亢危象的患者临床常表现为烦躁不安、神志淡漠,甚至发生昏迷。少数患者临床表现不典型,可表现为表情淡漠、乏力、恶病质、心动过缓,最后发展为昏迷,称为淡漠型甲亢危象,临床应高度警惕。

(1)预防措施:充分有效的术前准备是预防围术期甲亢危象的关键。应用抗甲状腺药物进行对症治疗和全身支持疗法。

(2)静脉滴注 10% 葡萄糖液和氢化可的松 300～500mg。

(3)明确诊断后即经胃管注入甲巯咪唑,首剂 60mg,继用 20mg,每 8 小时一次。抗甲状腺药物 1 小时后使用复方碘溶液(Lugol 液)5 滴,每 6 小时一次或碘化钠 1.0g,溶于 500mL 液体中静脉滴注,每日 1～3g。

(4)有心动过速者给予普萘洛尔 20～40mg 口服,每 4 小时一次。艾司洛尔为超短效 β 受体阻断药,0.5～1mg/min 静脉缓慢注射,继之可根据心率监测,泵注维持治疗。严重房室传导阻滞、心源性休克、严重心衰、哮喘或慢性阻塞性肺疾病患者忌用。有心衰表现者可使用毛花苷 C 静脉注射,快速洋地黄化有助于治疗心动过速和心衰,亦可应用利尿剂和血管扩张药(如尼卡地平、乌拉地尔)降压和降低心脏负荷。

(5)对症处理:保持呼吸道通畅,增加吸入氧浓度,充分给氧。高热者积极降温,必要时进行人工冬眠,抑制中枢及自主神经系统兴奋性,稳定甲状腺功能,降低基础代谢率。冬眠药物可强化物理降温效果,但应避免水杨酸盐降温,因大量水杨酸盐也会增加基础代谢率。纠正水、电解质和酸碱平衡。注意保证足够热量及液体补充(每日补充液体 3000～6000mL)。

(6)若应用上述治疗措施仍不见效,病情恶化时,可考虑施行换血疗法、腹膜透析或血液透析。

（五）颈动脉窦反射

颈动脉窦是颈内动脉起始处的梭形膨出,在窦壁内富含感觉神经末梢,称之为压力感受器。甲状腺手术刺激该部位时,可引起血压降低,心率变慢,甚至心跳骤停。术中为了避免该严重并发症发生,可采用局麻药少许在颈动脉窦周围行浸润阻滞,否则一旦出现,则应暂停手术并立即静脉注射阿托品,必要时采取心肺复苏措施。

第二节 甲状旁腺手术的麻醉

一、甲状旁腺的解剖特点

一般情况下,80%的甲状旁腺位于正常的较为隐蔽的位置,上一对甲状旁腺位于甲状腺侧叶后缘中点以上至上 1/4 与下 3/4 交界处;下一对位于甲状腺侧叶的下 1/3 段,均在甲状腺固有囊与筋膜鞘之间。甲状旁腺的血液供应一般来自甲状腺下动脉。甲状旁腺主要由大量的主细胞、少量的嗜酸性细胞和基质所构成。主细胞分泌甲状旁腺素。嗜酸性细胞可能是老化的主细胞,正常情况下无分泌功能。甲状旁腺分泌甲状旁腺素(PTH),其生理作用是调节体内钙、磷代谢,与甲状腺滤泡旁细胞分泌的降钙素共同维持体内钙磷平衡。

二、甲状旁腺疾病的病理生理特点

甲状旁腺有以下的作用:①促进近侧肾小管对钙的重吸收,使尿钙减少,血钙增加。②抑制近侧肾小管对磷的吸收,使尿磷增加,血磷减少。③促进破骨细胞的脱钙作用,使 Na_3PO_4 自骨基质释放,提高血钙和血磷的浓度。④促使维生素 D 的羟化作用,生成具有活性的 1,25-二羟 D_3,后者促进肠道对食物中钙的吸收。血钙过低刺激甲状旁腺素的合成和释放,使血钙上升,血钙过高抑制甲状旁腺素的合成和释放使血钙向骨骼转移,降低血钙。上述作用使正常人的血钙维持在正常范围。正常人的血钙与血磷间呈相反的关系,血钙高则血磷低,血钙与血磷的乘积衡定,维持在 35～40。甲旁亢时血钙常超过 12mg/dL,血磷多降至 2～3mg/dL,血中碱性磷酸酶增高;尿中钙排出量显著增高,每 24 小时可超过 20mg。据此可以明确诊断。

原发性甲状旁腺功能亢进症是全身性内分泌疾病。原发性甲状旁腺功能亢进者要积极手术治疗,而继发性甲状旁腺功能亢进的原因可以消除,亢进可消退,因此甲状旁腺不需要切除。至于由长期肾功能不全所致继发性甲状旁腺功能亢进是否需要手术主要取决于甲状旁腺功能亢进的程度。麻醉医师应重点了解甲状旁腺亢进症是否损害重要脏器的功能和导致内环境紊乱。甲状旁腺功能亢进致甲状旁腺激素(PTH)分泌过多,PTH 正常值为 20～90ng/L。钙离子动员进入血液循环,引起血钙升高(血钙正常值为 2～2.6mmol/L)。同时,导致广泛骨质脱钙,骨基质分解,黏蛋白、羟脯氨酸等代谢产物从尿排泄增多,形成尿结石或肾钙盐沉着症,加以继发感染等因素,肾功能常严重损害。此外,肾小管对无机磷再吸收减少,尿磷排出增加,血磷降低。如果肾功能完好,尿钙排泄量随之增加而使血钙下降,但持续增多的甲状旁腺激素引起的尿路结石可导致肾功能不全,甚至肾衰竭。甲状旁腺功能亢进引起的消化系统疾病可导致水电解质紊乱和酸碱失衡。高钙血症还可致心律失常,甚至心力衰竭等。因此,应针对具体病情做好充分的麻醉前准备,并根据手术范围的大小选择合适的麻醉方法。同时加强术中监测,防止并发症。

三、甲状旁腺手术特点

需要手术的甲状旁腺疾病主要是有甲状旁腺功能亢进和肿瘤,后者也常合并有甲状旁腺功能亢进。甲状旁腺腺瘤或增生切除术要仔细探查,紧靠甲状腺固有囊清理并完整保留固有囊外侧叶上下端附近的脂肪组织和疏松结缔组织,防止损伤喉返神经。

四、甲状旁腺手术的麻醉管理

(一)术前准备

首先是维持有效循环血容量和纠正电解质紊乱。有慢性高钙血症的患者要评估肾功能、心脏功能和中枢神经系统有无异常。当血清钙离子浓度超过 15mg/dL(3.75mmol/L)时为高钙危象,需紧急处理。因为血钙增高可能引起心律失常。可通过扩充容量和利尿降低血清钙的浓度。在治疗高钙血症时,术前还要注意低磷血症的矫正。血清磷酸盐水平过低使心肌收缩力下降可导致心力衰竭,以及骨骼肌无力、溶血和血小板功能异常。轻度低磷血症血磷(0.8～0.3mmol/L)可不作特殊处理,增加富含磷的食物即可。对严重的低磷血症患者需要更为积极的治疗方法,即静脉输入帕米磷酸二钠或依替磷酸二钠,使血磷水平维持在 1.0～1.3mmol/L。通常每日的补磷量为 33～100mmol 左右,并在补磷时应密切监测血磷浓度的变化,随时调整补磷量,以免出现高磷血症或继发性软组织钙化。对于甲状旁腺功能亢进伴有骨质疏松患者,在气管插管时头颈过度后可能发生椎体压缩,在搬运过程中也可能并发骨折。

(二)麻醉选择

全面了解高钙血症的临床表现对麻醉选择具有重要意义。随着钙水平的升高,引起认知功能缺陷从记忆丧失到神志不清,甚至昏迷。其他的症状和体征包括便秘、胃酸过度分泌、溃疡症状、多尿及肾结石。一般选用全身麻醉,也可根据患者全身状况进行颈丛神经阻滞麻醉。

(三)麻醉处理

麻醉和手术前应全面检查重要脏器的功能和确定肿瘤与周围组织特别是气管的关系,正确判断和处理气管梗阻。麻醉期间除常规全麻监测外,主要是维持电解质平衡,尤其是血钙的监测。术前有心、肾功能不全及神经肌肉兴奋性改变者,术中肌松药的使用,应高度重视。可选择阿曲库铵和(或)减少用药剂量。

(四)术后处理

术后并发症包括喉返神经损伤、出血或一过性或完全性甲状旁腺功能减退。单侧喉返神经损伤的典型表现是声音嘶哑,一般不需要治疗。双侧喉返神经损伤很少见,可能导致窒息需要立即行气管插管。成功的甲状旁腺切除术后血钙下降。术前有明显代谢性骨骼疾病者在切除了甲状旁腺体后常会发生饥饿骨骼综合征出现低钙血症,这是骨骼快速再矿物化的结果。血清钙的最低点多发生在术后 3～7 天,临床上可反复出现口唇麻木和手足抽搐等低钙血症状。所以,应密切监测血清钙、镁和磷的水平,直到平稳。常规治疗是补充维生素 D 和钙剂,但效果有限。对于已有代谢性骨骼疾病,需切除甲状旁腺的患者,近年来有学者提出术前1～2 天服用帕米磷酸治疗,可明显改善术后低钙血症状,仅少部分患者需行补钙处理。

第三节 乳房手术的麻醉

一、乳房解剖及生理概要

成年未婚妇女乳房呈半球形,位于胸大肌浅面,约在第 2～6 肋骨水平的浅筋膜浅、深层之间。乳头位于乳房的中心,周围色素沉着区称为乳晕。乳腺有 15～20 个腺叶,每个腺叶分成很多腺小叶,腺小叶由小乳管和腺泡组成,是乳腺的基本单位。小乳管汇至乳管,乳管开口于乳头。乳腺是许多内分泌腺的靶器官,其生理活动受垂体、卵巢及肾上腺等内分泌腺的影响。妊娠及哺乳期乳腺明显增生,腺管延长,腺泡分泌乳汁。乳房的淋巴网甚为丰富,淋巴液最后输出至锁骨下淋巴结、胸骨旁淋巴结、肝脏及对侧乳房。

二、乳房手术的麻醉

乳房的疾病包括多乳头、多乳房畸形、急性炎症、脓肿、囊性增生、良性和恶性肿瘤等。一般根据手术范围、大小及患者全身状况来选择相应的麻醉方法。

(一)局部浸润麻醉

适用于手术范围小而合作的患者,如乳房纤维腺瘤切除,疑有癌变的乳房肿瘤做活组织病检等。

(二)硬膜外阻滞

硬膜外阻滞适用于手术范围大或不适宜行全身麻醉的乳癌根治手术患者。一般选择 $T_{2\sim3}$ 间隙穿刺向头侧置管,若能选择 0.25％的罗哌卡因,适当控制容量,则能最大限度地减少对运动神经纤维的阻滞而减轻对呼吸的抑制。尽管如此,麻醉期间必须加强对呼吸功能的监测,避免发生呼吸抑制。

(三)全身麻醉

对于产后哺乳的妇女所患急性乳腺炎或脓肿,需行切开引流术,可选择全凭静脉麻醉,如异丙酚 2～2.5mg/kg 或氯胺酮 2mg/kg,辅以少许麻醉性镇痛药,如芬太尼 2～4μg/kg 静脉注射。麻醉期间保持呼吸道通畅,预防喉痉挛、呼吸抑制等并发症出现。对于乳癌根治术,特别是需扩大清扫范围者常选择全身麻醉,静脉快速诱导后插入喉罩或气管导管,控制或辅助呼吸,术中加强对失血量的监测,必要时输血。

若有条件,手术结束后应将患者送至苏醒室密切观察,直至呼吸、循环功能稳定。因乳房手术后有许多因素影响呼吸功能,如高位硬膜外阻滞对呼吸影响,全身麻醉药的残余作用,胸部敷料包扎压迫等均影响患者肺通气与换气功能。此外,必要时可给患者提供 PCA 服务,有利于患者早日康复。

第四节 腹部手术的麻醉

一、腹部手术的病理生理

（一）胃肠手术的病理生理

胃肠道疾病引起严重病理生理改变的为胃肠道梗阻或穿孔。如幽门梗阻时反复呕吐不能进食，造成脱水及营养障碍，且丢失大量胃酸，可导致碱中毒。肠梗阻时由于呕吐及大量体液向肠腔渗出，造成严重的水和电解质丧失，血容量减少及血液浓缩等改变。因肠壁通透性增加，肠腔内细菌容易进入门脉及腹腔，造成弥散性腹膜炎，如休克降低网状内皮系统功能，更容易引起败血症性休克及代谢性酸中毒，均要求迅速手术以解除病因。同样，胃肠道穿孔或损伤，胃肠内容物进入腹腔，因化学性刺激和细菌感染可引起腹膜炎；溃疡病穿透血管壁还可发生严重出血，导致低血容量休克，均要求急诊手术及进行麻醉处理。诱导过程中极易发生呕吐或返流造成误吸意外。

（二）胆管手术的病理生理

胆管系统的梗阻、感染或出血均需手术处理。如总胆管或肝管梗阻时，胆汁逆流进入血液，能刺激神经系统，使机体出现一系列中毒症状，如皮肤瘙痒，抑郁疲倦、血压下降、心动过缓，甚至昏迷。胆汁淤积还使肝脏受累，呈弥散性增大，功能损害时将导致凝血机制障碍及低蛋白血症等。由于胆管梗阻，胆管内压力升高，胆管扩张，可出现心律失常，血压下降。如胆管内压力超过 $300mmH_2O$ 时胆汁分泌就要停止。若感染并发化脓性阻塞性胆管炎，极易导致严重感染性休克。此时切开总胆管降低总胆管内压力，血压常很快恢复。胆囊或胆管穿孔或损伤，胆汁进入腹腔可造成化学性或感染性腹膜炎，大量体液（主要来自血浆）渗入腹腔内，严重者可达全身血容量的 30%，使病情急剧恶化。此时需大量输血、血浆代用品及液体。

胆管出血常由感染、肿瘤或损伤引起，病情复杂，既有大量出血，又并发黄疸或感染，且止血困难。如正出血时开刀，容易发现病变部位进行止血，但患者处于低血容量状态，又难以忍受肝叶或肝部分切除术，增加处理的困难。此外，胆管有丰富的自主神经分布，牵拉胆囊或胆管可引起反射性冠状动脉痉挛导致心肌缺血缺氧，甚至心搏骤停。胆管内压力增高或 T 型管冲洗时注射液体过快也可出现心律失常、血压下降。一般注射阿托品有减轻这种反射的作用。

（三）门脉高压症手术的病理生理

门脉高压症多并有严重肝机能障碍，并导致严重贫血、低蛋白血症和腹水，同时多并发凝血因子的合成障碍，毛细血管脆性增加及血小板减少等因素造成的出血倾向，均增加手术的危险性。术前必须进行系统治疗，包括休息、高糖、高蛋白及高维生素饮食，输少量新鲜血、血浆或人体白蛋白液，以改善贫血和低蛋白血症，使血红蛋白达到 8g/dL 以上，血浆总蛋白和白蛋白分别达到 6.0g/dL 和 3.0g/dL 以上，同时输新鲜血还可纠正出血倾向。肝硬化腹水的患者常伴有水钠潴留而限制钠盐摄入，及反复抽吸腹水皆可导致水及电解质紊乱，术前也需纠正。一旦并发大出血需急诊手术时，更要同时补充血容量及电解质，并保护肝脏功能。

（四）肝脏手术的病理生理

肝脏疾病中主要是肝癌和损伤,行肝叶或肝部分切除术中主要问题是出血。需要阻断肝脏循环时,常温下不得超过 20 分钟,低温麻醉可延长肝脏对缺氧的耐受时间。肝移植术或肝大部分切除术则非常复杂,术中分离病肝时失血量极大,应经上肢快速输血。因肝脏不能代谢枸橼酸,需同时补充碳酸氢钠及氯化钙。阻断门静脉及下腔静脉时,血流动力急剧改变,同时体温及血糖剧降,凝血因子减少,急需补充 25％～50％葡萄糖液维持血糖在 150～300mg/dL 及新鲜血液,并需电热毯保温。肝移植开放门脉时可出现高血钾症及 pH 下降,有可能导致心室纤颤,应大量输血及碳酸氢钠。移植肝血流恢复后应限制输血、纠正酸中毒、保护肾功能及纠正凝血机制障碍,同时血糖、血钾开始下降。

（五）胰腺手术的病理生理

胰头癌和十二指肠壶腹癌常要行胰十二指肠切除术。术前皆有严重梗阻性黄疸,体质衰弱及营养不良,并伴有肝功能障碍。手术侵袭范围广、时间冗长,术野渗出较多及血浆和细胞外液丢失严重,容易导致循环血容量减少,血液浓缩。必须输血输液,维持循环稳定,保护肝肾功能。部分胰腺切除,应给与阿托品抑制胰腺外分泌及 20 万 U 抑肽酶静滴抑制蛋白分解酶的分泌。全胰腺切除还应根据血糖给予胰岛素。合并糖尿病者,应避免使用乙醚等使血糖升高的麻醉药,术中可用果糖、山梨糖醇或木糖醇补充糖液,并测试血糖及酮体,使血糖维持在 150～200mg/dL,必要时给胰岛素。

急性坏死型胰腺炎引起呕吐、肠麻痹、胰腺出血和腹腔内大量渗出。而脂肪组织分解形成的脂肪酸与血中钙离子起皂化作用引起血清钙偏低,要补充一定量的钙剂。另外,脂肪组织分解还可释放出一种低分子肽类物质,称心肌抑制因子(MDF),有抑制心肌收缩力的作用,使休克加重。由于腹膜炎限制膈肌运动,及血浆蛋白丢失使血浆胶体渗透压降低容易导致间质性肺水肿的发生,均使呼吸功能减退,甚至出现呼吸窘迫综合征。肾功能障碍也是常见并发症,可用甘露醇或速尿进行预防。

（六）体液改变

腹部手术的患者,尤其是急诊手术的患者,术前常有严重的血容量丢失,除了禁食及不感蒸发失水外,还有术前清洁洗肠、呕吐、腹泻、发热、腹腔内或、肠腔内渗出及失血等。如肠梗阻时体液潴留在肠腔内有时达几升,胆囊穿孔腹膜炎,体液渗出严重者可达全身血容量的 30％,急性坏死型胰腺炎的患者体液丢失更为惊人,发病后 2 小时血浆损失可达 33.3％左右,6 小时后可达 39％。另外,手术创伤及受侵袭的脏器表面水肿等也使大量功能性细胞外液进入第三间隙。所以腹内手术时体液和血液的丢失常造成血容量显著减少。均需要根据血压、脉搏、尿量、血细胞比容及中心静脉压,及时补充液体并纠正电解质及酸碱平衡紊乱。

二、腹部手术的特点和要求

（1）腹部外科主要为腹腔内脏器质性疾病的手术,腹腔内脏器官的主要生理功能是消化、吸收、代谢;清除有毒物质和致病微生物;参与机体免疫功能;分泌多种激素调节消化系统和全身生理机能。因此,消化器官疾病必然导致相应的生理功能紊乱及全身营养状态恶化。为保证手术麻醉的安全性,减少术后并发症,麻醉前应根据患者病理生理改变以及伴随疾病的不同,积极调整治疗,以改善全身状况,提高对手术和麻醉的耐受性。

(2)胃肠道每日分泌大量含有相当数量电解质的消化液,一旦发生肠道蠕动异常或肠梗阻,消化液将在胃肠道内潴留;或因呕吐、腹泻等,必然导致大量体液丢失,细胞内、外液的水和电解质锐减,酸碱平衡紊乱及肾功能损害。纠正上述紊乱是消化道手术麻醉前准备的重要内容之一。

(3)消化道肿瘤、溃疡或食管胃底静脉曲张,可继发大出血,除表现呕血、便血外,胃肠道可潴留大量血液,失血量难以估计。麻醉前应根据血红蛋白、血细胞比积、尿量、尿比重、血压、脉率、脉压、中心静脉压等指标补充血容量和细胞外液量,并做好大量输血的准备。

(4)胆管疾病多伴有感染,阻塞性黄疸和肝损害。麻醉时应注意肝肾功能的维护,出凝血异常及自主神经功能紊乱的防治。

(5)腹部外科以急腹症为多见,如胃肠道穿孔,腹膜炎,急性胆囊炎,化脓性阻塞性肝胆管炎,胆汁性腹膜炎及肝、脾、肠破裂等,病情危重,需急诊手术。麻醉前往往无充裕时间进行综合性治疗。急腹症手术麻醉的危险性、意外以及并发症的发生率,均比择期手术为高。因此,麻醉医师应尽可能在术前短时间内对病情做出全面估计和准备,选择适合于患者的麻醉方法和麻醉前用药,以保证患者生命安全和手术顺利进行,这是急腹症麻醉的关键所在。

(6)肥胖,严重腹胀,大量腹水,巨大腹内肿瘤患者,当术中排出大量腹水,搬动和摘除巨大肿瘤时,腹内压容易骤然下降而发生血流动力学及呼吸的明显变化。因此,麻醉医师应依据病情做好防治,并避免发生缺氧、二氧化碳蓄积和休克。

(7)腹内手术中牵拉内脏容易发生腹肌紧张、鼓肠、恶心、呕吐和膈肌抽动,不仅影响手术操作,且易导致血流动力学剧变和患者痛苦。因此,良好的肌肉松弛是腹部手术麻醉不可忽视的问题。

(8)呕吐误吸或返流误吸是腹部手术麻醉常见的死亡原因。胃液、血液、胆汁、肠内容物都有被误吸的可能。一旦发生,可导致急性呼吸道梗阻、吸入性肺炎或肺不张等严重后果,麻醉时应采取有效的预防措施。

(9)腹腔内脏器官受交感神经和副交感神经双重支配,内脏牵拉反应与此类神经有密切关系。①交感神经的低级中枢位于脊髓颈$_8$~腰$_3$节段的灰质侧角,节前神经纤维起自侧角细胞。其周围部分包括椎旁节、椎前节及由神经节发出的分支和神经丛。交感神经干位于脊椎两侧,由神经节和节间支相互连接组成。交感神经节总数为22~25个。神经节内为多极细胞,节后纤维起自该细胞。②内脏大神经起自脊髓胸$_{4~10}$节段,终止于腹腔动脉根部的腹腔节,有一小部分纤维终止于主动脉肾节和肾上腺髓质。内脏小神经起自脊髓胸$_{10~12}$节段,有前纤维穿过膈角终止于主动脉肾节。内脏最小神经起自胸$_{12}$节段,与交感神经干一并进入腹腔,终止于主动脉肾节。由腹腔神经节,主动脉肾节等发出的节后纤维分布至肝、胆、胰、脾、肾等实质器官及结肠左曲以上的肠管。腰交感干由4~5对腰节组成,左右交感干之间以横的交通支相连。节上的分支有腰内脏神经,起自腰段侧角的节前纤维,穿过腰节后终止于腹主动脉丛及肠系膜丛等处,其节后纤维分布于结肠左曲以下的肠管和盆腔脏器,部分纤维随血管分布至下肢。盆腔神经丛来自骶$_{2~3}$骶节和尾节所发出的节后纤维。③副交感神经的低级中枢位于脑干的副交感神经核及骶部 2～4 节段灰质副交感核。节前纤维起自延髓迷走神经背核和骶部副交感神经核。迷走神经后干的腹腔支参与肝丛、胃丛、脾丛、胰丛、肾丛及肠系膜上下丛的组成,各丛分别沿同名血管分支达相应脏器。结肠左曲以下肠管和盆腔脏器受骶 2～4 副交感节前纤维分支组成的直肠丛、膀胱丛、前列腺丛、子宫阴道丛等支配。④重要腹腔内脏的神经支配详见表 11-4-1。

表 11-4-1　重要腹腔内脏的神经支配

器官	神经	沿内脏神经的传入径路	节前纤维
胃、小肠、结肠左曲以上	交感	腹腔丛→内脏大、小神经→胸 6～腰 1,脊髓后角	胸 6～腰 1,脊髓侧角
	副交感	迷走神经→延髓束核	迷走神经背核
降结肠、直肠	交感	腰内脏神经和交感干骶部分支,到达腰 1～3 脊髓后角	胸 12～腰 3 脊髓侧角
	副交感	肠系膜下丛、盆丛→盆内脏神经→骶 2～4 脊髓后角	骶 2～4 副交感核
肝、胆、胰	交感	腹腔丛→内脏大小神经→胸(4～10)脊髓后角	胸 4～10 脊髓侧角
	副交感	迷走神经→延髓束核	迷走神经背核

　　左曲以上肠管和肝、胆、胰、脾等脏器手术时,椎管内麻醉要阻滞内脏神经交感神经支时,阻滞平面应达胸₄～腰₁,但迷走神经支不可能被阻滞。而结肠左曲以下肠管和盆腔脏器的手术,阻滞平面达胸₈～骶₄时,交感神经和副交感神经可同时被阻滞。为消除牵拉结肠左曲以上肠胃等内脏的反应,可辅用内脏神经局麻药封闭或应用镇痛镇静药。

三、腹部手术常用麻醉方法

　　腹部手术患者具有年龄范围广,病情轻重不一及并存疾病不同等特点,故对麻醉方法与麻醉药物的选择,需根据患者全身状况,重要脏器损害程度,手术部位和时间长短,麻醉设备条件以及麻醉医师技术的熟练程度作综合考虑。

　　(一)局部麻醉

　　适用于短小手术及严重休克患者。可用的局麻方法有局部浸润麻醉,区域阻滞麻醉和肋间神经阻滞麻醉。腹腔内手术中还应常规施行肠系膜根部和腹腔神经丛封闭。本法安全,对机体生理影响小,但阻滞不易完善,肌松不满意,术野显露差,故使用上有局限性。

　　(二)脊麻

　　适用于下腹部及肛门会阴部手术。脊麻后头痛及尿潴留发生率较高,且禁忌证较多,故基本已被硬膜外阻滞所取代。

　　(三)连续硬膜外阻滞

　　为腹部手术常用的麻醉方法之一。该法痛觉阻滞完善;腹肌松弛满意;对呼吸、循环、肝、肾功能影响小;因交感神经被部分阻滞,肠管收缩,手术野显露较好;麻醉作用不受手术时间限制,并可用于术后止痛,故是较理想的麻醉方法,但内脏牵拉反应较重,为其不足。

(四)全身麻醉

随着麻醉设备条件的改善,全身麻醉在腹部手术的选用日益增加,特别是某些上腹部手术,如全胃切除,选择性迷走神经切断术,右半肝切除术,胸腹联合切口手术以及休克患者手术,均适于选用全身麻醉。由于患者情况不同,重要器官损害程度及代偿能力的差异,麻醉药物选择与组合应因人而异。目前常用方法有静吸复合全麻、神经安定镇痛复合麻醉、硬膜外阻滞与全麻复合、普鲁卡因静脉复合麻醉等。麻醉诱导方式需根据患者有无饱胃及气管插管难易程度而定。急症饱胃者(如进食、上消化道出血、肠梗阻等),为防止胃内容误吸,可选用清醒表麻插管。有肝损害者或三个月内曾用过氟烷麻醉者,应禁用氟烷。胆管疾患术前慎用吗啡类镇痛药。

四、术中管理

(一)麻醉诱导

(1)麻醉诱导前记录各项监测数据。饱胃及幽门或肠梗阻患者,必须在麻醉前插入胃管,并尽可能吸除胃内容物。

(2)诱导前补充丢失的血容量,适当应用镇静剂和麻醉前用药。所有考虑饱食的患者都要求快速诱导。包括创伤、胃排空延迟、肠梗阻、裂孔疝、妊娠4~9个月、过度肥胖、腹水。

(二)麻醉维持

常用静吸复合麻醉。要求有良好的腹肌松弛,特别是在探腹和关腹时,肌张力监测维持$T_1 < 10\%$或TOF$< 25\%$为宜,吸入麻醉药可以减少肌松药的用量。手术期间,如膈肌松弛不充分,可引起打嗝、咳呛及腹腔内容物膨出,影响手术操作。膈肌恢复早于拇内收肌和四肢肌肉,拇内收肌的肌松程度不能完全反映腹部肌群的张力。因此,腹部手术要求深度肌松,以免发生不良后果。N_2O弥散入肠腔的速度比氮气弥散出肠腔的速度快。当吸入$60\%N_2O$时,大约每10min肠腔内气体容积加倍,引起关腹困难;肠腔内压的增加可能引起梗阻的肠管灌注受损。因此,在肠袢闭合的肠梗阻或未行肠道准备的肠吻合术中禁用N_2O。腹部手术应重视液体治疗,要求补充生理需要量、已丢失液体量及正在丢失的液体量。包括出血、肠道及肠系膜水肿、蒸发量和尿量、腹水排出量及胃肠引流量。

(三)术中常见问题

(1)呼吸功能受累:常为扩大手术野的显露或将脏器牵开,腹腔镜气腹:头低足高位,这些操作可使膈肌抬高,减少功能残气量,引起低氧血症。

(2)体温降低:开腹手术热量的丢失较为常见,术中可发生低体温。

(3)肠道操作所致的血流动力学改变,如低血压和心动过速等。

(4)阿片类药物可能加重胆道痉挛。可用纳洛酮拮抗。

(5)粪便污染常发生于消化道穿孔的患者。感染和脓毒症可迅速发展。

(6)呃逆是阵发性膈肌痉挛,可自发或膈肌、腹腔内脏器受刺激而产生,治疗包括加深麻醉,去除引起膈肌刺激的原因及增加神经肌肉阻滞的程度。

五、常见腹部手术的麻醉处理

（一）急腹症患者的麻醉

1.急腹症患者的特点

常见的急腹症有消化道出血、穿孔，腹膜炎，急性阑尾炎，急性胆囊炎，化脓性胆管炎，急性胰腺炎，肠梗阻，肝、脾破裂，异位妊娠破裂出血等。起病急，病情危重，需急症手术。术前常无充裕时间进行全面检查和麻醉前准备，因而麻醉的危险性大，麻醉的并发症发生率高。

2.术前准备

（1）术前应抓紧时间做麻醉前的访视，重点询问病史，尤其对心、肺、肝、肾重要脏器功能进行评估。

（2）病情允许时急腹症患者尽可能按标准禁食、禁饮，必要时须插入鼻胃管进行有效的胃肠减压。吸净血液及胃内容物，以防止返流，误吸等的发生。另外，肠梗阻、消化道穿孔、出血或弥散性腹膜炎患者，术前也应该进行有效的胃肠减压。

（3）对伴有休克的急腹症患者，应采取积极有效的治疗措施，在治疗休克的同时，准备实施麻醉，切勿延误手术时机。

（4）尽可能纠正水、电解质紊乱和酸碱失衡。

3.麻醉方法

（1）椎管内阻滞：阑尾炎、低位肠梗阻或陈旧性异位妊娠等病情尚好的手术患者可选用椎管内麻醉。

（2）全身麻醉：上腹部手术及腹内脏器有活动性出血不宜搬动或病情危重的患者，如伴有休克或年老体弱者，均应选择气管内插管全身麻醉，以保证充分给氧，有利于休克治疗。

4.麻醉管理

（1）实施椎管内麻醉时应避免麻醉平面过广，以免交感神经阻滞致血压严重下降。

（2）饱胃患者实施全身麻醉时应谨防返流误吸，术前应进行胃肠减压，宜选用快速诱导气管插管。

（3）在伴有休克的急腹症患者，麻醉期间应同时采取积极的抗休克综合治疗，包括输血补液、纠正水、电解质紊乱和酸碱失衡，以及维持心、肺、肾功能等。

（4）加强生命指征的监测。除常规的监测外，对危重患者还应进行中心静脉压测定和血气分析，用以指导输血补液和酸碱平衡的维持。

（二）胆道手术的麻醉

1.术前准备

（1）胆道手术年龄跨度较大，复杂多变、意外发生率高，麻醉处理难度与风险较大。因此，术前需充分评估与准备。对心、肺、肝、肾重要脏器功能进行重点检查，对并存的疾病进行全面的内科治疗。

（2）胆道疾病患者往往伴有黄疸 SGPT 升高和肝功能损害，导致凝血功能异常。应予以及时治疗。对于因维生素 K_1 吸收障碍所导致的凝血功能异常，术前可补充维生素 K_1。

（3）黄疸指数过高（＞100U）患者，术后肝肾综合征发生率较高。

（4）阻黄患者的迷走神经张力相对增加，易发生心动过缓，术前可用阿托品，但是对于老年患者或者是存在心脏疾病患者需要慎用。

2.麻醉方法

（1）全身麻醉是胆道手术较安全可靠的麻醉方法，无牵拉痛，术中供氧充分。应选用受肝胆功能影响最小的麻醉药；对有肝功能损害者，应以静脉麻醉为主。全麻诱导药中依托咪酯完全依靠肝代谢，在单次注射后其清除率并不改变，但由于分布体积扩大，半衰期延长。丙泊酚在持续泵注时其清除率也无变化，但作用于肝功能障碍患者时，其消除半衰期和作用停止的时间将稍有延长。病情危重或存在低血容量患者丙泊酚应谨慎使用因为在注射初会导致血压下降。咪达唑仑应用于肝功能障碍患者时其清除率下降，因此小剂量使用即有持久的抗焦虑和遗忘作用，对血流动力学影响较小，可以作为诱导药的组成之一。麻醉性镇痛药芬太尼完全经肝代谢，但受肝脏影响较小，瑞芬太尼不受肝功能障碍的影响，可以持续输注。肌松药琥珀胆碱和米库氯胺对肝功能受损患者作用时间显著延长，维库溴铵和罗库溴铵经肝代谢或经肝原型排除，肝功能受损时清除时间减慢、作用时间延长。顺阿曲库铵不依赖肝肾代谢，很少受肝功能障碍的影响。因此是肝功能受损患者的良好选择。七氟烷或地氟烷吸入使全麻的选择和调节更加灵活和稳定。

（2）硬膜外阻滞一般行 $T_{9\sim10}$ 或 $T_{8\sim9}$ 间隙穿刺置管，阻滞平面控制在 T_4 以下。术中胆心反射所致心动过缓患者，可用阿托品处理。目前已极少单独用硬膜外阻滞，常用全身麻醉复合硬膜外阻滞。应注意局麻药的试验量和总量均应适当减少。

3.麻醉管理

（1）加强麻醉监测，注意防治胆心反射，麻醉处理需根据病情差异、手术变化及时调整，确保患者安全。

（2）胆道手术有可能使纤溶活性增强，伴有肝功能异常者，更易发生异常出血。故术中应监测凝血功能，必要时补充新鲜血浆、血小板或冷沉淀。

（3）再次手术患者，手术区粘连、解剖变异等，大量出血难免，凝血功能差的患者易出现大量渗血。由于术前血容量可能已存在严重失衡，黄疸患者循环功能存在严重异常，术前有严重感染或已有感染性休克的患者血流动力学更为复杂。注意及时补充血容量，适当液体治疗，维持血流动力学稳定。

4.麻醉后注意事项

（1）继续观察生命体征，按时进行血液实验室检查。及时发现和处理呼吸和循环变化。

（2）继续保肝、保肾治疗。

（3）对老年、肥胖和肺部疾病患者，应注意防治肺部并发症。

（4）胆总管引流的患者，应计算引流量，注意维持水、电解质平衡和内环境稳定。

（三）胃肠道手术麻醉

1.术前准备

（1）贫血患者补充全血及和纠正低蛋白血症，改善营养状态，以提高患者对手术的耐受性，促进术后尽早恢复。

（2）尽可能纠正水、电解质紊乱，以利围术期血流动力学平稳和术后胃肠道功能的恢复。

（3）胃肠减压和适量镇吐药可防止麻醉中的呕吐与误吸。幽门和肠梗阻等急诊患者，麻醉前尽可能吸除胃内容物，可以减少围术期呕吐、误吸的发生。

2.麻醉方法

（1）硬膜外阻滞：可用于下腹部手术。不宜单独用于上腹部手术。注意：①控制麻醉平面，以不超过 T_3 为宜，以免影响呼吸功能。穿刺间隙、置管方向和阻滞范围见表 11-4-2。②术中牵拉反应严重，可给予辅助用药，如适量的氟芬合剂或右美托咪定等。③当硬膜外阻滞效果欠佳不能满足手术要求时，应及时改为全身麻醉，切忌盲目追加局麻药或静脉麻醉药。

表 11-4-2　腹部手术硬膜外阻滞

手术	穿刺点	置管方向	阻滞范围
疝修补	$L_{2,3}$	头向置管	腰、骶～T_{10}
阑尾手术	T_{12}～L_1	同上	L_1～T_8
肠手术	$L_{9,10}$～$L_{11,12}$	同上（范围广可置双管）	L_1～T_6
泌尿系统	$L_{2,3}$～$L_{9,10}$	同上（范围广可置双管）	腰、骶～T_6
胃、肝、胆、胰、脾	$T_{8,9}$	头向置管	T_{12}～T_4

（2）全身麻醉：①适用于所有的腹部手术患者，特别是高龄和危重患者。②对休克与心血管系统疾病患者，应使用对血流动力学影响小的药物。③有肝肾损害的患者，应尽可能使用非肝肾代谢的药物。

3.麻醉管理

（1）麻醉监测：包括常规监测，大手术及危重患者用 IBP 和 CVP，以及血液实验室检查。

（2）腹部手术切口大，易造成水分丢失和体温下降，故在手术中应注意保温，对输注的血制品和补液应进行加温。

（3）麻醉后患者应在 PACU 完全清醒和生命体征稳定后再送回病房，转运过程中应继续监测。

（四）门脉高压手术的麻醉

门脉高压症（PHT）是指由门静脉系统压力升高所引起的一系列临床表现，所有能造成门静脉血流障碍和（或）血流量增加，均能引起门脉高压症。正常人门静脉压力在 13～24cmH$_2$O，由于各种原因导致门静脉系统血运受阻、血流瘀滞和压力增高的病理状态称为门静脉高压症。门静脉高压时通常门静脉压力在 25～40cmH$_2$O，甚至在 50cmH$_2$O 以上。由于门静脉高压症的 85%～95% 是由于各种原因所致的肝硬化引起，所以门静脉高压多为肝硬化门静脉高压症。手术治疗包括门奇静脉断流术、门体分流术和肝移植术。

1.病情特点

（1）肝硬化和肝损害。

（2）容量负荷和心脏负荷增加，高动力型血流动力学改变，动静脉血氧分压差降低，肺内动静脉短路及门肺静脉分流。

（3）有出血倾向和凝血障碍。

(4)低蛋白血症：腹水，电解质紊乱，水钠潴留和低钾血症。

(5)脾功能亢进和肝肾综合征。

2.麻醉前准备

(1)保肝：为增加肝糖原，修复肝功能，减少蛋白质分解，给予高糖、高热量、适量蛋白质和低脂饮食；为改善肝脏细胞功能，还可补充多种维生素。

(2)纠正低蛋白血症：可输适量的白蛋白或血浆，血浆白蛋白基本正常。

(3)纠正贫血：血红蛋白升至 100g/L。

(4)改善凝血功能：凝血酶原时间纠正到正常值 70％；血小板提高到 $60×10^9/L$ 以上。有出血倾向者应用维生素 K 或新鲜血浆。

(5)腹水患者应适当利尿、补钾，待腹水消退稳定后手术，急诊患者可于术前放出适量的腹水以改善呼吸功能。

(6)术前用药：术前用药可以不用，如需使用应减小用量，术前放置胃管，但应选用细软的胃管。预防性应用抗生素。

3.麻醉方法

选用全身麻醉及对肝功能影响小的麻醉药，异氟烷和地氟烷体内代谢小，吸入浓度＜1MAC。一些在肝内代谢的药物，如芬太尼、维库溴铵等药物，应适当减小剂量。

4.麻醉处理

(1)维持有效血容量：门脉高压手术患者有高动力型血流动力学改变，容量和心脏负荷增加，肝内动、静脉短路和门肺静脉分流，动静脉氧分压差减小。根据上述特点，门脉高压手术患者对液体负荷较敏感，输液过多易发生肺水增多、肺水肿或心力衰竭，容量不足又可发生低血压和低灌注，组织缺氧。应加强血流动学监测，适量液体治疗，补液中应增加胶体溶液的比例，以避免胶体渗透压过低，引起组织水肿。尽可能避免低血压，维持心血管功能稳定。

(2)维持血浆白蛋白浓度：可输注白蛋白或血浆。

(3)维护血液氧输送能力：须保证血容量、每搏量、血细胞比容、血红蛋白氧离曲线正常。

(4)补充凝血因子：包括新鲜血浆、血小板和冷沉淀等。

(5)在门脉分流术中，出血量大于 2000mL，并非少见，应注意及时补充血容量，并进行血液回收和自身输血。

(6)保证镇痛完善，避免应激反应。

(五)肝叶切除术的麻醉

1.术前准备

(1)肝脏肿瘤患者术前不一定都有肝功能异常，很多病例是在体检时发现的。

(2)对有肝功能损害的，术前可给予高糖、高热量、低脂及多维生素饮食，以增加肝糖原的合成，改善肝功能。

(3)腹水较多者，在纠正低蛋白血症的同时，适当利尿。

(4)凝血障碍者可输新鲜血浆或凝血因子。

2.麻醉方法

(1)全身麻醉：适用于所有的肝脏手术。静脉和吸入麻醉药联合使用是一种较好的选择。

吸入麻醉药中异氟烷对肝血流的影响较小,且异丙酚易于调控,是较为理想的静脉麻醉药。肌松药顺阿曲库铵的代谢不经肝肾途径,是首选的肌松药。

(2)全麻与硬膜外阻滞复合应用:对全身的干扰少,手术野暴露清楚,肌松效果好,全身麻醉药物的用量小,肝血流所受的影响也小,还便于进行术后硬膜外止痛,是一理想的麻醉方法。

3.麻醉处理

(1)循环功能维护:①降低中心静脉压(CVP):在肝切除术期间降低 CVP 可通过减轻肝静脉内淤血程度而显著减少术中失血。在全麻基础上联合使用硬膜外阻滞和静脉内给予硝酸甘油可扩张血管,这种方法可将 CVP 降至 $5cmH_2O$ 以下。也可用小剂量多巴胺[$2\sim5\mu g/$(kg·min)]或去甲肾上腺素[$0.05\mu g/$(kg·min)]来维持低 CVP 下的器官灌注。②肝脏手术中为减少出血,往往施行全肝或部分肝门阻断,阻断后会导致全身有效血容量的突然减少,引起低血压,故在阻断前需及时补充液体,减少肝门阻断导致的干扰。必要时使用升压药。开放循环后,有可能使过多的液体回流至心脏,导致心脏前负荷过重,应注意利尿或用硝酸甘油降低心脏前负荷。

(2)缺血再灌注:开放循环后,由于血液淤滞产生的大量酸性物质及代谢产物,会对心脏产生明显的抑制作用,致血压下降,心率减慢,CVP 上升。应及时根据实验室结果纠正酸中毒和电解质紊乱,必要时给予正性肌力药。

(3)防止低体温:肝脏与骨骼肌是机体的主要产热的器官,肝脏手术过程中,一方面由于使用大量肌松剂使骨骼肌产热减少,另一方面术前就有肝损害的基础,加上术中肝门阻断引起的肝脏缺血再灌注损伤,肝脏产热也大幅下降。在产热减少的同时,腹部创面及暴露体表散热增加;低温液体的静脉输入及腹腔冲洗;肝移植时冷保存器官的植入;麻醉状态下基础代谢下降等诸多原因均可导致术中低体温的发生。术中低体温可导致术中低心排、低血压、凝血障碍及术后苏醒延迟等一系列问题的发生。即使是轻度低温也可加重失血,尽管低温状态下血小板计数并未改变,但是低温可损伤血小板功能。需注意的是,由于凝血功能的实验室检查是在 37℃ 的条件下进行的,所以,有时虽已发生了凝血障碍但检验结果仍可是正常的(除非针对患者体温进行调整)。术前和术后应进行有创体温监测(经食管或直肠),并且应着重注意对患者及其所有输入液体的保温,调节适当的手术室温度、覆盖体表暴露部位、使用温气毯机和恒温水毯的保温设备。通过输注温热液体以减少术中低体温在快速输血中是有益的,术中应备加热器和快速输血装置(RIS)。

(4)治疗凝血功能障碍:与肝疾病相关的凝血功能障碍会显著增加围术期出血风险。应用 Sonoclot 和 TEG 的监测,能明确诊断高凝状态或由于凝血因子、血小板缺乏还是纤溶亢进导致的低凝渗血,从而进行更有针对性的治疗。在急性大量渗血难于控制时,可应用 $20\sim80\mu g/kg$ 重组活化凝血因子Ⅶ(rFⅦa)。

4.麻醉后注意事项

继续进行保肝和利胆治疗,纠正凝血功能障碍。支持呼吸功能和维持血流动力学及内环境稳定。

(六)脾脏切除术

脾脏是人体最大的免疫器官,是机体细胞免疫和体液免疫的中心。虽然目前脾脏手术在各个医院都只占很小的比例,但偶可见到脾破裂行急诊脾切除的手术和腹部大手术中脾脏意外受伤破裂的情况。脾脏手术麻醉有其特殊要求,应该了解和认真实施。

1.麻醉前准备

(1)改善患者全身情况:术前应充分纠正贫血、放腹水、保肝、输血或血浆,待贫血基本纠正,肝功能改善和凝血酶原时间基本恢复正常后再行手术。

(2)血小板减少、出凝血时间及凝血酶原时间延长者,应少量输注新鲜血或浓缩血小板,并辅以维生素 K 治疗。

(3)外伤性脾破裂除积极治疗出血性休克外,还应注意有无肋骨骨折、胸部挫伤、左肾破裂及颅脑损伤等并存损伤,以防因漏诊而发生意外。对于有充分的证据显示轻度脾破裂患者外,均需要在术前即按大出血可能进行术前准备。

(4)粒细胞缺乏症:常有反复感染史,术前应积极治疗。

(5)原发性脾功能亢进:除有严重出血倾向和贫血外,大都已长期服用肾上腺皮质激素和 ACTH。麻醉前除应继续服用外,需检查肾上腺皮质功能代偿情况;术前不要突然停药,否则有可能在术中、术后发生肾上腺皮质危象影响预后。术中出现不明原因低血压或休克,考虑抗休克同时需补充激素。

2.麻醉方法

对于巨脾切除,周围粘连广泛,肝功能严重损害患者,选用全麻或硬膜外阻滞复合全麻,体质差或危重患者,有明显出血者应选用全身麻醉。

3.麻醉处理

(1)良好的肌松:尤其是巨脾,肌松要求较高,使手术野暴露良好。

(2)防止内脏牵拉:脾脏周围粘连,游离和搬动脾脏,结扎脾蒂等动作和操作,刺激较大,应加深麻醉,防止内脏牵拉反应。

(3)防治低血压:患者术中出血的原因有:血小板破坏,凝血功能下降;脾脏周围广泛粘连,手术操作引起出血;巨大脾脏切除后,脾脏内所含的血液丢失,可达 400~1000mL;外伤性脾破裂,失血将更为严重。故术中应开放足够的静脉通路,监测 CVP 和 IBP,准备自体血回收。必要时可加压输血和使用升压药。

4.麻醉后注意事项

(1)患者尚未完全清醒或循环、呼吸功能尚未稳定时,应加强对生命体征的监测,并给予相应处理。术后应常规给予吸氧,预防术后低氧血症。危重患者和感染中毒性休克未脱离危险期者,麻醉后应送麻醉恢复室或 ICU 继续进行严密监护治疗,直至脱离危险期。

(2)术后应常规进行动脉血气、血常规、血细胞比容、电解质等检查,并依据检查结果给予相应处理。脾动脉结扎有时不完善,术后应严密观察有无内出血和渗血,注意观察膈下引流管出血量。如有血压降低,应补充血容量,并注意有无术后腹腔内出血。

(3)术后可能发生呕吐、呃逆、尿潴留和肺部并发症,须予以重视和防治,已用激素者,应继续给予维持剂量。

(4)术后继续保肝、保肾治疗,预防肝肾综合征。对老年人、肥胖患者及并存气管、肺部疾病者,尤应防治肺部并发症。

(5)加强抗感染治疗。已服用激素者,应继续给维持量。

(七)胰腺手术麻醉

胰腺疾病包括急慢性胰腺炎、胰腺囊肿、胰腺癌和壶腹周围癌。胰十二指肠切除术是治疗胰头、十二指肠、胆总管下段和壶腹部周围肿瘤的主要手术方式。

急性胰腺炎按临床病情分为轻型和重型,后者占 10%～20%,病情凶险,多为出血坏死性胰腺炎,常涉及全身多个脏器,严重者发生休克和严重代谢障碍,死亡率高达 10%～30%。最常用的手术方式是坏死组织清除加引流术。重症急性胰腺炎符合以下 5 项中任一项即为重度 AP,否则为轻度 AP:①器官衰竭(器官功能评估)和(或)坏死、脓肿、假性囊肿等局部并发症;②Ranson 评分≥3 分;③急性生理和慢性健康评分系统(APACHE)Ⅱ评分≥8 分;④Balthazar CT 分级系统≥Ⅱ级;⑤BISAP 评分≥3 分。

1.术前准备

(1)胰腺外分泌肿瘤:胰头癌及壶腹癌压迫胆管可出现阻塞性黄疸,迷走张力增高导致心动过缓并增强内脏牵拉反射。术前可经皮穿刺行胆汁引流。有利于感染控制及减轻黄疸,改善肝功能。并补充蛋白质、维生素等,调整全身状况,增加对麻醉与手术的耐受力。胰十二指肠疾病患者常有脱水、血液浓缩、低钾血症、代谢性碱中毒等水、电解质、酸碱平衡紊乱,术前应予以纠正。肝内感染,术前应常规应用抗生素。伴慢性胰腺炎,患者由于胰腺功能低下,近40%患者出现糖尿病,又因外分泌功能不全,机体缺乏必需的胰酶而导致严重的营养不良,术前均需给予营养支持及控制血糖。

(2)胰腺内分泌肿瘤:较少见,主要有胰岛素瘤、胃泌素瘤等,临床上具有相应的内分泌改变,术前可对症处理。最常见的为胰岛素瘤。要了解低血糖发生的频率及程度,是否得到有效控制。手术当日应静脉注射 50%葡萄糖 25mL 以防止低血糖发作,极少数患者还可能并发其他内分泌肿瘤,如甲状旁腺瘤、肾上腺皮质腺瘤、垂体瘤等,称多发性内分泌肿瘤 1 型,出现高钙血症性利尿等症状,也应在术前加以控制。

(3)急性胰腺炎:通常采用内科治疗,但当保守疗法无效,尤其是坏死性胰腺炎应该进行手术治疗。由于患者多伴有低血容量休克,常丧失有效血容量 30%～40%,所以应根据中心静脉压和心功能情况,积极进行输液、扩容治疗,改善微循环,纠正酸血症、电解质紊乱包括低钙血症。待休克好转后尽快实施麻醉和手术,必要时应用正性变力药如多巴胺等。为了抑制胰腺分泌,降低胰酶对胰腺的自溶作用,应禁食并留置胃肠减压管,同时应用 H_2 受体阻滞剂,抑制胰蛋白酶等。麻醉前必须吸净血液及胃内容物,以防止返流、误吸等的发生,降低麻醉风险。争取及早手术,彻底清除坏死的胰腺组织。

2.麻醉方法

全身麻醉或全麻复合硬膜外阻滞是胰腺手术的主要麻醉方法。但对某些全身状况好、电解质紊乱得到纠正,且血压平稳者,手术较简单可考虑选用连续硬膜外阻滞。

3.麻醉处理

(1)加强呼吸管理:维持正常氧合和通气功能。手术时间长,避免吸入高浓度氧气,预防肺水肿。并在术中应注意抗栓治疗。术中维持满意肌肉松弛,给外科操作创造良好条件;腹腔探查及关腹对肌松要求较高,可追加短效非去极化肌松药如罗库溴铵。

（2）维持循环功能和内环境稳定：这类患者由于长期饮食不佳而致体质消瘦、脱水、电解质紊乱，术中应严密监测动脉血气，及时纠正水、电解质和酸碱失衡。快速大量输血患者应防治代谢性酸中毒、高钾血症、低钙血症。胰腺手术应重视血糖的控制，不断地监测血糖和尿糖。如血糖大于 $10mmol/L(178.6mg/dL)$ 应给胰岛素 $10U$ 于生理盐水 $100mL$ 中，按 $10mL/h$ 滴注，直至恢复正常。

（3）消除不良神经反射：胆囊、胆道部位迷走神经分布密集，且有膈神经分支参与，在游离胆囊床、胆囊颈和探查胆总管时，可发生胆-心反射和迷走-迷走反射，患者不仅出现牵拉痛，而且可引起反射性冠状动脉痉挛，心肌缺血导致心律失常，低血压甚至心搏骤停。保证镇痛完善，避免应激反应。应采取预防措施，如局部神经封闭等。

（4）纠正凝血功能：麻醉前有出血倾向者，应输用新鲜血或血小板。缺乏由维生素 K 合成的凝血因子者，可输注新鲜冰冻血浆。术中一旦发生异常出血，应及时检查纤维蛋白原、血小板，并给予抗纤溶药物或纤维蛋白原处理。

（5）高龄患者、长时间手术、术中大量输血的患者术中体温可能降低，使患者术后出现寒战，造成苏醒延迟，对心血管系统、凝血功能和免疫机制造成严重影响，故术中应注意监测体温和采取液体加温等保温措施。

（6）保护肝肾功能：胰十二指肠切除患者由于长时间胆道系统梗阻，肝内胆汁淤积，阻塞性黄疸，肝功能损害严重，应禁用对肝肾有损害的药物，如氟烷、甲氧氟烷、大剂量吗啡等。维持肾脏灌注，对少尿、无尿患者经过快速输液无效者，应用利尿剂等措施防治肾功能不全。

（7）急性坏死性胰腺炎患者，病情多凶险，中毒症状严重。除有水、电解质紊乱外，还有血流动力学改变。术中应监测血压、CVP 以及体温等，以判别其血容量、外周循环与心泵功能。尽可能补充血容量，使血压升到维持肾功能所必需的水平。扩容以血浆和血浆代用品为主，并根据电解质监测结果进行调整和纠正酸血症。

4.麻醉后注意事项

（1）手术后出血：胰腺手术的出血并发症有两大类：即腹内出血和消化道出血，术后早期应密切监测心率、血压和 CVP 变化。观察腹腔引流量，早期发现出血，可及时处理。

（2）胰腺肿瘤切除后，在一段时间仍需做血糖监测，尤其要注意有血糖反跳现象。

（3）急性坏死性胰腺炎者，术后应继续给予生长素和抗感染治疗。及时清除和引流坏死组织，并通过深静脉进行胃肠外营养支持，及维持电解质平衡。重症胰腺炎患者应重视维护呼吸和循环功能，积极防治术后低氧血症、急性肺损伤或 ARDS。

六、腹腔镜检查和手术的麻醉

自 20 世纪 80 年代末期开展腹腔镜胆囊切除术以来，腹腔镜手术便以创伤小、术后疼痛轻、恢复快等优点被临床广泛接受并在全球范围内迅速推广。目前已不再局限于上腹部手术，其他许多器官的手术也可在腹腔镜下完成。尽管有些腹腔镜手术可以在腹壁悬吊条件下操作，对麻醉无特殊要求；但多数仍需行二氧化碳（CO_2）气腹和体位改变来满足手术，CO_2 气腹和体位改变等因素带来的生理影响使腹腔镜手术的麻醉有了其特殊之处。

（一）手术过程对机体的生理影响

1.对血流动力学的影响

主要表现在麻醉、体位、体内 CO_2 水平以及增高的腹内压。

（1）气腹压力<1.33kPa（10mmHg）时可压迫腹腔脏器使贮存血液经静脉回流，造成静脉回心血量增加。

（2）随着腹内压进一步升高使下腔静脉受压，则静脉回流受阻，导致心输出量减少，每搏指数和心脏指数明显降低。这种现象在头低位时不太明显，但头高位则出现明显的低血压。

（3）当气腹压力达 2kPa（15mmHg）时外周血管阻力增高，使左室后负荷增加致使心肌耗氧量增高，有发生心肌缺血、心肌梗死或充血性心力衰竭的潜在危险。腹内压升高还可引起迷走神经反射使心率减慢。因此气腹压力不应超过 2.6kPa（20mmHg）。

（4）还应注意的是向腹腔充气时可引起心律失常，如房室分离、结性心率、窦性心动过缓和停跳，多发于开始充气使腹膜快速张开时，这可能与刺激腹膜牵张感受器，兴奋迷走反射有关。

2.对呼吸功能的影响

（1）充入腹腔的 CO_2 经腹膜吸入血，其吸收率 30 分钟内可达 70mL/min，而 30～75 分钟达 90mL/min。该吸收率受气腹压力的影响，当腹毛细血管受压其血流量减少时则 CO_2 吸收量减少，但当气腹压下降腹膜毛细血管重新开放时 CO_2 吸收再度增加。

（2）由于腹腔充气膈肌抬高，肺受压造成肺顺应性降低，气道压升高，通气功能下降，使体内 CO_2 排出减少。这样可以出现高 CO_2 血症、酸中毒，甚至低氧血症。经腹膜吸收的 CO_2 一部分经肺排出，而未能排出的 CO_2 潴留体内骨骼肌和骨内等处，则有持续高 CO_2 血症的危险。高 CO_2 刺激中枢神经系统，增加交感活性，导致心肌收缩力增加、心动过速和血压增高。

（3）CO_2 直接作用又可扩张末梢小动脉，抑制心肌收缩力、诱发心律失常甚至心搏骤停。

3.对肾脏功能影响

20mmHg（2.7kPa）左右的气腹压，可以增高肾血管阻力、降低肾小球滤过压差、减少心输血量使肾血流减少和肾小球滤过率下降，损害肾功能。

4.对血气的影响

CO_2 气腹时易导致高碳酸血症，临床上用 $P_{ET}CO_2$ 监测能够早期发现 $P_{ET}CO_2$ 上升；通常 $P_{ET}CO_2$ 可反映动脉血 CO_2 分压（PCO_2），而且 $PCO_2 > P_{ET}CO_2$，但是 CO_2 气腹时，$P_{ET}CO_2$ 常大于 PCO_2。对无心肺疾患的患者，CO_2 气腹所致的轻度高碳酸血症可能不具有临床意义，但在合并严重心肺疾患、高代谢、严重通气障碍时，极易发生高碳酸血症和酸血症。

5.其他影响

气腹还可以引起返流、误吸及术后恶心、呕吐。CO_2 通过开口的小静脉或气腹针误注入血管可造成 CO_2 栓塞。由于操作损伤膈肌和胸膜等原因可产生气胸。CO_2 经穿刺孔进入皮下或气腹针注气于皮下可出现皮下气肿。此外还有内脏损伤、出血、胆汁漏出、腹腔感染等并发症。当采用头低脚高位时，因上腔静脉回流受阻、脑静脉淤血，颅内压和眼内压升高。

（二）麻醉管理

1.麻醉选择

（1）全麻最为常用。根据上述气腹对机体的影响，选择全身麻醉较为合适，气管内插管人

工通气可以充分供 O_2，在不增加潮气量的前提下增加呼吸频率造成过度通气可增加 CO_2 排出，气管内插管还可以防止返流造成的误吸。

（2）使用肌松药可以增加肺胸顺应性有利于通气，这样可防止低氧血症和高 CO_2 血症。当然还防止气道压过高，以免肺损伤。麻醉诱导时避免胃充气，以减少穿刺针损伤胃的机会。应用肌松药可使气腹所致的腹腔内压相应降低，既改善了手术野的显露，也可减少气腹的不良反应。

（3）吸入麻醉药中异氟烷较为可取，因其抑制心肌和诱发心律失常作用均较轻。氟烷在高 CO_2 血症时易诱发心律失常。N_2O 明显增加术后呕吐的发生率，其应用尚有争议。

2.术中监测

（1）麻醉期间应加强术中监测，常用监测项目有无创血压、心电图、脉搏血氧饱和度、气道压力、呼气末 CO_2 分压、末梢神经刺激器和体温等。必要时还可放置导尿管，以减少手术损伤膀胱的机会和改善术野显露，还可监测尿量。

（2）如有心肺功能障碍者，可监测直接动脉压，以便动态观察血压和作血气分析。术中必须监测 $P_{ET}CO_2$ 以便及时调整呼吸，维持正常血气状态，必须监测气道压，及早发现及处理气道压过高。

3.术后管理

术后进入麻醉恢复室仍需建立基本监护，并可用新斯的明、氟马西尼等拮抗全麻药。待患者意识完全清醒，生命体征平稳后方可送回病房。对那些高风险的手术患者，如伴有 COPD、哮喘、缺血性心脏病、过度肥胖、老年患者等，应格外警惕，做好病房内的术后监护，及时发现可能发生的缺氧和血流动力学变化并有效处理。

第十二章　泌尿外科手术麻醉

第一节　病情特点和麻醉要求

一、病情特点

(1)泌尿外科手术多数为老年患者,应了解老年术前生理变化及其与麻醉的关系。

(2)老年患者并存症较多,如高血压、冠心病、糖尿病、COPD等,尤其应注意围术期呼吸和循环功能变化。

(3)伴有血尿和贫血,以及术前全身情况较差患者,应给纠正贫血和低蛋白血症。

(4)尿路梗阻并有感染,需应用抗生素治疗。

(5)有肾功能损害,围术期应保护和改善肾脏功能。

二、泌尿生殖系统神经支配

泌尿生殖器官位于腹腔、盆腔、腹膜后和会阴部,受交感神经和副交感神经支配,而一般手术的感觉神经,则来自 T_6 至 S_5 脊神经(表 12-1-1)。

表 12-1-1　泌尿生殖系统神经支配

	交感神经	副交感神经	痛觉传导的脊髓水平
肾脏与肾上腺	$T_8 \sim L_1$	迷走神经	$T_{10} \sim L_1$
输尿管	$T_{10} \sim L_2$	$S_2 \sim S_4$	$T_{10} \sim L_2$
膀胱	$T_{11} \sim L_2$	$S_2 \sim S_4$	$T_{11} \sim L_2$(膀胱体)
			$S_2 \sim S_4$(膀胱颈)
前列腺	$T_{11} \sim L_2$	$S_2 \sim S_4$	$T_{11} \sim L_2$,$S_2 \sim S_4$
阴茎	L_1,L_2	$S_2 \sim S_4$	$S_2 \sim S_4$
阴囊	无	无	$S_2 \sim S_4$
睾丸	$T_{10} \sim L_2$	无	$T_{10} \sim L_1$

1.肾与肾上腺

肾脏的交感神经来自 $T_{10 \sim 12}$ 脊神经,肾上腺则来自 $T_5 \sim L_1$ 脊神经。两者的副交感神经均为迷走神经分支,这些神经与输尿管和其他的内脏神经都有联系。肾区手术可引起内脏牵引痛,也能刺激膈神经使肩部酸痛不适。

2.输尿管

交感神经支配与肾区相同。迷走神经分布到输尿管上、中段,而下端由来自骶脊神经的副交感神经支配。输尿管中、下端神经与精索、附睾的神经有联系。

3.膀胱

交感神经来自 T_{12} 和 $L_{1\sim2}$ 脊神经,通过腹下神经丛至膀胱。副交感神经来自 $S_{2\sim4}$ 脊神经。

4.睾丸、附睾、精索

交感神经来自 $T_{10}\sim L_2$ 脊神经,睾丸的副交感神经来自迷走神经,而附睾则来自 $S_{2\sim4}$ 脊神经。

5.阴茎和阴囊的感觉神经,由骶脊神经支配。

三、麻醉对肾功能的影响

1.椎管内麻醉

椎管内麻醉阻滞平面不超过 T_6,一般低血压发生率较低,对肾功能无明显影响。当阻滞平面达 $T_{1\sim2}$ 时,肾血流量约减少 18%;若收缩压下降 20% 以上,尿量减少。肾耐受低血压的极限是平均动脉压 60mmHg,时限为 30 分钟,因此,椎管内麻醉时收缩压不应低于原水平的 20%。

2.全身麻醉

(1)全身麻醉:由于目前作用的静脉或吸入全麻药对肾血流和肾功能的影响较小,因此,全身麻醉可以安全地用于急性肾衰竭患者的麻醉。全麻要点为正确选择全麻诱导和维持药物,及主要不从肾排泄的肌松药;避免缺氧和 CO_2 滞留,避免高血压和低血压,维持血流动力学稳定。

(2)麻醉药选择:麻醉用药原则:①不宜选用全部经肾脏以原型排出的药。②部分以原型经肾脏排泄的药物要减量。③药物经肝脏代谢,但其代谢产物要经过肾脏排泄,而代谢产物有严重不良反应时不宜选用,如氯琥珀胆碱。④禁用肾毒性药物,如氨基苷类抗生素。⑤注意药物间的相互作用,如长期服用巴比妥类药物的患者,由于肝药酶的诱导作用,可促进和增加恩氟烷的代谢,使血中的无机氟增加。⑥注意低蛋白血症、体液和电解质紊乱、酸碱失衡等对药物作用强度和作用时间的影响,如低蛋白血症和代谢性酸中毒可增强非去极化肌松药的作用。

第二节 泌尿外科手术体位

泌尿外科手术过程中患者的体位较为复杂,其中一些特殊体位的摆放可能导致严重的并发症,如神经损伤、横纹肌溶解等。因此,麻醉医师有必要详细了解泌尿外科手术的特殊体位摆放及相关并发症等知识。

一、膀胱截石位

膀胱截石位应用于经尿道手术、尿道球部重建术和经会阴前列腺切除术。标准的膀胱截石位患者取仰卧位，下肢屈曲，屈髋屈膝，髋关节和膝关节屈曲约 90°，小腿与地面平行。低位膀胱截石位髋关节屈曲仅 30°~45°左右，但在某些极端情况下，要求腿部伸展，极度屈髋，以求尽量暴露会阴部位。摆放膀胱截石位时，需要用到各种腿架和足托，包括踝扣带、靴形托、膝托等。另外，摆放膀胱截石位的同时往往结合了一定程度的头低位，以求更好的暴露会阴。

膀胱截石位的摆放对于患者呼吸和循环系统的影响包括腹内压的增加和腹内容物向头端移位，可致胸壁和肺顺应性下降，功能残气量下降，肺活量下降。结合头低位时上述改变更甚，可能由于肺膨胀不全而导致低氧血症。尽管人们通常认为头低脚高位可增加静脉回流，心排出量和左室做功，研究证实膀胱截石位对患者的心排出量几乎没有影响，患者血压升高的原因更有可能是因为全身血管阻力增高的结果。

膀胱截石位手术后患者可发生下肢神经病变，发病率约 1.5%，多为感觉神经的病变，并且均在术后 6 个月内治愈。研究发现，膀胱截石位摆放超过 2 小时是神经并发症发生的危险因素，另外，神经病变的首发症状在术后 4 小时内即可发生，提示手术期间因素的重要性。另有研究显示，高龄和长时间手术也是发生神经病变的危险因素。腿架对腓浅神经的压迫，闭孔神经和股外侧皮神经的牵张，坐骨神经的伸展等可能是导致术后神经病变发生的原因。美国麻醉医师协会专家组推荐意见认为，膀胱截石位中屈髋不应大于 90°，以避免坐骨神经和股神经病变的发生。

腰背痛是膀胱截石位手术后相对常见的并发症，可能是由于造成了易受影响的患者腰椎前凸减少所致。"健腿"间隔综合征伴横纹肌溶解是膀胱截石位罕见但严重的并发症。一项 261 名泌尿外科医生的调查报道了 61 例间隔综合征，大部分发生在根治性膀胱切除术或超过 4 小时的手术后，提示这种并发症的发生率可能比先前认为的更高。长时间手术，极端的体位和腿架对腿的压迫可能是诱发间隔综合征的原因。其发病机制可能与下肢动脉压降低的同时肌肉间隔内压力增高有关，这会导致肌肉低灌注，缺血，水肿，长时间的肌肉低灌注即可导致间隔综合征的发生。下肢动脉压下降可由下肢抬高造成，在低血压的患者中这种改变更为明显。同时，腿架的使用显著增加了小腿肌肉的压力，如用踝托则可无此顾虑。由于周围血管搏动消失已经是间隔综合征的晚期表现，术中管理应密切注意观察患者下肢水肿、低灌注、感觉异常等现象，以期预防和早期干预该并发症。如果未能及时行筋膜切开减压术患者可能发生急性肾衰竭。在长时间手术过程中，使用踝托或填充较好的腿架有助于预防这一并发症的发生。

二、头低位

头低位（或 Trendelenburg 卧位）常用于泌尿外科手术中，以增进会阴部的暴露或便于下腹部腔镜检查。

头低位对生理功能的影响包括：首先，内脏向头侧的移位限制了膈肌的运动，造成肺容量的下降，使患者易于发生肺膨胀不全。另外，身体上部的血液由于重力作用流向头端，可使颅内压增加,这在有颅内占位性病变的患者中应尽量避免。尽管这一体位经常被用于低血容量的患者,但实际上其对血流动力学的影响并未完全清楚。长期以来的观点认为头低位时患者静脉回流量及心排出量增加,有学者认为头低位对于低血压患者的血流动力学并无有益的影响。

显著头低位的患者常常需要用到托肩带以防止患者向下移位,这一器械的应用可能造成患者臂丛损伤,其原因可能是引起臂丛神经张力持续增加所致,在上肢外展时尤其应该注意。基于以上考虑,美国麻醉医师协会专家组不建议使用托肩带,而在不得不使用这一器械时,双臂应紧贴身体两侧而不是外展放置,以防臂丛神经受到牵拉。

三、侧卧位、折腰位和腰桥的使用

为了便于肾的暴露,往往要用到侧卧、折腰体位及升高腰桥。此时,患者侧卧于手术台上,一侧髂嵴正对手术台折点,即腰桥所在位置,调节手术台弯折到 30°左右,腰桥升高,抬高下侧髂嵴从而使术侧腰部得到更好的暴露。同时在手术台和上胸壁之间放置一腋窝枕,以防臂丛受压。一般下侧腿取屈膝位,对侧腿自然伸展,从而使患者身体能稳定侧卧在手术台上,也可使用小沙袋来增加体位的稳定性。

这一体位对患者呼吸生理的影响有相关的肺膨胀不全及通气血流比失调等。其对循环系统的影响包括全身动脉压下降,心排出量下降和肾动脉压力下降。由于在一般的侧卧体位患者中不能观察到上述影响,一般认为这些变化与肾手术的特殊体位相关。其血流动力学变化的具体机制尚不明确,可能与压迫和牵拉引起腔静脉血流量减少有关。另外,在此体位下,患者右心房高于四肢,可引起暂时性回心血流量降低。因此,应注意此体位下患者血流动力学的变化,一旦发现低血压,应积极给予液体治疗或放低腰桥。

另外,有报道肾切除体位下发生过间隔综合征和横纹肌溶解,可能和对臀肌极度挤压有关。

四、过伸仰卧位

这一体位通常用于耻骨后前列腺切除术以利于盆腔器官的暴露。患者仰卧于手术台上,髂嵴正对手术台折点,然后调节手术台弯折,抬高髂骨使患者身体过伸,此时患者上半身处于头低位,手术部位仍保持平行于地面。如患者需行胸腹部切口,则应摆成半仰卧位,用一肩枕使手术侧肩部垫高约 30°,同侧手臂置于手架上,非手术侧腿处于半屈曲位,对侧腿保持伸展。

过伸仰卧位的患者发生背部和神经损伤的可能性较小,但是和其他头低体位一样,有发生气体栓塞的可能。一旦出现难以解释的血流动力学不稳,即应考虑气体栓塞的可能。

第三节　泌尿外科常见手术的麻醉

一、膀胱镜检查和经尿道膀胱肿瘤切除

膀胱镜检查和经尿道膀胱肿瘤切除是泌尿外科最常见的手术操作。在中老年患者当中，有血尿或排尿困难等症状时，上述操作是用于诊断和治疗的最常用方法。膀胱镜检还用于其他原因所致尿路梗阻的评估与治疗、输尿管支架的植入及膀胱输尿管结石的取石等，膀胱镜根据用途不同，有硬质和软质之分。

（一）麻醉管理

膀胱镜检的麻醉选择可根据患者性别、年龄、手术方式和医疗条件的不同有不同选择。女性患者对于局麻下行诊断性膀胱镜检多有较好的耐受性，而男性患者则需要应用区域阻滞甚至全身麻醉。蛛网膜下隙阻滞是腔内泌尿外科手术非常常用的麻醉方式。由于这一类患者往往年龄偏大同时有复杂基础疾病，通常认为区域阻滞麻醉可使患者血流动力学更稳定，可减少发生心血管系统并发症的可能，与全身麻醉相比更为适宜。但是，没有研究结果显示不同麻醉方法下行膀胱镜检的患者并发症的发病率和死亡率有显著性差异。只在极少数情况下，选用全身麻醉或区域阻滞麻醉的适应证有明显区别。闭孔神经区域内切除术可能需要在全身麻醉下进行。椎管内麻醉对于自主神经反射亢进的高危患者是有益的，可通过阻断传入神经信号抑制由此触发的难以控制的反射性血管收缩。但是，应当考虑到，此类患者本身存在的脊髓损伤和脊柱畸形将会使实施椎管内麻醉十分困难。

多数腔内泌尿外科操作时间较短，且多在门诊施行。因此要求选用的麻醉技术能做到快速实施，起效迅速，苏醒快而平稳，能允许早期离开苏醒室。区域阻滞和全身麻醉是否对患者恢复和出院时间有明显影响现在还不清楚。全身麻醉方案中，喉罩的应用可实现不用肌松药的快速诱导。吸入性麻醉药的选择对于患者的快速苏醒也相当重要。一项随机对照研究表明，接受短时间泌尿外科手术的老年患者中，选用地氟烷进行麻醉维持的患者术后达到可不经苏醒室直接离开标准者显著多于选用异氟烷维持的患者。选择腰麻时，局麻药的选择要求使患者运动神经阻滞能快速恢复从而可早期下床活动及尽早出院。

利多卡因已经在这一类手术的麻醉中应用了很长时间，近来的研究发现利多卡因和术后神经症状有一定关联，导致其在这一类手术的麻醉中应用减少。短暂性神经综合征（TNS）是一系列出现在腰麻后的以下肢疼痛、感觉迟钝等为主要特征的症状，多在72小时内缓解。尽管这一并发症是暂时的而且肌电图显示其与神经功能异常并不相关。在少部分患者中可引起显著的不适和部分功能损害。用5％利多卡因做腰麻后开始观察TNS的发生率，发现应用利多卡因浓度是5％和1％时这种并发症的发生率相似。为了在泌尿外科手术脊髓麻醉达到快速麻醉效果而不用利多卡因，人们已经研究了不同种类及剂量的麻醉药物。应用5mg布比卡因复合25μg芬太尼与单独应用10mg布比卡因相比，可达相同的阻滞平面（高于T_7）和相似的麻醉效果并有较短的运动阻滞残留。

（二）并发症

1.膀胱穿孔

膀胱穿孔是进行膀胱镜检最严重的并发症，多发生在膀胱的腹膜外部分。通常表现为冲洗液回流减少，此时清醒患者会诉恶心、下腹部疼痛。当发生腹膜内膀胱破裂时，清醒患者诉弥散性的腹痛。全身麻醉患者发生膀胱穿孔则可能仅仅出现血流动力学的不稳定。过高的冲洗压力可导致膀胱过度充盈，易于发生膀胱穿孔。闭孔神经反射的产生也易于导致膀胱穿孔：电刀等器械引起的电流刺激闭孔神经，引起大腿内收及外旋，此时就可能导致膀胱镜戳破膀胱，进行闭孔神经阻滞或者全身麻醉是最可靠的预防手段。

2.自主神经反射亢进

自主神经反射亢进是指第六胸椎以上脊髓损伤的患者出现的一种危及生命的高血压急症。约85%的上述脊髓损伤患者有自主神经反射亢进症状，随着脊髓损伤患者存活率的不断提高，将有更多脊髓损伤并自主神经反射亢进的患者接受麻醉和手术。由于膀胱的扩张是自主神经反射亢进最常见的触发因素，这一综合征在脊髓损伤后接受膀胱镜检查的患者中很常见。另外，外科操作中直肠扩张、阵痛和分娩等都可触发自主神经反射亢进综合征。

直肠膀胱及少部分下肢传入神经信号经由脊髓丘脑束和脊髓背侧束上行传入大脑，在$T_5 \sim L_2$水平，由中间神经元投射到交感神经元，肢体血管收缩，内脏痉挛，立毛肌收缩等。正常情况下，上述反射被颈动脉和主动脉压力感受器发出的控制信号及上位神经中枢所抑制，但在高位脊髓损伤的患者，下行抑制性信号无法到达胸段交感神经元，因此下位刺激所致反射得不到调制，导致了无法控制的血管收缩，如未得到合适处理可致灾难性后果。

自主神经反射亢进主要表现为血压剧烈升高，升高50mmHg以上即可做出诊断。其他临床表现包括，头痛、胸部紧迫感、损伤平面以下立毛肌收缩（起鸡皮疙瘩）等，在损伤平面以上，由于高血压所致副交感反射导致患者面红、出汗、黏膜充血、结膜红斑。

除非尽早发现，对于自主神经反射亢进目前还没有确定的治疗方法。可能的情况下，使患者成坐位可致体位性血压下降而起到一定作用。降压药物应选用起效快，作用时间短者，钙通道阻滞剂如硝苯地平、尼卡地平、肼屈嗪、硝酸甘油、α和β受体阻断剂及硝普钠等均可用于快速控制血压。有报道输注镁剂也有利于控制自主神经反射亢进患者的高血压。

二、经尿道前列腺增生电切术麻醉

（一）麻醉要求

（1）TURP大多为老年患者，应按老年患者麻醉要求处理。

（2）TURP的麻醉要求是术时无痛和尿道、膀胱松弛。低位椎管内麻醉能完全满足其要求，使膀胱松弛容积增大，防止膀胱痉挛，改善手术视野，同时清醒患者能及时发现TURP综合征的症状和体征。全麻患者常用喉罩通气，必须有适当深度麻醉，以避免咳嗽或体动造成膀胱或前列腺穿孔。

（二）并发症及其防治

（1）TURP综合征：大量非电解质灌洗液吸收时使血容量剧增，导致左心衰竭，血液稀释引起低钠血症,使渗透压下降致肺水肿。当血钠<125mmol/L 时,水分进入脑细胞出现不同程度的脑水肿。膀胱持续灌洗以达到尿道扩张和清除膀胱内积血保持术野清晰。理想的灌洗液是:视线满意,与血浆等渗,不产生溶血反应,无离子化导电作用,吸收后无毒性,代谢排泄快等。常用的灌洗液有:①4%～5%葡萄糖;②5%甘露醇或 3%山梨醇;③1.5%甘氨酸;④Cytol 溶液(0.54%甘露醇+2.7%山梨醇);⑤蒸馏水。灌洗液进入体循环的三个途径:①前列腺创面上开放的静脉系统;②切除前列腺组织的包膜层;③前列腺包膜或膀胱穿孔处。灌洗液吸收量达 10～30mL/min。影响灌洗液进入体循环的速度主要有下列因素:①静脉系统开放的数量,尤其是静脉丛被切开时以及包膜穿孔时;②膀胱灌洗的压力,液柱高度不应高出患者 70cm;③手术时切除前列腺组织的量;④外科医师经验和技术。

临床表现为清醒患者头痛、头晕和呼吸短促,继而可出现吐白色或粉红色泡沫痰,颈外静脉怒张、双肺湿啰音、恶心呕吐、视力障碍或意识模糊,进一步发展为昏睡、昏迷、抽搐、心血管虚脱甚至死亡。全麻患者症状不明显,如出现无法解释的血压升高或降低,严重心动过缓,心电图改变有 QRS 波群增宽,ST 段抬高,室性期前收缩或室性心动过速。

预防和监测包括:①低压持续灌洗,尽量缩短手术时间;②术中必须加强监测。除常规监测 BP、ECG、SpO_2、CVP 外,对手术时间长的患者,定时监测电解质、血浆渗透压、血糖、血细胞比容、体温、凝血功能。CVP 监测可早期发现血容量增加;③术中每 30 分钟监测电解质,及时补充 Na^+;④用 5%葡萄糖液做灌洗液,术中定时监测血糖,当血糖升高时提示灌洗液吸收,可早期诊断 TURP 综合征;⑤密切观察患者,注意胸闷、咳嗽、呼吸以及颈外静脉充盈等,预防性应用利尿剂。

治疗原则:①告知手术医师;②尽快停止手术操作;③充分供氧维持呼吸;④利尿、强心;⑤纠正低钠血症,常用 5%NaCl5mL/kg;⑥纠正酸碱平衡;⑦预防脑水肿,应用渗透性利尿剂和激素。

(2)TURP 出血:由于应用大量灌洗液而导致术中出血量难于估计。出血量取决于:①前列腺大小;②前列腺组织内血管损伤的程度;③手术时间长短;④外科医师技术;⑤术中促使前列腺组织释放尿激酶,活化纤维蛋白溶酶,而发生纤溶。⑥肾功能不全可伴发血小板功能异常。因此整个手术过程要严密观察其出血情况,并予相应处理,如输液、输血,应用止血药、抗纤溶药和输血小板。必要时监测 DIC 指标。

(3)膀胱穿孔:手术中有可能致膀胱穿孔,一旦膀胱穿孔,灌洗液可通过穿孔处外溢。常见有三个部位:①腹腔,临床特征出现肩胛部疼痛及腹痛;②腹膜外,出现恶心,腹肌紧张,腹痛;③前列腺周围,系由于前列腺包膜穿破,有耻骨上疼痛及下腹紧张。大穿孔使大量低电解质液进入腹腔,会导致心动过速、低血压及休克症状。全麻时患者无主诉,应随时观察腹部体征,做出早期诊断。

处理:穿孔较小,且液体吸收不多,多不伴有严重出血,故不作特殊处理,但应尽快完成手术,严密止血,注意灌注压力不宜过大。大穿孔时停止手术,并严密止血,置入导尿管,用气囊牵拉、压迫。适当应用利尿剂预防 TURP 综合征。

(4)低温:原因:①老年患者体温调节功能低下;②环境温度低,尤其在冬天;③应用大量室温灌洗液。低温对老年患者生理影响大。应做好保温措施:①室温保持在 22～24℃;②术中常规监测体温;③灌洗液加温;④缩短手术时间。

(三)TURP外科新技术

(1)双极TURP:双极电凝TURP术在切除患者前列腺增生组织是形成一个循环的电流圈,由于这种设备的内镜上含有流入和流出两个电极,电流流动在两个电极之间,因此可防止电流通过患者机体。该系统的优点是可以使用含电解质的溶液如生理盐水作为膀胱灌洗液。其发生低钠血症以及TURP综合征的概率较单极TURP低。

(2)激光TURP:激光TURP术在前列腺的组织切除中形成一个薄层凝血区域,其可防止过量出血和膀胱灌洗液吸收入血。因薄层区域可封闭打开的前列腺静脉,因此,膀胱灌洗吸收入血的量和出血可降至最低。在服用抗凝治疗的患者,激光TURP更适合。

三、体外冲击波碎石术

肾结石是最容易发生的泌尿道疾病之一,仅次于泌尿道感染和前列腺疾病。尿路结石导致疼痛,尿路梗阻,血尿和感染,其成因还未完全明了。近20年来在其治疗方面已经取得了很大的进展,自体外冲击波碎石术(ESWL)诞生以来,外科取石已不再成为常用手段。

(一)术前评估和技术现状

ESWL是一种以声波冲击碎石的方法,声波在组织与结石或组织与空气交界处发生大量能量转化,产生高振幅的压力震荡,能量被结石吸收从而使结石破碎。

碎石机的一个关键组成部分是连接器,它能使冲击波从产生部位进入患者体表。以前多用水浴模型,患者坐在椅子上,置身于装满温水的槽内。新式模型则用一置于患者皮肤的水垫来传递声波,中间涂一层接合胶,但如果空气进入皮肤和接合胶之间导致接合不良,则不仅不能传递足够的声波,而且还会导致皮肤淤血和皲裂。

借助荧光影像或超声技术可定位结石并引导冲击波碎石术施行。能否成功粉碎结石还与结石的大小、位置和组成性质有关,草酸钙二水化合物结石通常比胱氨酸和草酸钙-水化合物结石更容易粉碎,较大的结石则需要事先经皮造口或者置入输尿管支架。

(二)并发症

1.心律不齐

当冲击波与心动周期的去极化期重合时会触发心律失常。由于这个原因,通常采用心电图同步化使声波在R波后20毫秒发生。尽管许多型号的碎石机并不能施行心电图同步化,显著心律失常的发生率仍很小。但是,即使采用了心电图同步化技术,仍有可能发生室上性心律失常。另外,为了避免肾随呼吸运动位置发生改变而导致波聚焦发生改变,有些仪器可与呼吸周期同步化。

冲击波有时也可抑制心脏起搏器起搏以及改变其起搏频率。为避免该并发症,患者需重新调整体位使起搏器远离冲击波传导的路径。同时应备有复苏设备,包括体外起搏器。

2.血流动力学改变和呼吸影响

水浴会产生血流动力学影响,尤其是对患有心衰和冠心病的患者。随着下肢和腹部静水压不断增加,血液聚集至胸腔内血管,在敏感个体可能会发生充血性心衰。在水浴中患者全身血管阻力增加,导致左心负荷增加和局部缺血。腹内压增加引起膈肌上抬,增加呼吸做功,减少潮气量,影响动脉氧合作用。

3.肾损伤

ESWL后出现肉眼血尿为正常现象,1小时内即可自行消退。出现严重腹痛须警惕肾周血肿,通常采取保守处理,但发生低血压时需要行剖腹术。出血性体质是ESWL的相对禁忌证,术前须常规检查凝血时间。

4.其他并发症

多发结石的患者在行ESWL后易导致碎石阻塞,所谓"石街"是指结石碎块沿输尿管堆积成串的现象,此时需行肾造瘘术引流或内镜取石术以减轻梗阻。ESWL后有可能出现发热和败血症,术前泌尿道感染的患者尤其容易并发。冲击波的路径经肺时可能会产生气胸,在儿童患者更易发生。

(三)麻醉管理

ESWL中声波在进入人体的体表处和波扩散的内脏水平可使患者感到疼痛。未行麻醉处理的患者主观痛觉感受较泌尿外科内镜检查要强烈。DornierHM3型碎石机产生的冲击波强度较高,接受碎石术的患者需要较深的镇静和麻醉。新型碎石机所产生的冲击波强度较低,患者仅需低度镇静甚至不需镇静。虽然应用新型碎石机的碎石效果不如高强度机器,碎石操作过程也较长,但对术后患者活动有利。绝大多数情况下接受ESWL的是门诊患者,因此麻醉要求使患者术中和术后感觉舒适,且能快速恢复,ESWL术后疼痛比较小,无需较强镇痛。因此,临床上一般给予短效的麻醉和镇静处理即可。

全身麻醉能消除患者的肌肉活动,必要时甚至可暂时停止呼吸运动,可为结石的定位带来便利。但全麻下患者的体位调整比较困难,插管操作有一定风险,同时有学者认为可能使患者术后恢复时间延长,因此ESWL更多应用硬膜外阻滞或蛛网膜下隙阻滞。然而,在全麻的实施中,如能尽量避免使用麻醉性镇痛药物,而主要用异丙酚、N_2O等药物维持,同时应用喉罩等技术,则并不一定会明显延长患者术后恢复时间。

以前认为硬膜外间隙给予利多卡因有起效和恢复快速的特性,因而在ESWL等短小手术中被广泛应用,然而近来对其安全性的忧虑已经使其应用越来越少。一种可能的硬膜外腔给予局麻药的替代方法是给予作用缓和的镇痛药。在一项随机对照实验中,使用DornierHM3进行的EWSL,结果发现硬膜外腔给予舒芬太尼的镇痛效果和利多卡因相当。随后的一项研究表明硬膜外腔给予$15\sim17.5\mu g$剂量的舒芬太尼能够提供最优化的效应与安全比例参数。

使用短效制剂的静脉镇痛镇静麻醉已广泛应用,利于术后活动,使患者快速恢复。接受高强度波时需要配合深度镇静,由此产生的诸如呼吸抑制等不良反应并不少见。相比于通过带套囊的口咽气道进行地氟醚全身麻醉,使用DornierHM3进行ESWL过程中丙泊酚和瑞芬太尼所产生的镇静效果与去饱和作用程度及更强的睡眠要求密切相关。接受全身麻醉和接受镇静处理的患者恢复时间并无差异。一个成功的镇静方案依赖于所使用药物的类型。丙泊酚复合短效镇痛药是常选用的方案。由于在体内能够快速清除,比起芬太尼和其他诱导药物来说恢复时间更短,瑞芬太尼逐渐受到人们欢迎。瑞芬太尼和舒芬太尼已经被作为单独镇静药物来使用。这两种药物有着相似的镇痛特性,但一项随机对照试验显示瑞芬太尼呼吸抑制的发生率较舒芬太尼低。使用 Dornier 碎石机 S 进行 ESWL，以 $0.05\mu g/(kg \cdot min)$ 给予瑞芬太尼结合患者自控推注 $10\mu g$ 药物能有效抑制疼痛。单独使用瑞芬太尼和持续输注丙泊酚结合间断给予芬太尼推注两种方案间并无差异。事实上，接受瑞芬太尼的患者呕吐发生率更高，恢复时间更长。这些结果可能是由于瑞芬太尼相对较高的给药速率 $[0.2\sim0.4\mu g/(kg \cdot min)]$。

另一可选择的镇静技术是患者自控镇静。患者可根据自身不适程度的不同使用快速起效和消除的药物调节镇静水平。有研究对单独应用瑞芬太尼和瑞芬太尼、丙泊酚复合使用的患者自控方案进行比较。两种方案都能提供良好的效果和满意的舒适度，然而芬太尼复合丙泊酚组的呼吸抑制发生率较高。单独使用瑞芬太尼的恶心、呕吐发生率较高，此不良反应在该药物较常见，可被血清素抑制剂（5-HT）抑制。其他麻醉技术如使用局麻药易溶性混合物（EMLA）和局麻药皮肤浸润麻醉已有报道但效果并不确定。综上所述，尚无证据显示有适合 ESWL 的特效麻醉药。麻醉的选择应根据患者特点、仪器类型和现有条件。静脉镇静可为大多数患者提供足够的舒适度，尤其是使用低强度声波时。而神经阻滞麻醉能够快速恢复。缓和的硬膜外镇痛药应用前景喜人。经喉面罩给予吸入性麻醉药而不合并使用肌松药可为术者提供良好的操作条件，而且能够快速恢复。

四、癌症手术

（一）前列腺癌手术

1.术前评估

流行病学前列腺癌是最常见的癌症之一，在男性肿瘤疾病的死亡率中排行第二。前列腺完全切除术是美国最常见的大型手术，每年手术量达到近 60000 人次。死亡率随年龄增加而上升，没有确定的年龄峰值，60～79 岁之间的患者群死亡率达 17%。可能由于前列腺特殊抗原筛查和直肠检查的开展，近年来前列腺癌的死亡率有所下降。95% 的病例病理学诊断其组织类型是腺癌，其他病例多数是移行细胞癌。前列腺癌最常用的分级体系是 Gleason 评分，其根据分化程度所表现的腺状结构给予程度分级。

治疗方法的选择：前列腺癌疼痛程度可以从无痛到剧烈的恶性疼痛。因此，处理方法的选择非常困难。其最优疗法尚不明确，特别是对于早期局限性疾病的患者来说。年龄较大的患者其癌分化相对较好，但同时他们可能患有其他的并发症致使手术风险增加。因此，对于该患者人群通常采取保守治疗。一项随机试验比较了接受急性前列腺癌切除术和保守治疗两种方案的共 695 名早期前列腺癌患者，在 10 年的随访中，采取前列腺切除术的患者群较保守治疗人群的死亡率下降 26%，远处转移率下降 40%。然而，手术对死亡率的有益作用仅限于小于 65 岁的患者群。这些结果显示前列腺切除术对于该年龄段人群是最佳治疗方案。前列腺切除术有阳性结节的患者很有可能存在远处转移，这些患者以及局部存在进展的患者适合于非手术治疗，比如内分泌治疗、放疗、化疗。有局部病变的患者如果不适合甚至禁忌行前列腺切除，选择放疗（比如短期放疗）十分受欢迎，包括直肠超声指导下前列腺置入放射性针或者放射性核素粒子。

在众多前列腺切除的方法中，耻骨后前列腺根治术（RRP）最为常用。通过腹部中线下部的切口进入,将前列腺、精囊、射精管、膀胱颈部切除。然后将膀胱颈部与尿道吻合。此过程中通常用靛蓝胭脂红识别输尿管。它可以引起高血压。RRP 的长期并发症中最常见的是性功能障碍。经膀胱切除前列腺可以保留血管神经束,从而减少术后性功能障碍。但是一旦囊外扩张出现,这一措施可以导致复发率增加。阴式前列腺根治术很少应用,它不能同时切除会阴淋巴结并且在采用截石位时很容易损伤骨骼肌肉及神经。

2.并发症

出血是最常见的并发症,耻骨后路更易于发生。RRP 过程中的出血是必然的,它与术者、前列腺大小、解剖以及专业因素(如背侧静脉丛)有关系。多种技术可以用来减少出血或者输血。我们期望避免输红细胞,是因为其昂贵的费用、免疫感染并发症、免疫抑制(可以导致院内感染,癌症复发)以及它的负面效应。术前自体血预存(PAD)用于前列腺根治最受欢迎,但是费用很高,不能避免输注错误的危险,另一方面中等程度失血无需自体血回输,这样会浪费很多的自体血。与 PAD 相比,急性等容血液稀释(ANH)同样可以避免异体输血,但是另一方面还可以避免血液储存的开销以及未被使用血液的浪费,所以更为有效。一项关于前列腺根治术的随机研究中比较了 PAD、ANH、ANH 联合人重组促红细胞生成素三种方法。后者更为有效地避免了术后贫血,但是促红细胞生成素增加的费用抵消了 ANH 节省的费用。自体血回输在前列腺根治术中与 PAD 效果相似但是更为省钱,是一种更为适合的选择。但是由于肿瘤细胞可能经血流蔓延限制了它的应用。尚无证据表明自体血回输对前列腺全切的复发有影响。

3.麻醉管理

(1)监测:关于前列腺切除的监测目前尚无明确的指南。中心静脉压在估计血容量方面的准确性令人质疑。常规使用肺动脉导管不能改善术后预后。因此,血流动力学监测应该做到个体化,并以明确的血流动力学目标作为指导(例如心排出量,氧供的优化)。尿道的连续性破坏后尿量测量会变得不准确,所以尿量在前列腺切除术中不能用于估计肾脏灌注。术中用经食管超声监测血流动力学以及容量状态可能对肾脏疾病患者有一定作用。

(2)麻醉选择:麻醉方式可能影响到 RRP 术后静脉的血栓栓塞率。相比单纯全麻,硬膜外麻醉可以明显降低术后 24 小时深静脉血栓(DVT)的发生率。多普勒超声显示其可能与增加下肢静脉血流有关。其假说包括局部麻醉对凝血系统、应激反应衰减的影响和局麻药对血小板聚集、凝血因子的直接影响。

据报道,单独采用硬膜外麻醉或者硬膜外麻醉复合全麻可以减少前列腺切除的血液丢失。其效果主要是全麻时高静脉压以及机械通气致腹腔内压升高被硬膜外麻醉所减轻。单用全麻或者合并硬膜外麻醉的并发症发生率是相似的。

(二)膀胱癌手术

1.术前评估

膀胱癌最重要的危险因素是性别、年龄、吸烟史以及芳胺接触史。液体摄入可以影响膀胱癌的发生,一项回顾性研究通过十年追踪发现水或者其他饮料的摄入与膀胱癌的发生率成反比。

大部分膀胱癌患者伴有血尿或者排尿障碍。标准的诊断方法是膀胱镜检和活检。后续的治疗取决于浸润的深度。经过膀胱内给药化疗或经尿道滴灌治疗,及后续的经尿道切除术治疗后,大多数患者仅留下浅表病变。接受经尿道切除术患者的外科和麻醉处理要点同腔内泌尿外科操作的相关叙述。

2.根治性膀胱切除术

患有高危浅表肿瘤或侵袭性膀胱肿瘤的患者应接受根治性膀胱切除术,这是膀胱侵袭性癌症最常见的治疗手段。由于复发率高,部分膀胱切除术应用得越来越少。根治性膀胱切除术对于仅有局限性病变的患者治愈率相当高,生存率大约为70%。即使接受了根治性膀胱切除术.大部分患者还是会出现肿瘤远处复发,因此往往需要进行辅助性化疗。随机研究发现术前接受了一个疗程化疗的局限性高分化膀胱癌患者行根治性膀胱切除术后的生存率高于单纯接受手术治疗的患者。根治性膀胱切除术中,作一低位腹部正中切口,然后依次切除膀胱及周围脂肪、下段输尿管、前列腺、精囊,并根据肿瘤侵犯的程度切除相应尿道。女性患者的子宫、卵巢、输卵管、尿道及阴道前壁也被切除。根治性膀胱切除术中通常要进行盆腔淋巴结清扫,因为这样可以获得重要的肿瘤分期和预后信息,同时对于增加对肿瘤的治疗效果和提高患者生存率有好处。最后,还要进行尿路或膀胱重建术。利用一段回肠或结肠重建一个人造膀胱并与自身尿道吻合是首选方案,对于提高患者的生活质量有很大意义。但在尿道或前列腺受累的患者这一方案并不可行。其他方案包括可控经皮尿路转向术,是用一段肠管制作一个储存尿液的容器并向腹壁开口或者进行不可控尿路转向术,如回肠尿瘘成形或经皮尿瘘成形术。可控尿路转向术与不可控尿路转向术相比患者生活质量更高,但需要进行间断自行导尿。所有行肠代膀胱的患者均有慢性菌尿并且反复尿路感染和肾盂肾炎。最近提出了一种新的膀胱重建术,生物合成的膀胱依靠胶原支架拼接而成,其上遍布来自患者自身的尿路上皮细胞和膀胱平滑肌细胞,移植入患者体内后可达到满意的尿动力学特性。这一技术目前只用于脊髓脊膜突出的患者,但其充满希望的结果显示这一技术也可在其他疾病中得到更广泛的应用。

3.并发症

根治性膀胱切除术是一个有较高风险的手术。患者通常是年龄较大的男性患者,合并严重疾病或并发症的高危因素,例如吸烟史、慢性肺部疾病及心脏病史等。一项对2500名接受膀胱切除术的患者的观察中发现,术后死亡率的独立危险因素包括年龄、术前肾衰竭、高 ASA 分级、全身麻醉的应用、手术时间、术中输血、喝酒、呼吸困难及依赖状态等。另一项观察中发现,诱发并发症的手术因素包括失血、手术时间、尿路转向方式、肿瘤分期等。这一研究中报道总的并发症发生率大约为30%。手术后肠梗阻是最常见的并发症,并不十分严重,但可增加患者住院时间。与其他类型的腹部大手术不同,膀胱切除术并不增加术后肺部并发症发生的风险,可能与这一手术的切口远离膈肌有关。

4.麻醉处理

(1)监测:尽管手术技术不断提高,大量失血伴随着根治性膀胱切除术出现。研究表明,30%的患者需要输血治疗。女性、术前贫血及实施回肠代膀胱术等是需要大量输血的预报信号。控制性降压曾被提倡以求减少输血,但这一技术的优点应该与其在心血管危险人群中的风险仔细权衡。这一手术时间相对较长,具体则取决于尿路转向方式的选择。术中仔细监测失血,准确评估血管内血容量是十分必要的。直接动脉测压的实施不仅可精确监测血压变化,还可方便于采取动脉血样进行血细胞比容的测定。大多数手术过程中,由于尿路切断导致尿量的监测不便,一定程度上妨碍了对容量状态的准确判断。对于心功能不全的患者及肾病患者,进行中心静脉压的监测是必要的。监测血压的变化可为液体的需要量提供正确的判断依据,其预测意义甚至优于严重疾病患者中心静脉和左房压的监测。肺动脉置管不应作为常规监测手段,但可应用于需要监测特殊指标指导维持血流动力学稳定的特殊患者。

(2)麻醉选择:尽管可以在椎管内麻醉下实施全膀胱切除术,通常情况下还是选择全身麻醉。单独应用硬膜外麻醉时患者会十分不适,因此这一技术更多地与全身麻醉复合应用。与前列腺切除术的麻醉类似,复合应用硬膜外麻醉可减少失血,降低输血率,但对并发症的总发生率并无显著影响。研究还显示,接受了硬膜外麻醉的患者术后镇痛较单独全麻的患者有显著改善。美国退伍军人卫生署的一项观察发现,与硬膜外麻醉相比全身麻醉是膀胱切除术后并发症的危险因素。目前还没有随机对照研究得出有利的结果,尚需要进行泌尿外科手术麻醉选择的大型研究。

椎管内麻醉导致交感神经阻断,副交感神经过度兴奋,肠平滑肌痉挛,会导致回肠袋成形时操作困难,这一问题可以用格隆溴铵或罂粟碱来预防。

(三)睾丸癌手术

1.术前评估

睾丸恶性肿瘤非常罕见,每年在10万男性中大约发生2~3例。95％的睾丸癌都是生殖细胞肿瘤,其中35％是精原细胞瘤。非精原细胞瘤,例如胚胎细胞癌、畸胎瘤、绒毛膜癌及混合细胞肿瘤等在临床上具有更强的侵袭性,应给予更积极的治疗。精原细胞瘤在30~40岁左右的患者中发病率最高,并且其发病率的种族差异十分明显。精原细胞瘤在白人男子中的发病率显著高于亚裔或非裔男子。已知的危险因素有隐睾症或Klinefelter综合征病史,在青春期以前进行睾丸下降固定术可降低睾丸癌的风险。

睾丸肿瘤可表现为无痛性睾丸肿块,更多地表现为睾丸疼痛和肿胀,因而易与睾丸炎或附睾炎混淆。偶有少数患者的生殖细胞肿瘤并不是在睾丸部位被发现。睾丸癌的确诊有赖于睾丸超声检查,腹部CT检查可用于肿瘤的临床分期诊断。睾丸肿瘤以一种特征性的阶梯方式沿腹膜后淋巴系统转移扩散。

2.治疗选择

所有睾丸肿瘤患者均须接受根治性睾丸切除术,进一步的治疗方式取决于肿瘤转移扩散的范围和肿瘤的组织学特征。应用现有的治疗方案治愈生殖细胞肿瘤尤其是精原细胞瘤的可能性大于90％。早期诊断至关重要,肿瘤发现的时间越晚、分期越晚,患者的生存率越低。早期精原细胞瘤在接受睾丸切除术后可进行腹膜后放射治疗。非精原细胞瘤的肿瘤在临床上有更强的侵袭性,需要更积极的治疗,但其治愈率仍然大于90％;这些类型的肿瘤常常需要进行腹膜后淋巴结清扫术(RPLND),尽管由于腹膜后淋巴结清扫术常导致逆行射精和不育等并发症,导致对其疗效的观察可能是选择性的。在腹膜后淋巴结清扫术中,腰交感神经被破坏,作为其替代方法,改良腹膜后淋巴清扫术则选择保留此神经。疗效和复发率可由复查腹部CT及一系列生物学标志物的改变来评估,包括α胎儿球蛋白、人绒毛膜促性腺激素、乳酸脱氢酶等。联合化疗是复发的高度睾丸癌的标准治疗手段,方案为联合应用顺铂、鬼臼乙叉甙及博来霉素。化疗可致神经及肾毒性等并发症,及由博来霉素导致的肺纤维化。

3.睾丸切除术

根治性睾丸切除术是经腹股沟探查,然后在腹股沟内环处横向钳闭并结扎离断精索,然后切除睾丸。不采用经阴囊睾丸切除术是由于易于诱发局部及盆腔淋巴结转移。这一手术可根据患者意愿,选择在全身或区域阻滞麻醉下进行。

4.腹膜后淋巴结清扫术

腹膜后淋巴结清扫术多取腹部正中切口或胸腹联合切口,标准的腹膜后淋巴结清扫术包括两侧输尿管之间,上到肠系膜上动脉下至髂血管范围内所有淋巴组织的切除。改良腹膜后淋巴结清扫术则仅限于淋巴结的切除,并且保留了受累睾丸对侧的腰交感神经及腹下丛神经,这一技术保留了80%~90%的患者射精功能。上述手术通常在全身麻醉下实施。对于采用胸腹联合切口的患者,术后镇痛特别重要,可采用硬膜外阻滞或肋间神经阻滞技术进行镇痛。这一手术过程中,体液和血液的丢失量较大,应给予严密观察并补足,为此,应建立较大的静脉通道。

接受睾丸癌手术的患者多较为年轻,合并严重疾病者较少。但如患者此前接受过联合化疗则可能患有化疗药物所致并发症。博来霉素与肺毒性有关,年龄较大及肾功能不全的患者接受大剂量博来霉素治疗发生肺并发症的风险更高。有报道应用博来霉素后接受手术的患者发生了急性呼吸窘迫综合征。根据动物实验和一系列临床观察的结果,目前认为吸入高浓度的氧气可能倾向于诱发这一并发症。几乎没有证据显示短期暴露于高浓度吸入氧可导致基础肺功能正常患者产生急性肺毒性作用。没有药物能够有效地保护围术期的肾功能。特别是襻利尿剂、甘露醇和肾脏血管扩张剂,他们对将要施行心血管手术患者的肾功能起不到保护作用。目前没有证据支持这些药物能够在肾切除术和其他高危泌尿外科操作中使用。

5.肾切除术

在有腔静脉侵犯的患者,肾切除术是高危操作。但是这类手术还是非常多的,因为不做手术这些患者的预期寿命将会非常短。手术操作的复杂程度随着肿瘤侵入程度而增加。肿瘤侵入横膈和右心房的患者死亡的风险很大。这类患者或者手术不能将腔静脉控制在肿瘤侵入的水平之外的患者需要实行体外循环。这些患者需要开放大静脉通路,因为有大出血的可能。此外,肿瘤局部或全部压迫腔静脉,会导致静脉远端的压力随之升高和静脉脉络的形成,他们一起增加了出血范围。有创的血流动力学监测是需要的,但是当肿瘤扩散到右心房时,进行中心通路开放就会并发肿瘤栓塞的风险,特别是肺动脉导管置管。TEE用来监测血流动力学也是可选择的有用的方法之一。TEE可以用来确认术中肿瘤的侵入范围和肺栓塞的诊断。

行肾切除的患者必须接受术前常规的预防栓塞的治疗。肾切除术和其他大的泌尿外科操作都存在并发静脉栓塞的高危因素,即使是腹腔镜技术也不例外。

五、微创泌尿外科手术

(一)技术

近10年来,微创和腹腔镜下泌尿外科手术逐渐增多。最先的操作是用来治疗隐睾和静脉曲张,后来用于睾丸癌、前列腺癌和膀胱癌的腹膜后淋巴结清扫。腹腔镜下肾切除术、前列腺切除术和膀胱切除术都已经在几个中心完成。腹腔镜泌尿外科手术有明显的减少术后疼痛和缩短术后住院时间的优势。腹腔镜肿瘤手术是否能得到和标准的腹膜外淋巴结清扫和根治性肾切除术一样的根除效果,目前还不完全清楚。因此,腹腔镜手术还在进行远期结果的评估,他们目前不是推荐的标准方法。

近年来,随着机器人技术的引入,开展的微创手术增加,这些技术使得操作者在进行复杂的手术操作时花费更少的时间提高可靠性,提高外科医生的学习曲线。机器人技术的使用似乎在泌尿外科学越来越普遍。根据早期的报道,机器人辅助的膀胱癌根治加新膀胱重建术有更低的并发症发生率和更快的术后恢复。这项技术目前仍需要较常规手术更长的手术时间,但是可以随着经验的积累而缩短。

近来引进了有和没有机器人辅助下的腹腔镜下前列腺癌根治术。这种手术方法是否能改善预后还不清楚,需要更多的更大的系列研究。有一项研究比较了机器人辅助下的前列腺癌根治术和标准的 RRP,发现两组在疼痛评分和镇静药的使用方面没有差别。

腹腔镜下肾切除术可以通过经腹膜和后腹膜两种途径实行。在后一种方法时,患者被放置侧卧或半侧屈伸位,工作空间通过将一个气球经过一个小切口置入后腹膜加压来实现。这个空间随着气球中二氧化碳的注入而扩张。腹腔镜下肾切除术特别适用于活体供肾者,因为它降低了疼痛和残疾。腹腔镜下部分或全肾切除术都是可行的。腹腔镜下部分肾切除术辅以多模式的疼痛管理,包括麻醉性镇痛剂、非甾体抗炎药和切口部位的局部麻醉药,能令患者早期出院。

(二)麻醉管理

微创泌尿外科操作没有标准的麻醉管理方法。腹腔镜手术患者的生理改变和遇到的问题通过其他外科专业的经验已经很清楚了。特别是气腹和二氧化碳的注入对心血管、呼吸和中枢神经系统的影响都是腹腔镜手术的特征。泌尿外科腹腔镜手术也有其他挑战,比如该专业使用的相关特殊体位。气腹会导致横膈的上移,降低了胸壁的顺应性,这会使肺容积降低并增加气道阻力。在头低位,横膈的移动更明显,使得肺容积降低的更厉害。可能会出现肺不张,但是可以通过呼气末正压通气或膨肺预防。气腹时气道压力的增高是胸壁顺应性降低的原因而不是肺的过度扩张导致,而且不能考虑为气压伤的诱发因素。经腹膜二氧化碳的吸收导致动脉和呼气末二氧化碳分压升高,必须通过增加通气来补偿以避免酸血症。可以通过增加呼吸频率、潮气量或者两者共同来完成。气腹合并头低位增加系统的动脉阻力、心脏收缩容积和心室收缩做功。侧卧屈曲位下腹腔镜手术可能显著降低静脉回流,导致心排出量降低和低血压。这种情况可以通过放气和手术台的偏转迅速逆转,并且可以通过输液预防。头低位时气腹引起的静脉压改变以及高二氧化碳血症会使颅内压显著升高,而且存在脑损伤的可能。有腔隙性脑损伤患者最好避免在这个体位下行腹腔镜手术。对并存有肾脏疾病的肾切除术患者,腹腔镜手术可能由于跨腹压的升高和肾脏的操作而产生额外的肾损伤。通过保持足够的血容量和血流动力学的稳定,肾脏的损伤可能是有限的。迄今为止,没有一种现存的肾脏保护的药理学策略被证明是有效的。

根据外科医生手术操作的熟练程度,麻醉计划必须考虑改为开放手术和大量出血的可能性。拟行腹腔镜手术的患者必须和进行开放手术患者一样进行相同的术前评估。根据患者的临床情况,为计划的手术操作准备恰当的麻醉监护。在腹腔镜手术,中心静脉压和肺动脉楔压测量由于腹内压力会向纵隔传递而变得不准确。在高危患者使用 TEE,可以更准确的评估心脏容积。腹腔镜手术常常需要膀胱置管和鼻饲插管术。

当腹腔镜手术需要在急诊状态下施行时,诱导和麻醉维持的药物选择需要考虑迅速清醒和快速恢复。在腹腔镜手术,氧化亚氮一般不使用,避免由于肠道扩张而延长手术操作。术中和术后的镇痛经常是合用阿片类和 NSAIDs。硬膜外麻醉镇痛不常规应用。

腹腔镜手术的并发症包括出血、皮下气肿、气腹、横膈撕裂和气体栓塞。尽管气腹时二氧化碳的使用降低了大量栓塞的可能性,但是空气栓塞是潜在的致命并发症,一旦出现血流动力学恶化,就必须考虑发生气体栓塞的可能性。

第四节　肾移植手术的麻醉

一、终末期肾病的病理生理

各种原发性或继发性慢性肾脏疾病将导致的肾功能进行性减退,体内代谢废物的潴留,水电解质酸碱平衡失调等内环境紊乱和内分泌异常,进而出现一系列症状的临床综合征,最终会发展为慢性肾衰竭。近年来,慢性肾脏病患者的发病率、住院率均明显升高,严重威胁人类的健康与生命。慢性肾衰竭是一个缓慢而渐进的过程,根据肾功能损害的程度,我国学者将慢性肾衰竭分为 4 个阶段:①肾功能不全代偿期:此阶段患者虽肾脏储备能力已降低,但通常无临床症状。实验室检查:肌酐清除率(Ccr)＞50％,血肌酐(Scr)＜133μmol/L。②肾衰竭期,又称尿毒症早期,临床上多会出现明显的贫血及恶心呕吐等消化道症状,出现轻、中度代谢性酸中毒和水钠潴留、钙磷代谢紊乱。可伴有乏力、精神不振等神经系统症状。实验室检查:Ccr 10～25％,Scr 211～422μmol/L。③肾功能不全失代偿期:此阶段患者可出现轻度贫血、乏力、夜尿增多等临床表现。实验室检查:Ccr 25％～50％,Scr 133～211μmol/L。④尿毒症期又称尿毒症晚期,临床上表现出各种尿毒症的症状,如严重贫血、恶心呕吐、水钠潴留、低钙血症、高钾等,并因全身多器官受累而出现相应的临床表现。患者通常需要接受透析治疗。实验室检查:Ccr 小于 10％,Scr 大于 422μmol/L。

慢性肾衰竭患者早期通常无明显的临床症状,而仅仅表现为蛋白尿、夜尿增多等基础疾病的症状。终末期才会出现一系列的临床症状,最终引起全身多个器官系统的功能异常。终末期肾病常见的全身各脏器并发症是:①代谢的改变,肾衰竭患者由于其排泄功能障碍,常引起不同程度的水钠潴留,而水钠潴留又会进一步造成细胞外液增多和低钠血症。低钠血症是指血清钠低于 135mmol/L。按体内钠的情况及引起低钠血症的原因可以分为稀释性低钠血症和缺钠性低钠血症两种常见类型。高钾血症是慢性肾衰竭患者最致命的电解质紊乱。慢性肾衰竭患者由于肾单位减少,机体对钾的排泄减少,当摄入量超过排泄速度时可迅速出现高钾血症。其他离子如钙、镁、磷的紊乱也十分常见。此外,患者主要表现为代谢性酸中毒。酸中毒可引起心肌收缩力降低以及儿茶酚胺反应性降低。酸中毒亦可导致氧离曲线左移,组织的氧供减少。②心血管疾病是引起终末期肾病患者死亡的首要原因,高血压、高血容量、酸中毒、贫血及血液透析引起的大量动静脉瘘等均可导致心包炎、心脏向心性肥大、心功能不全和充血性心衰。③慢性肾衰竭患者水钠潴留可引起肺水肿,导致限制性通气功能障碍和氧弥散功能降低,造成低氧血症。④绝大多数慢性肾衰竭患者都伴有贫血,主要与患者促红细胞生成素减少及红细胞寿命缩短有关。其他造成慢性肾衰竭患者贫血的因素包括消化道出血、叶酸和维生素摄入不足及尿毒症毒素对骨髓的抑制等。此类患者还常伴随白细胞功能受损,免疫力低下及血小板功能异常和凝血缺陷。⑤慢性肾衰竭患者神经系统病变可分为中枢神经系统病变和周围神经系统病变。中枢神经系统病变早期可表现为淡漠、记忆力减退、扑翼样震颤、嗜睡昏迷等。周围神经病变主要表现为下肢远端感觉异常。伴有自主神经病变的患者常出现体位性低血压、发汗障碍等,全麻诱导时易出现低血压。

二、麻醉前评估和准备

(一)麻醉前评估

肾移植术受体绝大多数为慢性肾衰竭患者,病情复杂,存在高血压、贫血、电解质酸碱平衡紊乱等严重并发症。因此,麻醉医生需在术前对接受肾移植手术的患者进行全面的医学回顾及评估,从而制定相应的防治措施。终末期肾病常合并多器官和系统的病变,并且这些潜在的病变通常与肾衰竭之间存在协同作用,可增加麻醉和手术后的死亡率。因此,在术前评估时因对每一器官、系统进行仔细的评价。

终末期肾病患者多数有各种心血管疾病的危险因素,因此,肾移植术前仔细检查患者是否患有心血管疾病是至关重要的。心血管疾病严重程度的初步评价包括仔细的临床检查、心电图、胸片等。中度或重度心肌缺血表现的患者则要接受冠状动脉造影检查。在许多肾移植中心,如果 ESRD 患者合并糖尿病,并且糖尿病病史超过 25 年,则倾向于接受冠状动脉造影检查,因为积极地干预可改善患者的预后。拟接受肾移植手术的患者通常正在接受透析治疗,其液体状况很难评估。麻醉医生应根据透析的类型、透析频率及最后一次透析的间隔时间判断患者是高容量还是低容量。体格检查中应观察患者动静脉瘘的位置,术中避免在动静脉瘘的上肢行血压监测、静脉穿刺等操作,防止血栓形成。实验室检查应该在手术前进行。如果术前血钾超过 6.0mmol/L,应推迟手术,采取透析等治疗方式。由于患者术前常合并严重的贫血,术前应明确血红蛋白的水平。如果有出血史或者其他可能患有的凝血疾病,应进行凝血检查。所有心脏疾病风险的患者都应做心电图检查,必要时需做 24 小时动态心电图检查。

(二)术前准备

良好的术前准备是肾移植后长期存活的重要因素之一。近年来研究发现,在改善患者全身基本状况的前提下,患者接受透析治疗的时间越短,越有利于移植肾的长期存活。拟接收肾移植手术的患者,必须经过充分的透析治疗,使患者的病情得到改善,有利于麻醉实施和术中管理。肾衰竭患者尤其是尿毒症患者胃排空时间明显延长,并且可能存在消化系统的其他病变。因此,慢性肾衰竭患者肾移植术前禁食时间至少 20 小时。肾衰竭患者常合并严重贫血,术前可使用叶酸、促红细胞生成素改善贫血,使血红蛋白升至 70g/L 以上。慢性肾衰竭合并高血压患者应积极进行抗高血压治疗。心功能不全的患者手术危险大,术前应积极治疗,减轻心脏前后负荷,加强心肌收缩力。

三、肾移植受体的麻醉管理

(一)椎管内麻醉

肾移植麻醉的方法包括椎管内麻醉和全身麻醉。近年来,也有采用硬膜外麻醉与全身麻醉同时应用的复合麻醉。椎管内麻醉主要包括蛛网膜下隙麻醉(腰麻)、硬膜外腔阻滞和腰麻—硬膜外联合阻滞。对于拟接受肾移植的患者,只要无明显凝血功能障碍及其他椎管内麻醉禁忌证,均可选用椎管内麻醉。椎管内麻醉用药少,对机体生理干扰较小,局麻药中不应添加肾上腺素,以防止肾血流较少导致肾损害。椎管内麻醉术后肺部并发症较全身麻醉少,并且能够提供满意的术后镇痛。不足之处在于其难以应对术中出现的突发状况,导致术中管理较为被动。全身麻醉能够完善地控制呼吸,确保患者术中氧供,提供良好的肌松以满足各种手术条件,相对椎管内麻醉来说较为安全,但需根据患者的状况选择对循环、代谢等影响较小的全身麻醉药。此外,肾衰竭患者由于低蛋白血症和贫血,易导致药物使用过量。

由于药物作用时间的限制及术中不能追加药物,单纯蛛网膜下隙麻醉现在已经很少应用于肾移植麻醉。连续硬膜外阻滞是目前国内肾移植术首选的麻醉方法。操作时多采用"双管法",即取 $T_{11} \sim T_{12}$ 间隙穿刺并向头侧置管;$L_2 \sim L_3$ 穿刺向尾侧置管。麻醉范围应覆盖下腹部和盆腔,阻滞平面不宜超过 T_8。液体补充应当以维持血流动力学稳定为原则,避免麻醉药引起血管扩张而导致血压明显下降。脊麻-硬膜外联合阻滞也是临床上常用的麻醉方法,该法起效迅速,效果确切,不仅可避免全身麻醉对患者的影响,又可减少单纯硬膜外阻滞的局麻药用量,还便于术后通过硬膜外给予镇痛治疗,当手术时间长脊麻局麻药作用减弱或消失时,可通过硬膜外导管追加局麻药。

(二)全身麻醉

静脉麻醉药诱导药的选择取决于患者的整体健康状态、容量状态及心血管功能等,可选用对血流动力学影响较小的药物组合进行快诱导插管。为减轻气管插管时的应激反应,可用 1%丁卡因 1～2mL 行气管表面麻醉。纠正术前低血容量可避免诱导时低血压。对于胃轻瘫和反酸患者可能出现胃排空延迟,应警惕胃内容物返流误吸。此外,诱导时给药速度不宜太快,用药剂量不宜过大。全麻维持全麻多采用吸入麻醉剂地氟烷或异氟烷。这两种药物都没有肾毒性,而且,无论是否合并肾脏疾病,这两种药物都不会使肾功能进一步恶化。七氟烷很少用于肾移植手术的麻醉。因为七氟烷经肝脏代谢后会产生一种无机氟化物,已经被证明具有肾脏毒性。麻醉过程中应给予芬太尼等麻醉镇痛药物,减少吸入麻醉剂的用量。在肾脏疾病的患者中,芬太尼、舒芬太尼、瑞芬太尼及阿芬太尼的药代动力学不会发生明显的改变,都可以应用于肾移植手术的麻醉。顺阿曲库铵代谢方式为不依赖肝肾功能的血浆霍夫曼消除,不会延长肾衰竭患者的作用时间。

（三）术中管理主要事项

维持血流动力学稳定：慢性肾衰竭患者均伴有高血压，术中既要控制高血压，又应避免发生低血压。一般情况下宜维持血压在正常较高水平，特别是血管吻合完毕开放血流前扩充血容量可增加移植肾血流，提高移植肾的即时功能，从而提高移植肾的成活率和患者的生存率。血压偏低时，给予少量多巴胺静脉持续输注。液体疗法：接受肾移植的患者通常正在接受长期的透析治疗，其液体状况很难评价。患者进入手术室时是高容量还是低容量取决于透析的类型及末次透析后的时间间隔。必须监测中心静脉压，以判断体内血容量是否充足。贫血的患者需及时输血。利尿剂通常用于促进移植肾生成尿液。渗透性利尿剂，如甘露醇通常用于增加尿量和减少多余的体液，因渗透性利尿剂并不依赖于肾的浓缩功能而达到有效利尿。并且，研究表明甘露醇的渗透效应能够减少肾小管的肿胀，降低急性肾小管坏死及移植肾功能恢复延迟的发生率。术中由于药物、输血以及移植肾的含钾保存液都会使血清钾升高，因此应监测钾离子浓度，避免高钾血症。

尿量监测：移植肾再灌注后，应重新记录尿量。低血容量、低血压、急性肾小管坏死、急性排斥反应或者外科引起的机械性的原因都会引起少尿或无尿。评价肾移植术后的尿量通常要先明确患者的容量状况。肾活检有助于判断是否发生急性肾小管坏死或者急性排斥反应。

四、儿童肾移植的麻醉管理

近年来随着外科技术的进步及新型免疫抑制剂的应用，儿童肾移植的成功率及移植肾的5年存活率已明显提高，已经成为儿童终末期肾病的首选治疗。由于生理发育和心理成长的特点，儿童肾移植在临床特点、围术期处理及术后随访等诸多环节中与成人肾移植不完全相同。儿童终末期的主要原因是各种原发性肾小球肾炎、先天性泌尿系统畸形及遗传性疾病。一般小于5岁的患者通常为先天性的泌尿系统疾病，而大于5岁的患者多为获得性肾脏疾病或者遗传性疾病。

儿童肾移植通常接受的肾源是成人肾脏而不是年龄相似的儿童肾脏，因此存在移植物大小和髂窝空隙不成比例的情况，通常将移植肾置于后腹膜。随着受者年龄减小，外科手术技术的难度逐渐增高，尤其是2岁以下的受者，术后病死率较高。若引起患儿肾衰竭的原因是尿道先天畸形，则必须在移植前或移植的同时进行相应的处理，以恢复尿道的正常解剖和功能。一般认为2岁以下儿童肾移植的围术期麻醉管理则十分复杂。儿童的有效血容量较少，接受成人肾脏移植的儿童术中应密切监测血流动力学。在开放移植肾血流时应考虑小儿心搏量难以满足成人供肾血流动力学要求以及成人供肾将储存大量血液的情况，因此移植肾再灌注前应充分扩充容量以防止突然出现低血压。通常使用白蛋白等胶体将中心静脉压提高至 $16\sim20mmHg$。此外，由于在进行血管吻合时需钳夹大动脉，再灌注时由于远端肢体缺血可引起酸中毒。再灌注时大量器官保存液进入血液也会引起高钾血症。

儿童免疫防御能力强，更容易发生急性排斥，并且年龄越小，免疫反应性越强。儿童对免疫抑制剂的耐受性不强，因此需要同时兼顾移植肾排斥反应和药物的肾毒性。目前主要使用钙调神经抑制剂(CNI)和吗替麦考酚酯(MMF)等强效免疫抑制剂。儿童肾移植术后是否完全停用激素,目前仍存在较大争议。

五、肾移植术后注意事项

(一)肾功能的恢复情况

术后患者宜送监护病房专人护理,早期应持续吸氧,防止低氧血症对移植肾的损害。故术后应严格记录液体出入量,防止严重脱水、低钾血症、低钠血症和代谢性酸中毒等电解质紊乱及酸碱失衡的发生。对于术后无尿或者少尿患者,首先应明确原因,排除移植肾血管的问题,然后鉴别诊断是急性肾小管坏死引起的肾衰竭还是移植肾的排斥反应。移植肾的排斥反应是移植肾功能丧失的主要原因之一,可分为超急性排斥、加速性排斥、急性排斥和慢性排斥。而肾移植术后急性肾小管坏死主要是由于肾缺血缺氧引起,早期出现少尿或无尿,当移植肾无功能时,应及时进行血液透析治疗。

(二)防治感染

肾移植患者免疫力低下,术后放置导尿管、引流管以及免疫抑制剂的应用等易导致尿路、切口及肺部感染,故应早日拔除不必要的引流管。术后4~5天可用抗生素预防感染,拔去导尿管、引流管后停用。免疫力低下最易发生在术后1~2个月,国外报道发生巨细胞病毒(CMV)感染最高可达60%~70%,发病率20%~30%。预防性应用更昔洛韦和阿昔洛韦可有效减少CMV感染率和发病率。肾移植术后患者需长期使用免疫抑制剂,因此,接受其他手术时应考虑到免疫抑制剂的作用,特别注意药物之间的相互影响及预防感染。

总之,对于肾衰竭的患者,肾移植既能提高生存率,又能改善生活质量。但肾移植患者全身情况差,对麻醉管理者来讲是一个挑战。因此,麻醉医师对肾衰竭及相关疾病的病理生理变化应该有完整的认识,对移植肾再灌注的生理改变充分理解,才能对肾移植患者进行正确的麻醉和围术期处理。

第十三章　骨科手术麻醉

第一节　术前评估和麻醉特点

一、术前评估和手术特点

（一）术前评估

1.全身情况

患者外伤或多次矫正手术后长期卧床和精神紧张、焦虑，特别是老年患者，全身营养欠佳。恶性骨肿瘤病程发展快多伴消耗病容，低血容量和贫血，术前须改善全身营养状况。

2.心血管功能

术前规律服用降压药物有利于患者术中血压控制，根据药物不同的特性来调整药物的应用，如钙通道阻滞剂服用至手术当天，ACEI类药物服用至手术前一天。术前需要注意服用抗凝药的患者，禁用椎管内麻醉，可能增加手术出血，而停用抗凝药或可增加心肌梗死、脑梗可能。麻醉医师应按相关指南恰当处理。

3.呼吸功能

（1）类风湿关节炎、颈椎结核、外伤以及脊柱畸形、脊柱融合术后、强直性脊柱炎，患者伴有颈椎强直或活动受限，可使气管插管发生困难，特别要在术前仔细评估和选定插管方案。麻醉诱导插管过程中需注意保持颈椎的稳定性，避免头部过度后仰。

（2）类风湿性脊柱炎、脊柱侧弯畸形、肌营养不良性疾病都可影响呼吸功能。强直性脊柱炎因胸廓活动受限，肺活量下降，严重时胸式呼吸消失。应避免双侧臂丛神经阻滞以防膈神经阻滞后影响自主呼吸。

（3）老年患者、长期卧床除容易并发肺部感染外，必须注意下肢深静脉血栓形成。术前胸部 X 线摄片检查和下肢静脉超声检查。必要时进行手术前后的对照具有重要意义。

4.内分泌功能

脊柱结核可能合并肾上腺结核，表现为肾上腺皮质功能下降。类风湿关节炎、股骨头无菌性坏死可能长期应用激素治疗，术前须了解肾上腺皮质功能，调整激素用药，以防术中出现皮质功能不足意外。长期激素治疗刺激胰腺分泌胰高血糖素而升高血糖，对合并糖尿病的老年患者，术前应控制血糖。

（二）手术特点

1.手术体位

不同的体位对术中的管理提出不同的要求，掌握体位对机体的影响可有效降低围术期相关并发症的出现。骨科手术常需侧卧位、仰卧位和俯卧位，有时取头高位或坐位。注意事项包括：①手术部位高于右心房时，如手术野内有较大静脉或静脉丛破损未能及时发现，可能会引起肺空气栓塞。②俯卧位手术时，患者的肺活量、潮气量、功能余气量以及胸肺顺应性都有显著降低。在以胸腹为体重的支点时，则对胸腹膨胀的限制更为严重。因此，在放置俯卧位时应取锁骨和髂骨为支点，放置海绵垫，以减轻体位对呼吸功能的影响。③神经阻滞或椎管内麻醉前四肢手术安放体位时，向远端牵拉肢体时应轻柔，以免加重患者痛苦或造成骨折移位。④脊柱手术与体位相关的并发症主要发生于俯卧位患者，包括眼部受压、乳房、外生殖器受压、臂丛神经牵拉、尺神经压伤等。俯卧位时，要特别关注头部的摆放，调整头托的宽窄至合适大小，避免眼睛受压，术中体位发生移动时要再次检查眼睛是否受到头托压迫。如果术中眼睛受压，会导致视网膜中动脉产生血栓而发生术后视力减退甚至失明。上肢外展时与躯干的角度不宜超过90°，否则臂丛神经会因过度牵拉而损伤。上肢支架与肘部之间要放置棉垫以避免尺神经受压。

2.手术切口

骨科手术包括脊柱、四肢手术，手术切口种类繁多，麻醉医师应充分了解各种手术切口的入路，了解其神经分布范围，确定合适的麻醉方案。

3.手术对象

骨科手术患者的年龄跨度大，老年患者日趋增多，手术种类多而复杂，手术范围也扩大。老年患者常合并心肺脑等重要脏器疾病，术前访视、术前检查和麻醉前准备都十分重要。

4.四肢手术

常需应用止血带以减少手术野失血。但须预防使用止血带不当而致的并发症。

5.血液保护

骨组织血运丰富，手术创面、骨髓腔和血管丛的出血有时迅猛，难以控制，严密监测血压、脉搏和尿量等利于判断失血情况，及时纠正。血液保护技术在骨科手术中占据重要地位。

二、骨科麻醉的特点

骨科麻醉管理与骨科手术特殊性密切相关，因此麻醉管理上应根据手术特点采取相应措施。

(一)骨组织血运丰富

手术失血较多，尤其是骨面渗血或椎管内出血很难控制，应有充分估计和准备。

(二)手术体位较复杂

骨科手术常用体位有仰卧位、侧卧位、俯卧位。若体位安置不当或不同体位麻醉管理方式不当都可能引起并发症，故应特别注意。

(1)确保呼吸道通畅，防止气管导管扭折、脱出。在体位改变前后应常规检查导管位置。

(2)当手术部位高于右心房时，都有发生空气栓塞的危险。

(3)远端缺血或血栓形成：外周神经过伸或受压而引起术后神经麻痹；眼部软组织受压引起的视网膜损伤。

（三）止血带的应用

（1）止血带对生理的影响：①细胞缺氧和细胞内酸中毒；②血管内皮细胞损伤而导致毛细血管壁通透性增加；③松开时可出现一过性代谢性酸中毒、外周血管阻力降低及血容量相对不足，有可能发生循环功能失代偿；④一过性呼气末 CO_2 增高。

（2）使用止血带注意事项：上肢止血带应放在中、上 1/3 处，下肢应靠近腹股沟部。①充气压力：上肢以高于动脉收缩压 6.67kPa（50mmHg）为宜，下肢高于 13.3kPa（100mmHg）为宜。②充气持续时间：上肢一次不超过 1 小时，下肢不超过 1.5 小时。必要时可松开 10～15min 后再充气，以免发生神经并发症或肌球蛋白血症。

对心功能代偿不良者，抬高患肢和驱血均要慎重，静脉回流突然增加可能导致心力衰竭。在硬膜外麻醉或腰麻的患者，止血带压力过大，充气时间过长，肢体缺血引起止血带疼痛，表现冷汗、烦躁不安，即使用镇静药和镇痛药也难以控制。

（3）预防止血带并发症应尽量减少缚止血带的时间，以减少缺血区酸性代谢产物的产生和淤积。麻醉医师应记录止血带充气时间，并提前通知手术医师松止血带，在松止血带时要在麻醉单上记录。松止血带之前应补足血容量，血压偏低要及时纠正，必要时给予血管收缩药。

松止血带后如果出现止血带休克立即给以吸氧、升压药、输血、输液，如效果不佳，可考虑给予碱性药、激素、甘露醇等。有条件时应急查血钾，因为止血带以下的肢体缺血缺氧，以及酸性产物的淤积，改变了细胞膜对钾离子的通透性，钾从细胞内大量外释，如果患者术前已有血钾升高，止血带松解后可能更高。有高钾表现时立即给予钙剂、高渗糖、胰岛素等处理以降低血钾。

（四）骨黏合剂反应

（1）病因：主要原因与骨黏合剂的液态或气态单体吸收有关，而单体具有扩张血管和直接心肌抑制作用。其次，当骨黏合剂填入骨髓腔后，可致髓腔内高压使气体、脂肪或骨髓颗粒进入循环而引起肺栓塞。

（2）临床表现：当骨黏合剂充填并将假体置入后 1～10min，患者发生血压明显降低，甚至心搏骤停。

（3）治疗：吸氧，补充血容量，必要时用血管活性药物。

（五）脂肪栓塞

（1）病因：多发于脂肪含量丰富的长骨骨折和严重创伤性骨折。由于创伤后脂肪从骨髓释放，使血液中游离脂肪酸增加，发生脏器和组织的脂肪栓塞，主要累及肺和脑血管。低血容量休克也是栓子形成的诱发因素。

（2）临床表现：急性呼吸和中枢神经功能的障碍；突然呼吸困难、肺间质水肿及低氧血症；意识障碍，昏迷。

（3）治疗：关键是防治低氧血症和维持循环稳定。

（六）深静脉血栓（DVT）和肺栓塞（PE）

（1）病因：多发于下肢或骨盆骨折后长期卧床的患者，由于血流缓慢、静脉血淤滞以及感染累及小静脉均可引起血液高凝状态，促使静脉血栓形成，主要为下肢深静脉血栓脱落导致。

（2）临床表现：剧烈胸痛、咳嗽，有的咯血；血压突然降低，心率减慢，甚至心搏骤停；呼吸窘迫,低氧血症。

（3）治疗:对大面积肺栓塞的治疗是进行复苏、支持和纠正呼吸与循环衰竭。主要方法包括吸氧、镇痛,控制心力衰竭和心律失常,抗休克。血栓性肺栓塞,如无应用抗凝药的禁忌,可用肝素抗凝治疗或给予链激酶、尿激酶进行溶栓治疗。空气栓塞时,应立即置患者于左侧卧头低位,使空气滞留于右心房内,防止气栓阻塞肺动脉,再通过心脏机械性活动而逐渐进入肺循环;也可经上肢或颈内静脉插入导管来吸取右心内空气。高压氧舱可促进气体尽快吸收并改善症状。

（七）术中脊髓功能监测

（1）诱发电位:脊柱和脊髓手术时,为了解手术操作,如钳夹、分离和牵拉等可能发生的损伤而采用各种不同类型诱发电位监测。监测方法是将一电极放置在腓总或胫后神经干的周围,另一电极放置在颅顶部。刺激神经干的脉冲通过脊髓到达大脑皮质后显示出波形,如果波形幅度降低,周期延长,表示有脊髓损害。

（2）唤醒试验:在手术期间通过减浅麻醉,让患者在基本清醒状态下。能按指令活动。其方法通常是先嘱患者双手握拳,再动双足,如活动良好,表示无脊髓损伤。

第二节　骨癌手术的麻醉

原发性骨骼与软组织肿瘤并不常见,而最为常见的大多是骨转移瘤。每年全美国恶性骨癌与软组织肿瘤的新发病例不到每百万人口的 20 例。由此估计,每年的新发骨癌与软组织肿瘤病例全国还不到 6000 例,而转移的骨癌病例则要比原发骨癌高两倍。原发性骨癌与软组织肿瘤多种多样,可发生于人体的任何部位,但原发性骨癌常常好发于下肢及骶骨,而转移性骨癌常好发于肋骨、骨盆、脊椎以及下肢的长骨干。一些已发生骨转移的肿瘤患者,常常因转移部位的疼痛或活动受限或病理性骨折而求助于骨科医生,经检查才发现原发肿瘤。

过去,人们认为患有骨癌的患者,实施手术意味着必然会截肢,从而给患者及家属带来巨大的心理恐惧,并给患者日后的生活和行动带来极大的不便。今天,随着辅助治疗方式如放疗、化疗以及骨科技术水平的提高,在切除骨癌的同时,更注重保留患者的肢体或骨盆的功能,如肢体骨癌切除、瘤细胞灭活再移植术和半骨盆肿瘤切除、肿瘤细胞灭活再移植术或者在切除骨癌后,实施假体植入,这种假体可以是整块类似长骨干型的假体植入,也可以是简单的部分假体植入。大部分假体均采用金属合金假体,部分假体则采用骨水泥与金属杆的再塑体。从而大大改善了患者的肢体功能与生活质量,同时患者的存活率并没有因此而降低。对于软组织肿瘤,则根据肿瘤组织的恶性特点,采用局部或局部扩大切除,而对于脊椎的原发或转移瘤以及骶骨瘤,多采用瘤细胞刮除术,如果瘤细胞刮除损害了脊柱的稳定性,则还需实施椎体内固定术。

骨癌手术由过去简单的手术操作,向提高患者术后生活质量发展,在过去被视为手术禁区的部位开展高难度手术,以及手术所引起的巨大创伤与大量出血对患者生命造成的威胁,这些都给麻醉的实施与管理带来了很多的困难。麻醉医生在实施每一例骨癌手术前应有充分的准备并对术中可能出现的各种问题做出充分的估计和提出相应的处理措施。

骨癌患者,由于术前已存在的血液高凝状态,使得术中因大量输血而导致的凝血功能紊乱以及使其诊断与治疗复杂化。在骨癌手术中,70%以上的患者均需输血,部分手术如骶骨与半骨盆部位的骨癌手术,由于出血迅猛且止血困难,常常因大量出血导致严重的失血性休克,即使输血输液充分,顽固性低血压也在所难免,从而给麻醉医生在持久性低血压期间对全身脏器的保护提出了新的挑战。

针对骨癌手术的这一特点,应加强患者的术前准备和对术中易发生凝血功能障碍或 DIC 的高危患者的筛选以及术中采用适当深度的麻醉以降低巨大的外科创伤所引起的应激反应。使用控制性降压技术,特别是新型钙通道阻断药尼卡地平控制性降压用于骨癌手术,不但能减少术中的出血量,而且还具有全身脏器特别是心肾的保护作用以及抑制血小板聚集和血栓素(TXA2)分泌的特点,将其用于易发生失血性休克的骨癌患者有其特殊的适应证。

一、骨癌的病理生理特点及其全身影响

骨癌的患者因局部包块及疼痛,甚至发生病理性骨折才去求治。难以忍受的疼痛常常驱使患者使用大量的镇痛药,其中包括阿片类的镇痛药,这些镇痛药长期使用,患者可产生耐受性或成瘾性。外科手术治疗是解决患者病痛的有效措施。短期使用大量镇痛药,会导致患者的神志恍惚,正常的饮食习惯紊乱,摄水及摄食减少,导致身体的过度消耗及体液负平衡,部分患者在术前可有明显的发热现象,体温可超过 39℃,常常给麻醉的实施带来许多困难,因此可增加麻醉药的毒性反应以及对循环系统的严重干扰。另外,长期服用阿片类的镇痛药,增加了患者对此类药物的耐受性,从而使实施手术时所使用的阿片类药物和其他麻醉药的用量增加,因此会造成患者在术毕时的拔管困难。不论是原发性的脊椎骨癌或转移瘤,均会造成患者的活动困难,一些患者甚至有神经系统的功能障碍,此类患者由于长期卧床,会导致全身血管张力的下降以及疼痛导致的长期摄水不足,在实施全麻或部位麻醉时,应注意由于严重的低血压可导致循环衰竭,以及由于原发肿瘤和并存的骨转移瘤所致的全身应激力下降,使术中循环紊乱(低血压、心律失常、止血带休克等)的发生率增加。

骨癌的全身转移,以肺部转移为多见,这种转移大多为周围性,初期对患者的肺功能及氧合功能不会造成多大影响。一旦发生肺转移,实施开胸手术切除转移的肺叶,可以改善患者的生活质量并提高患者的近期存活率。

最近的研究发现,肿瘤患者,特别是实体肿瘤如骨癌和白血病,患者血浆中的组织因子有明显升高,组织因子作为一种凝血系统的启动剂,它的表达将导致凝血酶的产生和纤维蛋白形成,从而导致血液的内稳态异常以及凝血系统紊乱,使得患者的凝血系统术前就处于高凝状态,以及外科创伤性治疗与大量出血,极易导致术中 DIC 的发生。

高钙血症多见于骨转移癌,其发生的机理并不是由于癌灶对骨质的破坏,而是由原发癌所分泌的类甲状旁腺激素介质所介导的。伴有高钙血症的骨转移癌,多由乳癌所致,当疼痛性骨损害导致患者活动能力减低时,高钙血症可能发生较早或加重。如果患者应用阿片类强止痛药消除癌性疼痛,患者可因不能活动、呕吐或脱水等,进一步加重高钙血症。高钙血症的结果

是骨质的吸收增加,使全身的骨质疏松,导致术中肿瘤切除后植入假体困难;而且由于在高钙血症下,受血液 pH 值的影响,钙离子极易在肾小管内沉积,导致潜在的肾功能损害,进而影响经肾代谢和排泄的麻醉药,易引起麻醉药的作用延迟。

二、骨癌手术麻醉的特殊问题

1.骨癌手术的特点

(1)创伤大、出血多、出血迅猛且失血性休克发生率高是骨癌手术的最大特点。创伤大,组织损伤严重是骨癌手术一大特点。由于骨癌的好发部位大多在富含肌肉、血管及神经的骨骼,切除癌瘤常常需剥离和切断骨骼部位的肌肉,导致大量的软组织和小血管的严重损伤;特别是需要实施骨癌切除、瘤细胞灭活再移植术,这种手术常常需将大块骨骼从肌肉、血管及神经组织中剥离出来,并将肿瘤组织从该骨骼上剔除,在特制的溶液中浸泡以灭活残余的肿瘤细胞,然后再将骨骼植入原来部位。因此这种损伤不但造成大量肌肉和小血管的撕裂,而且耗时长,使得机体在长时间内处于过高的应激状态下,导致凝血系统、神经内分泌系统和循环系统的严重失调。进而引发一系列的术中及术后并发症。

(2)出血量大、迅猛且失血性休克发生率高是骨癌手术的又一特点。出血量多的骨癌手术依次为,骶骨癌刮除术,半骨盆肿瘤切除,脊椎肿瘤刮除术以及股骨、肱骨部位的骨癌切除等。这些手术的出血量一般均在 2000mL 以上,特别是骶骨癌刮除术,出血量可高达 4000mL 以上,最多的可高达 10 000mL 以上,而且这种手术的出血迅猛,在肿瘤刮除时,常在短短的5min 内,出血量可高达 2000~4000mL,造成严重的低血压,大部分患者的平均动脉压可降至4.0kPa(30mmHg),如果不及时、快速大量输血和补充体液,由于较长时间的低血压,导致全身脏器低灌注,进而造成脏器功能损害甚至衰竭。

2.凝血功能障碍与 DIC 的发生

骨癌手术中易出现凝血功能障碍和 DIC 的发生,造成严重的大范围的组织细胞缺血、缺氧性损害。因此,DIC 不仅是术中的严重并发症,而且是多系统器官功能衰竭的重要发病环节。这是麻醉医师在围术期要非常重视的一个问题。

(1)癌瘤所致的凝血功能障碍:许多肿瘤包括骨癌,由于细胞内含有大量类似组织凝血活酶物质,当受到术前化疗药物、放射治疗或手术治疗的影响时,细胞常被破坏而致此类物质释放入血循环,引起体内凝血系统激活。此外,恶性肿瘤晚期可并有各种感染,而感染本身又可通过许多途径促发 DIC。肿瘤侵犯血管系统引起内皮损伤,激活内源性凝血系统等,都可以使患者处于高凝状态。通过术前的血凝分析,可筛选出此类患者。

(2)手术创伤所致的凝血功能异常:由于骨癌手术本身对大量的肌肉及血管系统造成的严重创伤,导致广泛血管内皮损伤。使大量组织凝血活酶由损伤的细胞内质网释放入血循环并导致外源性凝血系统激活。手术损伤对血管完整性的破坏,使基底膜的胶原纤维暴露,激活内源性凝血系统,同时损伤的内皮细胞也可释放组织凝血活酶而引起外源性凝血系统的反应。

手术及创伤时,机体出现反应性血小板增多和多种凝血因子含量增加,血液呈暂时性高凝状态,在手术后 1~3 天尤为明显。最近 Boisclair 等的研究表明,外科手术可使血液的凝血酶原片段(F1＋2)和凝血因子Ⅸ激活肽的水平明显增加。因此认为,手术创伤可能也是血液处于高凝状态的原因之一,手术创伤越大,其所引起的血液内稳态失衡越严重。

如何减轻外科创伤所导致的血液高凝状态和凝血因子的消耗,保持手术期间血液内稳态稳定是麻醉医生所要解决的问题之一。

(3)大量失血、输血所造成的凝血功能异常:最近的研究表明,在癌瘤患者,外科手术创伤所致的大量失血是严重的血凝与抗凝系统紊乱并导致恶性凝血病性出血的主要因素。凝血病性出血最常见于急性大量失血的患者,临床表现为急性 DIC 早期的消耗性凝血病,有大量凝血因子消耗造成的凝血障碍或者手术创伤后大量输入晶体液和库血所引起的血液稀释性凝血病,凝血因子浓度降低。急性大量失血严重损害了维持血液凝血系统的血小板成分,使血小板数目减少,凝聚力降低,这些因素均可促进广泛而严重出血倾向的发生。

由于骨癌手术出血迅猛所造成的血小板及凝血因子的丢失,以及急性大量失血时组织间液向血管内转移以补充血容量的丢失与大量输血补液后造成的凝血因子的稀释作用(输血量超过 4000mL 以上),使得临床上持续时间甚短的 DIC 的高凝血期之后,DIC 进入消耗性低凝血期或继发性纤溶亢进期,临床上出现广泛而严重的渗血或出血不止。骶骨癌患者发生 DIC 的临床表现只是到手术后期或近结束时,才发现手术部位广泛渗血和引流袋内血量的迅速增加及出血不止,此时查血凝分析,证实已发生了 DIC。这种患者出血量可高达 15 000mL,连同术后出血,输血量可超过 20 000mL。所以骨癌患者一旦出现 DIC,则病情极其凶险,应引起麻醉医生的高度警惕,要及时做出诊断和处理。

3.术前放疗、化疗对机体的影响

术前予用骨癌的化疗药物包括阿霉素、长春新碱、环磷酰胺及氨甲蝶呤等,这些药物会对骨髓、心肺、肝、肾功能造成不同程度的毒性损害,使心肺储备能力低下,肝肾功能欠佳。由于术前使用化疗药常常对麻醉药的代谢造成影响,而导致麻醉药的使用超量以及麻醉药作用延迟的机会增加。

阿霉素在使用早期即可出现各种心律失常,积累量大时可致心肌损害,产生严重的心肌病变,导致充血性心力衰竭,它所引起的急性心脏毒性的主要表现为 ECG 急性改变,如非特异性 ST-T 改变、QRS 低电压、房性或室性期前收缩,发生率超过 30％,与剂量相关,大多数为暂时性、可逆性;也可引起亚急性心脏毒性,表现为心肌炎和心包炎,多于用药后数天或数周后发生。慢性心脏毒性的表现为渐近性心肌细胞损伤、心肌病变,最终可发展为充血性心力衰竭,给麻醉的实施与管理带来很大困难。而长春新碱主要引起骨髓抑制、白细胞及血小板减少,另外该药还具有中枢和外周神经系统毒性作用,最早的征象是外周感觉异常,继而发展为肌无力和(或)四肢麻痹。术前化疗后出现心脑毒性的患者,吸入麻醉药可能对心肌收缩力的抑制更加严重,术中应注意患者心功能的保护,选用对心功能抑制轻的麻醉药,并合理选用肌松药。

环磷酰胺经过肝脏转化后才具有抗癌活性,较长时间用药后对肝脏会产生一定影响。因此术前使用此类药物的患者,可能对麻醉药或镇静镇痛药特别敏感,麻醉过程中即使应用常规剂量也可能发生严重反应,所以术前用药及术中用药要减量,以确保患者的安全。另外,它可引起慢性肺炎伴进行性肺纤维性变,应充分估计呼吸功能减损的程度。

许多抗癌药化疗后会导致患者的血清胆碱酯酶的活性减低,骨癌患者也不例外。因此对术前使用化疗的患者,麻醉中慎用去极化肌松药。由于环磷酰胺和氨甲蝶吟经肾排泄。有引起肾毒性的可能,所以非去极化肌松药最好选择不经肾脏排泄的药物,即使选择,其用量也需减量,以防止其作用延迟影响术毕拔管。

几乎所有的化疗药物都具有骨髓抑制作用,因此可加重癌瘤患者原已存在的血液不良情况。化疗后,血小板减少出现较早,于用药后 6～7 天即可发生;白细胞减少的出现则更早,可于用药后 4～6 小时发生。其常见的血液学障碍包括:DIC、纤维蛋白溶解及血小板功能障碍。DIC 出现于癌肿晚期,特别易见于肝转移患者,血小板功能障碍可因化疗药物引起,但也可能是骨髓癌肿伴发的原发性改变,大多数出血是化疗药物引起骨髓消融导致血小板减少的继发结果。

术前化疗药的消化道反应常常造成患者食欲下降与腹泻,导致患者的抵抗力下降和水电平衡紊乱,在术前应给以足够的重视并应及时纠治。

放疗可使血小板生成减少,特别是有活力的骨髓包括在照射野之内时。另外,术前放疗虽然使肿瘤的体积缩小和瘤细胞的活性减弱,但是照射时放射性损伤造成照射野内组织的纤维性粘连、毛细血管增生和脆性增加,将会增加手术的出血量以及止血困难,还会造成术后伤口的愈合延迟。麻醉医生术前应了解放疗的部位、照射野的大小以及照射量。

胸椎部位原发性或转移性骨癌,常常会因术前胸部的放射治疗导致急性放射性肺损伤(80%),这种肺损伤尽管较少出现症状,但却会使肺的储备功能下降,肺间质血管内皮细胞的通透性改变,术中易发生低氧血症、肺水增多以及术后的肺感染率上升。麻醉医生应注意对此类患者呼吸的监测,同时应给予抗生素预防肺部及伤口感染。

总之,术前接受化疗或放疗的骨癌患者,面临化疗药物的代谢毒性和细胞破坏,器官结构及其功能可能已受变性损害。麻醉医师必须注意化疗药物与麻醉药之间的相互不良影响,围术期尽量避免重要器官的再损害和生命器官的保护。

4.大量输血与体液补充

手术期间急性大量失血是骨癌手术的特点之一。术中急性大量失血后必然有细胞外液(ECF)的转移和丢失,此时机体有一个代偿过程,中等量失血时 ECF 能以每 10min 500mL 的速度转移到血管内以补充有效的循环容量而不产生休克症状。此外骨癌手术的严重、大面积的组织损伤使大量的功能性 ECF 转移到"第三间隙",成为非功能性 ECF。由于 ECF 是毛细血管和细胞间运送氧气和养料的媒介,是维持细胞功能的保证,所以在大量输血的同时必须大量补充 ECF 的转移和第三间隙体液的丢失,尤其长时间、严重低血容量时应大量补充功能性细胞外液,是保证细胞功能的重要措施。因此,在急性大量失血时,则需输入平衡液和浓缩红细胞或输入平衡液和胶体液与浓缩红细胞。在失血性休克或术中大出血时,输入平衡液与失血量的比例为 3∶1。血容量丢失更多时,还需适当增加液量。

5.骨黏合剂(骨水泥)

(1)骨黏合剂的不良反应:由于骨黏合剂植入骨髓腔后,髓腔内压急剧升高,可使髓腔内容包括脂肪颗粒、骨髓颗粒和气体挤入静脉而到达肺循环,可导致肺栓塞;骨水泥经静脉吸收入血后会引起血管扩张和心肌抑制,导致低血压和心律失常。若肺栓塞和骨水泥造成心血管严重反应,轻者可导致肺内分流增加,心排血量减少和严重低血压以及低氧血症,重者可致心搏骤停,须提高警惕,采取预防措施。

(2)骨黏合剂与抗生素的联合使用:过去一直认为抗生素与肌松药具有协同作用,可引起肌松作用延迟,影响患者术毕拔管。现骨科医生在实施假体植入时,通常在骨水泥中添加庆大霉素粉剂,以预防假体植入后髓腔感染和导致假体的松动。临床观察到这些患者虽然加用庆大霉素粉剂,而未发现有肌松药的作用延迟现象。其原因可能与加入骨水泥中的抗生素与骨质的接触面积较小,吸收入血的剂量很少,使得与肌松药的协同作用不甚明显,所以将庆大霉素粉剂加入骨黏合剂中是否安全,仍需进一步观察。

三、骨癌手术的麻醉

(一)麻醉前准备与麻醉前用药

1.麻醉前准备

骨癌患者术前疼痛并由此导致的体液和电解质紊乱以及术前发热是部分患者的常见表现。此类患者,住院后应给予足够的镇痛药,必要时经静脉通路补液、输血,改善患者的全身状况。

估计术中出血量大的患者,术前需准备足够量的库血,一般骶骨瘤刮除术需准备5000~10 000mL血,半骨盆切除需准备3000~5000mL血,股骨和肱骨骨癌切除并实施假体植入的手术需准备2000~4000mL血。椎体肿瘤切除需准备2000~3000mL血。输血量超过3000~4000mL的还应准备血小板、新鲜冷冻血浆(FFP)、纤维蛋白原以及凝血酶原复合物,以防凝血功能障碍,出现DIC。

除常规的实验室检查外,血凝分析是骨癌患者的特殊检查,通过此项检查可筛选部分处于高凝血状态且有可能术中发生DIC的高危患者,以便为麻醉管理提供指导。

术前接受化疗和放疗的患者,应特别重视了解化疗或放疗是否已经引起生命器官毒性改变及改变程度,以便对器官采取保护性措施。对此类患者需行血常规和生化检查。如果发现血小板计数少于10×10^9/L,对术中出血量大的骨癌手术,术前需准备血小板;血色素低于8g/dL的患者,术前需输入库血,使血色素至少达到10g/dL或以上;若生化检查发现多项肝功能异常,应考虑化疗药对肝功能已造成损害,此类患者麻醉时,应尽量选择不经肝代谢的麻醉药,若使用应减少剂量。

至少开放两条或三条粗大周围静脉和中心静脉通路,以保证术中急性大量失血时快速加压输血和大量补液,维持有效循环血容量和血流动力学的稳定。三条开放静脉分别用于输血、输液和静脉给药,因为输血通路不能往血中加入任何药物和液体,以防溶血和产生不良反应。准备加压输血器和血液加温装置,以便快速加压输血和血液加温。

骨癌麻醉前,除准备常规的麻醉器械、监护仪器,还应准备微量泵、以持续输注药物。对出血量巨大、高龄以及全身应激性低下有可能发生心搏骤停的患者,还应做好心肺复苏的准备。

2.麻醉前用药

成人术前用药与其他全麻患者无异,但应注意患骨转移癌的患者,机体对术前用药的耐受性降低,因而术前用药应适当减量或只给东莨菪碱。因癌性疼痛不能平卧但应激力低下的患者,除给予东莨菪碱外,可肌内注射赖氨比林 0.9~1.8g,以减轻患者麻醉前的痛苦。

部分患者特别是儿童,术前常常会体温升高,这可能与骨癌坏死、液化、瘤细胞释放毒性物质有关以及患者心理性伤害导致下丘脑温度调节功能紊乱所致。对此类患者,术前可不用阿托品,只给东莨菪碱或给予解热镇痛药赖氨比林,一次肌内注射 10~25mg/kg,成人 0.9~1.8g 肌内注射或静脉注射,以缓解癌性发热和疼痛。

(二)麻醉选择

1.肢体手术的麻醉选择

上肢骨癌手术,如果瘤体较小,臂丛阻滞是比较理想的麻醉方式。如果肿瘤体积较大或者肿瘤位于肩部且可能与深层组织粘连,选择全麻为宜。对于实施肿瘤切除、瘤细胞灭活再移植术以及需要行假体植入的手术,应选择全麻。

实施部位麻醉,会减少术野的血液丢失。Modig 和 Karlstrom 测定不同麻醉方法对血液丢失的影响,发现硬膜外麻醉组的血液丢失量较机械通气组少 38%。有学者将这种血液丢失量的减少归结于较低的动脉压、较低的中心静脉压和外周静脉压,因此使用硬膜外麻醉可减少患者的出血量,硬膜外麻醉对机体的生理干扰小,麻醉费用低,所以对手术范围不大、手术时间较短、出血量少的下肢骨癌手术,硬膜外麻醉是较佳的选择。

对于创伤大、耗时长而且出血量大或者需植入假体的下肢骨癌手术,考虑到止血带与骨黏合剂的并发症以及截肢或假体植入对患者造成的心理创伤和对患者循环和呼吸的管理,全麻应是较合理的选择,从麻醉方式与假体植入后的稳定性和术后深静脉血栓的发生率以及失血量的关系看,选择部位阻滞(硬膜外麻醉或脊麻)有其优点,而且与全麻相比,硬膜外麻醉在减轻机体的分解代谢和抑制机体应激反应方面,均优于全麻。基于这方面的考虑,采用全麻结合控制性降压或全麻复合硬膜外阻滞较为合理。

2.脊柱与骨盆骨癌手术的麻醉选择

骨盆和肩胛骨部位的骨癌手术,手术范围大,组织损伤严重,出血量和输血量都很多,为了便于循环管理和减少出血量,选择全麻加控制性降压是比较理想的麻醉方法;肩胛部位的骨癌手术,如果肿瘤侵犯胸壁,甚至侵入胸腔,此时为减轻开胸对呼吸和循环的生理影响,应加强呼吸、循环的监测与管理。

脊柱部位的骨癌包括椎体与骶骨的手术均应选择全麻并实行控制性降压。胸椎手术有可能损伤胸膜,造成气胸,应及时发现并做好呼吸管理。骶骨癌是出血最多的手术,应采用全身麻醉,可行一侧髂内动脉阻断和控制性降压,以减少术中出血。

(三)麻醉的实施、术中管理与监测

1.麻醉的实施

(1)硬膜外麻醉。下肢骨癌手术采用硬膜外麻醉及其管理和一般手术基本是一致的。但在实施时应注意以下问题:其一,硬膜外穿刺间隙的选择应考虑是否使用止血带,如使用止血带,麻醉阻滞范围应包括到 T_{10}~S_5,否则如穿刺间隙过低、麻醉平面若低于 T_{10} 或不到 S_5,会使止血带疼痛的发生率增加,导致患者术中不配合而影响手术的完成。对上止血带的患者,一般选择 L_{1-2} 或 L_{2-3},间隙,向上置管。其二,在松止血带后,有发生低血压的可能,对心肺功能正常的患者,这种低血压多为一过性,只需在松止血带前补足液体即可避免,但对高龄、恶病质

以及心功能异常的患者,松止血带有导致严重低血压甚至发生止血带休克的可能,对此类患者,术前应准备好抢救药品,同时准备麻醉机和气管插管盘,并保证其处于可用状态。

硬膜外麻醉常选用的局麻药为2%盐酸利多卡因或碳酸利多卡因,后者起效快、作用强,可以选用,但应注意剂量。局麻药首次用量应根据患者的年龄、体质以及所要达到的麻醉平面而定,一般成人15mL左右。以后每次给药,给首次剂量的一半即可或根据患者对药物的反应作适当调整,既维持一定的麻醉平面与效果,又使血流动力学稳定。

(2)全身麻醉

①麻醉诱导:骨癌患者的麻醉诱导与一般类型手术的麻醉诱导方法没有多少差异。但对于原发或转移的脊柱肿瘤和由于肢体的病理性骨折卧床较久,和由于肿瘤本身引起的剧烈疼痛使患者的交感神经系统处于亢进状态同时存在液体摄入不足的患者,前者由于卧床使患者全身血管的交感神经张力下降,后者则存在血管内容量的相对不足,这些患者在麻醉诱导时一定需选用对循环影响较轻的静脉麻醉药,如咪达唑仑($0.15\sim0.35$mg/kg)、依托咪酯($0.15\sim0.3$mg/kg)等,应坚持小量、分次、缓慢给药的原则,麻醉诱导时还要密切观察患者对药物的反应,否则会导致意外发生。阿片类镇痛药可能需要量较大,因为这类患者术前已使用过大量镇痛药,可能对此类药物已产生了耐受性,但考虑到术后的拔管问题,诱导时芬太尼用量为$2\sim5\mu$g/kg;肌松药最好选用非去极化类肌松药维库溴铵或派库溴铵(阿端)。

部分患者可由于癌性剧痛不能平卧,会给麻醉诱导带来一些麻烦,对此类患者,可先给镇静药,待其入睡后,可将患者放平,再给肌松药和镇痛药。

②麻醉维持:骨癌手术采用静吸复合麻醉是最佳选择,这种方法的益处在于减少单纯使用某一种麻醉药的剂量,同时减轻对心血管功能的抑制。因为大部分骨癌手术患者的应激力均较低,而且术中出血量也较大,单纯使用吸入麻醉维持或单纯静脉麻醉药维持,都会在产生有效的麻醉作用时对患者的循环功能造成明显抑制,不利于对患者循环功能的维护以及大量失血后低血压的防治。但对体质状况较好的患者,也可使用单纯吸入麻醉维持。吸入麻醉药对循环功能抑制的轻重依次为地氟醚、七氟醚、异氟醚、安氟醚,静脉麻醉药依次为依托咪酯、咪达唑仑、异丙酚等。为不影响术毕清醒与拔管,麻醉性镇痛药的用量应减少,如果患者术后要回ICU,则麻醉性镇痛药的用量可增加,以保持麻醉的平稳。具体做法是经微量泵输注或间断多次推注静脉麻醉药,同时给予吸入麻醉药,并根据手术刺激的强度以及术中的出血情况调整麻醉药的用量。

考虑到巨大的手术创伤及大量输血引起的输血性免疫抑制,在切皮前给予抗生素可预防患者术中术后感染。是否给予地塞米松,需根据手术创伤的大小及术中的输血量来决定,术中出血量大的骨癌手术,可预先给予地塞米松$10\sim20$mg,以预防输血引起的变态反应及由此导致的输血后低血压。

麻醉医生与骨科医生术中的密切配合是保证患者生命安全的重要措施,特别是出血量迅猛的骨癌手术,外科医生在切除或刮除肿瘤以前,必需告知麻醉医生,以便提前做好取血、输血的准备,同时加强对循环指标的监测。在刮除肿瘤过程中,如果循环指标变化剧烈,麻醉医生应及时告知外科医生或暂停手术操作并压迫止血或阻断血管,待循环稳定后再继续手术。

2.术中患者的管理

(1)减少术中出血。

控制性降压:目前控制性降压是在全身麻醉状态下,并用血管扩张药达到控制性降低血压的方法。控制性降压确实可以减少手术失血量,有人认为减少约 50%,而且比术中血液稀释更为有效。硝酸酯类药物如硝普钠和硝酸甘油是目前最常用的降压药物,最近研究证明,这类药物在体内通过与半胱氨酸发生非酶促反应而生成的一氧化氮(NO)来发挥其扩张血管的作用。钙通道阻断药,特别是第二代二羟吡啶类钙通道阻断药如尼卡地平,对外周阻力血管具有高度亲和力(与维拉帕米相比,其对外周阻力血管与心肌作用的效能比为 11.1,而异搏定仅为0.1),而且对心脏无变时性与变力性作用,停药后无血压反跳。因而近几年被用于急重症高血压的控制与控制性降压。钙通道阻断药不但具有降压的特性,而且还具有脏器的保护作用,特别是对心肾的保护作用,用于有发生失血性休克可能以及术前有心肾功能障碍的患者,尤具有适应证。有学者将钙通道阻断药尼卡地平用于 40 余例的骨癌手术,发现其降压迅速,可控性强,停药后没有血压的反跳现象;在部分患者,尽管遭受急性大量失血所致的严重低血压而引起全身脏器的低血流灌注,但术后这些患者均恢复良好,无脏器并发症。尼卡地平控制性降压的具体方法是,手术开始后,经中心静脉通路连续泵入,初始输注速率为 $4\sim10\mu g/(kg \cdot min)$,当平均动脉压降至 8.0kPa(60mmHg)时,将输注速率降至 $1\sim2\mu g/(kg \cdot min)$ 或停用尼卡地平,以利于输血后血压恢复和重要脏器的保护。

应当强调,控制性降压时平均动脉压不应低于 7.33kPa(55mmHg),高血压患者的降压幅度(收缩压)不应超过降压前的 30%。同时应根据心电图、心率、脉压、中心静脉压、动脉压、失血量、尿量等监测做全面评估,来调节降压幅度。在满足手术要求的前提下尽可能维持较高水平的血压,不可一味追求低血压,而使血压失去控制,并注意防止降压速度过快,以便使机体有一个调整适应过程。降压过程中若发现心电图有心肌缺血性改变,应立即停止降压,并使血压提升,以保证患者安全。适当的麻醉深度和维持足够的血容量是保证控制性降压可控性及平稳的前提。

(2)血液稀释法。血液稀释法包括手术前血液稀释(等量血液稀释)与血液稀释性扩容。等量血液稀释是指,在麻醉诱导完成后,经动脉或静脉系统放血,同时按一定比例输入晶体液和(或)胶体液,其目的是降低 Hct 而不是血管内容量。待术中大出血控制后再将所采血液输还给患者。对术前心肺功能正常的患者,放血量可按 $10\sim15mL/kg$ 或者以红细胞压积不低于30% 为标准,采血量也可参照以下公式:

采血量=BV×(Hi-He)/Hdv

式中,BV=患者血容量,Hi=患者原来的 Hct,He=要求达到的 Hct,Hdv=Hi 和 He 的平均值。放血的速度以 5min 内不超过 200mL 为宜。在放血的同时,若输入晶体液,可按3∶1的比例输入。若输入胶体液,可按 1∶1 的比例输入;或输入晶体液和胶体液,其比例为 2∶1,其效果可能更好。晶体液以平衡液为最佳选择,其电解质成分近似于血浆,输注后既可补充血容量,又可补充功能性细胞外液。胶体液宜选择新一代明胶溶液琥珀明胶,商品名血定安和尿联明胶,也称海脉素,商品名血代,二者是较理想的胶体溶液,已广泛应用于临床。琥珀明胶输注后,血胶体渗透压峰值可达 4.6kPa(34.5mmHg),血管内消除半衰期为 4 小时,主要经肾小球滤过排出,输入后24小时大部分从尿中排出。琥珀明胶无剂量限制,对交叉配血、凝血机制和肾功能均无不良影响。大剂量(24小时输10～15L)输入也不影响手术止血功能。尿联明胶扩容性能与琥珀明胶相似,惟其含钙离子、钾离子较高,应用时需加以注意。

血液稀释性扩容是指,在麻醉诱导后,经静脉系统输入一定量的晶体液与胶体液(1:1),使中心静脉压(CVP)达到正常值的高限(10～12cmH$_2$O),提高全身血管内与细胞外液的容量,并可通过稀释血液,Hct以不低于0.3为限,以减少失血时血液有形成分的丢失,从而增强机体在大量失血时抵御失血性休克的能力。在临床上使用这种方法,既减少了等量血液稀释法带来的许多麻烦,同时又简便易行。

(3)外科减少出血的方法

①充分止血:减少外科出血的有效方法是充分止血。但在出血量大且迅猛的骨癌手术,由于一部分患者的出血是来自于撕裂的肌肉小血管的渗血,另一部分患者的出血则是来自于肿瘤刮除时静脉丛的出血,因而给实施有效止血带来了很大困难。所以在实施出血量大的骨癌手术时,加快肿瘤切除或刮除的速度以及有效的压迫止血是减少骨癌手术时出血的最有效措施。对骶骨癌以及骨盆肿瘤的手术,切除或刮除肿瘤前,经盆腔内暂时阻断一侧的髂内动脉,也是降低术野出血的有效方法。

②维持血流动力学稳定,防治失血性休克:术中应根据外科手术创伤的大小、部位以及出血量的多少对输血、输液的类型做出合理的选择,以保持血流动力学的稳定。对失血量≤20%,Hct>35%的患者,只需输入平衡液即可,对失血量≤20%,Hct<35%的患者,可在输入平衡液的同时,输入胶体液;对失血量超过30%(1500mL～2500mL)的患者,在输入平衡液与胶体液的同时,需输入浓缩红细胞与全血,平衡液与失血量的比例可按3:1给予,输血后的最终目标至少应保持Hct在30%,Hb在8g/dL以上,以保证全身组织有充分的氧供以及细胞功能的正常,为全身血流动力学的稳定提供保证。

另外,手术创伤导致大量功能性细胞外液进入新形成的急性分隔性水肿间隙,又称"第三间隙",功能性细胞外液转为非功能性细胞外液,这部分细胞外液被封存起来,形成新的水肿区,因此围术期必须考虑"第三间隙"体液丢失的补充。补充"第三间隙"丢失的体液宜用近似血浆电解质成分的平衡液,以保证机体内环境的稳定。严重手术、创伤的"第三间隙"体液丢失的补液量为8mL/(kg·h)或更多。

急性大量出血的骨癌手术,术中失血性休克在所难免,防治失血性休克是围术期的一项重要任务。治疗失血性休克的措施,一方面要快速加压输血、大量补液,另一方面要求骨科医生及时有效地止血。因为骨癌手术的台上止血只能是用纱垫或纱布压迫出血部位,常常给有效止血带来一定困难。如骶骨癌刮除术在几分钟之内出血量可达2000mL以上,使血压和CVP急剧下降,即使快速输血、输液也不能在短时间内输入这么多的容量,此时即使肿瘤仍未完全刮除,常常需让外科医生行局部压迫,暂停手术操作,待平均动脉压回升至8.0kPa以上时再行刮除。由于出血量大,除大量的血纱布和血纱垫以及手术部位手术单以外,地上以及手术者的身上均是患者的血液,给对失血量的准确估计带来困难,往往估计的失血量均低于实际的出血量,因而在大量输血的过程中,应多次检测设备动脉血气、Hb、Hct,以指导输血补液,使血色素不低于8g/dL和Hct不低于30%为宜。

为了保证输血的有效及快速,除了麻醉前建立粗大静脉通路(三路外周静脉)以外,在大量出血前,应用加压输血器(进口)是行之有效的方法,因为此装置可将 200mL 的血液在不到 1min 的时间内输入患者体内。在输血的同时,也必须输入晶体液及胶体液,以迅速补充丢失的血容量和细胞外液,以保持内环境的稳定和恢复血容量,提高血压,满足全身脏器的灌注。

当骨癌手术急性大量失血时,在快速大量输血和补液治疗过程中,要注意心脏功能评估,才能维持血流动力学的稳定。此时大部分患者 CVP 已恢复正常,而血压仍然较低,在此情况下,需考虑到心肌功能障碍的问题,其原因如下:

①酸碱平衡失调:ACD 血库存 10～14 天,pH 可下降至 6.77,主要由于葡萄糖分解和红细胞代谢产生乳酸和丙酮酸所致,当大量快速输库血给严重低血压患者时,必将加重代谢性酸中毒。pH 值的降低直接影响心肌有效收缩,所以当大量输血或存在长时间低血压、枸橼酸和乳酸代谢降低时,可用碱性药物来纠正酸中毒,并依血气分析调整剂量,以改善心肌功能。

②高血钾症:骨癌手术急性大量失血定会导致失血性休克,休克可引起肾上腺皮质功能亢进,肝糖原分解增加,使钾离子从肝内释出,可使血钾增高。而库血保存 7 天后,血钾为 12mmol/L,21 天可达 35mmol/L,因此大量输入库血后,会引起高血钾的危险。高血钾可加重低血钙对心肌的抑制,引起心律失常,甚至心跳停搏。此时要密切监测血气、血电解质及 ECG 的变化。应适当补充钙剂,以恢复血钾钙的正常比例。或给予胰岛素,葡萄糖溶液治疗。近来研究观察到大量输血后有 12% 的患者出现低血钾,这是因为机体对钾代谢能力很强,库血输入后血钾可迅速返回红细胞内,如患者有代谢性或呼吸性碱中毒,更可促进血清钾的下降,而出现低血钾。

③枸橼酸中毒:枸橼酸中毒并不是枸橼酸本身引起的中毒,而是枸橼酸与血清游离钙结合,使血钙浓度下降,出现低血钙症体征:心肌乏力、低血压、脉压变窄、左室舒张末压及 CVP 升高,甚而心脏停跳。ECG 出现 Q-T 间期延长。正常机体对枸橼酸的代谢能力很强,枸橼酸入血后迅速被肝脏和肌肉代谢,少量分布至细胞外液,还有 20% 从尿排出,不会出现枸橼酸在体内的蓄积,同时机体还能有效地动员体内储存的钙以补充血钙的不足。大量输 ACD 血通常并不引起低钙血症的发生。但当大量输血后出现心肌抑制、低血压或 ECG 有低血钙表现时才给予补钙;骨癌急性大量失血需以 100mL/min 的速度快速输血时,应同时补钙剂为妥,以维护心功能的稳定。

④低体温:大量输入冷藏库血可引起体温的下降。体温低于 30% 时,容易造成心功能紊乱,可出现血压下降或心室纤颤、心动过缓甚至心跳停止。低温还使氧解离曲线左移,促进低血钙症和酸中毒,并对钾离子敏感性增加,易引起心律失常。因此大量输血时应通过输血管道加温的方法使输入血加温,避免上述并发症的发生。

3.术中维护凝血功能和 DIC 的防治

(1)术中凝血功能异常的预测与预防:骨癌患者,术前应把血凝分析作为常规检查项目,包括凝血酶原时间(PT)及其活动度(AT)、部分凝血酶原时间(APTT),纤维蛋白原(FIB)、纤维蛋白(原)降解产物(FDP),D-二聚体(D-dimer)、以及血小板计数(BPC)等。通过这些检查来筛选术前已有凝血功能异常的患者或诊断术中 DIC 的发生。对术前已有凝血功能障碍或术中可能发生 DIC 的高危患者,术前应充分准备血小板、新鲜冷冻血浆(FFP)以及凝血酶原复合物和纤维蛋白原及凝血因子等。术中应维持适当的麻醉深度,以避免增加纤溶活性,同时应避免缺氧、酸中毒使微循环淤血而增加创面渗血。术中大量输入库血时,应输一定比例的新鲜血,输入库血要加温,为防止枸橼酸中毒致低血钙症,应补钙剂.或输注大量的晶体液或胶体液会导致血液过度稀释而引起的稀释性凝血病,此时,要补充浓缩红细胞和凝血因子,以维持血液的携氧能力和凝血功能,减少创面的广泛渗血和减轻组织缺氧。此外,应用具有降压作用同时对血小板聚集和血栓形成具有抑制作用的钙通道阻断剂尼卡地平,以保护血液的凝血功能。及时纠正低血压和防治失血性休克。

(2)术中凝血功能异常或 DIC 的诊断与治疗:由于骨癌手术的出血量大,又大量输血、输液,导致严重的凝血因子和血小板的稀释,造成渗血增加,给凝血异常和 DIC 的临床诊断带来一定的困难。然而术中手术部位渗血不止,血不凝,注射部位或穿刺部位的持续渗血,首先应考虑 DIC 的可能;随之行血凝分析检查,若血小板计数低于 $100 \times 10^9/L$ 或进行性下降,PT(正常 13s 左右)延长 3s 以上,FIB 低于 1.5g/L 或进行性下降,以及 FDP 高于 $20\mu g/mL$(正常值 $<1 \sim 6\mu g/mL$)即可诊断为 DIC。此时应及时去除病因,纠正诱发因素,积极治疗 DIC。输新鲜血,输注血小板、新鲜血浆、凝血酶原复合物或纤维蛋白原。大型手术中所发生的 DIC 应慎用肝素。

4.保护重要脏器,预防多系统器官衰竭

急性大量失血的骨癌手术,常常引起严重低血压,导致全身脏器低灌注。因此,低血压期间,全身重要脏器的保护是麻醉医生的又一项重要任务。

在急性大量失血过程中,迅速而有效的输血补液,及早纠正血容量的丢失和体液的补充,是防治持续性低血压和改善组织低灌注与缺氧状态的根本措施。①利用新型钙通道阻断药——尼卡地平控制性降压,在控制性降压的同时,该药还具有脏器的保护性药理作用,能增强脏器抵抗缺血能力,避免低血压期间的脏器损害。实践表明,这一措施可明显减轻低血压后的全身脏器损害以及并发症的发生。②骨癌手术中通过等容血液稀释和血液稀释性预扩容以及失血后血液代偿性稀释,使血液黏滞性明显下降,红细胞在血液中保持混悬,不易发生聚集,使血液更容易通过微循环;血液稀释后血液黏度降低,使外周血管阻力下降,在同样灌注压力下,血流速度增加,有利于组织营养血流增加和代谢产物的排出,血流分布趋于均衡,便于组织对氧的摄取和利用。同时失血后血液稀释可以明显改善由于大量输入 2,3-DPG 含量低的库血,使氧解离曲线左移,血红蛋白和氧的亲和力增加而引起的严重组织缺氧现象。因此血液稀释后外周血管阻力降低,微循环血流增加,心排血量增加,组织氧摄取和利用增加,必然使组织器官的血流灌注得以改善。③ACD 保存 5 天后即开始有血小板聚集物,保存 10 天后才形成纤维蛋白原—白细胞—血小板聚集物。这种聚集物可通过普通滤网于大量输血时进入患者血循环到达重要器官如脑、肺、肾等,影响其功能。最易受累的器官是肺,引起肺毛细血管阻塞和肺栓塞,进而导致肺功能不全或成人呼吸窘迫综合征(ARDS)。为避免或减少聚集物引起的重要器官功能障碍,于大量输血时使用微孔滤网,以阻止聚集物的滤过。

骨癌手术的严重创伤、大量失血、导致失血性休克,持续低血压,又大量输血,使肾血流灌注明显减少,并有肾小动脉的收缩,因而使肾小球滤过率减少,患者出现少尿。此时绝不要一开始即作为肾功能衰竭而限制补液来处理,通过中心静脉压和动脉血压监测,来判断血容量不足,应及时纠正低血容量、低血压以防止肾由功能性损害而转变为器质性病变。使平均动脉压在 6.67kPa(50mmHg) 以上时,肾实质血流可满足肾代谢需要,同时保持充分供氧和肾血管充分扩张,一般不致引起肾小球和肾小管上皮细胞永久性损害。只有当血容量确已补足而尿量仍不增加时才有使用利尿药的指征。因此必须警惕急性肾衰竭的发生。保护肾功能,预防肾缺血至关重要。积极预防脑损害,在骨癌手术急性大量失血时,如低血容量、低血压得不到及时纠正,持续时间过久,将会损害脑血管的自身调节功能,而出现脑缺血缺氧,为此,应选用降低脑代谢率的麻醉药,同时充分提供高浓度氧,以增加脑组织氧的摄取;亦可头部冰袋降温行脑保护。

5.麻醉监测

(1)呼吸监测:除常规的呼吸监测项目如气道压(Paw)、潮气量、分钟通气量、呼吸次数、吸入氧浓度以外,ETCO$_2$ 监测和麻醉气体监测对早期发现呼吸异常、合理追加肌松药以及较为准确地判断麻醉深度将起到重要作用。

(2)血流动力学监测:对于手术损伤小、出血量不多的骨癌手术,监测 ECG、HR、无创血压(NIBP)以及 SpO$_2$ 即可满足要求。对创伤范围广、出血量大、手术时间长、容量不易调控的骨癌手术,还需行有创的桡动脉测压、CVP 监测,以利于准确、及时反映血流动力学的变化。对术前患有心血管疾患特别是冠心病患者以及创伤巨大的骨癌手术,也可考虑经右颈内静脉插入 Swan-Ganz 漂浮导管,监测 PCWP、CO、CI、SV、SVI、SVRI、PVRI 以及 SvO$_2$ 等监测,以便合理地对患者的血流动力学状态做出准确判断和给予正确的处理。

有创监测下,应将压力传感器正确放置在零点水平。平卧位患者,零点水平应在左侧腋中线与第四肋间的交叉点;侧卧位患者的零点水平则在胸骨右缘第四肋间。准确的零点放置与校准对保证数值的准确可靠十分重要。

(3)凝血功能监测:凝血功能监测的主要项目是血凝分析,其中包括血小板计数、PT、APTT、FIB、FDP 等,通过血凝分析可以准确判断凝血功能异常和诊断 DIC,并对治疗起指导作用。

(4)血气与血乳酸监测:血气与血乳酸监测对于易发生失血性休克的骨癌患者特别重要。因为血乳酸含量和血气结果不但可反映全身组织是否发生缺血性的无氧代谢、是否存在全身氧债,而且可以结合 CI、SvO$_2$ 判断造成全身氧债的原因,依此拟定出合理治疗方案,并对治疗效果做出判断,以指导麻醉医生围术期对患者的处理。动脉血乳酸正常值为 0.3～1.5mmol/dL,静脉血可稍高,为 1.8mmol/dL。

(5)肾功能监测:尿量,是反映肾血流灌注的重要指标,亦可反映生命器官的血流灌注的情况。围术期宜保持尿量不少于每小时 1.0mL/kg。如果尿量少于每小时 0.5mL/kg,提示有显著的低血容量或(和)低血压,而且组织器官灌流不足或有显著体液负平衡存在。对于血压恢复正常、血容量已补足的患者,若尿量仍少,应考虑以下几方面原因,其一,由于术前患者的过度紧张,导致抗利尿激素分泌过多,导致肾小管对原尿的重吸收增多引起少尿。对此类患者,只需给予小量呋塞米 5mg(I.V),即可在 10～15min 后尿量有明显增加。其二,机械因素,骨科手术大多在不同的体位下进行,易造成尿管的压迫、打折,甚至尿管插入位置异常。所以在给予呋塞米以前,应首先检查尿管是否通畅,否则会因给予大量呋塞米后导致大量尿液潴留在膀胱内,引起逼尿肌麻痹。其三,尿量仍少,比重降低,则有可能已发生急性肾衰竭。

输液利尿试验:对少尿或无尿患者,静脉注射甘露醇 12.5~25g,3~5min 内注完,如尿量增加到 400mL/h 以上,表示肾功能良好,属于肾前性少尿;如无反应,可再静脉注射 25g 甘露醇加呋塞米 80mg,如仍无反应,可考虑已有肾性肾衰竭。

(6)电解质监测:血钾和血钙是术中常用的电解质指标,特别是对于大量输血的骨癌手术,更是必不可少。虽然从理论上看,输入大量库存血易致高血钾,但临床观察发现,低血钾在大量输血后亦较为多见,因此在大量输血后,不可过于强调高血钾而忽视低血钾的存在,导致处理失误。输血后低血钙比较少见,但在短时间内大量快速输血,仍应注意到有发生低血钙的可能。应根据电解质的检测结果给予及时纠正与合理治疗。

第三节 脊柱手术的麻醉

一、脊柱外科手术的特点

对于脊柱侧凸(特别是严重脊柱侧凸)和胸廓畸形的患者,由于气体交换功能的障碍,肺活量、肺总量和功能残气量常减少,机体内环境处于相对缺氧状态,术中和术后易出现缺氧、呼吸困难甚至呼吸衰竭,因此术前应进行血气分析和肺功能测定,以评价患者的肺功能状态,这对判断其能否耐受手术和预后有重要意义。在评价患者对麻醉和手术的耐受性时,还要注意脊柱畸形及症状出现的时间及进展情况,畸形对其他器官和系统的影响,特别要注意是否有呼吸和循环系统并发症,如心悸、气短、咳嗽和咳痰、有无疼痛和放射痛等。对于脊柱畸形的患者,同时也要注意患者是否患有神经肌肉疾病,如脊髓空洞症、肌营养不良、运动失调等,这些疾病将使治疗更加困难,预后也更难预测。

部分脊柱手术患者,由于病变本身如肿瘤等造成截瘫,患者长期卧床,活动少,加上胃肠道功能紊乱,导致营养物质的摄取和吸收不足,常发生营养不良,降低对麻醉和手术的耐受力。对于截瘫合并呼吸道和泌尿道感染的患者,术前也应积极处理。截瘫患者由于瘫痪部位血管舒缩功能障碍,变动体位时易出现体位性低血压,应引起麻醉医生注意。长期卧床患者因血流缓慢和血液浓缩可引起下肢静脉和深静脉血栓形成,活动或输液时可引起血栓脱落,一旦造成肺动脉栓塞可产生致命性后果,术前应妥善处理。

二、脊柱手术

1.颈椎手术

颈椎疾病可能影响颈部活动度和稳定性,由此可能影响全身麻醉的气道管理,术前气道评估是保障手术顺利进行的重要前提。寰枢椎半脱位的患者插管时尤其应注意颈部椎体活动可能对脊髓造成压迫。颈椎损伤或颈椎疾病气管插管操作宜在纤维支气管镜下插管,并备妥紧急气道建立装置。高位颈椎手术接近颅底延髓,有的手术需要在术中评估神经功能,因此宜选用短效药物,以便术中让患者尽快苏醒。脊髓损伤后的截瘫患者3～6个月内禁用去极化肌松药,以免发生高钾血症而致心搏骤停。气管插管或气管内吸引可反射性引起心动过缓甚至心搏骤停,应高度警惕。颈椎手术术中的牵拉或俯卧位等可能导致呼吸道、喉头水肿和喉神经麻痹,拔管时注意气道痉挛和呼吸道梗阻等。术中有可能导致椎动脉损伤或痉挛,导致脑供血不足,引发梗死等脑血管意外。

术毕及麻醉恢复期注意事项:①制动:如呼吸已恢复正常,应在一定深度镇静下拔管,必须效有预防和处理躁动和谵妄。②加强呼吸管理:及时发现和处理低氧血症,警惕颈椎前路手术后伤口出血形成血肿压迫气道。高位截瘫患者估计应用机械通气支持呼吸的患者可行气管切开,有利清除呼吸道分泌物。③搬动和运送患者注意保护颈椎。④严格消毒隔离操作,预防感染。

2.胸椎手术

经胸入路和胸膜外入路可能需要单肺通气,术前需要对呼吸功能进行全面评估,判断能否耐受单肺通气。经胸入路术后疼痛可能更为剧烈,需要术后更为完善的镇痛。脊柱畸形的发病年龄和严重程度是影响心肺功能的主要因素。脊柱畸形矫正手术时间长、范围广泛,可能导致大量出血,需要保证足够的输液通道。唤醒试验对监测设备无特殊要求,简单易行,但是对麻醉要求更高,要求应用短效药物以便停药后能够尽快苏醒。

3.腰椎手术

常见的腰椎手术包括腰椎间盘切除椎体融合术、椎板切除减压术、椎弓根螺钉固定术、椎间融合术及肿瘤切除术等。一般选择全身麻醉。多在俯卧位下进行,体位安置时需要注意避免腹部、眼部、外周神经和局部组织受压。大手术出血较多,尤其是椎体肿瘤切除术需要输血。也有用术前腹主动脉球囊置入和选择性动脉栓塞能够有效降低手术出血。对于后入路的中小手术可以选择椎管内麻醉,其优点是可以减少术中出血及有确切的术后镇痛效果。但是,临床上很少使用椎管内麻醉,这是因为新的神经功能异常是由椎管内麻醉引起,还是由手术操作引起在鉴别上会比较困难。

4.脊髓损伤患者的手术

按照脊髓损伤程度分为脊髓震荡(脊髓休克)和脊髓损伤。脊髓震荡患者循环紊乱,对体位改变、容量变化、血管扩张药物和麻醉药物特别敏感,围术期需要注意用药量的调整。全身麻醉利于脊髓实质性损伤患者呼吸和循环的调控,术中一旦发现自主反射亢进的表现,应及时处理,包括:去除外界刺激、加深麻醉、选择适当的降压药物(钙通道阻滞剂较常用)等。急性脊髓损伤后48～72小时,去极化肌松剂氯琥珀胆碱的应用,可导致大量的钾离子释放,由此可能造成心搏骤停。急性脊髓损伤后的2天以上禁忌使用氯琥珀胆碱,应选择非去极化肌松剂。

5.脊柱侧弯、脊柱后凸畸形矫形术

脊柱畸形矫形术是脊柱手术中操作最复杂、切开最广泛、出血最多的术式。早期形成畸形的患者因发育问题往往在术前已经合并心肺功能不全,术中与术后均需要精心治疗。因术中可能发生脊髓功能改变,所以多数患者需要给予复杂的脊髓功能监测与保护。

(1)术前评估与准备:术前访视时,麻醉医师首先应该知道脊柱侧弯的位置、方向、发病年龄、严重程度和病因。特发性脊柱侧弯是最常见的脊柱畸形,约占临床病例的70%。按侧凸发生的年龄可分为婴儿型(0～3岁)、少年型(4～10岁)和青少年型(11～20岁),肺实质的发育一般在10岁左右才完成,所以,脊柱侧弯发生的年龄越早对肺发育的影响越大。婴儿型侧凸容易限制肺实质的发育,引起肺功能障碍。如果病程在10年以上,则可能存在严重肺功能障碍,麻醉和手术的耐受性差,风险明显高于少年型和青少年型。轻度和早期侧凸对心肺功能的影响一般较小,侧凸Cobb角大于60°时,肺功能通常会降低,若Cobb角大于100°,则会有明显的呼吸功能障碍。低位侧凸一般只会引起躯干的歪斜,而中胸段侧凸的发展将使心肺功能受损。神经肌肉性脊柱侧弯一般在婴幼儿时期就开始发生侧凸,手术多在发育的快速生长期之前完成。由于发病早,肺发育受到严重影响,肺泡受压,肺容量较正常小,多存在较严重的肺功能障碍。此类患者的呼吸肌是软弱无力的,对肌松药比较敏感,且肌松药的临床作用时间可能延长。需要注意的是,此类患者也是恶性高热发生的易感人群,术前要认真询问家族史。强直性脊柱炎表现为脊柱的风湿性炎症样改变,起病缓慢而隐匿,一般10～40岁发病。随着病情进展,脊柱会自下而上发生强直,先是腰椎前凸消失,然后胸腰椎发生驼背畸形并逐渐加重。胸肋关节发生融合,胸廓变硬,呼吸基本靠膈肌运动。严重畸形表现为限制性通气功能障碍,若肺实质受累发生纤维化,则可同时存在肺换气功能障碍。颈部脊柱侧弯会导致气道管理困难。强直性脊柱炎患者的颈椎可以表现为多种样式的强直形式,从直立位刚性强直到下颌完全接触胸骨固定位。术前需要通过颈胸X线片来评估是否有颈胸椎畸形及气管位置情况,如有异常,麻醉前需要准备包括纤维支气管镜在内的困难气道处理工具。

术前心肺功能储备的评估是非常重要的。通过询问患者是否有呼吸急促、劳力性呼吸困难及运动耐量情况等来评估患者的心肺功能储备。有肌营养不良、Marfan综合征和神经纤维瘤的患者,应询问有无提示心脏传导系统异常的症状,如心悸或晕厥。运动耐量可通过询问患者的日常活动情况,用代谢当量十级评估法来评估心肺功能储备。

术前神经功能评估也很重要。有神经功能缺损的患者脊髓损伤的风险会增加,术中需要更加重视脊髓功能保护与监测。

术前检查除常规项目外,还应做血气分析、肺功能和超声心动图。一般情况下,脊柱侧弯患者的动脉氧分压较正常人低,而二氧化碳分压和pH值通常是正常的。动脉氧分压降低可能是由于通气/血流比例失调所致。严重的长期脊柱侧弯可导致严重的通气/血流比率异常、肺泡通气量下降、二氧化碳潴留和较严重的低氧血症。限制性通气功能障碍最常见于胸段脊柱侧弯,此类患者肺活量一般下降到预计值的60%～80%。肺总量、功能残气量、深吸气量和补呼气量也降低。一项针对呼吸衰竭患者的调查发现,肺活量低于预计值的50%和Cobb角大于100°的患者呼吸衰竭的风险增加。如果心电图提示异常,如V1和V2导联大R波(右室肥大),P波＞2.5mm(右房增大)或提示有心脏疾病的患者,尤其是怀疑有肺动脉高压的患者,应做超声心动图或心导管检查以进一步评估心功能。脊柱侧弯患者肺血管阻力会增加,导致肺动脉压升高,从而引起右心室肥厚,最终致右心衰竭。导致肺血管阻力增加的因素可能包括:①低氧血症导致肺血管收缩,引起肺血管阻力增加,从而导致肺动脉压增加。慢性低氧血症会导致高血压性血管改变,同时,肺动脉高压是不可逆的。②胸廓的变形会压迫部分肺脏,增加肺血管阻力。如果脊柱侧弯发生在6岁之前,则肺血管床的发育会因为胸廓变形而受到影响,有研究发现脊柱侧弯患者每个肺容积的血管单位数少于正常人。

术前肺功能的改善对于 Cobb 角大于 60°的且有限制性通气功能障碍者,可增加麻醉与手术的安全性,减少术后肺部并发症的发生。改善肺功能的办法包括:每天吸氧 1～2 小时,每天登楼梯步行锻炼或吹气球,鼓励患者做自我悬吊练习,结合颌枕带骨盆牵引等。

(2)术中监测

①术中监测:监测项目应该包括有创动脉压、心电图、脉搏氧饱和度、呼气末二氧化碳分压、中心体温和脊髓功能。桡动脉穿刺置管用于连续监测血压,可方便术中血压调控,及时发现血压波动,采集血样进行血气分析和血细胞比容分析;如连接微创持续心输出量监测仪则可用来间接判断心脏泵功能和血容量状态。因为此类手术时间较长、切口广泛,容易发生低体温,以及部分侧凸患者是恶性高热的易感人群,所以监测中心体温非常必要。所有患者应该留置尿管,以便记录尿量,评估容量状态。

②脊髓功能监测:接受前路、后路或联合前后路脊柱融合术的患者的脊髓损伤率是0.21%～1.12%。神经损伤的可能因素是,对脊髓的牵拉和畸形的矫正直接压迫了脊髓、破坏了脊髓的血供;脊髓和神经根也可能被手术器械直接损伤。神经并发症的预防应该从鉴别高危人群开始,如患者脊柱存在严重的强直形变(Cobb 角大于 100°)、脊柱后凸、神经纤维瘤病、先天性或感染后脊柱侧弯、术前已有神经缺损或使用了创伤性较大的内固定器,这类患者术中应该给予脊髓功能监测。同时,术中使用大剂量皮质类固醇预防,如给予甲强龙 30mg/kg。脊髓功能监测常用的手段包括术中唤醒试验、体感诱发电位(SSEPs)和运动诱发电位(MEPs)监测。

a.唤醒试验:唤醒试验是最可靠的脊髓功能监测方法,因为 SSEPs 易受麻醉药物影响,神经肌肉退变的患者也可能监测不到 SSEPs,单纯的脊髓前角运动通路损伤也无法通过 SSEPs监测到,而在严重脊柱侧弯、后凸矫形时往往会影响脊髓前角的血液灌注,因此唤醒试验显得非常重要。当内固定器放到合适位置后或 SSEPs 监测发现异常时,通常就应进行唤醒试验。实施唤醒试验时,首先要减浅麻醉深度让患者能够执行医师的指令,令患者紧握麻醉医师的手,证实患者有反应,然后,叫患者活动足和足趾。如果患者可以握紧自己的手,但不能动脚,这时必须减小矫正角度,减轻对脊髓牵拉,以达到安全的矫正度。如果患者能够动足或足趾,则证明脊髓的运动通路功能完好,随后应快速给予丙泊酚和肌松药以加深麻醉,并再次确认患者体位没有问题。需要术中唤醒的患者,麻醉维持最好选用短效麻醉药,如丙泊酚、瑞芬太尼、氧化亚氮及七氟烷。肌松药可恒速泵入,于唤醒前提前停药,一般而言,如果四个成串刺激可以出现二、三次收缩,患者就能够动趾。通常情况下没有必要逆转神经肌肉阻滞及阿片类药物作用以加速唤醒,因为那样可能导致患者躁动而使仪器受损及患者受伤。

b.体感诱发电位(SSEPs)监测:重复刺激外周神经(如胫神经),用标准脑电图头皮电极检测大脑皮层和皮质下区域的诱发电位反应,用来判断感觉信息从外周传递到大脑皮层的脊髓后角传导通路的完整性。诱发电位波形的两个重要参数是潜伏期和波幅,潜伏期是指从给予外周电刺激至记录到皮层诱发反应的时间间隔。如果潜伏期延长、电位幅度降低或诱发反应完全消失,并且不能除外其他原因时,应考虑有脊髓缺血或外科损伤。术中 SSEPs 正常是术后感觉功能正常的良好预测指标,但它只能监测脊髓后角(感觉)功能,而不能反映脊髓前角(运动)功能。脊髓前角接受前脊髓动脉氧供,而脊髓后角接受后脊髓动脉氧供,所以当脊髓前角受损时,SSEPs 仍可以表现为正常。因而,大幅度或高风险脊柱矫正时最好不能仅依靠 SSEPs 来监测脊髓功能。

c.运动诱发电位(MEPs)监测:MEPs 是用头皮电极经骨电刺激运动皮质或用硬膜外电极刺激脊髓前索,刺激信息通过运动通路的传导,产生外周神经冲动、肌电图信号或肢体的实际运动,用来判断脊髓前角运动通路的完整性。

所有的麻醉药都会不同程度地影响脊髓功能监测。其中,以强效吸入麻醉药影响最大,阿片类镇痛药对 SSEPs 的影响最小,而氯胺酮会增强 MEPs,肌松药可影响运动反应的强度并引起 MEPs 的解释混乱。尽管麻醉药会影响脊髓功能监测,但如果麻醉深度合适且稳定,还是可以得到很好的监测结果。麻醉药最好持续输注,而不是间断给药。最重要的是在监测过程中维持稳定的麻醉深度,特别是在脊髓牵拉或使用内固定器矫正期间,监测是非常关键的。通常的麻醉维持策略是丙泊酚加瑞芬太尼持续输注,可同时持续吸入低浓度氧化亚氮或七氟烷。但小儿或术前就有神经功能缺损的患者使用强效吸入麻醉药将对监测产生显著影响。

如果脊髓功能监测提示异常,在麻醉方面,应确保氧供和脊髓灌注充分,纠正低血容量和贫血。如果患者存在过度通气,则应降低分钟通气量,维持二氧化碳分压在正常水平。有研究证明,接受控制性降压的患者,如果使其血压恢复正常或者高于正常的水平可以改善脊髓灌注,使 SSEPs 恢复正常。外科医师也应分析手术原因,如牵拉过度或内固定器侵入,并尽早处理存在问题。如果采取了措施,但异常没有解决,就应该做唤醒试验,以决定内固定器是否应该调整或移开。有证据表明,从发现损伤到调整内固定器的时间间隔越短,神经功能预后越好。

(3)脊髓功能保护:脊髓功能保护的关键是脊髓灌注要充分,以保证脊髓氧供。麻醉方面,这主要涉及术中输血策略和血压调控两方面问题。

在脊柱手术中,以脊柱畸形矫正术的切口暴露最为广泛,加上棘突、关节突的去除以及截骨等骨性切除操作,导致出血量明显增加。出血量一般可达到 $15\sim25\text{mL/kg}$,这意味着一个 70kg 的患者出血量可能达到 $1000\sim2000\text{mL}$。麻醉过程中可以通过降低腹内压、体温保护和控制性低血压的方法来减少出血。腹内压的增高可传导到脊椎静脉丛,从而导致术野静脉出血增加,所以,安置体位时要尽量避免腹部受压,最好使用专为脊柱手术设计的手术床。肌松药或较深的麻醉可用来防止腹壁张力的升高,但同时也会影响脊髓功能的监测。由于手术时间一般较长及切口暴露广泛,术中患者体温容易下降。体温低于 34℃ 将明显影响血小板功能及延长凝血酶激活时间而增加出血量。所以,术中要给患者保温及输注加温的液体。是否在该类患者手术中使用控制性低血压是一个比较困惑的问题,因为它在减少出血的同时也存在降低脊髓灌注流量的风险,尤其是在牵拉脊髓的时候,因为在正常条件下,安全的低血压水平在脊髓受到牵拉后也会导致脊髓的血流量减少。一项动物实验研究结果也证明,脊髓血流量在控制性低血压时会降低。因此,在有脊髓损伤风险的患者,务必要权衡控制性低血压的益处和潜在风险。如果要用控制性低血压,最好在手术初期分离软组织和骨性切除时使用,而在脊髓牵拉操作或脊柱矫形之前应提升血压到相对正常水平为宜。常用于控制性低血压而不影响脊髓功能监测的辅助药物是短效血管扩张剂如硝普钠和短效 β-受体阻滞药如艾司洛尔。除采取上述减少出血的措施外,还要特别重视血液携氧能力的维持,对于有脊髓损伤风险的患者,术中应该采取积极的输血策略,要求维持血红蛋白在 100g/L 以上,也可以用一句简单的话说就是"出多少补多少"。当前倡导的节约用血策略并不太适合于此类手术。

(4)术后管理:关于术后是否拔管的问题主要取决于术前对发生呼吸衰竭风险的评估及术中循环功能的稳定性情况。很多青少年型特发性脊柱侧弯患者有轻、中度肺功能异常,可在手术室或恢复室拔出气管导管。而有严重限制性呼吸功能障碍的患者如肺活量低于预计值的50%或严重气体交换异常如二氧化碳潴留的患者,应继续机械通气并转入监护病房。对于进行性假性肥大性肌营养不良、家族性自主神经功能异常或严重大脑性瘫痪的患者,术后应继续机械通气。在监护病房过渡 24 小时,心肺功能稳定,呼吸参数满足条件后可以考虑拔管。以下拔管参数可供参考:肺活量>10mL/kg,潮气量>5mL/kg,自主呼吸频率<30 次/分,负力呼吸>−30cmH$_2$O,血气分析的 PaO$_2$ 和 PaCO$_2$ 等在正常范围。

术后可能会发生的并发症包括气胸、肺不张、血胸、胸导管损伤、神经损伤和肠系膜上动脉综合征。气胸、血胸的发生因素可能为前后路的手术切开或中心静脉置管,而肺不张在开胸行前路脊柱融合术的患者中发生率较高。所以,如果手术结束后发现有呼吸功能异常,应该及时进行胸部 X 线检查,以便明确诊断并给予适当处理。肠系膜上动脉综合征是一种少见的脊柱矫形术后并发症,主要表现为持续的术后恶心、呕吐和腹痛,发生率约为 0.5%,其原因是脊柱矫正引起的解剖学改变导致位于腹主动脉和肠系膜上动脉之间的十二指肠末梢受到机械性的压迫而发生梗阻。治疗方法为禁食、胃肠减压、左侧卧位,一般 5~7 天可以痊愈。

第四节 复杂性创伤的麻醉

一、复杂性创伤的临床特点

复杂性创伤一般指对机体功能状态影响较大,引起严重的病理生理改变,且危及生命的创伤。多因休克、大出血、脑干损伤、脑疝、呼吸衰竭等而致生命垂危,即使抢救及时和成功,后期也可能发生其他并发症,如成人呼吸窘迫综合征(ARDS)、多器官功能衰竭(MSOF)、全身感染等而危及生命。其创伤范围往往涉及两个或两个以上的解剖部位或脏器,其抢救和治疗需要多学科协作。

二、麻醉前估计

虽然急诊科医师会对患者进行全面的检查,麻醉科医师仍需依据麻醉学的原则对患者的伤情程度迅速做出判断,这样才能采取正确的急救措施和麻醉处理方法。

(一)一般情况

通过检查患者的神志、面色、呼吸、血压。脉搏、体位、伤肢的姿态、大小便失禁、血迹、呕吐物等,初步了解患者的全身情况及危及生命的创伤部位。昏迷、半昏迷多由脑外伤引起;烦躁不安、面色苍白、血压下降、脉搏增快多为休克的表现;昏迷患者伴有呕吐应考虑有误吸的可能；大小便失禁患者可能有脊髓的损伤。

（二）呼吸

1.呼吸道

检查呼吸道是否通畅，如果不通畅应当立即找出原因并予以紧急处理。

2.氧合功能

根据患者的呼吸方式包括频率、节律、辅助呼吸肌的运动等，判断是否存在呼吸困难及缺氧，应及时监测 SpO_2，并尽早行动脉血气分析，以便早期做出判断和及时处理。

3.呼吸系统创伤

口腔、颈部创伤应尽早行气管内插管或行紧急气管切开术，否则待病情加重（例如水肿、血肿形成），将会使气管内插管或气管切开极为困难。气胸和多发肋骨骨折（连枷胸）引起的矛盾呼吸、反常呼吸及纵隔摆动，严重影响患者的呼吸功能和循环功能，应先行胸腔闭式引流或胸壁固定，必要时应进行机械通气支持治疗。

（三）循环

复杂性创伤患者必然存在较大量的失血。临床判断失血量的方法很多，如创伤部位，可见的失血量等。但是对复杂性创伤患者比较可行的方法是根据患者的一般情况进行判断。

三、呼吸道管理的特殊问题

（一）颈髓的保护

对于颈部损伤及颈椎骨折者要采用适当的方法保护脊髓。气管插管过程中应避免颈部过度活动，头部过度后伸属于绝对禁忌。插管时应进行颈部的牵引和制动。气管插管困难者可借助于纤维支气管镜辅助插管。

（二）返流和误吸

所有创伤患者皆应视为"饱胃"患者。饱胃的患者在进行全身麻醉诱导和气管插管过程中会出现胃内容物的返流，有引起误吸的危险，是引起所有急诊手术患者术中或术后死亡的一个重要原因，应当予以高度重视。复杂性创伤患者麻醉诱导和气管内插管中预防返流与误吸的唯一可行的有效方法为环状软骨压迫法。

（三）牙齿的损伤和脱落

麻醉医师应当在麻醉前对患者的牙齿进行详细的检查，如果发现可能引起牙齿脱落的因素应当在病例中记录并向患者家属交代清楚。预防插管过程中牙齿脱落主要应强调采用正确的操作方法，插管时要用肘部、腕部的力量上提喉镜，显露声门，绝不能以牙齿为喉镜的支点。如果插管困难或牙齿松动者，可用纱布或专用牙托保护牙齿。如果发现牙齿丢失，应行胸部 X 线检查，以除外牙齿被吸入肺内，预防由此引起的肺不张及肺部感染。

（四）支气管损伤和出血

支气管损伤、出血或气管断裂可给人工机械通气带来困难，血液流入对侧肺可影响健肺的通气和氧合功能。因此，在手术麻醉时为保护非损伤肺及进行正压通气，必须将双肺分隔开。行双腔支气管插管可以很快地解决此问题。但双腔支气管插管的操作技术较为复杂，导管的插入及插入后的位置判断也需要一定的经验。因此应由有经验者完成,有时可能需要借助纤维支气管镜来完成。

四、血容量补充

(一)静脉通路的建立
由于复杂伤患者常伴有大出血,因此,建立多条静脉通路是必要的,应同时开放外周及中心静脉。

(二)抗休克治疗
根据患者的失血情况,应尽快予以补充有效循环血容量,可补充平衡液及胶体液,有血时应尽早输血。衡量输液的效果一般都以血流动力学参数是否稳定为标准,但影响因素较多,平时常用的指标可能变得很不敏感。由于创伤性休克的基本病理生理改变是组织灌注不足和缺氧,即氧供和氧需要的失平衡。因此,休克患者的预后主要取决于因血流灌注降低引起组织缺氧的程度,患者对氧耗(VO_2)增加引起 CI 和氧供(DO2)增加的代偿能力。

五、复杂性创伤患者的监测

呼吸方面应监测 SPO_2、$ETCO_2$、动脉血气分析及呼吸功能的监测,如呼吸频率(RR)、潮气量(VT)、顺应性(C)、呼吸道压力(P)、每分钟通气量(MV)等对于判断呼吸功能状态都具有重要意义。血流动力学方面应监测 BP、ABP、CVP、PAWP、ECG 及尿量等,根据这些指标综合判断患者的血流动力学情况。

六、麻醉处理

(一)麻醉前用药
复杂性创伤患者的麻醉前用药应当根据患者的具体情况而定,其原则如下。

1.一般情况较好者

指神志清醒,呼吸、循环功能稳定的病例,可以在患者进入手术室后经静脉给予镇痛、镇静及抗胆碱药。

2.一般情况较差的患者

此类病例一般只给镇痛药,剂量应减小,给药过程中应小心观察患者的反应。

3.意识不清、怀疑有脑外伤的患者

禁忌给予镇静药和麻醉性镇痛药,以免抑制呼吸,而引起颅内压升高。

4.不应单独使用镇静药

为防止不良反应,麻醉前不宜单独使用;否则由于疼痛会引发烦躁与不安,这种现象一般称为镇静剂的"抗镇痛效应"。

5.抗胆碱药

一般在麻醉前经静脉给予。

（二）麻醉诱导

严重创伤患者的麻醉诱导是麻醉过程中最危险、最困难，也是最重要的步骤。应根据患者的不同状态选择不同药物和采用不同的诱导方法。麻醉诱导期常用的药物有镇静药如依托咪酯、异丙酚等，肌松药如维库溴铵、琥珀胆碱等，麻醉性镇痛药如芬太尼、吗啡、哌替啶等。麻醉方法及药物的选用应对血流动力学影响最小为原则。根据患者病情的轻重程度，可选用下列诱导给药方案。

1.心跳停止

直接插管，不需任何药物。

2.深度昏迷

指对刺激无反应者，对此种病例应直接插管，不需任何药物。

3.休克

收缩压低于 10.7kPa(80mmHg)时，可用氯胺酮 0.5～1.0mg/kg＋琥珀胆碱 1～2mg/kg 肌内注射或维库溴铵 0.1mg/kg 诱导插管。

4.低血压

对收缩压 10.7～13.3kPa(80～100mmHg)之患者可选用芬太尼＋咪达唑仑＋肌松药诱导插管。

5.血压正常或升高

可用芬太尼＋咪达唑仑或异丙酚＋肌松药诱导插管。

（三）麻醉维持

临床麻醉的基本任务是既要保证患者镇痛、催眠、遗忘及肌松，又要保持血流动力学稳定。其原则仍然要根据患者的情况选择麻醉维持的方法和用药。

一般情况较好的患者麻醉的维持无特殊。一般情况较差的患者可采用芬太尼、氧化亚氮辅以肌松剂的浅全麻维持，情况好转后可辅以低浓度的吸入性麻醉剂。有些创伤严重患者的心血管系统对麻醉药的耐受能力很低，这部分患者可能在极浅或甚至在无麻醉条件下即可完成手术。因此严重创伤患者诱导及手术早期"术中知晓"的发生率较高。"术中知晓"对患者心理是一个恶性刺激，可造成严重的心理障碍。但是如果将麻醉药剂量增加到足以使所有患者不发生"术中知晓"，则必然导致麻醉过深，其代价是患者的生命安全。在这种情况下，麻醉应当以保持循环稳定，保证生命安全为原则，待患者病情稳定后逐渐加深麻醉。

（四）术后早期恢复

术后常见的问题为呕吐与误吸、恢复延迟、恢复期谵妄、体温过低。

创伤前饱食的患者由于胃排空延迟，手术后可能仍然处于饱胃状态，麻醉恢复过程中发生呕吐的可能性极大。所以，术后拔管应当严格遵守拔管指征，即患者应当意识完全清醒，呛咳反射及吞咽反射恢复，心血管功能稳定，通气及氧合功能正常，无水、电解质及酸碱平衡失调，无麻醉剂及肌松剂残余作用。严重创伤的患者多数无法手术后即刻拔除气管内导管，需要保留气管导管一段时间。影响术后拔管的因素包括麻醉后的苏醒延迟、肺功能损害、心血管功能损害、过度肥胖、严重的胸腹部创伤及脑外伤造成意识不清等。保留气管导管的患者术后需要呼吸支持治疗，在 ICU 进行机械通气是比较好的选择。

第五节 关节置换术的麻醉

人工关节的材料和工艺越来越先进,接受人工关节置换的患者也越来越多。此类手术确实使患者解除了疼痛,改善了关节活动功能,提高了生活质量。人工关节置换术的不断发展给麻醉带来了新的课题,提出了更高的要求,因为该类患者往往有许多特殊的方面,对此麻醉医师需要有较深的认识,做好充分的术前准备,严密的术中监测和良好管理以及术后并发症的防治工作。

一、关节置换术麻醉的特殊问题

(一)气管插管困难和气道管理困难

类风湿性关节炎和强直性脊柱炎的患者常有全身多个关节受累,前者可累及寰枢关节、环杓关节及颞下颌关节等,可使寰枢关节脱位、声带活动受限、声门狭窄、呼吸困难及张口困难等;后者主要累及脊柱周围的结缔组织,使其发生骨化,脊柱强直呈板块状,颈椎曲前倾不能后仰,颞下颌关节强直不能张口。患者平卧时常呈"元宝状",去枕头仍保持前屈,如果头部着床,下身会翘起。这两种患者行气管插管非常困难,因为声门完全不能暴露,且患者骨质疏松,有的患者还有寰枢关节半脱位,如果插管用力不当可造成颈椎骨折,反复插管会造成喉头水肿和咽喉部黏膜损伤、出血,气道管理更加困难。一些患者合并有肺纤维化病变,胸壁僵硬,致肺顺应性下降,通气和弥散能力均降低,可致 SpO_2 下降。对此类患者,麻醉医生在术前访视时,如估计气管插管会有困难者,应事先准备好纤维支气管镜以便帮助插管。合并肺部感染致呼吸道分泌物增多,且易发生支气管痉挛,给呼吸道的管理更增加了难度。

(二)骨黏合剂

为了提高人工关节的稳定性,避免松动和松动引起的疼痛,利于患者早期活动和功能恢复,在人工关节置换术中常需应用骨黏合剂(骨水泥),通常是在骨髓腔内填入骨水泥,再将人工假体插入。骨黏合剂为一高分子聚合物,又称丙烯酸类黏合剂,包括聚甲基丙烯酸甲酯粉剂和甲基丙烯酸甲酯液态单体两种成分,使用时将粉剂和液态单体混合成面团状,然后置入髓腔,自凝成固体而起作用。在聚合过程中可引起产热反应,温度可高达 $80℃\sim90℃$,这一产热反应使骨水泥更牢固。单体具有挥发性,易燃,有刺激性气味和毒性,因此,房间内空气流通要好。未被聚合的单体对皮肤有刺激和毒性,可被局部组织吸收引起"骨水泥综合征"。单体被吸收后大约 $3min$ 达峰值血液浓度,在血中达到一定浓度后可致血管扩张并对心脏有直接毒性,体循环阻力下降,组织释放血栓素致血小板聚集,肺微血栓形成,因而患者可感胸闷、心悸、心电图可显示有心肌损害和心律失常(包括传导阻滞和窦性停搏),还可有肺分流增加而致低氧血症、肺动脉高压、低血压及心输出量减少等。单体进入血液后可以从患者的呼气中闻到刺激性气味。肺脏是单体的清除器官,清除速度很快,故一般不会受到损害,只有当单体的量达到全髋关节置换时所释放的单体量的 35 倍以上时,肺功能才会受到损害。因此,对肺功能而言,骨水泥的使用一般是安全的。为减少单体的吸收量,混合物必须做充分搅拌。

除单体吸收引起的对心脏、血管和肺脏的毒性反应外,当骨黏合剂填入骨髓腔后,髓腔内压急剧上升,使得髓腔内容物包括脂肪、空气微栓子及骨髓颗粒进入肺循环,引起肺栓塞,致肺血管收缩,肺循环阻力增加和通气灌流比例失调,导致肺分流增加、心排血量减少和低氧血症。为了减少髓腔内压上升所致的并发症,用骨水泥枪高压冲洗以去除碎屑,从底层开始分层填满髓腔,这可使空气从髓腔内逸出以减少空气栓塞的发病率,也可从下位的骨皮质钻孔,并插入塑料管以解除髓内压的上升。

对骨黏合剂使用时对心肺可能造成的影响,必须高度重视,采取预防措施。应当在用骨水泥时严密监测 PaO_2、$PaCO_2$、$ETCO_2$、SPO_2、血压、心律及心电图等。补足血容量,必要时给予升压药,保证气道通畅,并予充分吸氧。下肢关节置换的手术,在松止血带时,要注意松止血带后所致的局部单体吸收,骨髓、空气微栓子或脂肪栓等进入肺循环而引起的心血管反应,甚至有可能出现心搏骤停的意外。

(三)止血带

四肢手术一般都需在止血带下进行,以达到术野无血的目的。但是止血带使用不当时也会出现一些并发症。

(四)激素的应用

1.概述

行人工关节置换的患者常因其原发病而长期服用激素,因此,可有肾上腺皮质萎缩和功能减退,在围术期如不及时补充皮质激素,会造成急性肾上腺皮质功能不全(危象)。对此类患者应详细询问服用激素的时间、剂量和停用时间,必要时做 ACTH 试验检查肾上腺皮质功能。对考虑可能发生肾上腺皮质功能不全的患者,可在术前补充激素,可提前 3 天起口服强的松,5mg,每日 3 次或于术前每日上午和下午各肌内注射醋酸可的松 100mg,在诱导之前及术后给予氢化可的松 100mg 静脉滴注。

2.急性肾上腺皮质功能不全的判定

如果麻醉和手术中出现下列情况,则应考虑发生了急性肾上腺皮质功能不全。

(1)原因不明的低血压休克,脉搏增快,指趾、颜面苍白。

(2)在补充血容量后仍持续低血压,甚至对升压药物也不敏感。

(3)不明原因的高热或低体温。

(4)全麻患者苏醒异常。

(5)异常出汗、口渴。

(6)血清钾升高或钠、氯降低。

(7)肾区疼(腰疼)和胀感、蛋白尿。

(8)在上述症状的同时,可出现精神不安或神志淡漠,继而昏迷。

3.处理

如果考虑为肾上腺皮质功能不全,立即给予氢化可的松 100mg 静脉推注,然后用氢化可的松 200mg 静脉滴注。

(五)深静脉血栓和肺栓塞

骨关节手术有许多患者为长期卧床或老年人,静脉血流瘀滞,而手术创伤或肿瘤又使凝血功能改变,皆为静脉血栓的高危因素,在手术操作时有可能致深静脉血栓进入循环。长骨干骨折患者有发生脂肪栓塞的危险性,使用骨水泥时有可能发生空气栓塞。对麻醉医师来说,对术中发生的肺栓塞有足够的警惕非常重要,因为术中肺栓塞发病极其凶险,患者死亡率高,而且容易与其他原因引起的心跳骤停相混淆。因此,术中应密切观察手术操作步骤及患者的反应,严密监测心率、血压、SpO_2、$ETCO_2$ 等。心前区或经食管超声心动对肺栓塞诊断有一定帮助。如果患者术中突然出现不明原因的气促、胸骨后疼痛、$ETCO_2$ 下降、PaO_2 下降、肺动脉高压、血压下降而用缩血管药纠正效果不好等表现时,应考虑有肺栓塞的可能。

为了预防和及时发现因静脉血栓脱落而致肺栓塞,术中须维持血流动力学稳定,补充适当的血容量,并在放骨水泥和松止血带时需严密监测生命体征的变化。

对严重肺栓塞的治疗是进行有效的呼吸支持及循环衰竭的纠正与维持。主要方法包括吸氧、镇痛、纠正心力衰竭和心律失常及抗休克。空气栓塞时,应立即置患者于左侧卧头低位,使空气滞留于右心房内,防止气栓阻塞肺动脉及肺毛细血管,也可通过经上肢或颈内静脉插入右心导管来抽吸右心内空气。对血栓性肺栓塞,如无应用抗凝药的禁忌,可用肝素抗凝治疗或给予链激酶、尿激酶进行溶栓治疗。高压氧舱可促进气体尽快吸收并改善症状。

二、术前准备及麻醉选择与管理

虽然有许多青壮年患者需行关节置换术,但以老年人多见。老年人常伴有各系统器官的功能减退和许多并存疾病,致围术期和麻醉中并发症增多,其死亡率也比年轻人为高。术前需对高龄患者并存的疾病及麻醉的危险因素进行正确评估,对并存疾病应给予积极的治疗。如对于高血压和冠心病患者,术前应给予有效的控制血压及改善心肌缺血,维持心肌氧供需平衡,以减少围术期心脑血管的并发症;慢性气管炎患者应积极治疗,训练深呼吸及咳嗽,以减少术后肺部感染。老年人心肺肝肾功能减退,药物代谢慢,诱导和术中用药应尽量选用短效、代谢快及对循环影响小的药物,如用依托咪酯诱导,以异氟醚、七氟醚、地氟醚等吸入麻醉药为主维持麻醉,尽量减少静脉用药。

(一)术前准备

1.麻醉前访视与病情估计

关节置换的患者,老年人较多,他们常合并有心血管疾病、肺部疾病、高血压及糖尿病等。类风湿性关节炎和强直性脊柱炎患者累及心脏瓣膜、心包及心脏传导系统者,须详细检查及对症处理。术前一定要了解高血压的程度,是否规律用药(抗高血压药可用至手术日早晨),是否累及其他器官,有无合并心功能不全。对合并房室传导阻滞和病态窦房结综合征的患者应详细询问病史,必要时安置临时起搏器。慢性肺疾患病人,要注意有无合并肺部感染,术前需做肺功能和血气检查。类风湿性关节炎和强直性脊柱炎要检查脊柱活动受限程度,判断气管插管是否困难,胸廓活动受限的程度如何。合并糖尿病的患者,要详细询问病史,服药的类型,检测术前血糖和尿糖值,必要时给予短效胰岛素控制血糖。有服用激素病史的患者,应根据服药史及术前的临床表现、化验结果决定围术期是否需要补充激素。

2.麻醉前用药

一般患者术前常规用药,有严重的循环和呼吸功能障碍的患者,镇静药或镇痛药慎用或不用。有肾上腺皮质功能不全倾向的患者,诱导前给予氢化可的松 100mg,加入 100mL 液体中滴注。

3.术前备血

估计术中出血较多的患者,术前要准备好充分的血源。为了节约血源和防止血源性疾病传播和输血并发症,可采用术中血液回收技术或术前备自体血在术中使用。血红蛋白在 10g 或红细胞比积在 30% 以下,不宜采集自体血。最后一次采血至少在术前 72 小时前,以允许血容量的恢复。拟做纤维支气管镜引导气管插管时,要准备好必备用品,如喷雾器、支气管镜等。

4.维持气道困难的预测与气管插管困难的评估

对类风湿性关节炎和强直性脊柱炎影响到颈椎寰枢关节、颞下颌关节致头不能后仰和(或)张口困难的患者,应当仔细检查,估计气管插管的难易程度,以决定麻醉诱导和插管方式。目前,预测气道困难的方法很多,现介绍几种方法。

(1)张口度:张口度是指最大张口时上下门牙间的距离,正常应≥3 指(患者的示指、中指和无名指并拢),2～3 指,有插管困难的可能,<2 指,插管困难。不能张口或张口受限的患者,多置入喉镜困难,即使能够置入喉镜,声门暴露也不佳,因此可造成插管困难。

(2)甲颏间距:是指患者颈部后仰至最大限度时,甲状软骨切迹至下颏间的距离,以此间距来预测插管的难度。甲颏间距≥3 指(患者的食、中及无名指),插管无困难,在 2～3 指间,插管可能有困难,但可在喉镜暴露下插管;<2 指,则无法用喉镜暴露下插管。

(3)颈部活动度:是指仰卧位下做最大限度仰颈,上门牙前端至枕骨粗隆的连线与身体纵轴相交的角度,正常值大于 90°;小于 80°为颈部活动受限,直接喉镜下插管可能遇到困难。

(4)寰枕关节伸展度:当颈部向前中度屈曲(25°～35°),而头部后仰,寰枕关节伸展最佳。口、咽和喉三条轴线最接近为一直线(亦称"嗅花位"或称 Magill 位),在此位置,舌遮住咽部较少,喉镜上提舌根所需用力也较小。寰枕关节正常时,可以伸展 35°。寰枕关节伸展度检查方法:患者端坐,两眼向前平视,上牙的咬颌面与地面平行,然后患者尽力头后仰,伸展寰枕关节,测量上牙咬颌面旋转的角度。上牙旋转角度可用量角器准确地测量,也可用目测法进行估计分级:1 级为寰枕关节伸展度无降低;2 级为降低 1/3;3 级为降低 2/3;4 级为完全降低。

(二)麻醉方法的选择

1.腰麻和硬膜外麻醉

只要患者无明显的腰麻或硬膜外麻醉禁忌证及强直性脊柱炎导致椎间隙骨化而使穿刺困难,都可选用腰麻或硬膜外麻醉,我院近年来在腰麻或硬膜外麻醉下进行了大量的髋、膝关节置换术,包括>80 岁的高龄患者,均取得了良好效果。而且有研究表明选用腰麻和硬膜外麻醉对下肢关节置换术有如下优点。

(1)深静脉血栓率发生率降低,因硬膜外麻醉引起的交感神经阻滞导致下肢动静脉扩张,血流灌注增加。

(2)血压和 CVP 轻度降低,可减少手术野出血。

(3)可减轻机体应激反应,从而减轻患者因应激反应所引起的心肺负荷增加和血小板激活导致的高凝状态等。

(4)局麻药可降低血小板在微血管伤后的聚集和黏附能力,对血栓形成不利。

（5）可通过硬膜外导管行术后椎管内镇痛。

2.全身麻醉

对有严重心肺合并症的患者、硬膜外或腰麻穿刺困难者以及其他禁忌证的患者,宜采用气管插管全身麻醉。

（1）注意要点:①选用对心血管功能影响小的诱导和维持药物。②尽量选用中短效肌松药,术中严密监测生命体征,术后严格掌握拔管指征。③强直性脊柱炎等气管插管困难者,应在纤维支气管镜帮助下插管,以免造成不必要的插管损伤。④必要时可行控制性降压,以减少出血。

总之,在满足手术要求和保证患者安全的前提条件下,根据患者的病情,手术的范围,设备条件和麻醉医师自身的经验与技术条件来决定麻醉方法。

（2）全麻诱导。对年老体弱者,全麻诱导时给药速度要慢,并密切观察患者的反应,如心血管反应,药物变态反应等。常用静脉药物及其诱导剂量如下:①异丙酚:成人 $2\sim2.5mg/kg$,在 30s 内给完,年老体弱者宜减量和减慢给药速度。②咪达唑仑:未用术前药的患者:<55 岁, $0.3\sim0.35mg/kg$;>55 岁, $0.30mg/kg$;ASAⅢ～Ⅳ级, $0.2\sim0.25mg/kg$。已用术前药的患者,适当减量。③依托咪酯: $0.2\sim0.6mg/kg$,常用量 $0.3mg/kg$,小儿、老弱、重危患者应减量,注药时间在 30s 以上。④硫喷妥钠: $4\sim8mg/kg$,常用量 $6mg/kg$。⑤常用肌松药及插管剂量:琥珀胆碱 $1\sim2mg/kg$;泮库溴铵 $0.10\sim0.15mg/kg$;维库溴铵 $0.08\sim0.10mg/kg$;哌库溴铵 $0.1mg/kg$。

（3）麻醉维持。一般用静吸复合全麻,特别是以异氟醚、七氟醚为主的静吸复合全麻,对患者心血管功能抑制小,苏醒快,是理想的麻醉维持方法,因此,尽量减少静脉用药,而以吸入麻醉为主。

（4）预知气道困难患者的插管处理。预知气道困难的患者,应根据患者情况选择插管方式,切忌粗暴强行插管,特别是有颈椎半脱位,骨质疏松,全身脱钙的患者。气管插管技术的选择如下:①直接喉镜:一般插管无困难的患者,可快速诱导、直接喉镜下气管插管。估计可能有困难,不宜快速诱导,而应咽喉表面麻醉和环甲膜穿刺气管内表面麻醉或强化麻醉下行清醒气管插管。②盲探经鼻插管:用于插管困难的患者。患者清醒,多采用头部后仰、肩部垫高的体位,并可根据管口外气流的强弱进行适当的头位调整,气流最大时,表明导管正对声门,待患者吸气时将导管送入气管内。③纤维光导喉镜引导气管插管患者有明显困难插管指征时,应直接选择在纤维支气管镜帮助下插管。④喉罩:有条件者可选用喉罩处理气道困难和插管困难。

（三）术中麻醉管理

（1）术中严密监测患者的生命体征,维持循环功能的稳定和充分供氧。监测包括血压、心率、ECG、 SpO_2、 $ETCO_2$ 等项目。

（2）对术前有冠心病或可疑冠心病的患者,应予充分给氧,以保证心肌的氧供需平衡。

（3）硬膜外麻醉要注意掌握好阻滞平面,特别是用止血带的患者,如果阻滞范围不够,时间长则会使患者不易耐受。

（4）对老年或高血压患者,局麻药用量要酌减,掌握少量分次注药原则,防止阻滞平面过广导致血压过低,要及时补充血容量。

（5）注意体位摆放，避免皮肤压伤，搬动体位要轻柔，要注意保持患者的体温。

（6）在一些重要步骤如体位变动、放骨水泥、松止血带前要补足血容量，密切观察这些步骤对机体的影响并做好记录。

（7）体液平衡很重要，既要补足禁食禁水及手术中的丢失，满足生理需要量，又要注意不可过多过快而造成肺水肿。

（8）心血功能代偿差的患者，在总量控制的前提下，胶体液比例可适当加大，可用血定安、海脉素、中分子羟乙基淀粉及血浆等。

术中失血量要精确计算，给予适量补充，备有自体血的患者需要输血时，先输自体血，有条件者可采用自体血回收技术回收术中失血。

（四）特殊手术的麻醉

1.强直性脊柱炎和类风湿关节炎患者的麻醉

（1）病情估计。术前患者访视应注意如下事项：①了解病情进展情况，是否合并心脏瓣膜、传导系统、心包等病变，应做心电图检查及判断心功能分级。②判断胸廓活动受限情况，决定是否做肺功能和血气检查。③了解颈、腰椎有无强直，颈活动度及张口度，依此考虑诱导和气管插管以何种方式进行。④水电解质平衡情况，是否有脱钙。⑤是否有激素服用史，服用时间长短，剂量，何时停用，考虑是否用激素准备。⑥术前用药剂量宜小，呼吸受限者术前可免用镇静镇痛药，入室后再酌情给予。

（2）麻醉方式和术中管理。此类患者的腰麻和硬膜外麻醉穿刺常有困难，而且硬脊膜与蛛网膜常有粘连，易误入蛛网膜下隙，且椎管硬化，容积变小，硬膜外隙很窄，剂量不易掌握，过大致平面意外升高，有时又因硬膜外腔有粘连致局麻药扩散差，麻醉效果不好，追加镇静药又顾虑呼吸和循环抑制，颇为棘手。因此，从患者安全出发，一般采用全麻更为合适。全麻可根据患者颈部活动度和张口程度决定诱导和插管方式。估计有困难者，行清醒经鼻盲探气管插管。对脊柱前屈＞60°、颈屈曲＞20°患者，行快速诱导全麻是危险的。此外，反复不成功的插管可发生咽喉软组织损伤、出血、水肿，以致气道难以保持通畅，而出现缺氧、CO_2蓄积，甚至心跳骤停等严重后果。因此，行纤维支气管镜引导下气管插管是安全可靠的方式。如果条件不具备，可考虑逆行插管术，也可考虑使用喉罩。

有近期或长期服用激素病史者，诱导前给予100mg氢化可的松溶于100mL液体中，输入后开始诱导。全麻忌过深，因此类患者对麻醉药耐量低，用药量应减少，尤其是静脉麻醉药。术中充分供氧，避免低氧血症，并注意液体量和失血量的补充。颈椎强直者，术后需完全清醒后再拔管。

2.髋关节置换术的麻醉

人工髋关节置换术的主要问题是患者多为老年人，长期卧床的强直性脊柱炎、类风湿性关节炎及创伤骨折患者，手术创伤大，失血多，易发生骨黏合剂综合征及肺栓塞。

术前访视患者时，要注意其全身合并症及重要脏器功能情况，如高血压、心脏病、慢性阻塞性肺疾患，糖尿病等，术前应控制血压，改善心肺功能，控制血糖。术前应检查心肺功能。要询问过敏史，服药史，服用激素史等。长期卧床患者要注意心血管代偿功能和警惕深静脉血栓和肺栓塞的危险。术前需准备充分的血源，如备自体血。术前用药需选用对呼吸和循环无抑制的药物。

麻醉方式可根据患者情况和麻醉条件及麻醉医师自身经验来决定。有的医院多采用腰麻或硬膜外麻醉。

当手术截除股骨头颈部,扩大股骨髓腔和修整髋臼时,出血较多。为减少大量输血的并发症,减少输血性疾病的危险可采用一些措施。

(1)术前备自体血。

(2)术中失血回收。

(3)术前进行血液稀释。

(4)术中控制性降压。

(5)注意体位摆放,避免静脉回流不畅而增加出血。

(6)术前、术中用抑肽酶可减少出血。

在用骨黏合剂时应警惕骨水泥综合征的发生,充分供氧,保持血容量正常,减浅麻醉,必要时给予升压药。同时要警惕脂肪栓塞综合征,以防意外发生。

3.膝关节置换术的麻醉

膝关节置换术主要注意松止血带后呼吸血压的变化、骨水泥问题及术后镇痛。膝关节手术一般用止血带减少出血,但要注意由此带来的并发症。少数高血压,心脏病患者在驱血充气后可产生高血压,甚至心衰。在松止血带时可产生"止血带休克"及肺栓塞综合征。在双膝关节同时置换时,要先放松一侧后,观察生命体征的变化,使循环对血液重新分布有一个代偿的时间,再放另一侧止血带。

膝关节置换术后疼痛可能比髋关节置换术后更明显,可行各种方法的术后镇痛,有利于早期活动和功能锻炼。

第十四章　妇科手术麻醉

第一节　妇科手术特点

20世纪70年代开始应用腹腔镜进行妇科诊断性手术以来,因其具有创伤小、恢复快、术后疼痛轻、住院时间短、费用相对较低等优点,不仅在妇产科领域得到了广泛应用,还逐渐扩展到普通外科、肝胆外科、胸外科等领域,成为当前世界医学发展的三大主要标志之一。国际妇产科联盟提出在21世纪应有60%以上妇科手术在内镜下完成,因此目前腔镜手术是妇科最多见的手术。

一、腹腔镜手术

腹腔镜手术是在密闭的盆腹腔进行检查或治疗的内镜手术,又分为诊断性和手术性腹腔镜手术。它具有损伤轻、痛苦少、手术后恢复快、住院日减少的优点。为术中充分显露术野,手术要求:

1.气腹

以 CO_2 充气形成气腹,充气流量 $1\sim2L/min$,腹腔压力可达 $20\sim25mmHg$。

2.体位

头低脚高位。由此会带来一系列的生理变化,进而对麻醉产生相应影响。同时由于腹腔镜视野有限且高倍放大,使术中出血量不易估计。

(一)腹腔镜手术中的生理变化

腹腔镜手术中的生理变化主要有以下几个方面:

1.人工气腹对呼吸功能的影响

目前临床多选用 CO_2 施行人工气腹,腹腔压力可达 $2.6\sim5.2kPa(20\sim40mmHg)$。腹内压升高可致膈肌上抬而引起肺顺应性下降,通气量下降,功能残气量降低及 CO_2 吸收增加,从而引起动脉血气 CO_2 分压增高和高碳酸血症。上述变化在头低位时可更显著,可通过调节呼吸机参数达到降低 CO_2 分压的目的。

2.人工气腹对心血管系统的影响

腹腔压力 $20\sim25cmH_2O$ 时,引起中心静脉压力增加和由于血容量再分布引起心排血量增加;腹腔压力再进一步增加到 $30\sim40cmH_2O$ 时,由于右心充盈减少引起中心静脉压降低和心排血量下降。气腹压和术中头低位所致的血流动力影响,对心功能正常者尚能代偿,但心血管系统已有损害者则较难耐受。另外,手术期间由于呼吸性酸中毒、缺氧、反应性交感神经刺激都可能导致心律失常。

3.腹腔镜手术中较易出现气胸和皮下气肿(发生率可高达 35%)

气胸多与手术操作损伤膈肌或先天性膈肌缺损有关,皮下气肿的最可能原因是充气针或套管针于经过皮下组织过程中,有大量 CO_2 弥散入皮下组织所致。此外,腹内压过高也是诱因。麻醉中一旦发现皮下气肿,应立即观察呼吸情况,首先应排除气胸。必要时行胸腔穿刺和闭式引流术,并通过腹腔镜查看膈肌是否有缺损。皮下气肿以捻发音为主要表现,一般不用特殊处理。但应注意严重的皮下气肿可致高碳酸血症、纵隔气肿、喉头气肿,严重者可致心功能衰竭。

4.气体栓塞

是由高压 CO_2 气体经破损静脉血管进入循环系统所致。出现气栓常由于有较大的静脉血管暴露在 CO_2 气体中,同时腹腔内有较高的 CO_2 压力。临床表现为:①早期经食管超声心动图或经胸超声多普勒检查可见气栓,呼气末 CO_2 张力升高;②后期表现包括中心静脉压升高、低氧血症、低血压、室性异位节律、心前区持续性“大水轮”样杂音。如果诊断气体栓塞,应立即停止手术,排尽腹腔内 CO_2 气体后使患者左侧卧位,若有中心静脉导管可经此将气体抽出。

(二)麻醉选择

通常选择全身麻醉。由于气腹和腹腔压力的增加,呼吸做功增加以及头低脚高体位使清醒患者在椎管内麻醉下较难耐受腹腔镜手术。麻醉过程中要求提供适当的麻醉深度,保障循环平稳,维持有效通气,保证术后尽快苏醒,早期活动和早期出院。肩痛为术后常见的并发症,除外体位因素的影响,手术中 CO_2 气体残余在腹腔中刺激膈下也是原因之一。

二、宫腔镜手术

宫腔镜是一种用于宫腔和宫颈管疾病检查和治疗的内镜,能在直视下检查宫腔的形态及宫内病变,并可取材活检或进行相应的治疗。在手术过程中,需要膨胀宫腔,为手术和镜检提供较好的视野,减少子宫出血并便于直接操作。膨宫介质常选用 5% 葡萄糖液或生理盐水。膨宫介质的选择取决于所选器械种类及患者情况。5% 葡萄糖液廉价易得,是最常用的膨宫介质。糖尿病患者可采用 5% 甘露醇。当采用双极电器械时,需应用有导电作用的膨宫介质,如生理盐水。膨宫压力一般可根据需要从较低压力和流量开始。

简单的宫腔镜检查可以在局麻下完成,目前越来越多的宫腔镜检查和治疗都选择在静脉麻醉下完成,患者满意度较高,采用短效全麻药物,起效及恢复均较快,既能很快满足手术要求,患者术中也比较舒适,满意度较高。此外,硬膜外麻醉及腰麻也是可以选择的麻醉方式。术中应积极加强监测,及时警惕有相应并发症的发生。

宫腔镜检查和治疗常见的并发症有子宫穿孔、出血以及液体过负荷和水中毒。大量葡萄糖液吸收入血,导致血容量过多、低钠血症和水中毒,可引起肺水肿甚至死亡。为预防低钠血症,必须严格监测出入宫腔的液体量,进入血液循环的液体量不宜超过 1L。一旦出现水中毒表现,应立即给予利尿治疗,同时纠正电解质平衡紊乱,并停止手术。另外,宫腔镜检查也可发生迷走神经紧张综合征,临床表现为恶心、出汗、低血压和心动过缓,严重者可致心搏骤停。应立即停止牵拉宫颈和子宫,停止手术,并给予相应的对症处理。

三、开腹手术

(一)良性疾病的手术治疗

下腹部切口的良性病变手术可以选择全身麻醉,也可以选择在椎管内麻醉下进行。如果在椎管内麻醉下手术,在牵拉和切开腹膜时有些患者可能会出现不适感,因此需要给予足够深度的镇静药物。如果是可能涉及上腹部操作或者是预计出现大量失血及液体出入量较大的情况,以及全盆腔手术,全麻是较好的选择。

(二)妇科恶性肿瘤手术

越来越多的女性妇科癌症患者经历一种慢性的、需要不同治疗手段干预的癌症治疗过程。很多妇科肿瘤患者经历过多次的手术治疗,以及长期的化疗和放射治疗。这些手术和治疗都会对进一步的手术治疗产生影响。经历了多次手术治疗的患者常常由于病情进展出现转移和浸润而进行再次手术,因此患者可能一般状况较差,甚至合并大量的胸腔积液、腹水和电解质紊乱,以及脏器功能不全。手术过程中由于多次手术使盆腹腔粘连严重,因此术中的体液管理变得尤为重要。这些患者在术前往往接受了一定疗程的化疗。需要注意常用的化疗药物可能对身体各器官和系统引起的影响,这将有助于术中的麻醉管理。

(三)化疗药物的毒性

妇科肿瘤常用的化疗药物有顺铂、博来霉素、阿霉素和甲氨蝶呤等。顺铂常用于治疗卵巢癌,也经常与阿霉素和环磷酰胺合用。顺铂有直接的肾小管毒性,主要影响近曲小管、远端肾小管和集合管。其他的毒性还包括耳毒性、周围神经病变和恶心、呕吐。因此术前应充分评估患者的水、电解质和肾灌注及功能状况,尽量避免应用肾毒性药物。博来霉素的毒性反应主要是急性间质性肺炎和肺间质纤维化。术前可评估肺弥散功能并进行血氧分析。此外,博来霉素还可增加肺对氧的敏感性,容易产生超氧化物和其他自由基。因此术中应将吸入氧浓度维持在能保证氧合的最低水平。阿霉素的主要毒性反应为剂量相关性的心肌病。

四、经阴道手术

1.特殊体位的要求

经阴道手术通常需要膀胱截石位,某些患者还需要头低脚高位。这种体位可能会对患者的通气功能产生一定的影响。同时膀胱截石位可使血容量发生再分布,因此在体位摆放前后应当特别注意患者的血流动力学变化。

2.注意术中的隐性失血

有些手术需要反复多次施行,手术时间较长,创面较大,渗血较多,但不容易发现。

3.麻醉方式

可以选择椎管内麻醉或全身麻醉。

第二节　妇科手术麻醉方法的选择

一、麻醉方式选择的一般原则

(一)病情与麻醉选择

手术患者的病情是麻醉选择最重要的依据。

(1)体格健康、重要器官无明显疾病、妇科疾病对全身尚未引起明显影响者,几乎所有的麻醉方法都能适应,可选用既能符合手术要求,又能照顾患者意愿的任何麻醉方法。

(2)凡体格基本健康,但合并程度较轻的器官疾病者,只要在术前将其全身情况和器官功能适当改善,麻醉的选择也不存在问题。

(3)凡合并较重全身或器官病变的手术患者,除应在麻醉前尽可能改善其全身情况外,麻醉的选择首先要强调安全,选用对全身影响最轻、麻醉者最熟悉的麻醉方法,要防止因麻醉选择不当或处理不妥所造成的病情加重,也需防止片面满足手术要求而加重患者负担的倾向。

(4)病情严重达垂危程度,但又必须施行手术治疗时,除尽可能改善全身情况外,必须强调选用对全身影响最小的麻醉方法,如局麻、神经阻滞;如果选用全麻,必须施行浅麻醉;如果采用硬膜外麻醉,应强调在充分补液扩容的基础上,分次小量使用局麻药,切忌阻滞范围过广。为安全着想,手术方式应尽可能简单,必要时可考虑分期手术,以缩短手术时间。

(二)手术要求与麻醉选择

麻醉的首要任务是在保证患者安全的前提下,满足镇痛、肌肉松弛和消除内脏牵拉反应等手术要求。针对手术要求,在麻醉选择时应考虑以下几个方面:

1.根据手术部位选择麻醉

妇科手术大多为腹、盆腔及会阴部手术,选用椎管内麻醉或全麻均可以满足手术要求。腹腔镜妇科手术虽然也在下腹部,但由于涉及气腹要求,通常选择全身麻醉为佳。

2.根据肌肉松弛需要程度选择麻醉

椎管内麻醉可以满足大部分妇科手术的肌松要求,但也取决于局麻药的种类及浓度。

3.根据手术创伤或刺激性大小、出血多少选择麻醉

腹腔手术邻近神经干或大血管时,手术创伤对机体的刺激性较大,容易发生血压、脉搏或呼吸波动。对复杂而创伤性很大或极易出血的手术,不宜选用容易引起血压下降的麻醉[如脊椎麻醉(脊麻)],全麻常较局麻为合适,但需避免深麻醉,应结合肌松药施行浅麻醉。

4.根据手术时间长短选择麻醉

1 小时以内的手术,可用简单的麻醉,如局麻、氯胺酮静脉麻醉、局部静脉麻醉或单次脊麻等;长于 1 小时的手术,可选用长效局麻药施行脊麻、神经阻滞麻醉或连续硬膜外麻醉或全麻;对于探查性质手术,手术范围和手术时间事先很难估计者,则应做长时间麻醉的打算。

5.根据手术体位选择麻醉

体位可影响呼吸和循环生理功能,需用适当的麻醉方法予以弥补。例如妇科手术多取头

低位,如采用腰麻方式则必须警惕重比重局麻药的使用。

6.考虑手术可能发生的意外选择麻醉

例如卵巢病变需要扩大手术范围时,应及早准备适当麻醉方式。

(三)麻醉药和麻醉方法选择

各种麻醉药和麻醉方法都有各自的特点、适应证和禁忌证,选用前必须结合病情或手术加以全面考虑。原则上尽量采用简单的麻醉,确有指征时才采用较为复杂的麻醉。

1.全身麻醉

全麻是目前应用最为广泛的麻醉方式。但全麻药物有其自身药理及药代学特点。如应用大剂量阿片类药物的麻醉前,必须考虑到麻醉后需要较长时间使用机械呼吸;室性心律失常在氟烷麻醉较为常见;心动过速在异氟醚麻醉较为常见。考虑患者的肝肾情况时,应同时考虑药物的代谢和对肝肾功能的影响。

2.椎管内麻醉

椎管内麻醉有术后并发症少、应激反应抑制好、对患者影响小等优点,但长期以来人们都认为椎管内麻醉的操作耗时较长,技术不够熟练者尤其如此,且可能发生严重并发症,因此对其适应证应严格掌握。

3.术后镇痛因素

在充分估计病情的基础上拟订麻醉处理方案时,应考虑加用术后刀口镇痛措施或者将麻醉方式与术后镇痛进行有效关联。在全身麻醉前先施行标准的区域阻滞麻醉或将区域阻滞麻醉作为全身麻醉的一项组成部分或在区域阻滞麻醉基础上术后继续给予局麻药阻滞,使患者在术后一段时间仍处于基本无痛状态,均可显著增加患者术后的安全性。

(四)技术能力和经验与麻醉选择

妇科手术麻醉与其他手术一样,原则上应首先采用安全性最大和操作比较熟悉的麻醉方法。遇危重患者或既往无经验的大手术,最好采用最熟悉而有把握的麻醉方法,有条件时在上级医师指导下进行。

二、妇科常见手术的麻醉

(一)子宫及附件切除术

该类手术患者多为中、老年人,可能伴有循环或呼吸系统疾病,且因子宫肌瘤导致长期失血而常有贫血,各器官因慢性贫血可能有不同程度损害,应重视麻醉前纠正。如血红蛋白低于$70g/L$,应做认真处理,术前应备血。一般均可首选硬膜外阻滞。老年患者合并心、肺疾病者应常规进行心电图及呼吸功能监测,维持血压、心率稳定,注意血容量动态平衡,防止心脏负荷增加,维护正常通气量,注意维护肾功能。若选用腹腔镜下手术,由于气腹使横膈抬高,患者难以忍受,选用气管插管全身麻醉为宜。该类手术除术前贫血或术中渗血较多者外,多数不需输血。若选择阴式子宫切除,椎管内麻醉平面仍要达到T_8,可选用两点法腰硬联合阻滞,$T_{12} \sim$ L_1硬膜外头向置管,$L_{3 \sim 4}$或$L_{4 \sim 5}$蛛网膜下给予布比卡因或罗哌卡因$10 \sim 15mg$。

(二)巨大卵巢肿瘤和恶性肿瘤根治术

麻醉的难易程度与肿瘤大小有直接关系;接受化疗者,要注意化疗药对机体的影响。肿瘤的类型及恶性程度在决定围术期准备及术中患者所需监测方面起着主要作用。应详细采集病史，这些患者很可能接受过放疗、化疗以及多次手术操作。可能患者接受手术时已存在营养不良、体质欠佳或者已接受过化疗。静脉通路可能会因为周围静脉硬化或血栓而难以开放。

某些化疗药物可能损害肺功能，最常见的是博来霉素，在进行联合治疗特别是与长春新碱或顺铂合用时会增加肺毒性。术前必须检查胸部 X 线片来评估肺损伤的情况。严重肺病应尽可能采用椎管内麻醉或准备术后机械通气。

接受过心脏毒性化疗药物如柔红霉素和多柔比星治疗的患者通常会有心肌病，有可能是早期或晚期。早期表现明显，为 ST 段和 T 波改变心律失常，而晚期表现隐匿，通常为充血性心力衰竭。心脏科医师会诊有助于制订更好的治疗方案。

顺铂是治疗卵巢癌最有效的单用药物，它也经常和多柔比星和（或）环磷酰胺合用。顺铂有直接的肾小管毒性，且与剂量相关，主要影响近曲肾小管、远端肾小管和集合肾小管。其他的毒性包括耳毒性（耳鸣、高频听力的丧失）、周围神经病变（袜套分布样感觉麻木）和恶心、呕吐。

甲氨蝶呤被用来治疗卵巢癌和妊娠滋养层恶性肿瘤。它的主要毒性并发症是胃肠毒性和转氨酶升高的肝功能损害，以 BUN 和血肌酐的升高和尿量的减少为特征的肾小管损伤。

周围神经病变通常见于用长春新碱、环磷酰胺、紫杉醇治疗的患者。治疗前后的神经学缺损评估比较重要。

化疗药物经常与皮质类固醇一起使用。在过去的一年里接受过联合治疗的患者必须在术前给予应激剂量的类固醇以防止发生肾上腺皮质功能不全。

巨大肿瘤可引起：①膈肌上升、活动受限，胸廓容积明显缩小，通气量受限，患者长期处于低氧和二氧化碳蓄积状态；又因肺舒缩受限，易并发呼吸道感染和慢性支气管炎。麻醉前应常规检查肺功能及动脉血气分析，必要时行抗感染治疗。②可能压迫腔静脉、腹主动脉，使回心血量减少，下肢淤血水肿，心脏后负荷增加；又因腔静脉长期受压，逐步形成侧支循环，可使硬膜外间隙血管丛扩张淤血。麻醉前应常规检查心电图、超声心动图，了解心功能代偿程度。硬膜外穿刺、置管应谨防血管损伤，用药量酌情减少 1/3～1/2。③压迫胃肠道，可致患者营养不良，消瘦虚弱，继发贫血、低蛋白血症和水、电解质代谢紊乱，麻醉前应尽可能予以纠正。

麻醉方法和药物的选择应根据心肺功能代偿能力全面权衡。可选用连续硬膜外阻滞或全身麻醉。术中探查、放囊内液及搬动肿瘤等操作过程中，要严密监测，放液速度宜慢，搬出肿瘤后应立即作腹部加压，以防止因腹内压骤然消失，右心回血量突然增加，导致前负荷增高而诱发急性肺水肿；另一方面又可能因为腹主动脉的压迫突然解除，后负荷突然降低而导致血压骤降、心率增快。因此，手术中要准确判断心脏前后负荷的增减，进行中心静脉压监测，及时调节血容量平衡。麻醉后待呼吸循环稳定、意识清醒后，再送回术后恢复室。

（三）膀胱阴道瘘修补术、阴道成形术、阴式子宫切除术

此类手术需用截石位、半俯卧位、改良膝肘卧位等特殊体位，麻醉时要重视体位对呼吸、循环的影响。

截石位使患者仰卧双下肢臀部和膝盖屈曲，并且双下肢分开抬高放置于腿架时回心血量增加，有时会发生血流动力学改变。同样术后将腿放低时常出现低血压。在手术结束将要把

腿放回仰卧位时,应首先将他们的膝盖和踝关节在矢状面并拢一致,然后缓慢的将其放回手术台面。避免每条腿分别被放低,这样可以减小对腰椎的扭转刺激,使循环血容量逐渐增加,因此也可防止发生低血压。如果没有给予适当的填充物或体位垫,就可能发生腓总神经损伤。其表现为足部屈曲无力以及足背感觉缺失。髋关节屈曲过度也可能导致大腿及大腿侧面表皮神经麻痹,闭孔神经及隐神经损伤也是截石位的并发症。

截石位经常需要头低位,这种体位具有截石位和头低足高位两者的缺点。肥胖患者屈曲的大腿或者过于夸张的膀胱截石位使横膈膜受到腹腔内容物的压迫。因此麻醉后的患者处于这种体位时,通气较差的肺尖部由于血液的重力作用而使通气血流比值改变。这使患者自主呼吸更加费力,在控制通气期间,则需要以高呼吸道压力来扩张肺部。

此外,此类手术常需反复多次施行,手术时间长,渗血、出血较多,术前应认真改善全身情况,术中根据失血量及时输血补液。手术以选用连续硬膜外阻滞为安全、简便,亦可采用腰硬联合麻醉或全麻复合硬膜外麻醉。

(四)异位妊娠破裂、卵巢囊肿蒂扭转、黄体破裂、会阴部外伤

为常见妇科急症手术,麻醉处理主要取决于失血程度。麻醉前要对患者的失血量和全身状态做出迅速判断,并做好大量输血准备,以便抢救失血性休克。该类患者大多已处于休克状态或休克前期。休克前期或轻度休克时应在输血输液基础上,可慎用硬膜外阻滞;中度或重度休克,经综合治疗无好转者,应酌情选用局麻或全麻。如患者尚合作或严重休克,可先在局部浸润麻醉下进腹止血,经补充血容量待休克好转后再给咪达唑仑、芬太尼及氯胺酮复合麻醉。如选用气管内全麻,宜选用对心血管抑制较轻的依托咪酯、氯胺酮、芬太尼等诱导。诱导时要预防呕吐误吸,麻醉中要根据失血量补充全血、代血浆和平衡液,并纠正代谢性酸中毒,维护肾功能。

(五)宫腔镜检查与手术的麻醉

许多妇科疾病可进行宫腔镜手术检查及治疗,部分腔镜手术需在麻醉下进行。

1.宫腔镜诊疗与麻醉相关的特点

膨宫介质基本要求为膨胀宫腔,减少子宫出血和便于直接操作。不同介质对人体会造成不同的影响,常用的有:

(1)二氧化碳:二氧化碳其折光系数为1.00,显示图像最佳,气和出血可影响观察效果。有气栓的危险。预防方法为应用特殊的调压注气装置,限制每分钟流量<100mL,宫内压力<200mmHg(26.7kPa),术后头低臀高位10~15分钟,可预防术后肩痛。

(2)低黏度液体:低黏度液体有生理盐水、乳酸林格液和5%葡萄糖等。因其黏度低易于通过输卵管,如检查操作时间过长,可致体液超负荷,故用连续灌流更安全。

(3)高黏度液体:高黏度液体有32%右旋糖酐-70和羟甲基纤维素钠液等。因黏度高,与血不溶视野清晰。罕见情况有过敏,Hyskon液用量>500mL会导致肺水肿和出血性子痫,羟甲基纤维素钠可引起肺栓塞。

2.麻醉选择

宫腔镜下手术,可选用全身麻醉或脊麻-硬膜外联合阻滞。

宫腔镜检查与手术可发生迷走神经紧张综合征,临床表现为恶心、出汗、低血压、心动过

缓,严重者可致心搏骤停。故宫颈明显狭窄和心动过缓者尤应注意预防。

3.麻醉管理

除常规监测与输液外,主要应注意膨宫介质的不良反应与可能发生的并发症。

迷走神经紧张综合征,该反应源于敏感的宫颈管,受到扩宫刺激传导至 Frankenshauser 神经节、腹下神经丛、腹腔神经丛和右侧迷走神经,而出现临床上述综合征表现。椎管内麻醉的神经阻滞范围应达 $T_{10} \sim S_5$。全身麻醉应有一定的深度。阿托品有一定预防和治疗作用。以晶体液为介质者应注意有无体液超负荷或水中毒问题。

4.麻醉后管理

麻醉手术后,应送到麻醉恢复室,常规监测心电图、血压、脉搏、指脉血氧饱和度。以 CO_2 为膨宫介质者,术后取头低臀高位 $10 \sim 15$ 分钟可预防术后肩痛。待一切生命体征平稳后,方可离开麻醉恢复室。

(六)妇科腹腔镜手术的麻醉

腹腔镜手术目前在妇科手术中的开展越来越普遍和广泛,因此对于此类手术的围术期麻醉管理也成为临床关注的焦点。腔镜手术创伤小,恢复快,但其生理、病生理学改变,尤其是人工气腹给呼吸、循环带来的影响不可忽视,其麻醉选择应慎重、合理。

1.CO_2 人工气腹对生理的影响

(1)CO_2 人工气腹对呼吸系统的影响:气腹可使膈肌上移,肺底部肺段受压,肺顺应性降低,气道压力上升,功能残气量下降,潮气量及肺泡通气量减少,影响通气功能。同时气腹可通过干扰肺内气体分布和通气/灌流比例而影响机体氧合功能,大量 CO_2 充入腹腔内很快被腹膜吸收入血,从而引起体内酸碱平衡变化,可产生高碳酸血症。外源性 CO_2 主要经腹膜吸收,吸收速度约 $14 \sim 90 mL/min$,当腹内压(IAP)小于 $10 mmHg$ 时,CO_2 吸收量与 IAP 成正比;大于 $10 mmHg$ 时,则 IAP 与 CO_2 吸收率不再呈线性增加,而呈现平台关系。手术操作会损伤腹腔内大小血管,加快 CO_2 的吸收量。$12 \sim 15 mmHg$ 的 IAP 使气道峰压和平台压分别提高 50% 和 81%,肺顺应性降低 47%。Trendelenburg 体位下肺顺应性进一步下降 $10\% \sim 30\%$。IAP 达 $25 mmHg$ 时,对膈肌产生 $30 g/cm^2$ 的推力,因此对有心肺疾患的患者,气腹可加重原有的呼吸功能障碍。

(2)人工气腹对循环系统的影响:IAP 增加时,静脉血管壁受压,静脉阻力上升,从而影响静脉回流,心脏后负荷增大;CO_2 气腹可激活下丘脑垂体靶腺轴,间接影响循环系统;若合并高碳酸血症,可导致交感神经兴奋,儿茶酚胺、垂体后叶素等缩血管物质释放增加,导致心肌异常的变时和变力效应,心肌氧耗量增加。研究认为:气腹可引起血压升高、心率增快、外周血管阻力增大、肺循环阻力增高、每搏输出量下降、心排血量和心脏指数稳定或下降,中心静脉压变化不定。静脉回心血容量降低,左心室舒张末容量降低。高的 IAP 压迫下腔静脉,静脉阻力升高,血液淤积于下肢,导致心排血量降低。气腹前快速扩容和头低位能减少气腹后回心血流量降低所致的低血压。随着 IAP 增高对腹腔内血管的压力也增加,当 IAP 增高到 $9.96 \sim 15 mmHg$ 时,可影响腔静脉的回流,压力如超过 $15 mmHg$ 时则可产生严重反应。临床上腹内压可分为 4 级:腹内压 $7.15 \sim 10.27 mmHg$ 为 I 级,$10.05 \sim 17.62 mmHg$ 为 II 级,$18.70 \sim 25.72 mmHg$ 为 III 级,大于 $26.62 mmHg$ 为 IV 级。I 级时为正常腹内压,一般不需处理;II 级时根据临床情况而定,如有少尿、无尿、缺氧、气道压力增高等临床情况时,应进行严密监护;Ⅲ级时,一般需减压;当腹内压达Ⅳ级时应立即腹腔减压,去除气腹。

(3)人工气腹对其他重要脏器的影响:气腹可导致肾血管受压、肾灌注量减少,IAP 为 20mmHg 时,肾血流减少 79%,肾小球滤过率减少 77%,肾小球阻力升高 55.5%,尿量减少 50%,加之抗利尿激素明显升高,术中尿量明显减少。腹腔镜手术中发生胃内容物返流的危险性为 2%。

2.麻醉选择

麻醉选择可分为椎管内麻醉和全身麻醉两大类,前者包括硬膜外和腰麻硬膜外联合镇痛,后者可应用气管插管和喉罩技术。

椎管内麻醉虽然从镇痛角度可满足手术需求,但许多患者无法耐受高压气腹,往往需要较强的静脉辅助用药,这就在气腹和 Trendelenburg 体位和高阻滞平面的基础上更加重了呼吸抑制。一旦患者发生返流,因咽喉反射减弱,气管未得封闭,容易导致误吸。同时 IAP 升高,腹膜牵拉、高碳酸血症时 CO_2 刺激反射性引起迷走神经兴奋,心肌对迷走神经的反应性增强;同时椎管内麻醉又使交感神经被阻滞,迷走神经相对亢进,诸多综合因素易导致患者心率减慢,甚至心搏骤停。

全身麻醉可应用喉罩或气管插管。喉罩操作简单,插、拔管的应激反应小,无术后咽痛、咳嗽、咳痰的副反应,较适用于腹腔镜等短小手术。置入喉罩后,常规通过第三代双管喉罩的引流管置入胃管引流,以减少胃内压和防止胃内容物返流。但喉罩的突出问题是气道管理,头低位人工气腹后,气道压升高,需密切观察喉罩是否漏气,确保通气和换气无障碍。若有需要应尽快更换气管导管,以策安全。总之,椎管内麻醉用于腹腔镜手术的安全性尚存在一定问题,已有多例腹腔镜手术应用椎管内麻醉术中心搏骤停的文献报道,建议有条件的医院应用全身麻醉。肥胖的患者应首选气管插管,以确保气道通畅。术前已有心肺疾患、肥胖、高龄等患者,选用气管插管全身麻醉。

第三节 妇科手术麻醉相关并发症

一、椎管内麻醉相关并发症

(一)蛛网膜下隙麻醉和硬膜外间隙麻醉均可见的并发症

1.背痛

全身麻醉后也会发生背痛,但椎管内麻醉后背痛的发生率显著增加。硬膜外间隙麻醉术后背痛发生率(30%)明显高于蛛网膜下隙麻醉(11%),并且持续时间较长。导致背痛的原因尚不清楚,可能与穿刺针损伤、局麻药刺激、韧带损伤以及肌肉松弛有关。预防措施应着重于安置好患者体位,平卧时在患者头后放一薄枕(5cm 厚),使颈部肌肉松弛;腰背处垫一薄枕,是防止术后背痛的主要措施。

2.神经损伤

严重神经损伤在椎管内麻醉时十分少见,但却是普遍担心的并发症。神经损伤最常见的症状是持续存在的异感和肌力减弱,而截瘫和弥散性马尾神经损伤(马尾综合征)极少见。神经损伤的原因包括穿刺针直接损伤脊髓或神经根,脊髓缺血,意外注入神经毒性药物或化学药品,穿刺引起的蛛网膜下隙或硬膜外间隙感染,以及极少发生的硬膜外血肿。

3.硬膜外血肿

硬膜外间隙有丰富的静脉丛,穿刺出血率约为 2%～6%,但形成血肿的发生率极低,仅为 0.0013%～0.006%。形成血肿的直接原因是穿刺针,尤其是置入导管的损伤。硬膜外血肿虽罕见,但却是极严重的并发症。临床表现开始为背痛,短时间后出现肌无力及括约肌障碍,可发展至完全截瘫。诊断主要依靠脊髓受压迫所表现的临床症状及体征。椎管造影、计算机断层扫描(CT)或磁共振成像(MPI)对于诊断及明确阻塞部位很有帮助。预防硬膜外血肿的主要措施包括对有凝血功能障碍以及正在使用抗凝治疗的患者,应避免应用椎管内麻醉。硬膜外血肿的预后取决于早期诊断和及时手术。如果在 8～12 小时内实施手术减压,多数患者的神经功能会得到良好恢复,故争取时机尽快手术减压为治疗的关键。

4.感染

椎管内麻醉引起的感染,主要是消毒不彻底(包括穿刺部位皮肤及麻醉用具);穿刺时未严格执行无菌技术;穿刺部位及邻近有感染灶;全身性感染尤其有菌血症时施行椎管内麻醉,也可引起局部感染。感染主要包括皮肤局限性感染、深部组织感染、硬膜外间隙感染和蛛网膜下隙感染。其中硬膜外间隙感染和蛛网膜下隙感染最严重。预防措施包括严格无菌操作规程;穿刺部位及临近有感染灶,全身性感染尤其有菌血症时应禁止施行椎管内麻醉。治疗可给予大剂量抗生素、紧急椎板切除减压术等。

5.尿潴留

由于 $S_{2\sim4}$ 的神经根纤维阻滞,可降低膀胱张力,抑制排泄反射,膀胱可发生过度充盈,在男性患者表现更为明显。除短时间阻滞外,均应常规放置导尿管。如果未留置尿管,则应进行严密观察。

(二)蛛网膜下隙麻醉的并发症

1.穿刺后头痛

穿刺后头痛是蛛网膜下隙麻醉后最常见的并发症之一,有时发生率高达 25%。硬膜外间隙麻醉后发生率较低。但当硬膜外穿刺针意外穿破硬脊膜进入蛛网膜下隙,则术后头痛发生率高达 50%。疼痛多位于枕部、顶部或额部,表现为搏动性疼痛,也可发生于额部或颈项。疼痛特点是受体位改变影响,抬头或坐起时加重,可伴有恶心、呕吐、复视及耳鸣等颅神经症状,平卧时上述症状均可减轻或消失。头痛是由于穿破蛛网膜后脑脊液外流,减少了脑脊液浮力对脑组织的支撑作用所致。坐位时脑组织下移至枕骨大孔,牵拉颅神经引起疼痛,有时可致颅神经麻痹。大部分患者穿刺后头痛会在 1 周内自愈,但也有持续数月的报道。一般选用保守治疗,主要是卧床休息和给予必要的镇痛,使用咖啡因可减轻症状。对于不愿意或者不能等待穿刺后头痛自愈的患者,可考虑使用硬膜外间隙自体血填充治疗。

2.脑神经受累

常累及第 6 对脑神经,约占 60%;其次为第 7 对脑神经,约占 30%,其他神经受累只占 10%。发生机制与脊麻后头痛相似,由于脑脊液外漏,降低了其对脑组织的"衬垫作用",当患者直立或坐位时,头处于高位,脑组织因重力作用下垂,脑神经受牵拉而引起缺血,神经功能受到损害。病因处理同蛛网膜下隙麻醉后头痛,同时应用神经营养药物,大多在 1～3 个月后可自动恢复。

(三)硬膜外间隙麻醉的并发症

1.穿破硬脊膜

施行硬膜外间隙穿刺时,穿破硬膜并不少见。由于穿刺针粗,因此穿破硬膜后头痛发生率较脊麻高,约为 30%～76.5%,但更严重的意外是穿破硬脊膜未及时发现,大量局麻药误注入蛛网膜下隙而发生全脊麻。主要的原因是无经验或操作方法错误。预防的首要措施在于思想上重视,每次硬膜外穿刺都应谨慎从事;对初学者要严格要求,耐心辅导,每次都要按正规操作规程施行;熟练掌握各种入路的穿刺方法,遇困难时可随意改换进针方式以求顺利成功。一旦穿破硬脊膜,最好改换其他麻醉方法,如全麻或神经阻滞。若穿刺点在 L_2 以下,手术区域在下腹部、下肢或肛门会阴区者,可审慎地施行蛛网膜下隙麻醉。

2.全身毒性

局麻药过量或硬膜外导管误入血管可导致局麻药中毒,因此注药前须回抽无血。局麻药中毒轻者出现耳鸣、唇和舌麻木、头痛、头晕、视物模糊,严重时可肌肉抽搐、意识不清、昏迷甚至呼吸、心搏停止。出现轻度中毒症状时,停止给药后,中毒症状一般能自行缓解。如果出现严重症状,给予镇静、抗抽搐治疗,如咪达唑仑、硫喷妥钠。必要时行心肺复苏。

3.全脊麻

硬膜外间隙麻醉时,穿刺针或硬膜外导管误入蛛网膜下隙而未能及时发现,超过脊麻数倍量的局麻药注入蛛网膜下隙,导致整个脊髓,甚至脑干被阻滞,称为全脊麻。临床表现为全部脊神经支配的区域均无痛觉、低血压、意识丧失及呼吸停止。全脊麻的症状及体征多在注药后数分钟以内出现,若不及时处理可能发生心搏骤停。全脊麻的处理原则是维持患者循环及呼吸功能。患者神志消失,应气管插管行人工通气,加速输液速度以及应用血管收缩药升高血压,若能维持循环功能稳定,30min 后患者可清醒。只要维持循环和呼吸稳定,全脊麻可以完全恢复,无后遗症。

4.硬脊膜

下间隙阻滞硬脊膜下间隙是位于硬脊膜和蛛网膜之间含有少量浆液的一个潜在间隙。与硬膜外间隙不同,硬脊膜下间隙一直延续到颅内,因此注入硬脊膜下间隙的局麻药可上升到比硬膜外间隙麻醉更高的水平。表现为注入常规剂量局麻药后,出现异常广泛的脊神经阻滞现象,但不是全脊麻。与高位蛛网膜下隙麻醉一样,治疗以支持为主,可能需要气管插管、机械通气和心血管支持等。麻醉作用一般可持续一到数小时。

5.导管折断

硬膜外导管如果韧性及强度不够或操作不当,可导致导管折断留在硬膜外间隙。如果在穿刺针拔出前必须后退导管,两者应同时后退。导管折断是否需要手术取出,依患者的具体情况而定。当导管断落于深部的硬膜外间隙时,多数学者建议仔细观察而不必处理。如果导管断落于浅表组织,特别是能见到部分导管时,细菌能沿导管进入体内,必须手术取出。

6.脊髓前动脉综合征

硬膜外间隙麻醉时应用过高浓度的肾上腺素、麻醉期间较长时间的低血压、手术操作等因素均可能引起脊髓前动脉的血流障碍,脊髓前侧角缺血坏死和空洞形成,导致患者运动功能障碍。

二、困难气道

(一)危险因素

(1)既往困难插管病史。

(2)口腔、颈部、咽喉部组织肿胀或膨胀,如炎症、水肿、脓肿、血肿、肿瘤等。

(3)小下颌、下颌短缩、巨舌等先天性畸形。

(4)阻塞性睡眠呼吸暂停综合征。

(5)头颈活动度受限:颈椎关节炎、颈椎外伤、瘢痕、畸形、短颈。

(6)下颌活动度受限:张口受限,张口度<3.5cm或更小,如瘢痕挛缩、颞下颌关节强直等。

(7)上切牙前突。

(8)肥胖患者存在舌大、颈短、下颌托举困难。

(9)甲颏距短,少于三横指。

(10)口咽结构直视只能看到软腭(Mallampati 分级>Ⅱ级)。

(11)胡须、缺齿面罩难密闭。

(二)清醒插管

(1)术前评估有困难的插管,都应在清醒下保护气道。

(2)技术:不同镜片的喉镜,盲插(经口或经鼻),纤维支气管镜,光束,逆行插管,以及最后的外科气道方法等。其中,纤维支气管镜插管是最安全、最可靠的选择。

(3)几种插管技术并用,并请示上级医师共同操作。

(4)所有措施均失败,而取消手术又不合适时,具有建立外科气道的指征。

(三)气管插管困难但可通气的麻醉患者

(1)务必要在插管间隙期维持气体交换。

(2)最安全的方法是唤醒患者并继续清醒插管或者择期再进行手术以便事先更好地计划。

(3)所有用于清醒插管的技术都可以用于这类患者,包括喉罩气管插管、食管气管联合插管等。

(4)避免反复的暴力插管,要及时汇报上级医师共同处理。否则,可能会导致喉水肿、出血、出现大量分泌物,甚至丧失面罩通气的机会。

(5)由于部分手术的特殊需要,可以考虑气管切开术,如头部手术、俯卧位手术。

(四)无法面罩通气且无法气管插管的患者

(1)此情况虽然少见但是过程极其凶险,如果没有立即有效的替代方法,患者很快死亡。

（2）立即呼喊请求帮助。

（3）插入口咽和鼻咽通气道，将患者颈部伸展，双手紧扣面罩并托起下颌挤压皮囊，即使改善不大也不要放弃快速充氧。

（4）考虑使用喉罩，经喉罩气管插管，食管气管联合插管。

（5）必要时行环甲膜穿刺：找到环甲膜的位置（位于甲状软骨与环状软骨之间的切迹），将较粗的针头缓慢刺入环甲膜并回抽，直到可轻易抽出气体为止。

（6）在针头上连接一个 10mL 注射器，拔掉针栓，然后将有套囊的气管导管插入针管，进行高频通气。

（7）用针头/套囊经气管进行供氧是一种临时的紧急处理措施，并不能保证足够的通气。但它确实可提供一定的氧气到肺内。

（8）立即请耳鼻喉科医师进行紧急气管切开术。

（五）困难拔管策略

（1）在拔管前应当确定肌松剂已经拮抗而且自主呼吸已经恢复。

（2）应当考虑清醒或浅麻醉患者和深麻醉患者相比在拔管时的利弊。

（3）在特殊情况下，推荐使用气管交换导管或类似的装置来维持拔管后通气的顺畅。拔管前，将交换导管通过气管导管置入气管，并留在原位直到显然不需要再插管的时候拔除。

（4）麻醉医师应该评估并追踪困难气道患者的潜在并发症，包括水肿、出血、气管食管瘘、气胸和误吸等；并应告知患者困难气道处理过程中威胁生命的并发症的相关临床症状及体征，包括咽喉疼痛、颈面部疼痛肿胀、胸痛、皮下气肿和吞咽困难。

（六）防范

（1）术前要正确估计患者气道情况，要预测到困难气道的存在，不要盲目诱导。

（2）传统的预给氧（以正常潮气量通气 3min 以上）或快速预给氧（如 30s 内做 4 次深呼吸），都能延缓插管时缺氧造成的动脉血氧饱和度下降。拔除气管导管后及时吸氧可以减少低氧血症的发生。

（3）麻醉中的确存在不可预计的困难气道。手术间应备有抢救困难气道的物品，包括：不同的硬喉镜片；导管芯和各种型号的气管导管；口咽或鼻咽通气道；各种型号的喉罩、食管气管联合管；可弯折的光纤插管设备；逆行插管设备；紧急气管切开的设备；呼气末二氧化碳监测器。

（4）必须为少见的威胁到生命的情况做准备，麻醉工作人员必须熟练掌握困难气道处理的技术。

三、腹腔镜和宫腔镜相关并发症

腹腔镜手术的最常见并发症是皮下气肿，其他还有纵隔、胸腔、心包积气，气体栓塞，意外的气管导管滑入支气管，血管损伤及内脏器官损伤等。据统计，腹腔镜胆囊切除术的死亡率约 0.01%，还有 1% 患者需改行开腹手术，其他脏器穿孔发生率约 0.2%，胆总管损伤 0.2%～0.6%，大出血 0.2%～0.9%。总体而言，腹腔镜胆囊手术中较轻的手术并发症多于开腹手术，但全身并发症如术后肺部感染等要低于后者。

（一）皮下气肿

发生率约 $0.4\%\sim2\%$。多数是因为建立人工气腹时,穿刺针没有穿通腹膜而是在腹壁组织中,注入的气体进入腹壁各层之间的空隙所致。还有的是反复穿刺,损伤腹壁,过高的腹内压迫使 CO_2 沿损伤处扩散;充气速度过快;手术时间过长等。对于术中出现 $PaCO_2$ 显著升高而增大潮气量仍不能很快使其恢复者,均应怀疑 CO_2 皮下气肿。

（二）纵隔、胸腔、心包积气

脐带残存结构可能导致腹腔与胸腔、心包腔相通或其间结构薄弱,可能导致腹腔 CO_2 进入胸腔、纵隔和心包或腹膜外气肿延至纵隔。大范围纵隔气肿或心包积气时后果严重,表现为呼吸气促,甚至休克或心搏骤停,应立即停止手术,穿刺排气。

气胸的原因有两种:经胸腹腔之间薄弱处漏入胸腔和肺大泡破裂。前者因胸膜吸收 CO_2 的速度快,往往不需特殊处理;而肺大泡破裂的气胸,因肺泡破裂口的存在,须行胸腔闭式引流。

（三）气栓

腹腔镜手术严重的并发症之一。一般发生在人工气腹建立时,多为注气针误入血管所致。二氧化碳溶解和弥散性能好,小的气栓能很快经吸收而消失,但若为惰性气体则后果严重。

少量气栓($0.5mL/kg$)可引起心脏多普勒声音改变和肺动脉压力升高,大量气栓($2mL/kg$)可发生心动过速、心律失常、低血压、中心静脉压升高、心脏听诊有"磨坊"样音、发绀、右心扩大的心电图改变等。经中心静脉导管抽出气体可诊断气栓。

发现气栓后应立即停止充气或气腹放气;采取头低左侧卧位,减少气体进入肺动脉;用氧化亚氮麻醉者停吸氧化亚氮改用纯氧;增加通气量;循环功能支持;必要时插右心导管或肺动脉导管抽气,可疑脑栓塞者建议高压氧舱治疗。

四、术后恶心、呕吐的防治

（一）非药物预防措施

围术期心理疗法及术前 4～6 天进行心理辅导可以降低术后恶心、呕吐(PONV)发生率。手术前通过常规禁食来排空胃内容物,以防止手术中或手术后发生呕吐和返流、误吸。麻醉诱导期面罩加压给氧时,需采用正确的手法托起下颌,以保持呼吸道通畅。面罩通气的压力也不宜过大,避免胃部过度膨胀。注意减少对清醒患者过度的咽部刺激。整个手术过程及手术后都应维持患者的呼吸和循环功能稳定,避免低氧血症和低血压。术中补充和维持足够的血容量可以明显降低 PONV 发生率。

（二）药物治疗

镇吐药物是通过抑制脑内第四脑室的化学感受区、大脑皮层和耳前庭器或者直接作用于呕吐中枢而防止或缓解围术期恶心呕吐。

1.5-HT$_3$ 受体拮抗剂

是一种对中枢神经系统化学感受区和内脏传入的迷走神经上的 5-HT$_3$ 受体有高度选择

性的拮抗药,它既可在中枢神经系统产生抑制,又能阻断外周迷走神经产生恶心、呃逆的向心反射,从而双重阻断恶心、呃逆的发生与传导,从而起到减少应激、平静术野、镇静中枢、稳定患者的良好效果。它是目前临床应用最为广泛的止吐药。属于此类药物的有昂丹司琼、格雷司琼、多拉司琼、托烷司琼、阿扎司琼等。这类药物不良反应很少,偶见头晕、面部潮红、过敏等,另有引起心律失常的报道。托烷司琼是一种新型、高效、高选择性的 5-HT$_3$ 受体拮抗药,因此广泛应用于放、化疗及术后恶心、呕吐的治疗。有文献报道,术毕静脉注射 2mg 的托烷司琼即可有效预防全麻术后的恶心、呕吐,并认为在应用可能导致恶心、呕吐的药物(如阿片类镇痛药)时,应用托烷司琼的剂量可达到 5mg。5-HT$_3$ 受体拮抗剂的药效及安全性相似,仅存在强度与半衰期差异,与传统型抗呕吐药相比,药效相当甚至更好,而不良反应少,但价格较高,建议用于 PONV 高危患者。

2.吩噻嗪类药物

吩噻嗪类药物是一类传统的止吐药物,属于抗组胺药中中枢安定作用较强的一类,通过拮抗多巴胺受体产生较强的镇吐作用。其作用机制是抑制脑内催吐化学感受器,也作用于呕吐中枢,除对运动性呕吐无效外,对其他各种呕吐均有效。氯丙嗪具有明显的预防性镇吐作用,但有效剂量常可引起镇静和低血压,手术后给药易引起嗜睡。奋乃静的镇吐作用强,但其锥体外系症状较多见,尤其在老年患者更为明显。故这类药物目前临床已较少用于治疗 PONV。

3.丁酰苯类药物

丁酰苯类药物通过阻滞多巴胺受体而发挥作用,因此不仅具有镇静、抗精神病和镇吐作用,而且对内分泌系统具有明显影响,并能导致锥体外系症状。氟哌利多是经典应用于围术期恶心、呕吐的预防和治疗的药物,其预防性镇吐效能比甲氧氯普胺强。但氟哌利多不良反应发生率高,如锥体外系症状、焦虑、好动,最严重的并发症是其致心律失常作用,患者心电图可出现 QT 间期延长及尖端扭转性改变。美国食品药品监督管理局(FDA)对氟哌利多的使用多次发出警示,建议即使使用小剂量氟哌利多,也应在其他一线药物无效时才考虑使用,在使用过程中应监测 12 导联心电图,术后还应观察心电图 2～3 小时。随着新型抗呕吐药物的使用,氟哌利多在防治恶心、呕吐中的应用明显减少。

4.抗组胺类药物

抗组胺类药物主要作用于迷路系统,阻断前庭器的乙酰胆碱受体和孤束核的 H$_1$ 受体,用于防治运动性眩晕和控制中耳手术后的呕吐。但这类药物同时有较强的镇静作用,会延长患者的住院时间。

5.苯胺类药物

甲氧氯普胺为苯胺类替代物。能兴奋上部胃肠道的活动,使食管括约肌静息张力增加,而贲门括约肌张力松弛,胃肠蠕动增加,胃排空加速。同时能抑制延脑催吐化学感受区,从而具有明显的镇吐作用。

6.抗胆碱能药物

包括阿托品和东莨菪碱,其抗恶心、呕吐作用主要通过迷路系统产生。手术前使用阿片类药物,应同时应用东莨菪碱,但吗啡的催吐效应往往超过东莨菪碱的镇吐作用。东莨菪碱的半衰期很短,肌内注射很快吸收,所以镇吐疗效很短,且不良反应与剂量有关。

7.其他药物

(1)地塞米松:也是目前临床上应用比较广泛的一种止吐药,具体机制尚不清楚,可能与抗感染效应及稳定细胞膜有关。已有很多关于其预防 PONV 的报道。该药容易获得,价格低廉,不良反应极少,作为预防性用药和联合用药,地塞米松应该得到更为广泛应用的重视。

(2)多潘立酮:为强效外周性多巴胺受体阻滞药,直接阻断胃肠道的多巴胺受体,可增加贲门括约肌的紧张性,促进幽门括约肌蠕动和扩张的程度,加速胃排空,适用于手术后呕吐。溴必利有强效的镇吐作用,对呕吐有良好的镇吐效果,同时能调节胃肠功能。

(3)选择性 μ 受体拮抗剂纳洛酮和甲基纳曲酮:可阻断胃肠道阿片受体,有效防治阿片药物引起的恶心、呕吐。

8.联合用药

联合应用作用于不同受体位点的抗呕吐药物较单一药物更能有效防治 PONV。在这方面已经进行了大量的临床研究,现在已经发展到三联模式,这样不仅可以减少每种药物的剂量和不良反应,而且可以增强疗效。5-HT$_3$ 受体拮抗剂联合氟哌利多或地塞米松是研究较多的联合用药方法。由于地塞米松没有氟哌利多过度镇静、锥体外系及心脏意外等不良反应,所以5-HT$_3$ 受体拮抗剂联合地塞米松这种组合方式得到了较为广泛的应用。临床上术前评估为PONV 高危的患者应采取联合用药的防治方法。但对于术后已经出现的恶心、呕吐,联合用药是否较单一用药更为有效尚缺乏证据,预防性联合用药的最低有效剂量仍需进一步研究。

第十五章　产科手术麻醉

第一节　产妇和胎儿的生理

一、孕妇的生理变化

（一）循环系统变化

妊娠期由于胎儿发育、子宫增大、代谢增高以及内分泌改变，在血容量、血流动力学和心脏方面都可发生较大变化。

1.血容量变化

孕妇总循环血量逐日增多，妊娠 33 周时达最高峰，平均增加 50% 左右。此后逐渐下降，但仍比正常人多，产后 2～6 周才恢复正常。增加的血容量中，血浆成分占 50%～60%，血细胞仅 10%～20%，故血液呈稀释，血细胞比积减低，血黏度降低，红细胞沉降率加快，呈生理性贫血，同时水、钠潴留。表现为周围性水肿，直至分娩后始逐渐恢复。此可能与醛固酮、雌激素和孕酮等内分泌增多有关。水、钠潴留将加重循环系负荷，但尚不致引起心功能不全。

2.心脏改变

从妊娠 8～10 周开始心率逐渐加快，34～36 周时达最高峰，以后逐渐下降。单胎妊娠心率一般增快 10～15 次/分，心脏容量从早孕到孕末期增加约 10%。由于心率增快，心搏量加大，心脏做功加重，心肌可呈轻度肥厚。妊娠后期因宫底位置升高致膈肌上抬，心脏可被向上向左推移，并沿前后轴旋转成横位，心尖搏动比正常人左移。

妊娠期高动力性循环使心音加强，肺动脉瓣区和心尖区出现 2～3 级收缩期吹风样杂音。有时因肺动脉生理性扩张在肺动脉瓣区可出现吹风样舒张期杂音，酷似肺动脉瓣关闭不全的杂音，但产后即消失。

妊娠后期心电图检查有电轴左偏，说明心脏沿长轴旋转。有些孕妇在 III 导联出现 Q 波和 T 波倒置，Q 波在深吸气后可减小，T 波在深吸气后倒置减轻或转为直立。II 导联一般无 Q 波。上述心电图改变均可于产后消失。妊娠期可能出现房性或室性早搏等，心律失常。

3.血流动力学改变

因卵巢和胎盘激素的作用，妊娠 10 周内即见心排血量增加，在妊娠 20～28 周达最高峰，比正常增加 25%～30%。妊娠期氧耗量增加，但心排血量的增加相对较氧耗量增加为多。妊娠期动静脉血氧差降低，可能与周围组织摄氧量不同有关，但主要与周围血流量重新分布，肾、皮肤、子宫血流量增加所致。子宫血流量在整个妊娠期中持续增高,肾及皮肤血流量则在早期即增高达高峰,此后或维持或略减少。

妊娠期心排血量的增加主要由于每搏量加大,其次是心率加快。每搏量虽增多,但动脉压并不增高,周围血管阻力则降低。周围阻力降低意味着对血流急剧改变的防卫能力减弱,可以部分解释孕妇容易发生昏厥或肺水肿。总周围血管阻力在非孕妇为 170kPa/(s·L) [1700dyn/(s·cm⁻³)],妊娠 7 个月降至 98kPa/(s·L)[980dyn/(s·cm⁻³)],妊娠末期为 120～130kPa/(s·L)[1200～1300dyn/(s·cm⁻³)]。周围阻力降低使舒张压比收缩压更下降,结果脉压增加。

妊娠末期血压的变化常受体位的影响。有 5%～10% 孕妇由于增大的子宫压迫下腔静脉,使回心血量减少,而发生仰卧位低血压综合征。当从仰卧位改成侧卧位时,心排血量可增加 22%,症状即解。约有 1/4 孕妇在妊娠 25～30 周时右心室舒张末压略增高,肺循环血流量增多,而肺动脉压不升高,说明肺血管阻力降低。

静脉压随妊娠月数而增高,下肢静脉压可比正常高 1～1.5kPa(10～15cmH₂O)。子宫阵缩时经子宫流出血量约为 250～300mL,由此可使右心房压升高。下腔静脉受压促使脊椎静脉丛血流增加,硬膜外间隙和蛛网膜下隙因静脉丛扩张而容积缩小,因此向该部位注入较少量局麻药,即可得到较广泛的阻滞范围。同时硬膜外穿刺出血或血肿形成的发生率亦相应的增加。

妊娠期由于动脉、静脉张力增高,并存脑血管瘤者有可能发生破裂意外。临产时有许多因素可增加心脏及循环负荷。第一产程中的子宫收缩,使子宫排出的血液进入循环,回心血量增加,心排血量可暂时增加 20% 左右,与产前心排血量相比约增加 40%,同时右心房压增高,平均动脉压增高约 10%,左心室做功增大。宫缩疼痛也引起每搏量增加,但麻醉后可消除。第二产程中,除子宫收缩外,腹壁肌与骨盆肌亦收缩,使周围血管阻力更增大。产妇屏气动作使肺内压显著增高,右心室压力亦增高。如果并存左至右分流型先天性心血管病的产妇,可能转为右至左分流而出现发绀。同时,因腹内压力增加迫使内脏血管外的血流向心脏回流增加,故心脏负担明显加大。第三产程中,因胎儿娩出使子宫缩小,腹内压力骤减,血液回流到内脏血管床。产后子宫收缩,血液从子宫窦突然进入血液循环,血容量又有增加,心排血量可增加 45%,每搏量和右心收缩力亦增加。疼痛也促使血压或静脉压增高,硬膜外间隙压和脑脊液压升高。随着胎儿娩出,由于末梢血管代偿性扩张,部分产妇的血压可不上升。此时如果使用麦角胺、甲氧胺或去氧肾上腺素,血压可能急骤升高,甚至可能发生脑血管意外。此时最好使用催产素或麻黄碱。

总之,整个妊娠过程中,循环负荷量显著加重,约有 2/3 患心脏病的孕妇可出现各种危险的并发症,如心力衰竭、肺充血、急性肺水肿、右心力衰竭、感染性心内膜炎、缺氧和发绀,以及栓塞。

(二)呼吸系统变化

妊娠期由于呼吸道毛细血管扩张,鼻、咽喉、支气管黏膜充血,可使鼻通气不畅。随子宫的体积和重量逐渐增大,膈肌被推挤上升,最大可升高 4cm;下胸部肋骨逐渐外展,肋骨下角在妊娠末期可增大 50%(350),胸廓容量亦增大,胸围可增加 5～7cm。妊娠早期潮气量即开始持续增加直至妊娠后期,可达 800mL;妊娠后期静息通气量可上升至 11L/min,比非孕时增加 42%,增加量与体重及体表面积无关。通气当量(指吸收 100mL 氧需要呼吸的空气量升数)的增加证实妊娠期存在过度通气。妊娠 24 周后,膈肌上升,补呼气量及余气量开始下降,至妊娠末期下降更为显著,可分别达 100mL 及 200mL,故功能余气量下降 300mL,但孕期的过度通气可使下降的补呼气量得到代偿。因此,肺活量不论坐、卧或站立均可无大变化。妊娠末期的血气分析检查为肺泡氧张力升高 $0.8 \sim 1.33$kPa($6 \sim 10$mmHg),PaO_2 为 $13.3 \sim 14.0$kPa($100 \sim 105$mmHg),$PaCO_2$ 为 4.3kPa(32mmHg),动脉血氧饱和度界于 $80\% \sim 96\%$,说明呼吸气体交换能力无损害。

分娩疼痛可致通气量增达 20L/min,而 $PaCO_2$ 显著下降达 $1.33 \sim 2.0$kPa($10 \sim 15$mmHg),pH 为 7.5 以上,说明存在过度通气和呼吸性碱中毒。适量使用镇痛药可提高 $PaCO_2$;利用硬膜外阻滞止痛,可保持 $PaCO_2$ 在 $4.0 \sim 4.3$kPa($30 \sim 32$mmHg)或完全正常,PaO_2 为 $12.9 \sim 13.3$kPa($97 \sim 100$mmHg)。呼吸性碱中毒对妊娠子宫的循环和胎儿均不利,提示适当采用无痛分娩法,对产妇及胎儿均有益。

在妊娠过程中,如果出现呼吸困难,属肺活量显著下降的病理状态,多发生于严重贫血、心肺疾病、肺水肿或膈肌高度上移等孕妇。妊娠末期,因膈式呼吸受限,代偿能力极差,因此全麻时应避免抑制胸式呼吸,脊麻时要防止阻滞平面过高。此外,麻醉时应加强呼吸管理。当施行气管插管时,更应注意避免口鼻黏膜损伤。

(三)血液系统变化

妊娠期血容量的增加系血浆及红细胞两者均增加的结果。开始血浆容量增加,继之红细胞量增加,红细胞量在孕期可增加 30%。血浆容量的增加超过红细胞的增加,出现血液稀释现象,红细胞比积从 40% 下降为 33%,血红蛋白从 125g/L 下降至 109g/L。孕妇血浆及尿红细胞生成素增高,可刺激骨髓制造红细胞。

白细胞在妊娠期的变化有较大的个体差异。妊娠 8 周起轻度上升 9.5×10^9U/L(9500U/mm³),以后稳定在 $(10 \sim 12) \times 10^9$U/L(1 万～1.2 万 U/mm³),主要是多形核白细胞,可持续至产后 2 周以后。这种生理现象常使作为感染诊断指标的白细胞计数受到困惑。

妊娠期间凝血因子亦发生改变。如血浆纤维蛋白原由正常 $2 \sim 4$g/L($200 \sim 400$mg/dL),于妊娠后期升至 $5 \sim 6$g/L($500 \sim 600$mg/dL),由此使血沉加快。临床作为风湿病活动期诊断和预后依据的血沉,在妊娠期就无价值。其他凝血因子,在孕期活性显著增加者有Ⅶ、Ⅷ、Ⅸ、Ⅹ因子,第Ⅱ因子仅轻度增加,而Ⅻ因子(纤维蛋白稳定因子)在妊娠期浓度下降。血小板于妊娠末期增加,产后可上升至 500×10^9U/L(50 万 U/mm³),2 周后恢复正常。凝血酶原时间及部分凝血活酶时间随妊娠进展有轻度缩短。胎盘及蜕膜含大量组织凝血活酶(Ⅳ因子),与血液凝血活酶不同,无需许多因子的激活,所以在胎盘剥离的表面可很快发生血液凝固。正常妊娠期纤维蛋白溶酶原显著增加,但溶纤维活力下降,不论是全血凝块的溶解时间或优球蛋白溶解时间,均较非孕期明显延长。

近年的凝血研究发现,分娩后 $3 \sim 4$ 天纤维蛋白原及第Ⅷ因子浓度上升,因而产褥期血栓栓塞形成的可能性增加。

（四）消化系统变化

随着妊娠进展，胃肠道受增大子宫的推挤，使盲肠、阑尾移向腹腔的外上方；至妊娠晚期，胃向左上方膈肌顶部推移，并向右旋转 45°，形成程度不等的水平位。由于胃肠道解剖位置的改变，使急腹症的体征发生变异，易导致临床诊断上的困惑。

胃液分泌及胃肠道蠕动，在孕期有不同程度的改变，与胎盘分泌大量孕酮引起全身平滑肌普遍松弛有关，使胃肠道张力降低，蠕动减弱，胃排空时间及肠运输时间延长，又因胃贲门括约肌肉松弛、胃的位置改变以及腹压增加，易导致胃内容返流至食管。用电子压力测定仪测食管蠕动过程中的压力变化，正常胃肌肉的基础张力平均为 0.4～0.53kPa（3～4mmHg），括约肌静息压力为 0.13～2.1kPa（1～16mmHg）；当孕妇出现胃灼热感时，少数有一过性食管张力增加 1.6～2.9kPa（12～22mmHg），且蠕动停止。近年对孕期胃液分泌研究的结果表明，静息胃液分泌几乎无改变，至足月妊娠时胃液分泌量略低于正常。游离酸及总酸度均平行降低。这种生理性胃液分泌减少和低酸度至哺乳期可恢复正常。根据上述特点，特别对并存食管裂孔疝的产妇，胃内容物返流的机会更多，产科麻醉中要切实重视预防返流、呕吐及误吸意外。妊娠期肝血流量无变化，肝结构组织学检查亦无特殊改变，但肝功能有不少变化，大多出现于妊娠后期：血清蛋白下降，平均为 30g/L，球蛋白轻度增加，A/G 比值下降；肝细胞分泌 BSP 至胆汁的功能下降，但吸收及贮存 BSP 的能力加强；少数孕妇麝香草酚浊度试验、脑磷脂胆固醇絮状试验呈阳性反应。从妊娠早期起碱性磷酸酶活性升高，到足月几乎增长 3 倍。正常妊娠期胆碱酯酶活性下降，较非孕妇下降 25%。血清氨肽酶显著升高，足月时为非孕妇的 3 倍。孕期胆囊功能下降，常呈低张性扩张，胆汁黏稠，故一般认为妊娠有促进胆石形成的倾向。

（五）内分泌系统变化

妊娠期为适应性变化的需要，除胎盘合成的与胎儿分泌的激素起很大作用外，母体的内分泌腺亦积极参与以满足适应性变化的需要。

（1）垂体：妊娠期中腺垂体增大，腺小叶内的催乳激素细胞增生肥大，但神经垂体（垂体后叶），不论在组织结构或催产素-加压素功能方面别无特殊变化。孕期垂体生长激素浓度显著下降，促性腺激素也下降。

（2）甲状腺：孕妇的基础代谢率可增高 10.4%±5.9%，血清甲状腺激素浓度逐渐上升。甲状腺结合球蛋白（TBCT 浓度）平均为 530mg/L（非孕妇为 160～240mg/L）；蛋白结合碘（PBI）为 70～120μg/L（非孕妇为 40～80μg/L）；血清甲状腺素（T4）为 162±16.7μg/L（非孕妇为 81±65μg/L），均为非孕妇的 2 倍，约有 40%。70%孕妇甲状腺增大。孕期垂体促甲状腺激素（TSH）浓度为 7 微单位/mL，较非孕的明显升高。

（3）甲状旁腺：呈生理性增生，激素分泌增加，钙离子浓度下降，临床上多见低钙血症。

（4）胰腺：孕期碳水化合物及脂肪代谢明显改变。通过放射免疫法测定，证实血液胰岛素浓度随妊娠进展而增高，但因胎盘催乳激素及游离皮质醇的致糖尿及对抗胰岛素作用增加，胰腺对葡萄糖清除能力却大为降低，因而并存糖尿病孕妇的症状往往加重。

（5）肾上腺皮质：孕期肾上腺皮质的形态无明显改变，但由于妊娠期雌激素增加，血清皮质醇浓度亦增加，说明孕期肾上腺皮质激素处于功能亢进状态。孕期中肾上腺皮质对外源性 ACTH 反应则较迟钝。

（6）肾素-血管紧张素-醛固酮系统（RAAS系统）：对正常妊娠期间血压-血容量稳定性的调节起重要作用。据研究，孕期雌激素可使血浆中肾素活性增强3～10倍；血管紧张素原已增加数倍，故可产生更多的血管紧张素Ⅱ。肾素-血管紧张素系统是醛固酮分泌增多的刺激源。孕妇醛固酮分泌量早在妊娠15周开始增多，以后逐渐增加，足月时已为非孕妇的10倍。高肾素活性及高醛固酮可抵消大量孕酮所致的排钠利尿及肾小球滤过率增高，起防止发生负钠平衡及血容量减少的代偿作用。此外，肾素具有影响动脉紧张度和影响有效血容量起调节血压的作用。综上所述，可知妊娠期通过RAA系统功能的增强，起稳定血流动力的功效。

（六）代谢的变化

妊娠期基础代谢率增高，到末期可达15％～20％，氧耗量增加20％～30％，主要为子宫血管营养区域所用。

孕期糖代谢有显著变化，在皮质激素及胎盘催乳素抑制胰岛素功能的作用下，外周葡萄糖利用率降低，肌肉糖原储存量减少，血糖增加及餐后血糖增高维持时间延长，借此可使更多的糖量透过胎盘进入胎儿以满足需要。由于肾小球滤出的糖量超过肾小管的回收量，因此约有20％～30％孕妇出现间断性糖尿现象。有20％孕妇的口服葡萄糖耐量试验异常，恢复正常时间比非孕期约延长1小时。孕妇表现隐性糖尿病者，胎儿的出生体重可明显高于一般平均体重，围产期死亡率及畸形发生率也较高。

近年，对孕期饥饿低血糖的发生有了进一步的认识。非孕妇饥饿后血糖浓度平均为3.6mmol/L（66mg/dL），而孕妇为3.3mmol/L（60mg/dL）禁食48小时后，孕妇的血糖浓度下降更剧，可低于2.2mmol/L（40mg/dL），最后可出现酮尿，说明妊娠期糖的代谢与非孕妇者不同，麻醉管理上对此应加以注意。

妊娠期脂肪积存是母体储藏能量的主要方式。孕期30周时机体有4kg脂肪储存；孕妇肠道吸收脂肪的能力增强，因而血脂增高是正常妊娠的另一特点。所有脂类包括胆固醇、胆固醇酯、磷脂、甘油三酯及游离脂肪酸均增加，且均与蛋白质结合形成脂蛋白。由于妊娠期能量消耗较大而糖储备相对减少，因此，在妊娠期如因劳动或产程过长，而消耗过多能量时即需动用脂肪提供能量，此时易因氧化不全而产生酮体，出现酸中毒。

孕期蛋白质代谢增加，但仍保持正氮平衡。血浆总蛋白量在妊娠期虽降低13％，平均为62.5g/L，但血浆蛋白最低值时间与血浆量最高值时间均在妊娠32～36周时，因此血浆蛋白量的下降是生理性血液稀释的结果。白/球蛋白比值从未孕期的1.5～2.5降至1～1.8。由于血浆中清蛋白减少，导致血液胶体渗透压下降，使孕妇有形成水肿的倾向。用[131]I标记的清蛋白示踪观察发现，仅有微量清蛋白透过胎盘进入胎体，但大分子量的球蛋白，尤其是γ球蛋白却大量转运入胎体，球蛋白为血内许多物质如激素和铁等的载体。

妊娠期母体分泌大量甾体激素对水和电解质的滞留起重要作用。近年研究证实，孕妇水分潴留的个体差异极大，其变量系数高达34％，较孕妇体重增加的变量系数30％大。孕期总体液量平均增加8.5L，占体重增加量的70％。妊娠期水的交换面积扩大，在母体与胎儿之间发生大量水及电解质代谢，其特点是总体液量增加伴随等渗的盐潴留。妊娠期水潴留主要发生在组织间隙。孕期钠为正平衡，妊娠后半期每周平均潴留钠3.8g（1.6～8.8g），全孕期钠总潴量约20～25g。孕早期钾含量从2370mmol下降至1982mmol，至孕末期又恢复至

2531mmol。孕期钠与钾含量之比向钠侧递增，是因孕期以细胞外液增加为主。孕期钾平均值为 4.1mmol/L，为非孕正常值的低限，可能与糖和蛋白质组成的需要有关。血清镁正常值为 1.07mmol/L（2.6mg/dL），于孕妇分娩前降至 0.73mmol/L（1.78mg/dL），由此使子宫肌应激性增强。维生素 B6 和 E 有助于镁水平的提高。镁使肌肉松弛，镁减少则肌肉应激性增强。分娩开始静脉注射硫酸镁，可使宫缩松弛，频率与强度相应减弱。肾功能减退者排镁减少，故临床应用镁前，应了解患者的肾功能。钙对维持中枢神经及自主神经系统正常功能起重要作用。整个妊娠期中约需储备钙 3.5～4.5g，每天平均需钙 1.5g，而一般饮食不能满足此要求。如果孕妇体内钙储备不足或饮食缺钙，则胎儿所需的钙将取自母体骨骼组织，此时血清钙浓度影响尚不大。因此，孕妇血清钙在正常值范围，不能排除缺钙。孕期血浆中除氯以外，磷酸盐、碳酸氢盐及 NH_4^+ 均有轻度下降。妊娠末期代偿增强，尿中 NH_4^+ 排出量增高，每 24 小时为 57±25mmol，而正常时仅 37±8mmol。孕期酸碱平衡系统负荷加重，孕妇的过度通气使肺泡 CO_2 张力下降，血中碱储备减少，处于代偿性呼吸性碱中毒状态，血浆 NCO_3^+ 处于正常值的低限，pH 轻度上升。这种情况使母儿血液的 CO_2 分压差增加，有利于母儿的气体交换。此外，分娩过程中因体力消耗，代谢增高，血中乳酸、丙酮酸等产物增加，如果产妇未进饮食，上述变化将加重，常引起代谢性酸中毒。

二、子宫胎盘循环

（一）子宫的血液供应

子宫的血液供应主要来自子宫动脉和卵巢动脉。子宫动脉来自髂内动脉前支，沿盆壁下行，至阔韧带基底部急向内弯曲，在相当于子宫颈内口水平离子宫约 2cm 处跨越输尿管，达子宫侧缘，分为上、下两支：上支为主干，沿子宫侧壁迂回上行，供血给子宫前后壁，在宫底分为卵巢、输卵管及宫底三支；下支供血给宫颈、阴道上部及部分膀胱，与阴道动脉吻合。卵巢动脉在第二腰椎左侧由腹主动脉分出后下行，经盆漏斗韧带上缘向中线穿行，分支供血给卵巢及输卵管，最后与子宫动脉上行支吻合。

子宫动脉的体支在沿子宫侧壁上行的途中垂直分出许多弓状动脉，这些动脉在子宫肌层中向中线方向穿行，并分出径向动脉支呈直角深入子宫内膜。径向动脉在内膜内再分出基底动脉和螺旋动脉（终末支）。基底动脉供应子宫内膜基底层，不受激素影响；螺旋动脉伸入内膜的功能层，其管径受激素水平影响而变化。妊娠后，螺旋动脉将发生一系列生理变化以适应胚胎生长发育需要。

妊娠期子宫动脉于非妊娠期时呈螺旋状，足月时则变直且扩张。子宫的血液供应量可增加 20～40 倍，子宫动脉逐渐变直是主要的供血来源。妊娠期，子宫血管的粗细、数目均有所增加，以适应对子宫及胎盘血流量的供应。孕足月胎盘血流量高达 500～700mL/min。其中 5% 供应肌层，10%～15% 供应子宫蜕膜层，80%～85% 供应胎盘。当宫缩时，子宫血流量明显减少。产后约 1 周，所有增大的血管均恢复到未妊娠时的水平。

分布于子宫的神经来自子宫阴道丛，包括交感神经和副交感神经，交感神经兴奋使子宫肌和血管收缩，副交感神经拮抗交感神经的作用而抑制子宫肌肉和血管收缩。

（二）胎盘构造及功能

胎盘由羊膜、叶状绒毛膜和底蜕膜组成,是母体与胎儿间进行物质交换的重要器官。羊膜位于胎盘的子面,是胎膜内层之羊膜的延续,构造和功能亦相同。叶状绒毛膜伸入底蜕膜内构成胎盘的主要部分。绒毛滋养层合体细胞溶解周围的蜕膜形成绒毛间隙,大部分绒毛游离其中,称为游离绒毛。少数绒毛紧紧附着于蜕膜深部,起固定作用,称为固定绒毛。底蜕膜是组成胎盘的母体部分,因胎儿长大,羊水增多,海绵层被压成纤维膜状,分娩时胎盘即由此剥离。

胎盘于妊娠 6～7 周时开始形成,3 个月时完全形成,约占宫腔的 1/3,4 个月时占宫腔的 1/2。足月妊娠的胎盘呈扁圆或椭圆形,重 500～600g,相当于胎儿体重的 1/6;直径 16～20cm,厚 2.5～3.5cm,中间厚,边缘薄。母面暗红色,分成 15～20 个胎盘小叶,可有散在的钙化斑点;子面光滑,灰白色,脐带附着于胎盘中央或偏侧,脐带血管从附着点向四周分散,达胎盘边缘。

胎盘是维持胎儿在宫腔内正常发育的器官,也是胎儿气体交换及消化、吸收、排泄的器官。其主要功能如下:

1.气体交换

母血氧分压较脐血高,能以扩散方式通过绒毛进入胎儿血循环。二氧化碳能在胎膜中溶解,易于交换,可不必具有气体分压的压差。

2.营养作用

胎儿生长发育所需的葡萄糖、氨基酸、维生素、电解质等可经胎盘输送到胎儿血中,同时胎盘产生各种酶,能把结构复杂的物质分解为简单的物质或把结构简单的物质合成糖原、蛋白质和胆固醇等,供应给胎儿。

3.排泄作用

胎儿代谢废物(如尿素、尿酸、肌酐、肌酸等)经胎盘通过输送给母体血后排出。

4.防御作用

一般细菌和更大的病原体不能通过胎盘,病毒可以通过胎盘进入胎儿血中。某些病原体如结核分枝杆菌、疟原虫、梅毒螺旋体等可先在胎盘形成病灶,破坏绒毛后再进入胎儿血中感染胎儿。母体血中的抗体也能通过胎盘进入胎儿血中,使胎儿获得被动免疫力。但母体的抗 A、抗 B、抗 Rh 等血型抗体同样也进入胎儿血中,造成胎儿溶血和死胎。某些药物如巴比妥类、吗啡、氯丙嗪、乙醚、抗生素、奎宁和砷剂等,可通过胎盘进入胎儿体内,故孕妇用药时应考虑对胎儿的影响。

5.内分泌作用

胎盘可产生以下几种激素:

(1)绒毛膜促性腺激素(HCG):HCG 是一种糖蛋白激素,来源尚不甚清楚,但其分泌量大致与朗格汉斯细胞的发育和消退平行。受精后 20 天,即妊娠 35 天尿中就可出现,至妊娠 45 天浓度上升,60 天时浓度最高,以后逐渐下降,妊娠第 18 周时降至最低水平,维持到分娩,产后 4 天左右消失。其主要功能是使黄体发育至妊娠黄体,以维持妊娠,直到胎盘功能分泌足够的类固醇激素来代替卵巢的分泌,并能刺激雌性和雄性动物的性腺活动,临床用以诊断早期妊娠。

(2)雌激素:雌激素由绒毛合体细胞产生,从妊娠第17周开始即在母血中逐渐增加,胎盘能使雌酮和雌二醇互相转化,雌三醇的产生需要胎盘和健康胎儿的共同使用。尿中雌三醇量是测定胎儿胎盘功能的一个很好的指标。

(3)孕激素:孕激素亦由合体细胞产生。

(4)胎盘生乳素:胎盘生乳素(HPL)是在合体细胞中贮存的一种蛋白类激素,具有垂体生长激素和催乳激素相似的免疫、化学和生物特征;胎盘生乳素有协同HCG维持妊娠黄体的作用;能促使乳腺发育;使脂肪分解成游离脂肪酸,供给母体能量;抑制糖原异生,将节省下来的蛋白质和葡萄糖供给胎儿。

6.免疫功能

妊娠末期胎盘与母体间有一层纤维蛋白样物沉着,滋养叶细胞外有一层透明质酸和唾液酸组成的纤维样物质包绕,可能形成一个屏障阻断细胞抗原。此外,胎盘所产生的类固醇激素和蛋白类激素也可能起一定的免疫抑制作用。

(三)胎盘的血液循环

1.母血循环

绒毛的合体细胞侵蚀周围蜕膜组织和子宫内膜的螺旋小动脉及小静脉,使之断裂,开口于绒毛间隙的底部,母体血便流入绒毛间隙,借助动脉压在其中流动。母体血在绒毛间隙中完成与胎儿的物质交换后,经绒毛间隙底部开口的子宫内膜小静脉及胎盘边缘的边缘窦又回到母体。母体血在胎盘中的血流量500~600mL/min,构成胎盘循环的母体部分。

2.胎儿循环

胎儿体内的血液循环经过脐动脉与胎盘和绒毛的动脉相通,再从绒毛的毛细血管网经脐静脉回到胎儿体内,血流量约为300mL/min。绒毛则是完全浸泡在绒毛间隙的母体血中,因此母儿之间血液循环各自独立,并不直接相通。双方血液在绒毛间隙中隔着绒毛的血管壁、绒毛间质、基底膜和绒毛上皮进行物质交换。

三、产科麻醉和子宫血流

产科麻醉和镇痛可以直接或间接地影响子宫胎盘血流。子宫血流量的变化与灌注压呈正相关,与子宫血管阻力的变化呈负相关。产科麻醉可以改变灌注压和血管阻力。足月孕妇子宫血管多处于生理代偿性扩张状态,扩血管因素对其影响有限,缩血管因素影响明显。而在病理状态(如妊娠高血压综合征)下,子宫血管可处于明显收缩状态,则扩血管因素对其影响明显。正常情况下,轻微血流量降低对胎儿无明显影响,但严重降低可导致胎儿产生低氧、二氧化碳蓄积、酸中毒、心率变化等诸多不良影响。

(一)静脉全麻药

以丙泊酚2mg/kg行全麻诱导可以升高平均动脉压,而子宫血流量没有变化。以150~450μg/(kg·min)速率输注丙泊酚维持麻醉期间,子宫血流量与麻醉诱导前相比没有变化,并保持稳定。

产科麻醉硫喷妥钠常用诱导剂量4~6mg/kg缓慢静脉注射对健康产妇血压无明显影响。

但深麻醉时由于直接抑制心脏和延髓血管运动中枢使周围血管扩张可以致血压下降,降低子宫血流量。

(二)吸入麻醉药

吸入麻醉药对子宫血流量的影响主要取决于麻醉深度。卤代烃类全麻药麻醉达一定深度时,均可以抑制心肌、扩张血管,减少心排血量,降低血压,导致子宫血流量下降。其影响程度与麻醉药的吸入浓度呈正相关。在浅麻醉(1MAC)时,该类麻醉药对心肌无明显抑制作用,不影响血压,故不降低子宫血流,而且由于其对子宫血管的扩张作用还可以使血流量增加。随着麻醉的加深,低血压的发生率逐渐增加。当达到1.5~2MAC时,可以因低血压导致子宫血流量降低,发生胎儿缺氧和酸中毒。其中氟烷抑制心肌作用最强,同时有神经节阻滞作用,并可抑制交感神经作用,导致血压下降明显,深麻醉时对子宫血流量的影响最为明显。七氟烷对心肌抑制作用最轻,同时有一定的血管扩张作用,故浅麻醉时可以增加子宫血流量。

(三)局麻药

临床常用的局麻药在血药浓度较高时,可以直接刺激子宫胎盘血管使之收缩或刺激子宫平滑肌收缩压迫子宫血管,导致子宫血流量降低。当硬膜外阻滞发生局麻药直接注入血管时,可以达到这样的血药浓度。在血容量约为5L的孕妇,接近试验剂量的局麻药直接注入血管可以使子宫血流量降低。当局麻药在硬膜外隙缓慢吸收入血时,血药浓度较低,对子宫胎盘血流无明显影响。

(四)麻醉方法

1.全身麻醉

全身麻醉(以下简称"全麻")对子宫血流量的影响较为复杂。全麻深度较浅时,气管插管和手术刺激可以使母体儿茶酚胺释放增加,子宫血管收缩,子宫血流量降低;全麻较深时,可以对循环系统产生抑制作用,引起血压下降、子宫血流量减少。有研究发现,用异氟烷维持麻醉可以迅速增加子宫血流量达28%。也有研究发现,在剖宫产全麻诱导期间,胎盘血流量平均降低35%。可见全麻对子宫血流量的影响是较为明显的。应当维持合适的麻醉深度,避免血压剧烈波动。

2.椎管内麻醉

除了局麻药误入血管可以收缩子宫动脉,椎管内阻滞对子宫血流量产生影响的主要因素为低血压。但健康产妇动脉收缩压低于100mmHg时,可以使子宫血流量降低。有研究表明,健康产妇在椎管内麻醉下行择期剖宫产时,如不发生低血压则子宫及胎儿绒毛间隙血流量无改变;而先兆子痫患者的子宫及胎儿绒毛间隙血流量则有增加。对健康产妇用椎管内阻滞行无痛分娩时,子宫及胎儿绒毛间隙血流量可以增加35%,先兆子痫产妇则可以增加77%。其机制可能为:椎管内麻醉阻滞了交感神经,缓解了分娩痛,消除了紧张情绪,使体内儿茶酚胺分泌减少,进而子宫血管扩张,尤其对于以子宫胎盘血管收缩为病理特征的妊娠高血压综合征产妇。多项超声研究也发现,硬膜外阻滞本身对子宫血流量没有不利影响。硬膜外隙应用阿片类药物(如吗啡、芬太尼和舒芬太尼)对子宫血流量也无明显影响。因此,椎管内阻滞是可以较好维持正常子宫血流量的麻醉方法。

产妇为了维持体位平衡,脊椎尤其是腰椎部位前屈,可发生前屈幅度代偿性减少。注入椎管内的药液容易向胸曲方向流动,而致平面过高。再者增大的子宫与胎儿影响母体的呼吸与循环,特别在平卧位,在肌肉松弛的情况下,可压迫下腔静脉,影响静脉回流,使血压下降,减少子宫血流。

(五)血管收缩药

多数拟肾上腺类缩血管药都可以使子宫血管收缩。局麻药中常用剂量的肾上腺素经局部吸收后仅仅产生 β 受体兴奋作用,对子宫血流量无明显影响,但是如果直接误注入血管,则可以产生 α 受体兴奋作用,使子宫血管收缩,降低血流量。甲氧明、去氧肾上腺素、血管紧张素和去甲肾上腺素等可以直接降低子宫血流量,引起胎儿窘迫,故不宜用于产科麻醉。麻黄碱以兴奋 β 受体为主,应用于血压正常的产妇时,对子宫血流无不利影响;应用于低血压的产妇时,在纠正低血压的同时,可以使因为低血压而降低的子宫血流逐渐恢复正常。因此,麻黄碱是临床上用来防治低血压的首选药物。动物实验表明,多巴胺可以使子宫血流阻力明显增加,因此不适用于纠正产科低血压。

(六)抗高血压药

理想的抗高血压药应该能够在降低母体血压的同时降低子宫血管张力,以保持子宫血流量不变或有所增加。拉贝洛尔用于妊娠高血压综合征(妊高征)患者时,在降低母体血压的同时对胎盘血流无影响。动物实验中,硝酸甘油在降低母体血压的同时可以使子宫血流量增加;硝普钠可以降低总的外周血管阻力,但是不能改善子宫血流量。口服钙通道阻滞剂不影响子宫血流量。静脉注射硫酸镁可以引起短暂的母体血压降低,子宫血流量不变或稍有增加。口服可乐定对子宫血流量的影响未见报道,但多年临床应用证明其对产妇、新生儿和胎儿均无不利影响。

(七)血气和酸碱平衡的影响

孕妇轻微的低氧、低碳酸及高碳酸血症对子宫血流量无影响,但明显的呼吸气体张力的变化可以引起子宫血流量的改变。

低氧血症时,母体儿茶酚胺分泌增加,子宫胎盘血流阻力增加,子宫血流量明显降低。而当母体 PaO_2 低于 40mmHg 时可以直接引起胎儿低氧血症。

高碳酸血症:动物实验中,当妊娠羊水 $PaCO_2$ 升至 60mmHg 时,平均动脉压升高,子宫血管张力不变,子宫血流量增加;$PaCO_2$ 超过 60mmHg 时,子宫血管张力进行性增高,子宫血流量降低。

低碳酸血症:明显的过度通气使 $PaCO_2$ 降至 17mmHg 以下时,可以导致子宫血管收缩,血流量降低。还有研究表明,当 $PaCO_2$ 在 17~64mmHg 之间变化时,不引起子宫血流量的变化。

四、麻醉对子宫活动和分娩的影响

以前所谓产科麻醉主要指手术麻醉,随着科技的发展及人口素质的提高,现在产科麻醉包括了剖宫产、分娩镇痛、内倒转术以及无痛人流术的麻醉等。产科麻醉不同于其他科的手术麻醉,除了与其他手术麻醉同样达到止痛及手术的要求外,产科麻醉要做到保证母婴安全以及不影响产程。

（一）吸入性麻醉药

卤代烃类吸入麻醉药都有直接的与剂量相关的宫缩抑制作用。氟烷、恩氟烷、异氟烷和七氟烷可以使子宫静息压及峰压降低，且随着吸入浓度的增加，抑制作用逐渐增强。另有研究认为，恩氟烷、异氟烷和氟烷对宫缩的抑制作用强度无区别。1.5～2MAC的恩氟烷、异氟烷和氟烷可使子宫松弛，增加产后出血。但如果药物排出迅速或使用宫缩剂可以使出血停止。吸入低浓度的麻醉药用于分娩镇痛或剖宫产手术麻醉时，对宫缩、自然产程及子宫失血量无明显影响，也不影响子宫对缩宫素的反应。

氧化亚氮可以增加子宫收缩力及频率。

（二）静脉麻醉药及镇痛药

多数研究认为吗啡、哌替啶、芬太尼及喷他佐辛等麻醉性镇痛药等可以促进宫缩，可使第一产程缩短。其机制可能是由于镇痛作用使肾上腺素分泌减少，使 β 肾上腺素能作用减弱，从而增加宫缩。但也有研究认为，在第一产程潜伏期，可以降低子宫收缩力，减缓宫颈扩张速度，延长产程。而当产程进展顺利时应用，可以缩短产程，纠正子宫不协调收缩。这些影响可能与镇痛作用有关，而非直接作用于子宫肌肉。巴比妥类药物有与剂量相关的宫缩抑制作用。地西泮对宫缩无明显影响，但可以改善产妇的恐惧、紧张及疲惫状态，从而减少儿茶酚胺的分泌，有助于宫缩而加速第一产程。氯胺酮及羟丁酸钠有增强宫缩作用。

（三）椎管内阻滞麻醉

椎管内阻滞麻醉对宫缩及产程的影响无一致意见。尽管研究很多，但由于诸多因素如阻滞开始时机、阻滞范围、局麻药浓度及种类、局麻药中是否加入肾上腺素及阿片类药物、产妇的体格情况及状态、产科处理及麻醉管理等，都可以影响宫缩及产程进展，因此难于得到一致意见。

在第一产程潜伏期应用椎管内阻滞镇痛，在不发生低血压的情况下可以暂时抑制子宫收缩，持续时间不超过20min。有研究表明阻滞前静脉输液1000mL后子宫收缩力减弱，原因可能与输入大量液体抑制垂体后叶分泌使缩宫素分泌减少有关，因此这种抑制作用可能与输液有关，而非椎管内阻滞所致。很多研究表明，硬膜外阻滞用于第一产程（即使是潜伏期）对产程进展及宫缩均无明显影响。此外，硬膜外阻滞还有缩短第一产程的趋势，可能与阻滞了子宫下段和宫颈运动神经及骨盆底阴道运动神经，消除软产道阻力，有利于胎头下降及宫颈扩张。但是，如阻滞平面上界超过 T_{10} 或阻滞子宫体运动神经，可以使宫缩减弱，第一产程延长。总之，椎管内阻滞管理得当，对第一产程不会产生明显的不利影响。且该方法不影响缩宫素对子宫的作用，一旦发生宫缩抑制，可以用缩宫素纠正。

大量研究表明，椎管内阻滞可能引起第二产程延长，其原因可能与阻滞了骨盆肌肉、直肠的感觉神经，反射性诱发腹肌收缩能力下降有关。椎管内阻滞还有增加难产剖宫产率及手术助产率的倾向，可能主要与降低盆膈肌张力，使胎头旋转过程异常而引起持续性胎位异常有关。

临床常用的局麻药（如利多卡因、布比卡因和氯普鲁卡因等）对宫缩及产程无明显影响。但椎管内阻滞时局麻药误入血管可以使子宫张力增加，而宫缩频率和强度可能降低。椎管内应用阿片类药物一般对宫缩无明显影响,但也有蛛网膜下隙应用吗啡使第一产程延长的报道。

(四)血管收缩药

子宫肌肉存在 α 和 β 肾上腺素能受体。α 受体兴奋使子宫张力增加,β 受体兴奋使子宫张力降低,收缩力减弱。甲氧明的 α 受体兴奋作用可以引起强制性子宫收缩。麻黄碱对子宫收缩没有明显影响。椎管内阻滞在局麻药中加入肾上腺素时,其 β 受体兴奋作用对子宫张力及产程会产生影响,但与剂量有关。应用 $1 : (2 \times 10^5 \sim 3 \times 10^5)$ 的肾上腺素对子宫张力及产程无明显影响。

(五)分娩镇痛对分娩的影响

1.对分娩内在机制的影响

分娩的发生、发展及完成由胎盘-胎儿分泌的一系列激素和细胞因子所决定,如前列腺素(特别是 PGE_2)、皮质醇、雌/孕激素、催产素以及细胞因子等,各种激素和细胞因子的分泌在妊娠末期即明显增加,使子宫产生强烈的有规律的收缩,导致了分娩的发生。“胎盘-胎儿”是一个相对独立的系统,决定着分娩的发生、发展及完成。我们的研究证明,分娩镇痛没有影响“胎盘-胎儿”这一相对独立的系统中各种激素的分泌。因此,分娩镇痛没有影响分娩的内在机制。

2.对产程以及分娩方式的影响

分娩镇痛(主要以硬膜外镇痛为例)可能从以下几个方面对产程和分娩方式造成影响:

(1)影响子宫收缩:分娩时子宫的收缩主要由胎盘各种组织分泌的各种子宫收缩激素决定,另外,交感神经也参与调节子宫的收缩。我们的研究证明,硬膜外镇痛没有影响子宫收缩激素的分泌,但由于阻滞交感神经而造成子宫收缩一过性减弱。

(2)腹肌和膈肌等辅助肌肉收缩力减弱:其减弱程度和局麻药浓度相关。

(3)使肛提肌和盆底肌肉的收缩减弱:这使胎头俯屈和内旋转受到妨碍。

(4)分娩时产妇主动用力的愿望减弱。

(5)减少分娩镇痛对产程影响的预防措施:①积极使用缩宫素:缩宫素是一种强烈的子宫收缩剂,早已在临床上常规使用。硬膜外分娩镇痛虽然可造成子宫收缩的一过性减弱,但完全可以用缩宫素来补偿;②降低局麻药的浓度:复合一定量的阿片类药物如芬太尼,可使局麻药物浓度大幅度降低。目前所用的局麻药浓度一般为 $0.075\% \sim 0.1\%$ 罗哌卡因或布比卡因,镇痛效果满意,患者可以自如行走,对运动神经影响轻微,对患者各种辅助肌肉几乎没有影响;③积极的产程管理:其管理措施包括积极的宫颈检查、早期破膜、缩宫素的使用以及对难产严格的诊断标准。通过积极的产程管理可明显降低分娩镇痛对产程的不利影响。

第二节　围生期麻醉药理学

一、原理

围生期药理学涉及 3 个最重要部分:母亲、胎盘和胎儿。三者相互作用,影响妊娠期间的药物应用。

(一)母体

1.药代动力学

妊娠可影响药代动力学的每个部分。

(1)吸收:取决于用药途径,受妊娠影响较小。妊娠引起的胃肠道不适(例如呕吐)可影响经肠道用药的吸收。每分通气量和心排血量的增加使吸入麻醉药的吸收更快。

(2)分布:血容量和机体液体总量增加使分布容积增加。胎儿也构成额外的分布室。血浆白蛋白和 α_1-糖蛋白浓度降低,使药物的蛋白结合率降低、通过胎盘的药物比例增加,蛋白结合率高的药物(例如布比卡因)所受影响更明显。心排血量增加使再分布更快,除非药物与组织广泛结合。分娩期间,血浆 pH 的急性变化(例如,与母亲力竭有关的酸中毒、与疼痛引起的过度通气有关的碱中毒)可影响药物的蛋白结合和解离度。

(3)代谢:药物的肝代谢不受妊娠影响;除非有肝功能受损,例如 HELLP 综合征(溶血、肝酶升高和血小板减少)。一些药物由血浆胆碱酯酶代谢,如果蛋白浓度降低,药物的作用时间可延长(例如琥珀胆碱)。

(4)清除:肾小球滤过率在妊娠期间增加,因此很多药物的清除增加;除非肾功能受损,例如先兆子痫。母乳是额外的清除途径,但只占很小部分。妊娠期间的吸入麻醉药经肺排泄更快。

2.药效动力学

除麻醉药外,大多数药物的作用在妊娠期间没有变化。吸入麻醉药的肺泡最低有效浓度(MAC)和局麻药最低镇痛浓度(MLAC)降低,可能与孕酮和(或)其代谢产物有关。一定剂量的硬膜外局麻药可产生比非妊娠患者更广泛地阻滞,可能与硬膜外静脉充血引起的硬膜外隙变小有关,也可能与孕酮有关。

3.母亲的血浆药物浓度

母亲的血浆药物浓度(血药浓度)取决于以下因素:

(1)用药剂量:是最明显的影响因素。一般情况下,药物剂量越大,母亲的血药浓度越高,胎儿越容易发生药物蓄积。

(2)用药途径:对于局麻药来说,血药浓度从高到低的用药途径依次为静脉、宫颈旁、骶部硬膜外、腰部硬膜外、肌肉、蛛网膜下隙。

(3)分布容积:正常妊娠使母亲的血容量和心排血量增加。药物(主要是脂溶性药物)的分布容积和血浆清除率增加。

(4)合用药物:合用肾上腺素可减慢利多卡因、甲哌卡因和罗哌卡因的吸收速度,但对布比卡因和依替卡因没有明显影响。

(5)药物的代谢和清除:代谢、清除迅速的药物的血药浓度降低得很快,经胎盘转运的量很少(例如琥珀胆碱)。有些药物在代谢过程中会产生活性代谢物(例如哌替啶的代谢产物去甲哌替啶),因此药物代谢并不总是对胎儿有利。

(二)胎盘

胎盘由胚胎与母体组织共同形成,是母亲与胎儿间进行物质交换的器官,也是药物转运的屏障。胎盘从本质上来讲属于半透膜,药物主要以简单扩散的方式通过胎盘。该过程符合

Fick 公式：$Q/t = K \cdot A \cdot (C_m - C_f)/D$。其中 Q/t 为扩散速度（代表单位时间的药物转运量），A 为胎盘总面积，C_m 和 C_f 分别为母体和胎儿的游离药物血浆浓度，D 为跨胎盘距离，K 为扩散常数（取决于药物的理化性质）。

药物经胎盘扩散的一个重要特点是可以双向扩散，当母体游离血药浓度低于胎儿时，药物可从胎儿向母体扩散。这在某些情况下对胎儿很重要，例如过多局麻药进入胎儿体内时，母体血药浓度的下降有助于清除胎儿体内的药物。由于胎儿血浆的蛋白结合力较低，有些药物（例如局麻药）即使母体血浆总浓度高于胎儿，仍会发生逆向扩散。

影响胎盘药物转运的主要因素有：

1.药物的理化性质

（1）药物的分子量和立体构型：分子量小于 500 道尔顿的药物可自由通过胎盘。500 道尔顿以上的药物通过困难，1000 道尔顿以上的药物不能通过胎盘。大多数麻醉和产科药物的分子量均小于 1000 道尔顿，常用局麻药和阿片类药物的分子量在 300 道尔顿左右，都容易通过胎盘。肝素和鱼精蛋白的分子量大，不能通过胎盘。

（2）药物的脂溶性和 pKa：脂溶性越高的药物越容易通过胎盘。高度脂溶性药物例如巴比妥类，能大量到达胎儿。

由于药物的离子化形式亲脂性弱于非离子化形式，离子化程度越高的药物越不易通过胎盘。局麻药和阿片类都是弱碱类药物，生理 pH 下离子化程度较低、脂溶性较高，易于通过胎盘；酸中毒时的离子化程度升高，可阻碍其通过胎盘。非去极化肌松药在生理 pH 下离子化程度很高、脂溶性很低，因此不易通过胎盘。但最近采用新的分析技术发现，给予临床剂量非去极化肌松药后，在婴儿脐血中仍可检出很低浓度的药物。如果大剂量或长时间应用（例如，在 ICU 机械通气期间），到达胎儿循环的剂量会产生明显作用，新生儿需要通气支持。

（3）药物的蛋白结合：与血浆蛋白结合的药物通过胎盘这样的生物膜非常困难。因此，蛋白结合率较高的药物（例如布比卡因）的胎盘转运较少。但药物与结合蛋白分离的速度很快，随着时间延长，药物的游离与结合部分、母体与胎儿之间会达到平衡。

地西泮的蛋白结合率高，可与局麻药竞争蛋白结合，从而增加游离局麻药浓度。

2.母亲的血浆药物浓度

药物转运是顺浓度梯度（通常是从母亲到胎儿，但是也能从胎儿到母亲）。母婴血浆药物浓度差是推动药物通过胎盘的动力，也是 Fick 公式中唯一能被控制的部分。

3.胎盘本身的特点

绒毛表面的滋养细胞层随着胎盘的成熟而逐渐变薄，使药物经胎盘的转运更加迅速。胎盘中有生理性分流（例如先兆子痫）可增加胎盘转运的障碍。

胎盘灌注减少可降低通过胎盘功能单位的血流量，减少药物的转运面积。

理论上，胎盘对药物的摄取和代谢可减少其向胎儿的转运，但胎盘对常用麻醉和镇痛药物的摄取和代谢非常有限。胎盘能产生和分泌特殊的酶，破坏母亲应用的泼尼松，使之不会通过胎盘。

4.母亲的血流动力学状态

胎盘的血液灌注分别来自母亲的子宫血流和胎儿的脐血流。子宫血流量随着妊娠时间延长而逐渐增多,至足月时约为 500～700mL/min。其中 80％供应胎盘,其余 20％供应子宫肌层和子宫内膜。母亲的全身血流量减少(低血压、心排血量降低、主腔静脉压迫、广泛血管收缩)或血流的直接阻塞(主腔静脉压迫、子宫收缩、脐带压迫)可使子宫胎盘血流量减少,从而减少药物向胎儿的转运。

分娩期间,子宫收缩可使胎盘灌注间断减少。如果静脉注射药物后母亲的血药浓度峰值和快速下降发生在子宫收缩期间,血药浓度在胎盘灌注恢复时已经明显降低,可减少药物向胎儿的转运。

(三)胎儿的药理学特点

1.摄取

胎儿对药物的摄取取决于以下因素:

(1)药物的蛋白结合:胎儿的总蛋白量较少,对多种药物(例如某些局麻药、苯巴比妥、哌替啶等)的蛋白结合力均低于母亲,因此血浆中的游离药物相对更多。当游离药物血浆水平一样时(即达到平衡),胎儿的总血药浓度低于母亲。

(2)药物的脂溶性和离解度:高度脂溶性药物(例如布比卡因和依替卡因)被胎儿组织大量吸收,降低了胎儿血浆药物浓度。胎儿的 pH 对决定药物的离子化程度很重要。当胎儿发生酸中毒时,弱碱类药物(例如局麻药、阿片类药物)的离子化程度升高,不易通过胎盘返回母体,结果造成胎儿血浆中药物蓄积。这种现象称为"离子障"。

(3)脐血流量:足月时的脐血流量约为 600mL/min,占胎儿心排血量的 50％。脐血流量减少时,胎儿-母亲血药浓度的比值增加,但药物经胎盘转运的速度减慢。

2.分布

胎儿循环独特,药物在脐静脉和脐动脉中的浓度有显著差异。脐动脉血药浓度是胎儿脑内浓度的真实反映。胎儿组织对药物的摄取受血液循环分布的影响,灌注丰富的器官组织(例如脑、心脏和肝)中药物浓度较高。窒息和酸中毒可使胎儿的循环分布发生变化,更多的心排血量灌注脑、心脏和胎盘会进一步增加脑、心脏和肝对药物的摄取。

3.胎儿肝

肝是脐静脉血灌注的第一个胎儿器官,也是药物浓度超过母亲的唯一器官。肝可摄取多种药物(例如硫喷妥钠、氟烷、利多卡因等),使血浆药物浓度降低,从而保护胎儿大脑,在一定程度上可减轻麻醉药物对胎儿的抑制作用。

4.脐静脉血药浓度的逐渐稀释

脐静脉血在向动脉回流的过程中不断地与来自胃肠道、下肢、头部、上肢以及肺部的静脉血混合,从而使血浆药物浓度进一步降低。

5.胎儿循环的大量右向左分流

因为胎儿循环经心脏卵圆孔和动脉导管的大量分流,约 57％的胎儿心排血量没有灌注胎儿的组织而直接回到胎盘。这一机制使胎儿大脑与循环中的药物接触减少。

6.代谢和清除

从妊娠的第 5 周或第 6 周起,胎儿即对药物有代谢和排泄能力,因此早产儿也能代谢母亲应用的局麻药。胎儿的肝酶活性通常小于成人,但能处理母亲应用的治疗剂量药物。但甲哌卡因的代谢不完全,大部分以原型由肾排泄。

7.新生儿

在出生后最初的数小时,新生儿对药物的代谢和排泄能力可影响其神经行为功能的恢复。保持新生儿体温和氧合正常有助于药物的排泄;相反,低体温、酸中毒时药物的代谢和排泄受抑制。早产儿由于代谢和排泄功能发育不全,药物的影响也会持续更长时间。

二、麻醉药对母体与胎儿的作用

麻醉药和麻醉性镇痛药都有程度不同的中枢抑制作用,且均有一定数量通过胎盘进入胎儿血循环。因此,在用药时必须慎重考虑用药方式、剂量、用药时间以及胎儿和母体的全身情况。如果胎儿在药物抑制高峰时刻娩出,则有可能发生新生儿窒息,特别对早产儿更应慎重。

1.麻醉性镇痛药

如吗啡、哌替啶、芬太尼等,都极易透过胎盘,且对胎儿产生一定的抑制。

(1)哌替啶:母体静脉注射 50mg 后,2min 内胎儿血即可检出,6min 后母血与胎血内的哌替啶浓度可达平衡;改用肌内注射,脐静脉的哌替啶出现较延迟,浓度也较低。于分娩前 1 小时肌内注射 50～100mg,娩出的新生儿与未用药者无明显差异。但如果在娩出前 2 小时肌内注射,新生儿呼吸抑制率明显增高,4 小时内娩出者,呼吸性酸中毒的程度增加。近年证实,哌替啶抑制新生儿的呼吸中枢是通过其分解产物去甲哌替啶、哌替啶酸及去甲哌替啶醇醇所产生,此类产物在始儿肝内形成。哌替啶生物降解需 2～3 小时,因此可以解释在胎儿娩出前 1 小时用药,娩出的新生儿情况正常,于娩出前 2～3 小时用同样剂量,则新生儿都有呼吸抑制现象。这说明哌替啶以在娩出前 1 小时内或 4 小时以上使用为宜。由于临床对胎儿娩出的时间不易准确估计,所以用药以越接近娩出越好。哌替啶有促进宫缩作用,但子宫肌张力不降,宫缩频率及强度增加,故可使第一产程缩短,可能与其镇痛以及加强皮质对自主神经调整功能等作用有关。新生儿一旦出现呼吸抑制,可用烯丙吗啡 0.1～0.25mg 经脐静脉注入以对抗。

(2)吗啡:该药透过早产儿血脑屏障的浓度大于哌替啶,故禁用于早产。又因对母体易引起恶心、呕吐、头晕等不良反应,故目前在产科已基本弃用,而被哌替啶所替代。

(3)镇痛新:其作用时间约 2～4 小时,肌内注射 30mg/h 内或静脉注射 15～20mg 后 15min 内,可发挥最强镇痛作用。较大量静脉注射可使血压轻度上升,心率增快。该药 0.2mg/kg,产生的呼吸抑制与哌替啶 0.7mg/kg 相等。该药可加强宫缩,缩短第二产程。胎儿对该药的摄取能力较对哌替啶者强。芬太尼:该药可在分娩第二期经硬膜外间隙注入 0.1mg 而获得良好镇痛,并使宫缩加强。有作用出现快、维持时间短的特点。

2.非巴比妥类镇痛药

(1)安定:安定容易通过胎盘,静脉注射 10mg 在 30～60s 内或肌内注射 10～20mg 在 3～5min 内即可进入胎儿。母体肌内注射 10mg26～40min 后,脐静脉血平均浓度为 70ng/mL,而母体血浆浓度仅 38ng/mL,40min 后母胎血内的浓度方达平衡,其后胎血浓度又复增加,与胎儿血浆蛋白对安定有较强亲和力有关。安定在新生儿的半衰期为 30±2.2 小时,但 4～8 天后仍可检出其代谢产物(去甲安定)。安定可引起新生儿血内游离胆红素浓度增高,易诱发核黄疸。有人报告用于产钳和臀位分娩,安定比吸入麻醉引起的并发症少,故适用于产科。其他安定药(如氟哌啶、利眠宁)可与芬太尼、哌替啶合用,以消除产妇紧张、疼痛而无呼吸循环不良反应。咪达唑仑通透胎盘较安定少,胎儿脐血与母体静脉血药浓度平均值在用药后20s、190s、200s分别为0.76、0.62、0.3,该药对胎儿影响尚不清楚。

(2)咪哒唑仑:高度亲脂性,微溶于水,商品为盐酸盐,在体内释出亲脂性碱基,可迅速透过胎盘,但透过量少于安定,对胎儿的影响尚不清楚。抗焦虑、催眠及抗惊厥的效力为安定的1.5~2倍。本身无镇痛作用,但可降低吸入全麻药的MAC,与麻醉性镇痛药有协同作用;有一定的呼吸抑制,对血流动力也有影响。在产科麻醉方面只宜用做不适用硫喷妥钠患者的全麻诱导用药。

(3)氯丙嗪:其主要用于先兆子痫和子痫患者,以达到解痉、镇静、镇吐及降压作用。肌内注射12.5~25mg后1.5~2min可通过胎盘,对子宫无明显影响,过量引起中枢抑制,少数敏感者可出现一过性黄疸,患有严重肝损害者慎用。有人认为,氯丙嗪的抗应激作用可提高新生儿复苏率。临床多与哌替啶、异丙嗪合用。

(4)异丙嗪:母体静脉注射1.5min后即可在脐静脉血中检出,对子宫肌张力无影响。个别产妇用药后出现躁动。近年来,神经安定药如氟哌啶已被逐渐采用,异丙嗪及氯丙嗪已罕用。

3.巴比妥类药

巴比妥类药都可迅速透过胎盘。药物在胎盘移行中受pKa的影响比脂溶性因素更大。如戊巴比妥的pKa为8.02,异戊巴比妥的pKa为7.78,两者脂溶性相同,但前者的胎盘移行速度比后者为快。硫喷妥钠静脉注射用于剖宫产时很少出现初生儿睡眠,这是因为硫喷妥钠静脉注射后,移行到脑内的硫喷妥钠浓度低,故不引起初生儿睡眠。戊巴比妥钠0.1g肌内注射或口服,5~20min内透过胎盘,但治疗量无明显呼吸抑制作用,对子宫也无明显影响。

4.全身麻醉药

(1)氯胺酮:20世纪末用于产科,具有催产、消除阵痛增强子宫肌张力和收缩力的作用,对新生儿无抑制,偶可引起新生儿肌张力增强和激动不安(有的报道占2%)。氯胺酮静脉注射1.5mg/kg,可作为全麻诱导或在胎头娩出时静脉注射0.25mg/kg或在会阴侧切时静脉注射0.6~0.7mg/kg。氯胺酮禁用于有精神病史、妊娠中毒症或先兆子宫破裂的孕妇。

(2)异丙酚:其为水溶性乳剂,乃新型的静脉催眠药,催眠效能较硫喷妥钠强1.8倍。起效快,维持时间短,苏醒迅速。该药可透过胎盘,大剂量使用(用量超过2.5mg/kg)可抑制新生儿呼吸。该药说明书强调妊娠期异丙酚除用做终止妊娠外,不宜用于产科麻醉。也有人报道:异丙酚用于剖宫产有许多优点,患者迅速苏醒,未引起新生儿长时间抑制。但异丙酚无论用于全麻诱导或维持,很多产妇发生低血压,故应慎重。哺乳期母亲用后对新生儿安全尚有顾虑。

(3)γ-羟丁酸钠:用于难产和胎儿窒息,具有增加宫缩频率和速度,强化催产药作用和促进宫缩的作用。可透过胎盘预防胎儿缺氧性脑并发症。一次静脉注射60mg/kg,使脑血流量减少,改善脑代谢的抑制,氧耗量降低,葡萄糖消耗量减少,乳酸盐和丙酮酸盐产量下降。剖宫产时,当胎儿出现代谢性酸中毒而需快诱导时,可先注入γ-羟基丁酸钠(γ-OH)40~60mg/kg,然后注入2.5%硫喷妥钠3mg/kg与琥珀胆碱1mg/kg,进行诱导插管,并以氧化亚氮及肌肉松弛药维持,可改善非机械性原因引起的胎儿心率变化。本药禁用于严重妊娠高血压综合征、先兆子痫或低钾血症产妇。

（4）硫喷妥钠：迄今仍用于分娩第二期，不影响子宫收缩，可迅速通过胎盘，但胎儿的摄取量与母体所用剂量不呈正比关系。本药用于妊娠期的半衰期比非妊娠期者长 2～3 倍。健康新生儿的 Apgar 评分与所用剂量及脐静脉血中的药物浓度无直接相关。大剂量硫喷妥钠可能抑制新生儿呼吸，故应限制剂量不超过 7mg/kg。因胎儿窒息而需做急症剖宫产时由于巴比妥类药对脑似有保护作用，故仍可考虑用本药作麻醉诱导。

（5）安泰酮和普尔安：可在胎儿娩出时作短时间使用。本药可透过胎盘，对呼吸循环产生不同程度的影响，但不影响宫缩，对妊娠高血压综合征、癫痫、心脏病或低血容量患者，以及过敏体质者禁用。

（6）氧化亚氮：可迅速透过胎盘，母胎间的血浓度差约为 55%～91%，且随吸入时间延长而成比例增加。氧化亚氮对母体的呼吸、循环、子宫收缩有增强作用，使宫缩力与频率增加。用于产科多取半紧闭法做间歇吸入，可在分娩第一期末宫缩前 20～30s 吸入。氧化亚氮用 3L/min，O_2 用 3L/min，氧化亚氮浓度最高不超过 70%。

（7）恩氟烷与异氟烷：其镇痛作用比氟烷稍强，低浓度吸入对子宫收缩的抑制较轻，麻醉诱导则较氟烷慢。异氟烷与前述强效麻醉药一样，引起与剂量相关的子宫收缩抑制，浅麻醉时对子宫抑制不明显，对胎儿也无明显影响；深麻醉对子宫有较强的抑制，容易引起分娩子宫出血，同时对胎儿不利。

（8）七氟烷与脱氟烷：就七氟烷理化性质而言，该药较氟烷更易通透胎盘，对子宫收缩的抑制强于氟烷。地氟烷对血流动力学影响弱于异氟烷，肌肉松弛效应在相同 MAC 条件下强于异氟烷和氟烷，故对子宫肌的抑制强于异氟烷，地氟烷可迅速通透胎盘。

5.肌肉松弛药

（1）琥珀胆碱：其脂溶性低，且可被胆碱酯酶迅速分解，故在常用剂量时，极少向胎儿移行，新生儿体内亦无此药。但用量在 300mg 以上或一次大量使用，仍会移行至胎儿，3.5min 时可与母血浓度相平衡。动物实验已证明，琥珀胆碱可向胎儿移行。如果孕妇胆碱酯酶活性异常，使用琥珀胆碱后，偶可引起母子呼吸抑制。

（2）筒箭毒碱：过去认为其胎盘通透率很小。近年在剖宫产麻醉中的研究表明，静脉注入后 2min 脐血中即可出现，6～10min 后，脐血浓度为母血浓度的 10%。临床反复大量使用筒箭毒碱可引起母子均无呼吸，但可用抗胆碱酯酶药拮抗。

（3）加拉碘铵：其分子量小，通过胎盘较筒箭毒碱快。静脉注射 80mg 后 3min 即可透过胎盘，抑制胎儿呼吸，故不适用于剖宫产手术。

（4）潘库溴铵：分子量较大，临床研究表明也可透过胎盘，但临床上未见有异常情况。

近年来，新的非去极化肌肉松弛药逐年增加，其中，以阿曲库铵和维库溴铵或可作为"标准"药。哌库溴铵和多库氯铵为较新的肌肉松弛药。此后开发的以短效见长的美维松和中效的罗库溴铵，使临床用药有更多的选择。上述药物都是高度水溶性药，故不易（并非完全不能）通过脂质膜屏障，如胎盘屏障。产科使用的理想肌肉松弛药应具有起效快、持续时间短，很少通过胎盘屏障，新生儿除该药迅速等特点。阿曲库铵的理化特点接近上述条件，它是大分子量的季胺离子，脂溶性低，50% 与蛋白结合，所以通透胎盘屏障受限。有的作者观察，给剖宫产的产妇使用阿曲库铵 0.3mg/kg,肌肉松弛满意,作用持续时间短,仅微量通过胎盘,胎-母间比值为 12%,娩出新生儿 Apgar 评分正常,只有出生后 15 分,NAcs 评分(神经学和适应能力计分)55% 正常,45% 较差,说明使用阿曲库铵后的新生儿自主肌肉张力较差,表现为颈部屈肌和伸肌主动收缩力较差,生后 15min 时仍有残存肌肉松弛现象,这对不足月的早产儿应以注意。

6.局部麻醉药

局麻药注入硬膜外间隙,母体静脉血局麻药浓度可在 20~30min 时达最高值,脐静脉血中浓度在 30min 时达最高值。不同的局麻药进入胎盘的移行速度也不同,影响因素有以下几个方面。

(1)局麻药的蛋白结合度与母体血浆蛋白的结合度。丁吡卡因为 88%~95%,利多卡因为 45%~55%;与胎儿血浆蛋白的结合度,布比卡因为 51%~66%,利多卡因为 14%~24%。局麻药与血浆蛋白结合度高者,通过胎盘量少,进入胎儿血的量也小。

(2)局麻药的分子量。分子量在 350~450 以下的物质容易通过胎盘,常用的局麻药的分子量都在 400 以下,故均较易通过胎盘。

(3)局麻药的脂质溶解度。局麻药中,脂质溶解度较高者,均较易于进入胎盘,后者决定于局麻药的 pH 值和油/水溶解系数,如利多卡因 pH 值为 7.20,溶解度为 30.2,较易通过胎盘。

(4)局麻药在胎盘中的分解代谢。酰胺类局麻药如利多卡因、卡波卡因、布比卡因,大部分在肝脏经酶的作用而失活,不被胎盘分解;其代谢过程也远较酯类局麻药缓慢。因此,大量用酰胺类局麻药的不良反应较酯类者多,但由于前者作用可靠,渗透性强,作用时间较长,不良反应尚不多,故仍被普遍用于产科。酯类局麻药如普鲁卡因、氯普鲁卡因、丁卡因等,大多经血浆或肝内假性胆碱酯酶水解,也在胎盘内水解,因此移行至胎体的量少,故较安全。局部浸润普鲁卡因时,3~5min 即可通过胎盘,但对胎儿呼吸及子宫收缩均无影响。利多卡因注入硬膜外间隙 3min 后,胎儿血内的浓度约为母血浓度的 1/2,加用肾上腺素可降低母胎血内浓度,但不能延缓透过胎盘的速率。

①丙胺卡因:有仅用丙胺卡因 290mg 而引起新生儿血红蛋白血症的报道,故应控制其使用剂量。因其肌肉松弛作用较差,虽可用于产科麻醉,但并不理想。

②布比卡因:化学结构和药理作用与丙胺卡因类似,作用维持时间长,胎儿娩出时脐血内浓度约相当于母血的 30%~40%。

③卡波卡因:较利多卡因更易透过胎盘,胎儿娩出时脐血内浓度约为母血浓度的 65%。随母体用药次数增加,可产生蓄积,毒性作用的持续也较长,故不是产科理想的局麻药。

④罗哌卡因:该药作用强度大于布比卡因,对运动神经阻滞弱于布比卡因,蛋白结合率 95%,毒性作用特别是心脏毒性作用小,0.125% 以下的浓度可产生感觉阻滞而不产生运动神经阻滞,是产科镇痛较理想的局部麻醉药。

总之,产科常用局麻药除在胎儿窘迫、宫内窒息或酸中毒情况外,只要子宫、胎盘和脐带血流正常,pH 维持在生理范围,氧合良好。在麻醉和镇痛时,并未见到临床应用剂量的局麻药对新生儿有何危害。

三、药物的相互作用

妊娠和分娩过程中会用到很多药物,产科麻醉医师应了解这些药物与麻醉药及麻醉之间的相互作用。

(一)全身用药

1.子宫平滑肌兴奋剂

子宫平滑肌兴奋剂在临床上常用来实施引产或催产、治疗子宫收缩不良引起的产后出血、剖宫产或其他子宫手术后加强子宫收缩、引发治疗性流产。

(1)缩宫素:是垂体后叶素的一种,直接兴奋子宫平滑肌可增加子宫的收缩力和频率。常用剂量不引起血压的明显变化。较大剂量可使外周血管阻力和血压下降、心率和心排血量增加。低血压作用短暂,健康产妇可很好耐受,但是严重低血容量者危险增加。有较弱的抗利尿作用,输液过多和过快可引起水潴留和低钠血症。与肾上腺素和去氧肾上腺素合用不会引起恶性高血压。吸入麻醉药可加重缩宫素引起的血压下降。氟烷、丙泊酚、丁卡因、奎尼丁和氯普鲁卡因可拮抗缩宫素的子宫收缩作用。

(2)麦角生物碱:为选择性兴奋子宫平滑肌,临床上只用于治疗产后出血或宫缩不良。可直接收缩动静脉血管(特别是麦角胺),使血压升高。还可收缩冠状动脉,年龄大于 30 岁、吸烟、饮酒、有偏头痛病史的患者冠状动脉痉挛的危险性增加。与其他血管活性药物(例如麻黄碱和去氧肾上腺素)合用可发生严重高血压和脑出血。

(3)前列腺素(PGF)类:对妊娠各期子宫都有兴奋作用,缩宫素和甲基麦角新碱无效时可选用 $PGF_{2\alpha}$ 收缩子宫。可使心率和心排血量增加,平均动脉压及肺动脉压升高,外周血管阻力不变。还会引起恶心、呕吐、腹痛等胃肠兴奋现象。可导致支气管痉挛,应用血管加压素或能引起支气管收缩药物时应小心。

2.子宫松弛剂

(1)硫酸镁:常用于妊娠高血压的患者,可使子宫收缩力下降,血管中度扩张可引起一过性血压下降,同时抑制 CNS、增加子宫及脑血流量。能自由通过胎盘,引起新生儿张力和反射减退、呼吸抑制,可用钙剂拮抗。

硫酸镁延长琥珀胆碱的作用时间,使插管剂量减少 50%。硫酸镁本身即被认为是非去极化肌松药,效力为筒箭毒碱的 1/1000。与非去极化肌松药合用时可增强后者的肌松效果、延长作用时间,且不能用钙剂拮抗。高镁血症的母亲同时应用氨基糖苷类抗生素可加重新生儿的肌肉松弛。硫酸镁也能降低全麻药的 MAC。

(2)β-拟肾上腺类药物:是最常用的抗分娩药,与 β_2 受体结合使子宫肌肉收缩强度减弱和频率下降。刺激 CNS 可引起激动、不安、震颤。直接作用引起心动过速、低血压、快速性心律失常。肺水肿发生率可高达 5%,与左心室功能障碍、胶体渗透压低、感染引起的肺毛细血管通透性增加有关。干扰代谢引起高血糖、高胰岛素及高乳酸血症,胰岛素分泌增加引起低钾血症。胎儿不良反应包括心动过速、低血糖,新生儿可发生低血压、低钙血症。

与糖皮质激素(常用来促进胎儿肺成熟)同时使用可增加母亲肺水肿的发生率。与肾上腺素、麻黄碱和阿托品合用时可加重心动过速,增加快速性心律失常的发生率;治疗低血压宜用去氧肾上腺素。如果采用全麻应避免应用氟烷。低钾血症能延长非去极化肌松药的作用时间。

(3)钙通道阻滞剂:硝苯地平在早产时可有效地抑制子宫收缩。

可加强吸入麻醉药的心肌抑制作用和低血压效应。可加强丹曲林的各种作用。与镁剂的相互作用可引起严重低血压和心血管虚脱。

(4)前列腺素合成酶抑制剂:吲哚美辛能有效地阻止早产。可影响血小板功能,干扰凝血。还可能导致动脉导管过早关闭,使新生儿肺动脉高压和心力衰竭的危险增加。持续使用阿司匹林可延长妊娠时间,同时阻止妊娠高血压的发展。

迄今为止,尚未发现持续的阿司匹林和其他 NSAIDs 治疗会增加分娩时阻滞麻醉的神经和出血并发症风险。

(5)缩宫素拮抗剂:阿托西班具有高度特异性,不引起明显的母亲和新生儿不良反应。

3.降压药

(1)α甲基多巴、利血平、胍乙啶:都曾用于产妇。可耗竭去甲肾上腺素,使麻黄碱治疗低血压无效,应使用去氧肾上腺素等直接作用的药物。

(2)β受体阻滞剂:普萘洛尔可通过胎盘,引起胎儿心动过缓和低血糖。母亲应用艾司洛尔可引起严重的胎儿心动过缓,可能是因为大量的胎盘转运和药物引起的子宫血管收缩。

与增加气道阻力的药物(例如大剂量吗啡或 $PGF_{2\alpha}$)合用时应谨慎。钙通道阻滞剂能加重β受体阻滞剂的心肌抑制作用。

(3)樟磺咪芬(阿方那特):属于神经节阻断剂,用于妊娠高血压的紧急治疗。

其可非竞争性抑制血浆胆碱酯酶活性,使琥珀胆碱的作用时间延长。作用于神经肌肉接头处产生非去极化样阻滞,可延长非去极化肌松药的作用时间。

(4)硝酸甘油:用于治疗高血压,偶尔用于子宫松弛。能影响泮库溴铵的神经肌肉阻滞作用。

(5)肼屈嗪:可引起反射性心动过速,能加强与母亲心动过速有关的其他药物的作用。

4.精神药物

(1)吩噻嗪类、硫杂蒽类和丁酰苯类:大多数会增强麻醉性镇痛药、镇静药和催眠药的作用(相加或协同)。能阻断去甲肾上腺素和其他α肾上腺素能激动剂的加压作用,进而加强β受体激动剂的作用。某些抗精神病药(例如氯丙嗪和硫利达嗪)具有抗胆碱能作用。可增加吸入麻醉药的低血压发生率。氯丙嗪使区域麻醉的低血压发生率增加,可能需要直接作用的α受体激动剂(去氧肾上腺素)。

(2)三环抗抑郁药:可阻断突触前神经末梢摄取去甲肾上腺素、血清素、多巴胺,增加中枢和外周肾上腺素能张力;也有强效抗胆碱能作用。增加对麻醉性镇痛药、镇静药和催眠药以及抗胆碱能药的反应。可增强直接作用的血管活性药(例如去甲肾上腺素、肾上腺素和去氧肾上腺素)的加压反应。应用含有肾上腺素的局麻药时应非常谨慎。麻黄碱治疗区域麻醉后的低血压效果不佳,可能需要小剂量去氧肾上腺素。

(3)单胺氧化酶抑制剂(MAOI):单胺氧化酶负责血清素、去甲肾上腺素和多巴胺的氧化脱氨。MAOI 也抑制其他肝微粒体酶。

①MAOI 使间接作用的拟交感胺药物(例如苯丙胺、甲基苯丙胺、美芬丁胺、间羟胺、麻黄碱)释放大量儿茶酚胺,引起严重高血压。治疗区域麻醉后的低血压应选择非常小剂量的直接作用药物。

②哌替啶与 MAOI 的相互作用可诱发高血压危象,也可发生严重的呼吸抑制、低血压、昏迷。

③MAOI 使琥珀胆碱的作用延长,可能与血浆胆碱酯酶的含量减少有关。妊娠也能降低血浆胆碱酯酶活性,可增强上述作用。

(4)碳酸锂:能延长琥珀胆碱、泮库溴铵、巴比妥类的作用时间。可很快通过胎盘而影响新生儿。

(5)选择性 5 羟色胺再吸收抑制剂(SSRI):主要用于精神疾病,尤其是严重抑郁。

SSRI 及其代谢产物能抑制细胞色素 P450 同工酶,使依赖肝代谢的药物血浆浓度升高,应用较高浓度和容量局麻药时应小心。长期应用 SSRI 者应注意:①评估术前凝血状态;②苯二氮䓬类药物的镇静作用可延长;③5-羟色胺能药物(例如哌替啶、喷他佐辛、右美沙芬)使产妇易于发生血清素综合征,临床特征包括定向力障碍、意识错乱、兴奋、不安、发热、颤抖、发汗、腹泻、高血压、心动过速、共济失调、反射亢进、肌阵挛。

氟西汀(百忧解)能拮抗 μ 阿片受体激动剂吗啡的作用,使镇痛的时间缩短,而对 κ 阿片受体激动剂喷他佐辛则无干扰。服用氟西汀的产妇应用麻黄碱后可发生兴奋性相互作用。

利培酮具有 α_1 肾上腺素能拮抗作用,腰麻后可发生严重低血压。

5.平喘药

(1)黄嘌呤衍生物(茶碱和氨茶碱):西咪替丁可减缓茶碱的清除。联合应用氯胺酮和氨茶碱能引起癫痫阈值明显降低。甲基黄嘌呤与内源性儿茶酚胺释放有关,同时应用氟烷可诱发心律失常;如果产妇同时还应用麻黄碱或肾上腺素则会加重心律失常的发生。茶碱能拮抗非去极化肌松药的作用。应用泮库溴铵时可能发生室上性心动过速。

(2)皮质类固醇:可改变茶碱的分布,大剂量可使茶碱的血清水平升高两倍。

6.抗癫痫药

产妇在临产时可能服用抗癫痫药,这类药物大部分在肝代谢,会干扰其他药物的生物转化。此类药物可通过胎盘,干扰维生素 K 依赖性凝血因子在胎儿肝中的合成。

7.交感神经系统激动剂

(1)苯丙胺(安非他明):产妇对苯丙胺成瘾使 MAC 升高,全麻时可能需要更大剂量的麻醉性镇痛药和吸入麻醉药。治疗低血压时应小心使用升压药。

(2)可卡因:阻断去甲肾上腺素、血清素、多巴胺的突触前摄取。长期应用可减少 α_2 肾上腺素能和突触前胆碱能介导的去甲肾上腺素释放。

可卡因被胆碱酯酶代谢,可影响氯普鲁卡因的代谢。氯胺酮或儿茶酚胺能引起严重高血压和心肌梗死。应用可卡因后发生的心动过速应使用拉贝洛尔治疗,因为纯 β 受体阻滞剂可使 α 肾上腺素能活性失去对抗而引起高血压。假性胆碱酯酶水平降低可延长琥珀胆碱的作用时间。

8.组胺 H_2 受体阻断剂

西咪替丁和雷尼替丁都显著减少肝血流量,从而降低药物的肝代谢。西咪替丁与肝微粒体细胞色素 P450 系统结合,长期应用会降低茶碱、苯二氮草类药物、吗啡、利多卡因、普萘洛尔等药物的清除和代谢。雷尼替丁不与细胞色素 P450 结合,很少发生药物相互作用。

9.麻醉性镇痛药

对麻醉性镇痛药成瘾的产妇应用阿片受体激动-拮抗剂能促发急性戒断综合征,包括心动过速、呼吸急促、发汗、低血压、腹部痉挛、激动、焦虑不安。甲氧氯普胺可增强阿片类药物的镇痛作用,减少镇痛药的需要量。

10.抗生素

抗生素(尤其是氨基糖苷类)可延长非去极化肌松药的作用时间,去极化肌松药的作用延长也有报道。新斯的明和溴吡斯的明对这种作用的拮抗无法预测,但可用 4-氨基吡啶逆转抗生素的神经肌肉阻滞。

11.抗心律失常药

应用地高辛时应监测母亲的血药水平以及血钾浓度。应用 β 受体阻滞剂的母亲需要更高剂量麻黄碱治疗区域阻滞后的低血压。胎儿有快速性心律失常时不宜应用麻黄碱,应使用小剂量去氧肾上腺素;先天性胎儿心动过缓时,则禁用去氧肾上腺素。

12.其他

(1)酶诱导剂利福平可降低咪达唑仑的血药浓度,减少清除半衰期。

(2)抗真菌药吡咯是咪达唑仑代谢的强效抑制剂,可增加后者的浓度。

(3)丹曲林用于治疗或预防恶性高热,可使维库溴铵的肌松时间延长两倍。

(4)维拉帕米用于恶性高热引起的心动过速,与丹曲林同时使用可引起严重的心血管抑制、心搏骤停。

(二)硬膜外用药

1.阿片类药物

迄今为止,尚未发现硬膜外应用芬太尼与其他全身用药产生相互作用。硬膜外应用吗啡和静脉注射氟哌利多同时应用有可能导致呼吸抑制,可用毒扁豆碱拮抗,而纳洛酮无效。

2.局麻药

二乙氧膦酰硫胆碱滴眼液可降低血浆胆碱酯酶活性,使硬膜外阻滞时间延长。

西咪替丁干扰肝的氧化代谢,从而影响酰胺类局麻药的早期分布,可使血药浓度的峰值增加 30%,但尚未发现对母婴的不良影响。

硬膜外应用芬太尼可增强酰胺类局麻药的药效。氯普鲁卡因和其代谢产物可有受体拮抗剂作用,降低芬太尼和吗啡的药效和作用时间。氯普鲁卡因还使布比卡因的效果减弱,阻滞时间缩短;而布比卡因可抑制氯普鲁卡因的水解。

碳酸氢钠与局麻药联合应用可加快起效,但应注意药物沉淀,尤其是布比卡因。

第三节　剖宫产手术的麻醉

一、麻醉选择及术前准备

(一)麻醉前评估

1.病史及体格检查

除了一般的病史采集外,还应关注孕妇保健以及相关的产科病史、麻醉史、气道情况、妊娠后心、肺功能、基础血压等,椎管内麻醉前还应检查背部情况。在解释操作步骤和可能发生的并发症后,获得患者的知情同意。

2.化验检查

血、尿常规,肝、肾功能,出凝血时间。对患有妊娠相关高血压、HELLP综合征和其他凝血障碍相关疾病、行椎管内麻醉或镇痛的患者,尤其要关注血小板计数和凝血功能检查。

3.胎儿的评估

麻醉医师应与产科医师就胎儿的健康进行沟通。

4.注意事项

胃动力和胃食管括约肌功能的减退以及胃酸分泌过多使产妇具有较高的返流误吸的风险,所以无论是否禁食,所有产妇均应视为饱胃患者。

(二)术前准备

1.知情同意

在知情同意的过程当中,需要告知患者手术中麻醉相关的风险和益处。尽管椎管内麻醉和全身麻醉都有许多潜在的风险,但是通常我们只讨论最常见的风险。对于椎管内麻醉,最常见的风险包括感染,出血,硬脊膜穿刺后头痛,低血压,和阻滞不完善或阻滞失败需要重复的穿刺或者转换成全麻等。

2.误吸的预防

目前剖宫产妇女肺部误吸的发生率估计为 1/661,且呈下降趋势。下降的原因是多因素的,与椎管内麻醉应用的上升而全麻应用的下降、孕妇严格遵守禁食的原则以及术前常规预防性应用抗酸剂等相关。

美国麻醉医师协会(ASA)建议择期剖宫产患者术前 2 小时禁饮清亮液体,根据食物内肉类脂肪的含量和患者合并症(如糖尿病)的情况,术前 6~8 小时禁食固体食物。在分娩过程中的产妇,是否允许服用简餐还存在着争议。一项 Cocharane 综述显示,一些低误吸风险的孕妇在分娩过程中给予固体或液体饮食不影响分娩结局和新生儿结局,建议应允许低误吸风险的孕妇产程中饮食。这类研究的难点在于误吸相对罕见,meta 分析没有充足的统计学效力来评估孕产妇的误吸率。虽然在产程的活跃期,用与不用椎管内镇痛都会减慢胃排空,特别是之前服用过阿片类药物的患者,但大多数医院都允许产妇喝一些清亮的液体,而考虑到误吸风险的增加,固体的食物往往被禁止食用。

在剖宫产术前,应该给予一些药物来预防误吸。通常应用的有三类药物有非颗粒抗酸剂、H_2 受体拮抗剂和多巴胺拮抗剂。在这三种药当中,紧急情况下,最重要的是应用非颗粒抗酸剂,因为它起效快且可降低了胃液酸度。表 15-3-1 总结了这三类药物的起效时间、作用机制和常用剂量。

表 15-3-1　常用预防误吸的药物

药物	起效时间	持续时间	作用机制	常用剂量
非颗粒抗酸剂	快速起效	60min	提高胃酸的 pH 值	30mL
0.3M 枸橼酸钠				
H_2 受体拮抗剂	15~30min	2 小时	提高胃酸的 pH 值和减少分泌量	
雷尼替丁				50mg 静脉注射
法莫替丁				20mg 静脉注射
多巴胺拮抗剂				
甲氧氯普胺	1~3min	1~2 小时	加快胃蠕动;止吐作用	10mg 静脉注射

3.监护仪的配置

正如所有的外科手术一样,ASA 标准的监测是必需的。在椎管内麻醉操作时,心电图(ECG)导联是否必须连接到患者身上还有争议。体温的监测仅在剖宫产全麻的情况下是必需的。美国妇产科学会指出所有手术前都需要记录胎儿的心率,除了一些特别紧急的手术。

对于那些健康的行常规剖宫产的产妇,有创的血流动力学监测不是必需的,但是对于一些高风险的产妇或者合并有心肺疾病的患者,需要有创监测。

4.抗生素的应用

剖宫产手术预防性应用抗生素可减少产妇的感染发生率。但是抗生素应用的时间点还存在争议。以前认为在脐带钳夹之前使用抗生素会干扰必要的新生儿败血症的评估以及导致新生儿抗生素的耐药。然而,几项随机对照试验显示,与脐带钳夹前使用抗生素相比,在切皮之前使用抗生素减少了子宫内膜炎和伤口的感染,且没有增加对母体和胎儿的不良影响。事实上,直到脐带钳夹时才使用抗生素所导致的伤口感染率相当于完全没有使用抗生素。基于以上这些证据,美国妇产科学会最近颁布了委员会意见,他们建议在剖宫产手术开始前 60min以内预防性应用抗生素。以下这些患者情况除外,包括已经接受适当的抗生素治疗的患者(例如正在治疗绒毛膜羊膜炎的患者)或那些正行急诊剖宫产手术的患者。对于后者,抗生素应该适当地尽快使用。考虑到对于某些产妇,区域麻醉的实施可能有困难,我们建议抗生素的给予时间应在区域麻醉完成之后,皮肤准备期间;这样,抗生素的给予和手术开始的时间间隔就控制在 60min 以内。

5.患者体位

在婴儿娩出之前,应该将患者子宫向左侧移位。至少 15 度的左侧倾斜位以防止下腔静脉压迫综合征。下腔静脉压迫综合征主要是由于妊娠的子宫压迫了主动脉和腔静脉,进而导致了静脉回心血量的减少。婴儿娩出之后,左侧倾斜的体位即可恢复。

二、剖宫产术的麻醉选择

(一)局部浸润麻醉

在我国常用,特别适用于饱胃产妇,但不能完全无痛,宫缩仍存在,肌肉不够松弛,使手术操作不便。局麻药用量过大有引起母胎中毒可能,特别对子痫或高血压产妇,中毒发生率较高。

(二)脊麻与硬膜外联合阻滞

近年来,该法已较普遍的应用于剖宫产手术的麻醉。该法发挥了脊麻用药量小,潜伏期短,效果确切的优点,又可发挥连续硬膜外的灵活性,具可用于术后镇痛的优点。由于腰麻穿刺针细(26G),前端为笔尖式,对硬脊膜损伤少,故脊麻后头痛的发生率大大减少。产妇脊麻用药量为非孕妇的1/2～2/3即可达到满意的神经阻滞平面(T_8～S)。有关脊麻后一过性血压下降,可采用脊麻超前扩容的方法,先输入平衡液或代血浆500mL,必要时给予麻黄碱。

(三)硬膜外阻滞

为近年来国内外施行剖宫产术的首选麻醉方法。止痛效果可靠,麻醉平面和血压的控制较容易,控制麻醉平面不超过T_8,宫缩痛可获解除,宫缩无明显抑制,腹壁肌肉松弛,对胎儿呼吸循环无抑制。

硬膜外阻滞用于剖宫产术,穿刺点多选用$L_{2～3}$或$L_{1～2}$间隙,向头或向尾侧置管3cm。麻醉药可选用1.5%～2%利多卡因或卡波卡因;0.5%布比卡因,均加用1:1000肾上腺素2～3滴。用药剂量可比非孕妇减少1/3。

为预防仰卧位低血压综合征,产妇最好采用左侧倾斜30°体位或垫高产妇右髋部,使之左侧倾斜20°～30°,这样可减轻巨大子宫对腹后壁大血管的压迫,并常规开放上肢静脉,给予预防性输液。通过放射学检查发现,在平卧位时约有90%临产妇的下腔静脉被子宫所压,甚至完全阻塞,下肢静脉血将通过椎管内和椎旁静脉丛及奇静脉等回流至上腔静脉。因此,可引起椎管内静脉丛怒张,硬膜外间隙变窄和蛛网膜下隙压力增加。平卧位时腹主动脉也可受压,从而影响肾和子宫胎盘血流灌注,妨碍胎盘的气体交换,甚至减损胎盘功能。有报道,50%产妇于临产期取平卧位时出现"仰卧位低血压综合征",表现为低血压、心动过速、虚脱和晕厥。

(四)全身麻醉

全麻可消除产妇紧张恐惧心理,麻醉诱导迅速,低血压发生率低,能保持良好的通气,适用于精神高度紧张的产妇或合并精神病、腰椎疾病或感染的产妇。其最大缺点为容易呕吐或返流而致误吸,甚至死亡。此外,全麻的操作管理较为复杂,要求麻醉者有较全面的技术水平和设备条件,麻醉用药不当或维持过深有造成新生儿呼吸循环抑制的危险,难以保证母儿安全,苏醒则更须有专人护理,麻醉后并发症也较硬膜外阻滞多;因此,全麻一般只在硬膜外阻滞或局部浸润麻醉有禁忌时方采用。

目前较通用的全麻方法为:硫喷妥钠(4mg/kg)、琥珀胆碱(1mg/kg)静脉注射,施行快速诱导插管,继以50%～70%氧化亚氮加0.5%异氟烷维持浅麻醉。手术结束前5～10min停用麻药,用高流量氧"冲洗"肺泡以加速苏醒。为预防全麻后的呕吐返流和误吸,除认真采用禁食措施外,麻醉前宜常规肌内注射阿托品 0.5mg。静脉注射格隆溴胺 0.2mg,以增强食管括约肌张力。快速诱导插管时,先给泮库溴铵 1mg 以消除琥珀胆碱引起的肌颤;诱导期避免过度正压通气,并施行环状软骨压迫以闭锁食管。术后待产妇完全清醒后再拔除气管插管。

近年来,以 Apgar 评分法为主,结合母儿血气分析、酸碱平衡和新生儿神经行为测验等作为依据评价各种麻醉方法对新生儿的影响,多数认为脊麻,硬膜外阻滞与全麻之间无统计学差异。

三、高危妊娠产科麻醉

妊娠期有某些病理因素,可能危害孕产妇、胎儿、新生儿或导致难产者,称为高危妊娠。高危妊娠几乎包括了所有的病理产科。而与麻醉关系密切的高危妊娠,主要为各种妊娠并发症和并存症。为了早期识别和预防高危因素的发生和发展,目前,产期保健多以 Nesbitt 改良评分法,对各种危险因素进行评分,可供麻醉医师参考。对高危妊娠妇女产科医师多已针对各种不同病因进行了相应的治疗。当继续妊娠将严重威胁母体安全或影响胎儿生存时,需适时终止妊娠,终止妊娠的方法不外引产或剖宫产。妊娠继发疾患,如妊娠晚期出血、妊娠高血压综合征和子痫,多为急诊手术麻醉;而妊娠并存疾患,如妊娠合并高血压病、心脏病、糖尿病以及特殊的多胎妊娠等,多为择期手术麻醉。

(一)前置胎盘与胎盘早剥的麻醉

妊娠晚期出血,又称产前出血。见于前置胎盘、胎盘早剥、前置血管和轮廓状胎盘等。对母体和胎儿的影响主要为产前和产后出血及继发病理生理性损害;植入性胎盘产后大出血及产褥期感染。产妇失血过多可致胎儿宫内缺氧,甚至死亡。若大量出血或保守疗法效果不佳,必须紧急终止妊娠。

(1)麻醉前准备:妊娠晚期出血发生出血性休克;孕 37 周后反复出血或一次性出血量大于 200mL;临产后出血较多,均需立即终止妊娠,大部分需行剖宫产。该类患者麻醉前应注意评估循环功能状态和贫血程度。除检查血、尿常规,生物化学检查外,应重视血小板计数、纤维蛋白原定量、凝血酶原时间和凝血酶原激活时间检查,并做 DIC 过筛试验。警惕 DIC 和急性肾衰竭的发生,并予以防治。

胎盘早剥是妊娠期发生凝血障碍最常见的原因,尤其是胎死宫内后,很可能发生 DIC 与凝血功能障碍。DIC 可在发病后几小时内,甚至几分钟内发生,应密切注意监测。

(2)麻醉选择的原则:妊娠晚期出血多属急诊麻醉,准备时间有限,病情轻重不一,禁食禁饮时间不定。胎盘早剥的症状与体征变异很大,有的外出血量很大,胎盘剥离面积不大;有的毫无外出血,胎盘几乎已完全剥离直接导致胎儿死亡。

麻醉选择应依病情轻重、胎心情况等综合考虑。凡母体有活动性出血、低血容量休克、有明确的凝血功能异常或 DIC,全身麻醉是唯一安全的选择,如母体和胎儿的安全要求在 5~10min 内进行剖宫产,全麻亦是最佳选择。母体情况尚好而胎儿宫内窘迫时,应将产妇迅速送入手术室,经吸纯氧行胎儿监护,如胎心恢复稳定,可选用椎管内阻滞;如胎心更加恶化应选择全身麻醉。

（二）麻醉操作和管理

美国有一项调查研究报道，80％的麻醉死亡发生于产科急诊术中，52％发生在全麻中而其中73％与气道有关。母亲死亡的发生率，全身麻醉是局部麻醉的16.7倍，几乎所有与麻醉有关的死亡都存在通气和气管插管问题。产科困难气管插管率远高于非妊娠妇女，有学者报告，在5804例剖宫产全麻中有23例气管插管失败，气管插管失败率有逐年增加趋势，而与此发生率升高相一致的是剖宫产的全麻率由83％下降至33％。这样使从事麻醉的医师对产妇的插管机会减少，操作熟练程度下降，另外，择期剖宫产全麻比例比急诊剖宫产更少，插管失败的风险更高。我国的妇产专科医院中全麻剖宫产的比例更低，插管的熟练程度更差。麻醉处理注意事项有以下几个方面。

(1)全麻诱导注意事项。产妇气管插管困难或失败的原因为对气管插管困难程度的估计不足，对产妇气道解剖改变如短颈、下颌短等缺乏处理经验，以及产妇体位不当等。临床上应采取必要的措施，如有效的器械准备，包括口咽通气道，不同型的喉镜片，纤维支气管镜，以及用枕垫高产妇头和肩部，使不易插管的气道变为易插管气道，避免头部过度后仰位，保持气道通畅。调整好压迫环状软骨的力度，使导管易于通过。遇有困难应请有经验的医师帮助。盲探插管可做一次尝试，但不可多次试用，注意插管误入食管。预防返流误吸，急诊剖宫产均应按饱胃患者处理，胃液返流误吸引起的化学性肺炎后果严重。

(2)做好凝血异常和大出血的准备。高危剖宫产应开放两条静脉或行深静脉穿刺置入单腔或双腔导管，监测中心静脉压。

(3)预防急性肾衰竭。记录尿量，如每小时少于30mL，应补充血容量，如少于17mL/h应考虑有肾衰的可能。除给予呋塞米外，应即时检查尿素氮和肌酐，以便于相应处理。

(4)防治DIC。胎盘早剥时剥离处的坏死组织、胎盘绒毛和蜕膜组织可大量释放组织凝血活酶进入母体循环，激活凝血系统导致DIC。麻醉前、中、后应严密监测，积极预防处理。

(5)其他。由于麻醉前产妇出血较少，无休克表现，胎儿心率正常可选择椎管内麻醉或脊麻-硬膜外联合阻滞。麻醉管理应预防一过性低血压和下腔静脉压迫综合征。麻醉前产妇无休克，但胎儿有宫内窒息可选用局麻或脊麻。麻醉管理应充分吸氧，预防子宫血流量下降及胎儿氧供需平衡失调。

（三）妊娠高血压综合征的麻醉

妊娠高血压综合征是妊娠期特有的疾病，发生于妊娠20周以后，发病率约为10.32％。由于病因不明，无有效的预防方法，尤其是重度妊高征对母婴危害极大，是孕产妇和围生儿死亡的主要原因之一。先兆子痫引起孕产妇死亡的原因包括脑血管意外、肺水肿和肝脏坏死。

妊高征的基本病理生理改变为全身小动脉痉挛，特别是直径$200\mu m$以下的小动脉易发生痉挛。血管内皮素、血管紧张素均可直接作用于血管使其收缩，导致血管内物质如血小板，纤维蛋白等通过损伤的血管内皮而沉积，进一步使小动脉管腔狭小，外周血管阻力增加。另外，钠离子可促使钙离子向血管平滑肌细胞内渗透故钙离子增多，亦为血管阻力增加的重要因素。小动脉痉挛必导致心、脑、肾、肝重要脏器相应变化和凝血活性的改变。妊高征常有血液浓缩，血容量不足，全血及血浆黏度增高及高脂血症，可明显影响微循环灌流，促使血管内凝血的发生。妊高征可导致胎盘早剥、胎死宫内、脑溢血、肝损害和HELLP综合征等，麻醉医师应充分了解,并作为治疗依据。

(1)妊高征并发心力衰竭的麻醉:重度妊高征多伴有贫血,心脏处于低排高阻状态,当有严重高血压或上呼吸道感染时,极易发生心力衰竭。麻醉前应积极治疗急性左心力衰竭与肺水肿,快速洋地黄化,脱水利尿,酌情使用吗啡和降压,使心力衰竭控制 24~48 小时,待机选择剖宫产。

①麻醉选择。硬膜外阻滞为首选,因为该麻醉可降低外围血管阻力和心脏后负荷,改善心功能。全身麻醉应选用对心脏无明显抑制作用的药物,麻醉诱导平稳,预防强烈的应激反应,同时选用药物应避免对胎儿抑制作用。

②麻醉管理。麻醉前根据心力衰竭控制程度,给予毛花苷 C 0.2~0.4mg 的维持量,呋塞米 20~40mg 静脉注射以减轻心脏负荷。同时常规吸氧,维护呼吸和循环功能平稳。注意检查肾功能,预防感染,促使病情好转。

(2)重度妊高征的麻醉:重度妊高征一经诊断均已住院,给予解痉、镇静、降压,以及适度扩容和利尿等综合治疗。先兆子痫经积极治疗 48~72 小时不见好转者或妊娠已达 36 周经治疗好转者;子痫已控制 12 小时者,才考虑剖宫产终止妊娠。

①麻醉前准备。a.详细了解治疗用药:包括药物种类和剂量,最后一次应用镇痛药和降压药的时间,以掌握药物对母胎的作用和不良反应,便于麻醉方法的选择和对可能发生不良反应的处理。b.硫酸镁治疗:硫酸镁是重度妊高征的首选药,应常规观察用药后的尿量,有无呼吸抑制,检查膝反射、心率和心电图,有无房室传导阻滞,如有异常应查血镁离子浓度。一旦有中毒表现应给予钙剂拮抗治疗。c.术前停用降压药:应用 α、β 受体拮抗药或血管紧张素转换酶抑制剂,应在麻醉前 24~48 小时停药。该类药与麻醉药多有协同作用,易导致术中低血压。d.了解麻醉前患者 24 小时的出血量,便于调控麻醉手术期间的液体平衡。

②麻醉选择。终止妊娠是治疗重症妊高征的极重要的措施。凡病情严重,特别是 MAP 高于 18.7kPa(140mmHg);短期内不能经阴道分娩或引产失败,胎盘功能明显低下,胎儿缺氧严重者,子痫抽搐经治疗控制后 2~4 小时或不能控制者均为终止妊娠的适应证。妊高征心力衰竭和肺水肿治疗好转,麻醉医师均应积极准备,抓住麻醉手术时机尽力配合终止妊娠。临床麻醉经常遇到重度妊高征并发心力衰竭、脑出血、胎盘早剥、凝血异常,以及溶血、肝酶升高、血小板减少,称为 HELLP 综合征和急性肾衰竭等。麻醉选择的原则应按相关脏器损害的情况而定,依妊高征的病理生理改变及母婴安全的考虑,对无凝血异常、无 DIC、无休克和昏迷的产妇应首选连续硬膜外阻滞。硬膜外阻滞禁忌者,以保障母体安全为主,胎儿安全为次的情况下,考虑选择全身麻醉,有利于受损脏器功能保护,积极治疗原发病,尽快去除病因,使患者转危为安。

③麻醉管理。a.麻醉力求平稳:减轻应激反应,全麻插管前应用小剂量芬太尼,以减少插管引起的血压波动,而避免使用氯胺酮,麻醉期间发生高血压可采用吸入麻醉药。对呼吸、循环功能尽力调控在生理安全范围。血压不应降至过低,控制在(18.6~20.0)/12.0kPa 对母婴最有利。预防发生仰卧位低血压综合征,如监测有高血压者,也可应用神经节阻滞药和硝酸甘油降压。b.维护心、肾、肺功能:适度扩容,以血红蛋白、血细胞比容、中心静脉压、尿量、血气分析、电解质检查为依据,调整血容量,维持电解质和酸碱平衡。c.积极处理并发症:凡并发心力

衰竭、肺水肿、脑出血、DIC、肾衰竭、HELLP 综合征时,应按相关疾病的治疗原则积极处理。d.麻醉的基本监护:包括 ECG、SPO_2、NIBP、CVP、尿量、血气分析,保证及时发现问题和及时处理。e.做好新生儿窒息的抢救准备。f.麻醉手术后送入 ICU 病房,继续予以监护、治疗,直至患者脱离危险期。g.病情允许条件下应给予术后镇痛。

(四)多胎妊娠的麻醉

多胎妊娠是人类妊娠的一种特殊现象,双胎多见,三胎以上少见。实际上三胎、四胎的发生率各为 1:(1万~8万)及 1:(5万~7万)。目前双胎妊娠剖宫产率有上升趋势,由原 35% 上升为 50%;三胎妊娠择期剖宫产率为 63.4%;四胎以上达 74.1%。由于多胎妊娠的并发症明显高于单胎。从麻醉管理方面主要问题是腹围增大,腹内压增高,腹主动脉和下腔静脉受压,膈肌抬高,导致限制性通气困难,此外,胎儿肺或成熟度也应高度重视。产后出血的发生率明显高于单胎妊娠,应做好相关准备。

(1)麻醉选择。该类剖宫产术多选用下腹横切口,故连续硬膜外阻滞仍为首选。麻醉对母婴生理功能影响小,止痛完善,麻醉和术中充分供氧,右髋部抬高 20°,预防和处理好仰卧位低血压综合征。

(2)麻醉管理。①麻醉前首先开放静脉,用胶体液适度扩容。监测血压、心率、心电图、脉率—血氧饱和度。②面罩吸纯氧,维护循环功能稳定,麻醉穿刺成功后右髋部垫高 20°,再给硬膜外用药,麻醉平面控制在 T_8~S_5 范围,即可满足手术要求。③做好新生儿复苏准备。观察术中出失血、尿量、子宫肌肉收缩力,警惕产后出血并做好有关准备。④随妊娠胎数增加,新生儿死亡率相应增加;据文献报道,新生儿呼吸窘迫综合征的发生率,双胎为 11.9%;三胎为 31.4%;四胎以上约占 47.8%,故对围生儿的监护、治疗、喂养均是重要的防治措施。

(五)妊娠并发心血管疾病的麻醉

在我国,妊娠合并心脏病以风湿性心脏病和先天性心脏病为主,前者约占妊娠合并心脏病中的 28.32%;后者约占 36.16%。动脉硬化性心脏病、二尖瓣脱垂和贫血性心脏病均少见。妊娠期特有围产期心肌病亦少见。妊娠合并心脏病的发生率为 1%~2%,但却是围麻醉手术期死亡的第二、三位原因。

(1)妊娠、分娩期对心脏病的影响:妊娠期循环血量增加 30%~40%,32~34 周时达高峰。心排血量亦相应增加,心率增快较非孕期平均 10 次/分。妊娠期水钠潴留,胎盘循环建立,体重增加,随子宫增大膈肌上升心脏呈横位,因而妊娠期心脏负荷加重。已有心脏病的妇女对上述变化可导致心力衰竭。分娩期由于强而规律的宫缩,增加了氧和能量的消耗;宫缩时外周阻力增加,回心血量增加,心排血量也增加,使心脏前、后负荷进一步加重;产程时间长进一步加重患者的风险。胎儿娩出子宫血窦关闭,胎盘血液循环停止,子宫内血液进入循环,腹压骤降回心血流增加,而后负荷骤减,对心功能影响较大。产褥期体内蓄积的液体经体循环排出,加重心脏负担,是发生心力衰竭和肺水肿最危险的时期,产后 1~2 天仍是发生心力衰竭的危险期,死亡病例多发生在产褥期。

(2)心脏病对妊娠的影响:因母体妊娠期活动受限与遗传基因的影响;长期低氧,故发生早产,宫内生长迟缓,先天畸形,胎死宫内,胎儿窘迫,新生儿窒息等的发生率均高于正常孕妇。

(3)妊娠与先天性心脏病的相互影响:妊娠期母体循环发生明显变化,主要包括血容量、心排血量和心率增加,不同程度的水钠潴留,周围静脉压升高,新陈代谢和氧耗增加。在孕 32～34 周血容量平均增加 50% 左右,子宫增大、膈肌抬高、心脏移位、大血管扭曲等,进一步加重先天性心脏病的心脏负担。分娩第一产程子宫收缩均有 500mL 血挤入体循环,每次子宫收缩心排血量约增加 20%,动脉压升高 1.3～2.6kPa(10～20mmHg)。第二产程子宫收缩,腹内压增加,内脏血液涌向心脏,产妇屏气使外周阻力和肺循环阻力增加;胎盘娩出后,胎盘循环中断,子宫收缩大量血液突然进入循环,对心功能造成极大危险,故先天性心脏病心功能良好者在严密监护下可行无痛分娩或剖宫产,而心功能Ⅲ、Ⅳ级;有肺动脉高压、发绀和细菌性心内膜炎者,病死率极高,应禁忌妊娠。

(4)妊娠并发心律失常:大多数生育年龄者无心血管疾病,故多数为短暂的心律失常,且程度较轻,对产妇不构成危害,多无需特殊治疗。妊娠可诱发和加重心律失常。妊娠合并心律失常多见于原有心脏疾病,可发生严重心律失常,发作时间较长,并可造成胎儿宫内缺血、缺氧,应积极和及时防治。分娩时应采用镇痛,达到无痛分娩,避免各种诱发因素。

(5)围生期心肌病:确切的发病率不明,但近年来检出率有增加。临床虽不常见,但可直接影响母婴生命安全,成为目前产科危象中备受关注的问题之一。临床表现特殊,最常发生在产褥期(产后 3 个月内占 80%;3 个月后占 10%;妊娠末期占 10%)。起病突然,主要表现为左心室心力衰竭,多有心悸、呼吸困难和端坐呼吸,1/3 患者有咯血、胸痛和腹痛症状。有时伴心律失常,25%～40% 的患者出现相应器官栓塞,如肺动脉栓塞可突发胸痛、呼吸困难、咯血、剧咳和缺氧等。大面积肺栓塞可引起急性右心力衰竭、休克或猝死。脑栓塞引起偏瘫,昏迷。心脏普遍扩大,相对二尖瓣和三尖瓣关闭不全,返流性杂音,双肺有湿啰音,颈静脉怒张、肝大、下肢水肿。麻醉风险大,麻醉手术前应及时控制心力衰竭,及时行剖宫产术。麻醉选择多宜选硬膜外阻滞。应注意控制麻醉阻滞范围,能满足切口要求即可。麻醉过程中应密切观察监测心电图、血压、心率、呼吸、SpO_2 等,严密调控心脏前后负荷,尽力维持循环功能,做好新生儿急救复苏准备。术后送入 ICU 病房继续治疗。

(六)心脏病术后剖宫产麻醉

随着医学科学的发展,绝大多数先天性心脏病均在幼年或出生后进行了手术。诸多后天性心脏病凡需手术治疗者亦多在学龄前进行了手术或介入治疗,故现今临床遇有严重畸形的先天性心脏病孕妇或严重风湿性心脏病的孕妇,已日益减少。而心脏病术后的孕产妇却相对多见或比往年增加。现就麻醉前准备与麻醉有关问题讨论如下。

(1)先天性心脏病术后:室间隔缺损、房间隔缺损、动脉导管未闭、肺动脉瓣狭窄和主动脉瓣狭窄等,在幼年成功地进行了手术,术后生活和体力劳动正常都可安全地妊娠、分娩,均可耐受麻醉。法洛四联症术后已无右向左分流,体力活动时无气急,无发绀,对麻醉的耐受性取决于心脏做功与储备能力,故麻醉前应做全面的心功能检查,评价其代偿功能状态,请心内科医师会诊或共同处理该产妇的麻醉。如妊娠后有气急和发绀症状,麻醉风险极大,病死率甚高。

(2)后天性心脏病术后:其多为风湿性心脏病换瓣术后的孕妇。剖宫产麻醉与手术的危险性,取决于以下因素:①心功能改善程度:换瓣术后心功能如为Ⅰ～Ⅱ级,其心脏储备能力可耐受分娩麻醉。术后心功能仍为Ⅲ～Ⅳ级者,随时都可发生心力衰竭或血栓栓塞。据文献报道,该类孕产妇的病死率为 5%～6%,其中包括麻醉期死亡。②术后有无并发症:换瓣术后并发症如血栓栓塞、感染性心内膜炎和心功能不全等,其妊娠分娩和麻醉风险较大。③换瓣时年龄与妊娠至换瓣的时间尚无定论。主要取决于术后心功能代偿程度、心脏大小。心胸比在 0.65以上,且术后并无缩小者,一般认为分娩、麻醉较佳时机为换生物瓣术后 2 年左右;换机械瓣在术后 3~4 年。

(3)心脏移植术后:国内尚无报道,国外有自然分娩和剖宫产、分娩镇痛与麻醉的报道。问题在于去神经心脏虽然有正常的心肌收缩力和储备力,但在体力活动时变时反应能力异常。另外,长期服用免疫抑制剂、头孢菌素可使血流动力学发生改变,如血压升高等。妊娠后血容量增加,心率增快,血管阻力改变,易使移植心脏的心室功能受损。因此从医学和伦理学的观点上,该种孕龄妇女是否应妊娠存在分歧。

(4)麻醉注意事项:麻醉注意事项有:①心脏病术后的产妇对低血压、缺氧的耐受性差。②麻醉时应注意心功能状态与维护,血栓栓塞的发生率仍高;瓣周漏可出现血红蛋白尿、溶血性贫血、感染性心内膜炎和充血性心力衰竭。长期应用抗凝剂,分娩、手术可发生大出血。③换机械瓣患者终身需抗凝:主要用药有抗血小板凝集的阿司匹林、双嘧达莫,该类药对母婴无影响,也可选用硬膜外阻滞。肝素类药主要为抗凝血酶作用,由于不通透胎盘,不进入乳汁,故围生期有的患者应用。近年来,通过百例以上孕期用肝素抗凝的总结指出,其中,1/3 孕妇发生死产、早产、流产,有 1 例畸形,认为肝素对胎儿的有害作用可能是通过螯合作用,间接引起胎盘或胎儿钙离子缺乏而造成;香豆素类药如华法林及新抗凝,其作用为抑制维生素 K 在肝内合成凝血因子 Ⅱ、Ⅶ、Ⅵ、Ⅹ,该类药可通透胎盘进入胎体。引起母胎凝血机制异常,引起流产、早产、死胎、胎盘早剥、产后出血,特别是胎儿畸形,称为华法林综合征。以上药物应在麻醉前 24~48 小时停药;择期剖宫产 72 小时停药。麻醉前应查凝血酶原时间,如有延长则在麻醉前 4~6 小时静脉注射维生素 Ki20mg,术后 24 小时后再恢复抗凝治疗。抗凝剂调整不好,宫缩乏力等均可发生术中大出血。该种患者不应使用宫缩剂麦角新碱与前列腺素类药,以免引起心血管收缩减弱和心排血量减少。可选用缩宫素静脉注射加强宫缩。④血栓栓塞是换瓣术后应重视的问题。⑤心力衰竭的预防和处理:风湿性心脏病换瓣术后心肌病变是心力衰竭的基础病因,加之妊娠后心脏负荷加重,心力衰竭发生率仍较正常人高。麻醉时应严密监测,发现症状变化需及时处理。⑥心脏移植术后患者强调硬膜外阻滞无痛分娩,以防疼痛刺激产生内源性儿茶酚胺升高。移植心脏对肾上腺素极敏感,应用 1∶20 万浓度的肾上腺素加入局部麻醉中即可引起心动过速,故应禁用肾上腺素。全麻时禁用硫喷妥钠和丙泊酚以防心肌抑制。氯胺酮会导致心动过速均不宜选用。

四、急诊剖宫产的麻醉

急诊剖宫产的指征包括大出血(前置胎盘、侵入性胎盘、胎盘早剥和子宫破裂)、脐带脱垂和严重的胎儿窘迫。麻醉的选择取决于手术的紧迫程度及孕妇胎儿情况。与产科医师讨论后,若时间和情况允许,首选椎管内阻滞。对于真正需要即可分娩的急诊剖宫产,即使孕妇已经置入硬膜外导管,恐怕没有足够的时间取得完善的麻醉平面,况且,严重的低血容量和低血压也是硬膜外阻滞的禁忌证。此时必须选择全身麻醉。实施步骤如下:

（1）静脉给予 H_2 受体阻断剂或甲氧氯普胺 10mg。

（2）采用左侧倾斜 30°，头高体位。用较大型号套管针（G16 或 G18）建立静脉通路。常规监测血压、ECG、SPO_2、$ETCO_2$，确保吸引器和预防气管插管失败的器械准备就绪。

（3）高流量（6L/min）给氧去氮（深吸气 5～6 次）。

（4）在准备手术（消毒、铺巾）同时给予丙泊酚 2～2.5mg/kg（血压较低时单独给予氯胺酮 1mg/kg 或联合使用氯胺酮），琥珀胆碱 1～1.5mg/kg，快速诱导插管。按压环状软骨直到确定气管内导管在正确位置以及气囊充气为止。

（5）麻醉维持使用 50％氧气和 50％氧化亚氮以及 0.75MAC 挥发性麻醉气体。

（6）避免过度通气，以免减少子宫血流。

（7）胎儿取出后，立即加深麻醉，将氧化亚氮浓度上升至 70％，不连续给予或减少挥发性麻醉气体，以免影响宫缩。给予阿片类镇痛药，追加肌松药。静脉给予缩宫素。

（8）饱胃患者手术结束前可置入胃管排空胃腔。

（9）手术结束后常规拮抗肌肉松弛药，患者清醒后，拔出气管导管。

五、羊水栓塞及其急救处理

羊水栓塞是指在分娩过程中，羊水进入母体血液循环后引起的肺栓塞、休克、DIC、肾衰竭或呼吸循环骤停等一系列严重临床表现的综合征。为严重的分娩并发症，是孕产妇死亡的主因之一。羊水栓塞发生率报道不一，美国的报道为 1：（40 000～60 000）；日本有的报道约为 1：30 000 000；中国报道约为 1：14 000，其中北京报道约为 1：4 800 000。死亡率可高达 70％。

（一）病因

羊水中的内容物有胎儿角化上皮细胞、毳毛、胎脂、胎粪、黏液等颗粒物，进入母体循环后，引起肺动脉栓塞。羊水中富有促凝物质（有凝血活酶作用），进入母体后可引起 DIC。上述有些物质对母体是一种致敏原，可导致母体过敏性休克。

羊水进入母体血循环的机制尚不十分清楚，临床观察与以下因素有关。

（1）胎膜破裂或人工破膜后：羊水栓塞多在胎膜破裂后，偶见未破膜者之后，羊水进入子宫脱膜或子宫颈破损的小血管而发生。

（2）宫缩过强或强直性收缩：包括催产素应用不当，羊膜腔内压力过高。羊膜腔内基础压力为＜2.0kPa，第一产程子宫收缩，腔内压上升至 5.3～9.3kPa；第二产程时可达 13.33～23.33kPa；而宫腔静脉压为 2.67kPa 左右。羊膜腔内压超过静脉压，羊水易被挤入已破损的小静脉。羊水进入母血循环量与子宫收缩强度呈正相关。

（3）子宫体与子宫颈部有异常开放的血窦：多胎经产妇宫颈及宫体弹力纤维损伤及发育不良，分娩时易引起裂伤。高龄初产妇，宫颈坚硬不易扩张的，如宫缩过强，胎头压迫宫颈易引起宫颈裂伤；胎盘早剥，胎盘边缘血窦破裂，前置胎盘，均有利于羊水通过损伤血管和胎盘后血窦进入母血循环，增加羊水栓塞的机会。

（4）过期妊娠：易发生难产、滞产、产程长，胎儿易发生宫内窒息，羊水混浊刺激性强，易发生羊水栓塞。

(5)死胎可使胎膜强度减弱,渗透性增加与羊水栓塞亦有一定关系。上述五种临床情况是发生羊水栓塞的高危因素,临床应提高警惕。

(二)羊水栓塞的病理生理

可概括为三方面:羊水进入母血循环引起 I 型变态反应性休克;肺栓塞肺动脉高压,全心力衰竭血压下降;DIC 出血不凝、休克。

(三)临床表现

羊水栓塞 70% 发生在分娩过程中,尤其在胎儿娩出前后,极少发生在临产前和产后 32 小时后。剖宫产在手术过程中发生羊水栓塞占 19%,有 11% 发生在自然分娩胎儿刚娩出时。

典型症状为发病急剧而凶险,多为突发心、肺功能衰弱或骤停,脑缺氧症状及凝血障碍。症状轻重与羊水进入母血循环的速度和量的多少,以及羊水有形成分有关。

病程可分为 3 个阶段。

第一阶段:产程中尤其在破膜后,胎儿娩出前后短时间内,产妇突发寒战、咳嗽、气急、烦躁不安、呕吐等前驱症状,继之发生呼吸困难、发绀、抽搐、昏迷、心动过速、血压下降乃至迅速休克。有的突发肺水肿,口吐粉红色泡沫样痰。发病严重者可惊呼一声即心搏骤停,死亡;另 1/3 可于数小时内死于心肺功能衰竭;其他 1/3 经抢救幸存者出现 DIC。

第二阶段:主要为凝血障碍。临床表现为产后出血,血液不凝,全身出血,休克与出血量不符。故遇有产后原因不明的休克伴出血、血不凝,应考虑羊水栓塞的诊断。

第三阶段:主要为肾衰竭。多发生于急性心肺功能衰竭、DIC、休克、肾微血管栓塞、肾缺血,而出现少尿、无尿、尿毒症。

以上 3 阶段基本上可按顺序出现,但并非每例都全部出现。胎儿娩出前发生的羊水栓塞,以肺栓塞、肺动脉高压、心肺衰竭、中枢神经缺氧为主。胎儿娩出后发生的,以出血、凝血障碍为主,极少有心肺衰竭为主要表现。

(四)抢救与治疗

羊水栓塞发病急剧,必须立即、迅速组织有力的抢救。

(1)纠正呼吸、循环衰竭:心搏骤停者立即进行心肺脑复苏。

①纠正缺氧:遇有呼吸困难与发绀者,立即加压给氧。昏迷者立即气管插管行人工呼吸治疗。

②纠正肺动脉高压:可用以下几种药物。①盐酸罂粟碱:可直接作用于平滑肌,解除肺血管痉挛,与阿托品同时应用可阻断迷走神经反射,扩张肺小动脉。首次用量 30~90mg,加入 5% 葡萄糖液 250mL 内静脉点滴。②654-2 或阿托品:解除肺血管痉挛,松弛支气管平滑肌。③α-肾上腺素能阻断剂:酚妥拉明(酚胺唑啉)一次 5~10mg。

③防治心力衰竭:使用强心利尿剂。

(2)抗过敏治疗:地塞米松、氢化可的松、钙剂。

(3)综合治疗休克:补足有效血容量;使用血管活性药;维持酸碱与电解质平衡。

(4)DIC 与继发纤溶的治疗:①DIC 高凝期尽早使用肝素,症状发生后 10min 内使用效果最好。用量为 0.5~1mg/kg(1mg=125U),每 4 小时静脉注射 1 次。凝血时间在 15~30min

之内,一旦出血停止,病情好转可逐步停药。禁用于继发纤溶期。②输新鲜血、新鲜冰冻血浆:适用于消耗性低凝期。输纤维蛋白原 2g 可提高血纤维蛋白原 1g/L,一般输用 6g。如输注凝血酶原复合物以不少于 400U 为宜。③输血小板:当血小板降至 5 万,应输血小板。④冷沉淀物:含 Ⅰ、Ⅴ、Ⅷ、ⅩⅢ 因子,每单位可增加纤维蛋白原 100mg/L,可提高第 Ⅷ 因子水平。⑤抗纤溶期的治疗:可用抑肽酶;止血环酸;6-氨基乙酸等。

(5)肾衰竭的防治:少尿期未发生尿毒症前应使用利尿剂如速尿、甘露醇,补充有效循环血量。肾衰竭时如病情允许可采用透析治疗。

第四节　妊娠期合并非产科疾病

一、心血管疾病

(一)瓣膜疾病

在发达国家,由于风湿性疾病得到控制,妊娠女性心脏瓣膜疾病的发病率逐渐降低。尽管此类病例并不常见,但严重瓣膜疾病增加母亲、胎儿和新生儿预后不良的风险。妊娠女性和发育中胎儿的风险增加程度取决于瓣膜损害程度及由此引发的心功能损害。理想状况下,已知心脏瓣膜疾病的女性决定妊娠前必须接受评估,包含详细病史、体格检查、12 导联心电图(ECG)和多普勒超声心动图检查。患者结局和妊娠期并发症与孕前纽约心脏协会(NYHA)心功能分级以及妊娠期 NYHA 心功能分级水平的恶化情况密切相关。总的来说,对于产妇,瓣膜狭窄性疾病比瓣膜返流性疾病更难耐受,原因在于妊娠本身会导致心输出量增加,而瓣膜狭窄情况下心输出量降低,更易发生失代偿。

1.二尖瓣狭窄

(1)病因/危险因素:二尖瓣狭窄(MS)是妊娠期最常见的瓣膜疾病。MS 常继发于幼儿时期的风湿性疾病,也可见于先天性心脏病。

(2)治疗与麻醉管理:二尖瓣重度狭窄患者如希望怀孕,则需在妊娠前行经皮二尖瓣球囊扩张或置换术。已经怀孕的二尖瓣狭窄患者需要控制心率(一般小于 80 次/分)和左心房压力。控制心率的方法一般为 β 受体阻滞剂和限制活动。房颤患者可使用地高辛。如果房颤患者发生血流动力学不稳定,应立即治疗以控制心率或实施电复律。可使用利尿剂治疗此类患者的容量过负荷,但应注意避免低血容量和子宫胎盘的低灌注。

对于药物难以控制的重度二尖瓣狭窄患者,即使已经怀孕,仍可推荐进行经皮二尖瓣球囊扩张术。已经有相关成功的报道。可通过下列措施降低胎儿暴露于射线的风险:缩短透视时间、增加孕妇腹部和盆腔的放射防护、推迟手术至早期妊娠(前三月)后进行。妊娠期进行球囊扩张术的最常见时间为孕 28～32 周。因为从胎儿角度,必要时可选择分娩而相对最为安全;从母体角度,此时许多产妇重度瓣膜狭窄相关的症状加重。与心肺转流下的瓣膜修补或置换术相比,妊娠女性可安全有效地接受经皮二尖瓣球囊扩张术,胎儿死亡率降低。

经阴道分娩较剖宫产更被临床接受,原因在于剖宫产常伴发更多的失血和液体转移,尤其是术后产妇受关注度下降,其体内实际液体转移量可能大大高于预期,对于有产科指征或血流动力学不稳定而无法耐受分娩的产妇,仍需选择剖宫产。常使用产钳或胎头吸引助娩以缩短第二产程,也可避免过度屏气引起的静脉回流突然增加。

对于二尖瓣狭窄产妇,可通过硬膜外腔给予稀释的局麻药和阿片类药物实施分娩镇痛。为抑制器械辅助分娩过强的屏气反射,可硬膜外腔给予小剂量多次推注 2% 利多卡因或 3% 氯普鲁卡因。对于交感神经阻滞发生的低血压,可谨慎选择液体输注或缩血管药物治疗。

对于中重度二尖瓣狭窄产妇或者其他影响心输出量和前向血流的心血管疾病情况(比如部分先天性心脏病、肺动脉高压、心肌病、主动脉缩窄),常用策略是待产妇宫口开全后给予更高浓度的硬膜外腔镇痛药物(2% 利多卡因 5~10mL,加或不加芬太尼,也可加入 50~100μg 可乐定)。益处是使胎儿被动下降,用产钳更顺利地助娩,尽量减少推挤(Valsalva 动作)导致的静脉回流受阻。对于局麻药引起的交感神经阻滞伴发的低血压,更推荐使用缩血管药物如去氧肾上腺素收缩血管,而液体治疗往往导致容量过多,特别是胎儿娩出后。硬膜外麻醉或使用低剂量药物的腰硬联合麻醉可用于此类产妇的剖宫产术,需要小心缓慢增加剂量达到外科手术要求。单次蛛网膜下隙阻滞由于血压下降过快,产妇无法耐受,且更可能发生于比较依赖前负荷的患者,故不被推荐用于此类剖宫产。如选择全身麻醉,为避免喉镜置入和气管插管时的心血管交感神经反射,可使用短效 β 受体阻滞剂(艾司洛尔)和(或)阿片类药物(瑞芬太尼)。

根据心脏疾病的严重程度和症状,选择对此类产妇合适的术中监护。对于怀疑存在心律失常的产妇均应给予持续的心电监护,也应在分娩或剖宫产期间给予有创动脉血压监测,尤其是对于重度二尖瓣狭窄产妇或其他严重心脏疾病产妇,其获益(即使只是单纯的动脉采血)大于风险。肺动脉(PA)漂浮导管在产科乃至其他临床中的适应证尚不清楚,仅被推荐用于最为严重的心脏病产妇接受剖宫产术或不明原因的严重肺水肿患者。心脏超声检查比肺动脉导管可能更适合于血流动力学异常原因的判断。

(3)产后治疗:由于围产期失血和体内液体转移,重度或有症状的二尖瓣狭窄产妇容易发生血流动力学失代偿或者肺水肿,与分娩方式无关。轻至中度的肺水肿常发生在产后最后几小时或手术后,利尿剂处理通常有效。催产素、麦角新碱和 15-甲基前列腺素 F2α 等可产生潜在的心血管效应,改变全身或肺血管阻力,应谨慎使用。重度二尖瓣狭窄产妇产后需要进入重症监护病房或类似单位监护 1~2 天,尤其是剖宫产患者。

2.主动脉瓣狭窄

(1)病因/危险因素:妊娠期主动脉瓣狭窄最常继发于先天性主动脉瓣膜异常,包括前后瓣异常、主动脉前瓣或后瓣狭窄。风湿性主动脉狭窄并不常见。

(2)治疗与麻醉管理:理论上重度主动脉瓣狭窄的患者在妊娠前应接受球囊瓣膜成形或置换术。对于已怀孕的严重主动脉疾病患者,可采取的治疗措施包括使用利尿剂和选择性应用β受体阻滞剂。充分治疗后仍然症状严重的患者可能需要中止妊娠或接受瓣膜修复手术。与二尖瓣狭窄类似,主动脉瓣狭窄患者应首选球囊瓣膜成形术而非瓣膜置换术,因为前者的胎儿风险明显降低。

主动脉瓣狭窄患者分娩时的治疗目标包括维持正常心率和窦性节律、避免低血压和主动脉或腔静脉受压、维持血管内容量并保证静脉回流通畅。此类患者由于每搏量相对固定,发生心动过缓时心输出量显著降低,而心动过速则导致心肌耗氧增加和心室舒张充盈期缩短。

与二尖瓣狭窄产妇分娩类似,主动脉瓣狭窄的产妇第二产程时通过器械辅助经阴道分娩优于剖宫产;同样,主动脉瓣狭窄的产妇在产程早期即可接受低浓度的硬膜外药物镇痛,而剖宫产仅适用于有产科指征或循环不稳定而无法自然分娩的产妇。单次蛛网膜下隙阻滞是重度主动脉瓣狭窄产妇的禁忌,也是瓣膜中度狭窄产妇的相对禁忌。有多篇研究报道了严重主动脉瓣狭窄的产妇使用缓慢追加剂量的硬膜外腔阻滞或蛛网膜下隙连续麻醉而顺利实施剖宫产。剖宫产术中小心使用缩血管药物(一般为去氧肾上腺素)和液体治疗,避免体循环血管阻力(SVR)和前负荷降低。局麻药中不推荐添加肾上腺素,以避免误入血管引起严重的心动过速,而全身缓慢吸收也可引起轻度心动过速和低血压。有许多全麻诱导策略推荐用于主动脉瓣狭窄患者,多包括使用中至大剂量快速起效的阿片类药物(芬太尼、阿芬太尼、瑞芬太尼),以减少麻醉诱导、气管插管、切皮及胎儿娩出时可能出现的交感神经系统活性增强和心动过速。

中至重度主动脉瓣狭窄产妇推荐使用有创动脉持续监测血压。肺动脉漂浮导管备受争议而使用有限,也可放置中心静脉导管监测中心静脉压力(CVP)评估容量状态。重度主动脉瓣狭窄产妇,低血压的风险高于肺水肿的风险,所以CVP应维持在较高水平。全麻患者可使用经食管超声心动图(TEE)。

(3)产后治疗:主动脉瓣狭窄产妇可能无法耐受产后子宫收缩引起的血容量和心输出量增加,产后早期可能发生肺水肿,需要进行利尿治疗。相反,产妇更难耐受产后出血导致的低血容量,需积极处理,此时宁可给予稍多容量,避免容量不足。重度主动脉瓣狭窄或产后仍存在症状的产妇,需转入重症监护病房治疗1~2天。

3.二尖瓣返流

(1)病因/危险因素:育龄女性发生二尖瓣返流(MR)的原因一般为二尖瓣黏液样变性或风湿性疾病。总体而言,由于妊娠引起SVR下降,促进心脏前向血流,所以MR患者可以较好地耐受妊娠。但心内膜炎或乳头肌腱索断裂引起的急性MR,虽然在妊娠女性中非常罕见,但后果严重。

(2)治疗与麻醉管理:无临床症状的MR孕妇无需治疗,但发生心脏功能衰竭的孕妇可给予利尿剂和扩血管药物(如肼屈嗪)治疗。血管紧张素转化酶(ACE)抑制剂或血管紧张素受体拮抗剂(常用于降低后负荷)有致畸作用,妊娠期禁用。

麻醉管理的主要目标:①避免SVR增加;②维持窦性心律,避免心动过缓;③保证静脉回流通畅。麻醉方式首选硬膜外腔阻滞,可将疼痛所致的SVR增加降至最低。剖宫产患者接受硬膜外腔阻滞和蛛网膜下隙阻滞麻醉,SVR均降低,前向血流增加,耐受良好。值得注意的是,麻醉后静脉回流减少需认真处理,一般给予液体输注或缩血管药物(去氧肾上腺素)。对于严重合并症状的MR患者,需要有创监测。

(3)产后治疗:如上所述,多数产妇并不需要额外的治疗措施。有心脏症状或已知心律失常的患者可能产后需要监测1~2天。

4.主动脉瓣关闭不全

(1)病因/危险因素:主动脉瓣关闭不全(AI)常见病因为风湿性疾病,可与二尖瓣疾病伴发。其他病因包括主动脉瓣先天性异常、心内膜炎和胶原性血管病。

（2）治疗与麻醉管理：AI患者分娩期间的麻醉目标主要为保持心率正常或轻度增快，避免SVR增加。推荐硬膜外镇痛，其可降低疼痛引发的SVR增加。与MR患者类似，硬膜外腔和蛛网膜下隙阻滞麻醉均可选择，SVR降低，促进前向血流。值得注意的是，蛛网膜下隙阻滞麻醉会导致血流动力学剧烈波动，重度返流患者推荐使用硬膜外腔阻滞麻醉。心动过缓（例如因胸段交感神经阻滞所致）可致返流增加，需积极处理。此类患者一般不需要有创监测。

（3）产后治疗：分娩后血容量增加和SVR变化可引起容量过负荷和左心室功能衰竭，需要积极的利尿和降低后负荷[使用硝酸酯类药物和（或）肼屈嗪]。

5.二尖瓣脱垂

二尖瓣脱垂（MVP）是二尖瓣瓣叶疾病的一种变异类型，一般发生于育龄期女性。该类患者一般没有症状，但部分患者可出现胸痛或心悸，仅有小部分女性患者进展为二尖瓣返流。MVP患者如果不伴发其他心脏疾病，甚少需要改变麻醉或镇痛方法。

6.肺动脉瓣狭窄

肺动脉瓣狭窄（PS）是一种更常见的先天性心脏缺陷，然而许多患者直至成年也未出现症状。理论上严重PS可导致右心室功能衰竭，但临床中妊娠期甚少发生此类情况。非常重要的一点是PS患者的临床表现和肺血管源性疾病患者（肺动脉高压）差异较大，后者在妊娠与分娩过程中风险巨大。单纯PS患者一般均能较好地耐受妊娠和分娩，仅在符合产科指征情况下实施剖宫产手术。单纯PS的稳定患者麻醉和产科治疗与普通患者无明显差异。

7.人工心脏瓣膜置换术后

人工心脏瓣膜置换术后的孕妇，其管理相当有挑战性。母体和胎儿均可能发生严重并发症，如血栓栓塞性疾病、瓣膜故障、心内膜炎、抗凝药导致的胎儿出血性疾病及畸形。年轻女性如果选择生物瓣膜可减少血栓栓塞的风险，但在孕期仍需服用抗凝药物。相比而言，机械瓣膜比生物瓣膜更为持久耐用，很少需要再次更换，但缺陷是需要终身服用抗凝药物。因为妊娠引起血液高凝状态，使用机械瓣膜的患者服用抗凝药物时药物调整难度较大，产后出血风险增加。

华法林可以通过胎盘，导致自发性流产、死胎和胎儿出血性疾病的风险明显升高。尽管有人认为在妊娠6周内和早孕期后使用华法林是安全的，但胚胎于妊娠6周到12周期间暴露于华法林后导致的胚胎源性疾病风险不容忽视。普通肝素（UFH）不能透过胎盘，一向被认为引起胚胎疾病和胎儿出血的风险不高，可安全用于妊娠女性，但孕妇血栓性疾病，尤其是致死性瓣膜血栓的风险，发生率明显升高。低分子肝素（LMWH）也不能透过胎盘，同时半衰期更长，量效关系更易预测。尽管行机械瓣膜置换术的孕妇逐渐使用相对大剂量的LMWH，但也有治疗失败的报道。

根据美国胸科医师协会的推荐，目前并没有一种单一的抗凝治疗方式可用于机械瓣膜置换术后的孕妇，所选择的抗凝治疗均需经过慎重讨论，平衡风险和获益。目前可供选择的方案包括：①妊娠期全程使用华法林，足月前替换为LMWH或UFH；②妊娠6周至12周、足月前使用LMWH或UFH，其余时间使用华法林；③妊娠全程积极调整UFH剂量；④妊娠全程积极调整LMWH剂量。

分娩前或分娩期间可能需要停止抗凝治疗,但有时也需要继续抗凝,产后出血的风险增加。受抗凝药物类型和剂量的影响,可能导致活化部分凝血活酶时间(APTT)延长、国际标准化比值(INR)升高或肝素导致的血小板减少症,椎管内麻醉禁忌。

(二)先天性心脏病

美国目前孕妇最常见的心脏疾病为先天性心脏病(CHD)。多数CHD患者由于医疗技术的进步可活到生育年龄,其中许多人希望能够生育。总的来说,没有临床症状的轻度心脏缺陷患者及在幼年已接受手术治愈的患者,能够耐受妊娠和分娩,这些产妇不需要特殊治疗或只需要适度治疗即可。对于心脏缺陷未能纠正或仅部分纠正的患者,以及残留明显心脏缺陷的患者,可能无法耐受妊娠期病理生理变化,给产科医师和麻醉医师带来挑战。

对于幼年时接受过治愈性或姑息性手术的患者,理解患者实际的心脏解剖非常重要。与该患者的心脏科医师沟通非常重要,同时评估患者最近的心脏超声或心脏导管介入的检查结果。对复杂解剖、残留缺陷及目前心脏功能状态的理解,可指导麻醉和有创监测的决策。

虽然产妇妊娠期整体死亡率非常低,但CHD产妇仍会发生不良事件。妊娠期间孕妇发生并发症的危险因素包括:

(1)NYHA心功能分级大于Ⅱ级。

(2)发绀。

(3)左心梗阻症状。

(4)孕前发生心脏事件或心律失常。

(5)全心室功能障碍。

本部分讨论的CHD包括:左向右分流、法洛四联症、Fontan单心室、大血管转位、主动脉缩窄、马方综合征。二叶主动脉瓣和肺动脉狭窄已在瓣膜疾病部分讨论。

1.左向右分流(房间隔缺损、室间隔缺损和动脉导管未闭)

左向右分流包括房间隔缺损(ASD)、室间隔缺损(VSD)和动脉导管未闭(PDA)。较大的缺陷常导致充血性心力衰竭,所以在患者幼年时即可诊断并得到矫治。心脏缺陷较小时可能到成年都不会出现临床症状,也能较好地耐受妊娠。成年后先天性心脏缺陷中约1/3为ASD,且患者多为女性。ASD一般不会自然闭合,可同时伴发其他心脏异常(二尖瓣瓣叶下垂、MR、部分肺静脉异常引流)。VSD是最常发生的先天性心脏缺陷,发病率性别差异不大。高达40%的VSD会在2岁前自然闭合,90%的VSD会在10岁前自然闭合。PDA大约占先天性心脏缺陷的10%,婴儿期后还未闭合者一般无法自然闭合。

治疗与麻醉管理:SVR和PVR间的平衡决定分流量,两者任意一项的急剧变化均可改变分流的方向和容量。分娩时尽早进行硬膜外镇痛可减少疼痛导致的SVR增高,而SVR增高会加剧左向右的分流,可能导致右心室功能衰竭。也应避免SVR急剧降低,因其可能导致右向左分流和低氧血症。所以对较大心脏缺损的剖宫产产妇,小剂量逐渐增加的硬膜外腔阻滞麻醉优于蛛网膜下隙阻滞麻醉。此类患者需要吸氧并避免高碳酸血症,防止发生PVR升高。常规监测包括脉搏血氧饱和度和ECG。对出现心脏症状者应考虑CVP和有创动脉监测。不需要常规放置PA导管。心脏左向右分流情况下,很难准确放置PA导管,同时具有一定危险。

空气栓塞是这类患者面临的潜在巨大危险,所有静脉通路均需仔细检查气泡。此外,硬膜外腔阻滞麻醉时推荐使用生理盐水进行阻力消失试验,以避免空气通过硬膜外静脉进入循环而形成气栓。子宫收缩剂如甲基麦角新碱会增加 SVR,必须慎用或不用。

2.法洛四联症

法洛四联症(TOF)约占 CHD 总数的 10%,也是发绀型 CHD 中最常见的原因。TOF 通常在孕期或婴儿期出现发绀症状时即可被诊断,而大部分患者接受矫正手术后临床症状消失,同时矫正术后 35 年的远期生存率约为 85%。

治疗与麻醉管理:此类患者需在妊娠前和妊娠期间进行心脏超声检查,以评估心脏功能并鉴别是否残留心脏缺陷。由于妊娠早期血容量和心输出量的变化,可能出现心脏功能衰竭和心律失常。因为心律失常的风险增加,分娩时应持续监测 ECG。此外,法洛四联症矫治术后无心脏症状的产妇分娩时不需要特殊治疗。

未行手术矫治的 TOF 患者和有残留心脏缺陷的矫治术后患者的管理难度增加。应避免 SVR 的剧烈波动,所以产程早期即推荐硬膜外腔镇痛以避免产痛带来的 SVR 变化。蛛网膜下隙阻滞麻醉可快速、显著地阻断交感神经系统,故应避免使用。患者应给予吸氧和避免高碳酸血及酸中毒,从而避免因此带来的 PVR 升高。保持血容量正常,发生低血压时立即纠正。如果发生心室右向左分流增加,可给予去氧肾上腺素持续输注而非间断单次注射来提高 SVR。对于循环不稳定的患者,必须进行有创监测(至少动脉测压)。对于外科手术建立的体循环到肺循环的分流术,有创动脉监测必须建立在对侧肢体。

3.Fontan 术后单心室

最初 Fontan 手术被作为三尖瓣闭锁患者的姑息性治疗措施,后来又被用于不能完成双心室修补的复杂性先天性心脏病患者,包括左心室双入口、右心室双出口和左心发育不全综合征。

治疗与麻醉管理:此类患者肺动脉血流被动依赖于较高的体循环静脉压力,因此必须保证前负荷。应避免低血容量和主动脉-腔静脉的压迫。任何可能引起 PVR 升高的因素均将影响肺部前向血流,尤其注意避免高碳酸血症和酸中毒,需要给予吸氧。虽然任何可能降低静脉回流的方法均非常有害,仍推荐产程早期即给予硬膜外腔镇痛以减少疼痛诱发的血流动力学紊乱。可以采用小剂量局麻药合并阿片类药物缓慢滴定的方法,降低对 SVR 和前负荷的影响,为治疗争取时间。对于需要剖宫产的此类产妇也推荐使用缓慢推注局麻药的硬膜外腔阻滞麻醉。缺乏右心室驱动情况下,前负荷作为肺血流的主要驱动力,保证其正常至关重要,常需使用血管收缩剂(去氧肾上腺素或去甲肾上腺素)支持循环。有创动脉监测和中心静脉置管有助于监测患者前负荷及缩血管药物的快速安全使用。尽管中心静脉置管存在争议,但此类 Fontan 患者在分娩或剖宫术中进行有创动脉血压监测仍然有益,可指导医务人员更准确地调控去氧肾上腺素或去甲肾上腺素的剂量,维持 CVP 在产前或麻醉前的基础水平(一般为 15~20mmHg)。另一无创的做法是对血压降低均立即给予积极的液体输入和血管收缩剂支持。不推荐使用蛛网膜下隙阻滞,甚至仅仅是镇痛剂量,原因在于其引发的交感神经阻滞和前负荷降低,而此类患者几乎完全依赖于前负荷。Fontan 术后患者的血栓相关事件明显上升,加上妊娠引起的血液高凝状态,许多患者需抗凝治疗。此类患者常由于腔静脉充血导致慢性肝功能不全,计划实施区域阻滞时应评估凝血功能。

常规监测应包括氧饱和度和持续 ECG 监测。对于剖宫产术,最好保留患者自主呼吸(区域麻醉),以维持呼吸时胸内负压对肺前向血流的动力辅助。应尽可能避免 PVR 升高,维持单心室的功能。

4.大血管转位

大血管转位(TGV)非常罕见,但先天性矫正术后的 TGV 女性和经手术完全性 TGV 矫正术后的患者常可生存到生育年龄。

治疗与麻醉管理:妊娠前及妊娠早期应进行心脏超声检查以评价心脏瓣膜和心室功能及心房分隔的效能。此类患者接受心脏手术后常继发心律失常,分娩时必须持续监测 ECG。

有证据提示心力衰竭的患者在分娩时必须进行仔细的有创动脉和中心静脉监测。患者对容量变化非常敏感,有创血流动力学监测有助于指导液体管理。产程早期即给予硬膜外腔镇痛可减少疼痛引起的 SVR 与心输出量增加。产钳可用于第二产程以缩短产程并降低心脏负荷。与剖宫产术相比,经阴道分娩后对血流动力学的影响甚微,推荐使用。

幼年时即成功接受大血管调转术的患者可较好地耐受妊娠和分娩,治疗与正常产妇类似。

5.主动脉缩窄

主动脉缩窄占先天性心脏疾病的 6%～8%,男性发病多于女性。婴儿期或幼年一般该疾病即被诊断,但也偶见成年后再被诊断者。最常伴发的异常是主动脉瓣二叶畸形,也可合并 VSD、PDA、二尖瓣狭窄和 Willis 环动脉瘤。

治疗与麻醉管理:对于未经外科修复或残留缩窄的患者,妊娠期血压控制难度较大。高血压控制不佳,增加胎儿发育迟缓、胎盘早剥、早产、心力衰竭、主动脉破裂或夹层形成的风险。然而,如果缩窄远端出现较大的压力梯度或侧支循环不足,胎盘灌注则依赖于狭窄近端的较高母体血压。β 受体阻滞剂可用于降低血压并减轻血流动力学对主动脉壁的压力。使用任何抗高血压药物均必须认真调整,以避免影响狭窄远端的胎盘血供。

对于主动脉缩窄修复术后或仅轻度主动脉狭窄患者,与剖宫产术相比,推荐使用经阴道分娩,其对血流动力学和液体转移的影响甚微。硬膜外腔阻滞镇痛可降低血流动力学应激,推荐在产程早期即可使用,而第二产程可使用产钳辅助缩短产程。如需选择剖宫产,必须少量缓慢给予局麻药和阿片类药物,避免 SVR 突然降低及狭窄远端的低血压。对于严重主动脉缩窄未修复的患者,择期剖宫产可能更为安全。分娩期间与疼痛相关的血流动力学变化增加主动脉破裂或夹层形成的风险,而硬膜外腔分娩镇痛导致的 SVR 下降可能影响胎盘灌注。如果狭窄严重足以影响分娩方式,诱导前即应进行上肢有创动脉压力监测,全身麻醉下行剖宫产手术。硬膜外腔阻滞麻醉也可考虑,必要时缓慢慎重的给予去氧肾上腺素以避免胎盘灌注不足。除了上肢有创动脉监测外,可同时进行下肢有创压力监测,判断硬膜外腔阻滞麻醉产生的狭窄远端压力灌注改变,持续监测胎心以判断胎盘灌注是否充足。

6.马方综合征

马方综合征是一种常染色体显性遗传的遗传性结缔组织疾病。由于该病临床表现的多样性,可能在妊娠前并未明确诊断或只有出现明显并发症时才被诊断。

治疗与麻醉管理:马方综合征的女性患者妊娠前即需由心脏专科医生进行评估,并通过心脏超声判断主动脉直径和心脏瓣膜功能。妊娠前推荐实施预防性的主动脉修补手术,其适应证包含升主动脉扩张直径超过50mm、急性主动脉扩张、孕期发生主动脉夹层的家族史、轻度以上的主动脉瓣关闭不全。包括使用β受体阻滞剂在内的治疗措施以减轻血管壁剪切力导致的撕裂,减缓主动脉根部的扩张及降低心血管并发症发生率。妊娠期定期通过超声心动图监测主动脉根部扩张情况。

马方综合征患者的最佳分娩方式尚无共识。患者如没有明显心血管症状,同时主动脉正常大小且不伴扩张,可较好地耐受妊娠和分娩。应尽早实施硬膜外腔镇痛,以避免疼痛引起的心血管应激增加,第二产程可使用产钳加速产程。对于有高风险发生夹层的患者,考虑到产程过长和产妇分娩用力对心血管系统的影响,强烈推荐采用剖宫产,这也是剖宫产手术心血管因素作为适应证的罕见疾病之一。尽管多数马方综合征患者选择剖宫产手术预后良好,但对于主动脉扩张的患者,剖宫产是否安全尚不清楚。硬膜外腔阻滞麻醉是此类患者剖宫产手术的最佳方法,避免了全麻时置入喉镜和气管插管时的心率和血压升高。如果必须选择全麻,应尽可能地避免喉镜置入和气管插管所致的交感神经反应,与暂时性的低血压和心动过缓相比,短时间的心动过速/高血压更应避免。血流动力学管理的核心在于合适使用β受体阻滞剂并控制心率和血压。同时应提前准备短效血管扩张剂和β肾上腺素受体阻滞剂,处理高血压与心动过速,实施有创动脉血压监测也是进行快速血压管理的必须步骤。

7.先天性心脏病产妇产后治疗

由于CHD疾病特点和严重程度的不同,很难对患有此类疾病的产妇给出普适性的产后治疗建议,因为对其做出的治疗决策取决于疾病严重程度和产程阶段及分娩方式。对于非复杂性ASD或VSD病例,可能仅需给予常规的产后观察和处理。对于大多数情况相对不严重的CHD患者,产后也仅需适当加强观察而无需特殊处理。但对于有严重心脏疾病的患者,尤其是在妊娠期间或产程及分娩时发生并发症(比如心力衰竭或心律失常)的情况,则需要在高危监护室或重症监护病房观察治疗1～2天。

对于心脏功能受损的患者,常需要在产后数小时至1～2天的时间内使用利尿剂。总的原则,剖宫产术中或分娩时采取的有创监测,需要持续监测24～48小时。因为这段时间常会发生显著的血流动力学改变,尤其是容量过负荷及产后出血的风险增加,均可导致患者心脏功能失代偿。

(三)其他心血管疾病

1.围生期心肌病

围生期心肌病很罕见,在妊娠最后4周或产后5个月内发病;发生率为1:(3000～4000)。临床表现通常是隐匿的,初期可能仅限于轻微的上呼吸道感染、胸闷和疲劳等症状,随即发展为明显的心力衰竭,双心室心肌收缩力均降低和低心排血量,心室充盈压增加。

(1)发病机制:围生期心肌病的病因不清,可能由病毒、自身免疫和毒性因素引起;营养不足、冠状动脉小血管疾病、心肌炎、过量盐摄取和围生期体液转移都可能是发病原因;围生期心肌病似乎在多胎妊娠、先兆子痫、肥胖或高龄产妇以及产后哺乳母亲中更常见。

(2)诊断:采用排除法,心脏内科医师应负责除外心肌病的更常见原因。

(3)内科处理:主要是支持疗法,有症状的围生期产妇患者应采用抗心力衰竭治疗,应由多学科综合处理。如果发生在产前,应尽快终止妊娠。早期研究显示围生期心肌病产妇患者的死亡率高达30%～60%,50%产妇患者的心室功能可接近完全恢复,其他产妇患者将面临心功能进一步衰退,等待心脏移植或早期死亡。有围生期心肌病史的患者,虽然心室功能正常,但仍有20%的复发率,再次妊娠的死亡率在0%～2%;如果孕前心室功能不全,复发率可高达50%,死亡率在8%～17%。

(4)产科处理:可采取剖宫产或器械阴道助产等对胎儿有利的分娩方式。由于围生期心肌病可增加血栓栓塞的风险,可采用抗凝治疗。

(5)麻醉处理:参照严重心肌病患者同样的处理原则,采取有创监测。硬膜外麻醉需注意凝血状况和血流动力学影响。全麻应注意心肌收缩力和氧供需平衡的维持,以及血容量的调节,可选择瑞芬太尼和丙泊酚的复合应用,作为围生期心肌病剖宫产麻醉的维持。

2.主动脉夹层

主动脉夹层是指主动脉腔内血液从其内膜撕裂口进入中膜,沿主动脉长轴扩展形成真假两腔分离,如继发瘤样改变故称其为主动脉夹层动脉瘤。临床特点为急性发病,突发剧烈胸痛、休克和血肿压迫相应主动脉分支血管时出现的脏器缺血症状。主动脉夹层是严重灾难性急症,48小时内死亡率高达50%。致命原因是主动脉夹层动脉瘤破裂至胸腹腔或心包腔,进行性纵隔腹膜后出血,以及急性心、肾衰竭等。

(1)病理生理和分型:本病是遗传或代谢异常诱发主动脉中层囊性退行性变,伴有结缔组织异常的遗传先天性大血管疾病。主动脉夹层动脉瘤多由内膜撕裂后血流进入中层,也可能是由于这层滋养动脉破裂产生血肿后压力过高撕裂内膜所致。易发因素为高血压(>70%患者患有高血压)、动脉粥样硬化、妊娠、年龄增加,以及先天性因素(如马方综合征、埃-当综合征、家族性胸主动脉瘤、先天性二叶主动脉瓣等)。分型:①Stanford A 型:发生于升主动脉的急性夹层多累及整个主动脉弓,冠状动脉所在的瓣叶常会因夹层逆行撕裂而失效,脱垂的瓣膜进入左心室导致急性主动脉衰竭,累及冠状动脉所致的猝死表现需与急性心梗鉴别。本型主动脉夹层患者多数在急性期死于夹层破裂或心包填塞、心律失常、主动脉衰竭以及冠状动脉闭塞等并发症。②Stanford B 型:夹层起源于胸降主动脉且未累及升主动脉,急性期主要并发症是夹层破裂和脏器缺血,死亡率在30%以上。主动脉夹层发病率(2.9～3.5)/10万,以Stanford A 型主动脉夹层为主(>60%)。

(2)临床表现:取决于主动脉夹层的部位、范围、程度,主动脉分支受累情况,有无主动脉瓣关闭不全以及向外破裂等并发症。①疼痛:多数患者以突发前胸或胸背部持续撕裂(刀割)样剧痛发作,可放射至肩背部、沿肩胛间区向胸腹部及下肢等处放射,并依此初步判断病变位置。②高血压:起病时2/3以上 Stanford B 型病例有高血压,而 Stanford A 型病例仅占1/3左右,部分病例因为主动脉瓣关闭不全或心包填塞等严重并发症可出现低血压。③休克:近50%患者有颜面苍白、大汗淋漓、皮肤湿冷、脉搏快而弱及呼吸急促等休克表现,血压与休克程度可能不呈平行关系。④其他:a.神经系统:主动脉夹层影响脑或脊髓的血流时可出现意识模糊、定向力丧失、嗜睡甚至昏迷。b.心血管系统:Stanford A 型易导致主动脉瓣功能异常、充血性心力衰竭、心肌梗死以及心包填塞;主动脉分支(颈总动脉、左锁骨下动脉、髂股动脉)受累,突发疼痛数小时后出现周围动脉闭塞症状,导致外周动脉搏动消失(两侧上肢血压不等或上下肢血压差值异常)。c.呼吸系统:夹层破裂可引起胸腔积血,并出现呼吸困难和咳嗽,以及出血性休克症状。d.消化系统:病变累及腹主动脉及分支,出现急腹症样表现。e.泌尿系统:累及肾动脉时,可出现肾区疼痛,肉眼血尿,急性肾缺血可引起急性肾衰竭及肾性高血压等临床症状。

(3)诊断和鉴别诊断:①诊断要点:发作初始的撕裂样剧痛;与血压不平行下降的休克表现;患侧外周动脉搏动消失或两侧强弱不等,两臂血压明显有别;突发主动脉瓣关闭不全体征、急腹症或神经系统障碍血管栓塞表现。心电图、超声心动图、MRI、CT等辅助确诊。②鉴别诊断:急性心肌梗死、肺栓塞、脑血管意外、急腹症及急性主动脉瓣关闭不全。

(4)处理原则:本病是一种需心脏内外科、产科、儿科、麻醉科及重症监护科共同参与处理的危重心血管系疾病。一旦怀疑或诊断为主动脉夹层,即应调动所有医疗资源加强监护治疗。原则是在积极治疗孕妇基础上确保胎儿安全。

①内科治疗:目的是在有效镇痛、镇静基础上控制血压,预防主动脉夹层扩张和破裂。a.有效监测,如:有创动脉压、ECG、SpO_2、CVP、胎心监测等。b.急性期治疗目标是将收缩压(SBP)控制在100~120mmHg(MAP60~70mmHg),心率在60~70bpm,以有效地稳定或终止主动脉夹层的继续分离,使症状缓解,疼痛消失。常用降压药物有血管扩张剂(硝普钠)、β受体阻滞剂和钙通道阻滞剂。

②产科和外科处理:a.如病情稳定且胎龄足以存活,应尽早行剖宫产终止妊娠。麻醉原则(无论椎管内麻醉还是全身麻醉)应以稳定血流动力学和良好镇痛为前提。b.主动脉夹层Stanford A型急性期破裂率高,还可能因心包填塞、主动脉瓣返流等严重并发症而致命,多数应急性期行升主动脉置换术。手术可以和剖宫产同时进行。麻醉原则与一般心血管手术麻醉类同。c.主动脉夹层Stanford B型患者经积极有效的内科治疗后多数可安全渡过急性期,病情稳定后可考虑是否需要急诊剖宫产终止妊娠或微创手术介入治疗。

③预后:主动脉夹层是一种严重疾病,多数患者在发病后数小时到数日内死亡。发病后2天内死亡者占37%~50%,1周内死亡达60%~70%;多达29%的术后晚期死亡病例死于夹层动脉瘤或远端出现的动脉瘤。

二、支气管哮喘

哮喘有3个特征:①可逆性气道阻塞,②气道炎症,③气道高反应性。气道阻塞可导致喘鸣、咳嗽和呼吸困难等的临床表现。气道炎症通过诱发气道阻塞和增加气道反应性,影响哮喘病程。气道高反应性意味着对支气管收缩性刺激物(包括组织胺、醋甲胆碱、前列腺素$F_{2\alpha}$、低渗性溶液和冷空气)的反应增大。

(一)流行病学

本病在年轻人中发病有上升趋势,约6%孕妇伴发哮喘。由于至少10%人口患有哮喘特征的非特异性气道高反应性,因此,哮喘实际流行的比例可能更高,如:澳大利亚孕妇中,哮喘的发病率高达12%。

(二)病理生理学

本病可能机制:①气道平滑肌的收缩性增加或松弛作用受损;②神经功能失调;③气道炎

症;④气道上皮功能改变。

1.气道平滑肌

对收缩性物质反应增加,对松弛性刺激反应降低,可能是哮喘的主要发病机制,例如:对 β 肾上腺受体激动剂敏感性降低,可导致气道高反应性而诱发哮喘。

2.神经因素

自主神经系统对气道收缩性和松弛性之间的平衡起重要调节作用;此平衡偏移,收缩性影响增加也可能是哮喘的发病机制。副交感(迷走)神经对气道产生收缩性影响,而交感神经对气道起到松弛性影响。全麻诱导、气管插管时,反射性气道平滑肌的刺激作用是支气管痉挛主要原因之一。

3.气道炎症

主要起到调节性影响,炎症进程,气道壁水肿和各种炎性细胞黏膜浸润,炎性细胞产生、释放炎性介质(组织胺、白细胞三烯、血小板活性因子、前列腺素类、血栓素、细胞因子、5-羟色胺和一氧化氮),通过刺激气道平滑肌收缩、炎性细胞直接迁移、改善气道神经调节或增加黏膜渗透性,调节气道反应性。另外,气道炎症使气道直径缩小,导致阻塞,以及气道反应性增加。

4.气道上皮

气道的上皮细胞作为屏障,保护上皮下层,抵御诱发支气管痉挛的刺激,避免气道反应性增加。同时,气道上皮细胞可产生收缩和松弛性因子,因子之间平衡的改变可能导致气道反应性变化。

(三)诊断

1.症状

表现为不同程度的发作性喘鸣、咳嗽、呼吸困难和胸闷。

2.体检

胸部听诊有哮鸣音和呼气时间延长。

3.实验室检查

在哮喘病史和体检基础上,肺功能实验有助于证明哮喘的严重程度。

用力肺活量(FVC)和第一秒用力呼气量(FEV_1)降低,$FEV_1/FVC < 0.75$。

(四)妊娠的影响

1.妊娠对哮喘的影响

哮喘很少在临产和分娩期间加重,发生率仅为 10%,剖宫产后哮喘的急性发作远高于自然分娩(41% vs.4%)。

2.哮喘对产妇和胎儿的影响

哮喘使先兆子痫、剖宫产、低体重新生儿、早产、产前和产后出血、围生期胎儿死亡率增加;这些风险在重症、控制欠佳以及对激素依赖的哮喘患者中发生率会更高,因此,妊娠期间哮喘的有效控制和哮喘状态的再预防是极其重要的。在未控制的哮喘患者中,母体低碳酸血症(导致子宫血管收缩)和低氧血症可减少胎儿氧供,哮喘相关炎性介质可伤害胎盘功能,从而危及胎儿的生存。

（五）内科处理

妊娠期哮喘的治疗原则:预防急性发作和哮喘持续状态,治疗药物有两类:

1.支气管扩张剂

(1)β肾上腺素受体激动剂:通过激活 β_2 肾上腺素受体产生支气管扩张作用,妊娠期最好采用气雾给药,以最大限度地减轻母体全身影响和潜在的胎儿风险。

(2)甲基黄嘌呤类药物(茶碱、氨茶碱):该类药物对气道平滑肌产生松弛作用,并对胎儿的无不良影响,一般作为二线用药。

(3)抗胆碱能药物:通过阻断气道平滑肌的毒蕈碱受体来达到支气管扩张作用,单纯抗胆碱能药物疗效不如β肾上腺素受体激动剂,与β肾上腺素受体激动剂复合应用时,其支气管扩张作用加强。异丙托溴铵也可采用气雾给药。

2.抗炎性药物

(1)氢化可的松:减轻细胞浸润和炎性介质释放,降低气道渗透性和增强β肾上腺素系统的作用,不仅能降低气道对收缩性刺激的敏感性,而且能最大限度地缓解气道狭窄,减轻哮喘急性发作的严重性,也可采用气雾给药。

(2)色甘酸钠和奈多罗米:非糖皮质激素抗炎性药物,也可采用气雾给药。

（六）麻醉处理

1.术前评估

应重点评估产妇的哮喘严重程度和是否有急性发作。

(1)病史:了解有关喘鸣发作、呼吸困难和咳嗽以及上呼吸道感染的病史,发作的频繁程度和严重性,妊娠的影响以及近期发作情况。因频繁、严重发作的患者将使围生期的风险增加。

(2)体检:胸部听诊时注意是否存在喘鸣、呼气相是否延长。急性发作的体征包括呼吸急促和辅助呼吸肌利用增加。

(3)辅助检查:①胸部 X 线片有助于了解产妇是否存在并发症,如:肺炎、气胸和心力衰竭;②急性发作时,通过动脉血气分析可了解是否存在低氧血症和呼吸性碱中毒,因为持续、严重的哮喘可导致 $PaCO_2$ 升高;③肺功能实验有助于具体评估产妇的通气功能。

2.自然分娩的处理

自然分娩的处理原则是:①减轻疼痛,②避免哮喘的诱因,③减轻应激反应。以最浅的镇静、最小的对呼吸功能的影响和最小的胎儿抑制以达到分娩镇痛的目的。

(1)阿片类药物:缓解产痛,降低对喘息的刺激,减少支气管痉挛的风险。注意:由于组织胺释放会增加支气管痉挛的风险,可导致产妇和新生儿呼吸抑制的风险增加,发作性喘鸣患者禁用。

(2)硬膜外镇痛。优点:①镇痛的持续性和过度通气的可能减少,避免了产妇镇静或新生儿抑制的不良反应;②可延续至为剖宫产的硬膜外麻醉,因此避免了全麻气管插管的风险。麻醉方法:①感觉神经阻滞平面应控制在 T_{10} 以下,避免高位运动神经阻滞,呼吸抑制和通气不足的风险;②应用低浓度布比卡因或罗哌卡因(0.1%～0.2%)复合少量阿片类药物,能达到满意的镇痛并减轻运动神经阻滞的目的。另外,对胎儿也更安全。

3.剖宫产的处理

气管插管是支气管痉挛的主要因素,避免浅麻醉时气管插管,可最大限度地降低支气管痉挛的风险。

(1)椎管内麻醉:无需气管插管,因此,哮喘产妇的支气管痉挛发生率明显低于全身麻醉;稳定未发作的哮喘患者可采用腰麻或硬膜外麻醉;在不稳定哮喘并呼吸功能受累的产妇,不宜采用椎管内麻醉,因为高位运动神经阻滞将进一步影响通气量。

(2)全麻:需注意胃返流、误吸以及诱发支气管痉挛的风险。气管插管可在快速诱导或"清醒"下进行,诱导前预防性应用β受体激动剂喷雾,可降低插管前支气管痉挛的风险;清醒插管主要用于困难气道患者,并有诱发支气管痉挛的风险,必须先行充分的表面麻醉;快速诱导可采用丙泊酚、硫喷妥钠或氯胺酮,在气道高反应性患者,氯胺酮的拟交感性质对反射性支气管收缩能提供有效的保护作用,丙泊酚对哮喘患者气管插管相关支气管痉挛的保护作用优于硫喷妥钠;利多卡因静脉应用也能降低气道反射,预防支气管痉挛;应避免使用有组织胺释放作用的肌松剂,如:箭毒、阿曲库铵;挥发性麻醉剂是哮喘产妇全麻维持的较理想用药,它通过对气道平滑肌、气道反射以及气道上皮的作用,产生剂量相关的气道反应性降低,但需注意其子宫平滑肌松弛作用导致的出血风险;全麻苏醒与诱导一样,需注意误吸和支气管痉挛的风险;清醒后拔管可降低误吸风险,但是,麻醉过浅的气管导管刺激可反射性诱发支气管痉挛;如果支气管痉挛发生在苏醒期,应给予支气管扩张剂;对难治性支气管痉挛,可能需要进入ICU采取机械通气治疗。

三、高血压

妊娠期高血压指既往无高血压史的孕妇在妊娠20周后出现单纯的高血压[收缩压≥140mmHg和(或)舒张压≥90mmHg],不伴有明显蛋白尿或其他子痫前期症状,并于产后12周内血压恢复正常。

子痫前期指妊娠20周后出现新发高血压[收缩压≥140mmHg和(或)舒张压≥90mmHg],伴蛋白尿(≥0.3g/24小时)。2013年,美国妇产科医师协会(ACOG)更新了子痫前期-子痫的诊断标准,取消了尿蛋白这一诊断指标。尿蛋白阴性的情况下,可根据高血压合并血小板减少症、肝功能异常、肾功能异常、肺水肿或者脑功能障碍、视觉障碍等来诊断子痫前期综合征。然而,出现下述任一不良情况则可诊断为重度子痫前期:

(1)收缩压≥160mmHg或舒张压≥110mmHg。

(2)血小板减少(血小板数量≤100000/mm³)。

(3)肝功能异常:肝酶升高(高于正常水平的2倍)和(或)剧烈的持续性右上腹疼痛。

(4)肾功能异常:血肌酐>1.1mg/dL或2倍于正常血肌酐浓度。

(5)肺水肿。

(6)新出现的脑功能障碍或视觉障碍。

最近,ACOG更新了妊娠期高血压的诊断标准,基于尿蛋白的变化与妊娠结局几乎无相关性,取消了将尿蛋白高于5g作为诊断重度子痫前期的这一标准。

子痫指子痫前期孕妇发作癫痫或意识障碍（如昏迷）。子痫不是区别于子痫前期的一个独立症状，而是子痫前期加重的后续表现。子痫可导致产妇的高发病率及高死亡率。如：大脑出血/卒中、吸入性肺炎、心肺骤停、急性肾衰竭及猝死是子痫抽搐的主要并发症。子痫对胎儿潜在性危害显著。

HELLP综合征由子痫前期发展而来，除了溶血、肝酶升高及血小板减少的表现之外，相关症状还包括高血压、蛋白尿、右上腹疼痛、恶心以及呕吐、头痛等。HELLP综合征孕妇，其临床表现多样化，患者起初可表现为血压正常或蛋白尿阴性，之后迅速发展为各种妊娠期并发症，包括凝血功能障碍（DIC）、胎盘早剥、肾衰竭及脑、肝出血。HELLP综合征导致的早产率高达70%。HELLP综合征是终止妊娠的一个指标，尤其在妊娠34周或之后。

慢性高血压指妊娠前就有高血压病史或妊娠20周之前出现收缩压≥140mmHg和（或）舒张压≥90mmHg或者产后12周血压仍未恢复到正常水平的患者。慢性高血压的病理生理变化机制较子痫前期容易理解。慢性高血压并发子痫前期指孕前有慢性高血压病史的妊娠期妇女在孕期发展成了子痫前期，诊断标准包括近期新发的蛋白尿或突发的尿蛋白增高、高血压或者有其他的子痫前期症状出现。慢性高血压病合并子痫前期的孕妇围产期并发症发生率远高于单纯子痫前期的孕妇。

根据血压、尿蛋白、抽搐和脏器累及情况对孕期高血压疾病进行分类的目的是帮助医生确定妊娠终止的时机和决定药物治疗的开始时间。子痫前期唯一的确定性治疗手段是终止妊娠，娩出胎儿和胎盘。

（一）子痫前期

子痫前期是围产期孕产妇死亡的主要原因。即使在孕产妇死亡率较低的发达国家，子痫前期/子痫仍然是孕产妇死亡的主要原因。患高血压疾病的孕产妇的并发症包括胎盘剥离、子痫、脑血管意外、多系统器官衰竭及DIC。孕产妇死亡大多数是由于颅内出血、脑梗死、急性肺水肿及肝破裂或肝衰竭。子痫前期也可引起胎儿并发症，如早产、宫内生长受限及胎儿/新生儿死亡。

子痫前期是一个多系统疾病，其典型表现是妊娠20周后发生高血压、蛋白尿。子痫前期是逐步发展的，如果临床医生对疾病的进展保持警惕，那么其并发症就可以避免。尿蛋白阴性的情况下，子痫前期的诊断和干预可能会延迟。有些孕妇子痫前期的症状不典型，表现多样，不符合经典的诊断标准。非典型的子痫前期，在20周之前，表现为尿蛋白阴性或只有尿蛋白。起初，水肿是子痫前期的一个诊断标准，但基于许多妊娠期妇女都有水肿这一体征，因此水肿不是诊断的特异性指标。子痫前期常发生在妊娠末期或分娩期，也可在产后发生，通常在产后7天内。危险因素包括初产妇、大于40岁的高龄产妇、肥胖、子痫前期前兆、多胎妊娠、糖尿病、肾病史或者慢性高血压、镰刀形红细胞贫血症及试管婴儿（多胎妊娠的可能性）。

根据发病时间，子痫前期可以分为早发型（妊娠34周之前发病）和晚发型（妊娠34周之后发病）。早发型子痫前期患者很容易发展为重度子痫前期。重度子痫前期的特征是血压≥140/90mmHg，尿蛋白大于5g/24小时。由于重度子痫前期患者发生HELLP综合征、DIC、脑血管意外、肺水肿、肾衰竭、胎盘早剥及子痫的风险高于轻度子痫前期患者，因此，重度子痫前期孕产妇有更高的病死率。

血尿酸水平在重度子痫早期通常是升高的,可用作预测这种疾病发生的一个标志物。但是,高尿酸血症水平与疾病的严重程度和母体/胎儿的并发症情况相关性差。

(二)HELLP 综合征

重度子痫前期患者发生 HELLP 综合征的概率为 10%～20%。HELLP 综合征的诊断标准为:溶血、血乳酸脱氢酶水平增高(>600IU/L)、血天冬氨酸转氨酶水平升高(>70IU/L)以及血小板数量减少(<100 000/mm³)。溶血反应指微血管性溶血性贫血,外周血涂片发现铁屑红细胞(以及带刺红细胞)和破碎红细胞可以确诊。

1.子痫

子痫指子痫前期的患者突发的惊厥抽搐和(或)昏迷。在美国,子痫发生率相对较低,约 0.03%～0.7%。子痫表现为强直痉挛型,大多数患者在分娩前发生抽搐,也可发生在分娩后,新生儿娩出的 7 天之内。子痫患者相关的神经并发症包括皮质性眼盲、失语症、轻度偏瘫、面神经麻痹、产后精神错乱以及脑血管意外事件。与高血压性脑病不同,局灶性神经病理损害和视神经乳头水肿在子痫患者并不常见。

子痫抽搐的管理包括控制抽搐、保持气道通畅、充足的氧合、静脉通道建立以及胎儿监测。

2.子痫前期的临床表现

由于广泛内皮细胞功能障碍,重度子痫前期的临床症状可涉及全身各个器官系统。

(1)中枢神经系统:子痫前期/子痫的中枢神经系统症状包括:剧烈持续性头痛、视觉障碍、反射亢进、抽搐以及昏迷。中枢神经系统的表现是由于大脑血管自动调节功能丧失所致。血压急剧升高及脑血管被动性扩张导致大脑自动调节失调及血脑屏障的破坏,进而发生类似高血压性脑病的脑水肿。子痫指妊娠期新发的抽搐,大多数通常发生在分娩期或者分娩后 48 小时以内。

(2)肺部:据报道,子痫前期是孕期妇女发生肺水肿的主要原因之一。内皮损伤、血浆渗透压的降低是血管内液体渗漏至肺部增多的主要的内在机制。

(3)心血管:正常孕期内,心血管系统的生理变化呈现为高心输出量的状态,主要是由于高血容量及低循环系统血管阻力。然而,子痫前期患者的心血管系统表现为低心输出量及高循环血管阻力,但是心肌收缩力基本不变。这些改变的原因主要是子痫前期患者的血管张力增加及对血管活性物质敏感性升高。临床表现为高血压、血管痉挛以及终末器官缺血。血压及循环血管阻力持续升高,可使血管内容量剧减,疾病加重。血压急剧升高,尤其是重度高血压,可使患者发生高血压脑病、脑血管出血、心肌缺血以及充血性心衰的风险增加。

(4)血液系统:血小板减少症是最常见的血液系统异常,15%～20%的子痫前期患者可发生。血小板数量<100 000/mm³,是重度子痫前期或 HELLP 综合征的典型表现,提示疾病的严重性或重度胎盘早剥的发生。子痫前期的患者可发生 DIC,但 HELLP 综合征者更常见。DIC 的特征为,不可控的凝血系统的激活和凝血因子及纤维蛋白原的损耗,重症患者可有自发性出血。当血小板数量>100 000/mm³ 时,进一步的凝血试验不是必需的,因为临床上很少出现明显地凝血功能损害。但是,当血小板数量<100 000/mm³ 时,很可能会出现凝血障碍,进一步行凝血试验[出血时间(PT),部分凝血酶原时间(PPT),INR,纤维蛋白原水平]则是必需的。

（5）肝：子痫前期患者，肝功能的变化可从轻微的肝功能损害到 HELLP 综合征，甚至发生肝被膜下血肿或肝破裂。包膜下的肝破裂极罕见，但是一旦发生就是外科急症，常并发休克，死亡率高达 32%。子痫前期可合并有门静脉周围出血及肝窦状隙纤维蛋白的沉积。HELLP 综合征的症状包括右上腹疼痛（源于肝的压迫）、恶心、呕吐、头痛、高血压和蛋白尿。HELLP 综合征的诊断有挑战性，其临床表现多样化，并且高血压也不是一个持续性特征。确实，12%～18% 的妇女表现为血压正常或者蛋白尿阴性。由于其高致死率及产妇并发症的高发生率，孕 34 周之后的 HELLP 综合征或者出现并发症如 DIC、肝出血、胎盘早剥或不稳定的胎心率，要及时终止妊娠。孕 34 周之前的不伴有并发症的 HELLP 综合征患者是否需要终止妊娠尚有争议。

（6）肾：蛋白尿是子痫前期的主要临床表现。蛋白尿的形成机制包括肾小球内皮细胞的病变导致的肾小球滤过改变以及近端肾小管重吸收功能障碍。正常孕期，肾小球滤过率增加，从而导致血尿素氮减少，血肌酐及血尿酸也减少。在子痫前期，肾小球滤过率较正常妊娠期降低约 30%，因此，子痫前期的孕妇血尿素氮、血肌酐水平与非妊娠孕妇的水平相当，而较正常孕妇的水平高。高尿酸血症是可能会发生子痫前期的一个较早期的指标。高尿酸血症的形成机制很可能与肾小球清除率受损有关。少尿标志着已进入晚期即重度子痫前期，与疾病的严重程度呈相关性。急性肾衰竭，在重度子痫前期的患者也很罕见，可能与急性肾小管坏死有关。有一种极罕见的情况，肾衰竭是由双侧肾皮质坏死所致，这种肾衰竭有高的发病率和死亡率。

3. 子痫前期的管理

子痫前期患者的主要管理策略为临床情况的持续评估及监测、重度高血压的处理及预防、子痫抽搐的处理及预防，以及避免过度的液体输注。

（1）降压药治疗：大部分指南建议将子痫前期患者（特别是重度高血压患者）的收缩压降低到 140～150mmHg，舒张压降低到 90～100mmHg。近来，美国的指南建议血压水平为收缩压 160mmHg 或舒张压 110mmHg 时应开始高血压治疗。快速控制血压通常是必要的，大部分患者应用肼屈嗪和拉贝洛尔来都能较好地达到降压目的；有时，也可以选用硝苯地平和硝普钠。降压治疗需谨慎，避免低血压导致子宫胎盘的低血流灌注及低氧气输送。

①肼屈嗪，一种直接扩张血管的降压药，已广泛用于临床数十年，在孕期应用相对安全且有效。肼屈嗪通过释放一氧化氮直接作用于小动脉及静脉的平滑肌。肼屈嗪的母体不良反应有心动过速、心悸、恶心和头痛。有报道指出，与拉贝洛尔和硝苯地平相比，静脉应用肼屈嗪不良反应更多，包括母体低血压和胎盘早剥。肼屈嗪的推荐剂量是单次静脉注射 5mg，每 20～40min 间隔可追加 5～10mg。

②拉贝洛尔，α、β 肾上腺素能受体阻滞剂（比率为 1:7），是治疗子痫前期首选的降血压药物。与肼屈嗪相比，拉贝洛尔引起母体低血压的发生率较低。拉贝洛尔的用法：单次静脉注射初始剂量为 20mg，可每隔 20～30min 追加，最大剂量为每日 220mg。患有重度哮喘的孕妇避免应用拉贝洛尔。

③硝苯地平，钙通道阻滞剂及动脉血管扩张剂，一种有效的抗高血压药，但需谨慎应用，因为钙离子有拮抗硫酸镁的作用。硫酸镁是钙离子拮抗剂，与钙通道阻滞剂有协同作用。据报道，当两种药物联合应用时，母体可发生重度低血压和神经肌肉阻滞，并可能影响胎儿安危。

④硝普钠,直接的血管扩张剂,其他药物降压无效时,才考虑的抗高血压药物,也可用于例如喉镜检查和气管插管时需要快速降压时。在应用硝普钠时,我们需要考虑其潜在的不良反应,如氰化物毒性和过度的血管扩张。尽管如此,硝普钠按推荐剂量应用还是安全,如静脉注射剂量为 $0.25\sim5\mu g/(kg\cdot min)$。

(2)硫酸镁:硫酸镁在产科应用历史悠久。最初,硫酸镁被用作保胎药,因为它可以抑制子宫平滑肌收缩。如今,硫酸镁被广泛应用于子痫抽搐的预防及治疗,而其确切的作用机制尚未完全明确,但已有确切证据证明了它的有效性。研究显示硫酸镁预防子痫抽搐优于苯妥英钠、尼莫地平或者地西泮。硫酸镁是非选择性的钙通道拮抗剂,可作用于血管平滑肌导致血管扩张。有一些理论学说认为硫酸镁抑制子痫抽搐的机制可能是它作为一种外周及中枢性血管扩张剂,可抑制大脑血管收缩,保护血脑屏障进而降低脑水肿的发生,并作为一种 NMDA 受体拮抗剂而抑制谷氨酸受体介导的癫痫发生。硫酸镁通过它的血管扩张作用来抑制抽搐的机制尚未完全明确。最初认为子痫性抽搐的发生是由于脑血管痉挛所致,基于这一原因,至少可以部分支持硫酸镁作为一种血管扩张剂可以抑制抽搐这一理论。但是,近来,更多的证据认为子痫性抽搐是突然发生的,持续的血压升高使脑血管被动型扩张,导致了大脑高灌注,增加了血脑屏障的渗透率,进而出现脑水肿。如果硫酸镁作为一种血管扩张剂,它反而可加剧大脑高灌注及脑水肿。硫酸镁的保护机制更可能是基于其作为外周性血管扩张剂,通过降低循环系统血压,进而降低了大脑灌注压。硫酸镁应用的不足之处是可能引起全身中毒的风险。由于硫酸镁是钙离子的竞争性拮抗剂,降低了钙离子作用于肌细胞而产生的肌肉收缩作用,进而发生显著地肌肉舒张(麻痹)。高剂量的硫酸镁,由于其舒张肌肉的作用,可发生呼吸抑制及心搏骤停。

血镁离子浓度的正常值为 $1.7\sim2.4mEq/L$。硫酸镁抑制抽搐的治疗浓度为 $3.5\sim7mEq/L$。通常,静脉滴注 $4\sim6g$ 的硫酸镁作为负荷剂量,继而以 $1\sim2g/h$ 的速度静脉输注。硫酸镁的不良反应包括胸痛、心悸、恶心/呕吐、视物模糊、镇静、低血压以及肺水肿。因此,需要常规监测硫酸镁血浓度,以确保浓度维持在一个安全治疗剂量范围。硫酸镁通过肾消除,因此肾功能不全的患者发生中毒的风险较高。深部肌腱反射在临床上用于监测硫酸镁中毒浓度。当血镁离子浓度为 $8\sim12mEq/L$ 时,可观察到膝盖部位的深肌腱反射消失;大于 $13mEq/L$ 时,出现呼吸抑制;当浓度为 $15\sim20mEq/L$ 时,可发生呼吸骤停;浓度大于 $25mEq/L$ 时,可发生心搏骤停。硫酸镁中毒静脉所致的心跳骤停一旦发生,应立即停止硫酸镁的输注,并在 10min 之内静脉注射葡萄糖酸钙 1g。

(三)分娩期麻醉与镇痛

应充分评估子痫前期孕妇,评估内容包括气道、血压的控制情况、凝血功能及液体平衡状态。子痫前期孕妇采用区域麻醉,包括腰硬联合麻醉(CSE)和硬膜外麻醉,有以下益处:

(1)早期实施硬膜外麻醉/腰硬联合麻醉并留置硬膜外导管,可以在需要紧急剖宫产时避免全身麻醉,减少气道相关风险。

(2)区域麻醉可以防止子宫收缩性疼痛导致剧烈的血压升高和儿茶酚胺分泌。

(3)区域麻醉能提供有效的镇痛,避免了全身性用药如阿片类药物。阿片类药物可抑制母体气道反射。

(4)区域麻醉阻滞交感神经,可改善子宫胎盘的灌注。

如前所述,子痫前期的患者发生血小板减少或者 DIC 的风险增加。相对于轻度子痫前期来说,血小板减少和凝血障碍更常见于重度子痫前期或 HELLP 综合征。当血小板数量低于 100 000/mm³ 时,应评估其他可能存在的凝血异常(如 PT、PTT、INR、纤维蛋白)。轻度子痫前期患者,当血小板数量高于 100 000/mm³ 时,可不予进一步的凝血监测。许多产科的麻醉医生认为,当血小板数量大于 75 000/mm³ 时,就可以实施椎管内麻醉。当血小板数量急剧下降时,应引起重视,因为我们预测血小板数量会达到的最低点。对于血小板水平稳定者,在椎管内麻醉操作前 6 小时之内的血小板计数即可作为可否实施椎管内麻醉的指标,但对于血小板进行性下降者,应每间隔 1~3 小时监测血小板数量。大多数麻醉医生认为,血小板数量小于 50 000/mm³ 时,有潜在的外科出血,不能实施椎管内麻醉。当血小板数量在 50 000~75 000/mm³ 时,必须结合临床,权衡全麻的风险及潜在的神经损害。硬膜外血肿形成不仅可发生在硬膜外导管留置期间也可以发生在硬膜外导管拔出之后。当血小板数量在可接受的范围并处于上升趋势时,才可以拔出硬膜外导管。当存在凝血功能障碍时,优先选择单次腰麻还是优先选择单次硬膜外麻醉的问题一直存在争议。理论上,相对于使用较粗的硬膜外针及后续需置入导管的硬膜外麻醉,用细针行单次腰麻发生硬膜外血肿的风险可能更低。事实上,文献报道腰麻发生脊髓血肿的概率为 1∶220 000,而硬膜外麻醉则为 1∶150 000。

椎管内麻醉实施之前,液体预扩容可降低交感神经阻滞所致的低血压发生率。在目前的临床实践中,液体预扩容已失去了它的优势,因为临床上我们可通过低浓度局部麻醉减少交感神经深度阻滞的发生。实际上,研究显示实施预扩容与否并不影响腰麻后发生低血压的严重程度、发生时机或持续时间。然而,重度子痫前期患者存在不同程度的血液浓缩,交感神经阻滞后发生低血压的风险增加。同步扩容,即在麻醉开始时同步输注液体,低血压的作用比预扩容更有效。重度子痫患者的容量治疗应严密监测,因为该类患者容易发生肺水肿。

1.剖宫产麻醉

对剖宫产来说,椎管内麻醉比全身麻醉更有优势,应优先选择椎管内麻醉。椎管内麻醉可以避免气道水肿所致的潜在困难插管的风险,也可避免全身麻醉所致的血流动力学波动。有高血压病史、重度子痫前期的患者,在全身麻醉置入喉镜和气管插管时易发生血压升高,应加强关注。重度子痫前期孕妇的主要死亡原因仍是颅内出血。

以往认为子痫前期剖宫应选择硬膜外麻醉,尽量避免腰麻,因为腰麻可迅速导致交感神经阻滞,出现血压急剧下降。然而,腰麻可以作为全身麻醉的替代方法,特别是对于急诊剖宫产患者,因为腰麻可快速提供有效的阻滞麻醉,避免气管插管及其所致的并发症风险。全麻的麻醉相关病死率至少是区域性麻醉的 17 倍,基于这点,选择局部麻醉是很必要的。近期的研究结果和临床实践显示,我们过度夸大了重度子痫前期孕妇行腰麻之后低血压的发生率,尤其术前已做好了充足准备的患者。一项回顾性研究显示,重度子痫前期孕妇在行剖宫产时,腰麻和硬膜外麻醉术中的最低血压无差异。只有一项研究指出,与硬膜外麻醉相比,重度子痫前期孕妇行蛛网膜下隙阻滞者更易发生低血压,但是蛛网膜下隙阻滞所致的低血压是短暂的,其对麻黄碱的反应性与硬膜外麻醉所致的低血压一样有效。然而,该研究是多中心的研究,各个中心报道的低血压发生率差异很大,其中一个中心报道的腰麻低血压发生率是其他三家医院的

3 倍,说明该研究结果的可靠性及普遍性值得质疑。虽然硬膜外麻醉血流动力学稳定,但重度子痫前期患者在行急诊手术时,也可选择腰麻,并可避免全麻相关的风险。

有些情况下,重度子痫前期孕妇应选择全麻(如严重的凝血功能障碍或血小板减少症者、胎儿高危如胎盘早剥或者严重出血不能耐受交感神经阻滞者)。重度子痫前期患者有潜在的气道水肿,因此气道管理为重中之重。即使气道评估表面上正常,也可能存在上呼吸道水肿和狭窄,这可能使肉眼下气管标志暴露困难,导致气管插管困难。气道水肿增加了多次插管后发生创伤性出血风险。应准备各种型号的气管导管、困难气道的设备包括可视喉镜。困难气道管理时,为了保护气道安全,在气道不可逆性损伤之前,应尽早考虑放置喉罩,避免气道再度水肿。若没有喉罩,可在按压环状软骨压迫下行面罩通气。另外,重度子痫前期患者在全麻快速迅速诱导气管插管时可发生血流动力学波动,严重者可发生致命性高血压,甚至脑出血或者肺水肿。因此严密监测血压很重要,必要时留置动脉导管行有创实时血压监测。拉贝洛尔、艾司洛尔、硝酸甘油、硝普钠及瑞芬太尼等药物可有效抑制喉镜置入和气管插管所致的高血压反应。在全麻诱导之前,血压控制的目标是 140/90mmHg 左右。拉贝洛尔简单有效,相对安全,临床较常用。拉贝洛尔可通过胎盘屏障,发生胎儿心动过缓和(或)低血糖,但是与其他 β 受体阻滞剂相比,发生概率相对较低。艾司洛尔是一种理想的药物,短效,起效快;但是出于对胎儿安全性考虑(不成比例的心动过缓),临床较少应用。多数研究使用单次艾司洛尔注射,近期研究认为短期应用对胎儿是安全的。硝酸甘油是快速起效、短效药,对母体及胎儿安全,直接扩张血管,有效地抑制高血压反射。硝普钠,也是有效的血管扩张剂,只用于短期输注,进而避免胎儿发生氰化物中毒。瑞芬太尼可迅速通过胎儿和母体代谢,也可用于抑制高血压反射。与其他阿片类药物相比,瑞芬太尼高效,起效迅速,半衰期短,但是也有潜在的胎儿呼吸抑制作用。

长期用硫酸镁治疗的重度子痫前期患者,存在肌力减弱和子宫收缩乏力的高风险。硫酸镁治疗期间可延长去极化肌松药所致的肌肉松弛时间。小剂量去极化肌松药可用于重度子痫前期患者,该作用可被胆碱酯酶抑制剂完全逆转,但必须给予神经肌肉监测。对于具有这种潜在子宫收缩乏力的患者,应事先准备子宫收缩剂。甲基麦角新碱有潜在的血管收缩作用,可导致已有高血压病史的患者发生重度高血压,应避免应用。

第五节　新生儿窒息与急救

一、新生儿窒息原因

据我国卫生部统计,新生儿窒息的发生率已由 2003 年的 4.26% 下降至 2006 年的 2.88%。新生儿窒息原因很多,大致可分类如下:

(一)母体因素

1.体格情况

①心肺疾病:高血压、低血压、缺氧、子宫动脉收缩、贫血、心肌或瓣膜疾病。②感染。③肾

衰竭。④糖尿病。⑤肥胖。⑥甲状腺功能亢进或减退。

2.妊娠或分娩异常

①妊娠毒血症。②过期产或产程延长。③胎位异常(臀位、面位等)。④头盆不称。⑤子宫收缩无力。⑥产钳分娩。⑦宫内操作,剖宫产。⑧前置胎盘,胎盘早期剥离。⑨脐带脱垂。

3.分娩期间用药

①麻醉性镇痛药。②巴比妥类药。③安定药。④镇静药。⑤吸入全麻药。⑥局部麻醉药。

(二)胎儿因素

①早产。②先天性畸形。③脐带压迫或脱垂。④宫内感染。⑤胎粪吸入。⑥多胎。

(三)新生儿因素

①分娩时窒息。②低体重。③新生儿休克。④新生儿低温。⑤皮肤、指甲、脐带胎粪污染。⑥新生儿肺发育不成熟。⑦心血管系畸形和膈疝。⑧严重的中枢神经系统疾病。

二、新生儿临床评估

1953 年麻醉医生 Apgar 提出用 5 项指标(心率、呼吸情况、肌肉张力、神经反射和皮肤色泽)来评估新生儿出生时情况,每项指标分 0 分、1 分、2 分三类,10 分为满分,表示新生儿情况良好,称为 Apgar 评分法(表 15-5-1)。由于方法简便实用,在出生后 1 分钟及 5 分钟分别评分,还可评估复苏效果。Apgar 评分虽能提供重要参考,但某些新生儿心率及血压相对正常,虽然评分正常,但因外周血管收缩,仍可能存在酸中毒情况,应予注意。

表 15-5-1 Apgar 新生儿评分法

评分	0 分	1 分	2 分
心率(次/分)	无	<100	>100
呼吸情况	无	呼吸浅表,哭声弱	佳,哭声响
肌肉张力	松弛	四肢屈曲	四肢自主活动
神经反射 (叩足底或插口咽通气管)	无反应	有动作,皱眉	哭,喷嚏
皮肤色泽	青紫或苍白	躯干红,四肢发绀	全身红润

1.心率

正常新生儿心率 120~160 次/分,新生儿对心率增快耐受性好,心率即使达 200~220 次/分,大部分新生儿仍无不良反应。但心率<100 次/分,新生儿即不能耐受,因心率减慢时心排血量及组织灌流减少。窒息新生儿常有心率减慢。患先天性心脏病、先天性心脏传导阻滞以及充血性心力衰竭的新生儿偶尔也伴有心率减慢。

2.呼吸

正常新生儿在出生 30 秒内开始呼吸,90 秒即维持平稳,出生数分钟后呼吸频率是 30~60 次/分,吸气与呼气间无间歇,有利于发展和维持正常的功能性余气。呼吸 30~60 次/分时,肺的时间常数太短,功能性余气不易呼出。呼吸暂停和呼吸过慢时呼气期延长,功能性余气减少,导致缺氧。严重酸中毒、窒息、母体用药、感染(肺炎、脑膜炎、脓毒症)及中枢神经系统损伤时发生呼吸暂停和呼吸过慢。而呼吸急促(>60次/分)则发生于低氧血症、低血容量、酸中毒、中枢神经系统出血。

3.肌肉张力

多数新生儿包括早产儿,出生时有活动,对刺激的反应是四肢有活动,但缺氧、产妇用药、中枢神经系统损伤、重症肌无力、先天性肌弛缓症时肌张力减低。肌肉呈屈曲性挛缩且缺乏关节皱褶是宫内中枢神经损害的征象。

4.神经反射(对刺激的反应)

以吸引管吸引新生儿鼻孔时有皱眉及啼哭,弹打四肢有运动反应。如无这些反应,提示有缺氧、酸中毒、产妇用药、中枢神经系统损伤或先天性肌病。

5.皮肤色泽

新生儿出生时皮肤有发绀,60秒后大部分转红润,但手足仍有发绀。如90秒仍有躯干发绀,应考虑新生儿有窒息、心排血量降低、正铁血红蛋白血症、先天性心脏病、红细胞增多症或肺部疾病(呼吸道阻塞、肺发育不全、膈疝等)。当给氧及人工呼吸后仍有发绀时,更应考虑上述疾病。

新生儿出生后皮肤苍白,常因窒息、低血容量、酸中毒、贫血或先天性心脏病所致。皮肤粉红色提示可能有乙醇中毒、镁中毒或碱中毒(pH>7.50)。皮肤红色者常提示红细胞增多症。

Apgar评分应在出生后1分钟及5分钟各进行一次。评分越低,酸中毒和低氧血症越严重。现已确认,出生后1分钟评分与酸中毒及存活率有关,5分钟评分与神经系统的预后有关。有人指出,为了便于记忆,可按APGAR字母次序来评分,即:A(appearance,皮肤色泽)、P(pulse,心率)、G(grimace,皱眉反应)、A(activity,四肢活动)、R(respiration,呼吸)来评分,可供参考。

评分8~10分,提示新生儿情况良好,90%以上新生儿属此类。正常新生儿出生后1分钟四肢常呈发绀,评分常是9分,但5分钟评分四肢转红润,可得10分。

5~7分为轻度抑制,对强烈刺激及向鼻部吹氧有反应,3~5分钟后常有好转,2分钟时$PaO_2$50~70mmHg,$PaCO_2$40~50mmHg,pH7.15~7.25,BE为-10mmol/L,至10分钟后pH增至7.30,$PaCO_2$和BE恢复正常。

3~4分为中度抑制,常有发绀和呼吸困难,如用面罩吹氧或加压通气仍不好转,则应立即气管插管。

0~2分为严重抑制,需立即气管插管复苏。

当然,Apgar评分也有不足之处,出生时严重窒息应立即进行复苏,而不应等待1分钟评分的结果。此外,心率、呼吸和肌肉张力的评分意义超过Apgar总评分,因这三项评分是决定是否需要复苏的重要指标。

近年来应用脉搏氧饱和度仪监测新生儿的氧合情况,可连续监测新生儿血氧饱和度(SpO_2)及脉率,且反应迅速,数据可靠,可评价新生儿呼吸情况及复苏效果。监测时将特制小儿探头置手指或足趾处,也可钳夹在跟腱处监测。新生儿出生时SpO_2较低(64%),5分钟后达 82%，如产妇吸氧，新生儿出生时 SPO₂ 即达 90% 以上，故产妇应常规吸氧。SpO₂ 临床应用也有一定局限性，当寒冷、低血压、胎脂过厚或无小儿探头时，正确性将受影响。

三、新生儿复苏术

对于病理产科或疑有胎儿宫内窘迫的孕妇，在分娩期应加强氧疗，胎儿血氧亲和力高于成人，产妇临产时吸氧可提高脐静脉血氧分压。产妇子宫收缩过强或过频可减少胎盘脐带血供应，加重胎儿缺氧。剖宫产手术时应用硬膜外阻滞，可抑制子宫收缩，从而改善胎盘血液供应。

新生儿复苏的主要对象是呼吸停止和窒息缺氧，故以呼吸复苏为重点。当心率减慢或心搏骤停时，也需进行心脏按压。对宫内窘迫的胎儿及早产儿应做好新生儿复苏的充分准备。对有羊水污染史的胎儿，出生后常需在喉镜直视下做气管内吸引。

美国心脏学会和儿科学会推荐新生儿复苏应在 1 分钟内完成三个步骤，即：①擦干新生儿皮肤，以减少热量丧失，并将新生儿放置于红外线保温床上，并吸引口鼻分泌物，此步骤应在 20 秒内完成。②评估呼吸并及时处理，应在 30 秒内完成。③评估心率。

（一）新生儿复苏的准备

胎儿出生时应及时对新生儿进行评估。如分娩前诊断有胎儿宫内窘迫或有新生儿窒息的原因存在，则应做好新生儿复苏计划，包括设备和人员。新生儿复苏需一定设备应配备齐全，如：听诊器、吸引器及吸引管、新生儿面罩、呼吸囊（250mL、500mL、750mL 各一个）、婴儿口咽通气管（00、0 号）、喉镜及气管导管（内径 2.5mm、3.0mm、3.5mm）、静脉穿刺套管针（22G、24G）、脐动静脉插管包（包括导管及虹膜剪、血管钳）、胃管（可用细导尿管代替）；药物：肾上腺素、碳酸氢钠、多巴胺、纳洛酮、葡萄糖注射液、乳酸钠复方氯化钠液、阿托品等。应有两人对新生儿进行复苏：一人行肺部通气，另一人进行脐动静脉置管，并纠正酸碱失衡和血容量异常。

如患儿转至新生儿重症监测治疗病房（NICU）继续治疗，在该病房应备有氧及压缩空气、新生儿呼吸器、加温雾化及湿化器、氧浓度计、动静脉测压装置、心电图机、氧饱和度及呼气末二氧化碳监测仪、血气分析仪、血电解质及糖分析仪、胸腔穿刺包（治疗气胸）以及急救药物等。

（二）保暖

新生儿出生后由于手术室温度远低于子宫内温度，新生儿体温调节不健全，且体表面积大，全身皮肤为羊水湿润，出生后经蒸发大量散热，很易导致体温下降。新生儿对寒冷环境耐受性差，在寒冷环境下，代谢亢进，全身氧耗量增加，体温下降使肺血管收缩，增加右向左分流，加重了窒息新生儿的低氧血症和代谢性酸中毒。体温下降使新生儿对复苏的反应降低或推迟，甚至毫无反应，故新生儿复苏中保暖的好坏直接关系到复苏的成败，必须重视。手术室温度应保持在 26℃～27℃，使皮肤温度与室温温差减小，氧耗量可以降低，体温亦可维持，应注意不可有对流风。新生儿出生后如有条件应立即放置于红外线辐射保温床上或电热毯上，用棉垫擦干体表羊水，并用棉毯包裹全身保温。当皮肤擦干后，蒸发散热即减少。据统计新生儿皮肤擦干及保温后，体热丧失比湿润新生儿明显减少，仅为后者的 1/5，故擦干羊水及保暖是每个新生儿出生后必须采取的措施，应在出生 20 秒内完成。如无红外线辐射保温床或电热毯，也可借助照明灯光保暖，但要注意与新生儿保持一定距离，以免造成灼伤。应注意在新生儿转运至婴儿室途中，也要防止热丧失，重度窒息新生儿应放置在保暖箱中运送。

（三）心脏按压

如果新生儿出生后 1 分钟内心率低于 100 次/分，则应立即进行气管内插管控制通气，并开始胸外按压。双手拇指置于新生儿胸骨中下 1/3 交界处，其余手指环绕胸廓以托起背部。按压胸骨下移 1～2cm，按压频率为 100～150 次/分。心脏按压时无需中断肺通气。

（四）呼吸复苏

新生儿呼吸复苏的主要措施是吸引、面罩及呼吸囊加压吸氧、气管插管和张肺。首先要保证呼吸道通畅，建立有效通气，关键是吸出呼吸道液体及胎粪，及早张肺，必要时应施行气管插管吸引及给氧。根据 Apgar 评分，8～10 分的新生儿仅需进行吸引呼吸道，5～7 分者给予一般刺激及吸氧，3～4 分者需用面罩加压吸氧，必要时作气管插管吸氧，0～2 分者需立即气管插管控制通气。

1.吸引方法

胎头一经娩出，产科医生应立即清除口咽部羊水、胎粪和血液。待胎儿完全娩出，即应用吸管进一步吸引，必要时用喉镜显露咽喉部，吸除胎粪和羊水。在进行人工呼吸前必须先做吸引，否则胎粪及羊水将被推进至支气管内。据统计，有 10%～15% 产妇的羊水被胎粪污染，60% 新生儿有胎粪误吸入气管。胎粪多在气管内，人工呼吸前如不吸除，可进入细支气管和肺泡。胎粪污染的新生儿中，16%～20% 数天后可发生肺部感染和呼吸困难，10% 证实有气胸和纵隔气肿。稀薄的胎粪和羊水易于吸出，而稠厚的胎粪则不易吸出，必要时可直接连接气管导管抽吸，然后拔除气管导管，再重新插入导管，如此反复进行，可将稠厚的胎粪吸除。吸引时负压不可超过 $30cmH_2O$，同时应监测心率，有无吸引所致的反射性心动过缓，并间断吸氧。口腔及咽部无胎粪，并不能排除气管内无胎粪，故应尽早做气管内吸引。

2.面罩及呼吸囊加压通气

新生儿用面罩吸氧及呼吸囊加压通气可以获得足够的氧供。其应用指征是：①呼吸暂停。②心率<100 次/分。③虽经鼻管吸氧，新生儿仍有中枢性发绀。应用时面罩应小并能紧贴新生儿面部，面罩下无效腔应<5mL，面罩应覆盖口鼻部而不遮没眼球，这样可获得足够通气量。新生儿潮气量小，为避免并发症，开始加压通气时用较低容量（潮气量 20mL），逐渐增加容量至 40mL，辅助呼吸频率为每分钟 40～60 次。大部分新生儿肺膨胀开始时需 30～40cmH_2O 压力，有时需加压至 $60cmH_2O$，但以后压力应降低至 10～20cmH_2O，以免肺泡破裂。加压装置目前常用 MaplesonD 装置，呼吸囊用 500～750mL，应用较为方便。应用面罩及呼吸囊加压吸氧，应观察到新生儿双侧胸廓抬起，听诊双肺呼吸音清晰，如张肺不足，应再吸引咽喉部，并改变头部及面罩位置，必要时用直接喉镜检查。用面罩加压通气可引起胃扩张，需及时减压，必要时应置入胃管。

如面罩加压通气良好，心率可增快（>100 次/分），呼吸恢复，面色转为红润，可停止加压通气。如心率仍慢（60～80 次/分），呼吸恢复不佳，应做胸部心脏按压及气管插管给氧。

3.气管插管

遇有下列情况，应进行气管插管：①Apgar 评分 0～3 分，病情严重，单纯面罩吸氧常不能改善，只有气管插管加压吸氧才能使病情迅速改善。②评分 4～6 分经面罩或一般吸氧未迅速出现呼吸,且患儿仍呈缺氧窒息者。③个别评分 7～10 分经 1～5 分钟后病情恶化,评分明显降低者,这些患儿常因母体用药(尤其是麻醉性镇痛药、硫酸镁等)导致新生儿呼吸抑制。新生儿某些先天性畸形尤其是呼吸道畸形,也可发生评分进行性降低。④用来进行呼吸道吸引,特别是呼吸道液体黏稠及羊水胎粪污染者,直接经气管导管清除的效果比一般吸引管好。羊水污染者有 60% 新生儿发生误吸,其中 20% 并发呼吸窘迫综合征、肺炎或气胸,娩出后及早进行气管插管吸引,可以明显降低呼吸窘迫的发生率和死亡率。⑤便于经气管给药。

气管插管在新生儿复苏时很重要,对插管指征可适当放宽。新生儿颈短、喉头位置高,头后仰时喉头位置更向前上方,声门不易显露,造成插管困难,故新生儿插管时头部应置于正中改良位,声门容易显露。插管时应有助手在甲状软骨上加压,使喉部向后移位。单人操作时可用左手拇指和示指持咽喉镜,中、环指托下颌,小指在甲状软骨上加压,右手持管可顺利插入气管导管。喉镜片根据操作者习惯选用直型或弯型镜片。一般均主张用直镜片挑起会厌,显露声门后插管,弯型镜片视野显露较好,也可采用。气管导管根据新生儿体重可选用 2.5、3.0、3.5 号导管,导管插入声门下 1.5～2cm,用胶布固定导管。注意导管是否插入过深进入支气管,不能完全依赖听诊,因新生儿胸壁传音良好,一侧肺不张时对侧呼吸音仍可听到,可误认为导管位置正常。应仔细观察两侧胸廓抬高是否对称:如一侧抬高,另一侧不抬高,或抬高有先后时,提示导管可能已进入支气管,应给予纠正。

喉罩通气已成功地应用于新生儿复苏及加压人工通气,可代替气管插管,特别适用于气管插管困难的新生儿(如 Pierre-Robin 综合征的新生儿),应用 1 号喉罩,注气 2～4mL 可保持密闭,加压人工通气时无胃扩张,临床试用效果良好。

4.张肺

气管插管后用 T 管及呼吸囊(容量 500mL)行纯氧间歇正压通气,开始时吸气期正压30～40cmH_2O,肺扩张后减为 10～20cmH_2O。每次加压时限<1～2 秒,频率 30～40 次/分,潮气量 20～40mL。为便于掌握通气压力,防止肺泡破裂,可在 T 管和呼吸囊之间接上水柱压力表随时观察。注意不能用氧直接吹入气管导管,以免并发气胸。当用纯氧间歇正压通气后仍存在低氧血症($PaO_2<70mmHg$)时,可用呼气末正压通气提高氧分压,呼气末正压不应超过$5cmH_2O$,一般用 1～3cmH_2O。

5.拔管

当新生儿呼吸恢复,皮肤口唇转红,出现肌张力及张口反应(哭泣动作)时,提示新生儿情况良好,可以拔管。注意拔管时应做好再行气管插管的准备,当新生儿病情有变化时,可随时插管。

6.关于呼吸兴奋药的应用问题

对新生儿窒息应慎用呼吸兴奋药,包括尼可刹米、咖啡因等。因为新生儿复苏主要是纠正缺氧窒息。轻度窒息,呼吸延迟出现,经吸引、吹氧、叩击足底可以激发呼吸。严重窒息时复苏的关键是气管插管、正压通气、尽早供氧。应用呼吸兴奋药增加全身氧消耗量,在脑缺氧情况下可加重脑病理损害。宫内窘迫时产妇如应用呼吸兴奋药,可能激发胎儿呼吸活动,增加娩出后误吸发生率。

7.肺泡表面活性物质的应用

肺内注入肺泡表面活性物质可使早产新生儿的预后有显著改善,注入肺泡表面活性物质后,肺气体泄漏、透明膜样病、支气管肺发育不良及肺间质气肿的发生率下降,新生儿死亡率也降低。通常在出生后将肺泡表面活性物质液按 5mL/kg 剂量注入气管内,注入后短暂时间可使氧饱和度降低,但随后大部分患儿因肺顺应性增加,动脉血氧饱和度迅速增加。肺顺应性增加后肺泡过度扩张,此时应降低通气压力,否则可引起肺损伤或肺气体泄漏。

参考文献

1.刘延青,金毅,李伟彦.疼痛病学诊疗手册·手术与创伤后疼痛病分册.北京:人民卫生出版社,2017.

2.杜冬萍,许华.超声引导下疼痛注射治疗.上海:上海科学技术出版社,2018.

3.王保国.疼痛科诊疗常规.北京:中国医药科技出版社,2020.

4.刘延青,傅志俭,罗芳.疼痛病学诊疗手册·头与颌面部疼痛病分册.北京:人民卫生出版社,2016.

5.徐建国,黄宇光,杨建军.疼痛药物治疗学.2版.北京:人民卫生出版社,2020.

6.邓小明,曾因明,黄宇光.米勒麻醉学.8版.北京:北京大学医学出版社,2017.

7.马亚群,刘刚,李利彪.小儿腔镜手术麻醉手册.天津:天津科技翻译出版社,2015.

8.黄宇光,薛张纲.腹腔镜手术麻醉管理—ERAS临床实践.上海:上海科学技术出版社,2020.

9.李玉梅.实用麻醉学.北京:科学出版社,2020.

10.曾因明,姚尚龙,熊利泽.麻醉学科管理学.北京:人民卫生出版社,2017.

11.俞卫锋,石学银,姚尚龙.临床麻醉学理论与实践.北京:人民卫生出版社,2017.

12.艾登斌,帅训军,侯念果,等.实用麻醉技术手册.北京:人民卫生出版社,2019.

13.吴新民.麻醉学高级教程.北京:中华医学电子音像出版社,2016.

14.王锷,王晟,黄佳鹏,等.实用心血管麻醉学.北京:人民卫生出版社,2017.

15.曲元,黄宇光.妇产科麻醉手册.2版.北京大学医学出版社,2018.

16.熊利泽.施耐德产科麻醉学.5版.北京:科学出版社,2020.

17.刘进.吸入麻醉临床实践.北京:人民卫生出版社,2019.

18.郑宏.整合临床麻醉学.北京:人民卫生出版社,2015.

19.李圣平,史晓勇,贾文霞.现代临床麻醉技术与手术应用.郑州:河南大学出版社,2019.

20.曲元妇.产科麻醉手册.2版.北京:北京大学医学出版社,2019.

21.连庆泉,姚尚龙.Chestnut产科麻醉学:理论与实践.北京:人民卫生出版社,2017.

22.杨承祥.麻醉与舒适医疗.北京:北京大学医学出版社,2011.

23.严敏.临床麻醉管理与技术规范.2版.杭州:浙江大学出版社,2015.

24.张兴安,秦再生,屠伟峰.静脉麻醉理论与实践.广州:广东科技出版社,2015.

25.韩如泉,王保国,王国林.神经外科麻醉学.3版.北京:人民卫生出版社,2018.

26.高志峰,张鸿飞,张欢.麻醉危机处理.北京:北京大学医学出版社,2020.

27.田玉科.麻醉临床指南.3版.北京:科学出版社,2017.